오버커밍 그라비티

OVERCOMING GRAVITY

제2판

체조 및 맨몸 운동에 대한 체계적인 접근 방식

스티븐 로우 지음
대표 역자 박주형

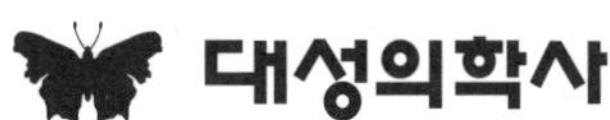

OVERCOMING GRAVITY: A Systematic Approach to Gymnastics and Bodyweight Strength
Second Edition

제2판
오버커밍 그라비티
Overcoming Gravity

1판 1쇄 펴냄: 2019년 7월 5일

지은이: 스티븐 로우
옮긴이: 김명건, 김보성, 김성균, 김성언, 김성원, 김세진, 김주영, 김지훈, 노태영, 문기범, 문성용, 박성희,
박주형, 백형진, 서다운, 양지혜, 이서진, 이준화, 임효빈, 차범걸, 최병우, 최주완, 최희정
펴낸이: 권오현
펴낸곳: 대성의학사

출판등록 2009년 6월 22일(제301-2013-095호)
서울특별시 중구 을지로 126-1 (을지로3가, 3층)
전화 02)2279-3444 / 팩스 02)2285-0108
Homepage www.medibook.co.kr

값 45,000원

ISBN 978-89-97436-95-8(13690)

일러두기

사용자가 이 페이지에 설명된 약관에 동의하지 않으면, 이 책을 사용해서는 안 된다!

- 이 책이 제시하는 모든 내용을 사용하는 것은 사용자 자신의 책임이다. 이 책에는 운동, 운동 루틴, 영양 정보, 그리고 기타 모든 정보가 포함된다.
- 어떤 경우에도, 저자, 삽화, 편집자, 출판자, 공급자, 또는 기타 제3자는 다음 사항을 포함하지만 그에 국한되지 않고 모든 손상(현재와 미래 모두)에 대한 책임을 지지 않는다. 신체 일부 또는 신체의 여러 부분에 대한 신체적 상해, 정서적 고통 및 재정적 손실과 같은 비신체적 손상, 근육 좌상 및 근육 파열, 발병 및 질병, 심장마비, 사망. 이 책에 제공된 내용 사용을 기반으로 사용자가 자신의 습관, 행동, 식단, 운동 및/또는 생활습관을 교정하는 중 또는 교정 후 야기된 것이라 할지라도 모두 포함된다.
- 이 책에 포함된 자료는 오로지 교육이 목적이다. 이 책의 저자, 발행인, 그리고 기타 대리인들은 이 책에서 습득한 내용을 보조 수단으로 사용하는 모든 건강 관리 측면에 대한 책임을 지지 않는다.
- 사용자는 운동 및 신체 단련에 관한 모든 조언과 제안된 프로그램은 자격이 있는 트레이너의 지도하에 적절한 의료 전문가와 상담을 한 후 수행되어야 한다는 것을 이해한다.
- 사용자는 영양에 관한 조언이 전문적인 의학적 조언, 진단 및/또는 치료 대용으로 의도된 것이 아니며, 식단을 변경하거나 운동 프로그램을 시작하기 전에 의사로부터 의학적 조언을 받아야 한다는 것을 이해한다.

CONTENTS

Part II. 운동 루틴 구성하기

Part III. 트레이닝에 영향을 미치는 요인들

Part IV. 프로그램 구현

Part V. 부상/사전 재활 리소스 및 맨몸 운동

역자 서문

이 책을 읽는 분은 인체의 구조에 관심이 많은 분일 것이라 짐작합니다. 인체의 구조는 언뜻 보면 매우 복잡해 보이나 하나하나 관찰해 보면, 실은 매우 간단하고 단순하며 논리정연하게 되어 있습니다. 따라서 정확한 지식을 기반으로 올바르게 이해하면, 퍼즐을 맞추듯 즐겁게 배울 수 있습니다.

이 책은 초보자들이 이해할 수 있는 수준의 이론부터 정말 중요하고 전문적인 핵심 이론은 물론이고, 실전에서 사용할 수 있는 프로그램까지 제시하여 매우 실용적입니다.

이 책을 통해 바디웨이트에 대해서 깊이 이해하고 인체에 대해서 바르게 알게 되기를 바랍니다. 그리하여 운동을 지도하는 것과 운동하는 것 모두를 사랑하게 되었으면 좋겠습니다.

대표 역자 박주형

서문

필자가 2010년에 웹사이트 'Eat. Move. Improve'에 기고했던 〈맨몸 운동의 기초〉가 그렇게 인기가 많을 줄은 상상도 못했다. 2011년에 『오버커밍 그라비티Overcoming Gravity: A Systematic Approachto Gymnasticsand Bodyweight Strength』 초판을 발행한 후, 너무나 많은 지지를 받아서 놀라움을 금치 못했다. 초판이 필자가 의도했던 것을 완전히 달성하지는 못했기 때문에, 필자는 2판을 내놓아야 한다는 것을 깨달았다. 초판의 주된 목표는 초급자들이 인간의 몸이 어떻게 작용하는지 배울 수 있는 포괄적인 자원을 만들어서, 그들이 자신의 운동 루틴을 구성할 때 도움이 되도록 하는 데에 있었다. '한 마리의 물고기를 주면 하루를 살 수 있지만, 물고기를 잡는 방법을 가르쳐 주면 평생을 먹고 살 수 있다'는 격언을 들어 보았을 것이다. 필자는 운동선수들이 평생 동안 이용할 수 있는 정보 기반을 만들고 싶었다. 이미 한 번 출판했었기 때문에, 이 책에 유용한 많은 질문들을 받았다. 또한 Eat. Move. Improve에 여러 차례 기고를 했기 때문에 이 책에 대한 내용들이 더욱 명확해졌다. 이 버전은 근력 트레이닝과 마찬가지로, 집중적인 훈련이 필요한 측면들과 성공 요소들을 조사한 것을 기반으로 구성되었다.

초판이 나온 이후로 필자는 단순함과 교수법에 대해 많은 것을 배웠다. 이번 제2판이 자신의 목표를 달성하는 데 필요한 모든 것을 배우는 데 도움이 되기를 바란다.

몸을 완벽하게 이해하는 데는 많은 노력과 끈기를 필요로 하지만, 그러한 이해의 결과가 가져오는 잠재력은 놀라울 것이다. 최소한의 장비만 있으면 어디에서든 맨몸 운동을 수행할 수 있다. 뿐만 아니라 수행이 즐겁고, 미적으로도 아름답다. 적절한 맨몸 운동을 통해 얻은 근력은 웨이트 트레이닝을 비롯한 다른 근력 운동에도 그대로 이용될 수 있다. 따라서 맨몸 운동은 매우 보람 있다.

고된 노력과 상당한 좌절을 경험하지 않고는 가치 있는 것을 얻을 수 없다. 맨몸 운동도 예외는 아니다. 바벨 운동과는 달리 진행 상태를 알 수 있는 객관적인 측정 방법이 거의 없다. 운동선수들은 고원 현상을 극복하는 방법을 거의 알지 못해서 한 번에 몇 주 또는 몇 달 동안 오로지 특정 근력 진행에 집착하게 될 수도 있다. 고원 현상은 매우 현실적인 문제이지만, 프로그램을 제대로 만들면 얼마든지 극복할 수 있다. 프로그래밍은 모든 것을 계획하는 것이며, 계획을 제대로 수립하면 고원 현상을 최소화시키고 각자의 목표를 달성하는 데 도움이 된다.

육상 경기, 축구, 야구, 수영 등과 같은 대부분의 운동에서 근력과 컨디셔닝conditioning(특정 조건에 반응을 보이거나 익숙해지게 하는 훈련)은 지속적으로 다듬어져서 수정되어 왔다. 그러나 맨몸 운동 맥락에서 진행과 프로그래밍을 효과적으로 구현하는 방법을 알고 있는 사람들은 극히 드물다. 일반 체조 체육관은 필요한 신체적 준비를 다듬어 주는 데 도움을 줄 수 있는 근력 및 컨디셔닝 전문가를 고용할 수 있는 금전적 자원이 부족하고 그 결과 소비자 욕구를 충족시키지 못한다. 마찬가지로, 일반 체육관은 코치들이 근력 및 컨디셔닝에 대해 많은 것을 알도록 요구하지 않는다. 따라서 실질적인 맨몸 운동 프로그램을 사용할 수 있는 자원이 제한적이다. 대부분의 정보는 자신들의 전문 지식을 기록할 의사나 시간이 없는 고급 체조 코치들의 머릿속에 있다. 마찬가지로, 운행 진행 상황을 안다고 해서 반드시 프로그램을 효과적으로 구현할 수 있는 충분한 지식을 갖추고 있다고 볼 수도 없다. 그러한 고려 사항 중 하나는 집단의 중요성이다. 체조 선수를 훈련시키는 방법은 동일한 분야에 관심이 있는 성인들의 오락 스포츠를 훈련시키는 방식은 아닐 것이다.

『오버커밍 그라비티』는 그러한 것의 변화를 시도하는 것이다. 이 책의 주요 목적은 초급 및 중급 운동선수들이 맨몸 운동 세계를 탐구해서 효과적이고 안전하게 진행할 수 있도록 하는 것이다. 이 책은 안전하고 효과적인 웨이트 트레이닝을 구성해서 맨몸 운동 동작을 진행할 수 있는 지식을 제공할 것이다. 또한 지구력, 신진대사 컨디셔닝, 카디오 운동, 영양 등과 같은 일반적인 동작과 관련된 주제를 집약적으로 탐구하고, 프로그래밍과 후속 트레이닝에 대한 지원과 안정성을 제공할 것이다.

올바른 도구를 제공하기 위해, 기초 지식이라는 부분으로 이를 요약한다. 개인 트레이너이거나 코치라면, 이 책은 고객을 지도하는 데 도움이 되는 좋은 기초 지식을 제공할 것이다.

기초 지식

기초 지식의 목적은 다음과 같다.

- 일반 트레이닝 지식을 제공한다.
- 다양한 집단들 간의 차이점을 강조한다.
- 일반적인 트레이닝 지식과 특정 집단의 차이점을 다양한 능력 수준에서 트레이닝 루틴 예제에 결합시킨다.

첫 번째 두 개 범주의 지식은 다음과 같이 별개의 섹션으로 구분된다.

일반적인 트레이닝 지식

- 근력 및 근비대 트레이닝 이면의 생리적 개념들
- 올바른 목표를 설정하는 방법
- 루틴을 구성하는 방법
- 루틴 프로그래밍/계획 수립 방법

다양한 집단에서 차이점

초급, 중급, 고급, 그리고 그 이상의 다양한 기술 수준에 적합한 좌식 생활 집단과 활동 집단 간의 트레이닝, 청년과 생활 집단과 노인 집단 간의 트레이닝, 자신들의 스포츠에 운동을 사용하는 사람들과 다른 이유로 트레이닝을 하는 사람들 간의 트레이닝, 부상을 입은 사람들 혹은 부상에서 회복 중인 사람들에 대한 고려 사항이 있다.

섹션 3은 처음 두 범주를 통합한다. 한 챕터에서 특정 정보에 대해 혼란스러울 수도 있기 때문에, 그 챕터 요약은 이들 섹션을 다시 3개의 주요 측면으로 나눈다. 루틴 프레임워크 내에서 개념을 정확하게 적용하는 방법을 배울 수 있을 것이다.

- 기초 지식
- 어플리케이션

Part I

기본적인 기초 지식

- CHAPTER 1 -

웨이트 트레이닝의 원리

SAID 원칙 및 점진적 과부하

SAID 원칙이 신체에서 모든 것을 지배한다. SAID 원칙은 다음의 머리글자를 딴 것이다. Specific Adaptation to Imposed Demands(운동 특이 적응의 원리). 프랭클린 헨리Franklin Henry가 운동 학습에 관한 자신의 연구 가설에서 이 원칙을 제안했다. 그러나 SAID 원칙은 근육, 신경계, 그리고 결합 조직을 비롯한 신체의 모든 시스템에 적용된다. 이 개념은 간단하다. 강렬한 운동을 통해 근육과 신경계에 충분한 스트레스를 줄 수 있다면, 신체는 근력과 근비대를 향상시킴으로써 이 스트레스에 적응할 것이다. 그 결과 근육 크기가 증대된다. 시간이 지나면서 신체의 이러한 시스템에 추가적인 스트레스를 적용시키면 근력, 근비대, 그리고 결합 조직 무결성에 대규모 적응이 발생된다. 이것을 '점진적 과부하progressive overload'라 부른다.

토마스 델로르메Thomas Delorme는 세계2차대전 후 군인들을 재활시키는 동안 '점진적 과부하'라는 개념을 개발했다. 점진적 과부하는 바벨과 웨이트 트레이닝을 포함한 모든 근력 트레이닝과 근비대 트레이닝 이면에 있는 주요 개념이다. 일반적으로 말해서, 근력과 비대를 증가시키려면 바벨에 더 많은 중량을 점진적으로 추가해야 한다. 마찬가지로, 신체에 점진적으로 과부하를 가해서 근력과 근비대를 얻으려면, 웨이트 트레이닝으로 운동을 더 어렵게 만드는 방법을 찾아야 한다. 웨이트 트레이닝에서 레버리지 조작을 통해 운동을 더 어렵게 만드는 방법을 실행한다.

바벨과 바디웨이트 트레이닝 간에는 약간의 차이가 있다. 그러나 근력은 기본 수준에 대한 힘이다. 따라서 근육과 신경계에 과부하를 주기 위해 점진적인 웨이트 트레이닝을 활용하면 근력과 근육량 모두가 증대되는 것을 알 수 있다. 상체 부위에서는 올바르게 적용된 바디웨이트는 웨이트 트레이닝에 견줄 수 있을 만큼 효과가 좋다. 반면 하체 부위에서는 웨이트 트레이닝이 바디웨이트 트레이닝보다 훨씬 앞선다. 이것은 목표를 향한 루틴을 평가해서 구성할 때 염두에 두어야 할 또 다른 주요 개념이다.

레버리지

레버리지는 레버를 사용하여 기계적 편익을 얻을 수 있는 수단이다. 예를 들어 시소는 레버의 간단한 형태이다. 시소의 한쪽 끝에 성인을 배치하고 다른 한쪽 끝에 아동을 배치하면, 시소는 분명 성인 쪽으로 기울어질 것이다. 그러나 성인이 시소의 중앙 쪽으로 이동하면, 무게 차이의 기계적 편익이 감소되는 효과로 인해 시소는 다시 상하로 움직이기 시작할 것이다. 고급 웨이트 트레이닝의 목표는 레버리지를 감소시키는 것인데, 이는 운동을 하는 동안 근육이 지니고 있는 기계적 편익을 감소시킨다. 따라서 특정 위치 또는 동작을 실행하기 위해 근육에 더 많은 힘을 요구한다. 이것은 외부 중량을 사용하지 않고 놀라운 근력을 구축할 수 있는 방법이다.

점진적인 맨몸 운동에서 주로 신체 위치 변경 및 근육 길이 변경과 같은 두 가지 다른 방법을 통해 레버리지를 감소시킨다.

1. 신체 위치 변경은 레버리지를 감소시킨다.

운동을 더욱 어렵게 만들려면, 신체 위치에서 플렌체planche와 프론트 레버front lever를 변경시킨다. 제시된 삽화 순서에서 단계별로 플렌체의 점진적인 진행을 볼 수 있다.

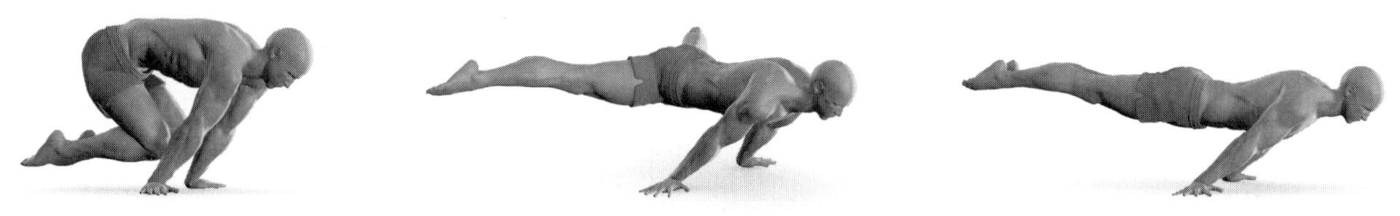

턱 포지션tuck position에서 스트래들 포지션straddle position, 스트레이트 바디 포지션straight body position으로 신체가 확장됨에 따라 운동은 점진적으로 어려워진다. 뼈는 레버이고 관절은 받침대 작용을 하며 근육은 힘을 가하는 작용을 한다. 근육은 관절(지렛목)을 중심으로 회전하는 뼈(레버)에 힘을 가하여 중력에 반해서 무게를 이동시키며 주변 환경의 외부 객체를 조작한다.

위에 설명한 플렌체 진행의 경우, 신체를 쭉 뻗음에 따라 신체의 무게중심은 더 멀리 이동된다. 이것이 어깨에 가해지는 토크torque를 증가시키는 데, 이는 회전축 중심에 적용되는 힘이다. 물리학에서, 토크는 힘에 거리를 곱한 것이다. 따라서 신체 무게중심 거리를 어깨로부터 멀리 이동시키면 토크는 증가한다. 우리 신체는 이러한 레버리지 원칙을 기반으로 구축되어 있기 때문에, 근육에 가해지는 모든 힘은 특정 관절 각에서 근육에 대한 토크 측면으로 생각될 수 있다. 이것이 생체 역학의 기초이다.

2. 근육은 계속되는 긴 휴식 시간에 가장 강하다.

계속되는 긴 휴식 시간은 최대 수의 크로스 브리지cross bridges가 생성될 수 있는 포인트이기 때문에, 근육은 이 시간에 가장 강하다. 아주 기본적인 설명은 근육(미오신myosin과 액틴actin) 중복의 근육 수축 요소들이 액틴에 반하여 기계적으로 당겨질 때 크로스 브리지가 형성되며, 이것이 근육을 수축시킨다는 것이다. 따라서 근육에 수축 또는 신장 반응을 일으킨 다음 신체에 가벼운 부하를 주면, 마치 무거운 중량을 사용하는 것처럼 적응되도록 자극을 준다.

이것이 작용하는 이유는 최대 또는 거의 최대 수축이 근육에 가해지는 힘에 관계없이 신경 및 근육 적응을 활성화시키기 때문이다. 예를 들어 누워 있는 동안 바이셉 컬bicep curls을 수행하는 것은 규칙적인 패턴의 바이셉 컬이나 프리처 컬preacher curls보다 훨씬 더 어렵다. 경사 바이셉 컬에서 몸통 약간 뒤로 팔을 이동시키는 데, 이는 신장 자세에 이두근을 배치하는 것이다. 신장 자세를 취하면 근육 내 수축성 섬유 간 중복이 적어지는데, 이는 동일한 중량을 다른 컬 변형에 사용할 수 없다는 것을 의미한다. 그러나 얻어지는 근력 및 근육량은 유사하게 적응한다. 심지어 그 움직임에 더 적은 중량을 사용했다 하더라도 마찬가지이다.

많은 웨이트 트레이닝 운동에서 유사한 현상이 발생한다. 예를 들면 풀업이 대표적인 예이다. 완전한 동작을 사용하지 않고 풀업을 하는 사람들의 비디오가 상당히 많이 있다. 그들은 철봉 위에 간신히 턱이 올라가며, 동작을 완료했을 때 팔을 똑바로 펴서 매달리는 자세에 이르지 못한다. 사람들이 동작 범위를 짧게 하는 이유는 동작 범위의 경계에서 운동이 더욱 어려워지기 때문이다. 따라서 동작 범위를 짧게 하면 더 많이 반복할 수 있는데, 이는 매우 인상적이다. 그러나 동작 범위를 짧게 하는 사람들은 수행, 근력, 그리고 근비대에서 완전한 혜택을 보고 있는 것으로 생각하는 것처럼 보인다.

동작 범위의 경계에 근육을 수축 상태 또는 신장 상태로 두는 현상을 능동 불충분active insufficiency 또는 수동 불충분passive insufficiency이라고 한다. 이것은 아래의 근육의 길이-긴장 곡선에 설명되어 있다.

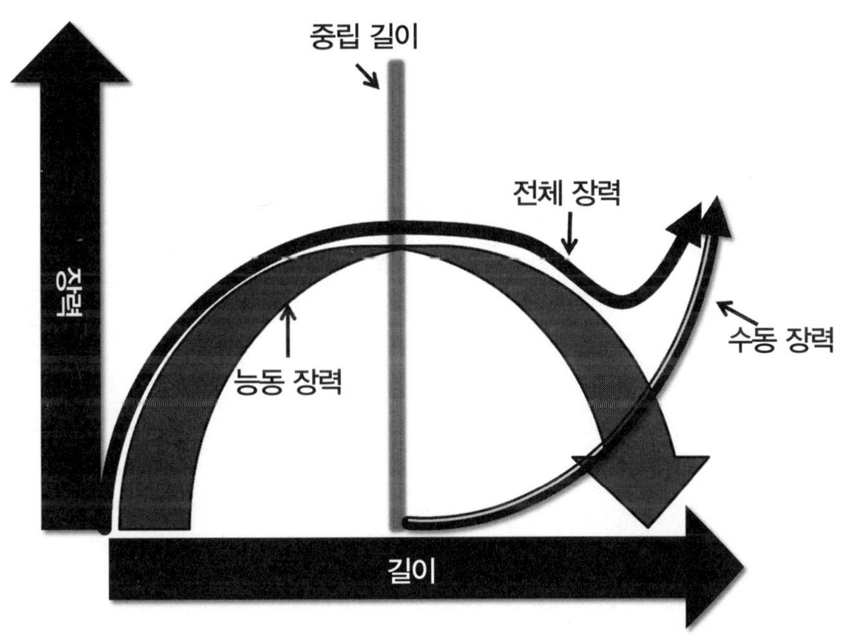

능동 긴장Active tension은 자신이 근육을 자발적으로 수축시켜서 만든 힘이다. 수동 긴장Passive tension은 자신이 근육을 동작 범위 경계까지 아주 멀리 뻗을 때 발생된다. 이 포인트에서, 인대 및 관절낭과 같은 결합 조직은 그러한 장력들에 가해지는 긴장을 지닌다. 근육 내 수용체(근육 방추체라 함)는 신경계에 피드백을 제공하는데 이는 근육이 지나치게 신장 반응을 일으킨다는 것을 알리는 것이다. 근육 내 수용체는 신경계가 근육을 활성화시키도록 경고하는데, 이로 인해 신체는 무의식적으로 근육을 수축시킨다. 이것이 바로 스트레칭과 같은 유연성 운동의 범위 끝머리를 향해 근육을 이동시킬 때 근육이 수축되는 이유이다.

근육을 수축 반응 범위 또는 신장 반응 범위에 배치하면(생성할 수 있는 활성화 힘이 가장 낮은 경우), 부가적인 중량을 사용하지 않고도 근력 트레이닝 자극을 유발할 수 있다. 링 위에서 팔을 완벽하게 직선으로 유지(예: 십자버티기)하는 고급 근력 동작이 바로 완벽한 예이다. 팔을 직선으로 뻗은 자세는 이두박근을 최대한 길게 배치시킨다. 따라서 동작을 안전하게 수행하려면 상당한 근력과 근육량을 필요로 한다.

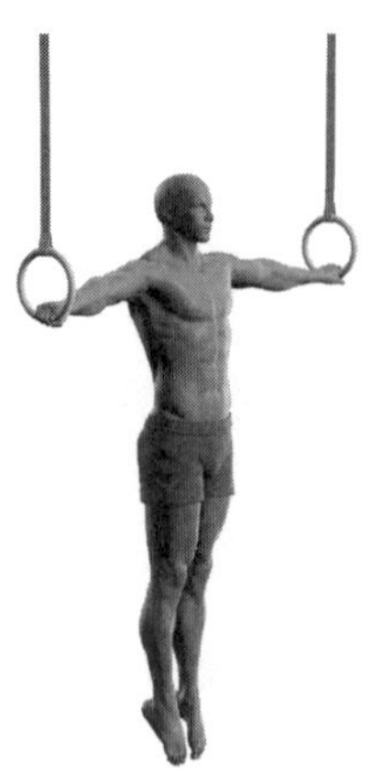

플렌체에서, 전면 삼각근(주 어깨 근육)은 오버헤드 프레스overhead press와 같은 운동에 비해 더 신장된 위치에 배치된다. 역학적 이점이 적으며, 신체는 근력과 근육량을 증가시켜서 이 스트레스에 적응한다. 따라서 전형적으로 플렌체를 수행할 수 있는 체조 선수는 어깨 근육이 크며 놀라울 정도로 높은 근력을 가지고 있다. 평생 한 번도 벤치 프레스를 하지 않은 체조 선수들이 플렌체를 수행할 수 있는 단계에서는 자신의 체중보다 두 배나 무거운 벤치 프레스를 할 수 있다는 일화가 있다!

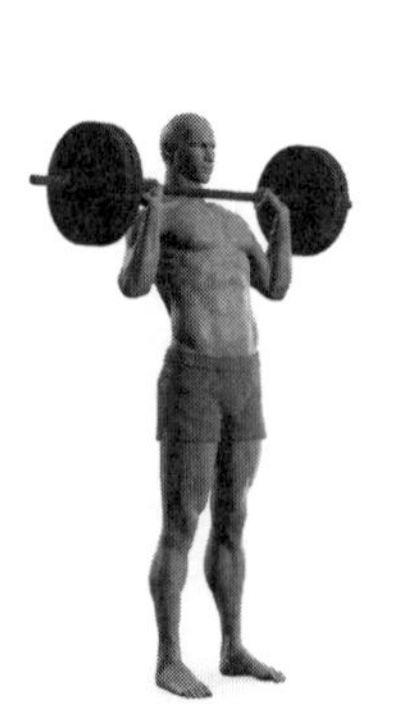

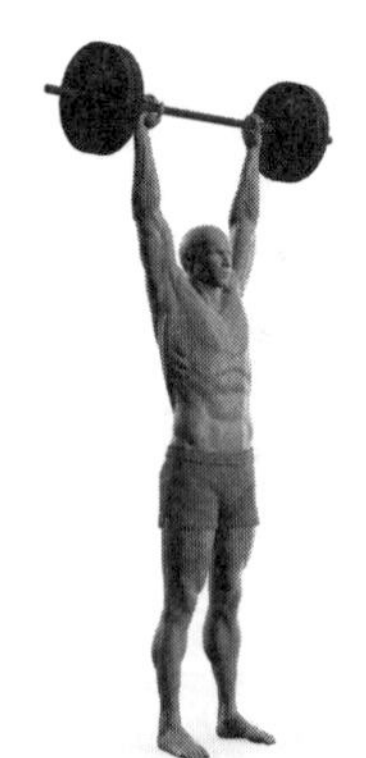

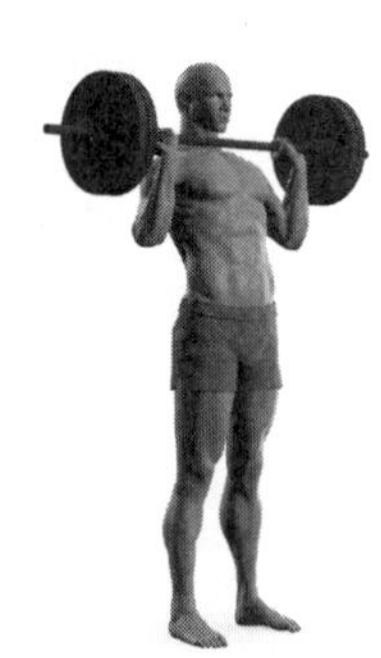

일반적인 트레이닝 개념

일반적인 트레이닝 개념에 익숙해지는 것은 이후 여러 챕터를 이해하는 데 매우 중요하다. 다음은 루틴을 구성하는 데 가장 중요한 일반적인 개념 중 일부이다.

- **반복**: 단일 세트에서 수행하는 반복의 양이다. 예를 들어 휴식을 취하기 전에 연이어 10회의 푸시업을 하면, 그것이 바로 10회 반복이다.
- **세트**: 단일 운동에서 수행하는 반복 양의 수이다. 예를 들어 각 세트 사이에 휴식 시간을 두고 10회의 푸시업을 3세트 수행할 수도 있다. 세트는 일반적으로 세트들 사이에 휴식 시간이 있다는 것으로 구분 짓는다.

- **휴식**: 한 운동의 각 세트 사이에서 휴식을 취하는 데 걸리는 시간이다. 일반적으로 지구력 운동을 할 때는 휴식 시간이 짧을수록 좋으며, 근력 운동을 할 때는 길수록 좋다. 근비대 운동의 휴식 시간은 지구력 운동 및 근력 운동의 중간 정도이다.
- **운동 속도**: 반복을 실행하는 속도이다. 이것은 근력과 근비대에 영향을 미칠 수도 있다. 일반적으로 운동 속도는 10×0과 같이 XXXX 형식으로 불린다. 각 'X'는 운동 단계당 걸리는 시간단위 초second.
    - 첫 번째 X: 처음 동작에서 초를 말한다.
    - 두 번째 X: 종료 위치에서 유지되는 초를 말한다(가끔 단 두 개의 숫자만 존재하는 경우도 있다).
    - 세 번째 X: 반대편 동작에서 초를 말한다.
    - 네 번째 X: 다음 반복 전에 처음 위치에서 유지되는 초를 말한다.
- **강도/부하**: 세트를 수행하는 동안 사용하는 최대 반복(RM)의 비율을 말한다. 즉, 운동의 어려움을 의미한다. 세트에서 반복은 특정 강도 또는 부하에서 수행된다. 예를 들어 강도가 1RM의 90%인 세트에서 실패할 때까지 3~4회 반복 수행할 수 있다. 여기에서 이것은 단지 강도로 나타낸다.
- **운동량**: 운동에서 수행되는 운동의 총량을 말한다. 이것은 근육을 당기는 운동과 같은 특정 근육 집단에 대한 총운동의 특정 운동량, 또는 운동에서 연습의 총량을 나타낼 수 있다. 둘 다 여러 집단에 적합한 프로그래밍을 하는 측면에서 중요하다.
- **빈도**: 얼마나 자주 운동이나 연습이 수행되는지를 말한다.
- **속성**: 훈련되고 있는 특정 품질을 말한다. 앞서 설명한 주요 속성은 근력, 근비대, 그리고 지구력이다. 그러나 유연성, 가동성, 기술 운동, 심폐지구력, 스테미너 등을 비롯한 다른 속성들도 있다. 다른 빈도에서 여러 속성들이 훈련될 수 있음을 이해하는 것이 중요하다.
- **실패**: 다른 반복을 수행할 수 없는 시점을 말한다. 이 책에서 말하는 실패는 기술적인 실패를 의미하는데, 이는 양호한 형태로 또 다른 반복을 수행할 수 없다는 것을 말한다.
- **운동 능력**: 트레이닝 프로그램에 적응한 후 더 많은 연습을 수행할 수 있는 능력을 말한다.
- **디로드Deload(운동 강도 저하)**: 신체가 회복되어 운동 능력, 근력, 근비대, 또는 다른 속성을 증대시키기 위해 루틴의 다양한 요인들이 감소되도록 계획된 기간을 말한다. 이것은 위에 설명한 요인에 다음과 같은 감소 중 하나 또는 전부가 포함될 수도 있다. 반복, 세트, 휴식, 운동 속도, 강도, 양, 빈도, 실패, 그리고 운동 능력.
- **고원 현상Plateau**: 진행 중 고원 현상(일시적으로 성장 없이 유지되는 현상) 또는 정체기stagnation는 특정 루틴을 수행하는 운동선수가 근력, 지구력, 근비대, 또는 기타 요인들과 상관없이 자신의 수행 성과를 개선시키는 것을 중단한 시기를 말한다.

연속 반복

연속 반복은 한쪽에는 근력이 있고 다른 한쪽에는 지구력이 있다. 1RM이 가장 큰 근력을 이끌어 내는 높은 강도 또는 많은 중량으로 적은 반복을 통해 근력이 달성된다. 적은 무게 또는 낮은 강도로 많은 반복을 통해 지구력이 달성된다. 연속 반복에서 드러난 세 가지 중요한 포인트가 있다.

1. 근력과 지구력은 스펙트럼의 반대편 끝에 있기 때문에 그들을 동시에 최적으로 발달시킬 수 없다. 그러나 양쪽 모두에 대해 운동을 하고자 한다면 동시에 상당한 양을 발달시킬 수는 있다.
2. 최대 근력을 발달시키면 최대 지구력의 잠재력을 증가시킬 수 있다. 근력이 더 큰 지구력을 조절하는 방법은 연습을 하는 동안 근육 수축이 더욱 효율적이게 만드는 것이다. 예를 들어 지구력이 강한 주자가 근력을 증가시켰다면 각 보폭에 낮은 비율의 근력을 사용하기 때문에 피로가 훨씬 더 느리게 발생된다. 이것이 바로 지구력이 있는 주자들이 근력 트레이닝을 하면 성과를 향상시킬 수 있는 이유이다.
3. 근력은 지구력과 컨디셔닝conditioning(특정 조건에 반응을 보이거나 익숙해지게 하는 훈련)보다 발달하는 데 시간이 많이 걸린다.

따라서 다음과 같은 몇 가지 결론을 내릴 수 있다. 근력 강화 운동의 경우, 신진대사 또는 지구력 트레이닝보다 근력 트레이닝에 우선순위를 두는 것이 좋다. 지구력 운동의 경우, 근력과 지구력을 동시에 트레이닝을 하는 것이 좋다. 근력과 지구력 혼합 운동의 경우, 두 영역 모두를 동시에 트레이닝 하면 좋지만, 각각의 비율이 다를 수도 있다. 그러나 이것은 트레이닝을 극대화시키고 싶다고 하나의 특정 영역에만 100% 수행해야 한다는 것을 의미하는 것이 아니다. 한 영역에만 집중하면 비효율적이다.

일반적으로 근력과 지구력을 교대로 트레이닝을 하지만, 또 다른 부분에 초점을 맞추려고 한다면, 80:20의 비율로 하는 것이 가장 효과적인 경향이 있다. 이것은 트레이닝의 80%는 가장 발달시키고 싶은 부분에 집중되어야 하고, 20%는 다른 부분에 집중되어야 한다는 것을 의미한다. 근력 운동선수에게 이것은 근력 운동과 지구력 운동의 비율이 80:20 또는 4:1이 되어야 한다는 것을 의미한다. 지구력 운동선수에게 이것은 지구력 운동과 근력 운동의 비율이 80:20 또는 4:1이 되어야 한다는 것을 의미한다.

이 비율에서 종종 발견되는 것은 한 분야의 트레이닝에 100% 집중하는 것보다 더욱 효과적일 수도 있다는 것이다. 예를 들어 근력 운동선수에게 강도가 낮은 에어로빅 운동은 근력 트레이닝에 대한 회복을 증대시키는 데 도움이 되기 때문에, 더 열심히 훈련을 할 수 있다. 마찬가지로, 지구력 운동선수에게 근력 운동은 효율성을 증가시키기 때문에, 수행 성과가 향상되는 경향이 있다. 이러한 개념들은 '크로스-트레이닝' 장에서 더 자세히 다룰 것이다.

Chapter 1. 요약

웨이트 트레이닝의 원리

기초 지식

- SAID 원칙: SAID(운동 특이 적응의 원리). 트레이닝 중 신체에 발생되는 모든 변화를 통제한다.
- 점진적 과부하는 지속적으로 진행하기 위해 트레이닝에 SAID 원칙을 적용하는 방법이다.
- 웨이트 트레이닝은 다음과 같은 두 가지 주요 요인에 의해 점진적으로 과부하된다. 불리한 상태에 적절하게 근육을 배치하기 위해 동작에 적합하게 신체 위치를 변경시키고, 근육에 신장반응이나 수축반응을 일으킨다.
- 일반적인 트레이닝 개념은 반복, 세트, 휴식, 운동 속도, 강도/부하, 운동량, 빈도, 속성, 실패, 운동 능력, 디로드, 그리고 고원 현상을 적용하는 방법에 대한 지식을 포함한다.
- 동시에 근력과 지구력을 최적으로 트레이닝 하는 것은 불가능하고, 지구력 트레이닝에 비해 근력은 적응력이 높아서 발달시키는 데 시간이 많이 걸린다는 사실 때문에, 트레이닝 관점에서 연속 반복이라는 개념을 이해하는 것은 중요하다.
- 트레이닝의 초점을 모든 분야에 100% 집중시킨다고 해서 항상 최상의 결과를 이끌어 내는 것은 아니기 때문에 그렇게 할 필요는 없다.

어플리케이션

다음 장에서 설명하는 운동 루틴 구성에 필요한 지식은 이러한 기본적인 지식을 이해하는 데 크게 영향을 미친다. 루틴 구성이란 여러 어려운 조각들로 이루어진 하나의 '퍼즐'이라고 생각할 수 있다. 구체적인 목표는 퍼즐에 대한 개요를 이해하고 그 조각들을 프레임워크에 맞추어 넣는 것이다.

- CHAPTER 2 -

근력 및 근비대의 생리학

근력이란?

지구력보다는 체력을 트레이닝시키는 방법을 알고 싶어 이 책을 읽는다고 가정해 보기로 한다. 당신의 목표가 적어도 플렌체나 프론트 레버와 같은 체조 등척성 운동에 집중해서 근력을 늘리는 것이거나, 체조, 파쿠르parkour(다양한 장애물을 활용하여 효율적으로 이동하는 개인 훈련), 레슬링, 무술, MMA 등과 같은 다양한 분야에 트레이닝 한 근력을 사용할 수 있기를 바라는 것이다. 신체가 스트레스에 반응하는 방법을 알고 있으면 루틴을 구성할 때 유리하기 때문에 이러한 목표는 중요하다. 전반적으로 근력은 다음과 같은 간단한 방정식을 기반으로 한다.

근력 = 신경 적응×근육 단면적

근육에서 힘이 출력되는 것은 근육의 단면적, 관절에 가해지는 각도, 각 사지 길이, 그리고 가장 중요한 신경 요인들을 기반으로 한다. 불행히도, 우리는 근육 관여 또는 사지 길이를 제어할 수 없는데, 이것이 바로 이들이 위 방정식에서 제외되는 이유이다. 이러한 신경 요인들에 집중해서 근육량을 증가시켜 근력을 발달시키면 더 빠른 결과를 얻을 것이다. 다음 섹션에서, 이 방정식의 기본이 되는 기초 생리학과 원리를 살펴보기로 한다. 신경 적응은 근력 트레이닝의 대부분에 관한 것이다. 그러나 신경 적응과 근육 단면 발달 간에는 다소 중첩되는 것이 있다. 이것은 근본적으로 근육 비대(근육 크기 증대)에 관련된 이야기이다. 근육은 클수록, 더 강하다.

웨이트 트레이닝을 처음 시작하는 사람들이 제기하는 주요 질문 중 하나는 과도한 체중이 자신의 능력에 부정적으로 영향을 미치지는 않는지 하는 직관적인 감각이다. 특히 여분의 근육 무게가 체중과 근력 비율에 유해할 것으로 보인다는 것이다. 이러한 두려움(대부분)은 근거가 없다. 체조와 같은 근력 운동선수들과 체급을 분류하는 스포츠 운동선수들 대부분은 근육 크기에 비해 근육량이 더 많다. 과도한 근육량은 바디빌더들의 근육 크기와 같이 극도로 커지기 시작할 때에만 부정적인 영향을 미치는 경향이 있다. 이것은 일반적으로 근육을 늘리기 위한 약물을 복용하지 않는 한 우려할 만큼의 많은 근육량은 가질 수 없다는 것을 의미한다. 체급 스포츠에서조차도, 운동선수들은 근육이 더 수축되어shorter, 키가 큰 사람들보다 근육량이 더 많아지는 경향이 있는 것을 볼 수 있다. 따라서 최대 근력과 체중 대비 근력 비율을 발달시키려면 근력과 근비대 속성 모두 서로 중복되기 때문에, 근력과 근비대 모두를 지향하는 트레이닝은 장기 운영에서 중요하지 않은 문제이다.

중추 신경계, 운동단위, 그리고 근육 섬유 형태

운동단위는 운동 신경과 그것이 자극 활동을 하는 모든 근육 섬유로 구성되어 있다. 신경 분포는 운동 신경이 뇌에서 근섬유로 가는 경로이다. 이 신호는 전기적 자극을 통해 근육으로 전달된다. 단일 운동단위는 근육 내 많은 여러 섬유들을 자극하지만, 3개의 유형 중 하나의 근육 섬유만을 자극한다.

운동단위는 근육 섬유 유형과 유사한 연속체로 분류된다. 한쪽 끝에는 임계값이 낮은 운동단위(LTMUs)가 있고, 다른 한쪽 끝에는 임계값이 높은 운동단위(HTMUs)가 있다. LTMUs는 느린 단수축 근섬유(제1형 지근)를 자극하는 운동단위이고 HTMUs는 빠른 단수축 근섬유(제2형 속근)를 자극하는 운동단위이다. 이들 사이에 중간 임계값 운동단위(MTMUs)가 있는데 이것은 제2형 근육 섬유를 자극한다. 이들이 낮은 임계값과 높은 임계값이라 불리는 이유는 이들을 활성화시키는 데 필요한 활성 잠재력(뇌에서 나오는 전기화학적 신호) 때문이다. 이것을 개념적으로 이해하는 가장 쉬운 방법은 앞 장에서 설명한 근력-지구력 연속체에 의한 것이다. LTMUs는 지구력을 더욱 증대시키고 HTMUs 근력을 더욱 증대시킨다.

LTMUs는 Type I 섬유(지근)를 자극하며, 이들 섬유 내에는 엄청난 양의 미토콘드리아가 있기 때문에 붉은색이다. Type I 섬유는 지구력에 적합한 고도의 능력을 갖추고 있으며, 지구력 스포츠로 발달되는 근육 섬유 유형이다. 이 섬유들은 비대해질 가능성이 적다.

MTMUs는 제2형 섬유(속근)를 자극하며, 분홍색이다. 이들 섬유는 Type I과 Type IIx 섬유 각각의 특징을 지니고 있다. 따라서 트레이닝 유형은 이러한 섬유들을 근력과 파워, 또는 지구력으로 편중시킬 수 있다. 이것이 바로 트레이닝은 자신의 스포츠에 특정되어야 하는 이유이다. 예를 들어 고출력이 필요한 단거리 경기의 경우, 고도의 반복 지구력 운동을 수행하면 근육이 지구력에 적응하게 된다. 올바르지 않은 속성을 지향하는 잘못된 트레이닝은 경쟁자보다 수행능력이 더욱 떨어지게 만든다. 스포츠에서 자신의 종목에 특정시키는 것이 최우선이다.

HTMUs는 Type IIx 섬유(속근)를 자극하며, 백색이다. 이들은 무산소 신진대사만을 사용해서 에너지를 공급하기 때문에 매우 빠르게 피로해진다. 그러나 이들은 또한 빠르게 수축되고 근력과 파워 스포츠에서 발달되는 주 섬유 유형이다. 이 섬유들은 비대해질 가능성이 가장 높다.

이 섬유들의 에너지원 때문만이 아니라 수축될 때 힘을 발생시키는 비율 때문에 이들을 지근과 속근이라 칭한다. 속근은 비대해질 가능성이 가장 높으며, 근력 및 파워 출력 잠재력도 가장 높다.

핸먼Henneman의 크기 원칙에 따르면, 운동단위는 가장 작은 것에서 가장 큰 것으로 보충된다. LTMUs는 가장 작은 것으로 간주되고 HTMUs는 가장 큰 것으로 간주되는데 이는 그들의 실제 크기 때문이다. 또한 크기 차이 때문에, HTMUs에 비해 LTMUs는 자극시키는 활성 잠재력이 낮다. LTMUs는 물체를 움직이는 데 필요한 힘이 작을 때 활성화되는 운동단위로 구성된다. 반대로 HTMUs는 필요한 힘이 큰 경우에만 활성화된다. 예를 들어 LTMUs는 컵과 같은 작은 물체를 들어 올리고 싶을 때 활성화되지만, HTMUs는 무거운 가구를 들어 올리는 것과 같이 최대한의 힘을 사용해야 하는 경우처럼 근력 대부분을 사용할 필요가 있는 경우에 한해 활성화된다. 거의 최대 또는 최대 움직임을 시도하는 동안, LTMUs는 HTMUs와 함께 활성화된다는 점을 유의하기 바란다.

이것이 의미하는 것은 근력과 근비대를 위한 트레이닝을 하는 경우, 일반적으로 무거운 무게를 사용하거나 강렬하고 어려운 웨이트 트레이닝을 해야 한다는 것이다. 앞서 설명한 바와 같이, HTMUs는 파워, 근력, 그리고 근비대의 질을 위한 가장 큰 능력을 지니고 있기 때문에, 우리는 HTMUs의 성장과 발달 속도를 증대시키려 한다. 마찬가지로, MTMUs는 그들에게 부과되는 트레이닝 유형의 품질에 대한 책임을 지고 있기 때문에, 주로 파워, 근력, 그리고 근비대를 지향해서 MTMUs를 트레이닝 하게 되는데, 이런 트레이닝은 HTMU가 그들의 품질을 표현하는 데 적응하게 만든다.

이런 유형의 트레이닝은 무게 또는 체중을 최대 강도에 가깝게 이동시키거나, 빠르게 가속시켜서 수행되는 저강도 운동으로 수행된다. 이것은 그 운동의 운동 속도에 중요하다. 무게가 무겁거나 맨몸 동작이 힘들고 천천히 움직일 수 있는 경우, 최대한 빨리 좋은 형태와 기법으로 반복 수행하는 데 집중한다. 고강도 운동에서 천천히 움직이는 경우도, 우리는 최대한의 힘을 발휘하고 싶어 한다. 그래서 동작의 원심성 단계에 운동 속도를 빨리 또는 가속화시키면, HTMUs는 피로해지고 MTMUs는 HTMUs와 같이 훈련되어 파워, 근력, 그리고 근비대 증대를 유도한다. 강도가 약한 경우, 근력과 파워를 최대한 증대시키려면, 운동을 통해 신체 또는 체중을 가속화시킨다는 의도로 운동을 수행한다. 이것은 운동 속도에 관한 섹션에서 운동 루틴을 구성할 때 좀 더 자세히 설명할 것이다.

격주로 고강도 트레이닝을 한다면 많은 반복으로 수행하는 트레이닝이 견고한 근력을 얻을 수도 있다는 어떤 새로운 증거가 있다. 이것은 과사용증후군 부상으로 문제가 되는 사람들에게 또는 적은 반복보다 많은 반복을 원하는 사람들에게 유용할 수도 있다.

근력에 대한 신경 적응

신경계가 근육 비대 외에도 근력을 증대시키는 6가지 기본적인 방법이 있다. 이러한 방법들은 어떤 근력 프로그램에도 기본적으로 적용될 수 있다. 그래서 그들이 작용하는 방법을 이해하는 것은 중요하다.

- **점증**Recruitment은 특정 운동을 위해 활성화되는 운동단위 수가 증가되는 것이다.
- **비율 부호화**Rate Coding 또는 **발화율**Firing Rate은 해당 근육 조직으로 보내지는 각 전기화학적 신호 사이에서 시간이 감소되는 것이다.
- **동기화**Synchronization 혹은 **근육 조직 내 협응**Intra-muscular Coordination은 운동단위 발화와 함께 작동하는 시간의 양이 감소되는 것이다.
- **협력**Contribution 또는 **근육 조직 간 협응**Inter-muscular Coordination은 운동에 기여하는 다양한 근육들이 얼마나 효과적으로 발사되는지를 나타낸다.
- **길항 억제**Antagonist Inhibition 또는 **상호 억제**Reciprocal Inhibition는 동작을 수행하는 근육에 대응하여 저항력이 감소되는 것을 나타낸다.
- **운동 학습**Motor Learning은 학습하는 동작 발달에 영향을 미치는 뇌 속의 신경 연결과 프로그램을 말한다.

이들 각각에 대해 고찰하고 트레이닝에 대한 이들의 함의를 살펴보기로 한다. "힘은 기술이다"라는 말을 들어 보았을 것이다. 이 모든 구성 요소들은 신경 적응을 구성하며, 이에 따라 힘이 기술이 된다. 이 구성 요소들 중 어떤 것은 광범위한 특이성을 지니고 있는 반면 어떤 것은 그렇지 않다.

점증은 힘의 점증이 증가되는 만큼 증가된다. 신경계는 우리가 생산할 수 있는 힘의 양에 대한 진폭 제한기limiters를 갖추고 있다. 근육이 힘줄이 되기 시작하는 근건 연결 부musculotendinous junctions에서 골지건기관Golgi tendon organs으로 불리는 특정 구조는 뇌에 피드백을 제공하며, 이것이 근육 힘을 감소시켜 숙달되지 않은 사람들의 부상을 방지한다. 다행히, 트레이닝으로, 힘의 발달을 억제시키는 효과를 감소시켜서 근육 섬유의 점증을 증대시킬 수 있다. 이 효과는 크게 향상되어 약 1RM 또는 약 3RM 임계값의 85~90%로 극대화된다. 따라서 주 목적이 고급 프로그램에서 근력을 얻는 것이라면, 1~3RM 범위(또는 그 범위에 근접하게)에서 운동을 하도록 프로그래밍을 하는 것이 좋다.

최대 점증이나 피로로 인해 근육에 있는 모든 운동단위가 점증되고 난 후 **비율 부호화** 또는 **발화율** 증가가 발생되기 시작한다. 신경계가 사용 가능한 모든 운동단위의 점증을 감지하면, 근육들이 빠르게 수축할 수 있도록 전달하기 위해 근육에 더 빠른 전기신호를 보내어 근력을 더욱 증대시킨다. 주로 보행에 사용되는 근육과 같은 대부분의 큰 근육들의 경우 그와 같은 근력 증대는 1RM(또는 3RM)의 약 90~92%에서 발생된다. 팔뚝에 위치하고 있는 미세 운동 근육 대부분에서 비율 부호화는 1RM의 50%까지 낮은 비율에서 발생되기 시작할 수도 있다. 종아리와 같은 코어 및 지지 근육에서 지속적으로 작동하는 자세 근육도 성능 향상을 위해 비율 부호화에 크게 의존한다.

비율 부호화는 근력 중심 프로그램에서는 별로 중요하지 않지만, 근비대를 추구하는 사람들에게 유용하다. 비율 부호화에 더 많이 의존하는 근육들은 상당한 비율의 지근으로 구성되는 경향이 있다. 따라서 그러한 근육들은 많은 반복에 더 잘 반응한다. 따라서 팔뚝, 종아리, 코어, 그리고 기타 비율 부호화에 크게 의존하는 근육들은 근비대를 추구하는 경우 많은 반복에 보다 잘 반응하는 경향이 있다. 반면에, 햄스트링, 상완이두근과 같은 2관절 근육과, 둔근과 같은 큰 근육 대부분은 적은 반복으로 강하게 하는 운동에 가장 잘 반응하는 경향이 있는데, 이는 속근의 우위 때문이다. 궁극적으로 목표가 대량의 근비대라면, 반복 범위, 휴식 시간을 교체해야 할 수도 있으며, 트레이닝의 한 스타일이 효과적이지 않다면 다른 요인들을 찾아야 할 수도 있다.

동기화 또는 **근육 조직 내 협응**은 시스템을 더욱 효과적으로 만들기 위해 신경계가 근육 섬유 수축을 조직하는 능력을 말한다. 숙련되지 않은 사람의 경우, 신경계는 동작에 필요한 힘을 제공하기 위해 무작위 또는 짧게 끊는staccato 패턴으로 운동단위를 점증시킨다. 동작을 더 많이 트레이닝 할 때, 운동 피질은 운동단위 발화를 동기화시킬 수 있다. 줄다리기 게임을 상상해 보라. 팀이 서로 동기화되면, 다른 사람들과 동기화되지 않고 각자가 스스로 당기는 것에 비해 힘이 훨씬 더 크다. 그래서 트레이닝이 될 때 신체가 더욱 효율적으로 되는 것이다. 반복되는 기술과 연습은 점증과 동기화를 상당히 증대시킨다. 이것은 프로그램을 진행하는 동안 그 주에 여러 번 기술을 연습하고 한 주에 여러 번 연습을 반복하는 것과 같다.

예를 들어 『스타팅 스트렝스』에서 마크 리피토Mark Rippetoe는 초급자들은 주당 3회의 스쿼트를 수행하도록 제안한다. 불가리아 역도 프로토콜과 같은 보다 고급 근력 트레이닝 프로그램은 운동선수들이 일주일에 6~7일 동안 매일 2~3회씩 올림픽 리프팅Olympic lifts을 수행하도록 구성되어 있다. 체조, 달리기, 수영 등을 비롯한 다른 많은 스포츠는 가장 높은 수준에서 수행되려면 최적의 점증과 동기화를 필요로 하기 때문에 엄청난 양의 기술 연습을 해야 한다. 이것은 모든 스포츠에 해당된다. 마이클 펠프스Michael Phelps는 400m가 주종목이지만 매일 수 마일을 수영한다. 간단히 말해서, 무언가를 정말로 잘하려면, 그것을 엄청나게 많이 해야 한다. 이것은 루틴을 만들 때 명심해야 할 핵심이다.

협력 또는 **근육 조직 간 협응**은 기술을 효과적으로 정확하게 수행하는 방법이다. 이것은 운동을 하고 있는 동작에 특정한 트레이닝 연습 부분이다. 예를 들어 턱걸이를 할 때 어깨가 이완된 채 동작을 시작할 수도 있다. 협력 또는 근육 조직 간 협응은 신체가 모든 견갑골 주변 근육이 조여지는 순서에 사용하는 것이며, 이는 어깨가 조여진 다음 아래에서 위쪽으로 움직일 수 있도록 안정적인 기초를 제공한다. 운동을 처음 시작했을 때는 뇌가 이것을 비효율적으로 사용할 수도 있다. 그래서 안전하고 효과적으로 진행하려면 운동에 적절한 기술을 배우는 것이 중요하다.

길항 억제 또는 **상호 억제**는 근육의 수축을 향상시킬 수 있다. 이것은 일반적으로 사전에 운동하기로 계획을 세운 반대편 근육을 크게 스트레칭 해서 수행된다. 반사 작용도 비슷하게 작동된다. 예를 들어 반사 망치로 슬개건을 치면 다리가 위로 튀어 오른다. 이것은 상호 억제로 불리는데, 이 경우 신경계는 발화를 위해 대퇴사두근을 활성화시키는 동시에 햄스트링이 발화되는 것을 억제한다. 따라서 이 현상을 이용하여 특정 근육에서 수축을 증대시킬 수 있다. 특히, 근육은 피로를 겪은 후 자연적으로 이완되기 때문에, 쌍을 이루는 세트(미는 동작과 당기는 동작을 교대하는 하는 경우)는 이 반응을 유도하는 데 효과적이다.

운동 학습 Motor Learning은 뇌에서 자동으로 일어나며, 주로 반복적으로 연습되는 동작에서 활성화된다. 운동 계획motor planning, 주 운동 피질, 소뇌, 그리고 동작을 수행하는 데 관여하는 뇌의 기타 부분 피질 전반에 걸쳐 운동 학습이 일어난다. 이것은 기본적인 기술 운동 적응이지만, 신체가 의식적인 트레이닝에 자동적으로 적응하기 때문에 의식적으로 트레이닝을 하는 것은 불가능하다. 따라서 그에 대해 자세히 설명할 필요는 없다. 여기서 알아두어야 할 중요한 점은 동작을 연습하는 동안 100% 집중해야 한다는 점이다. 그렇게 집중을 함으로써 동작을 정확히 수행할 수 있다. 따라서 정확한 동작 패턴을 익힐 수 있다. 트레이닝에 집중하지 않고 산만해지면, 엉성한 기법과 동작 패턴이 자동적으로 학습된다. “연습은 완벽하게 만든다”라는 말이 있다. 그러나 “완벽한 연습이 완벽하게 만든다”라는 말이 더욱 정확하다.

중추 신경계 역할

중추신경계는 운동 계획, 활성화, 그리고 고유수용성 감각proprioception(신체가 공간에서 어디에 위치해 있고 어떻게 움직이는지 알려준다)에 관여되는 다양한 시스템을 통해 운동단위 활성화를 통제한다. 이에 대해 자세히 살펴보려는 것은 아니다. 다만, 중추신경계는 근육과 마찬가지로 적응을 유발시키기 위해 압박되어야 하는 세트 포인트가 있다는 점을 말하고자 한다.

중추신경계에는 전체 용량으로 작동되는 데 필요한 일련의 회복 시간이 있다. 그것은 마치 수영장과 같은 것이다. 운동을 할 때마다 물이 조금씩 빠져 나간다. 반대로 잠을 자고, 휴식을 취하고, 먹고, 이완 또는 회복 방법을 취할 때마다, 물을 조금씩 다시 채울 뿐 아니라, 물이 더 깊숙이 스며들게 한다. 시간이 지나면서 결국 자신의 수영장 크기와 물에 대한 자신의 용량은 증가된다. 이것이 운동 능력work capacity이라는 용어의 기원이다. 교체하지 않고 운동 능력을 너무 많이 꺼내면, 나쁜 일들이 일어나기 시작한다. 이것은 운동선수가 오버리칭/오버트레이닝을 탐구하기 시작하는 경우이며, 진전과 수행능력이 고원 현상에 접어들거나, 심지어 감소될 수도 있는 경우이다.

고급 운동선수들에게 적합하도록 잘 짜인 프로그램에는 오버리칭이 포함되어 있다. 오버리칭은 트레이닝이 고원 현상을 능가하도록 계획되어 있어서 휴식을 취한 후 신체가 적응해서 훈련 전보다 향상된 능력으로 돌아가는 능력을 감소시키는 것이다. 예를 들어 프로그램이 완료되고 디로드 주(회복 주라고도 함)가 지나면, 운동선수들은 일반적으로 더 강하고 더 빠르게 원상으로 돌아온다. 프로그램을 진행하는 동안 운동선수 수영장의 용량은 증가되지만, 수영장 내부 물은 디로드 주를 지나야만 완전히 교체된다.

이것을 설명하는 이유는 어떤 운동들은 다른 운동보다 더 힘들기 때문이다. 예를 들어 역도에서 데드리프트deadlifts는 동작을 하는 동안 다량의 근육 조직들이 활성화되기 때문에 다른 운동에 비해 매우 힘이 든다. 데드리프트는 지면에 바를 두고 손으로 잡은 다음 그것을 들고 일어서는 운동이다. 데드리프트는 다른 대부분의 운동에 비해 훨씬 더 많은 피로를 유발한다. 그런 이유로 데드리프트는 초급 프로그램의 후반부에 배치된다. 초급 프로그램 시작부에 데드리프트가 배치되면 피로가 누적되기 때문에 다른 운동을 하는 데 상당한 방해가 된다.

'중추신경계 피로'라는 말은 대단히 중요한 생리학적 설명이 없기 때문에 잘못 정의된 개념이다. 중추신경계 피로는 유한 자원인, 의지력과 관련될 수 있다. 중추신경계 피로는 신경전달 물질 고갈과 관련이 있을 수도 있다. 예를 들어 하루에 6시간 동안 시험을 치르면 정신적으로 소모가 많아 의지력이 고갈되는 것으로 알려져 있다. 동작 수행에 관여되는 뇌의 많은 부분을 활성화시켜 피로하게 만드는 과도한 강도의 운동도 마찬가지이다. 수준 높은 파워리프터powerlifters는 무거운 데드리프트를 일주일에 여러 차례를 수행할 수 없다는 것은 잘 알려져 있다. 수준 높은 단거리 선수는 최대 강도로 일주일에 여러 차례를 달릴 수는 없다. 수준 높은 운동선수들은 훈련을 하는 동안 대부분의 시간을 100% 쏟아붓지 않는다. 그래서 그들의 훈련 루틴은 대회 중 정점에 이르도록 구성된다.

더 많은 연구가 진행되어 그러한 메커니즘이 더욱 명확해지기를 기대한다. 중추신경계 피로가 신경전달 물질, 사이토킨, 또는 기타 요인들과 관계없이 실제로 일어난다는 것에 대한 어떤 불확실성이 여전히 존재한다는 것을 알고 있음에도 불구하고, 메커니즘이 명확히 밝혀지는 동안 사람들은 소금물을 섭취해야만 할 것이다. 과학적 증거가 부족함에도 실제로 작동되는 것을 기반으로 여전히 좋은 결론을 이끌어 낼 수 있다.

웨이트 트레이닝에서, 이것은 초극대 원심성 및 등척성으로 운동하는 것과 유사하다. 원심성은 근육이 신장되는 운동을 말하고 등척성은 근력 운동을 하는 동안 동작 없이 한 자세로 신체가 유지되는 운동을 말한다. 초극대 구성 요소는 이러한 운동이 일반적인 반복에 비해 수행자에게 너무 어렵다는 것을 의미한다. 예를 들어 운동선수가 너무 약해서 완전한 반복으로 턱걸이를 수행할 수 없다면, 원심성을 이용해 점프를 해서 바에 올라가고 천천히 아래로 내려오는 방법으로 훈련을 할 수 있다. 마찬가지로, 바의 상단에 자세를 유지하는 것(그것이 약점이라면)과 같이 약점이 있는 운동에는 등척성을 사용할 수 있다. 이들 모두는 일반적인 원심성 반복보다 신체를 더 피로하게 만드는 경향이 있다. 따라서 매주 이러한 여러 유형으로 운동을 할 때(또는 단일 유형인 경우도), 진행 과정에서 고원 현상은 "진행을 달성하는 최상의 방법은 더 많이 운동을 하는 것보다 더 많은 휴식을 취하는 것일 수도 있다"라는 것을 나타낸다는 점을 인식해야 한다. 이것은 초급자들이 운동을 시작할 때 종종 생각하는 것과는 상반되는 것이다.

이 책 뒷부분에서, 4주에서 8주간의 디로드 기간에 피로에서 완전히 회복될 수 있도록 프로그램을 구성해서 구축하는 방법을 설명한다. 이 디로드 기간은 휴식 시간의 두 배가 되는데, 결합 조직(힘줄, 인대 등)은 가장 먼저 과사용 영향을 받는 조직이기 때문에, 그와 같은 두 배의 휴식 시간으로 결합 조직들이 회복될 수 있다. 고급 웨이트 트레이닝 운동을 시작할 때, 염두에 두어야 할 가장 중요한 요인 두 가지는 피로 회복과 결합 조직 회복이다.

근육 비대의 기전

인체에는 근비대로 이어지는 세 가지 주요 경로가 있다. 첫 번째 경로는 역학적 긴장mechanical tension(근육의 지속적인 수축 상태)이다. 두 번째는 근육 원섬유 마디sarcomere 터짐 이론과 미세 외상microtrauma을 통해 발생되는 원심성 손상eccentric damage이다. 세 번째는 신진대사 축적, 국부적 성장 인자들, 저산소, 그리고 글리코켄 고갈 기반의 근비대이다.

역학적 긴장. 기반 근비대는 무거운 중량 및 빠른 동작과 같은 고강도 운동을 통해 활성화되는 경향이 있다. 이것은 가끔 HTMU 또는 속근 피로 비대로 불린다. 고강도의 역학적 긴장이 근육에 충분할 때, 신체는 근육량을 추가하여 보상한다. 그렇지 않으면, 신경계 및 그와 관련된 근육이 급속하게 위축되는 기질로 인해 뼈가 골절될 수 있다.

원심성 손상 및 미세 외상. 운동 강도는 근육에 손상을 입힐 정도로 충분히 무겁지만, 손상을 입힐 정도로 반복할 만큼 충분히 가볍기도 하다. 특정 무게에서 반복이 누적되려면 수행하는 데 일정한 시간이 걸린다. 많은 트레이너들은 이 유형의 근비대 자극을 긴장에 따른 시간(근육이 근비대에 적응되는 데 필요한 총시간)으로 자세히 명시한다. 이것이 바로 특정 근육 집단을 위한 총운동 '양', 세트, 그리고 반복에 대해 이야기할 때 근비대에 대한 전반적인 요인으로 설명하는 것이다.

손상은 위성 세포 기부 및 수리를 포함하여, 동작이 진행되는 다양한 생리적 과정을 부추긴다. 위성 세포는 '근육 줄기 세포'로 간주될 수 있는데, 이는 손상된 근육이 수리될 수 있도록 손상된 근육에 융합될 수 있다. 위성 세포는 또한 '근육 기억'에 기여하는 것인데, 운동선수는 몇 년간 운동을 중단한 후에도 다시 기억된 이 근육으로 돌아간다. 중단했던 운동선수들이 다시 훈련을 시작하면, 이전에 훈련했던 기간 동안 얻었던 근육을 빠르게 회복한다. 이에 대한 과학적 증거에 따르면, 근육은 이전에 융합되었던 위성 세포 핵을 여전히 포함하고 있다. 그래서 이것이 근육 세포의 수축성 구성 요소들을 빠르게 다시 생산하는 데 도움이 된다.

신진대사 축적, 국부적 성장인자들, 저산소증, 그리고 기타. 이것은 반복과 양이 많은 저강도 운동으로 생각될 수 있다. 이 유형의 비대에 대한 한 가지 예는 스피드 요소가 포함된 지구력 스포츠이다. 예를 들어 사이클을 하는 사람은 대퇴사두근이 크고 조정 경기를 하는 사람은 등 근육이 크다. 또 다른 예로는 수작업 노동이 있는데, 이 노동에서는 일과 중 가벼운 것을 수없이 들어 올리며 이것이 근비대에 자극을 준다. 망치로 작업을 하는 사람이나 파이프로 작업을 하는 배관공은 장시간 동안 지속적으로 저강도 동작을 수행하기 때문에 팔뚝이 근비대해지는 경향이 있다.

이것을 근육 비대에 적용할 때 상당히 큰 오해가 발생한다. 특히, 수십 년 동안 바디빌딩과 운동계에 만연해 있던 큰 오해 중 하나는 구축된 근비대 유형, 즉 근형질sarcoplasmic 근비대와 근원섬유myofibrillar 근비대를 식별할 수 있다는 것이다. 근형질 비대는 실패에 이를 때까지 세트당 8~20회 반복과 같이 많은 반복을 통해 발생되는 것으로 생각되었다. 이 근비대에 대한 적응의 구체적인 메커니즘은 근육 세포에 신진대사물이 축적되는 것이었다. 근육이 크지만 근육 밀도가 낮은 경향이 있는 바디빌더들이 이를 입증했다. 반대로, 근원섬유 비대는 적은 반복(1~8회)으로 근력을 지향하는 운동을 통해 발생되는 것으로 생각되었다. 이 비대에 대한 적응의 구체적인 메커니즘은 근육의 근원섬유 구성 요소들(액틴과 미오신 등)의 축적 증가였으며, 근육은 이것들을 수축에 사용한다. 올림픽 역도 및 체조 선수와 같이 매우 밀도가 높은 것으로 보이는 근육을 가진 운동선수들이 이를 입증하고 있다.

열렬한 피트니스 회원이라면, 최근 연구에 따라 근원섬유와 근형질 섬유 근비대가 잘못된 이름일 가능성이 있다는 것을 알 것이다. 그들을 식별할 수 있는 것은 어떤 것도 없다. 주요 차이점은 많은 반복으로 훈련하는 사람과 적은 반복으로 훈련하는 사람의 근력일 것이다. 마찬가지로, 여러 운동선수들을 대상으로 한 근육 생체 검사에 따르면, 근육 세포의 세포 성분은 트레이닝 유형이 다른 경우도 비례하여 증가된다. 따라서 외관 차이는 수분 수준, 피하 체지방 양, 근육 내 지방 축적, 또는 유사한 요인들에 의해 유발될 수 있다. 예를 들어 바디빌더가 대회 참가를 위해 체지방을 줄이면, 근력 운동선수처럼 밀도가 매우 높은 근육 모양을 보이게 된다. 이로 인해 신체가 근육을 추가하는 방식으로 스트레스에 반응한다는 것을 알 수 있기 때문에(그래서 근육이 얻어지는 방법과 상관없이 효과적으로 사용될 수 있다), 이것은 우리에게 유용한 정보이다.

여전히 고려되어야 하는 것은 근력 운동선수들과 비대를 극대화시키려는 사람들이 활용하는 다양한 트레이닝은 근본적으로 중요하다는 것이다. 이것은 근육에 대한 과부하 및 운동 빈도와 관련해서 프로그램을 변경시키는 것과 관련이 있다. 일반적으로 경험이 많아짐에 따라, 운동은 더욱 격렬해진다. 따라서 수반되는 특정 훈련과 연습 유형을 기반으로 빈도를 증가시키거나 감소시켜야 한다. 체조 선수의 경우, 주당 6일 또는 심지어 7일 동안 하루에 여러 세션을 훈련할 수도 있다. 그러나 이런 운동 중 대부분은 근력보다는 기술 운동이다. 힘은 기술이기도 하기 때문에, 근력이 긍정적으로 증대되는 경험을 할 수도 있다. 또한 최대한 근비대를 이루는 것이 목적이라면, 많은 양을 근육에 투자해서, 적응력을 강요하도록 분할 루틴을 사용할 수도 있다.

웨이트 트레이닝 프로그램을 논할 때 원심성 및 등척성은 특히 중요하다. 등척성 운동의 예로는 백 레버, 프론트 레버, 그리고 플렌체가 있다. 원심성 운동의 예로는 풀업을 할 때 상단에서 아래로 천천히 내려오거나, 딥dip을 할 때 최상단 위치에서 시작해서 천천히 아래로 내리는 것이다. 등척성은 가지가 여러 경로에 걸쳐 근비대 쪽으로 뻗어 있다는 점에서 특히 흥미롭다. 사실, 여러 운동 방법들은 여기에서 설명되었던 다양한 경로들 중 한두 가지를 결합한다. 등척성은 역학적 긴장 및 신진대사 축적 방향으로 편향되는 반면, 원심성은 대부분 역학적 긴장 및 원심성 손상 방향으로 편향된다.

연구 결과들에 따르면, 등척성 및 원심성은 수축을 유지하기 위해 바로 HTMUs를 점증시키는 경향이 있다. 그들의 수축 유지는 어렵기 때문에, HTMUs를 점증시키는 경향은 의미가 있다. 원심성 트레이닝에 대한 연구에 따르면 근비대와 근력이 적응되도록 자극시키는 데 1초간의 원심성 운동이 6초와 같이 긴 운동보다 더 좋다는 것을 나타낸다는 것은 원심성의 뜻밖의 결과이다. 이것은 빠른 원심성이 HTMUs를 우선적으로 활성화시킨다는 것을 의미하는데, 이는 파워, 근력, 그리고 근비대에 상당한 잠재력을 지니고 있다. 생리학을 이해하면 이것을 이해할 수 있다. 보다 긴 원심성에서, 근육으로 흐르는 혈액이 폐색되어 긴장된 근육에서 시간이 더 많이 걸린다는 것은 그들이 대사성 지근 적응으로 편향되어 있음을 의미한다. 마찬가지로, 등척성이 너무 짧게 유지되면 적응을 강요할 만큼 충분한 양을 공급하지 않을 것이다. 그러나 등척성이 너무 길게 유지되면 수준 높은 지구력을 유지하는 방향으로 편향될 수도 있다. 트레이닝에서 이것이 의미하는 것은 근력과 근비대 이점을 최적화시키려면 '최적 지점sweet spot' 범위 내에서 등척성을 수행할 필요가 있다는 것이다. 루틴 구성을 다루는 이후 장에서 이것을 더 자세히 설명할 것이다.

연구가 계속됨에 따라, 이러한 메커니즘들은 의심의 여지없이 더욱 분명해질 것이다. 더욱 명확히 밝혀질 때까지 운동을 하는 사람들은 소금을 준비해야 할 것이다. 근비대로 이어지는 요인들을 둘러싼 불확실성은 여전히 존재한다.

다음은 이 섹션에서 드러난 중요한 개념 중 하나이다. 근비대 메커니즘에서 특정 적응과 차이가 발생될 수 있다는 것을 이해하는 것은 중요하지만, 자신들의 스포츠나 체급에 너무 무겁게 만들지 않는다면, 원하지 않는 근비대와 같은 그런 것들은 존재하지 않는다.

이 섹션에서 드러난 두 번째 중요한 개념은 빈도 맥락에서 전체적인 양은 근비대와 관련해서 대부분을 의미한다는 사실이다. 근비대의 경우 특정 근육에 대한 운동량은 특정 임계값을 초과해야 하는데, 이는 사실상 근육이 커질수록 증가된다. 이것은 초급자와 바디빌더들 사이에서 쉽게 발견된다. 초급자들은 비교적 적은 양의 운동으로 상당한 근비대를 이룰 수 있는 반면 바디빌더들은 일상적인 루틴에서 상당한 근비대가 될 수 있다. 마찬가지로, 빈도는 건설 및 가구 이동과 같은 여러 직종에서와 같은 그런 역할을 한다. 그러한 직종에서 그들의 운동은 단지 그날 자신들의 일을 하는 것이지만, 그들의 신체는 반복적으로 무거운 물건을 옮기는 동작에서 발생되는 근육 스트레스에 대한 반응으로 근비대가 된다.

운동 루틴에서 근비대에 충분한 운동량을 보장한다는 개념은 자신만의 루틴을 구성하는 것을 배울 때 탐구된다. 올바른 운동량을 얻기 위한 특정 반복 범위 및 설정으로 운동하는 방법에 대한 간단한 개념을 간략히 설명한다. 그래서 이 섹션에서 '최상의' 반복 범위에 대한 구체적인 설명이 없지만, 일반적으로 초급자에게는 5~15회 반복이 근비대 달성에 적절한 운동량이다.

이 문제에 대해 더 많은 것을 공부하고 싶으면, 브래드 숀필드Brad Schoenfeld와 마이크 조르도스Mike Zourdos의 근비대와 전반적인 운동량에 대한 연구를 참조하기 바란다.

열린 사슬 운동 및 닫힌 사슬 운동

'열린 사슬(OKC)' 운동은 사지를 자유롭게 움직일 수 있는 방법으로 수행된다. 이 운동은 중량 또는 비중량으로 공간에서 사지를 움직이는 것을 수반한다. 이 운동의 중량 버전은 고립화 운동isolation exercises(기구 위에서 대퇴 신전이나 굴곡)이다. 열린 사슬 운동 상체 동작의 몇 가지 예로는 이두근 컬과 삼두근 신장이 있다.

'닫힌 사슬(CKC)' 운동은 사지를 자유롭게 움직이지 않는 방법으로 수행된다. 일반적으로 이 동작은 바벨 또는 체중으로 수행된다. 이 운동의 중량 버전으로는 스쿼트, 데드리프트, 그리고 올림픽 리프트 등이 있으며, 이 경우 운동선수의 발은 지면에 고정되고 신체는 그에 대응하여 움직인다. 마찬가지로, 거의 모든 웨이트 트레이닝은 닫힌 사슬 운동이며, 손 또는 발은 지면이나 다른 도구에 고정된다. 싱글 레그 스쿼트, 딥, 풀업, 푸시업, 그리고 핸드스탠드 푸시업 등은 모두 지면, 바, 또는 링에 한 손을 고정시키고 수행된다.

벤치 프레스는 공간에 안정되어 있는 바벨 운동이다. 이것은 열린 사슬 운동과 닫힌 사슬 운동이 다소 혼합된 형태이다. 그래서 여러 열린 사슬 운동처럼 무게를 안정화시키지만, 그렇게 하는 동안(닫힌 사슬 운동처럼) 손은 고정된다. 반-열린 사슬 운동(숄더 프레스/밀리터리 프레스 등)과 순수한 닫힌 사슬 운동(핸드스탠드 푸시업 등) 사이의 강도 차이를 살펴보면, 닫힌 사슬 운동이 반-열린 사슬 운동보다 더 강해진다는 것을 알 수 있다. 예를 들어 핸드스탠드 푸시업에서 팔의 무게를 빼면, 프레스를 할 수 있는 무게에 비해 핸드스탠드 푸시업를 더 잘할 수 있다는 것을 알 것이다. 이것은 공동 수축과 몸에 대한 운동 감각 증가로 인한 내부 요인 때문일 수도 있다.

명심해야 할 중요한 사항은 닫힌 사슬 운동이 상체 근력을 구축하는 데 더 적합하는 점이다. 그러나 바벨에 무게를 추가하는 것처럼 점진적인 개선을 측정하는 것이 어렵기 때문에 진전 상태를 추적하는 것은 매우 어렵다. 목적이 근비대라면, 닫힌 사슬 운동과 반-닫힌 사실 운동이 일반적으로 가장 효과적이다. 이러한 운동에는 복합 바벨 운동(스쿼트, 데드리프트, 벤치 프레스 등)이 있다. 한 가지 흥미로운 현상은 오버헤드 바벨 프레스는 상당한 신체 안정화를 요하며, 그런 이유로 동작을 수행하는 데 사용되는 힘의 양이 제한되기 때문에, 핸드스탠드 푸시업보다 근육량을 구축하는 데 더 좋다는 것이다. 이것은 역학적 긴장이 적기 때문에 운동에서 얻을 수 있는 근비대 양을 약간 감소시킨다.

궁극적인 목적이 순수한 근비대라면, 주로 바벨형 운동을 하는 것이 좋다. 이것은 바디웨이트 트레이닝 운동으로 멋진 체격을 얻을 수 없다고 말하려는 것이 아니라, 단지 시간이 많이 걸린다는 것이다.

열린 사슬 운동을 하면 특정 약점을 쉽게 분리해서 강화될 필요가 있는 특정 구조를 대상으로 삼거나 특정 운동 패턴을 향상시킬 수 있기 때문에 재활 운동에는 열린 사슬 운동이 좋다. 치료 목적은 대근육 운동 CKC(닫힌 사슬 운동) 움직임으로 되돌아가도록 하는 것이다. 예를 들어 발목 염좌 치료를 받고 있다면, 주로 열린 사슬 운동으로 시작하는 것이 좋다. 이 운동은 다리 근육을 강화시켜서 신체 일부가 위축되는 것을 방지한다. 그러나 동작 범위, 근력, 그리고 기타 요인들을 향상시킬 때, 발목을 강화시켜서 운동 동작을 다시 수행할 수 있도록 대근육 동작 패턴(스쿼트와 스탠딩 훈련standing drills)을 수행하는 것이 좋다. 마찬가지로, 팔꿈치 건염과 같은 경우, 고립화 운동으로 시작해서 부상 부위를 재활시키고 나서 풀업이나 기타 복합 운동과 같은 기능 기반 동작으로 진행하는 것이 좋다. 이 책 부상 섹션에서 이 부분에 대해 더 자세히 설명한다.

요약하면, 신체 위치는 지면, 매트, 또는 링과 상호작용을 하는 데 중요한 역할을 하기 때문에 닫힌 사슬 운동은 코어와 사지의 안정화를 강조한다. 이것은 웨이트 트레이닝 운동이 무게를 추가하는 것보다 진행 단계progressions에 더 의존하는 경향이 있음을 의미한다. 닫힌 사슬 운동은 근력, 고유수용성 감각, 그리고 운동 감각 발달에서 매우 잘 작동한다. 중량조끼weighted vest와 같이 닫힌 사슬 운동에 무게를 추가할 수 있으면, 진행 단계를 더욱 쉽게 다룰 수 있다. 더 자주 열린 사슬 운동을 수행하는 이점은 그들이 무게로 쉽게 조절될 수 있다는 점이다. 특정 근육, 힘줄, 또는 기타 구조에 중점을 둔 운동으로 도움이 될 수도 있는 부상이나 약점이 있는 경우 열린 사슬 운동이 더욱 좋다.

이러한 모든 신체 부위 동작들은 고유한 상황에서 유용하다. 이 책을 읽고 있다면, 체조의 다양한 등척성 유지 자세를 포함한 웨이트 트레이닝 운동에 관심이 있을 것이다. 또한 대부분의 사람들은 벗은 모양이 좋아 보이는 것과 같은 미적 목표를 가지고 있다. 그러한 것이 목표라면, 이 책이 적합할 것이다.

Chapter 2. 요약

근력 및 근비대의 생리학

기초 지식

- 근력 = 신경 적응×근육 단면적.
- 신경 적응은 운동을 할 때 운동 강도에 따라 향상된다. 여기에는 운동 점증, 비율 부호화, 동기화, 협력, 상호억제, 그리고 성장 및 프루닝pruning(모양 가꾸기)에서 신경학적 효율성 증가가 포함된다.
- 근육 단면적은 근비대의 증가(근육 성장)이다.
- 근력 및 비대가 목적이라면, 최대한 좋은 기술을 사용하여 운동할 것을 권장한다. 이것이 HTMUs 점증 및 자극에 도움이 되는데, HTMUs는 근력과 근비대에 대한 상당한 잠재력을 지닌 속근으로 구성되어 있다.
- 모든 연습이 완벽함을 만드는 것은 아니다. 완벽한 연습만이 완벽함을 만든다.
- 운동 능력은 트레이닝을 하면 자연스럽게 증가된다. 연습이란 작은 수영장을 교체하기 위해 규모가 큰 수영장을 구축하는 것으로 생각할 수 있다. 따라서 트레이닝은 수영장에서 물을 퍼내는 것이고 회복은 수영장을 확장시켜서 다시 물을 채우는 것으로 생각할 수 있기 때문에 둘 다 모두 동등하게 중요하다. 트레이닝 프로그램은 적절한 회복을 할 수 있도록 디로드 계획을 포함시켜야 한다.
- 트레이닝 프로그램에 원심성 및 등척성을 매우 효과적으로 사용할 수 있지만, 그들은 중추신경계에 상당한 부담을 주기 때문에 프로그램의 대부분을 그들로 채워서는 안 된다.
- 근비대는 역학적 긴장, 원심성 손상 및 미세 외상, 그리고 국부적 신진대사 및 저산소 요인 등 세 가지의 메커니즘을 통해 발생되는 경향이 있다.
- 근원섬유myofibrillar 또는 근형질sacroplasmic 근비대와 같은 그런 근비대는 없고 단지 근비대만 있을 뿐이다.
- 초급자들에게는 보통 5~15회 반복이 가장 좋다. 최대한 근비대해지려면, 5~20회 반복이 좋으며, 이 범위를 다소 벗어나더라도 다양하게 수정할 수 있다.
- 닫힌 사슬 운동은 일반적으로 근력과 근육량을 만드는 데 좋다. 특히, 닫힌 사슬 운동 웨이트 트레이닝 운동은 근력을 만드는 데 좋은 반면, 닫힌 사슬 운동 바벨 운동은 근비대를 만드는 데 좋다. 물론 이들은 다소 중첩된다.
- 열린 사슬 운동은 특정 약점 회복이나 부상 재활을 목표로 하는 데 좋다.

어플리케이션

생리적 개념이 운동 루틴을 구성하는 데 어떤 역할을 하는지 파악하는 것은 중요하다. 일단 운동 루틴을 실행하기 시작했을 때 역할을 파악하는 것이 도움이 된다. 이는 운동 루틴이 자신에게 문제가 있어서 해결해야 하는 경우 신체 생리학에 대한 지식을 사용할 수 있기 때문이다. 예를 들어 최대한 근비대를 이루는 것이 목적이라면, 운동 속도, 휴식 시간, 연습, 그리고 루틴에 포함된 기타 요인들을 변경해서 지속적으로 진행할 수 있어야 한다. '자신을 아는 것'은 자신의 신체 생리학으로, '운동 루틴'은 자신의 적으로 생각하기 바란다.

적을 알고 나를 알면, 수백 번의 전투 결과를 두려워할 필요가 없다.

자신을 알지만 적을 모르면, 승리를 위한 많은 대가를 치를 것이다. 자신도 모르고 적도 모르면, 백전백패할 것이다.

-『손자병법』

- CHAPTER 3 -

진행 차트 및 목표 설정

이제 근력 및 근비대 운동의 기초가 되는 맨몸 운동 및 개념이 작동하는 방법을 학습했음으로, 적절하게 운동 루틴을 구성하는 데 도움이 되는 조각들을 특정 목적에 적합하게 조합해 보기로 한다. 이미 훌륭한 목표를 가지고 있다면, 그러한 목표에 적합한 루틴을 구성하는 작업을 해 보기로 한다. 아직 목표를 설정하지 않았다면, 이 챕터를 통해 무엇을 달성해야 하며, 관련 목표에 초점을 맞추어 어떻게 루틴을 구성해야 할지 그림을 그릴 수 있을 것이다.

진행 차트 및 사용 방법

인터넷상에는 웨이트 트레이닝에 대한 정보가 수없이 많다. 다행히, 트레이닝에 사용할 수 있는 일부 자원들이 있기는 하지만, 기술 및 근력 진행 수준을 확인할 방법은 거의 없다. 그래서 이 책에는 근력 및 진행 차트가 포함되어 있는데, 이것들은 웨이트 트레이닝에 대한 일반적인 생각을 바꾸게 될 것이다. 이러한 '기술 및 근력 진행 차트'는 RPGRole Playing Game(롤플레잉 게임)에서 볼 수 있는 '기술 차트'와 매우 유사하다. 트레이닝을 통해 당신의 특성들을 고르게 만든 다음, '기술 포인트'를 사용해서, 다양한 통계치와 운동 능력을 끌어올린다. 이것은 맨몸 운동 기술 및 근력 진행과 유사하다.

체력 운동에서 다양한 범위의 풀링, 프레싱, 등척성 근력 요소들, 그리고 핸드스탠드 등을 배울 수 있다. 이들 각각을 효과적으로 배우는 데는 특별한 트레이닝과 많은 노력을 필요로 한다. 롤플레잉 게임과 마찬가지로, 일단 기술이나 공격술을 배우면, 학습을 시작하는 데 사용할 수 있는 새로운 특정 진행으로 접어든다. 롤플레잉 게임과 마찬가지로, 트레이닝의 가장 큰 본질 중 하나는 종종 여러 본질에서 일부가 중첩된다. 예를 들어 트레이닝의 많은 에너지를 핸드스탠드와 핸드스탠드 푸시업에 쏟아붓는다면, 푸시업 또는 딥과 같은 다른 프레싱 동작에서 그것이 힘으로 전이될 수도 있다. 롤플레잉 게임과 마찬가지로, 다양한 기술들이 동시에 여러 속성에서 나온다.

이 책의 차트에서 한 가지 새로운 점은 많은 요소들이 FIG(국제체조연맹)의 기술 난이도를 기반으로 하고 있다는 점이다. COPcode of points(점수 코드)에는 가장 쉬운 A에서 가장 어려운 G까지 난이도 척도가 포함되어 있다. FIG은 점수 코드를 규정하고 각 장치에서 허용되는 모든 체조 동작의 기본 난이도(스윙, 세기, 그리고 착지 요소)를 표준화했다. 이 책은 스윙 또는 착지 요소들의 장점을 설명하지는 않지만, 다양한 기술과 근력에 초점을 맞추는데, 웨이트 트레이닝 실무자들은 이것들을 사용해서 상당한 양의 근력, 유연성, 근육질 체격을 개발한다.

여기에서 목적은 각 웨이트 트레이닝 진행의 난이도 개념을 분류해서 제공하는 것이다. 이렇게 하면 일련의 특정 기술을 선택해서 진행 상황을 서로 연결하는 것이 훨씬 쉽다. 여기에 제공되는 차트들은 각 기술과 근력 요소가 연속체의 어디에 있는지 알 수 있는 적절한 지식을 제공한다. 차트는 기본 기술, A레벨 기술, B레벨 기술, 그리고 C레벨 기술이라는 4개의 특정 집단으로 분류된다. 이들 기술 수준 각각은 수준에 따라 연습 난이도가 증가하는 4개의 하위 집단을 포함하고 있다.

모든 스포츠와 모든 역도 프로그램의 초점은 일관되게 진행할 수 있는 능력에 맞추어져 있다. 체조와 웨이트 트레이닝도 마찬가지이다. 이러한 개념에서 체조와 웨이트 트레이닝은 다른 스포츠 및 바벨 운동과 크게 다르지 않다는 것을 배울 수 있기 때문에, 여러 번 강조해도 지나치지 않다. 차트를 보면서 자신의 능력을 가늠해 볼 때, 자신이 특정 영역에서 발전돼 있거나 어떤 영역에서는 뒤져 있다는 것을 알게 될 수도 있다. 이것은 일반적인 것이다. 우리들 각자는 유전학, 사지 길이, 운동 일정, 수면 일정, 영양학적 요인들, 스트레스 정도, 그리고 유사한 기타 요인들에 따라 자신만의 강점과 약점을 지니고 있다.

약점에 초점을 맞추어 자신에게 가장 진보적인 능력 수준으로 부족한 기술과 체력을 끌어올리는 것이 더욱 유익하다. 단지 체력이나 기술 진행에만 목적을 두기보다 자신의 약점을 보완하면 더욱 건강하게 자신을 유지할 수 있다. 특히 L-시트L-sit, V-시트V-sit, 만나manna 진행과 관련하여 발달이 부족하거나, 풀링 동작과 푸싱 동작 사이에 큰 차이가 있는 경우 약점을 보완하는 것은 더욱 중요하다. 예를 들어 플렌체만이 목적이고 프론트 레버, 백 레버, 만나, 그리고 기타 운동을 중시하지 않는다면, 플렌체 진행을 달성하는 데 필요한 근육량과 근력을 얻지 못하기 때문에, 결국 후방 어깨에 힘을 쌓아야 한다. 나중에, 최대한 약점을 해소하기 위한 운동을 해야 한다. 약점 해소를 통해 최적의 진행을 촉진시키고 부상을 예방할 수 있다.

이 책의 끝부분에 있는 운동 섹션을 계속 찾아보면서 하는 것은 불편하기 때문에 이 운동 차트를 복사해서 사용하는 것이 좋다. 이 사본들을 사용해서 목표와 그것을 완료했을 때 종료할 운동, 그리고 자신의 진행 추적을 비교해 볼 수 있다. 차트를 복사할 수 없으면, eatmoveimprove.com 웹사이트에서 Eat. Move. Improve를 사용할 수 있다.

체조계와 맨몸 운동계에 잠시라도 몸을 담고 있었던 사람들은 이 차트에 사용된 기술 및 근력 진행에 대한 일반적인 약어와 기술 용어들을 알 수도 있겠지만, 대부분의 사람들은 자신의 상태를 알려면 차트를 참조한 다음 진행을 살펴보아야 할 것이다. 23장 말미에 약어 목록이 있다.

레벨 시스템

차트는 16개 수준의 체력 및 기술로 분류된다. 각 수준을 살펴보면, 유사한 수준의 능력이 수평으로 보인다. 16개 수준은 각각 4개씩 4집단으로 다시 분류된다. 좌측에서 보는 바와 같이, 각 4분위수는 앞서 언급했던 기본 기술, A레벨 기술, B레벨 기술, 그리고 C레벨 기술 등 4개의 카테고리로 분류되어 있다. 각 카테고리는 다시 주로 운동 기술 표준을 기반으로 네 개 프로그램 카테고리로 분류된다.

- 초급: 1~5 레벨
- 중급: 6~9 레벨
- 고급: 10~13 레벨
- 엘리트: 14~16 레벨

십자버티기, 풀 플렌체, 그리고 기타 등척성 동작과 같은, 여기에서 고급으로 간주되는 동작들 중 일부는 실질적으로 체조에서 중간 수준의 동작으로 간주된다는 것을 명심해야 한다. 근력을 얻는다는 개념은 그 자체로 동일하다. 체조 코치는 진행을 하는 동안 이 차트에 명시되어 있는 능력을 능가하는 체조 선수들을 가볍게 무시할 것이다. 체조에는 수준 높은 기술 운동이 많이 있기 때문에, 특정 근력 운동을 폄하할 수도 있다. 그러나 체조는 강한 선수가 되는 데 적어도 10년에서 15년 이상 운동을 해야 하는 평생 스포츠이기 때문에, 그럴 수도 있다. 목적을 달성하려면 이 책이나 다른 자료에 기술된 프로그래밍 측정을 기반으로 일관되게 전진해야 한다.

레벨 시스템에서 차이점 분류

중급 또는 고급 운동선수와 초급자를 어떻게 정의하는가? 이것은 우리가 대답하고자 하는 첫 번째 질문이다. 왜냐하면, 그 대답이 다양한 집단들 각각에 적합하게 프로그램을 구현하는 방법을 알려주기 때문이다. 누군가의 기술 수준이 초급인지, 아니면 다른 수준인지를 판단할 때 트레이닝에 소요된 시간은 중요하지 않다. 예를 들어 우리 모두는 수년간 체육관을 드나들지만, 트레이닝이 진전없이 정체되어 눈에 띄는 진전을 이루지 못하는 사람들을 많이 보고 있다. 따라서 운동선수가 초급, 중급, 또는 그 이상인지의 여부를 판단할 때, 트레이닝에 소요되는 시간은 거의 고려되지 않는다.

대신, 기술 수준을 고려하는 것이 좋다. 핸드스탠드를 얼마나 잘할 수 있는가? 견고한 기술로 머슬업muscle-up 또는 백 레버를 실행할 수 있는가? 자신의 체중보다 두 배 무게로 스쿼트를 할 수 있는가? 선수를 분류하는 기준으로써 능력 수치(중량)를 사용하는 가장 큰 이유는 수치야말로 측정 가능한 기준이기 때문이다. 특정 웨이트 트레이닝 동작이나 바벨 동작을 실행할 수 있는 힘이 있다면, 중추신경계의 통제하에 힘을 발휘할 수 있을 만큼 숙련되어 있으며, 특정 양의 트레이닝을 소화하는 데 필요한 생리학적 적응력을 지니고 있는 것이다.

신체는 자신이 이미 지니고 있는 높은 수준에서보다 더 낮은 수준에서 훨씬 더 빨리 진전되기 때문에, 전반적인 능력 수준에 대한 지식은 중요하다. 마찬가지로, 특정 동작을 안전하고 더 효과적으로 수행할 수 있다면, 근육 및 결합 조직의 근력은 특정 수준으로 구축되어 특정한 트레이닝 양을 처리할 수 있다. 운동 루틴 프로그래밍은 근력 수준을 기반으로 집단 간에 다르기 때문에, 이러한 지식은 알아두어야 할 중요한 것들이다. 프로그래밍은 훈련에 대한 지식을 공식화하여 몇 주 또는 몇 달 동안 자신의 능력에서 진전 가능한 자신만의 효과적인 운동 계획을 수립하는 것이다.

초급자에게 적합한 프로그래밍 요건은 중급, 고급, 또는 엘리트 웨이트 트레이닝 선수들과는 다르다. 자신보다 강하거나 약한 사람들과 비슷하게 훈련하는 것을 기대할 수 없기 때문에, 근력 수준에 따라 프로그래밍 수준이 달라진다.

예를 들어 고전적인 바벨 초급 프로그램의 복잡성은 매우 기본적인 수준이다. 그들은 스쿼트, 데드리프트,

그리고 벤치 프레스와 같은 복합근력 운동compound lifts에 중점을 둔다. 이것은 막 시작하는 사람들에게 이상적이다. 왜냐하면 그들은 종종 세션에서 세션으로 매우 빠른 진전이 있기 때문이다. 근력과 근비대에서 자신의 능력이 향상됨에 따라, 유사한 적응이 발생되어 점차적으로 더 큰 스트레스를 받는다. 따라서 강도, 운동량, 반복, 그리고 빈도를 조정할 수 있도록 운동 구조를 변경시켜서 프로그램을 더욱 복잡하게 만들어야 한다. 스트레스, 수면, 그리고 영양과 같은 수정 가능한 요인들, 유전 및 사지 길이와 같은 수정 불가능한 요인 등 개인의 환경 조건에 따라, 근력 수준이 동일한 경우도 트레이닝 프로그램은 사람마다 다르게 적용되어야 한다.

모두가 다르기 때문에 한 수준에서 다른 수준으로 전환할 때 반드시 프로그램을 변경해야 하는 것은 아니다. 그러나 진전이 고원 현상에 접어들면 트레이닝 프로그램을 수정해야 한다. 항상 강하다고 생각하는 사람들은 이러한 프로그램 변경을 무시할 수도 있다. 또한 다음 수준으로 넘어가기 전에 더 복잡한 프로그래밍 기법을 사용해서 시작해야 하는 사람들도 있다.

대부분의 초급 프로그램은 주당 3회 수행하는 전신 운동에 초점을 맞춘다. 한편, 올림픽 역도 선수는 하루에 3~5회 정도 체육관에 나올 수도 있으며, 매주 하루를 쉬거나 전혀 쉬지 않는다. 올림픽 준비를 위한 체조 훈련은 옆에서 따로 수행하는 근력 트레이닝을 제외하고 체육관에서 주당 40시간 동작을 연습할 수도 있다. 트레이닝에 전혀 노출되지 않은 사람과 수년 동안 트레이닝을 한 사람들 간의 차이를 살펴보면 초급자와 엘리트 운동선수들을 확실히 구분할 수 있다. 엘리트 체조 선수들이 수행하는 운동량에 초급자를 배치하면 몇 주 안에 부상을 입을 가능성이 있기 때문에 그렇게 하고 싶지는 않을 것이다.

그것이 대부분의 사람들에게는 일반 상식처럼 보이지만, 종종 좌식 업무에 종사하는 사람들은 체육관에 와서 한 번에 모든 것을 배우려고 한다. 인터넷에는 수년간 좌식 일을 한 후, 한 번에 달리고 들고 하는 운동을 하려고 시도하는 사람들의 비디오가 넘쳐난다. 그들의 열정은 칭찬을 받아야겠지만, 초급자들이 운동을 시작할 때 부상 위험이 매우 높기 때문에 그들에게 많은 양의 운동을 권장하는 것은 무책임한 행동이다.

미숙련 초급자를 위한 행동 단계

- 초급자에게 기본적인 운동을 소개하고 숙달시키기.
- 많은 반복을 사용하여 동작 패턴을 강화시키고, 결합 조직을 강화시키기.
- 개인의 약점에 초점 맞추기. 예를 들어 책상 앞에 앉아서 근무하는 직업은 종종 나쁜 자세 또는 부정합을 만들거나 고착화시키며, 이것이 교정되지 않으면 부상 위험을 증대시킨다. 마찬가지로, 좌식 생활 방식은 잘못된 이동 및 유연성을 만들어 영속시키는 경향이 있는데, 그러한 속성에 초점을 맞춘 부가적인 노력으로 그것을 직접 해결할 수도 있다.
- 많은 반복으로 시작한 다음, 전통적인 근력 운동으로 전환하는 일반적이고 균형 잡힌 루틴으로 시작한다.

숙련된 초급자를 위한 행동 단계

- 일관성 있는 트레이닝을 강조한다. 훈련은 진전을 이루는 데 가장 중요한 요소이다. 과도한 부상을 입거나 개인적인 응급 상황이 아니면, 운동을 건너뛰지 않아야 한다. '가장 좋은 프로그램은 어려움을 참고 계속하는 것'이라는 말이 있다.
- 5~15회 반복을 강조한다. 그렇게 해야만 근육과 근력이 양호하게 발달한다.

- 푸싱과 풀링 운동의 루틴 균형을 유지한다.
- 불균형이 발생되기 시작하면 구조적 균형을 유지할 수 있는 운동을 추가한다. 일반적으로 이것은 웨이트 트레이닝을 시작하기 전에 주로 푸싱 운동에 집중했다면, 수평으로 당기는 운동을 추가하는 것과 같은 의미이다. 클라이밍과 같이 많은 힘으로 당기는 스포츠는 부가적인 푸싱 운동이 필요할 수도 있다.
- 특히, 뼈와 관절과 같은 결합 조직과 기본적인 구조에서, 신체가 근력 운동에 적응하게 만든다.

중급자를 위한 행동 단계

중급 단계로 접어들면, 목표에 따라 운동 요구 사항이 다양해진다. 요구 사항이 복잡해지기 때문에, 전신 루틴은 효과가 떨어진다. 기술 운동, 스포츠 전문 기술, 유연성, 가동성, 사전 재활, 그리고 재활을 비롯한, 거의 모든 분야에서 트레이닝이 더욱 구체적으로 이루어져야 한다. 트레이닝의 주된 이유가 근력, 지구력, 또는 근비대인지의 여부를 스스로에게 질문하고, 그에 맞은 운동을 한다. 다음은 몇 가지 예이다.

- 근력은 오버트레이닝이나 과사용 부상을 일으키지 않는 범위 내에서 최대한 빈도수를 늘린다. 지구력은 운동 효율성을 높게 유지할 수 있도록 적은 양의 근력 운동으로 시작해서, 많은 반복으로 특정 지구력 운동을 한다. 근비대는 전신 루틴을 다양한 분할 루틴으로 나누어서 시작한다. 이것은 5장에서 설명된다.
- 진행을 유지하기 위해 빈도, 운동량, 그리고 강도를 조정하는 것은 중간 범위 내에서 이루어져야 한다. 또한 보다 더 복잡한 트레이닝 프로그램을 학습한다.

고급자를 위한 행동 단계

- 트레이닝은 본인의 스포츠나 트레이닝의 주된 이유를 겨냥해서 더욱 구체화되고 상향된다.
- 훈련이 진전되기를 원한다면, 약점을 보완하는 것이 더욱 중요하다. 예를 들어 한 팔로 풀업 운동을 할 때, 쭉 뻗은 팔의 운동량 때문에 팔보다 등이 더 강해지는 경향이 있다. 이 상황에서, 바이셉 컬이나 다른 이두박근 운동은 전반적인 근력을 향상시키기 때문에 약점을 보완하는 데 유용할 수도 있다. 마찬가지로, 바벨 리프트도 다리, 둔부 등의 근력을 향상시키기 때문에 약점 보완에 유용하다. 후면 사슬 근육이 잘 발달된 사람들은 등이나 사지 연결 조직이 약하다. 이 경우 특정 고립 운동이 효과적일 수도 있다.
- 초급자와 중급자에게는 수면, 영양 섭취, 그리고 스트레스 해소가 중요하지만, 고립 운동에 집중하면 진전에 상당히 도움이 될 수 있다. 작은 개선이라도 추가되면 눈에 잘 띄지 않더라도 근력 및/또는 근육량 향상이 시작된다.
- 신체가 트레이닝에 반응하는 방법을 이해하는 것이 중요하다. 이 단계에서, 트레이닝 일지를 기록하면 특정 휴식, 디로드, 그리고 운동 강도/양에 대해 신체가 반응하는 방법을 살펴볼 수 있기 때문에 매우 도움이 될 수 있다. 이것은 주간 운동 루틴을 수립하는 데 크게 도움이 된다.

이러한 것들은 목표 이상의 트레이닝을 위한 목적이 항상 존재하는 것을 보장하기 위해, 트레이닝으로 진전이 있을 때 염두에 두어야 할 중요한 아이디어들 중 일부이다. 트레이닝 일지 기록은 여러 운동선수들을 가르치는 트레이너에게 특히 유용하다. 트레이닝을 할 때, 다양한 방향으로 쉽게 전환할 수 있으며, 베테랑 코치의 경험은 트레이닝의 큰 그림에서 중요하지 않은 문제들을 가려내는 데 도움이 될 수 있다. 자신의 진전(또는 지도하는 운동선수의 진전)을 극대화시킬 수 있는 것에 중점을 두어야 하는 동시에, 부상을 당하지 않고 목표를 달성할 수 있는 방향에 중점을 두어야 한다.

차트를 확인한 다음, 목표 설정 및 달성 단계로 넘어간다.

목표 설정 및 달성

목표를 달성하기 위한 첫 번째 단계는 트레이닝 방향(근력, 지구력, 근비대, 또는 기타 속성들)을 선택하는 것이다. 몇 가지 기본적인 사실들을 상기해 보자. 연속 반복의 경우 한쪽 끝은 근력이고 다른 한쪽 끝은 지구력이다. 따라서 동시에 근력과 지구력을 최적으로 트레이닝 할 수 없다. 이 책은 근력 진행에 기반을 두고 있기 때문에, 근력을 트레이닝 하는 것으로 가정한다. 그러나 먼저 지구력과 트레이닝에 대한 몇 가지 다른 점들을 살펴보기로 한다.

신체 지구력을 트레이닝 한다면, 주로 목표에 부합하는 일정한 시간 내에 반복 또는 운동의 밀도/양을 증가시키는 데 집중을 한다. 근력과 지구력을 동시에 트레이닝 하는 것은 권장되지 않는다. 그러나 일부 운동선수들의 경우에는 자신들의 스포츠 또는 다른 경기를 위해 동시에 트레이닝을 하는 것이 필요하다. 그럴 경우, 근력과 지구력의 목표를 설정하는 것이 도움이 될 수 있다. 근력 목표에는 중량이 많이 나가거나 어려운 진행과 반복횟수가 적은 동작들이 포함되는 경향이 있다는 점을 명심해야 한다. 반면 지구력 운동에는 무게가 적고 반복횟수가 많은 동작들이 포함되는 경향이 있으며, 이런 동작들은 근육이 타는 듯한 느낌을 준다.

목표 선택

목표 설정 방법을 모르거나 단순히 목표 설정에 신경을 쓰지 않는다면 운동을 하려는 사람들에게 빈도 문제가 발생한다. 이것은 실수이다. 목표는 운동 계획을 수립할 때 가이드라인을 제공하기 때문에, 효과적인 프로그램에 필수적인 구성 요소이다. 물론 목표 없이도 진전을 이룰 수 있지만, 고품질의 목표를 설정하면 운동 성과가 급증할 것이다.

목표는 일반적으로 '노력을 쏟은 결과'로 정의된다. 트레이닝 맥락에서 고품질의 목표는 수치로 측정될 수 있는 유형의 업적이다. 다음은 고품질 목표의 몇 가지 예이다.

1. 패러럴 바(평행봉)에서 양호한 형태로 10회 딥을 수행한다.
2. 60초에 400m를 달린다.
3. 체지방을 15% 줄인다.
4. 근육을 0.5kg 늘린다.
5. 지방을 0.5kg 줄인다.

대부분의 사람들이 처음 목표를 설정할 때 저품질을 생각하는 것이 보통이다. 저품질 목표는 잘못 정의되었거나, 아니면 달성될 수 있는 수치를 기반으로 하지 않은 것이다. 다음은 저품질 목표의 몇 가지 예이다.

1. 딥을 향상시킨다.
2. 구부러지지 않게 달린다.
3. 체중을 줄인다.
4. 근육량을 늘린다.
5. 몸매를 가꾼다.

앞서 설명한 바와 같이, 고품질 목표를 중심으로 루틴을 구성한다. 목표가 10회 딥을 수행하는 것이라면, 먼저 1회 딥을 실행할 수 있는 역량을 갖춘 다음 2회, 3회 등으로 늘리면서 목표에 도달할 때까지 늘려 나가는 것이 논리적이다. 고품질 목표를 설정하는 방법을 이해할 수 있는 또 다른 방법은 SMART라는 목표 설정 모델을 이용하는 것이다.

- Specific(명확성)
- Measurable(측정 가능)
- Action-Oriented(행동 지향)
- Realistic(실현 가능)
- Time-Bound(시간 제한)

목표가 자신의 중요한 목적과 일치하는지 확인한다. 존John과 앨리스Alice를 예로 들어 보기로 한다. 존은 '강해지는 것'을 원하지만, 한 세트에서 150개의 푸시업을 목표로 설정했다. 연달아 150회의 푸시업을 하는 것은 근력의 업적이 아닌 지구력의 업적이기 때문에, 존의 설정은 가능성이 다소 낮아 보인다. 또 다른 예를 들면 앨리스는 핸드스탠드를 잘하고 싶어한다. 그래서 30개의 풀업 수행이라는 그녀의 목표는 실제로는 달성하기가 다소 어렵다.

SMART 목표가 자신의 중요한 목적과 일치하도록 하려면, 원하는 동작을 별개의 구성 요소로 분류한다. 다시 존의 예를 살펴보면, 그는 플렌체와 같은 고강도 체조 기법을 추구하려고 생각하거나 어쩌면 자신의 체중 2배의 무게로 스쿼트를 수행하는 목표를 설정하고자 한다. 반대로 앨리스는 벽에 기대어 2분 동안 핸드스탠드를 유지하는 것과 30초 동안 프리스탠딩 핸드스탠드를 수행하는 2개의 별도 핸드스탠드 SMART 목표를 세우고자 한다.

한 가지 주의할 점은 많은 운동선수들이 저강도 웨이트 트레이닝을 계속함으로써 자신의 성과를 향상시킬 수 있다고 느끼는 것이다. 바로 존의 초기 목표설정이 그 예이다. 그는 한 세트에 150회 푸시업을 해서 더 강해지고자 한다. 분명히 말하지만, 연이어 150회 푸시업을 수행하는 것은 강하다는 것을 의미하는 것이 아니라, 단순히 푸시업을 잘하는 지구력을 지니고 있다는 것을 의미한다. 웨이트 트레이닝을 통해 근력을 얻으려면, 창의력을 발휘해서 시야를 넓혀야 한다. 지구력 증대를 중시하는 사람이라면, 이미 강하고 힘이 있을 때 지구력을 향상시키는 것이 훨씬 쉽다.

근력이 부족하면 항상 다른 분야(기법, 지구력, 기술, 균형, 유연성[활동 및 비활동적 모두], 민첩성, 조정 등)에서 우수해질 수 없다. 이 모든 다른 분야에서 우수해지려면 강해져야 한다. 그 반대(지구력을 키운 다음 근력을 향상시키는 것)는 일반적으로 사실이 아니다. 목표를 설정할 때 이 부분을 염두에 두어야 한다.

마지막으로 논할 사항은 비현실적인 목표이다. 충분한 트레이닝으로 1회의 풀업을 수행하는 것은 비교적 쉽기 때문에, "1회의 풀업을 수행할 수 있기를 바란다"라고 말하는 것은 쉽다. 그러나 사람들은 또한 "10회의 플렌체 푸시업을 할 수 있기를 바란다"면서 그와 같은 목표를 설정한다. 플렌체는 고급 근력을 사용하는 어려운 동작이기 때문에, 10회 수행 목표는 비현실적이다. 그것은 250kg 벤치 프레스를 10회 반복하고자 하는 것과 같은 것이다. 그렇게 말할 수는 있지만, 대부분 사람들에게 그것은 비현실적이다. 어떤 고급 또는 엘리트 동작에서 기본적인 역량을 달성하려면, 수년간의 노력이 필요할 수도 있다. 이것은 낙담시키려는 것이 아니라, 실제로 달성할 수 있는 합리적인 목표를 설정하도록 권장하는 것이다. 목표를 달성하면 새로운 목표를 설정할 때 추진력을 제공한다. 목표를 달성하지 못하면 트레이닝에서 가치가 깎이는 사람이 될 수도 있다.

목표 및 운동 선택

먼저, 한 번에 얼마나 운동을 할 수 있는지를 기반으로 목표를 분류하는 것이 중요하다. 일반적으로 각 카테고리마다 기술, 푸싱, 풀링, 레그leg, 코어, 그리고 유연성을 위한 1~2가지 목표를 설정한다. 대부분 파트의 경우, 스포츠 전문 기술 이외에도 이 책에서 설명하는 유일한 기술 목표는 핸드스탠드이다. 푸싱에는 푸시업 변형, 딥 변형, 핸드스탠드 푸시업 변형, 그리고 플렌체 능이 있다. 풀링에는 백 레버, 프론트 레버, 십자버티기, 풀업 변형, 그리고 로우 변형 등이 있다. 레그도 간단하며, 코어와 유연성 등과 같다.

하나의 카테고리에 여러 목표를 포함시킬 수도 있다. 예를 들어 풀링 카테고리에서, 백 레버, 프론트 레버, 십자버티기, 100% 체중으로 풀업, 그리고 프론트 레버 로우 등을 달성할 수 있다. 목표가 너무 많으면 동시에 운동할 수가 없다. 또한 그것들을 최적으로 운동할 수도 없다. 따라서 각 카테고리에서 1~2개 목표를 선택하여 첫 번째 목표를 향해 운동을 하는 것이 좋다.

양호한 진전이나 부상을 방지하기 위해 코치가 필요한 웨이트 트레이닝에는 몇 가지 주의사항이 있다. 예를 들어 일반적으로 프론트 레버를 운동하기 전에 백 레버를 운동하는 것이 결합 조직 무결성에 가장 좋다. 또한 원 암 친업이나 십자버티기 운동을 하기 전에 프론트 레버와 백 레버를 운동하는 것이 가장 좋다. 따라서 이러한 동작 각각에 대한 순서가 있다. 운동 섹션에서 유용한 목표 진행을 설명한다. 대부분의 경우, 이 권장 사항은 어렵고 부상 위험이 있는 단계로 넘어가지 않도록 결합 조직을 순차적으로 트레이닝 하기 위한 것이다. 그러나 스스로 위험을 감수하고 이 권장 사항을 무시할 수도 있다.

집중할 목표를 1~2개 선택했으면, 진행 차트를 사용할 때 운동 선택은 간단하다. 운동 기술 선택을 살펴보면, 목표 달성을 앞당기는 데 도움이 될 수 있는 진행이 있음을 알 수 있다. 원하는 기술을 향한 진행과 일치하는 운동으로 기본 동작의 기초를 형성한다. 이것을 지나치게 생각할 필요는 없다. 예를 들어 궁극적인 목표가 플렌체 푸시업이지만, 아직 수행할 수 없다면, 수행 가능한 플렌체 푸시업 진행에 대한 차트를 참조해야 한다. 턱 플렌체 진행 푸시업을 수행할 수 있다면, 운동 루틴에 포함시킨다.

선택한 진행에서 어떤 운동도 할 수 없다면, 선택한 진행으로 전환할 수 있을 만큼 근력이 충분해질 때까지 유사한 운동 진행을 수행한다. 예를 들어 플렌체 푸시업이 목표이고 턱 플렌체 푸시업을 수행할 수 없으면, 푸시업 진행으로 시작한다. 플렌체 푸시업은 수평 푸싱 운동이며, 푸시업 진행도 수평 푸싱 운동이다. 따라서 강해지면서 근육 조직이 발달됨에 따라, 푸싱 진행의 근력을 분명히 사용할 수 있게 된다. 푸시업 진행으로 진행하면 플렌체 푸시업 진행을 시작하는 데 필요한 근력을 얻을 수 있다.

운동 루틴의 차트에서 목표를 선택하는 것은 쉽다. 목표 선택을 지나치게 생각하면 더욱 혼란스럽다. 자신의 목표 근력에서 수행할 수 있는 운동을 선택하거나 동일한 카테고리에서 유사한 동작 운동을 선택한다. 푸싱의 경우, 이것은 수직 또는 수평 푸싱이 될 수도 있다. 풀링의 경우, 이것은 수직 또는 수평 풀링이 될 수도 있다.

이 모든 목표와 운동을 그대로 유지한다. 다음 몇몇 장에서 목표와 운동을 루틴에 통합하는 방법을 학습한다.

달성 몰두

노트에 목표를 기록한다. 이런 방법으로 목표를 선언하는 것은 헌신 행위이다. 심리학적으로, 자신이 헌신한 것을 통해 더 잘 준수할 가능성이 높다. 이 개념은 심리학 연구를 통해 입증되었으며, 수십 년 동안 판매 팀들이 사용해 왔다.

1963년에 Harvard Business School Class는 직업, 재무, 그리고 삶에 대한 조언을 담은 책을 편찬했다. 라이프타임 간사인 Artie Buerk는 목표 설정에 큰 공헌을 했다.

> 몇 년 전, 유명한 비즈니스 스쿨 졸업반 학생에게 그들이 목표를 작성했는지, 작성하지 않았는지, 또는 목표가 없는지를 질문했다. 학생들 중 3%만이 목표를 작성했으며, 13%는 목표가 있었지만 작성하지 않았고 84%는 아예 목표가 없었다. 열 번째 동창회에서 학생들에게 다시 목표와 성취에 대해 질문을 했다. 그 결과 목표를 작성했던 3%는 다른 학생들에 비해 목표 달성률이 10배나 높았으며, 목표를 작성하지 않았던 13%는 아예 목표가 없었던 84%에 비해 두 배의 성취가 있었다.

어떤 목표가 없는 것에 비해 있는 것이 훨씬 더 좋지만, 그러한 목표를 기록한다면 더욱더 성공할 것이다. 일단 기록해 두었다가 주기적으로 살펴보면서 그것들을 향해 나아간다. 목록에 있는 것들을 확인하는 것은 훈련을 유도하는 긍정적인 보강 방법이다.

훈련 일지에 목표를 기록해서 유지하는 것은 아무리 강조해도 지나치지 않다. 노트북이나 컴퓨터에 목표를 기록할 수도 있다. 어느 쪽이든 진전을 향상시킨다. 냉장고, 컴퓨터 주변, 또는 컴퓨터 위에 최소화시켜서 일지를 붙여 둔다면, 하루 종일 그것을 볼 수 있다. 운동하는 것을 잊어버리는 경우, 저녁을 먹기 전이나 음료를 마시기 전, 또는 온라인 서핑을 하기 전에 운동을 해야 한다는 것을 상기하게 될 것이다. 운동 루틴을 습관화하는 것은 상당히 어려울 수 있지만, 위에 설명한 방법이 그것을 쉽게 만들어 준다. 그것이 도움이 된다는 것을 알게 된다면 유익할 것이 분명하다. 성공은 엄격한 훈련을 통해 이루어지고 훈련은 명확한 수행을 통해 이루어지며, 명확한 수행은 자신의 목표를 서면에 기록하는 것으로 시작된다.

독서를 중단하고 행동하라

1. 종이를 준비한다. 이제 일련의 목표를 세우고 그러한 목표들을 잘 발달된 운동 루틴으로 구성하는 과정에 들어갈 것이다.
2. 웨이트 트레이닝과 관련해서 달성하고자 하는 모든 목표를 기록한다. 달성하고자 하는 목표가 어떤 유형인지 알지 못한다면, 이 책 뒤에 있는 차트와 운동 섹션을 살펴보기 바란다. 그것은 학습할 수 있는 여러 기술과 운동 단계를 보여 준다. 그것은 달성하고자 하는 것을 결정하는 데 도움이 될 것이다.
3. 목표를 구체화해서 SMART 목표로 전환시킨다.
4. 이 책의 중간에 있는 진행 차트를 프린트한다. 2부를 프린트하는 것이 좋다.
5. 자신이 가지고 있는 각각의 목표에 대해 차트에서 진행 단계를 찾는다. 진행을 분류해서 대상 목표의 오른쪽 또는 왼쪽에 기록한다. 이월 가치가 있는 기술을 서로 가까이 그룹화한다. 이것은 주된 운동이 진행되는 과정의 보완 수단이 될 수 있다. 당신은 이미 자신의 능력에 대한 아이디어를 지니고 있다. 몇 개의 형광펜이 있으면, 차트 전반에 걸쳐 현재 자신의 능력 위치에 한 가지 색으로 표시를 하고, 다른 한 색으로는 현재 자신이 원하는 목표 위치 표시를 한다. 어떤 운동이 친숙하지 않다면, 이 책 뒤에 있는 운동 섹션을 참조하기 바란다.
6. 이 단계들은 현재 자신의 위치와 원하는 위치를 알려준다. 격차를 줄이기 위해 중간에 운동을 사용하는 데, 이는 다음 섹션에서 설명된다.

핸드스탠드 차트 – 근육 강화: 전면삼각근, 승모근, 삼두근, 체간코어; L–Sit → Manna / 후면삼각근과 등을 강화											
Column #			1	2	3	4	5	6	7	8	9
Book Page #			318	336	341	349	352	353	360	369	379
	FIG	Level	Handstands	Rings HS	Handstand Pushups	Rings HSPU	Press	Press Handstands	Rings Press HS	Straight-Arm Press HS	L, Str-L, V, Manna
초보자	Basic Skills	1	Wall HS		Pike HeSPU						Tuck L-Sit
		2	Wall HS		Box HeSPU		.3x BW				1 Leg Bent L-Sit
		3	Wall HS		Wall HeSPU Ecc		.43x BW				L-Sit
		4	Free HS		Wall HeSPU		.55x BW				Straddle L-Sit
	A-Level Skills	5	Free HS	R Shld Std	Wall HSPU		.68x BW	BA BB Press		Wall Str Press Ecc	RTO L-Sit
중급자		6	Different Progressions for One-Arm Handstand	R Strap HS	Free HeSPU		.8x BW	L-Sit BA BB Press	Chair Press	Ele Str Std Str Press	45 deg V-Sit
		7		R HS	Free HSPU	R Wide HSPU	.9x BW	CR SB Press	Chair Illusion	Str / Pike Std Press	75 deg V-Sit
		8				R Strap HSPU	1x BW	BA SB Press	R BA BB Press	L-Sit / Str-L Str Press	100 deg V-Sit
	B-Level Skills	9				R Free HSPU	1.08x BW	HS EL HS	R Dip to HS	L-Sit / Str-L Pike Press	120 deg V-Sit
상급자		10	One-Arm HS				1.15x BW	PB Dip SB to HS	R BA SB Press	R SA L-Sit Str Press	140 deg V-Sit
		11					1.2x BW		R HS EL HS	R SA Str-L Str Press	155 deg V-Sit
		12							R Dip SB to HS	R SA Pike Press	170 deg V-Sit
	C-Level Skills	13									Manna
초상급자		14									
		15									
		16									

풀링 차트 – 근육 강화: 후면삼각근, 등, 견갑대 주변 근육, 이두근, 전완. 가슴 발달 정도를 고려하여 진행.

Column #			1	2	3	4	5	6	7	8	9
Book Page #			390	402	410	416	423	428	436	437	447
	FIG	Level	Back Lever	Front Lever	FL Rows	Rows	Pull-ups	R Pull-ups + OAC	Weighted Pull-Ups	Explosive Pull-ups	Iron Cross
초보자	Basic Skills	1	German Hang			Row Ecc	Jump Pull-ups				Rec PRE-REQs in Gray
		2	Skin the Cat			Ring Rows	Bar Pull-up Ecc		Assisted Pull-ups	Kip Pull-ups	
		3	Tuck BL			Wide Rows	Bar Pull-ups		1x Bodyweight	Bar Pull-ups	
		4	Adv Tuck BL	Tuck FL		Archer Rows	L-Pull-ups	R L-Pull-ups	1.18x Bodyweight	Kip Clap Pull-ups	
	A-Level Skills	5	Straddle BL	Adv Tuck FL	Tuck FL	Archer-in-Rows	Pullover	R Wide Pull-ups	1.35x Bodyweight	Non-Kip Clapping	
중급자		6	Half Lay / 1 Leg BL	Straddle FL	Adv Tuck FL	Str OA Rows		R Wide L-Pull-ups	1.50x Bodyweight	L-Clap Pull-ups	
		7	Full BL	Half lay / 1 Leg FL	Adv Tuck RC	OA Rows		R Archer Pull-ups	1.65x Bodyweight	Kip BTB Clap	
		8	BL Pullout	Full FL	Straddle FL			OAC Eccentric	1.78x Bodyweight	L-Slap Abs	
	B-Level Skills	9	GH Pullout	FL to Inverted	Str FL RC			OAC	1.9x Bodyweight	L-Slap Thighs	Cross Progressions
상급자		10	BA Pull-up to BL	Hang Pull to Inv	Full FL			OAC+15 lbs	2x Bodyweight	Reg Slap Thighs	Iron Cross Hold
		11	HS Lower to BL	Circle FL	FL RC			OAC+25 lbs	2.1x Bodyweight	Non-Kip BTB Clap	Cross to Back Lever
		12									
	C-Level Skills	13									Iron Cross Pullouts
초상급자		14									Hang Pull to BL
		15									Butterfly Mount
		16									Sup to Hang to Cross

푸싱 차트 – 근육 강화: 전면삼각근, 가슴, 견갑대 주변 근육, 삼두. 등 근육 발달 정도를 고려하여 진행.											
Column #			1	2	3	4	5	6	7	8	9
Book Page #			457	472	478	483	485	499	505	512	521
	FIG	Level	PB/FL Planche	Rings Planche	PB/FL Planche PU	Rings PL Pushups	Pushups	One-Arm PU	Dips	Ring Dips	Weighted Dips
초보자	Basic Skills	1					Regular Pushups		PB Jump Dips	Support Hold	
		2					Diamond Pushups		PB Dips Ecc	RTO Support	Assisted Dips
		3	Frog Stand				Ring Wide PU		PB Dips	R Dips Ecc	Dips
		4	SA Frog Stand	Frog Stand			Ring PU		L-Dips	R Dips	1.2x BW
	A-Level Skills	5	Tuck PL	SA Frog Stand			RTO Pushups	Elevated OA PU	45 Deg Dips	R L-Dips	1.38x BW
중급자		6	Adv Tuck PL	Tuck PL	Tuck PL PU		RTO Archer PU	Straddle OA PU		R Wide Dips	1.55x BW
		7					RTO 40 Deg PPPU	Rings Str OA PU		RTO 45 Deg Dips	1.7x BW
		8	Straddle PL	Adv Tuck PL	Adv Tuck PL PU	Tuck PL PU	RTO 60 Deg PPPU	SB OA PU	One-Arm Dips	RTO 75 Deg Dips	1.85x BW
	B-Level Skills	9	Half Lay / 1 Leg				RTO Maltese PU	Rings SB OA PU	One-Arm Dips	RTO 90 Deg Dips	2x BW
상급자		10		Straddle PL	Straddle PL PU	Adv Tuck PL PU	Wall PPPU			RTO 90 + 30 Dips	2.13x BW
		11	Full PL				R Wall PPPU			RTO 90 + 50 Dips	2.25x BW
		12	SA Str PL to HS	Half Lay / 1 Leg	Half Lay / 1 Leg	Straddle PL PU	Wall Maltese PU			RTO 90 + 65 Dips	
	C-Level Skills	13					R Wall Maltese PU			RTO 90 + 75 Dips	
초상급자		14	SA PL to HS	Full PL	Full PL PU	Half Lay / 1 Leg				RTO 90 + 82 Dips	
		15	SA SB to HS							RTO 90 + 86 Dips	
		16	SA PL to HS			Full PL PU				RTO 90 + 88 Dips	Maltese (L17)

복합 차트 – 푸시 & 풀 콤보: 머슬업, 일보 레버, 프래그, 코어; 스쿼트, 대퇴사두근, 대둔근, 대퇴이두근

	Column #		1	2	3	4	5	6	7	8
	Book Page #		523	539	543	545	549	551	560	569
	FIG	Level	Muscle-ups / Inv MUs	Elbow Levers	Flag	Ab Wheel	Rings Statics	Rings Kip Skills	Rings Felge Skills	Squats
초보자	Basic Skills	1							(Forward = Fwd)	Parallel Squat
		2				25s Plank			(Backward = Bwd)	Full Squat
		3	MU Negatives			60s Plank				Side to Side Squat
		4	Kipping MU			1 Arm 1 Leg Plank				Pistol
	A-Level Skills	5	Muscle-ups	Two-Arm EL	Tuck Flag	Knees Ab Wheel	RTO L-Sit		Felge Fwd Tuck to Sup	1.2x BW Pistol
중급자		6	Wide / No FG MU	R Two-Arm EL	Adv Tuck Flag	Ab Wheel Ramp	RTO Str-L	Kip to Support	Felge Fwd Pike / Bwd Tuck	1.35x BW Pistol
		7	Strict Bar MU	OA Straddle EL	Straddle Flag	Ab Wheel Ecc	Back Lever	Back Kip to Sup	Felge Bwd Pike to Sup	1.5x BW Pistol
		8	SFL MU ATPL / L-Sit MU	OA SB EL	Full Flag	Full Ab Wheel	Front Lever			1.65x BW Pistol
	B-Level Skills	9	OA Straight MU			Ab Wheel + 20 lbs	R 90 Deg V-Sit	SA Kip to L-Sit		1.8x BW Pistol
상급자		10	Felge Bwd SB to Sup			OA Ab Wheel	Cross / Str PL	SA Back Kip to Sup	Felge Fwd SB to Sup	1.9x BW Pistol
		11	FL MU Str PL					Back Kip to HS	Felge Bwd SB to Sup	2x BW Pistol
		12	Felge Bwd SB to HS						Felge Bwd SB to HS	
	C-Level Skills	13						SA Kip to V-Sit/Cross	Felge Fwd SA to Cross	
초상급자		14	SB Rotation to HS				Full Planche	Back Kip to Cross	Felge Fwd SA to Str PL	
		15	Butterfly Mount					Back Kip to Str PL	Felge Fwd SA SB to HS	
		16	(L17) Elevator				Inv Cross			

Chapter 3. 요약
진행 차트 및 목표 설정

기초 지식

진행 차트를 프린트하거나 Eat. Move. Improve 웹사이트에서 복사할 수도 있다. 그러면, 이 책의 나머지 부분을 읽으면서 다시 그 부분을 참조하지 않아도 된다. 이 차트에는 많은 이점들이 있다.

- 차트는 기술 운동과 근력 간의 균형 수준 관계를 보여 준다.
- 차트는 목표를 진전시키는 방법에 대한 여러 진행 단계와 전제조건을 제공한다.
- 일반적인 등척성(백 레버, 프론트 레버, 플렌체, 그리고 십자버티기 등) 목표를 넘어 기술 및 근력 트레이닝의 전체를 설명한다.

다양한 집단들의 요구를 충족시키는 프로그래밍은 초급, 중급, 고급, 또는 엘리트인지에 따라 달라진다. 이러한 집단 간에는 개념의 차이가 다양하다. 그래서 자신의 목표를 기반으로 운동 루틴을 구성할 때 반드시 개념의 차이를 고려해야 한다. 자신이 고원 현상에 접어들었는지를 고려하는 것도 중요한 사항이다.

목표는 진행 단계를 따라야 한다. 누구나 양질의 목표를 가지길 원할 것이다. 프로그래밍은 중요한 목표와 근력 발달에 초점을 맞추어야 한다. 무슨 일이 있어도 목표를 달성하겠다는 마음가짐이 있어야 한다. 그러한 목표를 기록해서 항상 지니고 다닌다. 그러면 목표 달성을 지속적으로 생각할 수 있다. 또한 운동 일지를 기록한다. 이 일지는 되돌아보면서 운동 목표까지 얼마나 진전이 있는지 알아보는 것뿐 아니라, 어떤 것이 자신에게 효과가 있고 어떤 것이 효과가 없는지 발견하는 데 매우 중요하다.

목표를 설정할 때 SMART 모델을 활용한다.

- 명확성Specific
- 측정 가능Measurable
- 행동 지향Action-Oriented
- 실현 가능Realistic
- 시간 범위/마감 시한Time-Bound

어플리케이션

이 장 끝부분 이전 섹션의 모든 단계를 수행한다. 모든 목표를 기록하고 분류한다. 이 책의 다음 섹션에서 운동 루틴을 구성할 때 이것들을 사용한다.

- CHAPTER 4 -

구조 균형 고려 사항

어깨 건강 상태 개요

루틴에 포함시키기 위해 목표를 보완하는 운동 선택을 고려하기 전에, 특정 운동이 자신의 신체에 얼마나 영향을 미치는지를 고려하는 것이 중요하다. 물론 가장 불합리한 예는 일반적인 체육관에서 발견할 수 있다. 거기에는 '해변 근육'의 미적 외관을 향상시키는 데 초점을 맞추고 운동을 하는 많은 사람들이 있다. 이때 가장 자주 남용되는 운동은 벤치 프레스와 바이셉 컬이다. 이것은 신체 앞부분의 근육에만 초점을 맞추기 때문에, 불균형으로 이어질 수 있어서, 좌절감, 통증, 그리고 부상을 초래할 수 있다.

나 자신의 트레이닝과 비슷한 경험이 나를 자극해서 구조적 균형 문제에 대해 생각하게 만든다. 필자가 대학으로 돌아왔을 때, 풀업(손등이 앞으로 오는 턱걸이)과 같은 풀링 운동은 무시하고 플렌체, 딥, 그리고 핸드스탠드 푸시업과 같은 여러 푸싱 운동을 사용해서 트레이닝을 했다. 이로 인해 어깨 앞부분에 통증을 느끼게 되었으며, 물리치료와 부상 예방에 관심을 갖게 되었다. 부상을 연구한 후, 트레이닝에 많은 오류가 있었다는 것을 알았으며, 어깨 상태가 좋아질 때까지 풀링 운동과 기타 재활 운동으로 교정을 했다. 이후 지도하는 트레이닝에서는 이때의 경험을 항상 염두에 두었다. 찰스 폴리퀸Charles Poliquin과 같은 코치들에게 이 주제에 대해 광범위하게 이야기했지만, 이에 대한 고유한 접근 방식을 많은 사람들과 공유하고자 한다. 구조적 균형에 대한 다른 접근 방식에 관심이 있다면, 자신에 대한 연구를 하도록 권장한다.

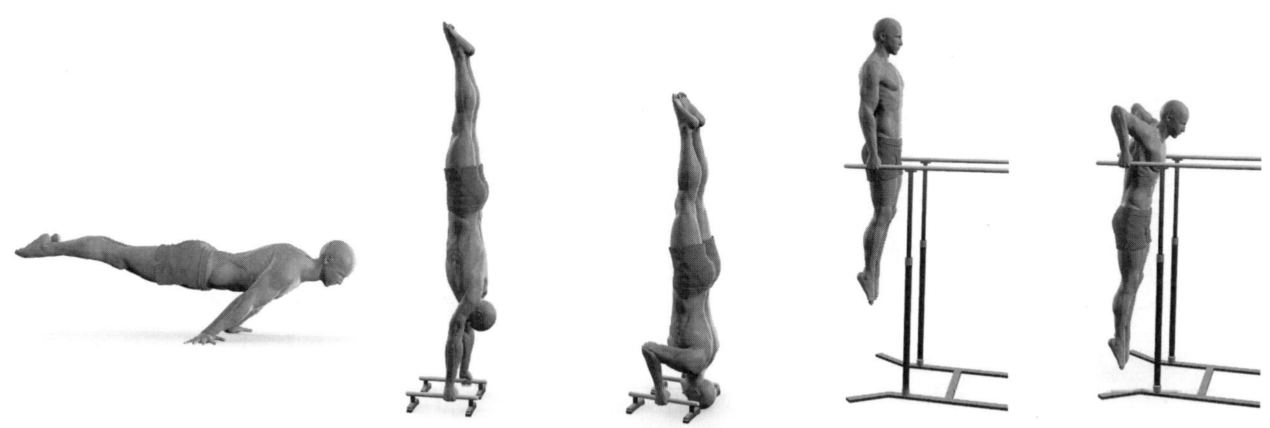

어깨는 관절의 작은 표면 영역이 신체의 다른 어떤 관절보다 더 많은 동작 범위를 허용하기 때문에 독특하다. 이것은 어깨가 모든 방향으로 가장 많은 동작을 할 수 있는 역량이 있음을 의미한다. 그러나 관절 접촉 공간이 작다는 것은 어떤 종류의 불균형도 어깨에 통증을 유발하거나 부상 위험에 처하게 만든다는 것을 의미한다. 따라서 최적의 균형 잡힌 어깨의 건강 상태에 초점을 맞추어 루틴을 구성하는 것이 매우 중요하다. 결국, 통증 또는 부상이 있다면 어떻게 효과적으로 트레이닝을 할 수 있겠는가?

어깨 맥락에서 부상과 관련해서 이후 장에서 설명하게 되는 여러 개념에 대해 이해하는 것은 매우 중요하다. 그 개념들은 다음과 같다.

- **동작 범위**: 특정 관절에서 얼마나 많은 동작이 수행될 수 있는지를 나타낸다.
- **유연성**: 신경계 이완을 통해 근육을 스트레칭 하여 동작 범위를 증대시키는 것으로 가장 잘 이해된다. 동작 범위를 증대시키는 유연성에 대해 가장 쉽게 이해할 수 있는 예는, 두 다리를 일직선으로 벌리는 스플릿을 달성하기 위해 하는 운동이다.
- **수동적 가동성**Passive Mobility: 동작 범위를 통해 관절을 움직이지만, 유연성 트레이닝 경우처럼 동작 범위를 증대시키려는 목적이 없다. 비활동적 이동은 운동을 위해 관절을 준비시키는 데 좋은 방법이다. 예를 들어 손목을 바닥에 대고 몸을 움직여 본다. 이렇게 하면 손목 근육을 수축시키지 않고 손목을 동작 범위 끝까지 가져갈 수 있으며 이것이 비활동적 이동의 좋은 예이다.
- **활동적 가동성/유연성**Active Mobility/Flexibility: 이들 두 용어는 종종 동일 의미로 사용되지만, 필자는 일반적으로 활동적 유연성이라는 용어를 사용한다. 실제로 사용되기 전에 유연성 트레이닝을 통해 동작 범위가 확보되어야 하기 때문에 거의 대부분 활동적 이동이다. 일단 이것이 완료되면, 가동성 트레이닝이라 불리는 새로운 동작 범위를 사용한다. 이에 대한 예는 파이크pike(허리를 구부리고 발을 뻗는 자세) 스트레칭이나 스트래들straddle(다리를 벌린 자세) 스트레칭을 사용하여 압력을 증대시키고, 복부와 고관절 굴곡근을 사용하여 얼굴을 지면이나 무릎 가까이로 이동시키는 것이다. 마찬가지로, 머리까지 다리를 올리는 킥이나 스탠딩 스플릿 운동은 활동적 가동성 또는 유연성의 한 예이다.
- **안정성**Stability: 주로 신경 근육 재교육에 중점을 두는 트레이닝 유형으로, 재교육은 신체를 적절하게 움직이는 방법을 재학습하도록 세부적으로 가르치는 것이다. 예를 들어 발목 염좌에서 회복될 때, 발과 발목에서 신체 인식을 다시 회복하는 주요 방법들 중 하나는 한쪽 다리의 균형을 운동하는 것이다. 이것은 발목 주변의 근육을 활성화시켜 흔들림을 방지해서 안정화시키고 균형을 재훈련시킨다. 또 다른 예는 코어 안정성 운동으로 널판지를 사용해서 신체가 코어에서 긴장을 유지하도록 훈련시킨다. 그러면 중력에 대응하여 스스로 견딜 수 있는 능력을 얻을 수 있다.

웨이트 트레이닝에서 필자의 첫 번째 원칙은 다음과 같다. 어깨와 견갑골이 최상으로 작동하도록 유지하는 것이 웨이트 트레이닝 근력 운동의 성공 열쇠이다.

해부학적으로 어깨는 관절와상완관절과 견흉관절로 구성되어 있다(이에 대한 일반 용어는 어깨와 견갑골이다). 어깨 강도는 신체에 대응하는 견갑골의 안정과 힘을 발휘하는 어깨 동작의 조합으로 생각될 수 있다. 견갑골을 둘러싸고 있는 근육들은 신체에 대응하여 어깨를 안정적으로 유지하며, 이것이 어깨가 힘을 발휘할 수 있도록 견고한 기반을 제공한다. 따라서 어깨 주변의 근육들은 운동을 실행하는 힘을 제공한다. 견갑골 근육과 어깨 그 자체의 적절한 균형을 촉진시키지 않는 트레이닝을 통해 이들 중 하나라도 문제가 생기면 트레이닝에서 통증, 부상, 그리고 고원 현상을 겪을 수도 있다.

이것은 팔꿈치, 손목, 그리고 상체에서 나머지 관절들을 무시하라고 말하는 것이 아니다. 오히려, 어깨에 중점을 두면, 정확하게 운동을 선택해서 적절하게 균형 잡힌 운동 루틴을 구축할 수 있다. 팔꿈치, 손목, 그리고 팔의 나머지 부분들은 어깨로부터 자연스럽게 흘러나온다.

웨이트 트레이닝에 대한 필자의 두 번째 원칙은 이 시점에 구축되었다. 둔부가 하체의 요체이듯이 어깨는 상체의 요체이다.

모든 상체 동작은 어깨를 거친다. 이러한 이유만으로도, 필자는 루틴에서 선택하는 운동 대부분은 어깨에서 발생되는 여러 동작을 기반으로 해야 된다고 믿는다. 웨이트 동작은 고유한 품질을 지니고 있어서 일반적인 바벨 운동과 구분된다. 이 고유한 품질은 대부분 동작을 수행하는 데 필요한 뛰어난 상체 유연성과 가동성을 요한다. 예를 들어 적절한 핸드스탠드는 그 자세에서 상방으로 180도의 어깨 가동성과 근력을 필요로 한다.

구조 균형 유지하기

『오버커밍 그라비티』 초판에서, 구조적 균형을 유지하는 단순한 방법과 구조적 균형을 유지하기 위한 복합적인 운동 분류에 대해 설명했다. 그러나 이것은 정확하게 특정 카테고리에 적합한 것이 무엇인지에 대해 상당한 혼란을 주었다. 불행히도, 복합 방법은 해부학적 관절 동작을 잘 이해해야만 한다. 이 책에 있는 방대한 양의 정보에 비추어 볼 때, 복합 방법은 초급자들을 지도하는 데 상당히 비효율적이며 불필요하게 복잡한 운동 루틴을 구성하게 만들었다. 따라서 분명하고 명확하게 이해할 수 있는 개념을 만들기 위해 복합 방법을 제거하고 단순 방법을 제시한다.

어깨의 구조적 균형을 유지할 수 있는 가장 간단한 방법은 풀링과 푸싱 운동을 활용하는 것인데, 이는 서로를 보완해 준다. 이로 인해 어깨에서 근력과 근비대를 건강한 상태로 유지할 수 있다. 이 시스템은 대부분 웨이트 트레이닝 운동에 효과적이다. 풀링과 푸싱 운동의 정의는 다음과 같다.

- 풀링 운동은 무게중심과 손이 서로를 향해 이동하거나 당기는 모든 운동을 말한다.
- 푸싱 운동은 무게중심과 손이 서로의 반대로 이동하거나 미는 모든 운동을 말한다.

대부분의 맨몸 운동선수들이 배우고 싶어하는 주요 등척성 풀링 자세에는 백 레버, 프론트 레버, 그리고 십자버티기가 있다. 주요 정적 푸싱 자세로는 플렌체와 인버티드 크로스inverted cross가 있다. 몰티즈maltese와 빅토리안victorian이 푸싱과 풀링의 경계선을 구성한다. 그들은 푸싱 근육과 풀링 근육이 동시에 활성화될 필요가 있는 최고 수준의 전신 신장 운동이기 때문에 경계선 구성이 적합하다.

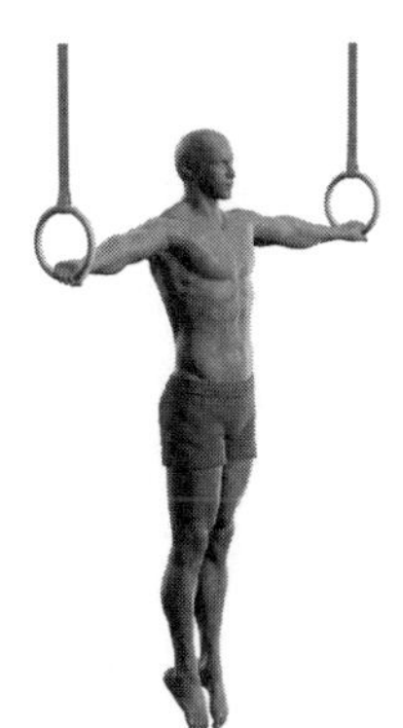
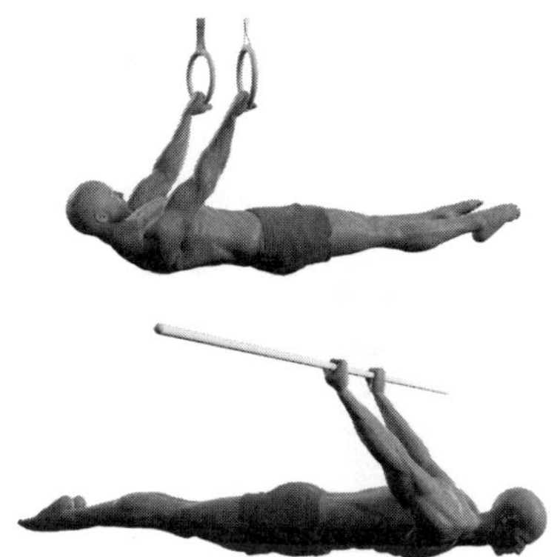
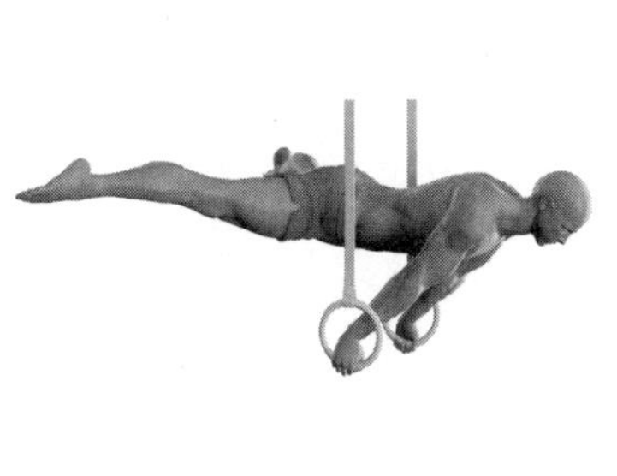

이 자세들은 프론트 레버의 12시, 스트래들 플렌체의 3시, 백 레버의 6시, 그리고 십자버티기의 9시 방향으로 설명된다. 프론트 레버에서, 신체의 동작 범위 중심을 향해 손을 아래로 당기는 것을 볼 수 있다. 이것은 풀링 운동을 나타낸다. 또한 광배근, 가슴 근육, 그리고 대흉근과 같은 주로 신체의 풀링 근육을 작동시킨다는 사실로 경계선을 확인할 수 있다. 마찬가지로, 백 레버와 십자버티기에서, 팔은 항상 신체 중심으로 당겨진다. 반대로, 플렌체의 경우, 링 위에서 신체를 유지하기 위해 손은 신체에서 멀리 떨어져 아래로 밀고 있다.

또한 푸싱과 풀링 운동은 수직/수평 푸싱과 수직/수평 풀링이라는 두 개의 별개 카테고리로 구분될 수 있다.

- **수직 푸싱**: 두 세트의 동작을 포함하는데, 각 동작은 핸드스탠드, 오버헤드 프레스, 핸드스탠드 프레스, 그리고 딥과 같이 동작 범위 반대편 끝에 있다.
- **수평 푸싱**: 몇 가지 다른 유형의 푸시업 변형과 플렌체 변형을 포함한다.
- **수직 풀링**: 풀업과 인버티드 풀업 변형뿐 아니라 십자버티기와 같은 등척성을 포함한다.
- **수평 풀링**: 모든 로우 변형뿐 아니라 백 레버와 프론트 레버 같은 등척성을 포함한다.

일반적으로 대부분의 사람들은 두 가지 유형의 수직 푸싱 운동이 있다는 것을 알고 있지만, 딥이나 핸드스탠드 푸시업 변형 중 어느 것을 선택해야 하는지 혼란스러워한다. 신입 선수라면 근력이 상당한 수준에 도달할 때까지 딥으로 시작할 것을 제안한다. 근본적으로, 딥은 근력에 적합한 가장 좋은 상체 푸싱 운동 중 하나이며, 상체 스쿼트에 비견할 수 있다. 딥은 푸싱 근력과 전반적인 근육량을 구축하는 데 도움이 되며, 추가 운동을 위한 좋은 기초를 보장한다. 대부분의 초급자 운동 루틴에는 핸드스탠드가 기술 운동으로 포함되는 것이 일반적이기 때문에(운동선수가 업사이드 다운과 인버티드 동작에 익숙할 수 있도록), 트레이닝에서 핸드스탠드가 완전히 무시되어서는 안 된다. 따라서 루틴이 여전히 균형이 잡혀 있으면, 신규 운동선수는 어깨의 모든 동작 범위에 대한 경험을 할 수 있다.

한 가지 예외는 바벨에서 수행하는 근력 트레이닝에서 스트레이트 암 기법에는 공정한 양이 있다는 것이다. 특정 목적에 적합한 운동을 선택할 때 이와 같이 다른 동작면planes of motion들을 통합하는 방법을 명확히 해야 한다. 먼저, 일반적으로 바벨과 덤벨 프레싱에서 볼 수 있는 것과는 달리 근력 트레이닝에서 '팔꿈치를 바깥으로 벌리는 것'은 거의 없다. 그 이유는 팔꿈치를 바깥으로 벌리면 많은 동작에서 통제 부족을 초래하기 때문이다. 예를 들어 핸드스탠드나 핸드스탠드 푸시업에서 팔꿈치를 바깥으로 벌리면 운동 중 거의 즉시 떨어질 것이다. 신체가 균형을 잡는 지렛대 역할을 하기 때문에 팔꿈치를 움츠려서 당겨야 한다.

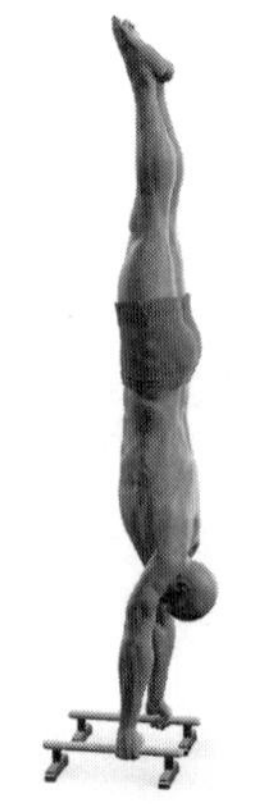
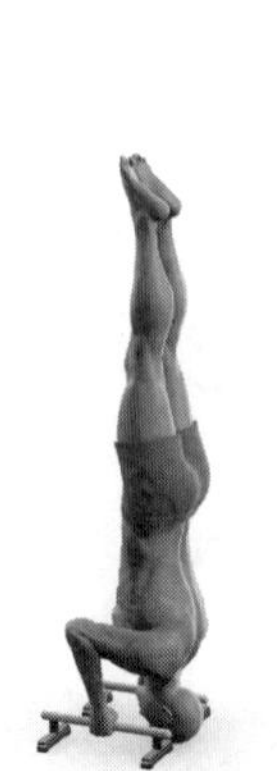
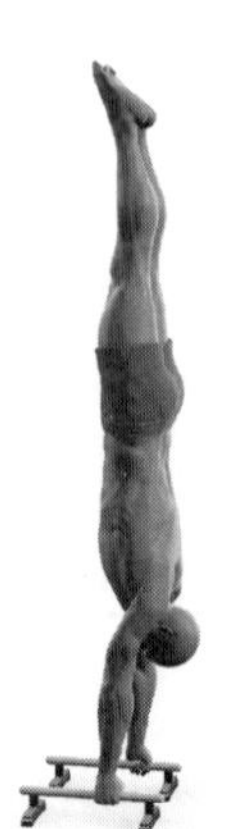

벽을 이용해서 핸드스탠드를 수행하는 사람들(또는 바벨 운동을 보강 운동을 추가하는 사람들) 대부분은 팔꿈치가 벌어진 채 수행한다. 수축 각도가 좋을 때 등세모근이 관여하기 때문에 이것이 좀 더 강력한 것이다. 그러나 그렇다고 해서 프리스탠딩 핸드스탠드 푸시업을 배우는 데 필요한 근력과 제어력을 발달시키는 것은 아니다. 팔꿈치를 안으로 모으면 신체는 바로 떨어지지 않고 프리스탠딩 핸드스탠드 푸시업의 균형을 잡을 수 있다.

또한 와이드 암, 풀업 로우, 와이드 암 딥, 그리고 십자버티기와 같은 특정 진행에는 몇 가지 예외가 있다. 이 경우 팔꿈치 또는 팔은 바깥으로 확장된다. 이들은 십자버티기를 제외하고 대부분 진행을 위한 디딤돌 역할을 하기 때문에 운동에서 유의해야 한다(십자버티기는 완전히 다른 진행으로 생각될 수 있으며, 구체적인 트레이닝이 필요하다. 앞서 제시한 차트에서 이것을 강조하였다. 암 와이드는 엄격하게 훈련하지 않으면 부상 위험이 높기 때문에 결합 조직을 엄격하게 훈련할 필요가 있다).

구조 균형 이유

알다시피, 초급자를 위한 일반적인 운동 루틴 구성에는 종종 '해변 근육'에 초점을 맞추는 것이 있다. 예를 들어 벤치 프레스와 컬의 5가지 변형이 운동 루틴 대부분을 차지할 수도 있다. 이것은 푸싱 운동으로 구성되기 때문에 잘못 구성된 루틴이다. 벤치 프레스는 가슴과 전방 어깨 근력과 근비대를 강화시키지만, 이 루틴은 구조적 균형을 유지하는 데 중요한 어깨 후방을 강화시키지 못한다.

운동선수가 이 유형의 잘못 구성된 루틴을 오랫동안 지속하면, 나쁜 자세, 가슴 전방의 압박감, 회전근개 또는 전방 어깨 내 다른 구조들에 대한 부상으로 이어진다. 웨이트와 바벨 트레이닝에서, 대부분의 루틴은 적절한 양의 풀링 운동이 부족하다. 특히 수평 풀링과 같은 풀링 동작은 종종 간과되기 쉬운 등의 세 부위 발달을 필요로 한다. 이러한 부위들은 견갑골 수축근, 후방 삼각근, 그리고 외회전근 등이다. 이 근육들은 견갑골 후방과 어깨를 안정시키는 데 도움이 되며, 수평 풀링(로우) 동작에 많이 사용된다.

잘못 구성된 바벨 운동 루틴은 어깨의 후방 근력이 부적절하게 발달되는 원인이 되며, 이것이 통증과 부상을 초래할 수 있다. 관절에서 이전에는 없었던 클릭킹clicking, 팝핑popping, 또는 크랙킹cracking이 발생된다면 구조적 균형이 정확하게 유지되지 않았다는 것을 나타내는 것이다. 특히 운동 루틴이 풀링 또는 프레싱 양과 일치하지 않으면, 어깨 근육 분포가 고르지 못한 결과를 초래한다. 예를 들어 전방 어깨가 너무 강해지면, 상완골 헤드가 나쁜 영향을 받아(강한 마찰이나 접착) 어깨 소켓의 전방 부위에서 클릭킹이 발생한다. 이 경우, 클릭킹 또는 팝핑하는 어깨 부위는 어깨 관절순의 전방 위치일 수도 있다.

어깨 관절순은 연골 조각으로 그 기능은 무릎의 반월판과 유사하다. 그래서 그 부위에 높은 부상을 입힐 수 있는 잠재력이 있는 운동 루틴을 구성하지 않겠다는 생각을 해야 한다. 불균형이 더 많으면, 관절순이 닳아서 잠재적인 열상이나 다루기 힘든 손상으로 이어질 수도 있다. 그러나 클릭킹 또는 팝핑 소리가 항상 그와 같은 문제를 나타내는 것은 아니다. 불균형 운동 루틴을 수행하는 것과 동시에 발달되는 통증 개시가 있거나 더 크게 소리가 난다면 문제가 될 수도 있지만, 항상 클릭킹 소리가 난다면 걱정할 필요는 없다.

균형을 잃는 것은 신체의 근육이나 관절에 좋지 않다. 신경계가 감각과 고유 수용성 감각을 지속적으로 인식해서 힘의 발달을 제한하고 필요한 경우 보상하기 때문에 신체는 생각보다 훨씬 더 지능적이다. 즉, 부상을 초래하는 불균형이 있다는 것을 신체가 느끼면, 그 부위를 둘러싸고 있는 근육 구조 발달과 근력을 제한해서 부상 방지를 위한 보상 패턴을 시작할 수도 있다. 이것은 운동 루틴의 균형을 적절하게 유지해서 쉽게 방지할 수 있다.

이것은 잠재적인 부상 문제를 이야기하는 것이며, 웨이트 운동 수행을 두려워 말고, 안전하고 효과적으로 목표를 향해 나아가도록 도움을 주고자 하는 것이다. 운동을 하면서 점점 강해지는 것은 신체가 건강하게 발달하는 데 중요하지만, 부상을 입으면서까지 강해질 필요는 없다. 루틴을 구성할 때 이 점을 반드시 고려해야 하며, 관절과 결합 조직에 영향을 많이 미치는 웨이트 운동에서 특히 고려해야 한다.

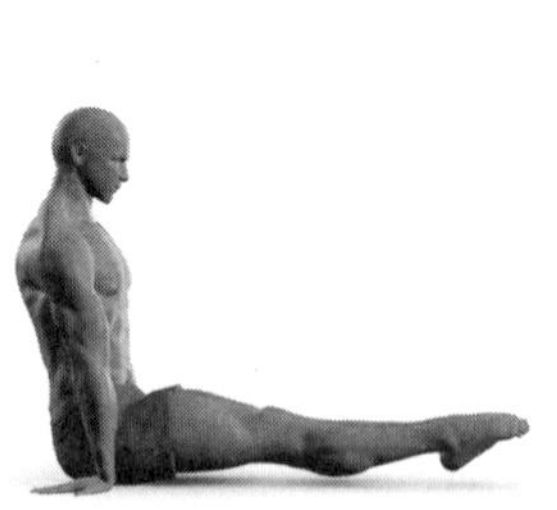
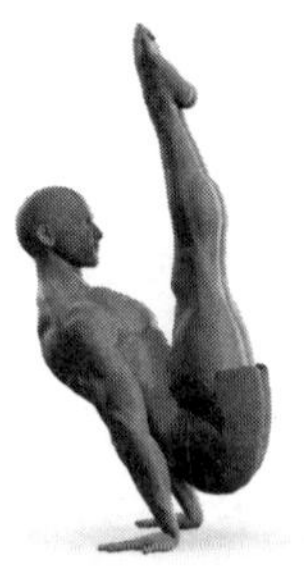
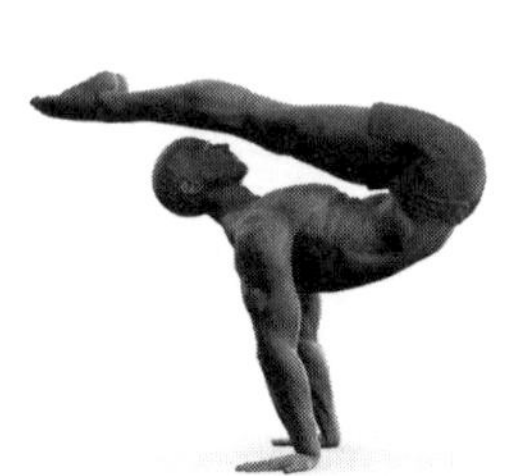

그림은 만나 운동이다. L-시트/V-시트 만나 진행이 매우 중요한 이유는 간단한 일련의 운동으로 강한 푸싱 루틴 영향을 효과적으로 막기 때문이다. 이 진행 세트는 2~3가지 다른 운동을 하지 않고도 견갑골 수축근, 후방 삼각근, 그리고 전방 외회전근에 영향을 미친다. 따라서 많은 노력과 시간을 절약할 수 있다. 또한 멋진 기술을 연마할 수 있다.

일반 권장 사항

웨이트 트레이닝에서 운동량은 다양하다. 유일한 제한 사항은 개인의 창의력이다. 즉, 트레이닝 프로그램에 적합하다고 강력하게 권장할 수 있는 운동은 선택의 폭이 그리 넓지 않다. 그럼에도 이렇게 권장한다는 것은 이러한 운동이 그만큼 중요한 이유가 있기 때문이라는 것을 알아야 한다.

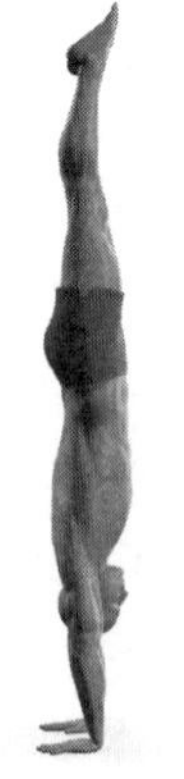
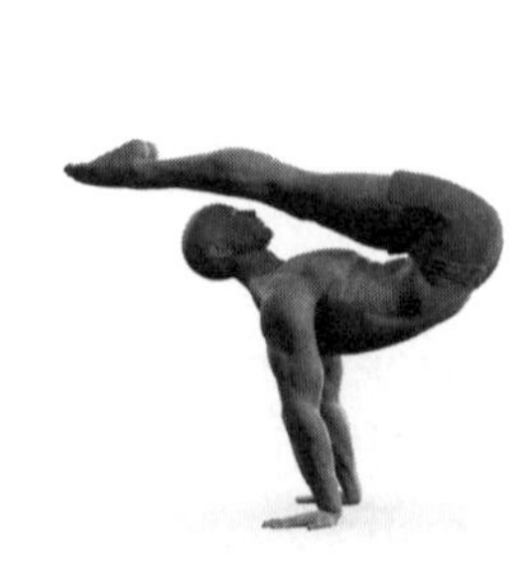

복합 핸드스탠드와 L-시트/V-시트 만나 진행

완벽한 세계에서는, 누구든지 기술 결합으로 핸드스탠드와 만나를 할 수 있을 것이다. 필자는 여러 이유로 이것을 좋아한다.

- 활동적 유연성 위치에서 근력을 발달시키는 것은 맨몸 운동 동작을 지배하는 열쇠이다. 이것들은 신체 능력과 인식을 대폭 향상시켜서 모든 동작 범위를 통해 근육을 통제한다.
- 핸드스탠드는 어깨 동작의 상방 범위로 작동하며 만나는 어깨 동작의 후방 범위에 국한되어 작동한다. 나머지 범위 내에서 안정성과 균형 운동을 하면 근력을 강화시키고 부상으로부터 관절을 보호한다.
- 만나 진행 트레이닝은 견갑대와 다리에서 발달되는 유연성보다 더 적절한 유연성을 필요로 한다.
- 핸드스탠드와 만나는 코어 통제와 근력 운동을 포함한다. 따라서 코어 컨디셔닝에 소비하는 시간을 줄이고, 기술과 근력 발달에 중점을 둘 수 있다.
- 이러한 기술을 동시에 발달시키면 어깨가 불균형으로 발달될 가능성을 줄일 것이다.

대안은 풀링과 푸싱 운동 균형을 유지하도록 견갑골을 고정하기 위해, 팔꿈치를 뒤로 당기는 데 중점을 둔 수평 풀링 운동이나 견갑골 수축근에 대한 부가적인 운동을 하는 것이다. 그러나 앞선 운동과 비교했을 때 단순 추가 보조 운동일 뿐이다.

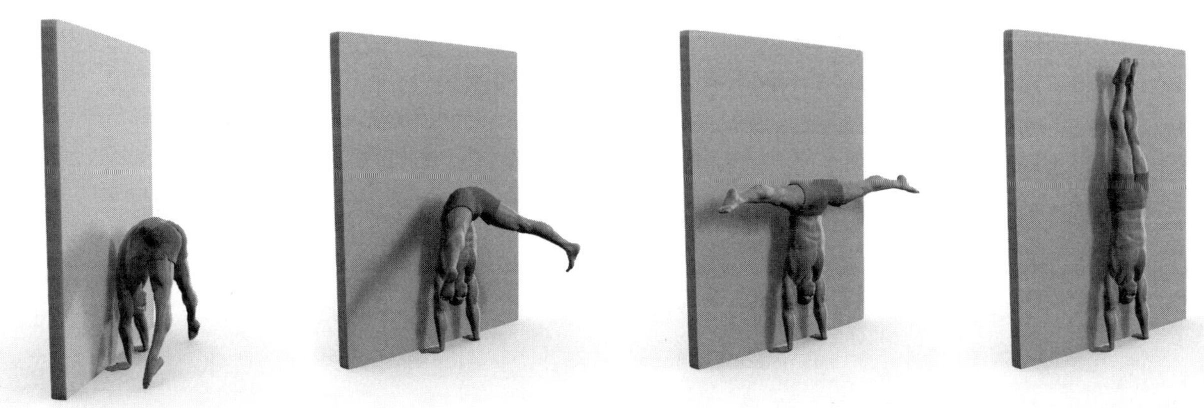

스트레이트 암 프레스 핸드스탠드

스트레이트 암 프레스 핸드스탠드Straight-Arm Press Handstands는 체조의 핵심이다. 스트레이트 암 프레스 핸드스탠드는 엄청난 상체 근력과 코어 제어가 필요하며, 상체 근력과 코어 제어는 중급 단계에서 스트레이트 암 프레스 핸드스탠드를 배울 때 트레이닝에 크게 도움이 된다. 상체 근력과 코어 제어는 고급 단계로 이동할 때도 크게 도움이 된다.

지지 자세에서 스트레이트 암 프레스 핸드스탠드로 들어가는 것은 큰 동작 범위로 이동할 때 매우 견고한 견갑대 근력을 필요로 하기 때문에, 플렌체 트레이닝에 실제로 매우 좋은 보완 운동이다. 스트레이트 암 프레스 핸드스탠드는 위로 올라갈 때 견갑골 안정화(특히, 상부 승모근, 하부 승모근, 그리고 전거근)에 광범위하게 작용한다. 이것은 일반인들에게는 아무 의미가 없지만, 이들 세 근육이 견갑골에 가하는 삼각형의 힘은 오버헤드 프레싱과 자세 및 동작에서 가슴우리에 대해 적절한 견갑골 안정성을 유지하는 데 중요한 핵심이다.

스트레이트 암 프레스 핸드스탠드는 핸드스탠드를 익히는 데 도움이 되는 신장이다. 그래서 스트레이트 암 프레스에서 제어할 수 있으면 쉽게 핸드스탠드를 유지할 수 있다. 또한 이것들은 근사해 보인다. 이 원리는 특정 벤트 암 프레싱에도 적용된다. 스트레이트 암 프레스 핸드스탠드(최소한 스트래들 프레스)를 익히고 나면, 대부분의 운동선수들은 벤트 암 프레스도 할 수 있다. 벤트 암 프레스를 익히고 나면 스트레이트 암 프레스 핸드스탠드를 하는 것은 다른데, 그것이 바로 처음 또는 동시에 기술이 발달되어야 하는 이유이다.

핸드스탠드 푸시업, 로프 클라이밍(가능한 경우), 그리고 풀 백 레버 발달은 필수는 아니지만 고수준 근력을 개발하는 과정에 매우 중요하다. 이면에 있는 추론은 핸드스탠드 푸시업, 로프 클라이밍, 그리고 풀 백 레버가 근력 발달에만 도움이 되는 것이 아니라, 관절 무결성과 결합 조직 구축에도 도움이 된다는 것이다. 따라서 핸드스탠드 푸시업, 로프 클라이밍, 그리고 풀 백 레버는 높은 수준의 기술 개발에 상당히 도움이 될 가능성이 있다. 사실 필자는 이러한 운동 중 일부를 차트와 운동 섹션에서 고수준 근력 진행의 전제 조건으로 삼고 있다. 운동 섹션에서 로프 클라이밍 섹션을 작게 배분하고 있지만, 로프 운동을 하려면 로프 클라이밍 섹션을 확실히 활용해야 한다.

구조적으로 균형 잡힌 신체를 유지하고 부상으로부터 자유로울 수 있도록 운동 루틴을 구성해야 함을 명심하라. 나머지는 당신이 달성하고자 하는 것에 달려 있다. 가장 중요한 것은 운동이 재미있어야 한다는 것이다.

독서를 중단하고 행동하라

1. 푸싱과 풀링 카테고리에 목표를 포함시킨다. 이 과정에서 특정 차트에 운동을 배치했다는 사실만으로도 크게 도움이 되었다.
2. 푸싱과 풀링 운동을 수평 및 수직 카테고리로 분류한다.
3. 어떤 카테고리 사이에서 목표가 불일치하는 경우, 필자가 권장한 진행을 훈련하는 부분에 바벨 운동을 보충하거나(이 책에서는 다루지 않는다), 그러한 약점들을 지지하는 운동을 선택하는 것이 좋다.

Chapter 4. 요약
구조 균형 고려 사항

기초 지식

어깨를 건강하게 유지하려면 구조적 균형에 대한 고려 사항을 염두에 두는 것이 중요하다. 어깨는 근력 발달 측면에서 상체의 요체이다. 따라서 어깨 건강을 유지하는 것을 중심으로 전체 운동 루틴을 구성하는 것이 무엇보다 중요하다.

어플리케이션

필자는 여러 유형의 웨이트 운동을 분류할 때 푸싱과 풀링 시스템이 간단하고 효과적이기 때문에 그것들을 선호한다. 이 시스템의 기초는 다음과 같이 요약될 수 있다.

- 수평과 수직 푸싱 운동을 선택한다. 초급자들의 경우, 핸드스탠드는 수직 푸싱을 커버한다. 그래서 하향 수직 푸싱을 선택한다.
- 수직과 수평 풀링 운동을 선택한다.
- 운동 루틴에 만나와 핸드스탠드의 L-시트 진행을 포함시킨다.

핸드스탠드에는 기술 운동과 오버헤드 측진 운동도 포함된다. 만나를 지향하는 진전을 위해, 핸드스탠드에 대응하는 고이 운동으로 L-시드를 포함시긴다. 주 운동에서 다른 풀링 및 푸싱 동작은 균형을 이룰 것이다. 최소 2개의 레그 운동 또는 바벨이나 맨몸 운동을 추가한다.

핸드스탠드 운동이 신체 고유 수용성 감각과 통제력 발달에 중요한 만큼이나, 핸드스탠드 운동으로 수직 상향 푸싱을 시작한다면, 최상이다. 이 기술에서 진행은 사용자의 능력 수준을 나타낸다. 적절한 핸드스탠드 운동 없이 웨이트 트레이닝 능력을 강하게 발달시키는 사람은 거의 없다.

- CHAPTER 5 -

루틴의 프로그래밍, 속성, 그리고 체계 소개

트레이닝 측면에서 프로그래밍을 가장 단순하게 정의하면 일정이다. 목표를 향해 전진하는 데 도움이 되는 운동 계획을 수립하기 위해 순서와 시간을 정한다. 따라서 프로그래밍이란 운동에 대한 계획을 수립한다는 것을 의미한다. 계획 유형은 자신이 가지는 목표 유형뿐 아니라 현재 자신의 능력에 따라 달라진다. 이전에 근력 및 근비대 메커니즘을 설명했었다. 이러한 개념들을 중점적으로 다루기 위해, 프로그래밍을 그 정보의 모든 것들이 대규모로 결합되는 방법으로 생각하기로 한다. 이것은 자신, 또는 트레이너라면 자신의 고객을 위한 운동 프로그램을 설계할 때 중요한 정보이다.

예를 들어 특정 강도로 반복, 특정 세트 수, 총운동량으로 자신의 운동 루틴을 계획한다. 이 운동량은 일일, 주간, 격주, 또는 월간으로 기간 전반에 걸쳐 교대되거나 분할된다. 엘리트 운동선수의 경우, 계획 일정은 연간 단위이거나, 올림픽 선수의 경우 4년 단위일 수도 있다. 장기 운동 계획을 세우면 신체는 지속적으로 진전될 수 있다. 시합이 있다면, 자신의 신체가 최고 정점 수준에 있는 특정 시간을 대상으로 할 수 있다.

이 장에서 설명되는 주요 개념은 프로그래밍의 기초이며, 웨이트 트레이닝에 적용될 수 있는 방법이다.

운동 내 프로그래밍 및 선형 진행

1장을 참조해 보면, 점진적 과부하가 일관된 진전의 열쇠임을 알 수 있다. 따라서 문제는 “점진적 과부하를 어떻게 구현하는가?”이다. 프로그램의 기초 단위인 단일 운동으로 돌아가서 거기에서부터 점진적 과부하를 구축한다.

단일 운동의 핵심은 근력 및 근비대를 증가시킬 수 있도록 신체에 스트레스를 줄 만큼 충분한 운동량과 강도를 가지는 것이다. 이것은 초급자일 경우 더욱 그렇다. 운동 후 특정 시간 동안 휴식을 취하는 것은 매우 중요하다. 그렇게 해야만 신체가 회복되어 근육 조직이 더욱 강해진다. 반복, 세트, 휴식, 운동 속도, 강도, 운동량, 빈도, 속성, 실패, 운동 강도 저하, 그리고 고원 현상 등 우리가 이미 배운 개념을 통합하기 위해 운동을 수정하는 데는 여러 측면들이 있다. 물론, 단일 운동을 구조화할 때 가장 중요한 요인은 강도와 운동량이다.

- 자신이 수행할 수 있는 반복횟수에 따라 운동 난이도를 높이는 방법으로 강도를 수정할 수 있다. 중량조끼나 다른 방법을 이용해서 진행을 늘리는 방법으로 강도를 수정할 수도 있다.
- 다음과 같은 세 가지 방법으로 운동량을 수정할 수 있다.
  - 세트당 반복횟수
  - 수행되는 운동당 세트 수
  - 수행되는 운동의 총운동량

신체는 항상성을 통해 스스로를 조절한다. 이것은 신체가 진전에 따라 단단히 유지되는 경향이 있음을 의미한다. 운동을 하는 동안 신체에 충분한 스트레스가 가해지면, 그에 해당되는 충분한 회복 시간이 적용된다. 그러나 신체는 스트레스가 가해지는 변화에 적응하도록 강요되기 때문에, 이미 운동의 초기 스트레스에 어느 정도 저항하게 되어 있다. 따라서 지속적으로 강하게 성장하고 싶은데, 동일한 운동을 수없이 반복하는 것은 비효율적이다. 운동을 반복적으로 수행한다는 기준점은 무엇인가? 신체가 이미 스트레스에 적응되었다면, 동일한 루틴을 반복한다고 해서 신체가 더 크게 혹은 더 강해지는가? 분명히 그렇지 않다. 마찬가지로, 동일한 운동을 지속적으로 수행한다면, 또는 적응을 유발하지만 적응이 끝난 후에 진전이 없는 운동을 수행한다면, 저운동undertrain이 발생될 수도 있다.

대부분의 경우가 과장된 주장임이 분명하다. 주 운동 내에서 점진적 과부하를 활용하여 단계별 진전이 있다면, 저운동이 발생되기는 어렵다. 그러나 루틴에 충분한 강도 또는 운동량이 없는 기준점이 있을 수도 있으며, 이것이 저운동으로 이어진다. 저운동은 자신의 목표를 향해 전진하지 못하는 이유일 수도 있다. 특히 몇 가지 운동에만 집중한다면 더욱 그러하다.

초급자에게 적합한 강도 진행(무게를 통한 선형 진행)의 가장 좋은 예 중 하나는 마크 리피토의『스타팅 스트렝스』에서 찾아볼 수 있다. 이 프로그램은 각 운동에 세트 수와 반복횟수를 설정해 놓아서 복합 코어 리프트(스쿼트, 데드리프트, 파워 클린, 프레스, 그리고 벤치 프레스 등)에 효과적이다. 선형 진행은 무게를 추가함으로써 반복횟수에 비례해서 운동 강도를 증대시킨다. 새로운 운동마다 리프트에 무게를 추가(일반적으로 리프트당 5~10파운드)하는 이 과정은 모든 운동에 일정한 적응을 강요하기 때문에, 근력과 근육량을 크게 늘릴 수 있다. 이 유형의 점진적 과부하는 초급자들의 진전에 가장 효과적인 방법 중 하나이다.

- 월요일: 스쿼트 3×5 — 45파운드
- 수요일: 스쿼트 3×5 — 55파운드
- 금요일: 스쿼트 3×5 — 65파운드
- 월요일: 스쿼트 3×5 — 75파운드
- 수요일: 스쿼트 3×5 — 85파운드
- 금요일: 스쿼트 3×5 — 95파운드

웨이트 트레이닝 운동을 하는 명백한 이유가 있기 때문에, 중량조끼나 발목 모래주머니를 사용하지 않는 한 체중을 조절해서 운동의 강도를 효과적으로 증대시킬 수는 없다. 그러나 많은 사람들은 경제적인 이유로 이러한 유형의 도구를 이용하지 못한다. 초급자의 적응은 여전히 빠르게 이루어지지만, 매 운동마다 완선한 진행 수준을 넘어갈 만큼 그렇게 빠르지는 않다. 이러한 이유로, 진전을 위한 가장 좋은 방법은 주로 앞서 설명한 운동량 수정을 통해 달성하는 것이다.

1. 반복횟수 늘리기
2. 세트 늘리기
3. 수행되는 운동의 총운동량 늘리기

운동을 할 때 중량조끼나 도르래를 사용한다면, 자신의 웨이트 트레이닝 운동을 더욱 강렬하게 만들기 위해 도구를 사용하는 것이 훨씬 효과적이다. 이것은 강도 수정에 비해 운동량 수정이 근력 진행으로 약간 느려지는 경향이 있기 때문이다. 주로 근력 증대가 목적이라면, 반복 속도를 변경하지 않거나 세트들 사이의 휴식 시간을 변경하지 않는 등 준수해야 하는 제약이 있다. 또 다른 제약은 단지 중량 추가 진행만을 사용한다면 5~15회 반복 범위에서 운동을 계속해야 한다. 부가적인 제약은 너무 많은 세트나 운동을 수행하는 것일 수도 있다.

초급자가 운동을 늘리지 말아야 하는 데는 여러 이유가 있다. 첫째, 고급 웨이트 트레이닝 운동은 종종 대부분의 사람들이 이전에 훈련했던 것과는 크게 다르다. 그러한 운동에서 신체는 여러 동작 패턴의 대상이 된다. 동작 패턴이 너무 많으면 신체가 효과적으로 학습하지 못한다. 피아노를 배울 때 한 번에 두세 곡이 아니라 열 곡을 배운다고 생각해 보자. 큰 효과가 없을 것이다. 일반적으로 한 번에 몇 개의 동작을 배우는 데 집중하기 때문에, 더 많은 동작을 배우기 전에 그것들을 효과적으로 연습할 수 있다.

둘째, 부가적인 운동을 추가하는 것은 종종 운동에 2~3세트 정도를 추가한다. 지속적인 적응을 유도하려면 추가적인 스트레스를 가해야 하는 것이 사실이기는 하지만, 전체 운동량에 부가적인 스트레스를 많이 가할 필요는 없다. 부가적인 운동을 추가해서 부가적인 반복 강도 및 세트를 추가하면 신체가 너무 힘들어 과사용 부상을 입을 수 있다. 초급자 경우, 조금씩 자주 추가하는 것이 좋다. 초급자가 한 운동에서 다음 운동으로 잘 전진하려면 한 세트 또는 여러 번 반복횟수를 늘리는 것이 좋다.

셋째, 너무 많은 목표를 세우고 운동하는 것은 종종 정체로 이어진다. 적응은 여러 반복 영역의 후반부에 발생한다. 따라서 동시에 근력과 지구력을 최적으로 얻을 수는 없다는 사실을 명심해야 한다. 너무 많은 운동과 목표를 지향하는 것(특히 운동 추가 맥락에서)은 향상시키고자 하는 분야에서 전반적인 질 향상을 저하시킬 수 있다.

스트레스, 적응, 초과 회복, 신체 단련 및 피로

첫 번째 개념은 회복의 본질을 이해하는 것이다. 운동 대비 회복을 생각하는 가장 쉬운 방법은 교감신경계 대비 부교감신경계 개념을 생각하는 것이다. 일반적으로 교감신경계는 투쟁도피반응 시스템이라 불리고, 부교감신경계는 휴식 및 소화 시스템이라 불린다. 웨이트 트레이닝은 신경계를 각성 상태로 만들며, 이 각성 상태가 바로 투쟁 도피 반응과 유사하며, 이때 신체는 스트레스를 받아서, 후속 훈련을 위한 생리학적 특성을 향상시키는 적응을 유발한다. 부교감신경계는 회복을 촉진시키는 모든 활동으로 구성된다. 이것들은 다음과 같은 것들로 구성되어 있다. 수면, 식이 및 영양, 스트레스 저하 옵션(마사지, 사우나, 그리고 걷기와 같은 가벼운 활동), 가동성 운동, 명상, 심호흡, 보충제 등.

다음 운동으로 넘어가는 진행을 중단했다면, 역량을 키워 더 강해질 수 있도록 더 고급 운동을 고려한다. 따라서 계획을 수립해서 운동 루틴을 구성할 때 단일 운동 그 이상을 고려해 보는 것이 중요하다. 단일 운동을 한 후, 부가적인 운동을 수행하는 역량은 일반적으로 24~48시간 내에 감소된다. 그러나 적절한 휴식과 영양 섭취로 회복됨에 따라, 신체는 초과 회복Supercompensation이 되어 더욱 강해지고 좋아질 수 있다. 초과 회복은 정상보다 능력을 저하시키는 몇 가지 운동을 조합하면 단일운동에서는 볼 수 없는 향상을 초래하는 반동 효과rebound effect가 나타나는 것을 말한다.

트레이닝 자극은 특정 임계값을 통과해서 양호한 적응을 강요해야 한다. 이것은 저운동을 피하기에 충분하지만 지나치지는 않다는 것을 의미하며, 실제로는 너무 많은 손상을 유발할 수 있어서 초과 회복을 전혀 얻지 못할 수도 한다. 즉, 조금씩 자주 하는 것이 좋다. 저운동과 과운동을 피하기 위해 운동을 적절히 조작하려면 연습, 시간, 그리고 관찰이 필요하다.

웨이트 트레이닝이 처음에는 신체 단련이라고 하는 긍정적인 효과와 피로라고 하는 부정적인 효과를 모두 생성한다. 피로는 능력 저하를 초래한다. 다음 그림에서 알 수 있듯이, 처음 운동을 마치고 나서 다음 운동을 너무 일찍 트레이닝 한다는 것은 처음 기준선 아래에 있을 때 다시 트레이닝 할 수 있음을 의미한다. 이것은 후속 운동에서 자신의 능력이 처음 운동에 비해 저하된다는 것을 의미한다. 능력이 저하된 이 기간 내에 트레이닝 하는 것은 상당한 피로를 초래한다. 동일한 세션 내에서 균형과 같은 기타 신경학적 기반 능력이 향상되는 것처럼, 이와 같은 신체 단련 증가는 근력 측면에서 즉각적이다. 그러나 피로는 그와 같은 신체 단련 향상을 방해한다. 근육량을 늘리는 단백질 합성이 운동 후 48~72시간에 걸쳐 발생되기 때문에, 근비대 측면에서 적응은 시간이 지나면서 약간 느리게 진행된다.

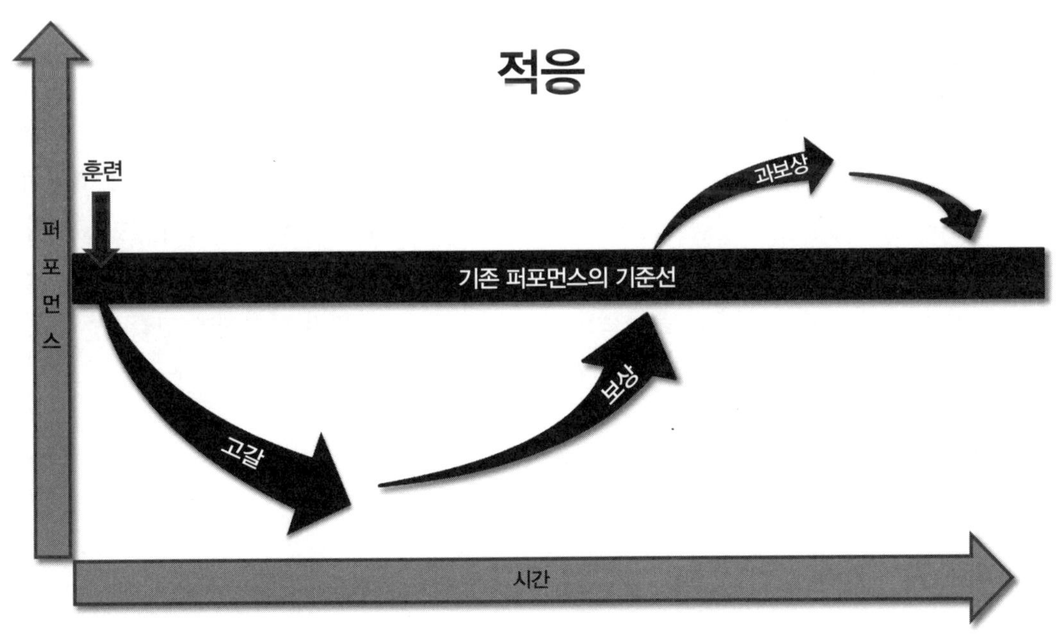

어떤 수준에서 운동 빈도 또는 전체적인 운동량이 특정 포인트 이상으로 증가되면, 피로가 풀리지 않은 상태에서 다음 운동 단계에 이르게 된다. 이것은 종종 다음 운동과 함께 재발된다. 흥미로운 점은 피로가 누적되었음에도 근력 및/또는 근비대에서 상당한 진전이 있음을 볼 수 있다는 것이다. 그러나 결국 '스톨 아웃stall out(기준선 이하로 크게 떨어지는 현상)'이 되어 정체기를 초래한다. 운동으로 얻는 이득과 동등한 피로 축적은 트레이닝에서 고원 현상에 도달하는 것과 동등하다. 스톨 아웃이 되는 시점은 피로가 신체 단련 또는 초과 회복 적응을 능가했을 때이며, 피로에도 불구하고 지속적으로 진전될 수 있다.

피로가 축적되는 것을 방지하려면, 피로할 때 정확하게 휴식을 취해야 한다. 일반적으로 초급자의 경우 운동과 운동 사이의 휴식 기간은 1일이다. 휴식에는 트레이닝 중 휴식을 취하는 것에서부터 기술 운동으로 운동을 하는 것, 간단하게 총강도를 디로드하는 것, 반복, 세트 등에 이르기까지 여러 형태가 있다. 신체 단련과 피로는 전형적인 모델이 보는 또 다른 시각이며, '2요소dual factor' 이론으로 불린다. 그것이 왜 다른지 그 이유를 살펴보기 전에 관련된 다른 요인들을 살펴보기로 한다.

다음 운동에서 성과가 충분하도록 초과 회복 효과를 원한다면, 초급자에게 48~72시간은 운동 후 회복을 위한 최적의 시간이다. 앞서 언급했듯이, 많은 초급 프로그램은 처음에는 주당 3회에 기반을 둔다. 그래서 두 운동 사이에 48시간의 휴식을 취하고 세 번째 운동 후 72시간 휴식이 가능하다.

그러나 이것은 근력을 얻기 위한 속성 방법은 아니다. 근력은 신경학적 적응과 근육 적응이라는 두 가지 요소가 있다. 신체는 반복적으로 운동에 적응하도록 강요함으로써 이들 두 적응의 스트레스에 대한 저항력을 구축할 수 있다. 이것이 전문 운동선수들이 부상을 입지 않고 종종 거의 매일(가끔은 하루에도 여러 차례) 운동을 하는 이유이다. 가장 높은 수준에서 운동 빈도는 근력을 얻는 데 가장 중요하다. 근력은 바로 기술이라는 말을 들어 보았을 것이다. 점진적 과부하로 특정 동작을 반복하면, 근력의 증가로 이어질 수 있다. 이것이 바로 근력을 얻으려면 무분별하게 많은 운동을 하는 것을 피해야 하는 이유이다.

신체는 특정 근육 크기에서조차도 신경학적 힘을 증가시킬 수 있는 비정상적인 능력을 지니고 있다. 예를 들어 69kg급의 올림픽 역도 선수들은 놀라울 정도로 무거운 중량을 들어 올릴 수 있다. 현재 이 체급의 세계기록은 165kg(363파운드)이며, 용상은 198kg(435.6파운드)이다. 이러한 동작은 바벨을 들고 1번과 2번 동작에서 지면으로부터 머리 위로 들어 올리는 무게를 측정한다. 이를 통해 엄청나게 강해지기 위해 무거워질 필요가 없다는 것을 알 수 있다.

근력을 얻기 위한 최대 역량은 신경학적 적응 증가에서 나오지만, 근육량에 비해 비교적 느리게 적응하는 것이 신경계이기도 하다. 수영장 비유를 기억해 보면, 신경계 '풀'은 근육 '풀'보다 느리게 채워지는 경향이 있다. 무거운 무게를 들고 굶주린 것처럼 먹는다면 글자 그대로 신체에 근육량이 늘어나도록 강요하는 것이다. 이러한 신경학적 병목 현상을 극복하려면 일주일에 3회 이상 운동을 하는 것이 좋다. 고급 운동선수의 경우, 매일 운동을 하는 것과는 달리, 주 3회 운동으로 세션 중 일부를 강도가 낮아지게 만들 수 있다. 주 3회 정도 운동을 하면 운동 능력을 더 빠르게 향상시킬 수 있지만, 운동 강도가 너무 높고 운동량 감소와 균형이 맞지 않으면 소진될 가능성이 높다.

근력을 위한 트레이닝을 할 때 신체 단련과 피로 사이의 이러한 상호작용은 중급과 고급 수준에 도달한 후, 주기화가 반드시 필요한 이유이다.

기본 주기화 및 운동 내 구조

주기화periodization라는 개념은 1950~1970년대 소련 과학자들에 의해 개념화되었다. 그들의 목적은 운동경기를 지배하는 것이었으며, 주기화는 그것을 위해 그들이 선택한 방법이었다. 스포츠에서 주기화는 신체적 역량을 증대시키기 위해 빈도, 강도, 운동량, 반복 등과 같은 다양한 측면들을 주기적으로 번갈아 가며 훈련하도록 조직하는 방법이다. 일정 시간 동안 여러 운동을 포함하도록 계획된다. 전형적인 소련의 주기화 구조에는 마이크로사이클, 메소사이클, 그리고 매크로사이클이라는 세 가지 요소가 있다.

마이크로사이클은 일주일 정도의 트레이닝을 기본으로 한다. 마이크로사이클은 일반적으로 집중하고자 하는 특정 속성으로 구성된다. 구 소련 모델에는 준비 단계, 근비대 단계, 근력 단계, 그리고 파워 단계라는 4개의 마이크로사이클이 사용되었다.

메소사이클은 4개에서 8개의 마이크로사이클이 결합된 것이다. 결합되는 마이크로사이클의 수는 프로그램에 얼마나 많은 단계가 포함되어 있는지에 따라 달라진다. 그래서 위에 언급한 마이크로사이클 형태의 맥락에서, 전형적인 소련 시스템에는 일반적으로 1~2개의 준비 단계, 하나의 근비대 단계, 하나의 근력 단계, 그리고 하나의 파워 단계 마이크로사이클이 있었다. 이러한 마이크로사이클들에는 피로를 해소시킬 수 있도록 디로드 또는 휴식 주가 포함되었다. 따라서 전형적인 마이크로사이클은 6주 정도가 되었다.

매크로사이클은 간단히 메소사이클을 조합한 것이며, 종종 운동선수들이 시합 날짜와 가까워졌을 때 최종 메소사이클을 마칠 수 있도록 계획된다. 운동선수들은 시합 날짜까지 여전히 열심히 훈련을 할 것이기 때문에, 강해지고 있지만 이 방식은 과도한 피로를 풀 수 있도록 충분한 휴식을 허용한다. 따라서 운동선수들은 시합을 하는 동안 절정에 도달할 수 있으며, 시합에서 이기겠다는 희망으로 이전의 개인 기록보다 더 많은 무게를 들어 올릴 수 있다. 24주 동안 지속되는 매크로사이클 운동은 다음과 같다.

메소사이클	마이크로사이클 – 1주(준비)
	마이크로사이클 – 1주(준비)
	마이크로사이클 – 1주(근비대)
	마이크로사이클 – 1주(근비대)
	마이크로사이클 – 1주(근력)
	디로드/휴식 주
메소사이클	마이크로사이클 – 1주(준비)
	마이크로사이클 – 1주(근비대)
	마이크로사이클 – 1주(근비대)
	마이크로사이클 – 1주(근력)
	마이크로사이클 – 1주(근력)
	디로드/휴식 주
메소사이클	마이크로사이클 – 1주(준비)
	마이크로사이클 – 1주(근비대)
	마이크로사이클 – 1주(근력)
	마이크로사이클 – 1주(근력)
	마이크로사이클 – 1주(파워)
	디로드/휴식 주
메소사이클	마이크로사이클 – 1주(준비)
	마이크로사이클 – 1주(근비대)
	마이크로사이클 – 1주(근력)
	마이크로사이클 – 1주(파워)
	마이크로사이클 – 1주(파워)

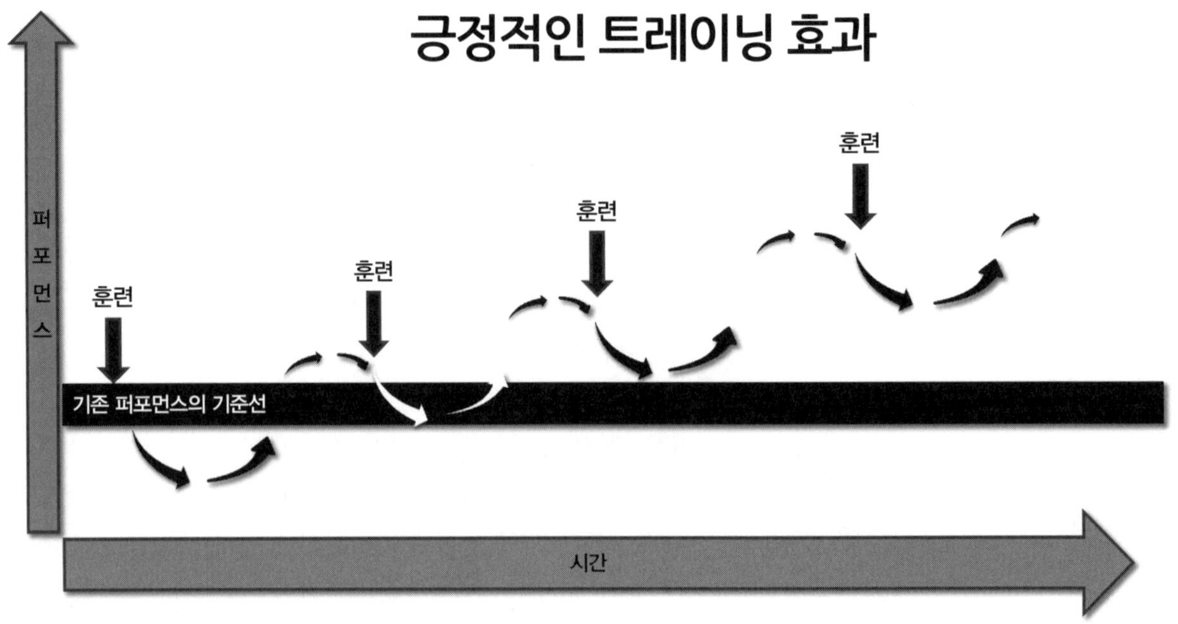

특정 목적에 따라 각 메소사이클에는 다양한 강조 방법들이 있을 수도 있다. 특히, 이 예에서 전반 메소사이클은 준비, 근비대, 그리고 근력에 초점을 맞추는 반면, 후반 메소사이클은 궁극적으로 근력과 파워에 초점을 맞춘다. 단계가 여러 개 있다는 것은 운동 강도에 변화가 있다는 것을 의미한다. 한 주기 내 특정 '속성' 측면에서, 소련에서 이루어진 전형적인 구조는 다음과 같이 설명되어 있다.

- 준비 단계에서 한 주를 중단하면 운동량과 근력이 느리게 증가되는 경향이 있다. 그러한 경향은 근본적으로 디로드 주 이후 바로 일련의 운동을 하기 위한 '진입로'였다.
- 근비대 단계는 1RM의 약 60~85% 범위(약 5~12회 반복)에 있는 경향이 있다.
- 강도 단계는 1RM의 약 80~100% 범위(약 1~8회 반복)가 사용되는 경향이 있다.
- 파워 단계는 1RM의 약 40~60% 범위(약 3~6회 반복)에서 가벼운 무게를 사용하는 경향이 있으며, 순수한 가속에 중점을 둔다.

웨스트사이드 바벨에서 '동적 작용력Dynamic Effort'과 같은 특정 속성에 초점을 맞추는 운동도 있다. 동적 작용력(DE)은 스피드 운동으로도 불리며, 체인, 밴드, 혹은 1RM의 약 25~30% 범위에 있는 다른 도구들과 같은, 부가적인 저항 수용으로 1RM의 약 40~60% 범위가 사용된다. 스피드 운동은 더 가벼운 무게를 사용하며 최대한 빨리 봉을 가속시키는 데 초점을 맞춘다. 저항 수용은 리프트에서 지지 포인트 또는 쉬운 포인트에서 운동을 하는 데 사용된다.

이 구조는 어떻게 적용하는가? 전 세계 직업의 대부분은 주간 일정에 기반을 두고 있기 때문에 대부분의 사람들이 주간 마이크로사이클 일정에 따라 활동을 하는 것은 매우 편리하다. 따라서 모든 중급 또는 고급 프로그래밍은 일반적으로 일주일 즉 7일간의 주기로 한다. 둘째, 마이크로사이클은 운동을 하기 위한 운동보다는 주 단위로 전반적인 운동량을 고려해야만 한다는 중요한 교훈을 준다. 더욱 강해지고 근육이 비대해짐에 따라, 신체는 스트레스에 더욱 잘 저항하며, 이것이 자신이 바라는 적응을 강요하기가 어렵게 만든다는 사실을 기억해야 한다. 따라서 운동을 위한 운동에서 주간 모델로 초점을 바꿔야 한다. 일단 초급자 수준을 지나면 오랜 기간 동안 고원 현상이 일어나기 쉽다는 것을 알 때까지 그것이 직관적인 것으로 보일 수도 있다. 어쩌면 수년간 체육관에 다니지만 여전히 같은 무게를 사용하고 있거나 심지어 똑같은 모양을 보이는 사람이 있다는 것을 보았을 것이다. 이 사람은 지속적으로 이득을 얻을 수 있는 점진적 과부하를 구현할 수 있도록 운동을 구조화시키는 방법을 배우지 못했다.

충분히 강해지면 운동 일정을 격주 또는 월간 일정으로 전환할 수도 있다. 프로 운동선수들은 연중 일정을 활용하는 시기를 잡을 수 있으며, 올림픽 선수들은 4년 일정 시기를 잡을 수도 있다. 이것은 프로그래밍의 복잡성을 증가시키는 것을 의미하며, 이는 더욱 강해져서 중급 및 고급으로 이동함에 따라 발생된다. 이것은 수년간의 일관된 운동을 필요로 하기 때문에, 웨이트 트레이닝을 시작하는 일반 사람들은 얼마 동안은 이에 대해 걱정할 필요가 없다. 대신, 메소사이클은 초급 프로그램의 중요한 부분이 된다. 일반적으로 말해서, 메소사이클은 고원 현상이나 충분히 피로감을 느낄 수 있는 시기에 따라 4~8주 정도의 시간이 필요하다. 이러한 메소사이클은 신체가 적응해서 강해질 만큼 충분한 시간이다. 메소사이클을 마치고 나면, 부가적인 피로를 해소시켜서, 통증을 없애고, 사전 재활이나 완전히 회복하기 위한 재활을 계획하고, 목표를 평가하며, 계획을 세우거나 프로그래밍을 해서, 다음 메소사이클을 위한 휴식을 취할 수 있도록 휴식 주를 가지게 된다.

휴식 주는 진전에 매우 중요하다. 휴식 주를 제대로 활용하지 못했으면, 효과적으로 훈련하는 방법을 직관적으로 알아야만 트레이닝이 진전될 수 있다. 대략 웨이트 트레이닝을 하는 사람들의 약 10%만이 이 방법을 알고 있다고 생각된다. 따라서 대부분의 운동선수들은 장기적인 진전을 원한다면 휴식 주 또는 디로드 주에 대한 개념을 배워야 한다.

주기화를 온전히 설명하는 서적들은 많다. 여기에서 다룬 중요한 내용들은 단지 요약일 뿐이다. 다음 서적들은 특히 권장할 만한 것들이다. 멜 시프Mel Siff의 『Supertraining』은 읽기가 매우 난해하다. 다른 두 권은 블라디미르 잿시오스키Vladimir Zatsiorsky의 『Science and Practice of Strength Training』과 튜더 봄파Tudor Bompa의 『Periodization: Theory and Methodology』이다.

속성Attribute 트레이닝

마이크로사이클은 특정 속성을 발달시키기 위해 상향 조정되어야 하기 때문에, 마이크로사이클 '단계'라는 개념은 매우 중요하다. 이것은 단지 준비, 근비대, 근력, 파워, 그리고 지구력뿐 아니라 트레이닝의 또 다른 요인들에도 적용된다. 따라서 루틴은 모두 서로 연계되어 작동되는 여러 부분으로 구성된다는 점을 인식해야 한다.

다음과 같은 질문은 이 섹션이 루틴을 구성할 때 다루어야 할 주요 문제이다.

- 매일 이 운동을 할 수 있는가?
- 휴일에 이 운동을 할 수 있는가?
- 본인의 운동과 함께 이 운동을 할 수 있는가?

루틴 프로그래밍을 보다 잘 이해하려면, 먼저 루틴을 구성하는 여러 개념들이 그 루틴을 수행하는 능력에 영향을 미치는 방법을 이해해야 한다. 모든 운동에는 루틴에 포함한 목적이 있어야 하며, 그 목적은 특정 속성을 운동하는 것으로 분류되어야 한다.

예를 들어 루틴에서 운동으로 훈련될 수 있는 다양한 속성들에 대한 간략한 목록은 다음과 같다. 근력, 근비대, 지구력, 심장 혈관, 가동성, 유연성, 안정성, 기술, 지구력 등. 물론 이보다 더 많은 것들이 있으며, 여러 방법으로 그들을 분류할 수 있다. 'Dynamax'의 짐 콜리Jim Cawley와 브루스 에반스Bruce Evans는 원래 신체 개발 영역을 10개로 분류했는데, 그것은 지금은 인기가 있지만 그 전에 크로스핏이 채택한 것이었다. 10개 영역은 심폐 지구력, 스테미너, 근력, 유연성, 파워, 스피드, 협응력, 민첩성, 균형, 그리고 정확성 등이다.

이 책은 특정 근력 및 근비대 증대에 기여하는 운동 루틴을 구성하는 데 중점을 두고 있다. 근력과 근비대에 사용되는 일반적인 운동은 등척성(플렌체, 프론트 레버, 백 레버) 및 완전한 동작 운동 범위(푸시업, 딥, 핸드스탠드, 푸시업, 로우, 풀업)와 같은 근력을 향상시키는 데 초점을 맞춘 모든 진행 운동이다.

운동에서 세 가지 주 요인들은 근력, 근비대, 그리고 지구력이다. 이러한 속성들을 구분하는 주된 이유는 세트에서의 반복 강도 때문이다. 따라서 하나의 세트에서 얼마나 많은 반복으로 운동을 수행하는지는 매우 중요하다.

- **근력**: 주로 1~8RM 범위에서 발달된다. 가장 좋은 것은 3분간의 휴식과 더불어 실패에 가까워질 때까지 수행하는 것이다(그러나 훈련을 실패하는 것이 아니다).
- **근비대**: 주로 5~15+RM 범위에서 발달된다. 가장 좋은 것은 1~3분간의 휴식과 더불어 실패할 때까지 수행하는 것이다.
- **지구력**: 주로 15~20+RM 범위에서 발달된다. 가장 좋은 것은 1~3분간의 휴식과 더불어 실패할 때까지 수행하는 것이다.

다른 속성들 대부분은 트레이닝마다 매우 다르다. 특히 트레이닝으로 훈련된 심혈관 속성은 운동 강도에 따라 다르다. 강도는 거의 항상 대부분의 비전문 운동 속성들에 대한 빈도를 결정한다. 달리기가 좋은 예이며, 이것은 항상 자전거 타기, 수영, 그리고 지구력과 관련된 활동에도 적용된다. 이것들은 운동에서 근력이나 근비대 운동을 한 후에 추가적으로 심혈관 요소를 포함할 수 있는 종목들이다.

- **회복**: 단순히 혈액 순환을 위해 달리기를 하고 약간의 땀을 흘려서 세션을 끝내고 시작할 때보다 더 좋은 기분을 느끼는 가벼운 운동이라면, 이것은 매일 수행될 수 있다.
- **중등도**: 반드시 심혈관 속성을 트레이닝 하는 것이 목적이 아닌 중등도 강도의 심혈관 운동을 위해 달리기를 한다면(일반적인 건강 대신), 휴식일에 이 운동을 추가할 수 있다.
- **고도 혹은 집중 운동**: 경주 혹은 시합을 목적으로 더 멀리, 더 빨리, 혹은 더 오래 달리기 위해, 심혈관 역량을 향상시키는 것이 트레이닝의 실질적인 목적이라면, 이 유형의 트레이닝은 그 자체가 운동일 수도 있으며, 근력, 근비대 혹은 지구력을 겨냥해서 루틴에서 운동을 교체할 수도 있다.

여기에서 이해해야 하는 중요한 것은 특정 속성을 훈련하는 거의 모든 유형의 고강도 운동은 회복과는 멀어지기 때문에 루틴의 다른 요소들을 손상시킬 수 있다는 점이다. 따라서 "이 운동을 매일 할 수 있는가?" 하는 질문에 대한 답은 다양하다. 다음은 설명을 돕기 위한 몇 가지 예이다.

유연성은 기술적으로 매일 훈련될 수 있지만, 운동 루틴과 충돌될 수도 있다는 점에서 다소 이상하다. 이것은 유연성이 원심성 운동이기 때문이다. 신체에서 근육이 늘어남에 따라, 신경계에 의해 수축될 때 근육에서 비활동적 긴장이 증대된다. 그래서 근육은 위험한 위치로 이동하지 않는다. 따라서 빈도를 통해 유연성을 훈련할 수 있지만, 전반적인 운동 루틴 맥락에서 빈도를 고려해야 한다. 다리에 중점을 둔 운동을 많이 하는 경우, 다리에 유연성 운동을 많이 하는 것은 좋은 생각이 아니다. 이는 스트레칭에 의한 통증이나 피로가 최적으로 수행할 수 있는 능력을 손상시킬 수도 있기 때문이다.

가동성은 매일 훈련될 수 있는 속성 중 하나이다. 가동성은 활동성이든 비활동성이든 동작 범위를 통해 근육을 늘리는 것을 포함한다. 그래서 어떤 특정 속성을 향상시키는 것을 겨냥하지 않는다. 최적의 건강을 추구하는 경우, 매일 가동성 운동을 하면 좋은 동작 범위를 유지해서 관절이 올바르게 작동하면서 굳지 않게 하는 데 도움이 된다. 이것은 나이가 들어감에 따라 가동성과 근력이 상실되어 사망율 증가와 관련이 있는 노인들에게 중요하다.

기술 운동은 기술의 강도에 따라 달라진다. 앞서 설명한 바와 같이, 핸드스탠드는 초급자들에게 처음에는 근력 운동이다. 따라서 실질적인 운동의 일부가 될 수도 있다. 그러나 균형이 트레이닝의 우선순위가 되고 근력이 문제가 되지 않으면, 더욱 자주 핸드스탠드를 훈련할 수 있다. 매일 균형에 초점을 맞춘 기술을 훈련할 수 있다. 플렌체, 백 레버, 그리고 프론트 레버가 균형에 관한 운동이 아니라 근력을 훈련하는 것이기 때문에 등척성이 항상 기술 운동은 아니다.

이 책에서 심도 깊은 수준의 안정성과 같은 다른 운동 속성을 설명하지는 않는다. 앞의 예에서 접근 방식을 충분히 이해해야만 한다. 그러나 결론을 이끌어 내는 것은 당신에게 달려 있다. 운동 루틴을 효과적으로 구성하는 방법을 배우려면 루틴을 프로그래밍하고 계획을 수립하는 차원에서 비판적 사고방식을 개발하는 것이 중요하다. 다음과 같이 생각하면, 속성을 훈련하는 것으로 특정 운동을 집단별로 분류하는 데 도움이 된다.

- **운동 요인들**: 고강도, 실패 시까지 훈련, 또는 다른 운동량이 많은 운동으로 인해 각 세션 간에 상당한 회복이 필요하기 때문에, 일반적으로 일주일에 2~4번 수행된다. 운동 프로그램을 설계하는 데 상당한 경험이 있는 사람들은 일반적으로 주당 이 빈도수를 초과하는 변형을 하지 않는다.
- **회복 및 최적화 요인들**: 주당 3회 이상 무한으로 수행될 수 있다. 이 요인들은 혈액 흐름을 촉진시키는 동작, 연조직 운동, 또는 저강도 운동을 통해 신체 회복을 촉진시키는 것을 목적으로 한다. 이 범주에 속하는 것들 중 대부분은 운동을 시작했을 때보다 상당히 좋은 느낌이 들게 만들며, 당일 늦게 혹은 다음 날 수행되는 세션을 손상시키지 않는다. 이것은 가벼운 강도의 유연성 운동, 회복을 위한 조깅과 걷기, 가동성 운동, 가벼운 기술 운동 등을 포함한다.
- **재활 요인들**: 재활 요인 및 사전 재활 요인들은 특이하다. 여기서 이해해야 할 중요한 것은 재활이 일부가 될 수는 있지만 그것이 항상 근력을 증대시키는 데 초점을 맞추지는 않는다는 것이다. 일반적으로 조직이 손상되면, 저강도 운동으로 시작해서 고강도 운동을 구축하는 단계로 넘어가고 싶어진다. 여분의 운동이 필요한 특정 신체 부위의 사전 재활 또는 재활 운동 루틴을 수행한 후 저강도에서 많은 반복을 수행한다. 그러나 휴일에도 이러한 운동을 수행할 수 있다.

이 책 초판에서는 이것을 강조하지 않았지만, 이 섹션에서 드러난 중요한 개념은 "모든 것은 상황에 따라 다르다"라는 것이다. 루틴을 위해 선택하는 본보기 유형은 여러 속성을 훈련하기 위해 설정하고자 하는 목표양에 국한되지 않는다. 전반적인 목표 측면에서, 하나의 루틴을 위해 선택하는 본보기 유형이 발전시키고 싶어

하는 메인 속성에 관한 것이므로 가장 큰 문제이다. 이러한 속성들은 근력, 근비대 및/또는 지구력이다. 기술 운동, 유연성, 가동성, 사전 재활, 재활 등은 종종 루틴으로 훈련하기 쉽다. 그러나 휴일에도 이들을 훈련할 수 있으며, 일정에 맞게 변동시킬 수 있는 유연성이 있다. 상당한 유연성을 허용하지 않는 특정 유형의 본보기가 루틴에 주어졌을 때, 많은 운동선수들과 코치들은 달성할 수 있는 것에 대한 한계를 느낀다.

루틴의 기본 체계 구조

루틴을 구성할 때, 단일 운동에서 훈련할 수 있는 능력을 극대화시키려면 몇 가지 간단한 규칙을 따르는 것이 중요하다.

> 완료해야 할 일련의 과업이 있는 경우, 능력을 극대화시키고 후속 운동의 성과를 향상시키려면 과업에 어떤 순서를 배치할 것인가?

이 섹션은 그 질문에 대한 답을 찾는 것을 목적으로 한다. 주당 3회 수행되는 전신 운동 루틴의 일반적인 구조를 살펴보기로 한다. 그런 다음 이를 기반으로 루틴을 구축하는 데 집중한다.

1. 준비운동과 가동성
2. 기술 또는 기법 운동(핸드스탠드, 플립, 체조 덤블링, 브레이크 댄스 운동 등)
3. 파워, 등척성, 원심성, 규칙적인 근력 운동
4. 지구력, 신진대사 컨디셔닝, 타바타 트레이닝Tabata Method, 특정 운동 등
5. 사전 재활, 유연성 운동, 정리 운동

이들은 운동 루틴을 구성해야 하는 다섯 개의 주요 카테고리들이다. 이 책은 강해지는 방법을 학습하는 것에 관한 것이기 때문에 대부분의 섹션들은 근력 트레이닝에 관한 것이다. 그러나 다른 카테고리들 모두가 근력 카테고리와 상호작용을 하는 방법과, 당신의 스포츠 맥락에서 이들 카테고리들이 사용될 수 있는 방법도 광범위하게 다룬다. 이를 통해, 이러한 원칙들을 학습해서 자신의 훈련에 구현시키고, 자신이 지도하는(코치라면) 운동선수들에게 근력과 컨디셔닝 원칙을 광범위하게 적용할 수 있을 것이다. 위에서 설명한 이들 항목 모두가 루틴에 포함되어야 하는 것은 아니며, 같은 날 모두 수행되어야 하는 것도 아니라는 점을 명심하기 바란다.

루틴을 구성하는 방법을 배우는 가장 좋은 방법은 예제를 사용하는 것이다. 그래서 레벨 3~4 정도의 웨이트 트레이닝 진행 차트에 대한 기본적인 초급자 운동 루틴 예를 여기에 제시한다. 이 예는 효과적인 것을 기반으로 운동 루틴을 구성하는 방법에 관한 것이다. 이 예는 필자의 체조 코치들인 로저 하렐Roger Harrell, 블레어 로우Blair Lowe, 짐 배서스트Jim Bathurst, 이도 포탈Ido Portal 등을 포함하지만 여기에 국한되지 않고 다른 웨이트 트레이닝 자원의 개념을 포함할 수도 있다. 열렬한 인터넷 사용자라면, 이것이 /r/bodyweightfitness 초급자 루틴과 유사하다는 것을 알 수 있을 것이다. Phi가 내용 보충을 지원했으며, 필자는 구조 및 루틴 구성을 맡았다. phi, phrakture, SM, m092, iscg, antranik, kay-etech, 그리고 Solfire를 포함한 수정 및 기고자들에게 분명

히 밝힌다.

체조는 이 책이 탄생된 분야이기 때문에 이 예에는 체조를 사용한다. 그러나 이러한 개념들은 파쿠르/프리 런닝, 클라이밍, 브레이크 댄스, 무술, 수영, 그리고 기타 웨이트 및 비웨이트 스포츠 분야의 많은 운동선수들에게 도움이 되고 있다.

목표

프리스탠딩 핸드스탠드 10회
스트릭 머슬업 5회
플렌체 5회
프론트 레버 5회
피스톨 10회
수직 V-시트 10회
십자버티기 5회
(이러한 것들은 예로 선택된 임의의 목표들이다).

준비운동

1. 혈류: 10~20회 버피Burpee(유산소성 근력 운동), 60초간 크롤링Crawling(기는 동작)(또는 100m 등으로 거리 변동 가능)
2. 가동성: 15회 손목 돌리기, 어깨 돌리기, 맨몸 스쿼트, 그리고 준비운동에 필요한 기타 신체 부위 또는 관절, 60초간 지지 유지 운동(패러럴 바나 링, 또는 의자/카운터), 5회의 스킨더캣/저먼행
3. 자세 훈련: 30~60초간 플랭크Plank, 양쪽 플랭크, 역플랭크, 할로우Hollow, 그리고 아치 홀드Arch Holds.

(운동 분류, 반복횟수, 운동 유형에 따라 조직된다).

기술 운동

5~10분간 핸드스탠드 운동, 벽을 이용해 수행한다.

근력 운동

풀업: 10×0의 속도에서 3분 휴식으로 3×5 → 15회
딥: 10×0의 속도에서 3분 휴식으로 3×5 → 15회
와이드 링 로우: 10×0의 속도에서 3분 휴식으로 3×5 → 15회
링 푸시업: 10×0의 속도에서 3분 휴식으로 3×5 → 15회
스쿼트(피스톨 진행 또는 바벨): 10×0의 속도에서 3분 휴식으로 3×5 → 15회
딥 스텝업Deep Step-ups: 10×0의 속도에서 3분 휴식으로 3×5 → 15회
총 60초간 L-시트, 실패하지 않는 범위 내에서 필요한 만큼 많이 실시.
3×10초간의 프레스
(운동, 운동 순서, 진행 원칙을 따른 세트×반복횟수, 휴식 시간, 운동 속도에 따라 조직)

사전 재활, 고립 운동, 유연성 운동, 그리고 정리 운동

손목에 대한 라이스 버킷Rice Bucket 세트 3×1분
바이셉 컬 3×10회
3~5×30초 스플릿 홀드
3~5×30초간 저먼행
3~5×20초간 백 브리지Back Bridges
1분간 심호흡(코로 들이마시고 입으로 내쉰다)

독서를 멈추고 행동하라

1. 배우고 싶은 기술을 기록한다. 그리고 루틴에서 원하는 운동 유형과 위 정보를 기반으로 그들의 순서를 정하는 방법을 생각하기 시작한다.
2. 이전에 입었던 상처나, 현재 혹은 과거에 괴로움을 겪었던 문제가 있는 관절, 근육, 또는 힘줄을 기록한다. 그리고 이러한 부상을 해결하기 위해 재활 또는 사전 재활을 이해했던 것들을 기록한다.
3. 이러한 모든 요인들을 루틴에 통합시키는 방법과, 목표를 향해 지속적으로 운동을 하는 동안 모든 금기 동작을 피하는 방법을 고려한다.
4. 손으로 마사지를 해서 연부조직 구조를 평가하고 근육 구조, 힘줄, 또는 관절 주변에서 압박감 유발 지점, 또는 기타 제한 사항이나 만성적인 문제를 확인한다. 이러한 것들도 기록한다.
5. 또한 유연성과 가동성을 확인해서 평가한다. 이 시점에서 확인해야 하는 중요한 사항들은 손목, 팔꿈치, 어깨, 스트래들 스트레치, 그리고 파이크 스트레치 등이 있다.

다음은 기술 및 진행 차트와 함께 세부적으로 다듬은 목표 목록을 사용한다. 목표에 맞는 운동을 선택하고 고려 사항에 넣는다.

- 상당한 피로 없이 연습하는 데 적합하려면, 운동을 하고 있는 2~4개 기술 기반 운동 중 어느 것이든 적어도 하나 이상이 역량 수준보다 낮아야 한다.
- 풀링이나 푸싱 목적으로 하는 운동 중 어느 것이든 그들을 향해 전진하도록 선택되어야 한다. 푸싱이나 풀링 목적은 일반적으로 1~2개의 목적과 2~3개의 운동으로 계획된다.
- 선택한 운동은 부상당한 신체 부위를 피하며 운동해야 한다. 기존의 부상을 악화시키지 않는 운동을 선택해야 한다. 마찬가지로, 어떤 부상 부위를 피해야 한다면, 치유 과정을 용이하게 해서 부상이 오랫동안 계속되지 않도록 사전 재활이나 재활 운동을 포함시켜야 한다.
- 고도의 기술로 체력을 최적으로 진전시키려면 고도의 유연성이 요구되기 때문에, 운동 유연성이 없는 사람들의 경우 둔부와 어깨 유연성 운동이 많이 필요하다.
- 준비운동, 기술 발달, 그리고 가동성 운동 등은 초급자에게, 근력 운동(근력/파워)은 중급자에게, 그리고 정리 운동, 유연성, 재활은 고급자에게 배치시킨다.
- 이제 자신의 목표나 운동을 하고자 하는 특정 부위에 따라 이 운동들의 순서를 정한다.

Chapter 5. 요약
프로그래밍, 속성, 그리고 루틴 체계 소개

기초 지식

프로그래밍은 점진적 과부하를 발생시키는 강도, 운동량, 그리고 빈도를 통해 운동 루틴을 변화시키는 개념이다. 초급자들은 종종 수행되는 운동의 반복횟수, 세트, 또는 운동량을 늘려서 프로그래밍을 한다.

좀 더 고급이 되면, 트레이닝 프로그램의 표면 아래에서 진행되는 것들을 인식하는 것이 중요하다. 그래서 주간 프로그램 맥락에서 스트레스 및 적응의 지대한 영향을 이해하는 것이 중요하다. 특히, 프로그램이 신체 단련과 피로에 미치는 영향을 이해하는 것이 중요하며, 이것을 알아야 초과 회복을 통해 이득을 얻을 수 있는 계획을 수립할 수 있다.

속성 훈련은 루틴의 일부가 작동하는 방법을 이해하는 개념이다. 따라서 필요한 경우 즉시 조정할 수 있다. 예를 들어 근력 및 근비대 운동 이외에도, 유연성, 가동성, 기술 운동, 그리고 운동 루틴에 적합한 기타 요소들이 있다. 속성 훈련으로 이들 요소 중 일부는 운동 루틴에 반드시 포함되어야 할 필요는 없지만, 일주일에 여러 번 수행될 수 있다.

마지막으로, 운동 루틴의 기본적인 요소들은 다음과 같다.

- 목표
- 준비운동: 혈류, 가동성, 자세 훈련
- 기술 발달: 스포츠 전문 기술이나 핸드스탠드 발달
- 근력 운동: 지구력이나 다른 크로스 훈련과 같은 다른 운동이 뒤따른다.
- 사전 재활, 고립 운동, 유연성 운동, 정리 운동

워밍업은 저강도 운동으로 구성되는 경향이 있다. 워밍업의 목표는 코어 체온을 올리고 신경계와 근육을 최대 역량으로 작동시키는 것이다. 또한 사전 재활, 가동성 운동, 또는 스트레칭 중 어느 정도는 운동 효과를 보장하는 데 도움이 된다면 통합될 수도 있다.

시간이 중요한 요인인 경우 기술 발달은 워밍업에 통합될 수 있다. 이것은 효과를 달성하기 위해 많은 연습이 필요한 저강도 기술에 초점을 맞추는 경향이 있다.

웨이트 트레이닝의 근력 운동은 파워, 원심성, 등척성, 그리고 동역학적 동작 등이다. 이러한 것들은 자신의 목표를 향해 나아가기 위해 수행하는 운동의 핵심이다. 필요한 경우 다른 운동으로 근력 운동을 수행할 수도 있다.

정리 운동 기간은 재활 또는 사전 재활 운동뿐 아니라 특정 부상 상태를 호전시키거나 부상 진행을 방지하기 위한 고립 운동으로 구성된다. 마찬가지로, 가동성과 유연성 운동은 종종 이 시점에 루틴에 잘 통합된다. 이는 신경계와 근육이 웨이트 트레이닝으로 피로해진 후 신체가 반응을 더 많이 하기 때문이다.

어플리케이션

분류된 목표들을 살펴보고 웨이트 트레이닝 루틴을 구축하기 위한 본보기로 이것을 사용한다. 다음 장에서 첫 번째 목표의 웨이트 트레이닝 중 수행되는 운동 루틴에 특정 구성 요소들을 통합시키는 방법을 살펴본다.

- CHAPTER 6 -

집단에 대한 고려 사항

집단에 대한 이해

집단 간 차이는 자신이나 지도하는 운동선수(코치인 경우)들을 훈련시키는 방법에 영향을 미치기 때문에 탐색에 중요한 개념이다. 진행 차트 및 레벨 섹션에서 초급, 중급, 그리고 고급 운동선수들 간의 집단별 차이를 이미 설명했었다. 이 장에서, 웨이트 트레이닝을 목적으로 하는 대부분의 사람들을 포함하는 집단에 대한 또 다른 4개의 카테고리를 살펴본다. 다음은 이때 고려해야 할 여러 유형의 집단들이다.

- 좌식 생활 집단과 활동 집단 간의 트레이닝 차이점을 강조한다.
- 젊은 집단과 고령 집단 간의 트레이닝 차이점을 강조한다.
- 자신들의 스포츠에 운동을 활용하는 사람들과 다른 이유로 트레이닝을 하는 사람들 간의 트레이닝 차이점을 강조한다.
- 부상을 입은 사람들 혹은 부상에서 회복 중인 사람들에 대한 고려 사항을 강조한다.

이 카테고리들은 상호 배타적이지 않기 때문에, 당신 또는 지도하는 운동선수들이 하나의 카테고리 이상에 속하는 것을 발견할 수 있을 것이다. 운동 루틴을 구성할 때는 안전하게 트레이닝을 진행하고 그 과정에서 발생될 수 있는 모든 문제를 해결할 수 있도록 모든 사항을 고려해야 한다.

비활동 대 활동

좌식 생활을 하는 사람과 활동적인 사람이 웨이트 트레이닝을 달성하는 방법은 본질적으로 다르다. 이러한 두 집단 간의 차이점을 이해하기 위해, 각 집단을 여러 카테고리로 분류해서 보다 자세히 정의한다. 좌식 생활 집단은 두 카테고리로 분류될 수 있지만 활동 집단은 다섯 개의 카테고리로 분류될 수 있다.

좌식 생활 집단

- 순수 좌식 생활 집단
- 이전에 운동선수였던 좌식 생활 집단

활동적인 집단

- 비가중 리프팅 활동적인 집단
- 가중 리프팅 활동 집단
- 웨이트 트레이닝 활동 집단
- 준비된 웨이트 트레이닝 집단
- 스포츠 전문 집단

특정 웨이트 트레이닝 루틴에 이들 집단을 소개하는 방법은 여러 요인에 따라 다르다. 자신의 루틴 및/또는 지도하는 운동선수들의 루틴을 구성할 때 고려해야 할 이들 집단에 대한 일반적인 원칙을 살펴보기로 한다. 이것은 과사용으로 인한 부상을 방지할 적절한 완충 장치를 보장하고, 트레이닝 및 특정 웨이트 트레이닝과 관련 있는 이전의 이력을 기반으로 웨이트 트레이닝에 그것을 확실하게 소개하는 것이다.

순수 좌식 생활 집단은 평생 전혀 운동을 한 경험이 없는 사람들이다. 이 집단에 대해 고려해야 할 두 가지 요인이 있다. 첫째, 천천히 시작하려고 한다는 것이다. 종종 순수 좌식 생활 집단은 동작 및 신체 인식에 매우 좋지 않기 때문에, 너무 빨리 진행을 시도하면 부상으로 이어질 수 있다. 이 집단에 속한 사람들은 정확한 기술을 학습하는 데 특별한 주의를 기울여야 한다. 이것은 운동 속도를 조정하거나 동작이 약간이라도 벗어나면 전혀 진행을 하지 않는 방식으로 천천히 동작을 진전시켜야 한다는 것을 의미한다.

둘째 요인은 그들이 이전에 운동에 적응한 경험이 전혀 없다는 것이다. 따라서 그들의 신체는 운동을 수행함에 따라 운동에 적응될 것이다. 이것은 순수 좌식 생활 집단은 상당히 쉽고 반복이 많은 운동으로 시작하는 것이 좋다는 것을 의미한다. 그렇게 함으로써, 그들은 기술을 숙달시킬 수 있고, 혈류를 개선시키며, 느리게 적응하는 결합 조직에 미치는 스트레스를 줄일 수 있다. 고강도 운동은 빠르게 근력과 근비대를 제공하지만, 관절과 결합 조직은 그에 비례하지 않기 때문에 과사용으로 인한 부상으로 이어질 수 있다. 이것은 보다 많은 집단을 조사할 때도 나타나는 공통적인 맥락이다.

가장 순수한 좌식 생활 집단은 중력 극복 차트에 있는 L0-4 정도 범위에서 시작하지만, L0-2 범위에서 가장 가능성이 높다. 이 집단에 대한 전반적인 권장 사항은 5회 반복 세트로 시작해서 각 세트에서 최대 12~20회 반복 운동하는 것이다. 운동을 통해 단순히 빠르게 움직이는 것이 아니라 기술에 중점을 두어야 한다. 반복횟수가 많은 운동을 몇 개월만 수행하고 나면, 그와 같이 많은 반복횟수를 수행하지 않고도 진전될 수 있다.

과체중 또는 비만이 운동을 하는 이유라면, 이 카테고리에 그들을 배치하는 것이 좋다. 그러한 집단의 경우 체중 감량을 위해 건강한 식단과 저칼로리 섭취에 우선순위를 두어야 한다. 또한 이 집단의 경우 차트를 통해 고급 집단에 적합한 사람들보다 더 느리게 진행하는 것이 좋다. 과체중 또는 비만인 사람들의 경우 체내에 전신성 만성 염증이 있는 것이 일반적이며, 이 염증은 회복 및 지방 제거에 부정적인 영향을 미친다. 따라서 운동을 느리게 진행시키는 것으로 체중을 감량시키는 것은 실질적으로 관절과 결합 조직에 부담을 줄이며, 결국 과사용으로 인한 부상 가능성을 줄인다.

이전에 운동선수였던 좌식 생활 집단은 이전에 운동선수였거나 과거에 정기적으로 운동을 했던 사람들이다. 이 카테고리에는 시합과 오락 등 여러 분야 스포츠 출신의 다양한 운동선수들이 포함된다. 이 집단은 적어도 3개월 이상 활동을 하지 않았을 것이다. 지구력과 같은 속성은 3~5일간의 비활동 후에 저하되기 시작하는 반면, 근력은 5~7일간의 비활동 후 저하되기 시작한다. 물론, 이러한 수치는 트레이닝 기간, 그리고 수반되는 오버리칭이나 오버트레이닝이 존재(이것이 초과 회복을 유도할 수도 있다)하는지의 여부와 같은 다양한 요인에 따라 다르다. 그러나 3개월이 지나면 운동선수들이 이전에 수행했던 성과에 비해 전반적인 능력이 상당히 저하되는 것이 일반적이다.

이전에 운동선수였던 좌식 생활 집단들에 대해 염두에 두어야 할 첫 번째 요인은 그들의 마음이 힘든 운동에 반응을 보이거나 익숙해지는 것이다. 그들의 운동 윤리는 칭찬받을 만하며 장기적으로 트레이닝에 좋을 것이다. 그러나 처음 몇 달은 그들에게 가장 위험한 기간이다. 그들은 격렬하게 운동하는 데 익숙해져 있으며, 신체는 운동에 적응하도록 단련되어 있기 때문에, 매우 빠르게 진전되기 시작한다. 너무 많은 운동이 너무 빨리 수행되면, 그들은 극도로 통증을 겪거나, 잠재적으로 근육이 녹는 횡문근융해증rhabdomyolysis(특정 유형의 운동으로 강도가 너무 빨리 증가되는 경우)을 일으킬 수도 있다. 크로스핏과 같은 강렬한 운동을 하는 집단에서 가끔 횡문근융해증이 관찰되며, 너무 많은 운동량이 이내 도입되는 경우 웨이트 트레이닝에서도 관찰된다. 국부적 부종 증가로 상당한 통증이 있고, 동작 범위를 이동하는 능력이 감소되고, 소변 색이 갈색으로 변화는 등의 증상이 있으면, 즉시 응급실을 찾아야 한다. 횡문근융해증이면 생명을 위협한다. 소변이 갈색이 아니면서 상당한 부종으로 인한 통증과 동작 범위를 이동하는 능력이 감소되면 이는 웨이트 트레이닝이 과하지만 횡문근융해증을 유발할 정도는 아니라는 것을 의미한다. 그럴 경우 의료 전문가와 상담을 해야 한다. 이와 같이 한 차례 증상이 발생되고 나면 근력 손실이 발생할 수도 있는데, 이럴 경우 루틴을 천천히 진행해야 한다. 이 집단의 경우 프로그램의 처음 3~5주 동안은 잠시 멈추는 것이 가장 좋다.

염두에 두어야 할 두 번째 요인은 결합 조직의 무결성이다. 이전에 운동선수였던 좌식 생활 집단의 경우 그들의 근력과 근력량은 빠르게 회복되기 때문에 건염 및 기타 결합 조직 손상 위험이 매우 높다. 빠른 진전을 이루는 반면 결합 조직의 세기 및 무결성은 지연된다. 이 집단의 경우 쑤시는 듯한 통증과 같은 결합 조직 손상, 힘줄, 뼈, 그리고 관절에 대한 일반화된 불편함 등의 증세를 세심하게 살피는 것은 필수적이다. 그와 같은 증상이 발생되면, 문제가 되는 운동을 더 낮은 단계로 낮추고 실패 시까지 15~20회 반복으로 반복횟수를 늘려서 운동을 하는 것이 가장 좋다. 반복횟수가 많은 운동은 결합 조직 치유 부위로 혈액을 순환시키는 데 도움이 된다. 더 낮은 진행에서 반복횟수가 많은 운동이 그와 같은 상황을 악화시킬지도 모르기 때문에, 최상의 방법은 진행 중인 운동을 중단하고 사전 재활 운동(고립 운동과 고통이 없는 가동성 운동과 함께)을 추가해서 영향을 받은 부위를 움직이면서 활동적으로 유지하는 것이 가장 좋다. 상태가 좋아지기 시작하면 대부분의 경우 1~2주 이내에 정상으로 돌아가며, 그러고 나면 적어도 12~15회 반복에 초점을 맞추고 천천히 원래의 운동 루틴으로 돌아갈 수 있으며, 다음 진행 단계로 이동할 수 있다.

비중량 리프팅 활동 집단은 달리기, 수영, 자전거 타기와 같은 스포츠나 오락 활동을 하는 사람들과, 리프팅이나 웨이트 트레이닝을 하지 않고 오락으로 스포츠를 하는 사람들인 경향이 있다. 대부분의 경우, 이전에 운동선수였던 좌식 생활 집단에 대한 동일한 조건이 웨이트 트레이닝이 아닌 리프팅 활동 집단에도 적용된다. 이 집단은 또한 활동 수준 때문에 아무런 사고 없이 빠르게 진행할 수 있다는 착각에 빠질 수 있다. 그러나 이 집단은 어떤 유형의 근력 트레이닝에도 익숙하지 않고 스스로를 활동하도록 밀어붙이기 때문에, 그들은 순수 좌식 생활 집단보다 더 빨리 결합 조직 손상을 입을 수도 있다. 신체가 반응하는 방식을 알고 있어야 한다는 권장 사항은 이 집단에도 동일하게 적용된다.

활동의 빈도는 이 집단에 대한 또 다른 고려 사항일 수도 있다. 이 집단에 속한 사람이 주 6회의 달리기나 주 3~5회의 자신의 스포츠에 익숙하다면, 이것은 웨이트 트레이닝에 영향을 미칠 수도 있다. 예를 들어 그들의 신체는 고도의 활동을 하곤 했기 때문에 현재 시점에서 다시 회복될 수 있다. 주 3회의 부가적인 웨이트 트레이닝 루틴이 추가되면 그들의 신체는 과거처럼 반응하지 않을 수도 있다. 특히, 회복 시간이 이미 한계에 도달했다면 반응하지 않을 가능성이 더욱 높다. 주당 얼마나 많은 세션으로 스포츠와 웨이트 트레이닝을 수행할 수 있는지 판단해서 균형을 유지해야 하는 첫 번째 집단이 바로 이 집단이다. 이 집단에게 전체 일정 활동으로 권장되는 것은 일주일에 두 번의 웨이트 트레이닝으로 시작하고 다른 활동을 1~2일 줄이는 것이다. 그런 다음, 2주 후 피로 및/또는 진전을 재평가한다. 신체가 적응할 수 있다고 생각되면, 이 시점 또는 조금 뒤에 다른 웨이트 트레이닝을 추가할 수 있다.

이 집단에 대한 좋은 점은 그들은 일반적으로 자극을 받아 훈련을 한다는 점이다. 코치들은 이 점을 이용해서 적절한 기법을 가르치고 필요한 경우 많은 반복을 활용해서 동작 패턴을 촉진시켜 근력을 향상시킬 수 있다. 이 집단에게 근력 트레이닝을 적용해서 트레이닝으로 인해 발생될 수도 있는 불균형을 바로잡을 수 있다. 예를 들어 등반가들의 경우 가슴과 같은 전방 근육에 비해 당기는 근육과 등 근육이 과도하게 발달되는 경향이 있다. 따라서 푸시업과 딥 같은 푸싱 운동을 추가해서 균형을 잡아 주면 그들의 분야가 빠르고 안전하게 진전될 수 있다. 어떤 스포츠의 경우에도 다른 부분에 비해 특정 부위의 근력, 지구력, 가동성, 또는 유연성을 지나치게 강조하는 경향이 있을 수 있다.

중량 리프팅 활동 집단은 체육관에서 웨이트 리프팅 경험이 있는 사람들이다. 1개월, 1년, 그리고 10년간 리프팅을 한 사람들 간에는 상당한 차이가 있다. 트레이닝을 할수록 신체의 구조적 적응이 더욱 높아지며, 웨이트 트레이닝에서 이를 이용할 수 있다. 목적을 위해 적어도 6개월에서 1년 동안 꾸준히 트레이닝을 했다면, 이 범주에 속한다.

대부분의 웨이트 트레이닝에 아무런 사고 없이 중량 리프팅 활동을 적용할 수 있다. 이 집단이 주의해야 할 운동의 주요 범주는 팔을 일직선으로 한 근력 운동이다. 이런 운동에는 플렌체, 프론트 레버, 백 레버 등과 같은 등척성 운동뿐 아니라, 스트레이트 암 핸드스탠드 프레스와 같은 운동이 포함된다. 이 집단은 웨이트 트레이닝 동작에 적절한 양의 근력을 적용하는 경향이 있기 때문에 대부분의 운동은 그들에게 쉽게 적용된다. 이 집단 대부분에게 결합 조직 근력은 문제가 되지 않는다. 그러나 스트레이트 암 운동을 하면 이 집단의 근력은 진행이 너무 빨리 일어나기 때문에 다소 해로울 수도 있다. 따라서 운동을 하는 동안 지속적으로 그들의 신체를 모니터링 해야 하며, 특히 쑤시는 듯한 통증, 통각, 둔한 느낌, 꼬집히는 느낌, 또는 찔리는 느낌(특히 관절, 힘줄, 인대 주변)을 잘 관찰해야 한다.

이 집단이 이전에 트레이닝 했던 방법에 따라, 어떤 불균형 문제가 있을 수도 있는데, 특히 해변 근육을 트레이닝 했을 경우 더욱 가능성이 높다. 따라서 어떤 불균형을 식별해서 교정하는 것은 중요하다. 대부분의 경우, 『오버커밍 그라비티』 차트에 있는 풀링에 비해 푸싱은 동일 레벨이거나 한 단계 높은 경향이 있다. 불일치 레벨이 두 단계 이상이면, 지지되어야 하는 약점이 있음을 나타낼 수도 있다.

웨이트 트레이닝 활동 집단은 웨이트 트레이닝 경험이 있는 사람들이다. 예를 들어 적어도 6개월 이상 푸시업, 딥, 핸드스탠드 푸시업, 풀업, 로우, 스쿼트, 피스톨 등과 같은 웨이트 운동으로 훈련된 사람들이다. 이 집단은 한 팔로 하는 변형 푸시업, 풀업, 또는 스쿼트와 같은 보다 고급 운동으로 훈련되었을 수도 있다.

웨이트 트레이닝 활동 집단이 보이는 주요 문제는 어려움을 참고 조직된 근력 루틴을 계속하는 데 어려움이 있다는 것이다. 이 집단에 속한 사람들 대부분은 이전에 지구력에 집중했던 사람들이거나 트레이닝에서 느끼는 대로 아무렇게나 하는 경향이 있는 사람들이다. 그들의 트레이닝은 근력 훈련이 구조화되어야 하는 방법이 아닌 많은 반복과 많은 세트에 기반을 둔다. 그들은 루틴이 자신들에게 별로 필요하지 않다고 느끼기 때문에 웨이트 근력 루틴을 일관되게 유지하지 못한다.

준비된 웨이트 트레이닝 집단은 대부분 팔을 일직선으로 하는 등척성 근력 운동으로 트레이닝을 하는 사람들이다. 일반적으로 이 집단에는 이미 체계화된 근력 트레이닝에 참여하고 있는 사람들이 포함된다. 여기에는 체조 선수, 비보이b-boys, 일부 파쿠르 선수 등이 포함된다.

이 집단이 가지고 있는 주요 문제는 일관성이며, 실제로 이것은 좋은 것이다. 그러나 이 집단은 종종 자신들의 신체를 관리하기 위해 트레이닝을 줄이지 않는 경향이 있기 때문에, 어떤 것이든 과사용 부상이 발생되면, 매우 나빠질 수 있다. 특히, 근력 트레이닝으로 시합 스포츠를 하는 사람들은 뒤지지 않으려고 부상을 무시하고 계속 트레이닝을 하는 경향이 있다. 쑤시는 듯한 통증, 얼얼한 통증, 그리고 관절이나 결합 조직 통증이 있는 부상이나 이전 부상 상태를 무시하면 장기 부상으로 발전되는 경향이 있다. 이 집단의 경우, 그들이 건강한 수준으로 완전히 회복되어 트레이닝을 계속할 수 있게 스스로를 재활할 수 있도록 적절히 미래 지향 계획을 수립하는 것이 중요하다.

일반적으로 웨이트 트레이닝 활동 집단과 준비된 웨이트 트레이닝 집단은 이미 웨이트 트레이닝에 적응되어 있다. 이들 집단에 대한 주된 관심사항은 일관되게 근력 트레이닝을 유지하면서 그들이 보이는 모든 문제점들을 확인하는 것이다.

스포츠 전문 집단은 스포츠 시합을 하는 사람들이다. 이 집단은 웨이트 운동이나 꾸준하고 엄한 훈련과 관련된 운동을 기반으로 이미 근력 트레이닝을 하고 있을 수도 있고 그렇지 않을 수도 있다. 이 집단은 사례별로 다루는 것이 가장 좋다. 근력 운동, 컨디셔닝 운동, 또는 그들이 권장하는 부가적인 활동이 어떤 유형인지 알고 있는 사람들이라면(어떤 경우에도), 코치와 상담을 하는 것이 가장 좋다.

축구 및 농구와 같은 일부 프로그램들은 리프팅 중량을 더욱 올리는 경향이 있다. 중량을 올리는 세부적인 것은 중량 리프팅 활동 스포츠 섹션을 참조하기 바란다. 또 다른 경우 레슬링, 체조, 또는 밀리터리 같은 프로그램들은 웨이트 트레이닝 운동을 더욱 광범위하게 사용할 수도 있다. 이런 경우, 웨이트 트레이닝 활동 섹션을 참조하기 바란다. 이 섹션에서 명심해야 할 개념은 중량 리프팅 활동 집단 또는 웨이트 트레이닝 활동 집단 간에 큰 차이가 있다는 것이 아니라, 이들 집단은 트레이닝과 회복에 시간을 사용하는 방법을 더욱 인식할 필요가 있다는 것이다. 운동선수가 어떤 스포츠를 위해 트레이닝을 하고 있다면, 근력과 균형 그리고 전문 스포츠 트레이닝 간에 균형을 인식해야 한다. 이것은 크로스-트레이닝 장에서 설명된다.

청년 vs 노인

청년과 노년 집단 간의 주요 차이점은 노년 집단의 탄력이 떨어진다는 점이다. 이는 유연성과 가동성의 감소, 이전 부상의 만성화, 과체중 또는 비만, 당뇨 또는 고혈압과 같은 질병 상태, 특정 동작을 수행하는 동작 품질 저하 또는 불능, 그리고 기타 기능상 제한 등과 같은 장기적인 문제로 다루어질 수도 있다. 이들 집단의 경우, 웨이트 트레이닝을 하기 전에 신체를 준비시키는 것은 필수적이다(특히, 기술을 제대로 수행할 수 없는 경우 더욱 중요하다). 이 경우, 웨이트 트레이닝 구조를 수정할 필요가 있다.

지난 10년간 피트니스계를 휩쓸고 있는 현상들 중 하나는 웨이트 트레이닝을 하기 전에 정적 스트레칭을 해서는 안 된다는 인식이다. 왜냐면 정적 스트레칭은 근력 트레이닝을 하는 동안 근육이 최대로 수축되는 능력을 저하시킬 수도 있기 때문이다. 그러나 가동성을 향상시킬 필요가 있는 경우 웨이트 트레이닝을 하기 전에 정적 스트레칭을 하면 이득이 있는 경우가 있을 수도 있다. 운동선수가 올바른 자세를 취하거나 기술을 정확하게 수행하는 데 어려움이 있다면 정적 스트레칭이 도움이 된다는 것은 분명하다. 일반적으로 말해서, 웨이트 트레이닝 루틴을 구성할 때 수행에 대한 안전을 강조하는 것은 좋은 생각이다.

본질적으로 노인들의 신체는 웨이트 트레이닝의 모든 단계에서 효율성이 떨어진다. 이것은 올바른 준비운동으로 어느 정도 완화될 수 있다. 준비운동은 10~15분이 적당하며 추가 시간이 필요한 경우 자신의 나이를 4로 나눈 값만큼 추가한다. 이렇게 하면 신체가 운동에 더욱 익숙해질 수 있기 때문에 부상 위험을 줄일 수 있다. 다음은 다양한 연령 집단에 적합한 준비운동이다.

- 20세: 10분+(20/4) = 15분
- 40세: 10분+(40/4) = 20분
- 60세: 10분+(60/4) = 25분

젊은 운동선수들의 경우(특히 10세 미만), 신경학적 경로가 완전히 발달되지 않았기 때문에, 협응력이 저하되는 문제가 가장 우려된다. 이 집단도 더 많은 반복을 시도하기 위해 자신들의 기술을 속이는 경향이 있다. 그들은 많을수록 좋으며 자신들이 무적이라고 생각한다. 분명히 기술이 매우 중요한 고급 웨이트 동작을 수행할 때 그런 생각은 안전하지 않다. 어린 선수들을 지도하거나 감독하는 경우, 운동을 게임처럼 만드는 것은 좋은 생각이다. 아동들을 서로 짝을 지우고 하지 말아야 할 것들을 지시한다. 아동들은 다른 아동들이 잘못하는 것을 지적하고 그들이 선을 벗어나지 않는 것을 좋아한다. 그래서 운동을 게임으로 만들면 이중으로 확인하는 구조가 된다. 자신의 자원을 자신의 편의에 사용한다.

유연성과 가동성에 제한이 있는 노년 집단에게는 종종 이러한 유형의 트레이닝을 더 많이 추가하는 동시에 그들의 트레이닝 능력이 저하되어 있기 때문에 근력 운동량을 줄여야 한다. 가동성과 유연성 섹션은 근력 섹션보다 더 길게 살펴보는 것으로 시작한다. 다음과 같은 것이 예상된다. 운동 루틴 상단에 근력 운동을 추가하기 전에 좋은 동작과 동작 범위의 토대를 구축할 필요가 있다. 그렇지 않으면 부상을 입을 가능성이 매우 높다. 또한 노년 집단에게 주당 3회 빈도의 전신 운동 루틴은 이상적이지 않을 수도 있다. 노년 집단은 큰 운동에서 쉽게 회복되지 않는다면 분할 루틴으로 운동할 필요가 있다. 노년 집단의 경우, 주중 다양한 날짜에 여러 운동을 분산 배치하는 것이 좋다. 그렇지 않고 하루에 모든 운동을 격렬하게 하면 과도한 피로와 부상을 초래할 수도 있다.

전문 스포츠 vs 오락 트레이닝

전문 스포츠 대 오락 트레이닝의 주요 차이점은 각 트레이닝의 강조점이다. 전문 스포츠 트레이닝의 경우, 근력과 컨디셔닝, 그리고 웨이트 트레이닝 루틴은 목적을 지향하는 수단일 뿐이다. 즉, 주요 목표는 현장 성과이며 근력과 컨디셔닝은 현장 성과를 향상시키는 데 도움이 되는 보조 수단일 뿐이다. 전문 스포츠 트레이닝은 오락을 위한 트레이닝과는 다르다. 또한 오락 스포츠와 트레이닝 간에 동일하게 중점을 두거나, 현장 성과만큼은 아니지만 트레이닝에 더 많은 중점을 두는 다른 이유로 수행하는 트레이닝과도 다르다.

이전 장에서 속성 트레이닝을 설명했다. 전문 스포츠 근력과 컨디셔닝은 항상 속성 트레이닝에 중점을 두는데 이는 스포츠에 따라 달라진다. 예를 들어 장거리 주자인 경우, 체육관에서 훈련하는 근력과 컨디셔닝의 대부분은 약간의 파워, 근력, 그리고 플라이오메트릭plyometric과 함께, 지구력 운동에 중점을 둔다. 한편, 단거리 육상 선수라면, 체육관에서 훈련하는 근력과 컨디셔닝의 대부분은 약간의 지구력 트레이닝과 함께, 최대 근력, 파워, 그리고 플라이오메트릭에 중점을 둔다. 이것은 에너지 시스템을 고려해야 하는 경우이다.

다음은 몇 가지 예이다. 체조와 파쿠르의 큰 차이점 중 하나는 시합은 없지만 천천히 변화하고 있다는 점이다. 체조의 경우, 시합이 있는 시즌이 있고 없는 시즌이 있다. 이것은 시즌 중 트레이닝 단계와 시즌 후 트레이닝 단계가 있음을 의미한다. 축구, 농구, 육상 경기 등 대부분의 스포츠는 시즌이 있다. 시즌 중 트레이닝은 시합에 대한 준비를 해서 능력을 유지한다는 점에서 시즌 후 트레이닝과는 일반적으로 접근 방식이 다르다. 한편, 시즌 후 트레이닝은 일반적으로 운동선수들이 튼튼하고 빠르고 강해질 수 있도록 그들의 능력을 향상시키기 위해 사용된다.

전문 스포츠와 오락 트레이닝 간의 또 다른 주요 차이점은 운동 선택이다. 전문 스포츠 트레이닝의 경우, 자신이 즐기는 운동은 거의 선택하지 않는다. 전문 스포츠 운동선수는 특정 속성이 있어서 자신의 스포츠에 필요한 도움이 될 수 있는 가장 효과적인 운동을 수행해야 한다. 예를 들어 운동선수를 강하게 만들기 위한 운동선수용 프로그램은 일반적으로 중량이 없는 데드리프팅과 스쿼트를 사용한다. 레그 프레스 머신과 시시 스쿼트sissy squats 등과 같은 스쿼트 변형 운동은 거의 사용되지 않는다. 파워 클린(한 번에 지면에서 바를 들어 올려서 가슴까지 당기는 운동)과 같은 폭발적인 운동을 해서 수백만 달러를 벌어들이는 운동선수조차도 위험과 부상 때문에 일부 프로그램은 좋아하지 않는다. 만약 근력과 컨디셔닝 코치이며 수백만 달러의 수익을 올리는 운동선수가 부상을 입게 만들었다면, 그 트레이너는 분명 해고될 것이다. 운동선수가 시합날 현장에서 최상의 성과를 올릴 수 있도록 보장하려면, 운동 효과와 운동 안정성은 적절히 고려되어야 한다.

트레이닝의 초점이 무작위 오락 활동을 겨냥해서 멋진 동작을 개발하거나, 단순히 강해지는 데 맞추어진다면, 기본적으로 학습해서 개발하고자 하는 것을 선택할 수 있다. 이 책은 구조적 균형 지침과 같은 몇 가지 일반적인 원칙을 제시하며, 이것은 부상으로 이어지는 길을 피하는 데 도움이 된다. 그러나 신체 단련 여정의 나머지는 트레이닝을 하는 당사자에게 달려 있다. 자신만의 목표를 결정하고 그 목표를 향해 나아가야 한다.

비부상 vs 부상

이 섹션은 부상을 입은 사람과 부상으로부터 회복되고 있는 사람들에 초점을 맞춘다. 여기에는 두 가지 중요한 차이점이 있다. ① 현재 부상을 당한 사람, ② 이전에 부상을 당했지만 재활을 완료한 사람. 부상을 당한 사람은 그렇지 않은 사람들과는 다르게 웨이트 트레이닝을 구성해야 한다. '5장 속성 트레이닝' 섹션에서 이미 이 개념을 설명했지만, '건강 및 부상 관리' 장에서 이 개념을 보다 자세히 설명할 것이다. 근본적으로 부상을 당하면, 목표는 부상당한 부위를 치료해서 다시 강해지는 것을 보장하는 것과 부상 부위에 대한 배려와 프로그래밍에서 안전을 보장하는 것을 혼합한다.

부상을 당한 상태에서 운동을 계속할 수 있는 방법이 있기 때문에, 부상으로 훈련이 중단되어서는 안 된다. 부상으로 출전하지 못하게 된 운동선수들이 마음속에 드는 생각은 부상 중에 웨이트 트레이닝을 할 수 없다는 것이다. 이 경우와는 거리가 멀지만, 이러한 사고방식은 종종 운동선수들이 웨이트 트레이닝을 중단하는 결과를 초래해서 그들은 좌식 생활 집단이 된다. 이 경우, 일반적으로 그들의 식단은 변하지 않으며, 이로 인해 과체중이나 비만이 된다. 그래서 우리 주변에는 신체적으로 활동적이었으며 몸 상태가 좋았으나 좌식 생활 방식으로 바뀌면서 결국 비만이 되어, 자신을 되돌아보고 그렇게 된 이유를 궁금해하는 사람들이 있다. 부상은 잘못된 의사 결정 고리의 촉매 역할을 했을 뿐이다. 이것은 부상당한 사람들과 함께 해결해야 할 문제이다. 트레이닝을 하는 동안 약간 좋지 못한 일이 일어날 수도 있지만, 트레이닝을 제대로 하지 않게 되는 나쁜 결정을 내리는 일이 있어서는 안 된다.

부상으로 재활을 받은 사람들에게 좋은 경험 법칙은 루틴의 후반부에 재활 운동을 계속하는 것이다. 이것은 문제가 있는 신체 부위에 대해 지속적인 활동을 보장하며, 추가적인 부상에 대한 회복력을 강화시키는 데 도움이 된다. 이 신체 부위는 과거에 부상당했다는 사실을 염두에 두고 앞으로 특별한 주의를 기울여야 한다. 다음 부상에 대한 가장 큰 예측 인자는 이전 부상이다. 새로운 부위에 부상이 발생되는 것보다 과거에 부상을 당했던 부위에 재부상 가능성이 훨씬 높다.

재활 후 사전 재활에 특별히 집중하면, 완전히 치료된 것으로 보이는 부상으로부터 발달될 수 있는 보상 패턴compensation pattern 정도를 잠재적으로 제한한다. 보상 패턴은 종종 다른 신체 부위를 과사용하는 결과로 이어진다. 예를 들어 오른쪽 다리의 무릎 부상을 입었으면, 스쿼트를 할 때 왼쪽 다리에 더 많이 의존할 수도 있다. 왼쪽 다리에 더 많이 의존하면 근육 불균형 또는 둔부나 무릎에 건염을 초래할 수도 있다.

부상에서 회복된 사람들의 경우, 일정 기간 동안 재활 후 사전 재활을 하는 것이 좋다. 다른 문제가 발생되지 않고 기간이 연장되어야 하는 경우가 아니라면, 사전 재활은 최소 재활 기간의 절반은 되어야 하며, 최대의 경우 전체 재활 기간만큼 되어야 한다. 따라서 건염에서 회복되는 데 두 달이 걸렸다면, 재활이 끝나고 4~8주 동안 사전 재활을 해야 한다. 이것은 운동 루틴 말미에 두 개의 부가적인 운동처럼 보일 수도 있다. 부상을 당했다는 사실에 집중하면, 주의를 기울이게 되므로 과사용으로 인한 또 다른 부상을 방지하는 데 도움이 될 수도 있다. 그 밖에 문제들(보상 패턴이나 다른 부상)이 발생하기 시작하면, 무기한으로 사전 재활을 해야 할 수도 있다. 늘 그렇듯이, 루틴에서 구현 또는 재활 또는 재활 측정과 관련해서 구체적인 질문이나 혼동이 있는 경우, 정형외과의나 물리치료사와 상담을 해야 한다.

Chapter 6. 요약

집단에 대한 고려 사항

기초 지식

집단 간의 차이는 트레이닝 방식에 상당한 영향을 미칠 수도 있다. 따라서 집단 간의 차이점을 인식하는 것은 중요하다. 잠재적인 과사용 부상을 방지하기 위해, 자신의 현재 상태를 인식해서 정확하게 웨이트 트레이닝을 적용하는 것이 중요하다. 웨이트 트레이닝 루틴을 구현하기 전에 의료 전문가와 상담을 하기 바란다.

다음은 앞서 설명한 여러 유형의 집단들이다.

좌식 생활 집단

- 순수 좌식 생활 집단
- 이전 운동선수였던 좌식 생활 집단

활동적인 집단

- 비가중 리프팅 활동 집단
- 가중 리프팅 활동 집단
- 웨이트 트레이닝 활동 집단
- 준비된 웨이트 트레이닝 집단
- 스포츠 전문

어플리케이션

이 카테고리에 속한다면, 웨이트 트레이닝에 각각 다르게 반응하기 때문에 이 장에서 설명된 세부 사항에 주의를 기울이기 바란다. 한 집단은 수정이 필요한 특정 문제가 있는 반면 다른 집단은 그렇지 않을 수도 있다. 운동 루틴을 구성할 때 이것이 고려되어야 한다.

Part II

운동 루틴 구성하기

- CHAPTER 7 -

운동 루틴 구성하기

전신 루틴과 분할 루틴의 빈도

트레이닝에 사용되는 루틴 구조에는 전신 운동 루틴, 분할 루틴, 그리고 신체 일부 분할 루틴 등 세 가지 유형이 있다. 어느 것이 가장 효과적인 루틴인지에 대해서는 많은 논쟁이 있다. 중요한 사실은 가장 좋은 루틴은 전적으로 자신의 목표에 따라 달라진다. 전신 운동 루틴은 초급자들이 전체 근력을 가장 빠르게 가장 효과적으로 구축하는 방법이지만, 장단점이 있음을 인식하는 것이 중요하다. 따라서 각각의 장단점을 살펴보고 그러한 루틴 중에 유용한 사례가 있는지 살펴볼 것이다.

전신 운동 루틴 본보기에서 운동선수는 복합 운동을 더 수행하고 고립 운동을 제거시킨다. 이로 인해 분할 루틴에서보다 더 많은 동작 패턴으로 더 많은 근육을 운동할 수 있으며, 이것은 일반적으로 복합 운동과 고립 운동이 혼합되어 있다. 전신 운동 루틴은 점증, 농기화, 그리고 비율 부호회와 같은 근력의 신경학적 요소가 비특이적이기 때문에 초급자들에게 많이 권장된다. 전신 운동 루틴을 사용하면, 높은 빈도로 복합 운동을 하는 순이득이 향상되며, 그 결과 주당 2~3회 수행하는 전신 운동 루틴은 근력을 얻기 위한 분할 루틴보다 더 많은 효과를 얻을 수 있다.

근비대가 목표라면, 근육 집단에 대한 전체적인 운동량이 비슷한 경우 전신 운동 루틴과 분할 루틴은 본질적으로 동일한 결과를 가져온다.

전신 운동 루틴은 높은 빈도로 각 근육 집단을 사용해서 운동할 수 있다. 일반적인 분할 루틴은 각기 다른 운동일에 이두근/등, 삼두근/가슴, 또는 다리 등의 근육을 단일 집단으로 분할해서 그 부위에 대해 집중적으로 운동한다. 이것은 매주 약 두 번씩 각 근육 집단을 활성화시킨다. 이와는 달리, 트레이닝 세션 수가 동일하다면, 전신 루틴은 일주일에 3~5회 정도 이들 근육 집단 각각을 운동한다.

숙달하고자 하는 동작을 자주 할수록, 더 빨리 향상되는 것은 틀림없다. 동일한 운동을 반복하면 한 부분의 근력이 발달되어 근력이 향상된다는 것을 예측할 수 있다. 협력 및 운동 학습과 같은 근력을 위한 신경 적응 중 일부는 동작에 따라 다르다. 다양한 운동을 수행하면, 동일한 운동을 반복적으로 수행하면서 진행되는 만큼 효과적으로 근력을 구축하지 못한다. 루틴 간 휴식일을 두고 푸시/풀/레그와 같은 분할 루틴을 설정하면, 일주일 약 2번씩 각 운동을 수행하게 된다. 그러나 전신 루틴을 사용한다면, 푸싱, 풀링, 그리고 레그의 빈도는 일주일에 3회까지 증가될 것이다. 시간이 지남에 따라 이러한 여분의 운동을 추가한다.

실제 예시: 푸싱 유형의 플렌체에서 매우 큰 성장을 기대하는 초급자가 있다. 일반적인 푸시/풀/분할 루틴

에서, 이 운동선수는 하루는 푸싱 운동을, 다음 날은 풀링 운동을 수행한 다음 휴식을 취한다. 따라서 운동선수가 일주일에 4번의 정상적인 일정을 고수한다면, 일주일은 2회의 플렌체를 수행하고, 다른 2주일은 풀링 운동을 수행한다. 그러나 전신 루틴의 경우, 운동선수는 일주일에 3회의 플렌체를 수행한다. 이것은 상당한 차이가 있는 것으로 보이지 않을 수도 있지만, 1년 동안 이 선수는 분할 루틴으로 하는 것보다 50회 이상의 플렌체를 더 많이 수행한다.

- 52주×주당 2회 운동 = 1년에 최대 100회까지 플렌체 운동.
- 52주×주당 3회 운동 = 1년에 최대 150회까지 플렌체 운동.

주당 2회의 푸싱 운동으로 분할 루틴을 선택한 운동선수는 전신 운동 루틴을 선택한 운동선수보다 플렌체 운동이 연간 50회 뒤진다. 전신 루틴으로 1년 만에 했을 것으로 예상되는 총 150회 플렌체 운동에 도달하려면 6개월이 더 걸린다.

- 매주 2일 50회 운동 = 25주(매월 4주 = 최대 6개월)

다시 말하면, 1년 동안 전통적인 분할 루틴을 선택한 사람은 전신 루틴을 선택한 사람보다 6개월이 뒤진다. 산술적으로 놀라운 수치이다. 또한 어떤 운동선수라도 웨이트 트레이닝의 운동 효과는 선형적으로 누적되지 않는다고 말할 수 있다. 그러나 가장 적게 추정해도, 분할 루틴을 수행한 운동선수는 전신 루틴을 선택한 운동선수에 비해 플렌체에서 3~4개월은 뒤지기 쉬우며, 초기 단계에 플렌체를 수행하는 여분의 3개월 동안은 진행 수준이 거의 다른 수준이 될 수 있다. 이와 같은 큰 차이는 단순히 운동 빈도를 주당 1시간 증가시킨 결과이다.

전신 루틴은 1년 내내 추가된다. 그래서 초급 및 중급자에 대한 분할 루틴에 비해 더욱 효과적이다.

웨이트 트레이닝 사이에 근육에 휴식을 부여하는 것이 유익하다. 전통적으로 초급자들에게 주당 3회의 빈도로 웨이트 트레이닝을 하는 전신 루틴이 주어진다. 웨이트 트레이닝이 월/수/금(MWF) 일정으로 구성되면, 웨이트 트레이닝은 약 48시간의 간격을 두게 된다. 최적의 휴식 시간은 추구하는 스포츠 유형뿐 아니라 루틴을 수행하는 운동선수의 일반적인 건강 상태에 따라 달라진다. 대부분의 초급자에게 48시간의 휴식이 최적이라는 것을 제안하는 확실한 연구는 없지만, 이는 일반적으로 통용되는 좋은 지침이다.

이것은 푸시/풀 루틴이나 다른 다양한 분할을 비난하는 것은 아니다. 푸시/풀, 스트레이트 암/벤트 암, 그리고 상체/하체 분할은 웨이트 트레이닝 루틴과 함께 효과적으로 사용될 수 있다. 루틴의 유형은 전체 운동량과 회복 인자에 대비해서 적절하여야 한다. 고급 수준 운동선수들의 경우, 신체 부위별 분할 루틴은 가끔 매우 중요하다. 축구와 같이 고도의 기술 운동을 요하는 트레이닝은 매일 두 번 연습하는 것이 보통이며, 회복 요인에 따라 푸시와 풀 시스템의 양이나 상체/하체를 분리해야 한다.

부상 혹은 엘리트 운동선수들을 위한 고립 운동은 신체 단련 영역의 후반부에서 가장 잘 활용된다. 초급자이거나 중급자인 경우, 근력 진행 차트에 따라 몇 가지를 제외하고 전신 루틴을 사용해야 한다.

일반적으로 특정 목적을 가지고 있는 전신 루틴 실행자는 일주일에 3회의 웨이트 트레이닝 일정을 잡고 회복을 위한 간격을 두어야 한다. 다음의 첫 번째 표는 루틴 일정과 관련해서 이 책 전체에서 사용되는 그 주의 여러 날짜에 대한 약어를 나타낸다. 두 번째 표와 같이 다른 약어들이 사용될 수도 있다.

- 월, 수, 금(M/W/F)
- 화, 목, 토(Tue/Thur/Sat)
- 월, 수, 토(M/W/Sat)
- 화, 목, 일(Tue/Thur/Sun)

예 1	예 2	예 3	예 4
월: 전신 루틴	월: 휴식	월: 전신 루틴	월: 휴식
화: 휴식	화: 전신 루틴	화: 휴식	화: 전신 루틴
수: 전신 루틴	수: 휴식	수: 전신 루틴	수: 휴식
목: 휴식	목: 전신 루틴	목: 휴식	목: 전신 루틴
금: 전신 루틴	금: 휴식	금: 휴식	금: 휴식
토: 휴식	토: 전신 루틴	토: 전신 루틴	토: 휴식
일: 휴식	일: 휴식	일: 휴식	일: 전신 루틴

이러한 것들은 주 3회의 전신 루틴 일정에 사용할 수 있는 몇 가지 변형에 불과하다. 48시간 간격으로 웨이트 트레이닝을 배정하고 매 셋째 운동 후 72시간의 휴식을 배정한다. 자신의 생활에 알맞는 일정을 선택한다. 창의력을 발휘해 보기 바란다. 주간 일정 대신 격주 일정으로 전신 루틴을 운영할 수 있다. 2주에 걸쳐 격주 일정으로 루틴을 구성하면 2주에 7회 운동을 할 수 있는 반면, 주간 일정은 2주에 6회만 가능하다.

예 1		예 2	
1주	2주	1주	2주
월: 전신 루틴	월: 휴식	월: 휴식	월: 전신 루틴
화: 휴식	화: 전신 루틴	화: 전신 루틴	화: 휴식
수: 전신 루틴	수: 휴식	수: 휴식	수: 전신 루틴
목: 휴식	목: 전신 루틴	목: 전신 루틴	목: 휴식
금: 전신 루틴	금: 휴식	금: 휴식	금: 전신 루틴
토: 휴식	토: 전신 루틴	토: 전신 루틴	토: 휴식
일: 전신 루틴	일: 휴식	일: 휴식	일: 전신 루틴

어떤 사람들은 체육관 이용이 어렵거나 직장, 가족, 또는 다른 일이 있을 수도 있다. 따라서 다음과 같은 전신 루틴 일정이 잠재적인 대안이 될 수도 있다.

- 주중에 시간이 제한적인 사람들의 경우 수/토/일.
- 교대 근무 일정이 있는 사람들의 경우 월/화/수 또는 월/화/목 또는 월/수/목.

네 가지 유형의 분할 루틴

초급자들에게는 전신 루틴 트레이닝이 권장되지만, 중급자, 고급자, 그리고 다른 요인들이 관여된 경우에는 분할 루틴이 효과적일 수 있다. 사용 가능한 모든 옵션을 조사하는 것이 중요하다. 어떤 운동선수들은 웨이트 트레이닝에만 트레이닝 자원을 할당할 수 없다. 전신 루틴은 너무 격렬하거나 시간이 많이 소요될 수도 있다. 분할 루틴 운동에는 권장되는 4가지 방법이 있으며 각 방법에는 장단점이 있다. 특정 스포츠가 트레이닝 루틴과 결합된 분할 루틴도 있다.

- 푸시/풀
- 상체/하체
- 스트레이트 암/벤트 암
- 푸시/풀/레그

향상을 촉진시키기 위해 반드시 전신 루틴을 수행해야 하는 충분한 정적 운동이 없기 때문에 등척성/동작 운동을 하는 날은 없다. 대신, 스트레이트 암/벤트 암 분할은 일반적인 체조의 스트레이트 암 등척성 운동에 초점을 맞추지만, 동작 기반 스트레이트 암 운동도 포함한다. 이것은 진행을 허용할 만큼 충분하게 운동을 확장시킨다.

푸시/풀 분할 루틴

푸시/풀 분할 루틴은 따로 설명이 필요 없으며, 두 루틴에 다리와 하체를 모두 포함한다. 일반적인 관행은 일주일에 푸싱 2일과 풀링 2일 등 총 4일을 수행한다. 이러한 순서를 사용할 때 신체에 가해지는 전체적인 스트레스가 최소화되어(일주일에 3회의 전신 루틴을 수행하는 대신 운동량이 4일에 걸쳐 분할되기 때문에), 다른 분야에 더 많은 운동을 할애할 수 있다. 모든 웨이트 트레이닝 푸싱 운동(핸드스탠드 푸시업, 플렌체 진행, 딥 등)의 경우 장비를 사용하는 푸싱 운동으로 항상 대체할 수 있기 때문에, 웨이트 트레이닝 운동을 중량 혹은 바벨을 사용하는 운동과 쉽게 통합할 수 있다. 풀링 운동도 마찬가지로 항상 쉽게 통합할 수 있다.

전신 루틴을 수행할 수 없는 경우, 일반적으로 푸시/풀 분할 루틴이 권장된다. 푸시/풀 분할 루틴은 몇 가지 이점이 있다. 예를 들어 하루에 모든 푸싱 운동을 선택해서, 근육에 대한 전체 운동량을 증가시킨다(웨이트 트레이닝 목적이 근력 또는 근비대인 경우 유용하다). 푸시/풀 분할 루틴의 주요 단점은 레그 운동을 푸싱(스쿼트 변형)과 풀링(데드리프트와 햄스트링 변형)으로 분할할 때 이틀을 연속적으로 다리 운동을 하게 된다는 점이다. 주로 대퇴사두근에 초점을 맞추는 스쿼트를 하는 동작과 전방 근육 사슬anterior chain 동작은 일반적으로 푸싱과 일치한다. 둔근과 햄스트링에 영향을 미치는 데드리프트와 후방 근육 사슬 동작은 풀링의 영향을 크게 받는다. 풀링 운동은 무게를 무게중심으로 이동시키는 반면, 푸싱 운동은 무게를 무게중심으로부터 멀어지게 이동시킨다는 사실을 명심해야 한다. 스포츠 경기를 하고 있는 경우, 이틀 연속 다리 운동을 하면 회복할 수 있는 시간이 없기 때문에 그것은 효과적인 해결책이 아닐 수도 있다.

다음은 웨이트 트레이닝당 5~6회 운동을 규칙적으로 하는 다양한 주간 일정의 몇 가지 예이다.

예 1	예 2
월: 푸시	월: 푸시
화: 풀	화: 휴식
수: 휴식	수: 풀
목: 푸시	목: 휴식
금: 풀	금: 푸시
토: 휴식	토: 풀
일: 휴식	일: 휴식

첫 번째 예에서 주말에는 운동을 하지 않고 쉰다. 두 번째 예에서 웨이트 트레이닝 사이에 약간 더 많은 회복 시간이 제공된다. 그러나 이것은 주말에 더 많은 웨이트 트레이닝을 한다는 것을 의미한다. 2주간의 예는 푸시와 풀 사이에 총 8회의 웨이트 트레이닝을 고르게 포함한다. 그래서 개인의 취향이 결정 요인이 될 수 있다.

각 푸시/풀 분할은 웨이트 트레이닝당 운동량이 규칙적이어야 한다. 각 종류의 근육에 집중할 수 있도록 적절한 유형의 5~6개 운동을 선택한다. 각 푸싱 웨이트 트레이닝은 두 개의 스쿼트 변형, 딥, 푸시업, 그리고 핸드스탠드 푸시업 중 어느 것이라도 포함할 수 있다. 6가지 운동을 시도하는 경우, 플렌체와 같은 다른 상체 운동을 추가한다.

단일 운동에 이런 종류의 운동량이 추가되면 웨이트 트레이닝당 2~3개의 상체 운동을 하는 데 저항력이 있는 운동선수에게는 효과적일 수 있지만, 대부분의 초급자에게는 너무 많은 양이다.

분할 루틴을 사용해야 하는 초급자들의 경우, 웨이트 트레이닝당 3~4회 운동의 가벼운 루틴을 선택하는 것이 좋다. 이 루틴은 자신의 체력과 목표에 따라 두 개의 레그 운동과 두 개의 상체 운동, 한 개의 레그 운동과 세 개의 상체 운동, 또는 한 개의 레그 운동과 두 개의 상체 운동을 포함하는 것이 이상적이다. 다음은 두 가지 예이다.

예 3	예 4, 1주	예 4, 2주
월: 푸시	월: 푸시	월: 풀
화: 풀	화: 풀	화: 푸시
수: 푸시	수: 푸시	수: 풀
목: 풀	목: 휴식	목: 휴식
금: 푸시	금: 풀	금: 푸시
토: 풀	토: 푸시	토: 풀
일: 휴식	일: 휴식	일: 휴식

예 3은 6/1 패턴을 보여 준다(7일 동안 6개 웨이트 트레이닝을 하고 마지막 날 하루 휴식이 있다). 예 4 열은 3/1/2/1 패턴을 보여 준다(연속 3일 트레이닝, 하루 쉬고, 이틀 트레이닝, 그리고 하루 휴식). 이것은 물론 2/1/3/1로 구성될 수 있으며 기능상으로 동일하다. 이 루틴을 사용하면 일주일에 5회 트레이닝을 하게 되는데, 이것은 한 근육 집단이 추가로 하루를 더 운동하게 된다. 반대로 웨이트 트레이닝을 하려면 두 번째 주 순서를 바꾸어서 할 수 있다. 그러면 2주 동안 푸싱과 풀링 운동을 각각 5회씩 트레이닝 할 수 있다. 예 3을 사용하면 2주 동안

12회의 웨이트 트레이닝(푸시 6회, 풀 6회)을 하는 반면, 예 4를 사용하면 동일한 기간에 10회의 웨이트 트레이닝(푸시 5회, 풀 5회)을 할 수 있다. 어느 것을 선택할지는 얼마나 빨리 웨이트 트레이닝 목표에 도달하고자 하는지에 달려 있다.

이 차트는 가벼운 분할 트레이닝 구조가 빈도 증가로 이어질 수 있음을 보여 준다. 이것은 근육 집단 사이의 휴식 때문이다. 이 예에서, 각 푸싱 웨이트 트레이닝 사이에 휴식을 하는 격차는 여전히 48~72시간이다. 이는 풀링 운동이 완전히 다른 근육 집단에 작용을 하기 때문이다.

명심할 점: 전신 루틴 웨이트 트레이닝을 전형적인 푸시/풀/분할과 비교해 보면, 전신 루틴이 쉽게 목표에 도달할 수 있다는 것을 알 수 있다. 각 근육 집단은 선택하는 푸시/풀 분할 웨이트 트레이닝의 일정에 따라 4~5회 웨이트 트레이닝마다 전신 루틴으로 6회의 웨이트 트레이닝이 된다. 전신 루틴을 사용하면 모든 것을 하루로 압축하기 때문에 웨이트 트레이닝 사이에 휴식이 가능하다. 따라서 운동선수는 더 빨리 목표로 진전할 수 있다. 그러나 분할 루틴을 사용하면 각 웨이트 트레이닝마다 운동 횟수가 줄어들어 각 웨이트 트레이닝이 짧아진다. 많은 사람들은 자신들의 일정에 따라 이 두 가지 옵션 중 하나를 선택한다.

상체/하체 분할 루틴

상체/하체 분할 루틴은 운동을 상체(몸통, 팔, 가슴)와 하체(다리, 코어)에 의해 수행되는 것으로 나눈다. 활동이나 스포츠에 강도 높은 하체 운동이나 달리기를 수반하는 경우 이 분할 루틴을 종종 선택한다. 그럴 경우, 어떤 하체 리프팅을 활동이 없는 날에 배정할 수 있으며, 이 경우 피로가 줄어들고 회복 속도가 빨라진다.

상체/하체 분할 루틴의 주요 단점은 상체와 하체에 수행되어야 하는 운동량에서 상당한 차이가 있다는 점이다. 상체는 하체보다 동작 면이 많기 때문에, 상체가 운동에 더 많이 참여할 수 있도록 웨이트 트레이닝 루틴은 상체에 더 많은 운동을 필요로 한다. 상체/하체 분할 루틴을 선택한다면, 운동 횟수를 줄여서 수행한 것을 보충하기 위해 각 웨이트 트레이닝의 운동량을 증가시켜야 한다. 예를 들어 전신 루틴이 2개의 푸싱과 2개의 풀링 운동을 포함하고 있다면, 전반적으로 동일한 효과를 나타낼 수 있도록 3~4회의 푸싱과 풀링 운동을 포함하는 등가의 상체/하체 루틴이 필요하다. 이 루틴을 선택하는 경우 상체에서 모든 동작 면을 충족시키는 데 필요한 모든 반복을 수행할 수 있을 만큼 에너지가 충분하지 않을 수도 있다. 또한 같은 날 너무 많은 운동이 누적되면 웨이트 트레이닝의 효율성이 가끔 떨어진다.

상체/하체 분할 주간 루틴은 푸시/풀 분할 운동에 직접 비견될 수 있다. 운동이 두 개의 다른 웨이트 트레이닝으로 분할되었기 때문에, 푸시/풀 분할 루틴을 구성한 동일한 방법으로 상체/하체 분할 루틴을 구성할 수 있다. 다음 예 1은 웨이트 트레이닝당 5~6개 이상의 운동량을 규칙적으로 요한다. 웨이트 트레이닝당 3~4개의 운동으로 줄이려면 예 2를 참조한다. 다시 말해 웨이트 트레이닝 루틴을 선택할 때는 항상 달성하고자 시도하는 웨이트 트레이닝의 목표뿐 아니라 자신의 생활 일정을 고려해야 한다.

예 1	예 2
월: 상체	월: 상체
화: 하체	화: 휴식
수: 휴식	수: 하체
목: 상체	목: 휴식
금: 하체	금: 상체
토: 휴식	토: 하체
일: 휴식	일: 휴식

예 3	예 4, 1주	예 4, 2주
월: 상체	월: 상체	월: 하체
화: 하체	화: 하체	화: 상체
수: 상체	수: 상체	수: 하체
목: 하체	목: 휴식	목: 휴식
금: 상체	금: 상체	금: 상체
토: 하체	토: 하체	토: 하체
일: 휴식	일: 휴식	일: 휴식

다리 중심 스포츠나 다리 관련 분야(파쿠르, 축구, 농구, 육상 경기 등)를 연습한다면, 상체/하체 루틴은 다음과 같이 실제 생활에서 조사된 바와 같이 보완적 구조를 제공한다.

예 1에 제안된 루틴을 사용하는 파쿠르 운동선수는 화요일과 금요일에 하체 루틴이 예정되어 있는 것을 알 수 있다. 따라서 파쿠르와 같은 실질적인 전문 스포츠 트레이닝은 하체 트레이닝 바로 전날(월요일과 목요일)에 이루어져야 한다. 모든 파쿠르 트레이닝이 휴식일 다음 날 이루어지기 때문에 활력이 있는 상태에서 수행될 수 있으며, 화요일과 금요일의 하체 웨이트 트레이닝은 원래 예정되어 있었기 때문에 문제없이 수행될 수 있다. 이것은 또한 특정 다리 웨이트 트레이닝 후 충분한 회복을 위한 휴식일이 제공된다.

다리 운동을 하는 날과 같은 날 달리기 집중 전문 스포츠 트레이닝을 예정하는 것도 가능하지만, 웨이트 트레이닝을 하기 전에 전문 스포츠 트레이닝을 해야 한다. 근육이 피로할 때 전문 스포츠를 수행하면 부상 위험이 높다. 전문 스포츠를 수행하기 전에 웨이트 트레이닝 일정을 잡는 것은 좋지 않다. 운동선수의 근육은 피로하지 않아야 최적의 기술을 트레이닝 할 수 있다. 같은 날 전문 스포츠 운동과 상체 트레이닝을 동시에 선택해야 할 수도 있지만, 동작을 제대로 수행하려면 다리에 피로가 없어야 한다.

스트레이트 암/벤트 암 분할 루틴

스트레이트 암/벤트 암 분할 루틴The Straight-Arm/Bent-Arm Split은 주로 상체에 초점을 맞춘다. 스트레이트 암을 트레이닝 하는 날, 정적 동작static movements과 핸드스탠드를 수행한다. 벤트 암을 트레이닝 하는 날, 딥, 풀업, 로우, 푸시업, 그리고 핸드스탠드와 같은 완전한 모션 동작motion movement을 수행한다. 분할 루틴에 명시되어 있지 않더라도 두 날 모두에 레그 트레이닝을 포함시킨다.

모든 스트레이트 암 트레이닝을 하루에 누적시키면, 스트레이트 암/벤트 암 운동으로 스트레이트 암 프레스 핸드스탠드, 프론트 레버, 백 레버, 그리고 플렌체를 포함한 운동에 더 집중할 수 있다. 이 루틴의 장점은 어깨, 팔꿈치, 손목과 같은 결합 조직에 스트레이트 암이 가하는 상당한 스트레스로 인한 피로를 회복할 수 있는 휴식일을 부여하는 것이다.

동일한 운동을 반복적으로 수행하지 않는 사람들에게 이 루틴은 좋은 선택이다. 이 루틴은 운동을 수행하는 사람에게 광범위하게 다양한 동작을 제공한다. 그러나 이것이 이 분할 루틴의 단점이기도 하다. 근력 트레이닝은 동일한 운동을 반복적으로 수행해서 진전시키는 것을 포함한다. 이 분할 루틴과 마찬가지로 근력 트레이닝에 다양한 운동을 포함시키면 잠재적인 효과를 감소시킨다. 제대로 운동 효과를 보려면, 근력 트레이닝에 무분별하게 여러 개의 운동을 포함시키지 않는 것이 좋다.

스트레이트 암/벤트 암은 두 부위 분할 루틴이기 때문에, 동일한 웨이트 트레이닝 구조를 푸시/풀과 상체/하체에 적용할 수 있다. 필요한 경우 이전 섹션의 예를 참조하기 바란다.

푸시/풀/레그 분할 루틴

푸시/풀/레그 분할 루틴Push/Pull/Legs Split은 상체 푸싱 운동, 하체 풀링 운동, 그리고 레그 루틴을 세 개의 다른 날로 분할 배치한다. 이것은 바디빌딩에서 볼 수 있는 분할과 매우 유사하다. 이 루틴은 얼마나 빨리 진행하는지에는 관심이 없다. 따라서 부상 위험이 매우 크고 고령이라 천천히 진행하고 싶은 사람에게 좋은 선택이다. 이 분할 루틴은 진행이 느리지만, 잠재적으로 꾸준한 속도를 제공하기 때문에 이 범주에 속한 사람들에게 적합할 수 있다.

진정한 운동선수들은 세 부분으로 나누어진 분할 루틴으로 진전을 위한 충분한 빈도를 얻는 것이 매우 어렵다는 점을 명심해야 한다. 이러한 분할 루틴은 근비대에 효과적이지만, 각 동작의 진전은 매우 느리며 고원현상이 발생되는 경향이 있다. 이러한 이유로, 중급자와 고급자는 세 개 이상으로 분할된 루틴을 선택하는 데 신중해야 한다.

세 개 부위 분할은 여러 방법으로 구성될 수 있다. 다음은 몇 가지 예이다.

예 1

주당 1회의 푸싱, 풀링, 그리고 레그 루틴을 수행한다.

월: 푸시
화: 휴식
수: 풀
목: 휴식
금: 레그
토: 휴식
일: 휴식

예 2

3주에 걸쳐 주당 각 루틴의 1.33의 웨이트 트레이닝 빈도로 주당 4개의 웨이트 트레이닝 수행한다.

1주	2주	3주
월: 푸시	월: 풀	월: 레그
화: 휴식	화: 휴식	화: 휴식
수: 풀	수: 레그	수: 푸시
목: 휴식	목: 휴식	목: 휴식
금: 레그	금: 푸시	금: 풀
토: 푸시	토: 풀	토: 레그
일: 휴식	일: 휴식	일: 휴식

예 3

3주에 걸쳐 주당 각 루틴의 1.67개 웨이트 트레이닝 빈도로 3/1/2/1 수행한다.

1주	2주	3주
월: 푸시	월: 레그	월: 풀
화: 풀	화: 푸시	화: 레그
수: 레그	수: 풀	수: 푸시
목: 휴식	목: 휴식	목: 휴식
금: 푸시	금: 레그	금: 풀
토: 풀	토: 푸시	토: 레그
일: 휴식	일: 휴식	일: 휴식

예 4

주당 각 루틴의 2개 웨이트 트레이닝으로 6/1 수행한다.

월: 푸시
화: 풀
수: 레그
목: 푸시
금: 풀
토: 레그
일: 휴식

더 많은 변형을 만들 수 있다. 예를 들어 루틴의 상체 섹션 사이에만 휴식일을 잡을 수도 있다. 또한 마음만 먹으면 자신의 직업, 스포츠, 또는 학교 일정에 맞추어 변화를 줄 수도 있다. 중요한 것은 시간이 지남에 따라 세 개 근육 집단(또는 더 많은 집단) 사이에 균형을 유지하는 것이다.

Chapter 7. 요약
운동 루틴 구성하기

기초 지식

빈도는 자신이 선택한 목표를 향한 가장 빠른 진전을 이루는 열쇠이다. 때문에 부상 우려가 없는 한 가장 짧은 시간에 가장 많은 빈도를 허용하는 루틴 모형을 선택하는 것이 최상이다. 초급자이고 목적이 체력에 있다면, 전신 루틴 웨이트 트레이닝이 진전을 이루는 데 가장 좋은 모형이지만, 자신의 일정에 적합한 구조를 선택하는 것도 중요하다. 전신 루틴 이외에도 4개의 분할 웨이트 트레이닝 루틴 구조가 있다. 이들 각각에는 장단점이 있다. 5가지 모형은 다음과 같다.

- 전신 루틴
- 푸시/풀 분할 루틴
- 상체/하체 분할 루틴
- 스트레이트 암/벤트 암 분할 루틴
- 푸시/풀/레그 분할 루틴

어플리케이션

웨이트 트레이닝 일정을 수립할 때 직장, 학교, 가족, 친구, 오락 활동, 여가 시간 등 모든 것을 고려하는 것이 중요하다. 이 책의 목적이 높은 수준의 근력 및 정리 운동을 달성하는 데 도움을 주는 것이기는 하지만, 그렇다고 해서 이것이 각자가 즐기는 다른 활동을 희생시켜서는 안 된다. 자신의 생활에 적합한 웨이트 트레이닝 루틴을 수립해야 한다.

- CHAPTER 8 -

준비운동 및 기술 운동

준비운동 분류 및 설명

준비운동의 목적은 웨이트 트레이닝에 적합하게 신체를 준비시키고 동작에서 어떤 결함을 해결하는 것이다. 운동선수들마다 신체가 요구하는 사항은 모두 다르기 때문에, 누구에게나 맞는 준비운동을 구성하는 것은 어렵다. 준비운동의 필수적인 구성 요소는 혈류, 가동성, 그리고 신체의 올바른 자세 훈련이다. 각 구성 요소에 소요되는 준비운동 시간은 자신의 신체 조건에 따라 다르다.

표본 준비운동 루틴

완료하는 데 약 15~20분이 걸린다.

혈류

- 10~20회 버피
- 60초간 크롤링

가동성

- 10회 손목 돌리기
- 10회 어깨 돌리기
- 10회 맨몸 스쿼트
- 준비운동을 해야 하는 기타 신체 부위 또는 관절
- 60초간 호흡 조절 운동Support Hold Work
- 5회 저먼행/스킨더캣

자세(신체 라인/신체 긴장) 훈련

- 30~60초간 플랭크, 양쪽 플랭크, 역플랭크, 할로우, 그리고 아치 홀드.

기술 운동: 기술 운동 시간, 기술 운동 유형, 그리고 품질

- 5~10분간 핸드스탠드 운동, 벽을 이용해 수행한다.

혈류

준비운동이 제대로 되려면 신체에서 몇 가지 중요한 생리적 변화가 일어나야 한다. 코어 온도를 끌어올려야 근육에서 화학반응이 빠르게 일어나서 수축 기능과 신경계를 활성화시킨다. 또한 근육으로 흐르는 혈류와 심장 박동이 높아야 낭비를 줄이고 산소와 영양을 공급할 수 있다. 발생되어야 하는 다른 생리학적 변화는 다음과 같다. 근육, 힘줄, 기타 결합 조직으로 흐르는 혈액 관류 증가; 뇌와 신경계가 운동에 적합하도록 자극; 그리고 관절의 연골이 활액으로 포화되도록 보장.

다음은 혈류에 좋은 웨이트 트레이닝의 준비운동 전형적인 비율을 구성하는 운동 설정의 예이다.

- 10~20회 버피
- 60초간 크롤링(또는 100미터와 같은 특정 거리를 크롤링 한다)

버피는 심박수를 빠르게 증가시키는 전신 운동이기 때문에 탁월한 선택이다. 또한 버피는 수행이 쉽고 부상 위험이 낮다.

버피는 다음과 같은 순서로 수행된다. 플랭크 자세 → 푸시업 → 스쿼트 자세로 전환 → 스탠드 → 점프 → 스쿼트 다운 → 플랭크 자세로 전환 → 전체 순서 다시 반복. 동작 사이에 중단이 있으면 안 된다. 전체 운동이 원활하게 진행되어야 한다. 버피는 자신을 들어 올리고 스쿼트를 하며 점프를 하는 등 기본적인 신체 동작을 연습할 수 있는 전신 운동이다. 버피는 준비운동은 물론 혈액 순환에도 좋다는 것은 부가적인 보너스이다.

60초간의 크롤링을 필요한 만큼 60초짜리 여러 세트로 나눌 수 있다. 크롤링은 무릎을 꿇고 네 손으로 땅에 엎드린 자세로 수행된다. 그런 다음 지면에서 몇 인치 정도 무릎을 들어 올리고 전방을 향해 옮긴 다음 반대편 무릎을 번갈아 가면서 앞으로 기어간다. 왼팔과 오른 다리가 동시에 움직이며 오른팔과 왼쪽 다리가 동시에 움직인다. 등이 지면과 수평이 되게 유지되도록 주의를 기울여야 한다. 크롤링은 코어 근육 조직과 견갑골 안정근을 활성화시키고 전신을 워밍업시키는 데 탁월하다. 크롤링은 광범위한 근육에 작용한다. 속력을 향상시키려면, 시간보다는 특정 거리에서 운동을 한다. 25미터 거리는 초급자가 가볍게 땀을 흘리기에 충분하다.

혈액 순환을 돕는 전신 준비운동의 또 다른 유형은 다음과 같다. 롤링rolling, 스쿼트, 곰 걸음bear walks, 게 걸음crab walks, 팔 벌려 뛰기jumping jacks, 줄넘기, 단거리 조깅, 또는 저 · 중 강도이며 수행이 쉽고 부상 위험이 낮은 다른 유형의 동작 등.

준비운동으로 혈류 변화가 이미 진행되고 있을 때 나타나는 세 가지 주요 생리적 증상은 다음과 같다. ① 땀이 약간 흐른다, ② 심박수가 약간 증가된다, ③ 호흡 리듬이 약간 증가된다. 준비운동이 가동성 운동으로 이어지면 그것은 부가적인 이득이며, 이것은 주로 버피와 크롤링에서 나타난다.

가동성

두 번째 중요한 준비운동의 구성 요소는 가동성 운동이다. 관절과 주변 조직을 준비운동시키려면 완전한 동작 범위에 초점을 맞춘 신속하고 짧은 동작 순환이 가장 유용하다. 4장에서 유연성, 비활동적 가동성 운동,

그리고 활동적 가동성/유연성 운동 간의 차이점을 설명했다. 편의를 위해 여기에서 차이점을 다시 설명한다.

- **유연성**: 신경계 이완을 통해 근육을 스트레칭 하여 동작 범위를 증대시킨다. 동작 범위를 증대시키는 유연성에 대해 가장 쉽게 이해할 수 있는 예는 두 다리를 일직선으로 벌리는 스플릿을 달성하기 위해 운동하는 것이다.
- **수동적 가동성**Passive Mobility: 동작 범위를 통해 관절을 움직이지만, 동작 범위를 증대시키려는 목적이 없다. 비활동적 이동은 운동을 위해 관절을 준비시키는 데 좋은 방법이다. 예를 들어 손목을 바닥에 대고 몸을 움직여 본다. 이렇게 하면 손목 근육을 수축시키지 않고 손목을 동작 범위 끝까지 가져갈 수 있으며 이것이 비활동적 이동의 좋은 예이다.
- **능동적 가동성/유연성**Active Mobility/Flexibility: 이들 두 용어는 종종 동일 의미로 사용되지만, 가장 일반적으로 사용되는 표현은 활동적 유연성이다. 실제로 사용되기 전에 유연성 트레이닝을 통해 동작 범위가 확보되어야 하기 때문에 거의 대부분 활동적 이동이다. 일단 이것이 완료되면, 가동성 트레이닝이라 불리는 새로운 동작 범위를 사용한다. 이에 대한 예는 파이크pike 스트레칭이나 스트래들 스트레칭을 사용하여 압력을 증대시키고, 복부와 고관절 굴곡근을 사용하여 얼굴을 지면이나 무릎 가까이로 이동시키는 것이다. 마찬가지로, 머리까지 다리를 올리는 킥이나 스탠딩 스플릿 운동은 활동적 가동성 또는 유연성의 한 예이다. 여기에서는 활동적 유연성이라는 용어를 일반적인 용어로 사용한다.

다음은 가동성을 향상시키기 위해 고안된 표준 준비운동의 예이다.

- 10회 손목 돌리기
- 10회 어깨 돌리기
- 10회 맨몸 스쿼트
- 준비운동을 해야 하는 기타 신체 부위 또는 관절
- 60초간 호흡 조절 운동
- 5회 저먼행/스킨더캣

대부분의 운동선수들은 곧바로 활동적 가동성 운동으로 건너뛰어 손목 돌리기, 어깨 돌리기, 맨몸 스쿼트와 같은 운동으로 준비운동을 한다. 그러나 관절에 어떤 문제점이 있으면 활동적 가동성 운동을 하기 전에 비활동적 가동성 운동으로 시작하는 것이 좋다. 이것은 또한 고령자나 부상을 입은 사람들에게도 좋다. 예를 들어 손목에 통증이 있거나 손과 무릎으로 바닥을 기는 자세를 취하기 어려운 경우, 다양한 동작을 통해 손목을 움직이고 천천히 몸무게를 앞/뒤로 이동시키면서 동작 범위 끝까지 움직인다. 비활동적 가동성 동작을 통해 몇 분 동안 손목 운동을 한 다음, 손목 돌리기와 같은 활동적 가동성 동작을 수행하여 운동에 적합하도록 준비운동을 할 수 있다.

바닥 위에서 굽힌 상태와 편 상태 모두에서 모든 방향으로 손목 돌리기(각 방향으로 15회)와 손목 가동성 동작을 조합해서 시도한다. 어깨의 경우, 밴드나 스틱을 사용해서 어깨 관절을 풀긴다. 이것은 견갑골과 어깨 관절 주변의 모든 근육을 동조시키는 데 도움이 된다. 가동성인 동적 유연성을 운동하는 다른 방법이 있다면, 대신 그것들을 사용할 수 있다. 이 부분의 준비운동은 60~90초 정도 해야 한다. 웨이트 트레이닝을 위한 가동성 운동의 또 다른 측면은 팔꿈치 준비운동을 해야 한다는 것이다(특히 스트레이트 암 자세에서). 웨이트 트레이닝 운동에서 좀 더 고급 근력 운동으로 진행할 때 팔꿈치의 무결성은 매우 중요하다. 이두박근을 강화시켜야 과신전을 예방할 수 있다.

1~3세트의 스트레이트 암 고정 지지 운동straight-arm-locked support work이 적극 권장된다. 1분 정도 유지할 만큼 강하면 충분하다. 유지하고 있는 동안 손바닥이 전방을 향하게 하고 바깥으로 회전을 시도한다. 체조 선수들은 이를 '링 외회전' 또는 줄여서 RTO라 부른다. 링을 바깥으로 틀고 그 자세에서 오랫동안 유지하면 이두박근과 팔꿈치에 좋을 뿐 아니라 어깨 근육 대부분을 워밍업할 수 있다.

- 스트레이트 암 자세를 전혀 유지할 수 없으면 패럴렛이나 패러럴 바로 시작한다.
- 링 위에서 스트레이트 암 지지를 유지할 수 없으면, 고무 세라밴드를 이용해서 링을 지지하거나 스스로 유지할 수 있을 때까지 누군가의 도움을 받는다. 초급자 대부분에게 이것은 필요하다.
- 비RTO 지지 유지 자세를 위한 트레이닝을 막 시작했다면, 팔을 뻗어 점프해 올라간 다음 유지 시간을 60~90초까지 늘리도록 시도한다.
- 그 단계를 넘어섰다면, 최대 1분에 도달할 수 있도록 가능한 한 몇몇 세트를 사용하도록 노력한다.
- 일단 링을 회전시키려고 시도하기 시작하면, 다시 돌아오지 않도록 일관성을 유지한다.
- 링이 자신의 신체와 일직선을 이룬 RTO로 60~90초간 운동을 완료했으면, 링을 조금 더 넓힌다. 이 자세는 훨씬 더 힘들 수 있다.

중요한 것은 근육이 운동을 위해 준비되는 것뿐만 아니라 힘줄, 인대, 연골, 그리고 관절도 준비가 된다는 것이다. 이것은 어떤 사람들은 다른 사람들보다 더 많은 반복 및/또는 세트를 필요로 할 수도 있다. 근육이 약간 떨리기 시작하거나 이두박근에 상당한 압박감을 느끼면 중단해야 한다. 이것은 준비운동이지 지나치게 힘들게 해서 웨이트 트레이닝에 방해가 되게 해서는 안 된다는 점을 명심해야 한다. 그러나 이 기술을 준비운동에 추가하면 근력 트레이닝을 더욱 빠르게 진전시키는 데 도움이 될 수 있음을 명심하기 바란다. 링 위에서 오랜 시간을 보내야만 숙련될 수 있다.

링 지지가 완료되면, 저먼행이나 '스킨더캣'으로 어깨를 더욱 스트레칭 할 수도 있다. 초급자라면, 링을 낮게 설정하고, 자세를 잡은 다음 5~10초 동안 스트레칭을 한다. 좀 더 경험이 있으면, 턱 자세(움츠려서 당기는 자세)나 파이크 자세(허리를 구부리고 발을 뻗는 자세)로 거꾸로 매달리기를 한 다음 원위치로 돌아올 수 있다. 여기에서 목표는 어깨가 동작 범위 끝까지 신장되게 하는 것이다. 이것은 굴곡에도 도움이 된다. 저먼행은 가슴과 다리뿐 아니라 전방 견갑대도 스트레칭시킨다.

정지한 상태로 15초 이상 스트레칭을 해서는 안 된다. 15초 이상 스트레칭을 하면 웨이트 트레이닝을 하는 동안 근력이 감소될 수도 있다. 약 1분 동안 3~4회 스트레칭을 해야 한다.

앞서 나이에 따라 준비운동을 하는 시간을 설명한 적이 있다. 준비운동에서 세트와 반복횟수는 다소 임의적임을 명심해야 한다. 일반적으로 고령이나 부상에서 회복된 사람들은 준비운동 시간이 더 많이 필요하다. 자신의 나이를 4로 나누면 준비운동에 추가해야 할 시간이 몇 분인지 알 수 있다. 이 차트는 지침으로만 사용되어야 하며, 자신의 상황과 개인적 취향에 따라 수정해야 한다.

- 20세: 5~10분+(20/4) = 5~10+5분 = 10~15분
- 40세: 5~10분+(40/4) = 5~10+10분 = 15~20분
- 60세: 5~10분+(60/4) = 5~10+15분 = 20~25분

강해질수록 준비운동의 내용을 수정해야 한다는 사실을 명심하기 바란다. 예를 들어 딥과 풀업이 점점 쉬워지고 자연스러워지면, 원하는 경우 준비운동 루틴에 딥과 풀업을 추가할 수 있다.

요약하면, 관절을 동원할 수 있도록 준비운동에 몇 분을 투자하는 것이 중요하다. 그런 다음, 진행 차트에 있는 자신의 현재 수준보다 2~3 레벨 낮은 운동으로 웨이트 트레이닝을 시작할 수 있다. 예를 들어 기본 운동의 하나로 스트래들 플렌체 운동을 하고 있다면, 턱 플렌체 푸시업으로 준비운동을 할 수 있으며, 이것은 더 강렬한 운동을 하도록 근육을 준비시키는 데 도움이 된다.

자세 훈련

세 번째 중요한 준비운동의 구성 요소는 일명 신체 라인 또는 신체 긴장 훈련으로도 알려져 있는 자세 훈련이다. 웨이트 트레이닝에 가장 유용한 자세 훈련은 플랭트, 사이드 플랭크, 역플랭크, 아치 및 할로우 홀드이다. 그러나 자신의 스포츠나 분야에 따라, 잠재적으로 사용할 수 있는 다른 신체 자세 훈련이 있을 수도 있다. 근력 운동에서는 적절한 자세를 유지하는 데 도움이 되고 본인이 원하는 기술을 촉진시키는 운동을 선택하는 것이 좋다. 이러한 운동들 대부분은 일반적으로 안정성 운동 범주에 속한다.

- **안정성 운동**: 주로 신경 근육 재교육에 중점을 두는 트레이닝 유형으로, 재교육은 신체를 적절하게 움직이는 방법을 다시 학습하도록 세부적으로 가르치는 것이다. 예를 들어 발목 염좌에서 회복될 때, 발과 발목에서 신체 인식을 다시 회복하는 주요 방법들 중 하나는 한쪽 다리 균형을 운동하는 것이다. 이것은 발목 주변의 근육을 활성화시켜 흔들림을 방지해서 안정화시키고 균형을 재훈련시킨다. 또 다른 예는 코어 안정성 운동으로 플랭크 자세를 사용해서 신체가 코어에서 긴장을 유지하도록 훈련시킨다. 그러면 중력에 대응하여 스스로 견딜 수 있는 능력을 얻을 수 있다.

안정성 또는 신체 긴장 훈련은 웨이트 트레이닝 운동을 위해 알아야 할 자세를 확고히 하는 것뿐만 아니라 코어의 안정화 근력을 향상시키기 위해 수행된다. 이 훈련 운동이 향상될수록 웨이트 트레이닝 운동에서 자세와 기술이 더 능숙해진다. 따라서 더 빠르게 진전되며 부상 위험이 낮아진다.

많은 운동선수들은 자신들의 구체적인 가동성 약점에 맞춘 그들 자신만의 준비운동 루틴이 있다. 모든 웨이트 트레이닝은 높은 수준의 결합 조직이 필요하다는 점을 명심해야 한다. 따라서 기존의 준비운동 루틴을 그대로 사용하고 싶다면 웨이트 트레이닝 근력 운동에 적합하게 조정해서 맞추어야 한다.

지금까지 스트레칭 역할에 대해서는 설명하지 않았다. 이것은 특히 동작 범위를 증대시키기 때문에 웨이트 트레이닝 운동의 중요한 구성 요소이다. '정적 스트레칭은 웨이트 트레이닝 후반부에 가장 유용하다.' 신체가 준비운동을 마치고 신경계가 피로해졌을 때 정적 스트레칭이 가장 효과적이다. 그러나 동적 스트레칭은 전체적인 동작 범위를 통해 근육을 활성화시키기 때문에 준비운동에 유용하다. 정적 스트레칭과는 달리 동적 스트레칭의 경우 동작 범위 경계에서 자세를 유지하지 못한다. 준비운동에서 정적 스트레칭을 너무 오래하면, 운

동 루틴을 진행하는 동안 최대 힘을 발휘하는 데 부정적인 영향을 미칠 수 있다. 운동 루틴에 있는 기술을 제대로 수행하지 못할 정도로 유연성 문제로 어려움을 겪는 경우를 제외하고, 웨이트 트레이닝 전에 스트레칭은 제한되어야 한다.

준비운동은 복잡할 필요가 없지만, 루틴을 수행할 수 있도록 잘 구성해서 신체를 준비시키는 것은 중요하다. 혈류와 가동성을 증가시키고 신체 인식을 촉진시키는 준비운동을 선택해야 한다.

『오버커밍 그라비티』 초판 이후 더욱 발전되어 재활 및 유연성 운동 후반부에 가동성 운동을 포함시키는 대신 준비운동에 가동성 운동을 포함시키는 것이 더욱 효과적인 것으로 밝혀졌다. 이와 같이 변화한 이유는 가동성 운동으로 신체가 첨단 기술 운동과 근력 발달 운동에 대비한다는 것이다. 이것은 기본적인 준비운동을 일반적인 가동성 운동과 혼합할 수 있음을 의미한다. 기본적인 준비운동으로는 지지 유지, 수행하기 쉬운 푸시업 변형, 로우 등이 있다. 일반적인 가동성 운동으로는 저먼행(어깨 준비운동의 경우), 손목 가동성 운동, 그리고 브릿지 및 그와 유사한 동작들(등 준비운동의 경우) 등이 있다. 웨이트 트레이닝 구조의 구체적인 예는 이 책의 이전 장을 참조하기 바란다.

기술 운동: 기술 운동 시간, 기술 운동 유형, 그리고 품질

기술 및 기법 운동은 항상 준비운동 후에 수행되어야 한다. 준비운동을 하고 나면 신체는 새로운 기술이나 새로운 동작 패턴을 학습할 준비가 되어 있는 최적의 시간이다.

예: 벽을 이용한 5~10분간 핸드스탠드 운동. 핸드스탠드 세트 사이에 필요한 만큼 휴식을 취한다.

좋은 기술 및 기법 운동 연습은 아무리 강조해도 지나치지 않다. 기술을 제대로 연습하지 않으면, 신체는 부정확한 패턴을 기억하게 된다. 핸드스탠드를 수행하는 동안 바른 동작에서 벗어난 느슨한 다리 자세를 취하는 것이 좋은 예이다. 뇌와 신체가 부정확한 패턴을 기억하게 되면, 다시 교정하는 것은 매우 어렵다. 시작할 때 올바른 형태에 집중하는 것이 가장 좋다. 너무 피로해서 계속할 수 없으면, 최선의 방법은 행동을 즉시 멈추고 휴식을 취하는 것이다. 일반적으로 부정확한 패턴이 기억되면 나쁜 동작이 시작되기 때문에, 기술 연습은 최선을 다해야 한다.

플렌체, 프론트 레버, 그리고 백 레버는 기술 운동이 아니다. 핸드스탠드와 L-시트가 기술 운동에 포함되어 있고 이들 모두가 스트레이트 암 기술이라 하더라도, 기술 운동은 균형과 같은 특정 속성 개발에 집중하여 피로가 없는 동작임을 명심해야 한다. 이 용어를 사용하면, 핸드스탠드 운동은 본질적으로 '손 위에서 균형을 잡는' 운동이라 말할 수 있다. 동작을 효과적으로 수행하기 위한 근력을 개발하기 위해, 플렌체, 프론트 레버, 그리고 백 레버는 운동 루틴에 포함된다. 이 운동이 속하는 적절한 위치는 운동 루틴의 기술 운동 부분이 아니라 근력 부분이다.

한편, 기술 운동은 매우 다양하다. 체조 선수가 엘보우 레버 및 L-시트 등과 같은 다양한 기술 운동과 핸드스탠드를 적절하게 수행하려면 이 동작 또는 자세에 상당한 시간을 투자해야 한다. 이러한 기술들은 균형에 더 중점을 두는 경향이 있지만, 상당한 양의 근력을 필요로 한다. 강해질수록 기술 수행이 더 쉬워진다.

L-시트에 관한 주의 사항: 대부분의 사람들은 핸드스탠드와 짝을 이루는 경우도 이 동작을 코어 운동을 위해 사용하기 때문에, 이 운동을 지구력, 코어, 그리고 고립 운동 섹션에 배치한다. L-시트는 많은 초급자들에게 엄청난 피로감을 준다. 그래서 운동 루틴의 근력 운동 섹션에 배치하면 운동 역량을 저하시킨다. 그러나 L-

시트를 기술 운동으로 훈련하고 싶으면, 근력 운동 섹션에 배치해도 좋다. V-시트와 만나 동작을 배우고 싶은데 코어 근력이 약하다면, 이것은 최상의 방책이다.

핸드스탠드와 같은 기술과 풀업, 딥, 그리고 저먼행과 같은 진행을 마스터하고 그것들이 신체에 미치는 강도가 떨어지면, 별도의 준비운동 루틴에 사용할 수 있다. 이러한 운동이 신체에 미치는 강도가 낮아진 후 운동 루틴에 포함시킨다. 예를 들어 프리스탠딩 핸드스탠드를 마스터하고 프리스탠딩 핸드스탠드 푸시업을 시작했다면, 동작에 대한 적절한 신경 패턴을 보강하기 위해 준비운동 루틴에 기본 핸드스탠드 운동을 추가하는 것이 좋다. 핸드스탠드 숄더 탭스handstand shoulder taps(벽을 이용해 리프팅을 하는 동안 손으로 매번 교대로 어깨를 터치하는 것)와 같은 동적 동작을 이용하면 기술을 훈련하는 동안 신체를 워밍업시키는 데 도움이 될 수 있다.

현재 자신의 역량 수준보다 2~3단계 아래인 모든 기술이나 근력 진행은 준비운동이나 기술 운동에 적절한 운동이다. 특히, 핸드스탠드와 엘보우 레버 같은 상당한 균형 요소들이 포함되어 있다면 더욱 좋다(진행 차트를 기준점으로 사용하기 바란다). 예를 들면 웨이트 트레이닝에서 스트래들 프론트 레버 진행을 운동하고 있다면, 준비운동에 짧은 턱 프론트 레버 유지 운동을 추가한다. 또한 쉬운 진행 버전으로 준비운동을 하면 능숙해진 동작 패턴을 유지하는 데 도움이 될 수도 있다. 시간을 절약하기 위해 프리스탠딩 핸드스탠드 푸시업을 벽을 이용한 핸드스탠드 푸시업으로 교체할 수도 있다.

바벨 트레이닝에서는 초급자들도 올림픽 역도 인상 및 용상과 같은 복잡한 동작을 배우고 몇 개월 내에 능숙한 수준에 도달하지만, 웨이트 트레이닝에서는 그것이 불가능하다. 웨이트 트레이닝의 경우, 진행 수준은 이전 근력과 기술 발달을 고려한 현재 자신의 역량에 따라 구분된다. 예를 들어 핸드스탠드는 운동을 통한 다양한 진행과 여러 수준이 있는 기본 기술이다. 기본 기술에는 다음과 같은 것들이 있다.

- 벽을 이용한 핸드스탠드에서 프리스탠딩으로 발전된 기본적인 정적 유지 그 자체
- 기본적인 핸드스탠드를 유지하면서 발차기
- 핸드스탠딩 워킹
- 적절한 스트레이트 암 프레스 핸드스탠드로 발전
- 프리스탠딩 벤트 암 핸드스탠드 푸시업 습득
- 원 암 핸드스탠드 습득
- 핸드스탠드에서 다양한 위치 제어
- 원 암 핸드스탠드
- 원 암 프레스 핸드스탠드

무엇을 해야 하는지 알고 있고, 정확한 진행을 지적해서 다음에 해야 할 운동에 대한 팁을 제공할 수 있는 코치의 지도를 받지 않는다면, 웨이트 트레이닝 운동에서 기본 기술을 진행하는 것은 매우 어렵다. 기술 개발은 적절한 근력을 구축하는 데 중요한 역할을 한다. 가능하면 모든 웨이트 트레이닝에 기술 개발을 포함시키는 것이 좋다. 선수 개인의 기술, 근력, 그리고 운동 능력이 향상됨에 따라, 이전에 '근력' 운동으로 분류되었던 운동이 기술 운동이 될 수도 있다. 이것이 맞지 않는다는 생각이 들면, 핸드스탠드를 고려해 보기 바란다. 초급자들은 종종 벽에 기대어 하는 경우도 5~10초 동안 거꾸로 서 있는 것이 어렵다. 그러나 근력이 증가됨에 따라, 핸드스탠드는 지구력 운동이 되며, 60초 이상 유지될 수 있다. 매 5~6주마다 목표와 운동 선택을 재평가하는 것이 중요하다. 트레이닝이 진행됨에 따라 진행되는 운동에 기반을 두고 기술 운동을 구성하는 요소들과

근력 운동을 구성하는 요소들을 재정의하는 것이 좋다.

기술은 진행 차트에 있는 근력 수준과 반드시 관련이 있는 것은 아니다. 기술이 기술 운동이 될 때 자신의 근력 수준 이상 또는 이하로 운동을 할 수 있다. 강한 사람들 중 대다수는 웨이트 트레이닝을 원 암 핸드스탠드와 같이 기술을 기반으로 하는 인상적인 정적 자세를 습득하기 위한 것으로만 생각하는 경향이 있다. 좋은 기술을 사용하면 비교적 약한 운동선수조차도 원 암 핸드스탠드를 할 수 있다.

그러나 일반적으로 말해서 강해질수록, 기술 운동을 할 수 있는 잠재력이 커진다. 근력 운동 루틴에 따라 기술을 계속해서 연습한다면, 강해지는 만큼 기술 운동이 향상된다는 것을 알게 된다. 기술 운동의 핵심은 적절한 회복 시간을 두고 많은 연습을 할수록 기술 향상이 점점 더 빨라진다는 것이다. 최적의 향상을 촉진시킬 수 있는 적절한 균형을 찾아야 한다. 초급자들의 경우, 핸드스탠드의 업사이드 다운upside down을 배우는 것은 어려운 기술이다. 그러나 60초 이상 프리스탠딩 핸드스탠드를 이미 할 수 있는 사람의 경우 총 10분간의 운동이 가능할 것이다. 심지어 핸드스탠드와 같은 단순한 기술 운동이라도 지나치게 많은 연습을 하면 회복을 손상시킬 수 있음을 명심해야 한다.

기술 운동을 준비운동처럼 접근하는 것이 가장 좋다. 웨이트 트레이닝이 근력 운동 부분으로 이동할 때 지나치게 땀을 흘리거나 피로해서는 안 된다. 목표는 피로하지 않고 가장 높은 운동 품질을 얻는 것이다. 초급자들에게 이것은 기술 운동은 20초 정도가 적당하다는 것을 의미한다. 한편, 고급자라면 원 암 핸드스탠드와 같은 어려운 기술 연습에 15~20분을 투자할 수도 있다. 많다고 항상 좋은 것은 아니라는 점을 명심하기 바란다. 기술 운동을 할 때 주의해야 할 점은 '매우 적다'는 느낌으로 시작해서 필요한 경우 더 추가하는 것이 좋다는 점이다. 너무 많은 기술 운동으로 시작하면, 바르게 진행되지 않는 경우 무엇이 잘못되었는지 식별하기 어렵다. 피로하거나 휴식일을 정해 놓았다면, 두려워할 필요 없이 양질의 운동을 하도록 한다. 매일 무언가를 할 수 없다고 부끄러워할 필요는 없다. 계획에 따라 아무것도 하지 않는 날도 있다. 매일 할 수 있는 만큼 양질의 운동을 하면(피로가 허용되는 수준에서 일정에 따라), 빨리 향상될 것이다.

모든 연습이 완벽함을 만드는 것은 아니다. 완벽한 연습만이 완벽함을 만든다.

Chapter 8. 요약
준비운동 및 기술 운동

다음과 같은 세 가지를 커버해야만 적절한 준비운동이다.

- 혈류
- 가동성
- 자세 훈련

좋은 혈류 운동으로는 버피와 크롤링이 있지만, 팔 벌려 뛰기, 줄넘기, 단거리 조깅, 또는 중등도 강도의 동작들, 저수준 기술 운동, 그리고 부상 위험이 낮은 운동들도 있다. 롤링, 스쿼트, 그리고 곰 걸음 및 게 걸음과 같은 다른 사지 운동도 좋다.

가동성의 경우 모든 관절을 워밍업시키는 운동을 선택하는 것이 좋다. 뻣뻣하거나 이전에 부상을 입었던 부위에 많은 시간을 투자한다. 주로 장기 가동성 운동으로 권장되는 것은 RTO 지지 및 저면행/스킨더캣 등이다.

자세 훈련의 목적은 신체가 정확한 자세에 익숙해져서 웨이트 트레이닝 운동을 수행하는 동안 코어 긴장을 유지하도록 하는 데 있다. 최대 30~60초 동안 운동을 수행한다. 기술이 향상되면 준비운동 루틴에서 자세 훈련을 제거할 수 있다. 좋은 자세 훈련으로는 플랭크, 양쪽 사이드 플랭크, 역플랭크, 할로우, 그리고 아치 홀드 등이 있다.

기술 운동은 다음과 같은 영역을 다루어야 한다.

- 전문 스포츠 운동
- 핸드스탠드(그리고 근력이 아닌 균형에 의해 제한되는 기타 운동들)

루틴의 기술 운동 부분에서 심한 피로를 초래하는 운동은 웨이트 트레이닝 후반부에 운동 능력을 저하시킬 수도 있기 때문에 루틴에 포함시키지 않는다. 그것들을 포함시키지 않으면, 핸드스탠드와 같이 구성 요소를 필요로 하는 대부분의 전문 스포츠 드릴과 동작 유형들을 자유롭게 운동할 수 있다.

- CHAPTER 9 -

근력 운동

효과적인 전신 근력 운동 루틴을 위한 일반적인 모형은 두 가지 푸싱 운동과 두 가지 풀링 운동, 그리고 두 가지 레그 운동을 포함한다.

웨이트 트레이닝을 바벨 운동과 통합하고 근비대 및 파워와 같은 다른 목표가 있다면, 그 운동은 이 웨이트 트레이닝 섹션에도 포함된다. 근력 및 근비대는 상호간에 끊임없이 작용을 하기 때문에 이 섹션에서 광범위하게 다루어진다. 그러나 올림픽 리프트(인상, 용상 등)와 같은 파워 운동은 다루지 않는다.

표본 근력 운동 루틴(후반부에 두 개의 부가적인 운동이 있다)

- 풀업: 10×0 운동 속도에서 3분 휴식으로 3×5 → 12회 반복 수행
- 딥: 10×0 운동 속도에서 3분 휴식으로 3×5 → 12회 반복 수행
- 와이드 링 로우: 10×0 운동 속도에서 3분 휴식으로 3×5 → 12회 반복 수행
- 링 푸시업: 10×0 운동 속도에서 3분 휴식으로 3×5 → 12회 반복 수행
- 스쿼트(피스톨 진행 또는 바벨): 10×0 운동 속도에서 3분 휴식으로 3×5 → 12회 반복 수행
- 딥 스텝업: 10×0 운동 속도에서 3분 휴식으로 3×5 → 12회 반복 수행
- 총 60초간 L-시트, 실패 지점까지 필요한 만큼 많이 실시.
- 3×10초간의 프레스
- 플렌체 등척성: 3분 휴식으로 5×12초 수행
- L-시트 풀업 운동: 10초간의 원심성 운동으로 3×(3×7초) 또는 3×3 수행

범례: 운동, 전진적 진행 원리에 따른 세트×반복, 운동 순서, 휴식 시간 그리고 운동 속도

운동의 종류 및 운동 표기 방법

근력 운동은 세 가지 유형으로 나누어진다. 동심성(근력 수축 반응), 등척성(동일한 신장으로 근육 유지), 그리고 원심성(근육 신장 반응).

- **동심성 운동**: 동적 운동으로도 알려져 있으며, 동심성 운동은 원심성과 동심성 구성 요소 모두를 포함하고 있다. 이 운동의 가장 어려운 부분은 동심성 구성 요소이다. 예를 들어 완전한 동작 범위의 푸시업은 가슴과 배가 지면에 살짝 닿도록 몸을 낮추는 동심성 구성 요소와 동작의 하단에서 시작 위치로 돌아가도록 밀어 주는 원심성 구성 요소를 포함하고 있다. 딥과 핸드스탠드 푸시업 같은 대부분의 푸싱 동작에서 원심성으로 신체를 낮춘 다음 동심성으로 밀어서 반복을 완료한다. 풀링 동작은 그 반대이다. 풀링 동작은 동심성 구성 요소로 시작해서 원심성 구성 요소로 완료된다. 예를 들어 풀업은 동심성으로 신체를 봉 위로 끌어올리는 어려운 동작으로 시작한 다음, 원심성으로 동작의 하단까지 신체를 조절하면서 내린다.
- **등척성 운동**: 정적 운동으로도 알려져 있으며, 등척성은 전체 운동을 하는 동안 근육이 동일한 신장 상태에 머무는 운동을 말한다. 예를 들어 체조에서 정적 근력 동작은 모두 등척성 동작으로 분류된다. 이러한 것들은 플렌체, 프론트 레버, 백 레버, 그리고 십자버티기 등이다. 핸드스탠드도 등척성 운동으로 간주되지만, 핸드스탠드의 균형 구성 요소는 로우 근력 등척성 유지와는 구분된다. 아직까지 강하지 않은 사람들은 근력 등척성 운동으로 핸드스탠드를 사용해서 시작할 수도 있지만, 근력은 빠르게 발달되어 핸드스탠드가 균형으로 전환되도록 훈련하는 주요 속성을 유발할 수도 있다. 그래서 핸드스탠드는 일반적으로 근력 운동보다는 기술 운동으로 분류된다. 이 책에서 사용하는 '등척성 자세'라는 용어는 근력 속성을 트레이닝 하는 사람들에게만 해당되는 것이다. 핸드스탠드 또는 엘보우 레버와 같은 구성 요소들이 상당히 있다면, 그 운동은 기술 운동으로 분류된다.
- **원심성 운동**: 이 운동들은 일반적으로 느리며 통제되는 동작으로 구성되는데, 전체 반복을 통해 근육이 신장된다. 이 운동의 한 가지 예는 풀업 원심성 운동이다. 이 운동은 턱이 봉 위로 올라가는 풀업 자세의 상단에 도달하기 위해 플랫폼이나 점프와 같은 지지 형태를 사용한다. 그런 다음 신체를 천천히 아래로 낮추면서 통제된 방식으로 동작의 끝부분까지 내린다. 이러한 운동은 동작 중 동심성 부분을 수행할 수 없을 수도 있지만, 근력과 근비대로 이어지는 원심성 부분을 수행하는 방법으로 동작 패턴을 훈련할 수 있는 동심성 동작의 부분집합이다.

다음은 세 개 유형의 운동 모두를 포함하고 있는 표본 루틴이다.

- 동심성: 딥: 10×0 운동 속도에서 3분 휴식으로 3×5 → 12회 반복 수행
- 등척성: 플렌체 등척성: 3분 휴식으로 5×12초 수행
- 원심성: L-풀업 원심성: 10초간의 원심성 운동으로 3×(3×7초) 또는 3×3 수행

이러한 유형의 운동 강도와 운동량을 정량화할 수 있는 방법들이 있다.

- **동심성 운동**은 일반적으로 수행되는 세트 수와 각 세트에서 완료되는 반복횟수로 표현된다. 이것들은 세트×반복으로 표현된다. 예: 3×5, 이는 5회 반복 3세트를 의미한다.
- **등척성 운동**은 일반적으로 유지되는 세트 수와 각 세트에서 유지되는 시간 양으로 표현된다. 이것들은 세트×유지 시간으로 표현된다. 예: 3×10초, 이것은 10초 유지 3세트를 의미한다.
- **원심성 운동**은 반복횟수를 변형시킨 등척성 운동과 유사하다. 예를 들어 연속해서 10초 유지 3세트의

풀업 원심성 운동을 수행한 다음, 그 반복 클러스터를 3세트 수행할 수 있다. 이것을 최대한 간단하게 유지하려면 세트×(클러스트 반복×원심성 시간) 측면에서 이것을 참조하기 바란다. 예: 3×(3×10s), 이것은 연속해서 10초 유지 3회 반복 원심성 운동 3세트를 의미한다. 각 원심성 운동 사이에 휴식 기간이 있다면 그것을 표시하는 주석을 달기 바란다. 훈련 일지에서 이 기록을 볼 수 있는 또 다른 방법은 10초 유지, 3회 반복, 원심성 운동 3세트이다. 이것은 10초 유지, 3회 반복, 원심성 운동이 3세트 있다는 것을 의미한다.

역도에서, 프로그래밍을 서면에 기록하는 표준 방법은 무게×반복×세트이다. 그래서 가중 딥을 수행한다면 190(파운드)×5(반복)×3(세트) 또는 190×5×3으로 기록할 수 있다. 그러나 우리가 웨이트 트레이닝에서 사용하는 형식과 여기에서 사용되는 형식은 세트×반복 또는 세트×유지되는 시간이다. 이 형식은 일반적으로 널리 사용된다.

이러한 모든 동작들과 근육 간에는 상호 관계가 존재한다. 연구 결과에 따르면, 동심성 수축과 등척성 수축을 비교했을 때, 동심성 수축에 비해 등척성 수축이 약 100~120% 더 강하다. 마찬가지로, 우리가 동심성 수축과 원심성 수축을 비교했을 때, 동심성 수축에 비해 원심성 수축이 약 100~150% 더 강했다. 이러한 비율은 신체의 특정 근육과 트레이닝 요인에 따라 크게 다르다. 등척성 수축이 동심성 수축에 비해 약 100~120% 더 강하며 원심성 수축은 동심성 수축에 비해 약 120~150% 더 강하다는 가정을 해 본다. 그러한 근거로 근력 및/또는 근비대 적응을 유도하기 위한 자극으로 얼마나 많은 트레이닝이 필요한지에 대한 일반적인 결론을 이끌어 낼 수 있다.

다음과 같이 일상적인 용어로 표현할 수 있다. 풀업을 수행할 수 없는 경우도, 거의 대부분 신체를 천천히 내리는 확실한 원심성 풀업을 수행할 수 있다. 원심성 풀업 운동으로 강해지면, 원심성 하체 운동을 하는 동안 등척성 유지(일시 정지)를 추가할 수 있다. 어떤 동작 자세를 취하는 동안 오랫동안 등척성 유지를 유지하거나 여러 차례 원심성 반복을 수행할 만큼 충분히 강해지면, 적어도 하나의 동심성 동작을 수행할 수 있어야 한다. 따라서 근력의 순서는 원심성〉등척성〉동심성이다.

동심성 반복

근력을 구축하는 것이 목적이라면, 동심성 운동의 경우 근비대를 추구하는 사람들에 대한 부가적인 규칙과 더불어, 세트당 반복횟수를 결정할 때 따라야 하는 두 가지 기본적인 경험 법칙이 있다.

첫 번째는: **최대 반복에서 1회를 뺀 반복횟수를 수행한다. 최소 세트는 3세트이다.**

이러한 규칙을 정한 이유는 간단하다. 실패 지점까지 첫 번째 운동 세트를 수행한다면, 후속 운동 세트에서 반복횟수가 감소된다. 예를 들어 첫 번째 세트에서 실패 지점까지 10회 반복을 수행할 수 있다면, 두 번째 세트에서는 8~9회 반복을 할 수 있고, 세 번째 세트에서는 7~8회 반복을 할 수 있다. 그러나 첫 번째 세트에서 9회 반복을 수행한다면, 3세트까지 종종 9-9-9 반복을 하게 되며, 전체적으로 27회 반복이 가능하다. 이것은 실패가 없는 예이다. 실패 지점(단지 25~27회 반복하는 것)까지의 반복에 비해 실패 지점에 도달하지 않는 반복이 낫다.

실패 지점까지 반복으로 일관되게 훈련을 하는 것이 가장 좋다. 근력 운동은 본질적으로 점증, 동기화, 비율 부호화 등과 같은 신경계 적응을 극대화시키는 것이다. 누구든 최대 출력으로 최대한 많은 반복을 수행하고자 할 것이다. 총세트 양은 9-9-9 예에서 설명한 바와 같이 거의 실패에 가까워야 한다. 따라서 마지막 세트는 실패 지점까지 또는 거의 실패에 가까울 때까지 수행되어야 한다.

연구는 주요 목표가 근력보다 근비대인 경우, 실패 지점까지 세트를 수행할 것을 제안한다. 주요 목표가 지구력인 경우도 마찬가지이다. 실패 지점까지 반복해서 근육에 가해지는 스트레스는 근육 섬유를 피로하게 만들며, 기계적 손상을 입히고, 신진대사 과정을 압박한다. 그래서 실패할 때까지 트레이닝이 제공하지 않는 근비대와 지구력이 증가되도록 활성화시킨다.

표준 웨이트 트레이닝 운동 루틴의 동심성 비율 예

- 풀업: 10×0 운동 속도에서 3분 휴식으로 3×5 → 12회 반복 수행
- 딥: 10×0 운동 속도에서 3분 휴식으로 3×5 → 12회 반복 수행
- 와이드 링 로우: 10×0 운동 속도에서 3분 휴식으로 3×5 → 12회 반복 수행
- 링 푸시업: 10×0 운동 속도에서 3분 휴식으로 3×5 → 12회 반복 수행
- 스쿼트(피스톨 진행 또는 바벨): 10×0 운동 속도에서 3분 휴식으로 3×5 → 12회 반복 수행
- 딥 스텝업: 10×0 운동 속도에서 3분 휴식으로 3×5 → 12회 반복 수행

두 번째 경험 법칙은 '15의 법칙Rule of Fifteen'이라 불린다. **운동당 최소 15회 반복을 목적으로 한다.**

동심성 운동을 수행할 때, 최소 반복횟수는 모든 운동 세트에 대해 15회가 되어야 한다. 근육 집단당 2개의 운동을 수행한다면, 각 풀링, 푸싱, 그리고 레그 운동에 최대 30회 반복을 추가한다. 반복횟수가 너무 적으면, 횟수가 너무 적어서 근력과 근비대 적응을 활성화시킬 수 없다. 푸싱, 풀링, 그리고 레그 운동당 총반복횟수에 대한 좋은 지침은 다음과 같다.

- 근력 구축: 25~50회 반복
- 근비대 달성: 40~75회 이상 반복

세트당 자신에게 적합한 반복횟수를 알려면, 최대 가능 반복횟수를 파악해서 다시 하나를 뺀 것으로 시작해야 한다는 점을 명심하기 바란다. 그런 다음 총 15회 반복에 도달할 수 있는 적절한 반복횟수를 산출한다. 예를 들어 세트당 최대 반복횟수가 4회라면, 원하는 15회 반복을 달성하기 위해 3회 반복 5세트를 수행한다. 최대가 5회라면, 4회 반복 4세트를 수행한다. 그래서 총반복은 16회가 된다. 최대가 6회라면, 5회 반복 3세트를 수행한다. 그래서 총반복은 15회가 된다. 다음은 유용한 차트이다.

- 1회 반복 6~10세트 목표
- 2회 반복 5~8세트 목표
- 3회 반복 5~6세트 목표
- 4회 반복 4~5세트 목표
- 5회 반복 3세트 목표
- 나머지는 3세트 목표

세트당 반복횟수가 3회 미만인 경우, 15회 반복을 달성하려면 필요한 세트 수를 상당히 늘려야 한다. 그것은 문제가 될 수 있다. 최대 반복횟수가 3회라면, 16회 반복을 달성하기 위해 세트당 2회 반복으로 8세트를 수행하는가? 또는 최대 반복횟수가 2회 또는 1회라면, 1회 반복으로 15세트를 수행하는가? 세트당 그렇게 적은 반복횟수를 수행하면 시스템이 고장난다. 이와 같이 최소 수준의 반복횟수에서는 4~10회 반복을 수행하는 것이 목표이다. 충분한 근력을 얻어서 세트당 반복횟수를 최대한 늘릴 수 있을 때까지 등척성, 원심성 또는 보조 동심성과 같은 추가 운동으로 이러한 반복횟수를 보충한다.

보조 동심성 운동

보조 동심성 운동은 파트너, 도르래 시스템, 밴드, 또는 운동을 쉽게 하는 기계 시스템 사용을 포함한다. 중급자 진행의 경우, 4~10회 반복 대신 보조 동심성 운동 방법을 수행할 수 있다.

푸시업을 예로 들어 보겠다. 상자나 계단 위에서 상체를 들어 올리면 쉽게 들어 올릴 수 있다. 다이아몬드 푸시업과 같은 고급 운동에서, 완전한 다이아몬드 푸시업만큼 가깝지는 않지만 정상적인 푸시업보다 양손을 좀 더 가까이 배치해서 다소 쉽게 푸시업을 할 수 있다. 초급자의 경우 주변에 있는 무언가 다른 것보다 높게 해서 가슴 아래 밴드를 배치하거나 파트너가 도움을 준다면 훨씬 더 쉽게 할 수 있을 것이다.

선택적 경험 법칙(근비대에 한정): **초급자는 근육 집단당 10세트의 운동을 목표로 해야 한다.**

동심성 운동의 세 번째 규칙은 순수한 근비대 운동에만 적용된다. 근비대 운동이 목표라면, 반복 범위에 상관없이 푸싱, 풀링, 레그, 그리고 코어 등 각 범주에 대해 10세트를 목표로 한다. 실패 지점까지 풀업과 로우를 5회 반복한다면, 이들 각 운동당 5×5를 목표로 하고 최대 약 50회 반복까지 추가한다. 푸시업 변형과 딥을 각각 3×8회 수행한다면, 각각에 대해 5×8회를 수행한다. 이것은 두 운동에 대해 각각 40회 반복으로 총 80회 반복이 된다.

이 시스템을 이용하면 초급자들은 잠재적인 최대 근비대 효과를 볼 수 있다. 부가적인 이점은 이 규칙을 사용하면 어떤 것이든 10세트를 수행할 수 있다는 것이다. 마음만 먹으면 푸시업, 딥, 그리고 핸드스탠드 푸시업과 같은 3가지 푸싱 운동을 할 수도 있다. 간단히 이들 운동을 총 10세트로 나누면 된다. 초급자들은 한꺼번에 다양한 유형의 운동을 시도하기보다는 기본에 집중하는 것이 좋다.

동심성 운동으로 가장 쉽게 진행하는 방법은 운동 루틴을 구성할 때 이러한 세 규칙을 명심하는 것이다. 사전 재활, 재활, 또는 세트당 너무 적은 반복과 같이, 제안된 범위를 벗어나는 수정이 필요한 경우가 있지만 대부분의 경우, 이러한 전략은 거의 모든 초급자들과 중급자들에게 효과적이다.

등척성 유지 운동

등척성 유지 운동은 근육이 신장 또는 수축되는 운동이다.

운동 루틴의 일부로서 등척성 운동 예

- 플렌체 등척성: 3분 휴식으로 5×12초간 수행

포괄적인 실제 연구를 기반으로 동심성 운동과 등척성 유지 운동을 비교해서 『오버커밍 그라비티』에 적합한 효과적인 공식을 다음과 같이 개발했다. 공식은 등척성 유지 운동을 15회 반복 또는 최대 30초를 유지한다. 이것은 최적 근비대 범위 실제 목표이다. 이 시점 이후, 반복이나 유지는 지구력으로 편향된다. 그래서 근력이나 근비대 트레이닝에서 좋은 진전을 보지 못할 수도 있다.

- 동심성 운동 1회 반복은 등척성 유지 운동의 약 2초와 같다.
- 진전을 보장하기 위해 세트, 운동량, 그리고 강도의 일반적인 양에 추가되는 양호한 수준은 최대 유지 시간의 60~75%이다. 다른 코치들은 50% 추가를 권장할 수도 있다.

자신만의 최적 지점 찾기

최대 유지	유지 시간	총세트 수	총시간	최적 지점(세트×유지 시간)
1	1	7~10	7~10초	8×1초
2	2	6~8	12~16초	7×2초
3	3	6~8	18~24초	7×3초
4	3	6~8	18~24초	7×3초
5	4	5~7	20~28초	6×4초
6	5	5~6	25~30초	6×5초
7	5	5~6	25~30초	6×5초
8	6	5~6	30~36초	6×6초
9	6	5~6	30~36초	6×6초
10	7	5~6	35~42초	5×7초
11	8	5~6	40~48초	5×8초
12	8	5~6	40~48초	5×8초
13	9	5	45초	5×9초
14	10	5	50초	5×10초
15	10	5	50초	5×10초
16	11	5	55초	5×11초
17	12	5	60초	5×12초
18	13	5	65초	5×13초
19	13	5	65초	5×13초
20	14	4	56초	4×14초
21	14	4	56초	4×14초
22	15	4	60초	4×15초
23	16	4	64초	4×16초
24	16	4	64초	4×16초
25	17	4	68초	4×17초
26	17	4	68초	4×17초
27	18	3	54초	3×18초
28	19	3	57초	3×19초
29	20	3	60초	3×20초
30	20	3	60초	3×20초

초급자들은 최적의 운동 루틴을 구성하기 위해 프릴레핀Prilepin 차트를 사용하는 방법을 종종 혼란스러워한다(『오버커밍 그라비티』 이전 버전을 근거로 함). 앞의 차트는 표를 단순화시킨 버전이며, 자신들의 최대 유지 시간을 알고 있는 사람들에 대해 정확한 대상 유지 시간과 세트 수를 명시한다. 첫 번째 열에서 어떤 운동에 대한 자신의 최대 유지 시간을 찾았으면, 수평으로 진행한다. 최대 유지 시간은 실패 지점까지 1초에 미치지 못하고 수행한 자세를 유지할 수 있는 시간 양으로 정의된다. 만약 8초 동안 자세를 유지했지만 마지막 1초에 미치지 못하고 중단했다면, 최대 유지 시간은 9초이다.

다음은 차트에서 찾을 수 있는 속성이며, 그들에 대한 정의이다.

- **유지 시간**: 운동선수가 한 세트에서 최적으로 반복을 유지해야 하는 시간은 운동선수마다 다르다. 예: 최대 유지 시간이 9초이면, 유지 시간은 6초가 된다.
- **총세트 수**: 운동선수가 웨이트 트레이닝에서 수행해야 하는 각 운동에 대한 최적의 총세트 수 예: 최대 유지 시간이 9초이고 자신의 유지 시간이 6초이면, 총세트 수는 5~6이다. 총세트는 범위일 수 있다. 따라서 수행하고자 하는 범위를 선택할 수 있다.
- **총시간**: 초급자 단계를 넘어서면, 총시간으로 중요한 향상을 추적할 수 있다. 처음부터 이 열(총시간)에 너무 많은 주의를 기울일 필요는 없다. 6초간 유지를 6세트 수행할 수 있으면, 유지 시간은 총 36초가 된다. 다음 세션에서 최대 유지 시간이 향상되고 이러한 7초 유지 운동을 5세트만 할 수 있다면, 36초에 비해 약간 적은 35초를 수행했다는 것을 알 수 있다. 그러나 한 세트가 적은 유사한 양을 수행했으며 1초 유지 시간이 늘어났다. 이것은 전체적인 향상이다. 초급 단계를 넘어가면 총시간은 더욱 중요하게 느껴질 것이다.
- **최적 지점**: 마지막으로 최적 지점은 일반적인 트레이닝 집단에 최적의 효과가 있는 최대 유지 시간에 대한 임의의 세트와 반복횟수를 나타낸다. 대부분의 운동선수들은 이 범위에 속한다. 자신만의 최적 지점 범위가 있고 웨이트 트레이닝에서 확실한 진전을 이룰 수 있다면, 가장 좋은 것이다. 확실한 진전을 이루지 못하고 소진되는 경향이 있으면 한 세트를 제거한다. 확실한 진전을 이루고 있다고 느끼면, 한 세트를 추가한다. '최적 지점' 권장 사항은 여러 세트와 유지 시간을 원하지 않을 경우 시작 지점을 제공한다.

명심할 사항: 실패 지점까지 수행하거나 마지막 1초에 미치지 못하고 중단한 것으로 최대 유지 시간을 판단한다.

60초 방법 – 대안

등척성 세트에서 유지 시간, 세트, 그리고 총운동량을 프로그래밍 하는 다른 방법도 있다. 한 가지 대안은 '60초 방법'이다. 이 방법에서는 모든 유지 시간과 세트가 최대 60초까지 추가된다. 이 방법은 최대 유지 시간의 50%를 운동량으로 사용한다.

- 최대 6초 유지: 총 60초 동안 3초 유지 20세트 수행
- 최대 8초 유지: 총 60초 동안 4초 유지 15세트 수행

- 최대 10초 유지: 총 60초 동안 5초 유지 12세트 수행
- 최대 12초 유지: 총 60초 동안 6초 유지 10세트 수행
- 최대 20초 유지: 총 60초 동안 10초 유지 6세트 수행
- 최대 30초 유지: 총 60초 동안 14초 유지 4세트 수행
- 최대 40초 유지: 총 60초 동안 20초 유지 3세트 수행

이 방법은 장단점이 있다. 한 가지 장점은 최대 40초를 유지할 수 있을 때 20초 3세트 수행으로 진행할 수 있다면, 이미 다음 진행 단계로 이동할 준비가 되어 있다는 것이다. 최대 유지 시간의 50%는 결합 조직 동작 준비를 위한 목표보다 느린 진행이기 때문에 이 방법은 과사용 부상을 방지하는 데 좋을 수도 있다. 그러나 유지 시간이 상당히 짧기 때문에, 운동선수는 총 60초에 도달하기 위해 10~20세트를 수행할 수도 있다. 이것은 웨이트 트레이닝 길이를 상당히 연장시킨다.

최대 진행을 설정할 수 있도록 권장되는 유지 시간의 60~75%는 세트, 운동량, 그리고 강도 간의 균형을 잘 이룬다. 예를 들어 이 방법은 낮은 유지 시간에서 수행되는 세트 수를 현저하게 감소시킬 수 있다. 이 방법은 과사용 부상 경향을 줄인다. 두 선수의 최대 유지 시간이 10초일 때 두 공식을 비교하려면 다음과 같아야 한다.

- 총 60초 동안 5초 유지 12세트 수행 = 30회 반복
- 총 35초 동안 7초 유지 5~6세트 수행 = 17~18회 반복

근력의 경우 총반복횟수는 25~50회, 근비대의 경우 총반복횟수는 40~75 이상을 목표로 해야 한다. 따라서 근비대를 목표로 한다면, 동일한 근육 집단을 트레이닝 하는 부가적인 운동은 30회 반복에서 40~75반복으로, 또는 18회 반복에서 40~75반복으로 늘어나야 한다. 이 유형들을 서로 비교하면, 하나의 루틴에 푸싱, 풀링, 레그, 그리고 코어 운동을 각각 쉽게 프로그램 할 수 있다. 그래서 목표를 향해 진행하는 데 필요한 운동량을 설정하기 쉽다.

이 방법은 코치가 백 레버, 프론트 레버, 플렌체, 십자버티기, 그리고 기타 고급 등척성 운동을 성공적으로 달성시키도록 지도하는 데 효과적이지만, 개별 영향력은 다르다.

차트를 사용해서 진행하지 않는다면, 먼저 운동량을 줄여야 한다. 운동량을 줄이면 회복 시간 추가가 가능해서, 진행에 도움이 될 수 있다. 진행이 여전히 고원 상태이면, 운동량을 추가한다.

이 문제 해결 방법은 등척성 유지 운동만 제외하고 모든 루틴에 효과적이다. 향상되지 않는다면, 문제가 회복 시간 때문인지를 판단하기 위해 먼저 운동량을 줄여 본다. 이것은 또한 결합 조직과 중추신경계 풀에 가해지는 부담을 줄인다.

원심성 클러스터 반복(연쇄화)

원심성 운동은 느리며 통제되는 동작으로 구성되는데, 전체 반복을 통해 근육이 신장된다.

웨이트 트레이닝 루틴의 일부로서 원심성 운동 예

- L-시트 풀업 운동: 10초간의 원심성 운동으로 3×(3×7초) 또는 3×3 수행

원심성 운동과 동심성 운동의 근력과 근비대 잠재력을 직접 비교해서 보여 주는 연구는 없다. 그러나 다양한 운동선수들에 대한 관찰을 기반으로 이 공식은 실제로 잘 작용된다.

- 1회 반복은 원심성 동작의 3초와 거의 같다.
- 원심성 동작을 집단적으로 반복하는 것은 진전을 이루는 데 가장 효과적인 방법이다.

연구들에 따르면, 원심성 운동은 더 빠르게 수행되는 속근을 우선적으로 활성화시킨다. 즉, 완전한 동작 범위로 1초간 빠르게 반복하면, 6초 반복하는 것보다 근비대 반응을 더 크게 활성화시킬 수 있다. 1초 원심성 반복을 활용할 때 생기는 문제는 운동선수들이 근력과 근비대 진행을 위해 충분한 운동량을 축적시키기 위해서는 과도한 세트 수를 수행해야 한다는 것이다. 한편, 너무 오랫동안(예: 20~30초) 원심성 동작을 수행하는 것은 대사산증(일명 '화상') 때문에 생리적으로 어려우며, 근력이나 근비대를 최적으로 향상시키지 않는다.

균형을 잘 맞추려는 경우, 3~10초간의 원심성 동작을 목표로 한다. 이것은 일명 '연쇄화chaining'로 알려진 반복 집단이 발생하는 경우이다. 운동을 집단화하는 방법은 이전에 운동 개념을 설명할 때 언급했지만, 여기에서 다시 한 번 설명하기로 한다.

- 3×(3×10s) = 10초 원심성 동작 3세트 3회 반복

원심성 운동은 일반적으로 고원 현상을 돌파하거나 원 암 친업과 같은 특정한 쪽만을 사용하는 동작을 위해 근력을 키우는 데 사용된다. 2~3개 반복 집단을 2~3세트로 시작한 다음 거기에서 트레이닝을 한다. 향상됨에 따라, 진행 과정에서 반복 집단 사이의 휴식 시간은 완전히 없어질 때까지 체계적으로 줄어든다.

대다수 운동선수들은 7~10초 원심성 운동을 휴식 시간 없이 연속으로 3개 집단을 수행할 수 있는 근력을 갖추면, 다른 동심성 반복을 수행할 수 있다는 것을 알고 있다.

그래서 다음이 가능하다면,

- 완전한 동적 범위에서
- 7~10초 동안
- 균일하게 천천히 낮추어서
- 3회 연속 원심성을 수행할 수 있다면

일반적으로 하나의 완전한 반복을 수행할 수 있다. 예를 들어 휴식 없이 완전한 동작 범위에서 7~10초 동안 천천히 낮추어서 3개의 풀업 원심성 운동을 수행할 수 있다면, 일반적으로 단일 풀업을 수행할 수 있다. 이것은 원 암 푸시업, 원 암 친업과 같은 고급 동작에도 적용되며, 심지어 원심성(거꾸로 매달리기 등)을 이용하면 프론트 레버와 같은 등척성에도 적용된다. 다음은 원심성을 진행 방법으로 시작할 때 구현할 수 있는 일반적인 진행이다.

- 3초간 원심성 운동을 2~3개 반복 집단으로 2~3세트 수행 후 3분간 휴식

이것은 총 4~9개 사이 원심성 운동이다. 2개의 반복 집단 2세트는 총 4개의 원심성 운동이며, 3개의 반복 집단 3세트는 총 9개의 원심성 운동이다. 진행을 위해 휴식 시간을 줄이거나 원심성 유지 시간을 늘릴 수 있다. 둘 다 잘 작동한다. 휴식 시간을 조정하기 전에 먼저 7~10분 범위 내에서 원심성 유지 시간을 늘리는 것이 좋다. 그렇게 하면 근육량과 근육 긴장이 높아지며, 이것이 근력과 근비대를 빠르게 증대시킨다. 진행은 다음과 같다.

- 4초간 원심성 운동을 2~3개 반복 집단으로 2~3세트 수행 후 3분간 휴식
- 5초간 원심성 운동을 2~3개 반복 집단으로 2~3세트 수행 후 3분간 휴식
- 6초간 원심성 운동을 2~3개 반복 집단으로 2~3세트 수행 후 3분간 휴식
- 7초간 원심성 운동을 2~3개 반복 집단으로 2~3세트 수행 후 3분간 휴식
- 8초간 원심성 운동을 2~3개 반복 집단으로 2~3세트 수행 후 3분간 휴식

원심성 유지 시간을 7~10 범위로 설정한 후, 10~30초 간격으로 세트 간의 휴식 시간을 체계적으로 줄이기 시작한다. 이것은 자신의 진행 능력에 따라 다를 수 있다. 친업과 같이 진행 수준이 비교적 낮은 경우, 전체 분(시간)에 따라 세트 간의 휴식 시간을 줄일 수 있다. 그러나 원 암 친업과 같은 고급 진행의 경우, 10분 간격으로만 휴식 시간을 줄여야 한다. 다음은 20초 유지 시간 진행을 사용한 예이다.

- 8초간 원심성 운동을 2~3개 반복 집단으로 2~3세트 수행 후 3분간 휴식
- 8초간 원심성 운동을 2~3개 반복 집단으로 2~3세트 수행 후 2분 40초간 휴식
- 8초간 원심성 운동을 2~3개 반복 집단으로 2~3세트 수행 후 2분 20초간 휴식

(패턴은 계속된다)

- 8초간 원심성 운동을 2~3개 반복 집단으로 2~3세트 수행 후 1분간 휴식
- 8초간 원심성 운동을 2~3개 반복 집단으로 2~3세트 수행 후 40초간 휴식
- 8초간 원심성 운동을 2~3개 반복 집단으로 2~3세트 수행 후 20초간 휴식
- 8초간 원심성 운동을 2~3개 반복 집단으로 2~3세트 수행 후 휴식 없음

각 세트 사이 휴식 시간은 전체 시간을 일관되게 유지한다. 단지 반복 집단 세트 사이의 휴식 시간만 줄어든다. 예를 들어 마지막 진행은 다음과 같이 수행된다.

- 8초간 원심성 운동을 2~3개 반복 집단으로 1세트 수행 후 휴식 없음. 반복을 마치면 다른 것을 즉시 수행한다.
- 세트 간 휴식 시간은 3분이다.
- 8초간 원심성 운동을 2~3개 반복 집단으로 1세트 수행 후 휴식 없음. 반복을 마치면 다른 것을 즉시 수행한다.
- 세트 간 휴식 시간은 3분이다.

- 총 2~3세트에 도달할 때까지 반복한다.

이때가 되면 적어도 하나의 동심성 동작을 수행할 수 있을 것이다.

이 방법에 반응하지 않는 사람들도 있다. 이 범주에 속한다면, 천천히 체계적으로 세트 수를 늘리기 시작하는 것이 좋다. 2~3개 반복 집단으로 3~5세트 수행한다. 이것이 충분하지 않으면, 3~5개 반복 집단으로 3~5세트 수행한다. 반복 집단 간 휴식 없이 10초 유지 원심성 동작을 5회 반복 집단으로 5세트를 수행할 수 있다면, 적어도 그 동작을 1회 반복 수행할 수 있다.

원심성 운동은 등척성 및 동심성 운동보다 회복에 더 큰 피해를 입힌다는 사실을 명심하고 주의 깊게 사용해야 한다. 원심성 운동은 고원 현상을 돌파하는 데 효과적이지만 루틴의 정기적인 부분이 되어서는 안 된다. 하나의 루틴에 2개 이상의 원심성 운동을 사용해서는 안 되며 각 원심성 운동은 별도의 범주(푸싱, 풀링, 렉, 또는 코어)에 속해 있어야 한다.

또 다른 우려는 원 암 친업과 같은 특정한 쪽만을 사용하는 운동은 2배의 양이 필요하기 때문에, 회복 시간이 충분하도록 주의를 기울여야 한다는 것이다. 특정한 쪽만 사용하는 운동을 다량으로 수행하면, 신경계에 미치는 트레이닝 자극은 결과적으로 2배가 된다. 따라서 반드시 이 점이 고려되어야 한다. 메소사이클 동안 특정한 쪽만 사용하는 운동이 일관되게 사용되면, 회복 시간이 불충한 경우 고원 현상이 발생할 수 있다는 사실을 염두에 두어야 한다.

웨이트 트레이닝 루틴에서 반복 예

운동은 동심성, 등척성, 그리고 원심성으로 분류될 수 있다. 다음과 같은 세 가지 다른 공식으로 루틴에 포함되어야 할 반복횟수를 판단할 수 있다.

동심성 운동의 경우

- **세트당 반복**: 최대 반복에서 1을 빼고 수행한다. 최소 세트는 3개이다.
- **15회 규칙**: 운동당 최소한 총 15회 반복을 목표로 한다.
- 근력의 경우, 총 25~50회 반복을 목표로 한다. 근비대의 경우, 총 40~75 이상 반복을 목표로 한다.
- **순수 근비대**: 초급자들은 근육 집단당 10세트의 운동을 목표로 해야 한다.

등척성 운동의 경우

최대 유지	유지 시간	총세트 수	총시간	최적 지점(세트 ×유지 시간)
1	1	7~10	7~10초	8×1 초
2	2	6~8	12~16초	7×2초
3	3	6~8	18~24초	7×3초
4	3	6~8	18~24초	7×3초
5	4	5~7	20~28초	6×4초
6	5	5~6	25~30초	6×5초
7	5	5~6	25~30초	6×5초
8	6	5~6	30~36초	6×6초
9	6	5~6	30~36초	6×6초
10	7	5~6	35~42초	5×7초
11	8	5~6	40~48초	5×8초
12	8	5~6	40~48초	5×8초
13	9	5	45초	5×9초
14	10	5	50초	5×10초
15	10	5	50초	5×10초
16	11	5	55초	5×11초
17	12	5	60초	5×12초
18	13	5	65초	5×13초
19	13	5	65초	5×13초
20	14	4	56초	4×14초
21	14	4	56초	4×14초
22	15	4	60초	4×15초
23	16	4	64초	4×16초
24	16	4	64초	4×16초
25	17	4	68초	4×17초
26	17	4	68초	4×17초
27	18	3	54초	3×18초
28	19	3	57초	3×19초
29	20	3	60초	3×20초
30	20	3	60초	3×20초

원심성 운동의 경우

- 3~5초간 원심성 운동을 2~3개 반복 집단으로 2~3세트 수행 후 3분간 휴식
- 7~10초간 원심성 운동을 2~3개 반복 집단으로 2~3세트 수행 후 휴식 없음
- 여분의 운동이 필요한 경우, 먼저 최대 3~5세트를 진행한다. 이것이 충분하지 않으면, 3~5개 반복 집단으로 3~5세트를 수행한다.

근육의 경우 총운동량이 25~50회 반복이고, 근비대의 경우 40~75반복을 목표로 한다면, 실용적인 비교에 유용한 공식은 1동심성 운동 반복 = 2초 등척성 유지 = 3초 원심성이다. 이 공식은 표준 동작 기반 루틴의 맥락에서 고려한 것이다.

- 풀업: 10×0 운동 속도에서 3분 휴식으로 3×5 → 12회 수행 = 3×5 → 12 = 15 → 36회 반복
- 딥: 10×0 운동 속도에서 3분 휴식으로 3×5 → 12회 수행 = 3×5 → 12 = 15 → 36회 반복
- 와이드 링 로우: 10×0 운동 속도에서 3분 휴식으로 3×5 → 12회 수행 = 3×5 → 12 = 15 → 36회 반복
- 링 푸시업: 10×0 운동 속도에서 3분 휴식으로 3×5 → 12회 수행 = 3×5 → 12 = 15 → 36회 반복
- 스쿼트(피스톨 진행 또는 바벨): 10×0 운동 속도에서 3분 휴식으로 3×5 → 12회 수행 = 3×5 → 12 = 15 → 36회 반복
- 딥 스텝업: 10×0 운동 속도에서 3분 휴식으로 3×5 → 12회 수행 = 3×5 → 12 = 15 → 36회 반복

이 루틴은 2개의 푸시, 2개의 풀, 그리고 2개의 레그 운동을 포함한다. 근육 집단의 각 세트에 대한 총운동량은 다음과 같다.

- 푸시: 딥 및 링 푸시업 - 15 → 36 이상 15 → 36회 반복 = 30 → 72회 반복
- 풀: 풀업 및 로우 - 15 → 36+15 → 36회 반복 = 30 → 72회 반복
- 레그: 딥 및 링 푸시업 - 15 → 36+15 → 36회 반복 = 30 → 72회 반복

어려운 운동에서 3×5 반복을 하는 경우 운동량은 총 30회 반복으로 최적 근력 범위에 들지만, 근비대의 경우는 최적 범위를 약간 벗어난다. 그러나 3×8은 총 24+24=48 반복이 되며, 이것은 근력과 근비대 모두 범위 내에 들어간다. 두 운동 모두 12회 반복 범위로 수행하면, 총 36+36=72회 반복에 도달하며, 이 경우에도 근비대 범위 내에 확실히 들게 된다.

반복 범위를 수행한다는 것은 근력과 근비대 적응을 활성화시키는 데 필요한 운동량을 수행한다는 것을 말한다. 반복 범위의 가장자리에 있다면 걱정하지 않아도 된다. 잠재적인 최적 근비대 범위를 벗어나지만, 두 운동의 3×5 반복 운동량은 여전히 근비대를 자극시키는 데 충분한 양이다. 근비대를 자극시키는 데 필요한 총반복 횟수를 벗어나더라도, 두 운동에 15회 반복 3세트를 수행하면(45+45=90회 반복) 마찬가지로 근비대를 자극시키는 데 충분한 양이다. 실패에 가깝거나 실패 지점까지 품질의 세트 수는 근비대에 가장 중요한 것이다.

플렌체 등척성과 L-풀업 원심성의 측면에서, 반복하는 원심성 운동과 등척성 운동이 교차하는 경우가 있다. 일반적으로 운동 루틴에서 푸시업이나 딥과 같은 푸싱 동작을 제거하고 플렌체 등척성으로 그것을 대체하는 것이다. 마찬가지로 L-풀업 원심성 운동을 수행한다면 운동 루틴에서 풀업을 제거하고 풀링 동작을 대체한다.

- 플렌체 등척성: 3분 휴식으로 5×12초 = 60초 등척성/2 = 30회 반복
- L-풀업 원심성: 3×(3×7초) = 3세트×3반복×7초 = 63/3 = 21

플렌체 등척성은 12초 유지(최대 17초 유지) 5세트에서 10회 반복 3세트의 범위에 분명이 들어간다. 원심성 섹션에서 설명한 바와 같이, 7~10초 원심성 동작을 3회 반복 집단으로 3세트를 수행할 수 있으면, 적어도 하나의 동심성 동작을 반복 수행할 가능성이 높다. 그것은 20회 반복 3세트를 수행하는 것과 비슷하며, 이것은 근력 및 비대 운동에서 지구력 운동으로 전환하기 시작하는 것이다. 이것은 원심성 운동을 벗어나 동심성 운동으로 대체할 수 있는 좋은 시점이다.

이러한 범위를 사용하면 초급자 루틴을 구성하는 데 도움이 된다. 자신의 신체가 특정 운동에 반응하는 방법을 다룰 수 있으면, 보다 구체적인 루틴을 구성할 수 있다. 트레이닝의 모든 것은 어떤 생리적 횟수 physiological continuum에 달려 있다는 점을 명심해야 한다. 어떤 사람들은 더 많은 양을 필요로 하고 어떤 사람들은 더 적은 양을 필요로 한다. 자신에게 가장 적합한 것을 발견했을 때 그에 따라 조정을 한다.

세트

- 풀업: 10×0 운동 속도에서 3분 휴식으로 3×5 → 12회 반복 수행
- 딥: 10×0 운동 속도에서 3분 휴식으로 3×5 → 12회 반복 수행
- 와이드 링 로우: 10×0 운동 속도에서 3분 휴식으로 3×5 → 12회 반복 수행
- 링 푸시업: 10×0 운동 속도에서 3분 휴식으로 3×5 → 12회 반복 수행
- 스쿼트(피스톨 진행 또는 바벨): 10×0 운동 속도에서 3분 휴식으로 3×5 → 12회 반복 수행
- 딥 스텝업: 10×0 운동 속도에서 3분 휴식으로 3×5 → 12회 반복 수행

세트 수의 경우 위에 사용된 3은 특별한 것이 없다. 3세트로 구성된 운동을 사용하는 주된 이유는 전반적으로 5~15회 반복으로 운동을 하면 좋은 균형을 이루어서 25~50회 반복 근력 범위 또는 40~75 반복 근비대 범위에 도달하기 때문이다. 필요한 운동량에 따라 3세트보다 많거나 적게 사용할 수도 있다.

더 많은 세트가 필요할 때가 있다. 루틴에 포함되어 있는 대부분의 운동은 자신의 현재 운동 능력 때문에 3~6세트 범위에 있다고 생각하면 된다. 모든 운동에 3세트를 사용하고 주요 범주(푸시, 풀, 레그)마다 2개의 운동을 수행한다면, 각 근육 집단에 대해 대략 2개 운동×3세트×3 → 6회 반복 = 18 → 36회 반복을 수행한다. 이것은 근력 트레이닝에 적합하지만 근비대 자극을 원한다면, 루틴에서 세트 수를 3에서 4, 5 심지어 6회까지 늘리고 싶을 것이다. 고전적인 초급자들은 5×5로 바벨 루틴 'StrongLifts'를 사용한다. 일부 중급자들의 운동 루틴은 12세트까지도 필요한 경우가 있다. 8 → 12×3은 근력과 근비대 트레이닝에 매우 효과적이다. 적은 반복횟수로 운동하는 유일한 단점은 과도하게 많은 세트 수를 수행해야 할 수도 있다는 점이다. 근력 운동에서, 이것은 각 세트 사이에 필요한 휴식이 3~5분이 걸린다면 오랫동안 운동을 해야 한다는 것을 의미한다. 그러나 운동할 시간이 많다면 적은 반복횟수가 매우 효과적일 수 있다.

위의 표본 루틴은 근력과 근비대에 대한 구성이다. 초급자이고 표본 루틴의 근비대를 극대화시키고자 한다면, 1~3세트를 추가해서 전체 반복횟수를 근비대 범위로 변경시킨다(각 운동마다 4~6세트를 수행한다).

이렇게 수정하는 경우 두 가지를 주의해야 한다. 첫째, 시작할 때 세트를 추가해서 수행하면 과사용으로 인한 부상을 입을 수 있다. 관절, 인대, 힘줄, 또는 기타 결합 조직에 통증이 있는 경우 세트 수를 약간 낮추어야 한다. 둘째, 진행이 잘 되고 있는지 확인해야 한다. 세트 또는 운동에 여분의 운동량을 추가하면, 진행 과정에 회복되지 못하는 정체기로 이어질 수도 있다. 이를 인식했다면 원래대로 돌아가서 진행을 다시 시작해야 한다.

운동 순서

운동 순서는 간단한 개념이지만, 올바른 순서를 구성하려면 신중하게 생각해야 한다. 메소사이클을 거치면서 피로가 크게 누적될 수 있지만, 개별 웨이트 트레이닝에 적용될 수도 있다. 피로는 일종의 '병목 현상'을 만든다. 이 경우 첫 번째 운동에 가장 많은 노력을 기울이고 마지막 운동에 가장 적은 노력을 기울이게 된다. 웨이트 트레이닝 전반에 걸친 피로 누적으로 인해, 세트는 서서히 운동 품질을 저하시키기 시작한다. 따라서 운동선수가 가장 먼저 수행하려고 선택한 운동은 자신들의 주 목적과 연관된 것이어야 한다. 예를 들어 다른 것보다 플렌체를 배우고 싶다면, 플렌체 등척성이나 플렌체와 관련이 있는 다른 운동을 운동 루틴에 우선적으로 포함시켜야 한다.

이것은 심지어 단일 운동 내에서도 마찬가지이다. 대부분의 웨이트 트레이너들은 웨이트 트레이닝 과정에서 운동 성과 저하를 잘 알고 있다. 3×5회 반복에서 일반적으로 마지막 1회 반복 실패 직전까지 첫 번째 세트를 완료할 수 있어야 한다. 그러나 세 번째 세트에서 다섯 번째 반복을 완료하는 데 어려움이 있을 수도 있다. 세트를 무제한으로 늘리면, 네 번째, 다섯 번째, 혹은 여섯 번째 세트까지 5회 반복을 완료할 수 없을 수도 있다. 이 누적된 피로는 첫 번째 운동 이후의 모든 운동에 적용된다. 루틴에서 두 번째 운동이 프론트 레버라면, 웨이트 트레이닝 과정에서 전체 세트 수가 증가됨에 따라 운동 품질이 서서히 저하된다.

수행하는 운동에 추가된 세트마다 가능한 최대 노력 백분율이 몇 포인트씩 떨어진다. 총 15세트(또는 5회 반복 운동 3세트)에 이를 때쯤 되면 자신의 운동 능력의 90~95% 수준에서 작동하게 될 것이다. 운동 순서를 지속적으로 변경하지 않는다면 이 사실을 깨닫지 못할 것이다.

이 모든 측면에 비추어, 목표를 달성하기 위해 수행하는 운동에 우선순위를 두어야 한다. 푸싱, 풀링, 그리고 레그에 목표가 있다면, 가장 먼저 달성하고자 하는 목표에 우선순위를 두고 그에 따른 운동에 우선순위를 두어야 한다. 이 표본 웨이트 트레이닝에서 순위는 다음과 같다.

- 풀업: 10×0 운동 속도에서 3분 휴식으로 3×5 → 12회 반복 수행
- 딥: 10×0 운동 속도에서 3분 휴식으로 3×5 → 12회 반복 수행
- 와이드 링 로우: 10×0 운동 속도에서 3분 휴식으로 3×5 → 12회 반복 수행
- 링 푸시업: 10×0 운동 속도에서 3분 휴식으로 3×5 → 12회 반복 수행
- 스쿼트(피스톨 진행 또는 바벨): 10×0 운동 속도에서 3분 휴식으로 3×5 → 12회 반복 수행
- 강한 스텝업: 10×0 운동 속도에서 3분 휴식으로 3×5 → 12회 반복 수행
- 플렌체 등척성: 12초 5세트
- L-풀업 원심성: 7초 원심성으로 2~3×2~3

주 목표가 플렌체와 L-풀업 진행을 향상시키는 것이라면, 이 운동에 첫 번째 순위를 부여한다. 거기에서 레그 운동을 다음 우선순위로 정할 수 있다. 마지막으로, 상체 운동의 나머지는 제일 마지막으로 순위를 정할 수도 있다. 이 경우 운동 순서는 다음과 같다.

- 플렌체 등척성: 12초 5세트
- L-풀업 원심성: 7초 원심성으로 2~3×2~3

- 스쿼트(피스톨 진행 또는 바벨): 10×0 운동 속도에서 3분 휴식으로 3×5 → 12회 반복 수행
- 강한 스텝업: 10×0 운동 속도에서 3분 휴식으로 3×5 → 12회 반복 수행
- 풀업: 10×0 운동 속도에서 3분 휴식으로 3×5 → 12회 반복 수행
- 딥: 10×0 운동 속도에서 3분 휴식으로 3×5 → 12회 반복 수행
- 와이드 링 로우: 10×0 운동 속도에서 3분 휴식으로 3×5 → 12회 반복 수행
- 링 푸시업: 10×0 운동 속도에서 3분 휴식으로 3×5 → 12회 반복 수행

딥과 로우를 더욱 빨리 향상시키려면, 루틴의 최상위로 이동시킨다. 딥과 로우의 운동 품질이 향상된다는 것을 알 수 있을 것이다. 이것은 자신의 목표에 따라 루틴을 구성하는 가장 좋은 방법이다. 모든 운동 기간 동안 100% 운동 능력으로 수행하는 것은 불가능하다. 또한 운동 순서를 변경하고 수정하는 것은 특정 목표를 향해 운동을 하는 동안 단조로움을 타파할 수 있는 좋은 방법이다.

운동 순서는 마이크로사이클이나 메소사이클 동안 어떤 시점에서도 조정될 수 있다. 가끔 사람들은 루틴을 정하고 나면 6~8주 동안 매일 그렇게 수행해야 한다는 생각을 한다. 그렇기는 하지만, 주기 중에 운동 순서를 조정해도 좋다. 갑자기 자신의 웨이트 트레이닝 일정에 시간 제약이 있다면 조정이 필요할 수도 있다. 가장 향상시키고 싶은 운동에 우선순위를 두고 일정에 따라 일반적인 순서를 부여한다.

휴식 시간 통합하기

- 풀업: 10×0 운동 속도에서 3분 휴식으로 3×5 → 12회 반복 수행
- 딥: 10×0 운동 속도에서 3분 휴식으로 3×5 → 12회 반복 수행
- 와이드 링 로우: 10×0 운동 속도에서 3분 휴식으로 3×5 → 12회 반복 수행
- 링 푸시업: 10×0 운동 속도에서 3분 휴식으로 3×5 → 12회 반복 수행
- 스쿼트(피스톨 진행 또는 바벨): 10×0 운동 속도에서 3분 휴식으로 3×5 → 12회 반복 수행
- 강한 스텝업: 10×0 운동 속도에서 3분 휴식으로 3×5 → 12회 반복 수행

웨이트 트레이닝 루틴을 구성하는 다음 요인은 세트당 휴식 시간이다. 웨이트 트레이닝에 가장 큰 장벽 중 하나는 기술 운동에 전념하는 데 많은 시간이 필요하고 근력 운동 세트 사이에 휴식 시간이 필요하다는 점이다. 웨이트 트레이닝을 시작할 때 준비운동을 하고 기술 운동을 완료하는 데 5~20분 정도 소요된다. 그래서 근력 운동 세트를 시작하기 전에 상당한 시간이 걸리는 점을 고려해야 한다.

목표가 순수한 근력 운동이라면, 다음 운동을 하기 전에 휴식을 취해야 몸에 활력이 있을 수 있다. 평균적으로 이 휴식 기간은 3~7분 정도 지속되지만, 어떤 사람들의 회복은 최대 7분 이상 걸릴 수도 있다. 장기적인 운동에서 시간을 절약하는 것뿐 아니라, 근력, 근비대, 또는 지구력 트레이닝에 필요한 적응력을 달성하려면, 휴식이 신체에 영향을 미치는 방법을 이해하는 것은 중요하다.

'ATP(아데노신3인산)'는 에너지 대사에 관여해서 근육 수축에 도움이 된다. ATP가 근력 수축에 힘을 가하는데 사용되면, ADPAdenosine diphosphate(아데노신 이인산)와 Pphosphate group(인산기[燐酸基])로 분리된다. 실패 지점까지 또는 실패에 가까울 때까지 1세트를 수행하고 나면, 대량의 ATP가 ADP로 변환된다. 그런 다음 근육

세포는 ATP를 재생성하기 위해 휴식을 취해야 한다. 휴식이 주어지지 않으면, 근육은 다음 세트를 수행할 준비가 되지 않은 것이다. 즉 최적으로 근육을 사용하는 데는 시간적으로 제약이 있다. 3분 이내에 ATP는 근육세포에서 그 자체를 거의 완전히 다시 보충시킨다. ATP 보충의 대략적인 생리적 비율은 다음과 같다.

- 30초 이내 50%
- 60초 이내 75%
- 90초 이내 88%
- 120초 이내 95%
- 180초 이내 99%

여기에 비추어 보면, 근력 운동을 수행할 때 세트 간 최소 3분간의 휴식 기간이 강력하게 권장된다. 근력 운동 목표는 근력의 신경 요인들을 특별히 극대화시키는 것이다. 적절한 휴식을 취하지 않고 웨이트 트레이닝을 재개하면, 근육 피로가 신경계를 제한시키는 요인이 될 수도 있다. 근육이 중추신경계 자극 정도를 제한하기 때문에 원하는 근력 효과를 달성하지 못할 수도 있다. 다음은 지구력, 근비대, 그리고 근력을 향상시키는 데 필요한 적절한 휴식 시간이다.

- 지구력: 각 세트 사이 30~90초
- 근비대: 각 세트 사이 60~240초 이상
- 근력: 각 세트 사이 180~300초 이상

목표가 순수 근비대라면, 세트 간 휴식 시간을 달리해야 한다. 예를 들어 쉬운 운동과 가벼운 무게로 운동을 하는 경우 60초간 휴식을 취하고, 더욱 어려운 운동과 무거운 무게로 운동을 하는 경우 180초간 휴식을 취한다. 단지 1분간의 휴식으로 ATP가 완전히 보충되지는 않기 때문에, 짧은 휴식 시간으로 웨이트 트레이닝을 하면 근육이 더욱 빨리 피로해진다. 이것은 이전 장에서 설명했던 대안 근비대 경로를 자극한다. 짧은 휴식 시간을 사용하는 경우, 열쇠는 결국 반드시 충분한 휴식 효과를 얻을 수 있어야 하는 것이다. 근비대의 모든 요인들을 극대화시키려면, 휴식 시간을 변경하는 동시에 자극으로 충분한 휴식 효과를 유지해야 한다.

지구력과 근력은 더욱 간단하다. 지구력 운동은 피로한 상태에서 근육이 수축할 수 있는 능력을 극대화시키기 위해 짧은 휴식 시간을 사용한다. 그래서 휴식 시간이 짧은 것이다. ATP가 이전 세트에서 고갈되었다면 의도적으로 다른 운동 세트를 수행한다. 한편, 근육 피로로 운동 효과가 제한받지 않으려면 근력 운동을 수행할 때 세트 간 최소 2분간의 휴식이 있어야 한다. 세트 간 휴식 시간은 3분 이상이 바람직하다.

근력과 근비대 운동이 조합된 경우, 재보충 범위가 겹치기 때문에 각 운동 후반부에 휴식 시간 중 약 1분을 줄인다. 근력과 근비대의 견고한 조합의 권장 사항은 180~240초이다. 이것은 ATP가 거의 완전하게 재보충되는 것을 보장해서 근력 운동을 더욱 효과적으로 만들지만, 세트 후반부에 저산소증으로 인한 약간의 근비대가 있을 수 있다. 마찬가지로 이것은 충분한 운동량으로 더욱 강도 높은 운동을 할 수 있어서 근력과 근비대 모두에 효과가 좋다.

페어 운동 세트

운동 시간이 부족한 경우를 가정해 보기로 한다. 그러면 2개의 상체 푸시, 2개의 풀 시스템, 그리고 2개의 레그 운동과 같은 최소한의 전신 루틴을 선택한다. 이들 운동 각각을 3세트씩 수행한다면, 전체 수행은 18세트가 된다. 세트 사이에 3분간 휴식을 취하면, 트레이닝은 54분이다. 운동마다 휴식 시간을 5분으로 늘리면, 운동 시간은 90분이 된다. 준비운동, 기술 운동, 또는 후반부에 수행하는 부가적인 유연성/가동성 운동이나 어떤 사전 재활 운동과 같은 운동 루틴에 추가된 다른 구성 요소들은 여기에 포함되지 않는다. 이미 알고 있겠지만, 웨이트 트레이닝은 선택한 구성 요소에 따라 2시간 이상 걸릴 수 있다. 어떤 사람들에게 이 정도의 운동 시간은 관리가 가능하다. 그러나 대부분의 사람들은 직장, 가족 활동, 또는 규칙적으로 2시간 운동을 할 수 없는 일에 종사하고 있다. 이 경우, 가장 좋은 옵션은 1시간 미만으로 운동 루틴을 압축시키는 것이다. 운동을 조합pairing해서 루틴을 압축시킬 수 있다.

페어 운동 세트는 여러 방법으로 구현될 수 있다. 한 가지 방법은 서로 반대 근육 집단을 운동하도록 두 가지 운동을 선택하는 것이다. 예를 들어 플렌체는 푸싱 운동이고 프론트 레버는 풀링 운동이기 때문에, 이 운동들도 페어 세트로 잘 작동한다. 이것을 페어 세트로 선택했다면, 이들 운동을 번갈아 가며 할 수 있다. 먼저 플렌체 동작을 수행한다. 그런 다음, 세트 사이에 일반적으로 취하는 3~5분간의 휴식 대신, 휴식 시간을 반으로 줄이고 반대 운동, 즉 프론트 레버를 수행한다. 근육은 반대 운동을 하는 동안 회복이 된다. 그래서 휴식 시간이 짧아도 문제가 없다. 5분 휴식 간격을 사용하면 이들 두 페어 운동 세트는 다음과 같이 된다.

- 플렌체
- 2.5분 휴식
- 프론트 레버
- 2.5분 휴식
- 2회 반복

이렇게 하면 보통 시간의 약 반 정도에 플렌체와 프론트 레버 모두 3세트를 수행할 수 있다. 다음 표에서 이들 운동을 정상적으로 수행하는 것과 페어 세트로 수행하는 데 걸리는 시간을 보여 준다.

정상적인 세트

- 플렌체 3세트×휴식 5분 = → 15분(플렌체 세트 모두를 수행하는 데 걸리는 시간)
- 프론트 레버 3세트×휴식 5분 = → 15분(프론트 레버 세트 모두를 수행하는 데 걸리는 시간)
- 총시간 = 15분+15분 = 30분

쌍을 이룬 세트

- 플렌체 1세트×휴식 2.5분+프론트 레버 1세트×휴식 2.5분 = 5분
- 3라운드로 곱한다.
- 총시간 = 5분 휴식×3라운드 = 15분

이 방식의 유일한 문제점은 최적의 근력 증대 효과를 제공하지 않을 수도 있다는 점이다. 휴식 시간이 적으면 근육과 신경계가 충분히 회복되지 못할 수도 있다. 그러나 근력 증대 효과는 여전히 매우 유사하다. 그래서 오랫동안 운동하는 것을 좋아하지 않는다면 페어 세트는 좋은 옵션이다. 다음 표는 표본 루틴에서 페어 세트를 적용하는 방법을 보여 준다.

기본 루틴

- 풀업: 10×0 운동 속도에서 3분 휴식으로 3×5 → 12회 반복 수행
- 딥: 10×0 운동 속도에서 3분 휴식으로 3×5 → 12회 반복 수행
- 와이드 링 로우: 10×0 운동 속도에서 3분 휴식으로 3×5 → 12회 반복 수행
- 링 푸시업: 10×0 운동 속도에서 3분 휴식으로 3×5 → 12회 반복 수행
- 스쿼트(피스톨 진행 또는 바벨): 10×0 운동 속도에서 3분 휴식으로 3×5 → 12회 반복 수행
- 강한 스텝업: 10×0 운동 속도에서 3분 휴식으로 3×5 → 12회 반복 수행

페어 세트를 적용하는 기본 루틴

- 풀업: 10×0 운동 속도에서 1.5분 휴식으로 3×5 → 12회 반복 수행
- 딥: 10×0 운동 속도에서 1.5분 휴식으로 3×5 → 12회 반복 수행
- 와이드 링 로우: 10×0 운동 속도에서 1.5분 휴식으로 3×5 → 12회 반복 수행
- 스쿼트(피스톨 진행 또는 바벨): 10×0 운동 속도에서 1.5분 휴식으로 3×5 → 12회 반복 수행
- 링 푸시업: 10×0 운동 속도에서 1.5분 휴식으로 3×5 → 12회 반복 수행
- 강한 스텝업: 10×0 운동 속도에서 1.5분 휴식으로 3×5 → 12회 반복 수행

운동선수는 다음과 같은 의문을 가진다. "페어 세트가 많은 시간을 절약한다면, 더 많은 시간을 절약하기 위해 운동을 세 쌍 세트나 심지어 순회 루틴을 왜 만들지 않는가?"

그 대답은 두 운동을 세 쌍으로 수행하는 것은 세 운동 세 쌍을 두 번 운동하는 것과 같다는 것이다. 각 세트 사이의 휴식 시간은 두 쌍에서 세 쌍으로 변하지 않는다. 그럼에도 신체에는 더 많은 부담을 주고 더 많은 수의 운동을 통해 순환되는 것은 근력과 근비대를 원하는 사람들에게 도움이 되지 않는다. 근비대를 원하는 경우 이것은 더욱 좋지 않다.

또 다른 시간 절약 대안은 푸시/풀 또는 상체/하체 분할이다. 시간 제약이 심한 경우 이렇게 하면 효과가 있다. 또 다른 스포츠에 참여하고 있거나 주당 3회 운동을 수행하면서 여분의 휴식을 취해야 하는 상당한 기술 운동을 하고 있다면, 이 접근 방식은 권장되지 않는다. 그 이유는 운동 빈도가 줄어들기 때문이다.

마지막으로 강조할 점은 쌍을 이룬 세트는 슈퍼 세트Supersets 또는 드롭 세트Dropsets와 혼동되어서는 안 된다는 점이다.

- 페어 세트는 반대 근육 집단을 번갈아 운동하면서 구체적으로 참조해서 시간을 압축시키고 근력 운동 효과를 극대화시킨다.
- 슈퍼 세트는 근비대를 강하게 자극시키기 위해 동일 근육 집단에 두 가지 운동을 수행하면서 한 가지

운동이 끝나고 나면 휴식 시간 없이 바로 다른 운동을 수행하는 것이다.

- 드롭 세트는 근비대 자극을 하면서 실패 지점에 도달하면 무게를 줄이면서 휴식 없이 동일한 운동을 반복하는 기법이다.

이들은 이름이 유사하지만 실제로는 완전히 다른 기법들이다.

운동 속도

트레이닝 중 운동 속도를 이용하는 방법에는 다양한 관점이 있다. 여기에서는 주로 근력 및 근비대 트레이닝에 운동 속도가 사용되는 방법에 초점을 맞춘다. 또한 운동 속도가 재활에 사용될 수 있는 방법을 살펴본다.

- 풀업: 10×0 운동 속도에서 3분 휴식으로 3×5 → 12회 반복 수행
- 딥: 10×0 운동 속도에서 3분 휴식으로 3×5 → 12회 반복 수행
- 와이드 링 로우: 10×0 운동 속도에서 3분 휴식으로 3×5 → 12회 반복 수행
- 링 푸시업: 10×0 운동 속도에서 3분 휴식으로 3×5 → 12회 반복 수행
- 스쿼트(피스톨 진행 또는 바벨): 10×0 운동 속도에서 3분 휴식으로 3×5 → 12회 반복 수행
- 강한 스텝업: 10×0 운동 속도에서 3분 휴식으로 3×5 → 12회 반복 수행

운동 속도는 본질적으로 반복이 동심성(up)에서 원심성(down) 부분으로 얼마나 빨리 이동하는지, 그리고 반복 사이에 휴식을 취하는지를 말한다. 운동 속도에 선호되는 명칭은 4단계 형식이다. 예를 들어 10×0은 표준 운동 속도이다. 다음은 푸시업 운동 속도의 예이다.

- 1초: 원심성 단계, 푸시업에서 푸시업의 하단까지 내리기
- 0초: 반복의 끝부분에서 일지 중지
- x: 지면에서 올라가는 동심성, 양호한 형태로 폭발적으로 수행됨
- 0초: 위에서 일시 중지

풀링 운동(예: 풀업)에서 동심성으로 시작했을 때 운동 속도가 반대로 됨을 알 수 있다. 그러나 이들은 여전히 동일한 방법으로 표기된다.

- 1초: 동심성 단계, 풀업의 하단까지 내리기
- 0초: 반복의 끝부분에서 일지 중지
- x: 바로 당겨 올리는 원심성, 양호한 형태로 폭발적으로 수행됨
- 0초: 위에서 일시 중지

표준 10×0 운동 속도는 근력 적응을 극대화시키기 때문에 근력과 근비대 트레이닝에 권장된다. 이것은

헤네만의 크기Henneman's size principle(신체 활동 중 운동단위가 동원되는 데는 일정한 순서가 있다) 법칙과 유사하다. 2장에서 설명된 이 법칙은 임계값이 낮은 운동단위(LTMUs)가 먼저 점증되고 중간 임계값 운동단위(MTMUs)와 임계값이 높은 운동단위(HTMUs)가 순서대로 점증된다는 것을 설명한다. 지근 섬유는 항상 속근보다 먼저 점증되어 신체가 에너지를 보존하도록 보장한다. 그래서 지근이 피로에 더 강하다.

좋은 기술을 갖춘 신체의 가속은 10×0 운동 속도에서 근력 트레이닝을 극대화시키는 데 이는 반복을 하는 동안 모든 근육 섬유를 점증시키기 때문이다. 이것은 점증, 동기화, 그리고 비율 부호화와 같은 근력의 신경 요인들을 증가시킨다. 연구에 따르면, 빠른 반복은 초급자들의 근력과 파워에 좋다. 근비대의 경우, 지근보다 속근으로 다소 편향되어 있지만, 이 차이는 미미하다. 가속×운동 속도도 근비대 증대에 미미하게 영향을 미치지만 그 세트에서 임계값이 높은 운동단위(HTMUs)가 초기에 점증되어 있기 때문에 중요하지 않다. 이것이 회복에 필요한 시간을 제공해서 다시 사용되며, 실패 지점까지 약간 더 피로해진다. 그렇더라도 초급자들은 빠른 반복을 사용해야 한다.

역학적 긴장 시간이나 운동량이 동일하다면 모든 운동 속도에서 근비대는 비교적 유사하다. 무게를 천천히 또는 빠르게 변경시키는 것과 상관없이, 실패 지점까지 수행하면 세트 말미에 근육 섬유는 피로해진다. 10×0 운동 속도로 10회 반복이나 5050 운동 속도로 5회 반복하면 여전히 피로해지기 때문에 마찬가지이다. 손상된 근육은 보상되고 그들에게 가해지는 스트레스에 따라 점점 커진다. 초급자들은 1RM의 40% 강도와 1RM의 85~90% 강도에서 유사한 근비대 결과를 얻을 수도 있다.

10×0 운동 속도에서 제기되는 주요 문제는 운동이 격렬할 때와 같은 동작이 매우 느리게 발생되는 경우이다. 반복이 빠르지 않는 경우도, 빠르게 동작하는 의도는 속근 섬유를 점증시키는 것이다. 따라서 동작이 느린 경우도 1~4RM에 가까운 동작이면 속근 섬유를 점증시키기에 충분하다.

이것은 느린 반복이 유용하지 않다는 것을 말하는 것이 아니다. 다음과 같은 여러 이유로 느린 반복 운동을 선택할 수도 있다.

- 느린 동작은 잠재적으로 부상 위험을 낮출 수 있다.
- 폭발적인 반복에서 천천히 내려가면 완전한 동작 범위로 동작할 수 있기 때문에 효과적으로 운동할 수 있다.
- 느린 반복은 동작 통제를 보다 확실하게 할 수 있다.
- 부상에서 회복 중이라면, 느린 반복은 결합 조직이 회복되는 데 도움이 될 수 있다.

누군가에게 처음으로 동작을 가르친다면, 2020 또는 2121과 같은 느린 운동 속도를 이용하면 좋은 결과를 얻을 수 있다. 동작이 2초 동심성과 원심성으로 구성되면 집중할 수 있는 여유 시간이 있어서 운동을 수행하는 동안 기술에 집중할 수 있으며 일시 중지를 하면 호흡을 한 후 다시 집중할 수 있다.

부상을 입었거나 재활을 받고 있다면, 근력이나 근비대보다는 좋은 동작 패턴을 추구하기 때문에, 4040 또는 4141과 같이 처음에는 느린 운동 속도로 하는 것이 좋다. 이 경우, 느린 동작으로 수행하면 부상을 입은 운동선수가 모든 근육 집단을 타이밍 순서에 맞게 적절히 수축시키는 데 집중할 수 있다. 이것은 다양한 근육 보상이 종종 발생되는 어깨 부상에 특히 효과적이다. 마찬가지로, 근육 좌상을 방지하고자 한다면, 5120과 같은 느린 원심성 단계를 활용하면 동작을 하는 동안 신체가 통제를 유지하도록 유도하는 데 유익할 수 있다. 느린 원심성 단계도 향후 부상을 방지하기 위해 근육 저항력을 기르는 데 도움이 된다. 원심성 부분을 운동하는 동안 발생되는 근육 좌상이 있다면, 원심성이 반드시 재활 운동의 일부가 되어야 한다. 또한 건염이 있는 사람들에게도 느린 원심성 운동이 사용될 수 있다.

자신의 운동 속도는 전반적으로 필요한 트레이닝을 기반으로 판단한다. 이 책 전반에 걸친 후속 루틴을 구성하고 있는 모든 운동에는 10×0 운동 속도가 사용된다. 더 많은 경험이 쌓이면, 그 운동에 반응하는 방법을 알아볼 수 있다.

일반적인 근력 및 등척성

고려해 볼 수 있는 대안은 등척성 운동이 거의 또는 전혀 없는 루틴을 선택하는 것이다. 필자를 비롯한 일부 사람들은 엄격한 등척성 운동 전반에 걸쳐 동작 기반 루틴을 선호한다. 등척성 기술을 숙달시키기 위해 등척성 운동을 수행해야 하는 것은 아니다. 트레이닝을 할 때 많은 등척성 운동을 수행하지 않고도 십자버티기, 스트래들 플렌체, 완전한 프론트 레버, 그리고 다른 등척성 운동을 더욱 진전시킬 수 있다.

이 트레이닝의 이점은 모든 동작 범위에서 전반적으로 근력이 더욱 균형적으로 잘 발달한다는 것이다. 즉, 이 연습은 더 빠른 진전에 기여한다. 이 연습을 하면 주로 동작 기반 근력 운동을 트레이닝을 하기 때문에 파쿠르나 무술에서 발생되는 것과 같은 예상치 못한 동작을 조종할 수 있는 능력을 개발할 수 있다. 취미로 하는 스포츠에 예기치 못한 동작 수행이 요구되거나, 새로운 상황에 대한 빠른 적응이 요구되는 경우, 운동 루틴에서 등척성 운동을 제거하는 것이 유리할 수도 있다.

연구에 따르면, 등척성 운동은 운동이 되고 있는 동작 범위의 30도 내에서만 근력을 관여시킨다. 어깨의 경우(상체 근력의 요체), 동작 범위의 30도는 어깨가 지니고 있는 전체 회전 동작의 약 1/10이다. 규칙적으로 등척성 운동을 단독으로 수행하는 데 집중하지 않는 또 다른 이유이다.

등척성을 제거한 것을 기반으로 운동 루틴을 프로그래밍 하는 것은 간단하다. 플렌체, 프론트 레버, 그리고 백 레버와 같은 등척성 동작을 운동 루틴에 추가하는 대신, 간단히 부가적인 동심성 운동으로 그들을 대체한다. 예를 들어 플렌체 진행 푸싱업, 유사 플렌체 푸시업, 다른 링 푸시업 변형, 또는 딥과 HSPUs 등과 같은 수평 푸싱 동작으로 대체할 수 있다. 플렌체 등척성을 제거한다는 것이 플렌체 중심 운동을 제거해야 한다는 것을 의미하는 것은 아니다. 프론트 레버, 백 레버, 그리고 기타 등척성 유지도 마찬가지이다. 프론트 레버 로우 진행, 로우 동작, 또는 심지어 벤트 로우 또는 원 암 덤벨 로우가 포함된 바벨이나 덤벨로 프론트 레버를 대체할 수도 있다.

플렌체, 프론트 레버, 그리고 백 레버와 같은 등척성 운동으로 근력 트레이닝을 고려하고 있다면, 운동 루틴에 등척성 운동을 반드시 포함시키는 것이 좋다.

웨이트 트레이닝에는 다음과 같은 세 가지 목표가 있다. ① 플렌체와 같은 특정 기술 개발, ② 특정 등척성 목표를 달성하는 동시에, 그와 관련된 모든 스트레이트 암 및 벤트 암 근력을 개발, ③ 다양한 운동에 걸쳐 대량의 근력 개발.

구체적인 운동(이 경우 플렌체)에 중점을 두는 사람은 푸싱 운동 대부분을 자신들의 특정 목표로 삼는다면 가장 성공할 것이다. 예를 들면 플렌체를 달성하려면, 어깨에서 특정 등척성 근력 위치를 개발하는 것은 물론, 근력 위치를 개발하기 위한 근육량과 신경학적 근력도 개발해야 한다. 이럴 경우, 등척성 유지 운동은 물론, 플렌체 진행 푸시업, 유사 플렌체 푸시업, 다른 링 푸시업 변형, 또는 딥 및 HSPUs와 같은 동작 변형 등 앞서 제안했던 대안 플렌체 동작들 중 일부를 트레이닝 해야 한다. 이 책의 운동 기술 섹션에는 고원 현상에 직면한 운동선수들과 진전 방법이 명확하지 않은 운동선수들을 위한 대안 루틴 제안을 비롯한, 특정 등척성 유지 동작을 진전시키는 데 도움이 되는 대부분의 효과적인 보조 동작들이 포함된다.

전반적인 스트레이트 암과 벤트 암 근력이 목표라면, 결합 조직을 발달시킬 수 있도록 등척성 유지 동작으로 시작하는 것이 좋다. 등척성 유지 동작을 달성하면, 운동 루틴의 준비운동이나 정리 운동 섹션에 이들 등척성 유지 운동을 포함시켜서 유지시킨다. 이렇게 하면 등척성과 새로운 동작을 위한 더 많은 공간이 생긴다.

마지막으로 단순히 전반적인 근력만 원하는 사람들은 등척성 유지에 대한 관심을 가질 필요가 없다. 점점 강해지면서 등척성 유지 중 대부분이 달성된다. 유사 플렌체 푸시업, 링 딥 진행, 그리고 링 핸드스탠드 푸시업을 운동하면서 링 위에서 하는 스트래들 플렌체가 달성되는 것이 하나의 예이다. 이러한 동작에서 개발된 근력은 상당히 효과적으로 전달된다.

초급자들에게는 다음과 같은 것들이 권장된다. 지지 운동, 자세 훈련, 저먼행, 그리고 준비운동의 일환으로 다른 스트레이트 암 운동에 이어서, 기술 운동으로 핸드스탠드. 이렇게 하면 등척성 운동을 시작하기 전에 결합 조직 근력이 발달된다. 초급자들의 경우 풀업과 푸시업에서 백 레버와 플렌체로 넘어가기 전에 딥, 로우, 풀업, 그리고 푸시업 변형(일반적으로 5~6레벨)을 숙달시켜서 강력한 기초를 구축하는 것이 중요하다.

코어 운동

- 총 60초간 L-시트, 실패하지 않는 범위 내에서 필요한 만큼 많이 실시
- 3×10초간의 프레스

후반부로 가까워지면서 코어 운동은 이제 『오버커밍 그라비티』 기본 루틴의 근력 부분에 포함된다. 페어링 핸드스탠드와 만나는 반대편 어깨 동작으로 여전히 권장된다. 그러나 루틴에서 동시에 페어링할 필요는 없다. 운동 시작부에 그들을 페어링하게 되면 불필요한 피로가 많이 누적되며, 이것은 트레이닝의 나머지 부분을 방해하게 된다. 특히 푸시업, 딥,그리고 핸드스탠드 푸시업 세트들은 이러한 피로에 크게 방해를 받는다. 이러한 운동을 하려면 무엇보다 기초가 중요하다. 이는 튼튼한 기초에서 발달된 기법과 근력은 거의 모든 푸싱 진행으로 이어지기 때문이다.

L-시트와 프레스는 코어를 개발하는 데 매우 중요하다. L-시트는 코어 근력을 테스트하는 기본 위치 중 하나이다. L-시트는 V-시트와 만나로 잘 발달된다. L-시트는 또한 신체 위치의 여러 모양을 요하는 다른 동작이나 프레스 핸드스탠드에 쉽게 적용된다. 핸드스탠드 프레스와 기타 여러 유형의 유연성 동작을 익히는 데 프레스가 널리 적용될 수 있다. 특히 프레스는 코어 근력과 활동적 유연성을 동시에 개발한다.

프레스는 동심성 운동 대 등척성 운동처럼 동일한 패턴을 따른다. 상체 근력 운동 대부분에는 운동을 하는 동안 적절한 기술 동작을 취해서 유지하는 코어 요소들이 있다. 예를 들어 프론트 레버 진행은 코어를 효과적으로 작동시킨다.

다음은 프레스에 대한 몇 가지 지침이다.

- 30초간 햄스트링을 스트레칭 한다.
- 두 다리를 앞으로 쭉 뻗고 앉아서 팔을 뻗어 손을 양 무릎 옆에 위치시킨다.
- 다리를 곧게 펴고 코어를 압축시켜서 무릎을 얼굴 쪽으로 당긴다.
- 그 자세를 10초간 유지한다. 꺾쇠로 죄는 것처럼 하고 있다면, 올바르게 하고 있는 것이다.
- 이 단계를 3~5회 반복한다.
- 거의 모든 세트에서 무릎에 안면이 닿는다면 손을 발뒤꿈치 쪽으로 더 가까이 옮긴다.

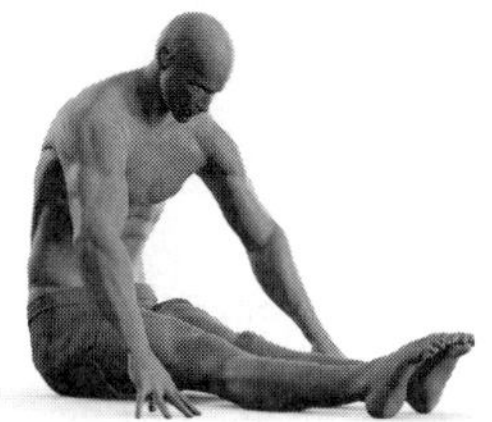
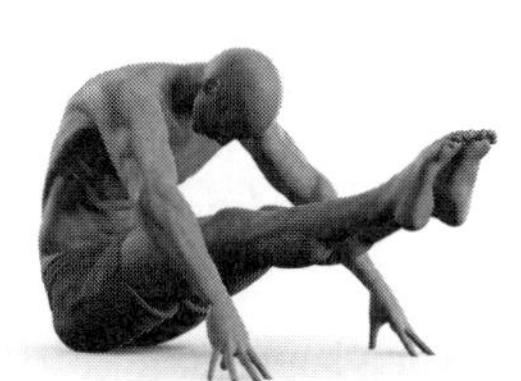
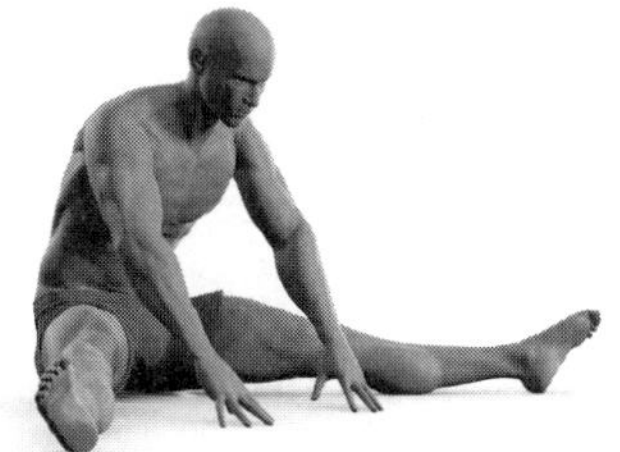
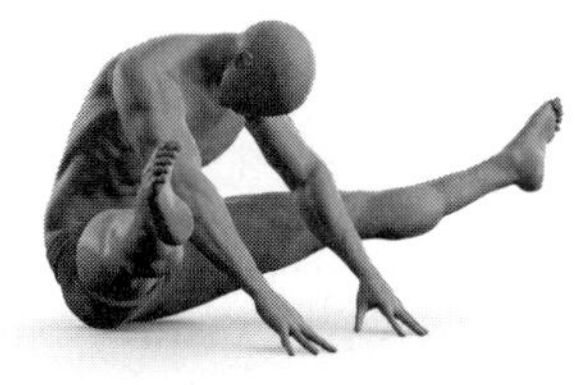

프레스는 근력 트레이닝 후반부나 유연성 운동 후반부에 수행하는 코어 운동과 상당히 호환될 수 있다. 또한 L-시트 스트래들-L과 만나 운동을 할 때 초반부에 프레스를 배치할 수 있다. 어떤 특정 핸드스탠드 프레스 기법이나 그와 관련된 운동을 수행하기 위해 나중에 유연성 운동을 배치할 필요가 있는 경우 이것이 매우 효과가 있을 수도 있다. 그 밖에 좋은 코어 운동으로는 AB 휠ab wheel, 행잉 레그 레이즈hanging leg raises, V-업, 드래곤 플래그dragon flags, 그리고 중량 디클라인 싯업weighted decline sit-ups(근비대에 좋은 선택이다) 등이 있다.

이 섹션에는 등을 위한 특정 코어 운동이 포함되지 않았다. 이것은 하체에 중량을 사용해서 적절한 하체 운동을 수행하고 있다는 가정을 기반으로 한다. 이전 장에서 설명한 바와 같이, 하체에 중량을 사용하는 것은 근력 및 근비대를 얻는 가장 효과적인 방법이다. 하체에 중량을 사용하지 않으려면, 대신 글루트 햄 레이즈glute-ham raises, 리버스 하이퍼 익스텐션reverse hyperextensions과 같은 체중 운동이나, 그 밖에 그와 유사한 운동을 수행할 수 있다. 스쿼트, 피스톨/싱글 레그 스쿼트, 런지, 단거리 달리기, 그리고 기타 유사 경기 등과 같이 대부분 체중을 이용한 다리 운동은 등을 적절히 운동시키지 않기 때문에 등에 좋은 어떤 운동을 하는 것이 중요하다. '등을 강화시키지 않고 복부 운동을 수행하는 데 많은 시간을 보내는 사람들이 있는데, 그렇게 운동을 하면 등에 통증이나 부상을 초래할 수 있다. 반드시 양쪽 코어가 운동이 될 수 있어야 한다.'

웨이트 트레이닝 수행 및 종료

초급자들은 실제로 웨이트 트레이닝을 수행해서 처음에는 더 크고 강해진다. 이것은 또한 올바른 기술을 익히고 강화시키는 경우이다. 올바른 기술을 익히고 강화시키기 전에 웨이트 트레이닝을 종료하는 것은 결코 좋지 않다. 웨이트 트레이닝을 시작할 때 무척 서툴다고 느끼는 그런 날도 있다. 웨이트 트레이닝을 진행하는 어느 시점에 "요점이 무엇인가? 여기에 아직 숙달되지 않았는데, 오늘은 정말 그렇게 느끼지 않는다"라는 생각을 해 볼 수도 있다. 그러나 초급자들은 종종 자신들이 생각하는 것보다 더 많은 능력이 있다. 웨이트 트레이닝을 통해 좋은 습관을 길러 주면 견고한 운동 습관을 구축해서 더욱 일관성 있게 운동을 하는 데 도움이 된다. 좋은 습관을 길러 주면, 기대 이상으로 신체를 단련시킬 수 있는 놀라운 결과를 가져올 수 있다. 좋은 느낌을 가지고 웨이트 트레이닝을 이행하면 개인 기록을 세울 수도 있다.

더 높은 기술 수준으로 진행되기 시작할 때 스트레스나 기타 요인으로 인해 누적되는 피로 때문에 웨이트 트레이닝을 조기에 끝내거나 완전히 종료할 수도 있다. 대부분의 경우 몸과 정신이 루틴을 끝내고 스트레스를 해결하는 것이 좋다. 그러나 그날은 운동을 완전히 끝내는 것이 더 나을 때가 있다. 기술이 혹독한 경우 특히 그렇다.

그날 웨이트 트레이닝을 마치는 것이 좋은지 어떻게 판단하는가? 기술 운동이 혹독하다면, 그날 운동을 종료하기 전에 적어도 한두 가지의 다른 운동을 시도해 본다. 향상되지 않는다면, 루틴을 조기에 끝내고 휴식을 취하는 것이 좋다. 자신이 중급 범위에 속한다면, 웨이트 트레이닝 품질을 높이는 것이 중요하기 때문에, 이 시점에 웨이트 트레이닝 종료를 결정할 수도 있다. 그것은 자신의 결정이다!

고급 기술에 도달하면, 유연성이 매우 향상된다. 지금까지 피로할 때와 활력이 있을 때 신체가 웨이트 트레이닝에 어떻게 반응하는지 배웠다. 이제 운동 루틴을 시작하기 전에 특정 운동이나 기술을 제대로 수행할 수 있는지를 판단하는 경험을 지니고 있다. 이 경우, 특정 운동이나 기술을 수행하기 전에 웨이트 트레이닝을 종료하고자 할 수도 있다. 그러한 생각을 하는 것은 직관적이거나 스스로 트레이닝을 조절하게 되는 어느 시점이다. 특정 운동이나 기술을 효과적으로 사용하려면 경험이 필요하지만, 자신의 웨이트 트레이닝을 습관화시킨다면 더욱 효과가 있다. 어떤 사람들은 어떤 훈련을 하지 않고도 운동이나 기술을 수행하는 능력이 있지만, 대부분의 사람들은 원하는 것을 하고 싶어하고 신체가 원하는 것을 듣지 않으려 한다. 그래서 초급자들은 피로를 헤쳐 나가야 하며, 중급, 고급, 그리고 엘리트 운동선수들은 자신에 대한 판단을 스스로 해야 한다.

가족 생활, 신생아, 학교 시험, 직장 업무, 또는 일반적인 생활 스트레스 등 판단의 근거가 되는 요인들은 무한히 많다. 생활과 신체 단련 균형을 유지할 수 있도록 계획을 세우는 것이 중요하다. 트레이닝을 하는 이유와 자신의 목표를 유지하는 이유를 명심해야 한다. 진전을 즐기고 운동이 지루해지지 않기를 바란다.

이것은 운동선수가 운동이 예상대로 진전되고 있는지를 판단할 때 자신의 전문성을 사용하는 데 도움이 되는 지침이다. 다음은 운동 종료를 권장하는 세 가지 시나리오이다.

- 아플 때
- 잇달아 여러 날 수면을 제대로 취하지 못했을 때
- 관절, 힘줄, 또는 다른 결합 조직에 통증, 통각, 쑤시는 증상, 또는 운동을 계속한다면 악화될 가능성이 있는 동통 등이 있을 때

앞의 두 시나리오는 웨이트 트레이닝이 매우 효과가 없고 잠재적으로 상태를 악화시킬 수 있는 분명한 지표들이다. 무리하지 말고 적절한 휴식을 취해야 한다. 젊은 사람들은 종종 휴식을 중요시하지 않지만, 목표를 향해 착실하게 진전하려면 휴식은 반드시 필요하다. 휴식이 필요할 때는 반드시 휴식을 취해야 하며, 휴식을 취하고 나면 트레이닝이 훨씬 더 잘 수행되는 것을 느낄 수 있을 것이다.

세 번째 시나리오에서 일반적으로 사람들은 통증을 악화시키는 루틴 부분만 중단하려는 경향이 있다. 이러한 부분을 재활 운동으로 전환시키고 평상시처럼 나머지를 계속 수행할 수도 있다.

이 시나리오에서 웨이트 트레이닝을 모두 제거하면, 부상으로 재활 운동을 해야 할 때 운동을 건너뛰는 습관을 가질 수 있기 때문에 모두 제거하는 것은 좋은 생각이 아니다. 특히 오락 스포츠에서 운동을 건너뛰는

것이 널리 퍼져 있으며, 이것은 스포츠를 하지 않는 것에서부터 전혀 하지 않는 것과, 집에서 앉아 쉬는 것에 이르기까지 부정적인 층계를 만들 수 있다. 이 시점에서 실질적으로 부상이 재활되지 않는다. 오히려 소파에 누워 군것질을 하면서 TV를 보는 게으름뱅이가 된다. 그래서 부상을 입었을 때 운동을 건너뛰지 않는 것이 중요하다. 운동을 건너뛰는 대신 부상을 재활해야 한다!

독서를 중단하고 행동하라

- 기록한 노트를 펼치고 루틴 핵심으로 들었던 운동들을 살펴본다. 그러한 운동들을 사용할 수 있는 반복/세트 체계 유형을 생각해 본다.
- 신체에 생기가 있고 시간이 있다면, 빠르게 준비운동을 하고 최대 반복 및 등척성 유지 테스트를 한 다음, 각 운동에 대한 자신의 최대치/또는 역량 수준을 판단한다. 그것들을 기록한다.
- 이제 첫 번째 주기에서 시작할 각 운동에 대한 반복 및 세트 구조를 구상한다.
- 이미 루틴이 있다면, 현재 자신의 능력을 알아야 한다. 현재 주기가 끝날 때까지 기다려서 이러한 테스트를 하고 구현하는 것이 좋다. 그러나 현재 설정 및 반복이 비효율적이거나 제시된 차트를 사용하면 향상되지 않는 경우, 루틴을 수정해야 한다.

Chapter 9. 요약
근력 운동

루틴에 근력 운동을 구조화시키는 과정은 사전 계획이 필요하다. 다음은 간단하게 요약한 것이다.

1. 동심성, 등척성, 그리고 원심성 등 세 가지 유형의 운동이 있다.
2. 운동 표기법: 세트×반복.
3. 동심성 반복: 운동당 15회 이상 반복, 실패 지점까지 1회 반복 유지, 그리고 근력 또는 근비대를 위한 반복횟수로 선택된 것을 목표로 한다.
4. 등척성 운동 차트를 사용해서 세트와 유지 시간을 찾는다. 유지 범위의 60~70%를 유지하고 전체적으로 40~70초를 목표로 한다.
5. 체계적으로 유지 시간을 늘리고 휴식 시간을 줄여서 원심성 운동을 구성한다.
6. 동심성 운동 1회 반복은 등척성 운동 2초 유지 및 원심성 동작 3초와 거의 대등하다.
7. 루틴 순서를 계획할 때 가장 중요한 운동을 첫 번째 배치한다.
8. 세트당 휴식 시간: 지구력의 경우 30~90초, 근비대의 경우 60~240초, 근력의 경우 120 또는 180~300초 이상.
9. 동일한 근육 집단을 사용하지 않는 운동을 조합하여 웨이트 트레이닝을 단축시킨다.
10. 운동 속도: 10×0 운동 속도가 표준이다. 지구력, 등척성 운동, 그리고 기타 운동에서 운동 속도를 변경시키면 다른 결과를 초래한다.
11. 동작과 등척성 운동을 비교해 보면, 동작이 더 우수할 수 있다.
12. 코어 운동(압축 관점에서)은 활동적 유연성을 향상시킨다. 코어 운동으로는 AB 휠, 행잉 레그 레이즈, V-업, 드래곤 플래그, 그리고 중량 디클라인 싯업 등이 있다. 전방 코어와 후방 코어의 균형을 맞춘다.
13. 운동 성과를 측정하고 필요한 경우에만 운동을 종료한다. 종료가 필요한 경우 죄책감을 느낄 필요는 없다. 우리 모두에게는 좋지 못한 날도 있다.

- CHAPTER 10 -

진행 방법

모든 운동선수들은 결과를 알고 싶어 한다. 10년 동안 진전이 없다면 웨이트 트레이닝을 하고 싶어하는 사람은 아무도 없다. 어쩌면 진전을 위해 혹은 진전을 보장하기 위해 이 책을 읽고 있을 것이다. 지금까지 프로그래밍 이면의 개념을 다루었다. 이제 더욱 강해지기 위한 웨이트 트레이닝을 프로그래밍하는 구체적 방법을 소개한다. 이 방법들은 체력 트레이닝 루틴을 만들거나 나쁜 습관을 깨뜨릴 수 있다.

웨이트 트레이닝 운동에는 운동 내 진행intra-exercise progression과 운동 사이 진행inter-exercise progression이라는 두 가지 진행 방법이 있다. 운동 내 진행은 동일 운동 내에서 향상에 초점을 맞추는 반면, 운동 사이 진행은 한 운동의 다양한 진행을 통해 이동하는 데 초점을 맞춘다.

첫 번째 방법은 운동 그 자체 내에서 진행을 향상시키는 방법이다. 이것은 푸시업에 효과적이며, 반복 능력을 5회에서 10회 반복으로 향상시키거나 0파운드 5회 반복을 25파운드 5회 반복으로 향상시킨다.

두 번째 방법은 한 운동 진행에서 다음 운동 진행으로 점진적으로 발달하는 것이다. 예를 들어 개구리 자세frog stand를 익힌 다음 턱 플렌체로 진행하고 다시 상급 턱 플렌체를 익힌 다음 마지막으로 스트래들 플렌체로 진행한다. 또는 풀업에서 와이드 풀업으로, 다시 L-풀업으로 진행한다.

이러한 방법 둘 다를 사용해서 진행하는 방법은 여러 가지가 있다. 이들 각각의 방법은 근력과 근비대를 증대시키기 위한 단순한 '프로그래밍'이라고 생각하기 바란다. 이 '프로그래밍' 또는 '진행'은 기본적으로 반복, 세트, 휴식, 운동 속도, 강도/부하, 운동량, 그리고 빈도 등 루틴 내에 존재하는 변수들을 조작하는 것이다. 이러한 것들을 정확하게 조작할 때 진전이 이루어진다.

간단한 운동 내 진행

운동 내 진행은 웨이트 트레이닝에서 관련 진행 및 프로그래밍을 파악하기 위한 개념 중 하나이다. 이것은 동일한 운동 내에서 높은 강도로 수행하는 적은 반복에서 낮은 강도로 수행하는 많은 반복으로 전환하는 것이다. 대부분의 사람들은 웨이트 트레이닝을 시작할 때 직관적으로 이것을 파악한다. "5회 풀업을 실시할 수 있지만, 마지막 웨이트 트레이닝 후 이제는 6회 풀업을 실시할 수 있다." 이것은 웨이트 트레이닝을 처음 시작할 때 파악하기 쉽지만, 나중에 고급 운동을 하면서 고원 현상에 빠져 있는지를 파악하는 것은 어려울 수 있다. 그래서 몇 가지 진행 방법을 통해 이를 살펴보기로 한다.

운동 루틴의 여러 운동은 다양한 속도로 진행될 수 있다. 동일한 근육 집단을 트레이닝 하는 운동도 다양한 속도로 진행될 수 있다. 운동 내 진행을 고려할 때 각각의 개별 운동은 완전히 별개의 것으로 간주되어야 한다.

선형 진행

선형 진행은 어쩌면 가장 단순한 진행 형태일 수도 있다. 중량조끼, 백팩, 손목/발목 모래주머니, 무게 판 weight plates, 또는 신체에 하중을 가하는 방법을 이용한다면, 이 진행을 이용해서 근력을 증대시킬 수 있다. 이 유형의 진행은 바벨과 덤벨을 함께 사용하기 위해 시작되었지만, 웨이트 트레이닝 운동에 효과적으로 사용될 수 있다. 이것을 가장 일반적으로 볼 수 있는 것은 중량 풀업과 딥이다. 중량 풀업과 딥은 완력과 근육량을 증대시키는 데 효과적인 운동이다. 중량 푸시업과 로우, 그리고 기타 웨이트 트레이닝 운동을 수행할 수 있다. 아래 예에서, 5-5-5 표기법은 5회 반복 3세트를 의미한다.

1. 0파운드의 5-5-5
2. 10파운드의 5-5-5
3. 20파운드의 5-5-5

선형 반복 진행

선형 반복 진행은 외부 중량을 사용하지 않는 초급자들에게 가장 쉬운 방법이다. 이 방법은 연속 웨이트 트레이닝에서 3세트 반복 모두를 5회 반복에서 6회 그리고 다시 7회 반복으로 증가시키는 것을 목표로 한다.

1. 5-5-5
2. 6-6-6
3. 7-7-7

하나의 웨이트 트레이닝에서 3×5회 반복을 수행하고 다음 트레이닝에서 3×6회 반복, 그리고 그다음에는 3×7회 반복을 수행한다. 이것은 기본적인 운동으로 비교적 빨리 진행될 수 있기 때문에, 초급자들에게 권장되는 진행 방법이다. 이것은 또한 전형적인 초급자 웨이트 트레이닝 루틴이 반복 범위(예: 3×5 → 8 또는 3×5 → 12 또는 3×5 → 15)로 기록되는 이유이다.

1. 풀업: 10×0의 속도에서 3분 휴식으로 3×5 → 15회
2. 딥: 10×0의 속도에서 3분 휴식으로 3×5 → 15회

선형 진행은 5 → 15회 반복에서 화살표(→)가 의미하는 것이다. 후속 운동에서 진행하기 위해 5회에서 15회 반복하는 방법을 사용해서 체계적으로 운동할 수 있다. 근비대에 중점을 둔다면 5 → 15회 반복 범위가 효과적으로 작동한다. 반복횟수가 많으면 근비대 증가에 필요한 근육량을 늘리는 데 도움이 될 수 있다.

처음 트레이닝을 시작할 때 신속하게 진행될 수 있어야 한다. 그러나 몇 주 동안 견고한 진행이 있으면, 자

신이 고원 현상에 도달한 것을 발견할 수도 있다. 이것은 자신이 사용하는 운동 방법에 신체가 적응하고 있다는 것이다. 더 진행하려면 프로그램을 변경해야 할 수도 있다.

반복 추가

반복 추가는 상당히 느린 진행 방법으로 한 주 또는 두 주에 걸쳐 3세트 모두에 반복을 증가시키는 것을 목표로 한다. 이 방법은 전신 운동 루틴을 매주 3회 수행한다는 것을 가정한다.

1. 5-5-5
2. 6-5-5
3. 6-6-5
4. 6-6-6
5. 7-6-6

위에서 보는 바와 같이, 첫 번째 웨이트 트레이닝은 5-5-5이며, 두 번째는 6-5-5, 그리고 세 번째는 6-6-5이다. 다음 주에는 첫 번째 웨이트 트레이닝이 6-6-6이며 이것은 5-5-5에서 6-6-6으로 진행된 것이다. 모든 세트에서 반복을 모두 향상시킬 수 없으면, 이 방법을 사용하는 것이 격차를 줄일 수 있는 방법이다.

계속 진행하기 전에 이러한 진행에 대한 몇 가지 기본적인 사실을 살펴보기로 한다. 이러한 진행 중 대부분은 다음 세트에 도달하기 전에 세 개의 진행을 완료하는 것으로 구성된다. 그러나 세트 사이에 진행 사용을 금지하는 것은 아무 것도 없다. 실제로 프로그래밍을 할 때, 세트와 반복이 멋지고 여러 가지를 균형 있게 아우르는 것처럼 보일 필요는 없다. 세트와 반복은 특정한 양과 횟수를 가져야 할 필요도 없다. 다음은 실질적인 웨이트 트레이닝에 사용되는 두 가지 예이다.

1. 5-5-5
2. 6-6-5-5
3. 6-6-6
4. 7-6-6-6
5. 8-8-8
6. 5-5-5
7. 6-6-5-5
8. 7-6-6
9. 8-8-7-7
10. 9-9-9

여기 설명되어 있는 정확한 방법으로 나열된 진행을 수행할 필요는 없다. 이러한 방법은 진행하는 방법에 대한 여러 가지 아이디어를 제공하는 예일 뿐이다. 자신의 신체 성능에 따라, 여기에 제시된 예보다 빠르거나 느리게 진행될 수도 있다. 자신의 웨이트 트레이닝 능력을 알고 있는 것이 중요하다. 위 예를 참고해서 향후 웨이트 트레이닝을 향상시키는 데 도움이 되는 계획을 수립한다.

실패로 끝난 마지막 세트

실패로 끝난 마지막 세트는 마지막 세트를 제외하고 모든 세트는 거의 실패 직전까지 유지되기 때문에 중요한 진행 방법이다. 근력은 거의 실패 때까지 유지함으로써 효과적으로 발전될 수 있기 때문에 이것은 근력 진행에 매우 효과적인 방법 중 하나이다. 이것은 또한 전반적인 피로를 측정하는 좋은 방법이며, 진행 시기를 파악하는 데 도움이 될 수 있다. 첫 번째 세트보다 마지막 세트에서 적어도 2회 이상 반복을 수행할 수 있다면, 다음 단계로 넘어갈 수 있다.

1. 5-5-5
2. 5-5-6
3. 5-5-7
4. 6-6-6

이 방법의 또 다른 장점은 적응 능력이다. 5-5-8을 수행하고 다음 운동에서 7-7-7 또는 7-7-X로 넘어갈 수 있다면, 몇 번에 걸쳐 반복을 할 수 있다. 기본적으로 더 높은 점프를 할 수 있다면, 실패로 끝난 마지막 세트는 다음 진행에서 더 높은 점프를 할 수 있다는 것을 나타낸다. 실패로 끝난 마지막 세트가 한정적이면, 다음 단계로 진행할 준비가 되어 있지 않은 것이다.

이 방법은 디로드에도 효과적이다. 첫 번째 몇 세트를 실패하지 않는다면 다음 세트도 거의 실패하지 않을 것이다. 그러나 마지막 세트를 실패할 수도 있다. 이렇게 하면 후속 디로드를 수행하는 동안 세트가 거의 실패 직전까지 유지되게 할 수 있다.

루틴 프로그램 방법을 알아내는 데 어려움이 있거나 선형 반복 진행과 같은 간단한 방법으로 고원 현상을 초래한다면, 실패로 끝난 마지막 세트는 시도하기 좋은 방법이다.

세트 추가

세트 추가 방법은 운동에 더 많은 운동량을 추가하는 간단한 방법이다. 이 방법은 풀업 및 로우 진행과 같은 풀링 운동에 매우 효과적이다. 신입 운동선수 또는 처음으로 간단한 '해변 근육' 수준을 넘어서려는 사람들의 경우, 일반적으로 등은 약한 부분이다. 세트를 추가하면 등에 더 많은 운동량을 가하는 데 도움이 되며, 견갑골 근육을 강화시킨다. 이것은 종종 진행 재시작에 도움이 된다.

1. 6-6-6
2. 6-6-6-6
3. 6-6-6-6-6

운동량을 추가할 필요가 있는 경우 세트를 추가하는 방법은 근비대에도 효과적이다. 1~8회 반복을 할 때 근비대를 자극하려면 여분의 운동량이 필요하다.

휴식 일시 중지

휴식 일시 중지는 좋은 기술이다. 이 방법에서 거의 실패에 이르거나 실패한 후 결정된 시간 동안 휴식을 취한다. 세트가 끝난 후 여분의 휴식을 취하면, 몇 번의 추가적인 반복을 수행할 수 있다. 효과적으로 진행하기 위해 휴식을 체계적으로 감소시킬 수 있다. 예를 들면,

5-5-4 실시, 그리고 마지막 세트는 실패했다. 네 번째 반복 후 20초가 지나고 한 번 더 반복을 수행한다.
5-5-4 실시, 그리고 마지막 세트는 실패했다. 네 번째 반복 후 10초가 지나고 한 번 더 반복을 수행한다.
5-5-5 실시, 완전한 3세트 반복. 네 번째와 다섯 번째 반복 사이에 휴식이 없다.

이렇게 하면 매우 짧은 휴식 시간으로 세트 반복 목표를 달성할 수 있다. 계획된 반복을 달성하기 때문에, 신체는 서서히 부하에 적응한다. 결국 분할 반복을 단일 세트에 통합하게 된다.

밀도

밀도는 단기간에 동일한 운동량 또는 단일 운동량을 수행한다는 개념이다. '밀도=양/시간', 시간 구성 요소 감소

1. 4분 휴식으로 5×5×5 수행
2. 3분 휴식으로 5×5×5 수행
3. 2분 휴식으로 5×5×5 수행
4. 4분 휴식으로 6×6×6 수행
5. 3분 휴식으로 6×6×6 수행
6. 2분 휴식으로 6×6×6 수행

처음에는 세트 수와 반복횟수를 5-5-5에 일정하게 유지한다. 웨이트 트레이닝이 진행됨에 따라 휴식 시간이 감소된다. 결국 시간이 줄어들지만 동일한 반복횟수를 수행한다. 이것은 전체적인 운동 능력이 증가된다는 것을 의미한다.

기술적으로, 운동량이 증가되지만 시간 구성 요소가 일정하다는 것은 결국 밀도가 증가되는 것이다. 그러나 정해진 시간 내에 더 많은 반복을 수행하고 있더라도, 이것이 운동 문헌에 사용된 정의는 아니다. 이전 방법을 밀도가 증가되는 것으로 생각한다 하더라도 문제는 없다. 다만 자신의 트레이닝을 논할 때 자신이 내린 정의를 간단히 설명해야 할 것이다.

운동 속도 변경

1. 10×0 운동 속도로 5-5-5 수행
2. 20×0 운동 속도로 5-5-5 수행
3. 30×0 운동 속도로 5-5-5 수행
4. 10×0 운동 속도로 6-6-6 수행

5. 20×0 운동 속도로 6-6-6 수행
6. 30×0 운동 속도로 6-6-6 수행

운동 속도 변경은 웨이트 트레이닝을 진전시키는 또 다른 방법이다. 이 예에서 원심성 구성 요소는 후속 웨이트 트레이닝에서 길어진다. 첫 번째 웨이트 트레이닝에서 그 세트의 모든 반복에 대한 원심성 구성 요소는 1초이며, 두 번째 트레이닝에서 그 세트의 모든 반복에 대한 원심성 구성 요소는 2초이고, 마지막 트레이닝에서 그 세트의 모든 반복에 대한 원심성 구성 요소는 3초이다. 역학적 긴장 상태에서 원심성 시간 구성 요소를 늘리는 것은 진행을 위한 한 가지 방법이다. 원심성 시간이 1초이면, 1초×총 15회 반복으로 역학적 긴장 상태에서 원심성 시간은 15초이다. 원심성 시간이 2초이면, 2초×총 15회 반복으로 역학적 긴장 상태에서 원심성 시간은 30초이며, 마지막으로 원심성 시간이 3초이면, 3초×총 15회 반복으로 역학적 긴장 상태에서 원심성 시간은 45초이다. 역학적 긴장 상태에서 이 시간으로 진행하면, 다음 몇 세트에서 반복횟수를 증가시킬 수 있다.

원심성 구성 요소 이외에 다른 운동 속도 구성 요소 변경을 방해하는 것은 없다. X는 근력 트레이닝에 가장 효과적인 운동 속도이기 때문에 이 예제에 X가 포함되었다. 그러나 근육을 위로 천천히 올리는 것과 같은 정리운동으로 보이는 동작을 훈련한다면 X 구성 요소를 변경시킬 수도 있다.

특정 운동을 하는 동안 운동 속도를 변경시켜야 하는 다른 이유도 있을 수 있다. 운동 루틴에서 유사 플렌체 푸시업을 수행하고 있다면, 유사 플렌체 유지 자세에서 제일 위로 올라갔을 때 동작을 일시 중지해서 좀 더 많은 시간을 얻을 수 있다. 반복 사이에 자세의 제일 위에서 2초간 유지를 원한다면 10×0에서 10×2로 운동 속도를 변경할 수 있다. 이것은 링 위에서 스트래들 플렌체를 운동하기 위해 링 유사 플렌체 푸시업을 사용하는 방법 중 하나이다. 한편, 근육 반동을 제거할 수도 있으며(스트레칭 주기 단축), 이렇게 하면 동작 범위 전반에 걸쳐 동작을 쉽게 만드는 것처럼 보인다. 이렇게 하는 방법은 원심성이 끝난 후 즉시 원심성을 제거하는 것이다. 이것은 10×0 반복에서 11×0 반복으로 또는 12×0 반복으로 표현된다.

운동 속도 변경은 프로그래밍을 할 때 특정 목표를 향해 전진하기 위해 고려할 수 있는 여러 가지 변경 중 하나이다. 운동 속도 변경은 반복, 세트, 휴식 시간, 그리고 전반적인 운동량 변경과 함께 항상 고려되어야 한다.

빈도 수정

빈도 수정은 일반적으로 웨이트 트레이닝을 수정해서 동작을 운동하는 여분의 세션을 만들기 때문에 진행 방법으로 분류되지 않는다. 운동 루틴에서 빈도 수정을 구현하는 가장 일반적인 방법은 구소련 특수부대 훈련사 파벨 차졸린이 『파워 투 더 피플Power to the People』에서 설명한 GTGGrease the Groove라 불리는 방법이다. GTG 방법은 지난 10년 동안 많은 사람들에 의해 수정되었다. 다음은 『오버커밍 그라비티』 버전이다.

GTG 방법은 일반적으로 웨이트 트레이닝 외부에 활용된다. 이 방법을 사용하면, 일주일 동안 거의 매일 특정 운동 빈도 세트를 여러 번 수행할 수 있다. 이 개념은 단일 운동에 매우 많은 빈도를 적용하여 특정 신경 적응의 신경학적 그루브groove(최고조)를 '촉진시켜grease'(2장에서 다루었음) 특정 운동에서 근력이나 지구력을 빠르게 증대시키는 것이다. 예를 들면 운동선수가 이 방법을 사용하면, 하루에 풀업 횟수를 적은 횟수에서 많은 횟수로 늘려 근력을 빠르게 증대시키거나 여러 번의 반복으로 많은 세트의 푸시업을 수행해서 지구력을 증대시킬 수 있다. 이것은 하루에 많은 푸시업이나 싯업을 수행해야 하는 군대 신병 훈련소와 유사하다. 이 방법은 동작을 두 자릿수에서 세 자릿수로 매우 빠르게 증가시킨다.

GTG를 수행하는 한 가지 방법은 자신의 최대 반복횟수의 60~80%에서 그날 하루 종일 배정된 준최대치 세트를 6~10회 이상 수행하는 것이다. 딥을 예로 들면, 4회 딥이 최대치이면, 한 세트마다 2~3회 딥을 수행한다. 그런 다음 매 1~2시간마다 딥을 수행해서 그날 하루 총 6~10회를 수행한다. 그렇게 하면 하루에 약 30회의 딥을 수행한다. 이것을 웨이트 트레이닝을 하는 동안 딥만 수행하는 것과 비교해 보면, 더 이상 수행할 수 없게 되기 전에 3회 딥 5세트 이상을 수행할 수 있음을 알 수 있다. 이 방법을 사용하면, 단지 몇 주 만에 10회 이상을 수행할 수 있는 기술을 습득할 수도 있다. 세트를 준최대치로 유지하면 신체가 과운동되는 것을 방지하는 동시에 많은 연습량을 제공해서 단기간에 동작을 숙달시키는 데 도움이 된다.

GTG 방법의 주요 단점은 GTG를 사용하는 동안 하루에 오직 하나의 푸싱 운동만 작열통 없이 수행할 수 있다는 점이다. GTG 방법을 사용하는 동안 운동 루틴에 풀링 운동과 레그 운동만 남겨 두고 다른 모든 푸싱 운동을 제거하는 것이 좋다.

특정 운동으로 근력이나 지구력을 빠르게 증대시켜야 한다면, 이 방법이 매우 효과적일 수 있다. 앞서 언급한 바와 같이, 군대는 PT컨디셔닝 테스트의 푸시업과 싯업 부분에 이 방법을 효과적으로 사용한다. 마찬가지로, 몇 가지 원심성 운동을 수행할 수 있는 능력이 생긴 직후 딥이나 풀업을 훈련하는 데 이 방법을 성공적으로 사용하고 있다. 이 방법이 가장 효과적인 정적 동작은 백 레버와 프론트 레버이다. 이 방법을 사용해서 약 8~20 반복을 달성한 다음, 자신의 목표에 따라 차별적으로 근력이나 특정 지구력을 훈련한다. 이 방법은 플렌체에는 별 효과가 없기 때문에 플렌체에는 시도하지 않아야 한다. 플렌체는 매우 높은 근력 구성 요소들을 지니고 있으며 작은 근육들을 사용한다. 그래서 플렌체에 GTG를 사용하면 자신의 능력을 현저하게 증가시키기 전에 탈진상태가 된다. 이 방법을 수행할 수 있는 사람들도 있지만, 비교적 운동 능력이 높은 고급 근력 수준에 도달하기 전에 이 방법을 시도하는 것은 좋지 않다.

등척성 유지 및 원심성 운동

설명했던 모든 방법들을 등척성 유지와 원심성 운동에 효과적으로 사용할 수 있다. 예를 들어 선형 반복 진행은 다음과 같다.

1. 15초-15초-15초-15초 유지 - 15초 4세트
2. 16초-16초-16초-16초 유지 - 16초 4세트
3. 17초-17초-17초-17초 유지 - 17초 4세트

반복 추가, 실패로 끝난 마지막 세트, 세트 추가, 그리고 밀도를 포함하지만 이에 국한되지 않고 다른 방법들 중 어떤 것도 사용할 수 있다. 예를 들어 등척성 유지의 경우, 실패로 끝난 마지막 세트는 다음과 같이 보일 수도 있다.

1. 15초-15초-15초-18초 유지 - 다음 웨이트 트레이닝에서 17초 유지로 증가
2. 17초-17초-17초-17초 유지 - 다음 웨이트 트레이닝에서 17초 유지로 유지

3. 17초-17초-17초-19초 유지 - 다음 웨이트 트레이닝에서 18초 유지로 증가
4. 18초-18초-18초-22초 유지 - 다음 웨이트 트레이닝에서 21초 유지로 증가

루틴에 있는 모든 유형의 운동에 이러한 진행을 사용하는 것은 쉽다. 루틴에는 고원 현상을 타파하는 데 도움이 되는 옵션이 풍부하다.

간단한 운동 사이 진행

웨이트 트레이닝의 경우, 운동 사이 진행 과정은 숙달하기 가장 어려운 과정 중 하나이다. 낮은 단계 진행 수준에서 10회 풀업을 수행할 수 있다면, 적어도 3~5회의 와이드 그립 풀업을 수행할 수 있다. 다음 운동을 이미 충분히 반복하고 있기 때문에 한 진행에서 다음 진행으로 쉽게 전진할 수 있다. 그러나 보다 더 어려운 변형으로 진전하면, 한 진행과 다음 진행 사이의 근력 격차는 엄청나게 클 수 있다. 이 섹션은 더 어려운 동작을 수행하기 시작할 때 더 큰 도약에 도움이 되는 기법을 제공하는 것을 목표로 한다.

중량 추가

운동을 수행하는 동안 중량을 추가하는 것은 한 진행에서 다음 진행 사이의 격차를 좁히는 가장 쉬운 방법 중 하나이다. 예를 들어 중량 없이 10회 풀업을 수행할 수 있다면, 5파운드 중량을 추가해서 10회 풀업을 수행할 가능성이 높다. 성공적으로 달성한다면, 차트에 있는 다음 진행, 와이드 그립 풀업을 상당한 반복으로 수행할 수 있어야 한다.

1. 중량 추가가 없는 4×15초 상급 턱 플렌체
2. 각 발목에 1파운드 중량을 가한 4×15초 상급 턱 플렌체
3. 각 발목에 2파운드 중량을 가한 4×15초 상급 턱 플렌체
4. 각 발목에 3파운드 중량을 가한 4×15초 상급 턱 플렌체
5. 각 발목에 4파운드 중량을 가한 4×15초 상급 턱 플렌체
6. 4×15초 스트래들 플렌체

턱 플렌체에서 상급 턱 플렌체로 진행에 어려움을 겪는 운동선수는 발목에 몇 파운드 중량을 가해서 턱 플렌체를 수행하는 동안 근력 능력과 근육량을 향상시키는 데 도움을 줄 수 있다. 중량을 제거하고 나서 상급 턱 플렌체를 수행하면 중량을 사용하지 않고 바로 고급 과정으로 진행하는 것보다 훨씬 쉬워질 것이다. 발목에 중량을 가하는 대신 중량조끼를 사용할 수 있다. 여러 방법으로 창의력을 발휘해 보기 바란다.

보조

보조는 고급 동작을 더욱 쉽게 만들어서 한 진행에서 다음 진행 사이의 격차를 줄이는 데 도움이 될 수 있는 방법이다. 예를 들어 풀업 바에 긴 고무 밴드를 매달면 상급 턱 플렌체를 수행하는 데 도움이 될 수 있다. 이

렇게 하면 낮은 단계에 머무르지 않고 한 진행에서 다음 진행으로 쉽게 이동할 수 있다.

지원 방법의 효용성을 측정할 수 있는지 확인해 보기 바란다. 도르래 시스템은 훌륭한 보조 방법이다. 도르래 시스템을 사용하면 도르래의 다른 쪽 끝에 얼마만큼의 중량을 가해야 하는지 설정할 수 있다. 따라서 얼마만큼 도움을 받을 수 있는지 측정할 수 있다. 이것을 운동 일지에 기록하면, 보조 수단을 사용하지 않고 동작을 수행할 수 있을 때까지 후속 운동에서 보조량을 체계적으로 줄일 수 있다. 파트너 보조, 밴드, 또는 일 방향 운동의 손가락 보조와 같은 측정이 어려운 방법은 진행 과정을 평가해서 향후 프로그래밍을 결정하는 데 어려움이 있으므로 가능하면 피해야 한다.

원심성 운동

앞서 언급한 바와 같이, 원심성 운동은 다음 동심성 운동 진행과 격차를 줄이는 가장 일반적인 방법 중 하나이다. 원심성 운동은 풀업 및 원 암 친업과 같은 풀링 운동에 매우 효과적이다. 다음은 우리가 사용한 예를 다시 들어본 것이다.

1. 3회 L-풀업 원심성 운동 3~5세트, 각 6초
2. 3회 L-풀업 원심성 운동 3~5세트, 각 7초
3. 3회 L-풀업 원심성 운동 3~5세트, 각 8초
4. 3회 L-풀업 원심성 운동 3~5세트, 각 9초
5. 3회 L-풀업 원심성 운동 3~5세트, 각 10초

일반적으로 말해서, 10초 유지 원심성 운동 3회를 잇달아 수행할 수 있으면, 적어도 동일한 동작의 원심성 운동 1회를 수행할 수 있다. 즉, 10초 유지 L-풀업 원심성 운동 3회를 잇달아 수행할 수 있으면, 원심성 L-풀업 운동 1회를 수행할 수도 있다. 처음에는 각 세트 사이에 휴식 시간을 가질 수도 있지만, 진행에 따라 원심성 시간이 증가하는 동시에 휴식 시간을 체계적으로 줄일 수도 있다. 다음에 원심성 운동을 진행하는 것은 한 진행에서 다음 진행 사이의 격차를 줄일 수 있는 좋은 방법이다.

모멘텀과 여분의 동작 범위

프론트 레버 로우 진행과 관련된 일반적인 불만 중 하나는 턱 프론트 레버 로우에서 상급 턱 프론트 레버 로우 또는 상급 턱 프론트 레버 로우에서 스트래들 프론트 레버 로우로 이동하는 것이 매우 어려울 수 있다는 것이다. 이러한 동작들 사이에 진행 격차를 줄이는 방법 중 하나는 그들 사이에 중급 기술을 사용하는 것이다.

턱 프론트 레버 로우 대신에 약간의 모멘텀을 사용해서 여분의 동작 범위를 사용하는 것이다. 풀업 자세로 시작해서 고급 프론트 레버 로우 자세의 맨 위로 당긴 다음, 풀업 자세 하단으로 내린다. 이것은 매우 큰 동작 범위를 통해 어깨 근육을 잡아당기고, 풀업 자세에서 근력을 사용해서 근육이 상급 턱 프론트 레버 로우 자세 상단으로 당기는 것을 보조할 수 있다. 일단 이것에 능숙해지면, 정적 자세에서 상급 턱 프론트 레버 로우 자세를 안정적으로 시작할 수 있다.

1. 3×8 반복 턱 프론트 레버 로우

2. 3×4 반복 풀업에서 고급 프론트 레버 로우 자세
3. 3×5 반복 풀업에서 고급 프론트 레버 로우 자세
4. 3×6 반복 풀업에서 고급 프론트 레버 로우 자세
5. 3×7 반복 풀업에서 고급 프론트 레버 로우 자세
6. 3×8 반복 풀업에서 고급 프론트 레버 로우 자세
7. 3×4 반복 고급 프론트 레버 로우

딥 자세로 들어가서 이것을 플렌체나 핸드스탠드에 적용할 수 있다. 진행 격차를 줄이기 위해 근육이 동작 범위를 익히도록 하는 데는 여러 방법이 있다.

운동 수정

운동 수정은 진행 사이의 격차를 줄이는 중요한 방법이다. 이 기법은 일반적으로 쉬운 동작 범위에서 운동을 더 어렵게 만들기 위해 사용된다. 예를 들어 플렌체 푸시업을 운동하고 있다면, 동작의 가장 어려운 부분은 팔을 곧게 펴고 동작을 마무리하는 동작의 상단이다. 이 기술을 수정할 때, 동작의 하단 부분을 더 어렵게 만든다. 그러면 동작 범위 전체에서 근육이 견고하게 잘 작동한다. 마찬가지로, 상급 턱 플렌체 푸시업을 수행하고 있다면 동작의 하단에서 스트래들 플렌체 푸시업으로 이동한 다음, 동작의 상단에서 상급 턱 플렌체 푸시업으로 돌아갈 수도 있다.

1. 3×8회 반복 상급 턱 플렌체 푸시업
2. 3×4회 반복 상급 턱 플렌체 푸시업에서 스트래들 플렌체 푸시업 자세 하단
3. 3×5회 반복 상급 턱 플렌체 푸시업에서 스트래들 플렌체 푸시업 자세 하단
4. 3×6회 반복 상급 턱 플렌체 푸시업에서 스트래들 플렌체 푸시업 자세 하단
5. 3×7회 반복 상급 턱 플렌체 푸시업에서 스트래들 플렌체 푸시업 자세 하단
6. 3×8회 반복 상급 턱 플렌체 푸시업에서 스트래들 플렌체 푸시업 자세 하단
7. 3×3회 반복 스트래들 플렌체 푸시업

이 유형의 운동 수정은 수행 중인 동작과 관련된 등척성 운동에 추가되는 경우 가장 효과적이다. 즉, 스트래들 플렌체 푸시업을 할 때 하단에서 턱 플렌체 푸시업을 운동하는 경우 동시에 스트래들 플렌체를 운동할 수도 있다. 일반적으로 플렌체 진행 푸시업은 플렌체 등척성 진행보다 한 단계 낮다. 그래서 스트래들과 결합한 상급 턱 플렌체 푸시업 진행을 사용하면 스트래들 플렌체 등척성을 최적으로 운동할 수 있다. 이도 포탈Ido Portal은 플렌체를 이렇게 운동하는 방법을 널리 알렸다.

세트 추가 및 휴식 시간 감소

이 수정의 목적은 세트 사이 휴식 시간을 서서히 줄이면서 운동에 부가적인 세트를 추가해서 이전 진행을 더욱 쉽게 만드는 것이다. 이미 기억하고 있겠지만, 근력은 신경 요인×근육 질량의 단면적이다. 휴식 시간을 줄이는 목적은 근육 단면적을 증가시키기 위해 근비대 범위 내에 들기 위한 것이다. 세트를 추가하는 목적은

근력을 이끌어 내는 신경 요인을 증가시키기 위한 것이다. 이것은 근력 증가로 이어지는 두 요소를 동시에 증가시킨다.

푸시업: 세트 간 3분 휴식으로 10회 반복 푸시업을 3세트 수행할 수 있더라도, 다이아몬드 푸시업 3회 반복을 수행하지 못할 수도 있다. 그러나 세트 간 1분 휴식으로 10회 반복 푸시업을 5~6세트 수행할 수 있다면, 다음과 같은 두 가지 일이 발생할 수도 있다. 첫째, 오직 단기 휴식으로 많은 세트를 수행할 수 있다면, 단일 세트에서 20회 이상의 푸시업을 수행할 가능성이 있다. 둘째, 푸시업 수행이 쉬워질 가능성이 있다. 이것은 근육이 다음 진행으로 이동할 준비가 되어 있음을 의미한다.

1. 세트 간 3분 휴식으로 10회 반복 푸시업 3세트
2. 세트 간 3분 휴식으로 10회 반복 푸시업 4세트
3. 세트 간 3분 휴식으로 10회 반복 푸시업 5세트
4. 세트 간 2분 휴식으로 10회 반복 푸시업 5세트
5. 세트 간 1분 휴식으로 10회 반복 푸시업 5세트

이 예는 후속 운동에서 휴식 시간을 줄이기 전에 세트 수를 증가시킨다. 그러나 먼저 휴식 시간을 줄인 다음, 세트 수를 증가시키는 방법을 선택할 수도 있다. 또한 동시에 세트 수를 증가시키고 휴식 시간을 줄이는 방법을 선택할 수도 있다. 운동 루틴에서 변수를 조작하는 방법은 여러 가지가 있다. 다만 자신의 한계를 알고 도전해야 한다.

다음은 플렌체를 사용하는 또 다른 예이다. 세트 간 3분 휴식으로 20초 유지 턱 플렌체 3세트를 수행할 수도 있지만, 상급 턱 플렌체로 진행하지 못할 수도 있다. 세트 간 휴식 시간을 1분으로 줄이는 동시에 세트 수를 3세트에서 5세트로 증가시킨다면, 더욱 강해져서 턱 플렌체 유지를 보다 잘 수행할 수도 있다. 그렇게 하면 다음 단계로의 진행이 쉬워진다.

혼합 세트

『오버커밍 그라비티』의 초판은 2011년에 발표되었다. 따라서 그 사이 혼합 세트는 운동 간 진행 격차를 줄이는 보편적인 방법이 되었다. 이 방법은 두 진행을 결합하는 것이며, 자신이 그 사이에 해당된다는 것을 알 수 있을 것이다. 웨이트 트레이닝을 위한 혼합 세트는 이전 진행에서 후속 반복 운동으로 다음 진행의 한 세트를 만드는 '드롭 세트(세트 내에서 쉬는 시간 없이 중량을 줄여 나가는 방식)' 기법을 사용한다. 이것은 다음 진행의 혼합 세트를 형성한다. 그래서 근비대를 활성화시키기 위해 근육량을 늘리는 동시에 근력을 발달시킨다.

혼합 세트가 진전을 돕는 탁월한 방법이 될 수 있는 이유를 이해하려면 이 표본 진행과 다음 몇 단락을 여러 번 읽어야 한다.

1. 10회 반복 풀업 3세트
2. 1회 반복 와이드 그립 풀업에 이어 6회 반복 풀업 3세트
3. 2회 반복 와이드 그립 풀업에 이어 4회 반복 풀업 3세트
4. 3회 반복 와이드 그립 풀업에 이어 2회 반복 풀업 3세트
5. 4회 반복 와이드 그립 풀업에 이어 0회 풀업 3세트

첫 번째 웨이트 트레이닝에서 10회 반복 풀업 3세트를 수행한다. 다음 웨이트 트레이닝에서 1회의 와이드 그립 풀업에 이어 즉시 6회 반복 풀업을 수행한다. 그런 다음 휴식을 취하고 그 세트를 3회 반복해서 그날의 운동을 마친다. 그런 다음 웨이트 트레이닝에서 2회 반복 와이드 그립 풀업에 이어 즉시 4회 반복 풀업을 수행한다. 휴식을 취하고 3회 반복한다. 다음 웨이트 트레이닝에서 2회 반복 와이드 그립 풀업에 이어 즉시 4회 반복 풀업을 수행한다. 휴식을 취하고 3회 반복한다. 다음 웨이트 트레이닝에서 4회 반복 와이드 그립 풀업 3세트를 달성할 수도 있다.

이 진행 방법은 각 운동과 그 운동의 드롭 세트가 거의 실패할 때까지 수행되어야 한다. 마지막 세트는 실패할 때까지 수행되어야 한다. 그러면 자신의 한계를 학습할 수 있으며, 그에 따라 다음 운동에서 조정할 수 있다. 이 진행은 제시된 예만큼 부드럽게 진행되지 않을 수도 있다. 다음과 같이 보일 수도 있다.

1. 10회 반복 풀업 3세트
2. 1회의 와이드 그립(WG)+7회 반복 풀업; 1회의 WG+6회 반복 풀업, 1회의 WG+6회 반복 풀업 3세트
3. 2회 반복 와이드 그립(WG)+4회 반복 풀업; 2회 반복 WG+3회 반복 풀업, 1회의 WG+6회 반복 풀업 3세트
4. 2회 반복 와이드 그립(WG)+6회 반복 풀업; 2회 반복 WG+6회 반복 풀업, 2회 반복 WG+6회 반복 풀업 3세트
5. 3회 반복 와이드 그립(WG)+5회 반복 풀업; 2회 반복 WG+7회 반복 풀업, 2회 반복 WG+6회 반복 풀업 3세트

염두에 두어야 할 중요한 것은 이것이 진행될 수 있는 것을 2배로 늘린다는 것이다. 예를 들어 1회 와이드 그립 풀업에서 2회 와이드 그립 풀업으로 넘어가는 것은 진전을 이루는 것이다. 그러나 1회 와이드 그립 풀업과 5회 풀업을 수행하고 1회 와이드 그립 풀업에서 7회 풀업으로 넘어가는 것도 실패에 이르지 않을 때까지 유지하는 한 진전을 이루는 것이다. 운동의 '드롭 세트' 부분에서 진전은 근력이 증대되고 있다는 신호이다. 그것은 어려운 세트 수행 후 더 많은 운동 능력을 보유하게 되었다는 것을 의미한다. 운동 능력이 발달됨에 따라 후속 운동에서 기본 운동을 더 많이 수행할 수 있다.

이것은 진전을 이룰 수 있는 확실한 길이기 때문에 좋은 방법이다. 혼합 세트는 동일한 세트에서 근력과 근비대에 초점을 동시에 맞추기 때문에 다양한 진행으로 다음 진행에서 효과적으로 연습할 수 있다.

어떤 운동 간 진행에서 진전이 없다는 것을 알았다면, 웨이트 트레이닝 드롭 세트를 이용해서 격차를 해소할 수 있다.

원심성 운동 혼합 세트

원심성 운동 혼합 세트는 진행 격차를 해소하기 위한 또 다른 좋은 방법이다. 이것은 사람들이 직관적으로 찾는 효과적인 방법이다. 향상시키고자 하는 운동 중 매우 적은 양만 수행할 수 있을 때 진전을 이룰 수 있는 것으로 입증된 방법이다. 풀업에 집중하고 싶은 경우를 살펴보자: 어떤 도움 없이 완전한 동작 범위의 풀업을 최대한 많이 수행한다. 그런 다음, 근력과 근비대 자극을 활성화시킬 수 있을 만큼 충분한 여분의 운동량을 얻으려면, 미리 정해진 원심성 동작으로 반복한다.

1. 각 5초간 1회 L-풀업에 이어 5회 L-풀업 원심성 3세트
2. 각 5초간 2회 L-풀업에 이어 4회 L-풀업 원심성 3세트
3. 각 5초간 3회 L-풀업에 이어 3회 L-풀업 원심성 3세트
4. 각 5초간 4회 L-풀업에 이어 2회 L-풀업 원심성 3세트
5. 각 5초간 5회 L-풀업에 이어 1회 L-풀업 원심성 3세트

이 예에서 수행 가능한 경우 각 후속 운동에서 L-푸시업 수가 늘어난다. 어떤 경우든, 원심성 동작이 늘어난 운동량을 수행할 수 있게 됨에 따라 수가 감소된 미리 정해진 원심성 운동으로 각 세트를 마무리한다. '실제로는 반복횟수와 세트 수가 균형이 잡힌 것으로 보이지 않는다는 점을 명심하기 바란다.'

보는 바와 같이, 혼합 세트는 원심성과 함께 효과적으로 사용될 수 있다. 혼합 세트는 밀도 및 운동 속도와 함께 효과적으로 사용될 수 있다.

운동 내 진행과 운동 사이 진행에 대한 이러한 예를 통해, 진전을 이루기 위해 필요할 때 간단한 진행 방법을 사용해서 웨이트 트레이닝을 수정하는 방법을 알 수 있다. 이제 좀더 복잡한 진행 방법을 다루어 보기로 한다.

간단한 혼합 세트

간단한 혼합 세트는 다음 진행 동작을 이전 진행 동작과 혼합하고 싶지 않을 때 트레이닝에 적용할 수 있는 간단한 방법이다. 다음은 두 가지의 간단한 표본 변형이며, 각각은 4개의 웨이트 트레이닝을 포함하고 있다. 이들 예에서는 머슬업을 사용한다.

1. 머슬업 싱글: 각 10초간 1-1-1+머슬업 원심성 3×3
2. 머슬업 싱글: 각 8초간 1-1-1-1+머슬업 원심성 3×3
3. 머슬업 싱글: 각 8초간 1-1-1-1-1+머슬업 원심성 3×3
4. 머슬업 싱글: 각 8초간 2-1-1-1-1-1+머슬업 원심성 2×3
5. 머슬업 싱글: 1-1-1+보조 머슬업 3×5
6. 머슬업 싱글: 1-1-1-1-1+보조 머슬업 3×4
7. 머슬업 싱글: 1-1-1-1-1-1+보조 머슬업 3×3
8. 머슬업 싱글: 2-1-1-1-1-1+보조 머슬업 2×3

이 단순한 혼합 세트 웨이트 트레이닝 진행 예의 경우, 다음 진행에서 최대한 많은 반복을 수행한다. 머슬업 운동을 시작할 때, 처음에는 3×1 또는 1회 반복 3세트가 한계일 수도 있다. 이것은 머슬업 원심성 운동을 마무리한 후 근력 적응을 활성화시킬 만큼 충분한 운동량이 아니기 때문에, 후속으로 머슬업 원심성이나 보조 원심성 운동을 수행한다. 다음 진행 운동 중 일부를 이미 수행했기 때문에, 진행 상태에 따라 원심성 또는 보조 원심성 운동을 축소시킬 수 있다. 시간이 지남에 따라 2배로 수행할 수 있을 때까지 머슬업 싱글을 추가하고, 원심성 또는 보조 원심성 운동을 서서히 줄인다.

하나의 세션에서 진정한 혼합 세트를 구현하는 데 어려움이 있다면, 이 예가 쉬운 대안이다. 이 특별한 운동 간 진행으로 다음 진행에서 수행하는 근력 증대에 중요한 운동량을 극대화시킬 수 있다. 이 간단한 혼합 세

트 방법은 나열된 운동 간 진행 중에서 근력을 증대시키는 데 가장 좋은 옵션이다. 그러나 이 방법은 웨이트 트레이닝 시간이 약간 길어지는 결과를 초래할 수도 있다. 시간 제약이 없는 사람들에게 이 방법이 적극 권장된다.

복잡한 진행 방법(주기화)

축적 및 강화: 경량/중량 모델

'축적 및 강화'는 동시에 여러 요소들이 변화하고 있다고 말할 수 있는 방법이다. 5장에서 이미 설명한 바와 같이, 러시아 훈련 프로그램은 마이크로사이클, 메소사이클, 그리고 매크로사이클로 구조화되어 있다. 각 마이크로사이클은 준비, 근비대, 근력, 그리고 파워와 같은 특정 트레이닝 단계에 초점을 맞춘다. 다음은 5장에서 설명한 것을 다시 한 번 설명한 것이다.

메소사이클	마이크로사이클 – 1주(준비) 마이크로사이클 – 1주(근비대) 마이크로사이클 – 1주(근비대) 마이크로사이클 – 1주(근력) 마이크로사이클 – 1주(근력)
	휴식 / 디로드 주
메소사이클	마이크로사이클 – 1주(준비) 마이크로사이클 – 1주(근비대) 마이크로사이클 – 1주(근력) 마이크로사이클 – 1주(근력) 마이크로사이클 – 1주(파워)

세트, 반복, 운동 속도, 휴식, 그리고 운동량과 같은 여러 요인들이 한 번에 모두 조작될 때 축적 트레이닝이 발생된다. 축적 단계에서 운동선수는 세트와 반복을 체계적으로 늘리는 동시에 휴식 시간을 줄이고 운동 속도를 수정해서 운동을 어렵게 만들어 의도적으로 과운동을 한다. 이것은 한 번에 모두 조작될 때 발생된다. 코치에 따라, 다음 웨이트 트레이닝에서 세트 수 또는 노력 수준 또는 피로 수준으로 웨이트 트레이닝을 수정할 수도 있다. 일반적으로 축적 단계는 단일 웨이트 트레이닝 내에서 적어도 두 가지 요인을 수정하고 있다는 것을 의미한다. 이것은 고급 트레이닝 기법이다.

강화는 일반적으로 전반적인 반복 및 세트를 감소시키고 운동 속도 및 휴식 시간을 근력과 근비대에 적합하게 수정하고 운동 강도 또는 난이도를 대폭적으로 증가시키는 것으로 설명된다. 축적이 됨에 따라, 여러 요인들이 즉시 수정된다.

러시아의 마이크로사이클에서 메소사이클 구조는 축적과 강화 프로토콜 방법의 선구자 중 하나였다. 근비대와 같은 특정 속성을 트레이닝 하고 있는 경우, 운동 루틴은 예측 가능한 패턴을 따른다. 일반적으로 운동 강도는 보통이며(1RM의 60~85%), 세트와 반복횟수는 비교적 높고(4~6 이상 세트와 8~12회 반복), 휴식 시간은 보통이며(2~4분), 운동 속도는 일시적으로 더 길어질 수도 있다(51×1). 특히 마이크로사이클에서 축적과 특정 속성 트레이닝(예: 근비대 운동) 사이에 유사성이 있음을 알 수 있다.

이제 이것을 근력을 발달시키는 데 적합하도록 맞추어진 속성 단계에 비교해 보기로 한다. 근력과 같은 특정 속성을 트레이닝 하고 있는 경우, 운동 루틴은 예측 가능한 패턴을 따른다. 일반적으로 운동 강도는 높으며(1RM의 80~100%), 세트와 반복횟수는 비교적 낮고(3~8 이상 세트와 1~6회 반복), 휴식 시간은 많으며(3~5분 이상), 운동 속도는 짧다(10×0). 강화 단계와 유사한 점을 발견했는가?

다음 예는 축적과 강화를 번갈아 사용하는 것이다. 사용 방법을 생각하는 한 가지 방법은 축적 단계는 웨이트 트레이닝을 근비대에 적합하게 수정하는 것이며, 강화 단계는 근력에 적합하게 운동 루틴을 수정하는 것이다.

사이클	마이크로사이클 – 1주(축적: 근비대 – 8~10RM) 마이크로사이클 – 1주(강화: 근력 – 4~6RM) 마이크로사이클 – 1주(축적: 근비대 – 8~10RM) 마이크로사이클 – 1주(강화: 근력 – 4~6RM) 마이크로사이클 – 1주(축적: 근비대 – 8~10RM) 마이크로사이클 – 1주(강화: 근력 – 4~6RM)

루틴에 어려움이 있다면, 주 단위로 진행을 구현하는 이 방법이 좋다. 일주일 동안 하나의 속성을 트레이닝 하고 난 다음, 다음 주에는 완전히 다른 속성으로 전환시킨다. 이것이 일반적으로 효과가 있다. 먼저 축적 계획을 세우고 이어서 유사한 운동에 대한 강화 계획을 세운다. 1주에서 다음 주까지 근력과 근비대 모두 변화가 있는 것을 볼 수 있을 것이다.

경량/중량 진행 모델은 기본적으로 교대로 운동을 수행하는 축적/강화 운동과 동일한 방법이다. 경량 운동일에 웨이트 트레이닝은 적은 세트와 많은 반복으로 수행되는 저강도(경량) 운동으로 구성된다. 중량 운동일에 웨이트 트레이닝은 많은 세트와 적은 반복으로 수행되는 고강도(중량) 운동으로 구성된다. 축적/강화와 마찬가지로, 이 방법은 중급자에게 매우 효과적이다.

1주에서 다음 주로 진행하기보다(주간)는 그 주 내에서 (주 내) 근력과 근비대를 교대로 운동하는 데 중점을 둔다는 점에서 경량/중량은 축적/강화와 약간 다르다. 대부분 현대 주기화 구조는 주 내에 웨이트 트레이닝 요인들을 변경시키는 경향이 있다. 예를 들어 경량과 중량을 교대로 운동할 수도 있다.

첫째 주

1. 월요일: 경량(근비대 중점)
2. 화요일: 중량(근력 중점)
3. 금요일: 경량(근비대 중점)

둘째 주

1. 월요일: 중량(근력 중점)
2. 화요일: 경량(근비대 중점)
3. 금요일: 중량(근력 중점)

경량/중량 방법은 격주로 하는 것이 아니라 특정 주 내에 집중하는 것을 번갈아가면서 하는 경향이 있다. 근비대 운동일의 목표는 이전에 수행했던 것보다 반복과 세트를 통해 전체적인 운동량을 늘리는 것이다. 근력 운동일의 초점은 진전을 이루거나 중량을 늘리는 것, 또는 근력 범위 내에 머물면서 향상시키는 데 있다. 이 방법을 사용하는 구체적인 목표는 근력과 근비대 모두를 위해 각 운동 루틴을 향상시키는 것이다. 다음은 하나의 예이다.

1. 월요일: 근비대 - 풀업: 3×10회 반복
2. 수용일: 근력- 풀업: 20파운드 중량으로 3×5회 반복
3. 금요일: 근비대- 풀업: 3×11회 반복
4. 월요일: 근력- 풀업: 25파운드 중량으로 3×5회 반복
5. 수요일: 근비대- 풀업: 3×12회 반복
6. 금요일: 근력- 풀업: 30파운드 중량으로 3×5회 반복

여기에는 두 가지 진행 방향이 있다. 근비대의 경우, 3×10에서 3×11로, 그리고 3×12로 이동한다. 근력의 경우, 20파운드에서 25파운드로 다시 30파운드로 이동한다. 이들 두 속성은 서로에게 영향을 미친다. 다음은 근력 방정식이다. 근력 = 중립적인 적응×근육의 단면적. 근력 위주 웨이트 트레이닝을 하는 동안, 중립적 적응이 이루어진다. 근비대 위주 트레이닝을 하는 동안 운동으로 근육의 단면적이 증대된다.

근육 단면적을 증대시키는 운동이 근력 증대에도 도움이 되기 때문에, 다음 운동에서 중량을 늘려서 근력 운동을 향상시킬 수 있다. 마찬가지로, 근력 운동도 단일 반복을 수행하는 강도를 낮추는데 도움이 되기 때문에, 특정 중량에서 더 많은 반복을 수행할 수 있다. 적응은 서로에게 반영이 되어 경량과 중량 운동을 번갈아가면서 좋은 진행을 이룰 수 있는 주기를 만든다.

모든 경량/중량 루틴에 두 가지 진행 방향이 모두 있을 필요는 없다. 충분히 강해지면, 3~5×5와 3×10일 모두 운동을 할 수 있으며 그들 모두에 대해 중량을 늘릴 수 있다. 일반적으로 10회 반복 일은 5회 반복일보다 약 20~30파운드가 뒤진다. 그러나 새로운 최대치를 달성하기 위해 지속적으로 중량을 늘리는 한 근력은 늘어난다.

주당 3회의 웨이트 트레이닝을 포함하는 마이크로사이클 전 과정에는 총 9개 근력 및 9개 근비대 운동이 있다.

메소사이클	마이크로사이클 – 1주(근비대:근력, 근비대)
	마이크로사이클 – 1주(근력, 근비대, 근력)
	마이크로사이클 – 1주(근비대:근력, 근비대)
	마이크로사이클 – 1주(근력, 근비대, 근력)
	마이크로사이클 – 1주(근비대:근력, 근비대)
	마이크로사이클 – 1주(근력, 근비대, 근력)

9번 운동에서 근력에 진전이 있으면, 단일 운동에서 40~45파운드까지 늘린다. 9번 운동에서 근비대에 진전이 있으면, 단일 운동에서 9회 반복까지 늘린다. 분명히, 이 진행 방식은 의도적으로 지속되지 않을 수도 있

지만, 대부분 운동선수들에게 6주 전체의 절반 정도는 매우 양호하게 진전될 것이다. 이것은 중급 기술에 매우 효과적이다.

실제로, '경량'은 총운동량(세트와 반복), 강도, 또는 빈도에 관계없이 모든 운동량을 나타낸다. 중량의 경우도 마찬가지이다. 실제로 만질 수 없다 하더라도 운동량, 강도, 그리고 빈도의 양은 중간 수준도 있다. 양(경량/중간/중량)에 세 개의 범주, 강도에 세 개의 범주, 그리고 빈도에 세 개의 범주가 있다면, 그것은 잠재적으로 동일한 운동에 구현할 수 있는 27개 변형이 있다는 것을 의미한다. 이들 세 카테고리에 많은 변형이 있기 때문에 다음 섹션에서 현대 주기화를 살펴보기로 한다.

최신 주기화

주기화는 일정한 효과를 얻고 고원 현상을 방지하기 위해 운동량, 강도, 그리고 빈도를 변형시키는 데 사용되는 모든 방법을 말한다. 주기화는 운동 속도와 휴식 시간을 포함하며, 필요한 경우 이것도 수정될 수 있다. 전통적인 주기화는 '현대' 방법보다 열등한 것으로 간주되어 왔다. 그러나 전통적인 주기화 개념은 보다 현대적인 주기화 원칙의 기초가 되는 것과 동일한 개념이다. 운동 루틴을 계획하면 그것이 효과적이라는 희망과 고원 현상이 없기를 바라는 희망은 줄어들고 무엇이 효과적인지, 그리고 무엇이 잘못되었을 때 어떻게 해야 되는지를 알게 된다.

중급 또는 고급 근력 수준에 도달하면, 진전이 느려지는 것은 일반적인 현상이다. 진행이나 반복이 향상되더라도 유사하거나 동일한 운동으로 일정하게 자극하면 근력과 근비대가 증대되지 않을 수도 있다. 한 주 동안 한 웨이트 트레이닝에서 다른 트레이닝으로의 진선이 섬섬 떨어질 수도 있다. 고급 범위에 도달하면 진전은 2주 이상 진전 없이 정체될 수도 있다. 한 주기를 완료하고 디로드 후 피로에서 완전히 회복되지 않으면 근력 또는 근비대 증대 효과를 보지 못할 수도 있다.

세트 및 반복횟수를 다양하게 변화시키는 것은(따라서 강도 및 운동량도 변화) 신체에 많은 영향을 미친다. 1RM에 가깝게 더 강한 진행으로 트레이닝 하면 효과를 내기 위해 신경계에 피해를 준다. 강도를 낮추고 근력 또는 근비대 운동을 하면 근육 구성 요소들을 더 많이 운동하게 되지만 신경계를 강하게 자극하지 않는 경향이 있다. 따라서 이러한 두 요소를 교대로 사용하면 신경근육계에 과도한 부담을 주지 않고 근력을 달성하기 위한 전체적인 운동량을 유지할 수 있다. 이것이 축적/강화와 경량/중량 원칙과 유사하게 들린다면, 그것은 동일한 기본 구조가 모든 주기화에 걸쳐 있기 때문이다.

웨이트 트레이닝에 효과적으로 작동하는 방법은 DUPdaily undulated periodization(매일 기복 있는 주기화)라 불리는 것이다. 이 방법은 초급자들에게 적합하지 않다. 이것은 선형 진행, 선형 반복 진행, 또는 기타 유사한 진행 형태로 양호하게 진전되는 능력을 저하시킨다. 이 방법은 엘리트 운동선수에게도 적합하지 않다. 엘리트 운동선수들에게 좋은 옵션은 결합 방법conjugate method 또는 공존 모델concurrent models이다. 그러나 DUP는 고급 근력 범위의 운동선수들에게 분명히 좋다. 또한 DUP는 구현이 매우 쉽고 우리 목적에 매우 적합한 선택이다.

기본 수준에서 DUP는 매 운동마다 세트와 반복을 번갈아 수행한다. 권장되는 DUP 반복은 주당 3개 운동 일정이며, 이것은 기본적으로 3일까지 확장되는 경량/중량 운동 루틴이다. 이것은 저강도 단계에서 고강도 단계(준비+근비대+근력+파워)로 이동하는 전통적인 주기화 모델과 유사하다. 그러나 트레이닝은 운동마다 다르다.

1장에서 다룬 SAID 원칙 때문에 현대 주기화[예: 주 내(內) 변화]는 전통적인 주 간(間) 변화보다 우수하다. 전통적인 주기화 모델의 근력 또는 파워 단계에 도달하려면 준비 또는 근비대 단계에 있었기 때문에 몇 주가 지나야 한다. 신체는 이 단계에서 얻은 특정 적응을 잃기 시작했다. 현대 주기화 모델은 매주 변화를 변조하고 다음 주에도 동일한 변화를 반복함으로써 효과를 둔화시킨다. 따라서 지속적으로 근비대, 근력, 그리고 파워를 트레이닝 할 수 있다. 그래서 각 단계에서 발생될 수도 있는 어떤 손실을 완화시킬 수도 있다. 다음은 운동 계획이다.

1. 월요일: 모든 운동에서 3×8~10회 반복
2. 수요일: 모든 운동에서 3~5×5회 반복
3. 금요일: 모든 운동에서 5~8×3회 반복

월요일에 3×8~10회 반복 계획을 사용한다. 수요일에는 3~5×5회 반복 계획을 사용한다. 금요일에는 5~8×3회 반복 계획을 사용한다. 그 주가 지나면 쉬운 진행에서 더 많은 반복으로 시작한 다음, 어려운 진행에서 더 많은 세트와 적은 반복으로 이동한다. 이것은 바벨과 같은 중량을 가할 수 있는 운동에 매우 효과적이다. 그러나 이제 그동안 자신의 능력을 알기 위해 많은 노력을 했기 때문에 운동 강도를 쉽게 변경시킬 수 있다.

예를 들어 월요일에 완전한 프론트 레버 풀업을 8회 반복할 수 없다면, 스트래들 프론트 레버 풀업 8회 반복으로 드롭 다운 할 수도 있다. 마찬가지로 수요일에 완전한 프론트 레버 풀업을 5회 반복하지 못할 수도 있다. 그러면 스트래들 프론트 레버 풀업으로 다시 드롭 다운 한 다음 중량을 약간 추가해서 난이도를 올려야 한다. 그러나 금요일에 완전한 프론트 레버 풀업을 3회 반복할 수도 있다. 그러면 그날 완전한 4×3 프론트 레버 풀업을 할 수 있다. 이 예에서 DUP 계획은 다음과 같다.

1. 월요일: 3×8 반복 스트래들 프론트 레버 풀업
2. 수요일: 4×5 반복 스트래들 프론트 레버 풀업+10파운드
3. 금요일: 3×8 반복 완전한 프론트 레버 풀업

일반적으로 현대 DUP 모델은 주당 3개 운동 구조를 사용한다. 주당 4개 운동을 수행하는 것은 드물지만, 그것도 일종의 옵션이다. 주당 4개 운동 모델을 선택한다면, 몇 가지 경량/중량 구조를 교대로 사용할 수도 있다. 첫째 날 3×8~10회 반복을 수행하고 둘째 날 5×5회 반복을 수행한다. 이것은 경량과 중량을 교대로 수행하는 것이다. 다른 두 운동은 동일하거나(3×6~8) 근력으로 편향(6×3)될 수 있다. 이 예에서 주간 계획은 다음과 같다.

1. 월요일: 3×8
2. 화요일: 5×5
3. 목요일: 3×7
4. 금요일: 6×3

마찬가지로, 3/1/2/1 계획안(3일에 1일 휴식, 2일에 1일 휴식) 또는 5/2 계획안(5일에 2일 휴식)과 같이 수정된 빈도 계획을 3×8, 3×5, 5×3, 3×8, 그리고 마지막으로 5×3 등과 같이 수행할 수 있다. 개인적인 취향과 운동 선택이 결정적인 요인이다. 중량조끼나 발목 모래주머니를 사용할 수 있으면, 강도 조절이 어려울 수 있

기 때문에, 반복을 결정하려면 운동 그 자체의 한계에 의존해야 할 수도 있다.

권장되는 반복 범위 운동은 근비대로 시작해서 주말에 근력 범위로 이동하는 것이다. 첫 번째 반복 범위는 반복이 많은 날의 경우 8~10회, 중간 범위 날의 경우 5~7회, 그리고 적은 날의 경우 3~4회 반복으로 할 수 있다. 이렇게 하면, 주 초반에는 근골격계에 집중을 하고 주말에는 신경 적응에 집중할 수 있다. 이것은 파트 1에서 설명한 근력 방정식의 양면 모두를 다루는 것과 일치한다. '근력 = 신경 적응×근육 단면적'.

자신에게 가장 효과적인 반복 범위 유형을 밝히기 위한 실험을 한다. 일부 운동선수들은 3~4회 반복을 전혀 사용하지 않고 8~10회 반복과 5~7회 반복을 번갈아 가면서 할 수도 있다. 어떤 운동선수들은 8~10회 반복과 3~4회 반복만 필요할 수도 있다. 15회 반복에서 10회 반복으로, 다시 5회 반복으로 이동할 수도 있다. 관찰을 기반으로 유전적으로 소질이 있는 운동선수들은 적은 반복에서 가장 효과적인 경향이 있다. 반복 범위를 폭넓게 변경하면 근비대 집중에 매우 효과적일 수도 있다.

근육이 운동되고 있는지 여부에 따라 반복 범위가 달라질 수도 있다. 예를 들어 종아리 및 팔뚝과 같은 활동 수준이 낮은 데 사용되는 근육은 물론 코어 및 등과 같은 자세 근육 집단은 더 많은 지근으로 구성되어 있기 때문에 많은 반복횟수에 잘 반응한다. 이러한 근육의 경우, 반복횟수가 많은 날은 15회 이상 반복으로, 반복횟수가 적은 날은 5~8회 반복으로 운동을 하는 것이 가장 좋을 수도 있다. 경험에 따르면, 햄스트링, 둔근, 이두박근 등과 같은 여러 관절을 가로지르는 근육들은 반복횟수가 많은 날은 8~10회 반복에, 적은 날은 3~5회 반복에 가장 잘 반응한다.

한 기간 동안 트레이닝을 마치고 나면 신체가 가장 잘 반응하는 반복 범위를 파악할 수 있기 때문에 그에 따라 반복횟수를 선택하는 것이 좋다. 막 시작한 경우, 표준 모형(예: 3×10, 3×7, 5×3 또는 3×12, 3×8, 4×4)을 사용하고 필요한 경우 수정한다. 몇 가지 다른 6주 주기에 이어 휴식을 취하는 이러한 개념들 중 일부를 실험한다. 어느 것이 자신에게 가장 효과적인지 확인한다. 혼란스러워서 무엇을 선택해야 할지 모른다면, M/W/F(월/수/금) DUP 반복 운동을 선택한다. 이것은 십자버티기 진행뿐 아니라 그 기술 수준의 모든 운동에 매우 효과적이다.

앞서 언급한 바와 같이, 공존 및 결합 주기화 시스템은 DUP와 같은 매주 변형 시스템보다 더 진보되어 있다. 트레이닝의 뜻밖의 결과는 상당한 근력과 근육량이 있는 운동선수들이 모든 운동 능력이 동시에 좋아지는 데 어려움을 겪고 있다는 것이다.

공존 주기화

공존 주기화는 회복을 올바르게 관리하는 방법으로 이 문제를 다룬다. 예를 들어 경량 대비 중량 시스템을 개발할 때, 푸시, 풀, 그리고 레그에 대한 모든 '중량' 운동을 먼저 같은 날에 배치한다. 이것은 모든 운동이 근력을 지향한다는 것을 의미한다. 그렇게 하면 신체에 가해지는 운동량이 많아지기 때문에 신체가 회복되기 어려울 것이다. 그러나 푸시, 풀, 그리고 레그의 강도를 순환시키는 것이 가능하기 때문에 다른 날의 운동을 모두 상쇄할 수 있다. 다음은 이들 두 예의 차이점이다.

1. 월요일: 경량 푸시, 경량, 풀, 경량 레그
2. 수요일: 중급 푸시, 중급 풀, 중급 레그
3. 금요일: 중량 푸시, 중량 풀, 중량 레그

1. 월요일: 중량 푸시, 중급 풀, 경량 레그
2. 수요일: 경량 푸시, 중량 풀, 중급 레그
3. 금요일: 중급 푸시, 경 중량 풀, 중량 레그

위와 같이 루틴을 구성하면 회복을 훨씬 효과적으로 관리할 수 있다. 경량 운동일에는 근비대 혹은 심지어 지구력에 중점을 둔다. 이것은 근비대/근력에 집중하거나 지구력에 집중하는 중급 운동일과 결합된다. 마지막으로 순수한 근력 집중 운동일로 그 주를 완료한다. 회복 측면에서 하루는 근비대, 하루는 파워, 그리고 하루는 근력만 트레이닝을 하는 것보다 위와 같이 트레이닝을 하는 것이 더 효과적이다.

공존 주기화는 '장애물' 운동에서 가장 효과적이다. 메소사이클 동안 루틴 내부와 외부로 운동을 순환시키고 진행되는 메소사이클 내에서 디로드를 제공한다. 그렇게 하면 메소사이클 그 자체 내에서 축적과 강화를 여러 단계로 촉진시킨다. 따라서 회복 균형을 유지하면서 여러 운동을 진행할 수 있다.

결합 주기화

결합 주기화는 가장 진보된 주기화 방법 중 하나이다. 웨스트사이드 바벨Westside Barbell은 결합 주기화의 한 예이다. 결합 시스템은 다른 모든 것에 근력을 유지하면서 리프트 능력 향상을 지향한다. 엘리트 근력 수준이 되면 신경계와 근육에 상당한 자극을 주어야만 적응 발생에 충분한 스트레스를 줄 수 있다. 적응에 필요한 자극을 신체에 가하기 위해 고강도 혹은 높은 운동량으로 특정 리프트를 트레이닝 하려면 지속적인 회복이 필요하기 때문에 일반적으로 회복은 한계가 있는 요인이다. 주 리프트를 위한 회복을 극대화시키기 위해 다른 리프트는 최대한 적은 양으로 유지된다. 일반적으로 이와같이 최대한 적은 양은 보충 리프트 수를 늘리는 동시에 주 리프트 연습량을 줄여서 달성된다.

예를 들어 일주일에 몇 회 혹은 심지어 한 번만 주 리프트(예: 데드리프트, 스쿼트, 벤치 프레스)를 연습할 수도 있다. 중량은 매우 무겁다. 그래서 글자 그대로 운동 후 며칠 동안 회복 능력을 손상시킨다. 이로 인해, 매일 트레이닝을 하는 대신 일주일에 한 번만 주 리프트를 연습할 수도 있다. 주 리프트로 벤치 프레스를 사용하는 한 가지 예는 일주일에 한 번 이 동작 운동을 하더라도, 근육이 주 리프트 연습 준비가 될 수 있도록 후속으로 특정 근육 운동(예: 딥, 트라이에 프레스 다운, 기타 운동)을 해야 한다.

또한 주 리프트를 근력보다 더 많이 훈련해야 할 수도 있다. 웨스트 사이드 바벨은 DEdynamic effort(동적 작용력)와 MEmaximal effort(최대 작용력) 일을 적용한다. DE 일에는 경량을 사용하고 바 스피트bar speed를 운동한다. 이것은 신경학적 근력 요인을 트레이닝 하는 데 도움이 되면서도, 최대 작용력만큼 신체에 부담을 주지 않는다. ME 일에는 최대 근력을 트레이닝 하고 실제로 중량 리프트를 운동한다.

많은 파워리프터들은 이 모델로 성공했으며 또한 자신에 대해 더 많은 연구를 하기 위해 선택할 가치가 있다. 모든 운동을 한 운동에 집중하는 방식으로 웨이트 트레이닝에 이 모델을 적용할 수 있다. 즉, 플렌체나 역십자버티기와 같은 고급 링 개념이라 할 수 있다. 그러나 풀링이나 레그 트레이닝을 하는 경우 단지 그것을 유지하는 데 급급할 수 있다. 그래서 백 레버, 프론트 레버, 십자버티기, 그리고 상당한 견갑골 운동으로 보완하는 운동 등으로 최소한의 등척성 유지 운동을 수행한다. 일단 강해지면, 그 주에 매일 많은 양의 고강도 근력 동작이나 유지를 최적으로 계속해서 트레이닝 할 수 없다. C-레벨 이상이나 엘리트 등척성 유지 운동을 시작할 때 이 모델을 적용한다.

트레이닝에 변형 증가 개념을 적용하면 현대의 주기화법이다. 예를 들어 하나의 특정 동작에 많은 운동량 및 강도와 함께 많은 양의 빈도를 부가하는 것이 하나의 선택일 수도 있다. 또 다른 동작에는 경량 또는 중급 운동량과 경량 또는 중급 강도와 함께 경량 또는 중급 빈도를 부가하는 경우도 있을 수 있다. 엘리트 수준이 되면 이러한 상쇄 관계를 만들어야 효과적으로 진전시킬 수 있다. 상쇄 관계를 만들어야 할 시점에는 트레이닝의 빈도, 운동량, 그리고 강도를 조정하는 시기를 반드시 알아야 한다.

이 수준의 트레이닝에 도달하면 DUP와 다른 고급 주기화 방법에 익숙해진다. 일단 그 수준에 도달하면, 『오버커밍 그라비티』는 코치로서의 역할을 더 이상 수행할 수 없을 것이다. 이 시점이 되면 자신의 신체에 대해 알게 되는 것은 물론 트레이닝에 깊이 관여하지 않았던 사람들에 비해 여러 가지 빈도, 운동량, 그리고 강도에 대해 신체가 반응하는 방법을 알게 된다. 그래서 모든 웨이트 트레이닝과 트레이닝 방법에 대한 기록을 보관하는 것이 매우 좋다는 것이다. 일지를 통해 몇 주 동안 특정 운동 루틴을 수행했을 때의 빈도, 운동량, 그리고 강도 변화에서 얼마나 진전이 있었는지 알 수 있다. 엘리트 운동선수를 훈련시킨 상당한 경험이 있고, 시간도 있으며, 당신에게 적합한 프로그램을 디자인할 의지가 있는 코치가 없다면, 운동 루틴을 구성하는 데 이 정보가 필요할 것이다(불행히도 그러한 능력이 있는 대부분의 코치들은 올림픽을 준비하는 운동선수들을 지도하느라 바쁘다. 시간이 있는 코치를 찾을 수 있다면, 절대 놓치지 말아야 한다).

이 글은 다른 주기화 방법들에 대한 부가적인 정보에 대한 기본을 다룬다. www.elitefts.com/education/training/powerlifting/overview-of-periodization-methods-for-resistance-training

Chapter 10. 요약
진행 방법

이 장은 반드시 이해되어야 한다. 이 장은 점진적인 과부하 방법이 작동하는 방법과 고원 현상에서 벗어나는 방법을 보여 준다.

간단한 운동 내 진행

- 선형 진행: 각 웨이트 트레이닝에 중량을 추가한다.
- 선형 반복 진행: 모든 운동 세트에 반복을 추가한다
- 반복 추가: 모든 운동 단일 세트 또는 여러 세트에 반복을 추가한다.
- 실패 지점 마지막 세트: 일단 이전 세트보다 2회가 더 많게 실패 지점 마지막 세트를 수행할 수 있다면, 모든 세트에 반복을 추가한다.
- 세트 추가: 운동에 부가적인 세트를 추가한다.
- 휴식 일시 정지: 마지막 세트를 실패하고 단기 휴식 후 반복을 한다. 휴식 제거
- 밀도: 세트 사이 휴식 시간을 줄인다.
- 운동 속도 변경: 동작에서 10×0 운동 속도를 더 긴 원심성이나 원심성으로 변경시킨다.
- 빈도 수정: 최고조를 촉진시키거나 주당 운동을 수행하는 시간을 늘린다.
- 전이: 등척성과 원심성 운동에 동일한 정보를 적용할 수 있다. 모든 운동이 진전을 위해 깔끔하게 보일 필요는 없다.

간단한 운동 사이 진행

- 중량 추가: 중량을 추가해서 이전 진행을 더욱 어렵게 만든다.
- 보조: 밴드나 다른 방법을 사용해서 다음 진행을 더 쉽게 만든다.
- 원심성: 다음 진행을 더 쉽게 수행하기 위한 다리
- 모멘텀과 여분의 동작 범위: 여분의 동작 범위와 함께 모멘텀을 사용해서 다음 진행을 수행한다.
- 운동 수정: 일반적으로 다른 신체 자세를 추가하는 방법으로 이전 진행을 변경해서 운동을 더 어렵게 만든다.
- 세트 추가 및 휴식 시간 감소: 이전 진행 또는 다음 진행의 세트를 추가하고 휴식 시간을 줄인다.
- 혼합 세트: 이전 진행의 운동량과 다음 진행 운동을 결합한다. 이것은 드롭 세트와 유사하다.
- 간단한 혼합 세트: 다음 진행 반복을 최대한 많이 수행한다. 그런 다음 이전 진행의 운동량으로 휴식 시간을 채운다.

복잡한 진행 방법

- 축적 및 강화: 더 많은 반복으로 운동량을 늘리기 위해 주간 웨이트 트레이닝 순서를 정한 다음 후속 운동에서는 반복횟수를 줄이고 강도를 높여서 매우 어려운 운동을 수행한다.
- 경량/중량: 그 주 내에서 다른 날에 운동 강도와 반복횟수를 번갈아 가면서 교대로 수행한다.
- DUP: 경량/중급/중량 일을 사용하는 경량/중량의 복잡한 형태이며, 근력과 근비대를 늘리기 위해 웨이트 트레이닝을 변형시킨 것이다.
- 공존 및 결합 시스템: 주기화 계획은 대안 형태이며, 여기에서 다른 속성들이 동시에 트레이닝 된다. 시스템에 따라 다른 속성을 트레이닝 하는 동시에 일부 속성들을 유지하거나 동시에 많은 속성들을 향상시킬 수도 있다.

- CHAPTER 11 -

사전 재활, 고립, 유연성, 그리고 정리 운동

이제 웨이트 트레이닝의 핵심을 구성하는 것이 무엇인지 배웠다. 그래서 사전 재활 트레이닝, 고립 운동, 유연성, 그리고 정리 운동과 같은 것에 대해 이야기할 수 있다. 이 카테고리 내에서 특히 사전 재활과 유연성에 대한 목표를 설정하는 것이 중요하다. 신체가 이완되어 과사용으로 인한 부상을 방지하려면, 운동이 끝날 때마다 이것들을 수행해야 한다.

관절, 힘줄, 그리고 근육이 잘 움직이도록 유지하는 것이 중요하다. 압력을 가하거나 마사지를 할 때 통증 등 이상 증상이 없어야만 품질이 좋은 신체 조직이다. 이완된 근육 또는 힘줄에 손을 대면 그곳이 유연하고 쉽게 움직여야 한다. 불행히도 경직, 경련, 그리고 울퉁불퉁하다는 느낌이 드는 것이 일반적이다.

관절을 사용할 때 관절 느낌이 좋아야 한다. 근육은 부드럽고 유연해야 한다. 잠시 눈을 감고 신체를 움직여 보기 바란다. 동작에 제한이 없고 느낌이 좋아야 한다. 마이클 펠프스 같은 수영선수를 생각해 보라. 그는 수영을 하기 전에 팔을 많이 돌리고 앞뒤로 흔들어서 근육을 느슨하게 만든다. 그의 근육이 부드럽고 융통성이 있다는 것을 알 수 있을 것이다. 그의 근육들은 방해받지 않고 움직인다. 그것이 목표이다.

다음은 사전 재활, 고립, 유연성, 그리고 정리 운동 표본 루틴의 예이다.

- 손목에 대한 라이스 버킷Rice Bucket 세트 3×1분
- 바이셉 컬 3×10회
- 3~5×30초 스플릿 홀드
- 3~5×30초간 저면행
- 3~5×20초간 백 브리지Back Bridges
- 1분간 심호흡(코로 들이마시고 입으로 내쉰다)

사전 재활 운동

사전 재활 운동은 부상 예방에 중점을 둔 트레이닝의 일부이다. 사전 재활 운동은 불균형을 교정하고 링크가 약한 부위에 대한 특정 운동을 수행할 때 발생되는 부상을 예방하는 데 초점을 맞춘다. 사전 재활 운동에서 혹은 별도 세션에서 재활 운동을 수행할 수 있다. 부상 부위를 웨이트 트레이닝에 사용하고 있지 않다면, 루틴의 마지막 부분에 재활과 사전 재활 운동을 추가하는 것이 좋다. 또한 웨이트 트레이닝을 하기 전에 이러한 운동을 사용해서 준비운동을 할 수 있다. 이전에 특정 관절에 부상을 입었거나 근육, 힘줄, 또는 관절의 격통 및/또는 장기 통증으로 부상 발달이 의심되면 사전 재활 운동을 고려한다.

사전 재활이란 재활의 연장이라 생각하는 것이 가장 좋은 방법이다. 사전 재활은 부상을 입기 전에 '미리 재활을 하다'에서 또는 재활 운동을 수행한다는 데서 파생되었다. 사전 재활은 재활의 연장이다. 부상 전 상황과 부상 후 재활 상태에서 모두 '잠재적으로 특정 문제로 발달될 가능성이 있는 특정 근육, 결합 조직, 또는 관절에 불편함을 인식하고 특정 교정 운동으로 그 부분을 해결하는 것이다.'

부상 여부와 상관없이 유사한 단계를 거치기 때문에 부상 전과 부상 후의 본질을 식별할 수 있도록 학습하는 것이 중요하다. 부상은 불균형, 약점, 과사용, 또는 기타 요인들의 결과일 수 있다. 상황을 파악한 후 조직, 힘줄, 그리고 관절을 건강한 상태로 되돌리려면 불균형을 교정하고 강화 또는 휴식을 취해야 한다.

두 개의 별도 상황에 사전 재활이 항상 사용된다. 첫 번째 상황은 이전에 건염과 같은 부상에 대한 재활을 연장하는 것이다. 이 경우 건염은 현재 통증을 느끼지 않는 수준으로 재활되었지만, 웨이트 트레이닝에서 과도한 운동량이나 강도는 다시 그곳에 부상을 입힐 수 있다. 즉, 신체의 이 부분은 여전히 부상에 취약하다. 이 부분을 중심으로 일반적인 트레이닝 프로그램을 짜야 한다. 사전 재활을 사용하는 두 번째 상황은 부상 전의 상태에 있을 때이다. 부상 전의 상태가 통증, 근육 위축, 그리고 기타 부정적인 결과로 발달하기 전에 임박한 부상을 파악하는 것이 중요하다. 이 경우, 사전 재활은 정상적이고 건강한 상태로 조직을 회복시키는 데 도움이 될 수 있다. 조직에 운동이 과하게 되었거나 회복이 덜 되었다면, 불편함, 쑤시는 듯한 통증, 고통, 근육 긴장, 또는 격통을 느낄 수도 있다. 운동을 줄이고 발생되고 있는 것을 분석한 다음 교정에 필요한 조치를 취한다.

어깨는 사전 재활이 필요한 일반적인 관절이다. 어깨에 부가적인 안정화 운동이 필요하다면, 관절 와상 완골 관절에 대한 터키쉬 겟업Turkish get-ups과 같은 안정화 운동이나 회전근개에 대한 운동을 수행한다. 또한 견갑골 주변에 압박감이 느껴지면, 견갑골 수축, 내리누름, 올림, 그리고 신장과 같은 견갑골 안정화 운동을 수행한다. 안정화 운동에 흉부를 동원해야 할 수도 있다. 어깨의 다른 부분들은 모두 사전 재활 운동에 필요한 역할을 할 수도 있다.

웨이트 트레이닝 말미에 특정 사전 재활 운동을 배치하는 이유는 트레이닝 전에 이러한 운동을 수행하면 신체가 피로해지기 때문이다. 운동으로 근력을 얻으려면 어려운 동작을 하는 동안 주요 근육을 피로하게 만들어야 한다. 안정근이 피로해지면, 복합 운동 중에 더 빨리 실패한다. 그래서 주 운동의 운동 부하를 제한시키고 근육 긴장과 다른 부상 가능성을 증대시킬 수도 있다.

바이셉 컬과 풀업이 한 예이다. 풀업을 수행하기 전에 이두박근이 피로해지면, 풀업 횟수가 줄어든다. 근력을 위한 복합 운동을 수행하기 전에 신체의 특정 부위에 대한 사전 재활 운동을 수행하면 근력 운동의 성과가 저하된다.

고립 운동

고립 운동은 여러 목적으로 사용된다. 근력 운동, 미적 근비대 운동, 또는 사전 재활과 근력 운동 조합으로 결합 조직을 강화시키기 위한 사전 재활 운동의 일환으로 고립 운동을 사용할 수 있으며, 이는 신체의 약한 부분을 인식해서 불균형을 교정함으로써 부상을 예방하는 동시에 근육을 강화시킨다.

3×10세트 및 반복 계획은 반복 범위 때문에 일반적으로 근비대에 사용된다. 예로 제시한 루틴에는 3×10 바이셉 컬 세트를 사용했다. 이 3×10 바이셉 컬 세트는 미적 근비대에도 사용될 수 있다. 즉, 이두박근을 키우기 위해 고립 운동을 좀 더 많이 할 수도 있다. 그러나 오랫동안 풀업을 수행해서 이두박근이 약해져 있다면, 풀업을 잘 수행할 수 있도록 3×10 바이셉 컬 세트를 사용해서 이두박근을 강화시킬 수 있다. 이 경우, 근력=신경 적응력×근육 단면적이라는 사실에 비추어 이두박근이 비대해지면 근력을 지지할 수 있다. 근육량이 많이 늘어나지 않는 근력 운동을 하는 경우, 근력 쪽으로 편향될 수 있도록 5×5회 반복으로 또는 세트 수를 늘린 적은 반복으로 바이셉 컬을 조정한다.

사전 재활에도 고립 운동(예: 바이셉 컬)을 사용할 수 있다. 특정 근력 운동(예: 백 레버 혹은 다른 링 운동)을 하면 종종 이두박근 힘줄에 많은 부담을 주어서 그 부위에 통증이나 염증을 유발할 수 있다. 그럴 경우, 결합 조직을 강화시킬 수 있도록 훨씬 많은 반복으로 이두박근 힘줄을 트레이닝 하는 운동을 한다.

이 운동의 목표는 조직이 이미 약간 손상되어 있고 고강도가 부상을 악화시킬 수도 있을 때 강도를 높이지 않는 것이다. 예를 들어 햄스트링 손상이 있다면, 단거리 달리기와 같은 고강도 운동을 수행하는 것은 좋지 않다. 오히려 실패 지점에 이르지 않도록 트레이닝을 해야 잠재적인 부상 합병증을 방지할 수 있다. 힘줄, 인대, 연골과 같은 결합 조직은 많은 반복에 잘 반응하는 경향이 있는데, 이는 치유를 돕기 위해 혈류량이 증가하기 때문이다. 근육의 지속적인 수축 상태(역학적 긴장)는 여전히 높아서 잠재적인 힘이 더 이상 손상되지 않고 회복되도록 충분히 자극시킬 수 있다. 매우 가벼운 무게, 많은 반복, 그리고 적은 세트 수로 실패 지점에 이르지 않게 트레이닝을 한다. 예를 들어 결합 조직을 강화시키려면, 매우 가벼운 무게(예: 5파운드)로 실패 지점에 이르지 않고 30~50회 반복 3세트의 바이셉 컬을 수행한다.

사전 재활 운동과 고립 운동은 약간 중복되는 부분이 있다. 고립 운동은 강도와 운동량이 일치되도록 약간 수정해서 결합 조직 강화와 특정 약한 연결부위를 강화시키기 위해 사전 재활 운동과 함께 사용될 수 있다.

사전 재활 운동과 고립 운동 조합하기

사전 재활 운동과 고립 운동을 조합해서 쉽게 사용할 수 있다. 핸드스탠드를 너무 많이 수행해서 손목에 통증이 있는 경우, 핸드스탠드의 스트레스를 견딜 수 있도록 손목에 고립 운동을 사용해서 가동성을 회복시킨다. 손목 컬, 라이스 버킷 중심 손목 이동, 리스트 푸시업wrist pushups, 또는 부상으로부터 손목을 보호할 수 있는 다른 운동을 사용할 수도 있다. 통증과 고통이 뒤따른다면 핸드스탠드를 중단해야 한다. 통증이 있는데도 불구하고 계속하면 결국 부상을 입게 된다.

마찬가지로, 어깨에 통증이 있다면 견갑골과 어깨 관절에 적합한 사전 재활 중심의 고립 운동을 해야 한다. 앞서 견갑골 강화 특정 고립 운동과 함께 수행할 수 있는 회전근개 운동의 예를 제시했었다.

손목, 발목, 팔꿈치, 무릎과 같은 극히 위험한 상태에 있는 관절의 경우, 불편함이나 통증이 있을 가능성이 높고 사전 재활과 고립 운동을 집중해서 해야 할 필요가 있는 곳이다. 한편, 척추에 가까운 관절은 쉽게 식별될 수 있는 방법으로 몸통과 상호작용을 하는 경향이 있다. 어깨의 경우 상호작용이 명백하다. 예를 들어 견갑골에 이동 제한이 있으면 어깨 통증으로 나타날 수 있다. 견골갑 이동 제한이 있으면 어깨는 이동 제한을 보상하기 위한 여분의 노력을 해야 하거나, 특정 부위가 다른 부위와 마찰을 일으켜서 자극이나 불편함을 초래할 수 있다. 이 경우, 견갑골 가동성을 증가시키거나 회전근개 운동과 조합하면 좋은 해결책이 될 수 있다.

3~5개 운동이나 2주 이내에 문제가 있는 부위에 적합한 운동을 시작해야 한다. 그렇게 하면 운동 루틴에서 운동을 악화시키는 것을 제거하고 사전 재활과 고립 운동을 시작해서 즉시 문제를 해결할 수 있는 충분한 시간을 가질 수 있다. 문제가 개선되지 않으면, 개선을 방해하는 다른 문제가 있을 수도 있고, 근본적인 문제가 해결되지 않은 것일 수도 있다.

딱딱한 등tight back과 폼 롤링foam rolling 같은 것이 바로 그와 같은 예이다. 운동선수는 등이 딱딱해진 것을 알 수도 있다. 그래서 지속적으로 폼 롤링을 사용하거나 마사지 같은 수단으로 결절과 통증을 제거한다. 딱딱해진 등은 일정 기간 동안은 개선되지만, 결국 개선이 되지 않는다. 이 시점에서 폼 롤링을 계속하는 것은 도움이 되지 않는다. 딱딱해진 것은 실제로 다른 것에 기인하고 있다. 등에 딱딱해진 느낌이 발생되는 가장 일반적인 세 가지 원인은 고통, 불안정, 또는 약점이다. 이러한 세 가지 중 하나, 둘, 또는 세 가지 모두가 한 번에 발생될 수도 있다. 염좌가 있는 발목을 동작 범위 끝에서 통증이 있을 만큼 세게 움직이면, 부상에 대한 신체 반응 때문에 발목 주변 근육이 딱딱해진다. 이중 관절double jointed(과운동성)이 있고 과잉 운동hypermobility(예: 곡예사)을 하는 사람의 근육은 과잉 운동이 되고 있는 관절의 불안정으로 인한 부상을 예방하기 위해 신체가 근육을 딱딱하게 조여서 반응하기 때문에 딱딱해진다. 등이 약하면, 부상을 예방하기 위해 근육이 딱딱해진다.

따라서 폼 롤링을 해도 등은 여전히 딱딱하다. 이 딱딱함은 이전 부상으로 인해 지속되는 통증이 원인일 수도 있다. 통증이 있는 사람은 일반적으로 상당히 딱딱하며 부상에서 회복되면 마술처럼 치유된다. 불안정성은 등이 딱딱해지는 또 다른 원인이다. 폼 롤링보다는 척추에 적합한 안정성 운동이 해결책이 될 수도 있다. 또한 등이 더 약해지고 근육은 부상을 예방하기 위해 더 딱딱해질 수 있다. 그럴 경우 등을 강화시킬 수 있는 운동을 수행한다.

반복을 많이 하는 케틀벨 스윙kettlebell swings은 등이 딱딱해지고 통증이 있는 증상에 상당히 도움이 되는 것으로 알려져 있다. 이유는 무엇인가? 케틀벨 스윙은 경량을 사용해서 코어 근육에 힘을 가하고 척추를 안정화시키는 동시에 등이 어떤 하중 하에서도 강해지도록 자극을 주기 때문이다. 이 운동은 동시에 불안정성과 약점을 교정한다. 시간이 지나면서 통증은 완화되고 등은 더욱 강해지면서 통증이 없어진다. 마찬가지로 많은 반복을 하는 리버스 하이퍼 익스텐션은 동일한 이점이 있기 때문에 좋은 운동이다. 분명히 말하지만, 의사와 상담을 하지 않고 케틀벨 스윙 또는 리버스 하이퍼 익스텐션으로 등의 통증을 해결하려고 시도해서는 안 된다. 이것은 이 개념을 이해하는 데 분명 도움이 된다.

일반적으로 부상이 악화되어 효과적으로 치료하기 위해 취할 수 있는 조치가 아무것도 없다면, 운동을 중단하고 의료 전문가와 즉시 상담을 해야 한다.

다음은 사전 재활과 고립 운동을 위한 일반적인 권장 사항이다.

- 외모에 관심이 있다면 근비대 운동을 한 후 고립 운동을 수행할 수 있다. 이것은 표준 근력 및 근비대 운동 세트와 휴식 시간을 사용해야 한다.
- 사전 재활은 일반적으로 고립 운동 형태에서 약점을 강화시키고 불안정성을 교정하거나 특정 부위에

대한 다른 문제를 교정하는 것을 의미한다. 이 운동은 특정 부위의 재부상을 방지해서 유지하기 위해 저강도로 많은 반복을 사용해야 한다.

- 지극히 위험한 상태에 있는 부위(예: 손목, 팔꿈치, 발목, 그리고 무릎)에 대한 사전 재활은 복잡하지 않다. 척추, 고관절, 그리고 어깨를 다룰 때는 여러 요인들이 관여되어 매우 복잡해진다.
- 중등도 이상의 많은 반복을 사용한다. 운동은 잠재적으로 위험한 활동이다. 이 책이 수단과 개념을 제공하지만, 당신은 그것을 정확하게 사용하지 못할 수도 있다. 어떤 질문이나 염려하는 부분이 있다면, 운동 루틴을 시작하기 전에 의료 전문가와 상담을 해야 한다. 정형외과 의사, 스포츠의학 박사 및/또는 물리치료사와 상담을 할 수 있다.

사전 재활 프로그램을 진행할 때, 일반적으로 그 목표는 다음과 같다.

- 세트 간 휴식 시간: 2~3분 이상
- 사전 재활 또는 고립 운동의 운동 속도. 예: 5121
- 반복횟수. 예: 15~40회
- 실패 지점에 이르지 않게 운동을 한다.

실패 지점까지 진행해서 빠르게 이동하거나 휴식 시간을 줄이는 방법으로 결합 조직을 너무 많이 압박하지 않는 것이 목표이다. 대신, 그 부위에 부상을 입히지 않도록 운동을 해야 한다. 앞서 언급했던 반복횟수가 많은 세트가 권장되지만, 예외도 있다. 사전 재활 운동에 반복횟수가 많으면 특히 잠재적인 건염이나 손상 문제가 있는 경우 매우 효과적이다. 그러나 조직에 특정 약점이 있음을 알고 있다면, 근력을 강화시킬 수 있도록 적은 반복횟수(약 5~8회 반복)를 사용한다.

상체 트레이닝은 고관절, 척추, 어깨, 팔꿈치, 그리고 손목 등 다섯 부위를 고려해야 한다. 이 관절들과 그 주변을 둘러싸고 있는 근육들은 웨이트 트레이닝에서 보호되어야 할 주요 부위들이다. 이 책 후반에 그에 대한 구체적인 운동들이 설명된다. 물론 다른 운동들도 많이 있다. 자신이 좋아하는 자신만의 세트가 있다면 그것들을 사용한다고 해도 아무런 문제가 없다

유연성 운동 및 정리 운동

루틴의 제일 마지막 부분은 유연성 운동과 정리 운동이다. 일반적으로 말해서 유연성은 정리 운동에 이상적이지만, 정리 운동은 조깅, 줄넘기, 또는 가동성 운동과 같은 가벼운 활동일 수 있다. 별스러워서 루틴에 적합하지 않는 것이 있다면, 유연성과 정리 운동 섹션에 그것을 배치할 수 있다.

이제 유연성 운동이 왜 효과적인지 살펴보기로 한다. 개념적 수준에서 어떻게 영향을 미치는지 이해한다면, 진행을 위해 루틴에 맞게 조정할 수 있다.

이 책 첫 장에서 근육 방추체에 대해 설명했다. 근육 방추체는 근육 내 구조로서 근육 신장을 조절한다. 동작 범위 한계까지 근육을 신장시키면 근육 방추체는 긴장해서 근육을 수축시킬 수 있도록 뇌에 피드백을 보낸다. 다음 그림에서 보는 바와 같이 이것은 근육 내 비활동적 긴장을 생성시킨다.

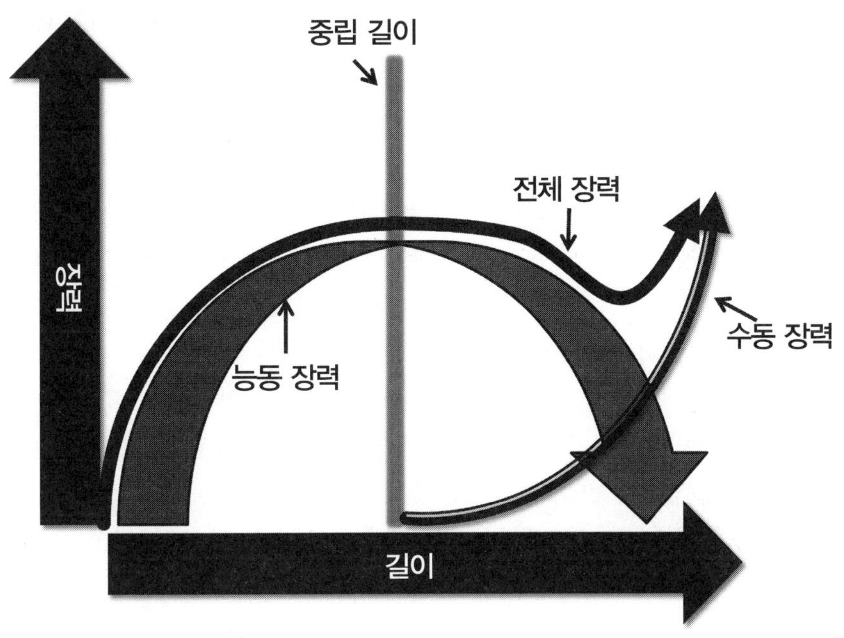

신경계에는 동심성과 원심성 섬유가 있다. 동심성 신경 섬유는 접촉, 압력, 또는 신체 내 다른 변화를 통해 신경계에 피드백을 제공하는 센서 섬유이다. 원심성 신경 섬유는 뇌 및/또는 신경계가 수신된 피드백을 처리한 후 그 피드백을 제어한다. 이와 더불어 알파, 베타, 그리고 감마 구심성 및 원심성 신경 섬유가 있다. fibers는 그리스어로 단순히 전송 속도를 말한다. 근육 방추체에는 근육이 신장될 때 신경계와 뇌에 피드백을 제공하는 감마 구심성 신경섬유가 있다. 구심성 피드백이 처리된 후 알파 원심성과 감마 원심성이 근육을 제어한다. 알파 원심성 섬유 제어는 근육에서 긴장을 증가시키고 감마 원심성 섬유 제어는 근육 방추체가 근육 시장 변화에 적절히 반응하도록 제어한다.

- 감마 구심성+뇌+알파 원심성+감마 원심성 공동 활성화 = 알파 원심성 근육 수축+감마 원심성 근육 방추체 신장 조절

유연성과 플라이오메트릭 트레이닝에서 방추운동 신경fusimotor계 활성화 및 변조가 발생된다. 방추운동 신경계는 감마 및 베타 구심성과 원심성으로 구성된다. 감마 구심성 처리에도 앞서 설명한 것과 동일한 과정이 발생하지만 원심성 피드백은 약간 다르다. 스트레칭은 감마 구심성 피드백을 보낸다. 신경계는 척수와 뇌를 통해 피드백을 처리한다. 그런 다음 알파, 베타, 그리고 감마 원심성은 근육으로 피드백을 돌려보낸다.

- 유연성 트레이닝 또는 플라이오메트릭 트레이닝 → 감마 구심성 → 척수 또는 뇌를 통한 신경계 → 알파, 베타, 그리고 감마 원심성 → 알파 원심성 근육 수축+감마 원심성 근육 방추체 신장 조절+베타 원심성 근육 방추체 자극 반응 조절

유연성 트레이닝의 목적은 근육 방추체 자극 반응 감소를 유도하는 것이다. 즉, 트레이닝을 하고 근육이 신장하기 시작해서 최대 신장까지 이동하면, 근육 방추체는 자극 반응을 감소시킨다. 그래서 근육은 이전 스트

레칭보다 늦게 반응한다. 비활동적 긴장이 증가되기 전보다 동작 범위가 더 넓어진다. 이것이 동작 범위 증가로 이어진다.

근육 방추체에 전달되는 베타 원심성 피드백은 정적 제어와 동적 제어로 나누어진다.

- 정적 제어 = 동적 자세에서 근육 방추체 자극 반응 = 최대 신장(근육이 가장 길 때) 지점으로 근육 신장
- 동적 제어 = 동적 동작에서 근육 방추체 자극 반응 = 신장 단축 주기 = 플라이오메트릭에서 효율성

유연성 트레이닝의 목적은 정적 또는 느린 동작에서 최대 신장까지 근육 방추체 자극 반응을 감소시키는 것이다. 그래서 동작 범위가 증가될 수 있으며, 이것이 비활동적 긴장 범위를 넓힌다. 플라이오메트릭 트레이닝 목표는 동적 동작에서 근육 방추체 자극 반응을 증가시키는 것이다. 이것들은 달리기와 점프에 사용된다.

통증은 유연성 트레이닝에서 근육 방추체 자극 반응 감소를 방해하며, 또한 동적 또는 플라이오메트릭 트레이닝에서 근육 방추체 자극 반응 증가를 방해한다는 점을 명심해야 한다. 이것은 유연성 트레이닝을 통증 범위까지 수행하는 것은 매우 비생산적이라는 것을 의미한다.

이 사실을 명확히 알기 위해 발목 염좌 사례를 들어 보기로 한다. 발목 염좌는 매우 빠르게 관절을 동작 범위 경계까지 끌어들여서 종종 그 범위를 넘어서게 만든다. 통증은 일반적으로 관절 그 자체에 있으며, 대부분의 운동선수들이 가장 염려하는 것이다. 그러나 지난번의 가벼운 염좌를 돌이켜 보기 바란다. 경증이라도 발목 염좌가 있으면 경직되기 때문에 처음에는 걷기가 힘들다. 이것은 신체가 근육 방추체뿐 아니라 통각수용기 nociceptors로부터 피드백을 제공하는 것이다. 피드백은 신체가 근육을 보호하기 위해 근육 주변을 경직되게 만든다. 이러한 경우 근육방추체는 즉각적으로 민감해져서 근육 경직을 일으키면서 동작 범위 쪽으로 이동하는 것에 저항한다. 발목 염좌는 통증과 근육 경직을 수반하기 때문에 종종 동작 범위를 심각하게 제한시킨다.

부상 후 1~2주가 지나고, 재활이 없으면, 통증이 사라진다 하더라도 동작 범위까지 움직이지 못하는 것을 느낄 수가 있다. 그와 같은 느낌은 근육 방추체가 민감해져서 이전 동작의 범위까지 움직이는 것을 방해하기 때문이다. 물리치료를 받으면, 어쩌면 신장 운동을 수행하고 운동을 강화시켜서 동작 범위를 증가시키고 근력 수준을 정상으로 되돌릴 수도 있다.

고통스러운 스트레칭을 수행하는 동안 종종 발생되는 것은 근육 방추체 자극 반응이 떨어지는 것이다. 어떤 사람에게 일반적인 유연성 트레이닝이 별 효과가 없는 이유는 대부분 수행을 잘못하고 있기 때문이다. 그들은 통증 포인트까지 근육을 과도하게 신장시킨다. 그래서 그것이 다음 세션에서 진행을 방해한다. 그들은 첫 번째 세션에서 동작 범위까지 늘릴 수 있다. 그러나 다음 세션에서 준비운동 중 이전 세션보다 더 이상 신장시킬 수 없음을 발견하게 된다. 이것은 통증으로 근육 방추체가 둔감해져서 이전 세션에서 수행했던 동일한 동작 범위를 벗어나지 못하기 때문이다.

이제 프로세스가 작동하는 방법을 알았기 때문에 유연성 트레이닝의 다른 방법 중 일부를 살펴보기로 한다.

정적 스트레칭을 통한 유연성 운동

표준 정적 스트레칭은 유연성 측면에서 대부분의 사람들에게 효과적이며, 특정 제한 시간으로 정규화된 세트로 가장 빈번하게 수행된다.

- 각각의 운동에 30~60초 유지 3~6세트

스플릿을 예로 들어 보자. 왼쪽 다리와 오른쪽 다리를 앞으로 쭉 뻗은 다음, 30~60초 유지 3~6세트 미들 스플릿middle splits을 수행한다. 각 스트레칭에 가장 효과적인 방법은 약간 불편한 범위까지 벌린 다음 이완에 초점을 맞추는 것이다. 통증을 느끼는 범위까지 벌리는 것은 도움이 되지 않는다. 통증은 근육을 견고하게 수축시키도록 신경계에 신호를 주는 것이며, 그로 인해 신체가 근육 신장에 대한 민감성을 감소시킬 수 없다. 신장과 약간 불편함을 느끼는 범위에서 30~60초간 유지하는 동시에 심호흡을 한다. 숨을 내쉴 때 이완으로 인해 근육이 신장될 수 있다.

일반화된 이 유형의 스트레칭은 선형 진행 또는 선형 반복 진행 운동에 매우 효과적이며, 근력과 근비대 모드를 발달시킬 수 있다. 그렇게 생각한다면 스트레칭은 점진적인 원심성 운동과 유사하다. 목표는 근력을 늘리기보다, 동작에 대응하여 수축시키고자 할 때, 신체가 길어진 근육 상태로 정상화되는 것이다. 약간의 불편함이 있지만 통증이 없는 상태에서 신체를 이완시킬 수 있다면, 스트레칭을 점진적으로 향상시켜야 한다.

어떤 사람들(특히 신경계 민감성이 높은 사람들)이 표준 정적 스트레칭을 사용해서 스트레칭을 향상시키지 못하는 것은 정상이다. 대부분의 운동선수들은 스트레칭을 잘못하고 있다. 그래서 다른 방법으로 넘어가기 전에 한두 달 동안 스트레칭을 시도해 보아야 한다. 영속적인 고원 현상이 발생되면, 근력 또는 근비대 트레이닝 프로그램을 변경시키는 동일한 방법으로 스트레칭 프로그램 방법을 변경시킬 수 있다. 스트레칭에 사용할 수 있는 간단한 선형 진행 이상의 다른 기술을 살펴보기로 한다.

고유수용성 감각 신경 근육 촉진

PNFProprioceptive neuromuscular facilitation(고유수용성 신경근 촉진법)는 신경계가 근육을 이완시키는 것을 목표로 하는 또 다른 방법이다. 이 범주에 속하는 많은 방법들이 있지만, 지금까지 가장 일반적인 방법은 유지/이완과 수축/이완 방법이다. 이 기법으로 스트레칭을 받는 운동선수는 또 다른 근육에 대해 수축 또는 유지 또는 일정 시간 동안 이 기법을 구현한다. 이후, 그들은 근육을 신장시켜서 일정 시간 동안 이완을 시킨다. 이것은 동작 범위 경계에서 근육 방추체로 이완시키며 만성적인 근육 경직이 있는 사람들에게 도움이 될 수 있다.

목적은 힘을 가한 다음 동작 범위 경계에서 이완시키는 방법으로 근육 방추체 자극 반응을 재설정하는 것이다. 이것은 동작 범위 경계까지 힘을 적용할 때 신체에 안전하다는 신호를 보내는 것이며, 신체의 자연적인 반사를 이용해서 지속적인 수축 후 근육을 이완시킨다.

전형적인 PNF 수축-이완 주기는 다음과 같다.

- 동작 범위 경계까지 근육을 이동시킨다.
- 약 10초 동안 가벼운 힘에 대응하여 근육을 수축시킨다. 수축은 등척성이어야 한다. 가벼운 힘은 근육에서 나오는 힘과 동일해야 한다. 그래서 움직이지 않는다.
- 수축이 끝나면 근육을 이완시켜야 한다. 약 20초 동안 더 많은 스트레칭이 되도록 가벼운 힘으로 사지를 움직여야 한다. 불편하지만 통증이 없는 동작 범위까지 이동한다.
- 2~5주기 동안 이 단계를 반복한다.

일반적으로 유지/이완 또는 수축/이완의 2~5주기, 2~5세트가 효과적이다. 유지 및 수축 단계는 근육의 경직 정도에 따라 5~15초 사이가 될 수 있다. 이 단계의 경우 5~10초가 최적이다. 근육을 피로하게 만들어서 근육이 단축된 길이에서 이완을 시작해야 한다는 점을 명심해야 한다. 이완 단계는 10~30초 사이가 될 수 있지만, 이 단계의 경우 10~15초면 충분하다. 총스트레칭 시간은 약 80초이며, 수축 단계의 경우 10초, 이완 단계의 경우 15초이다.

호흡은 신경계 및 이완과 밀접하게 연관되어 있기 때문에, 이완 단계에 심호흡을 사용해서 근육을 신장시킬 수 있다. 통증은 근육 방추체의 자극 반응을 증가시키기 때문에 통증 부위로 신장시키면 역효과가 난다는 점을 명심해야 한다. 대신, 불편함이 시작되는 동작 범위까지 이동해서 근육을 수축시키고 동일하게 불편함을 느끼는 동작 범위까지 이완시킨다. 불편함을 느끼는 동작 범위에서 시작해서 근육을 수축시킨 다음, 잠재적으로 더 불편하거나 통증이 있는 동작 범위로 이완시키는 것은 좋지 못하다.

근육이 매우 경직되어 있는 경우, 효과적인 변형은 이완 단계에 반대편 근육을 수축시키는 것이다. 햄스트링을 신장시킨다면, 이완 단계에서 고관절 굴곡근과 대퇴사두근을 수축시킨다. 이것은 햄스트링이 신장되고 있는 단계이다. 이것은 하나의 근육이 활성화될 때 신체가 관절의 반대편에 있는 근육을 자연스럽게 이완시키는 상호 억제 원리를 기반으로 한다.

매우 경직된 근육에 도움이 될 수 있는 또 다른 방법은 반사 아크reflex arcs(예: 슬개골 반사 아크)를 이용해서 햄스트링을 억제시키는 것이다. 의사가 반사 신경을 검사하는 것과 동일한 방법으로 슬개골 건을 두드린다. 여러 번 슬개골 건을 두드리면 반사 아크가 햄스트링을 활성화시키고 억제시킬 수 있다. 그런 다음 PNF 유형 스트레칭을 수행할 수 있다.

부하 적용 스트레칭

부하 적용 스트레칭 개념은 다양한 형태로 얼마 동안 존재했지만, 이 개념은 지난 몇 년 동안 스트레칭 방법론으로서 많은 관심을 끌었다. 『오버커밍 그라비티』 초판은 이 개념을 다른 용어로 사용했다.

정적 스트레칭에 비해 중량을 가중해서 동작 범위 경계까지 이동하는 동작이 더 효과적이거나 잠재적으로 더 효과적일 것이라는 사실을 과학이 밝혀 주었다. 예를 들어 가중 스쿼트를 수행하고 있다면, 햄스트링에 신장이 느껴질 때까지 스쿼트 동작의 최하단까지 내려가고 싶을 것이다. 이 방법으로 스쿼트를 계속 수행한다면 자연스럽게 동작 범위가 넓어지며, 특히 가중하면 더욱 그렇게 된다.

'아시안 스쿼트'로 알려져 있는 것이 이것을 구현하는 한 가지 방법이다. 아시안 스쿼트는 스커트 자세의 하단까지 내려가서 중량을 유지하면서 그 자세를 유지하는 것이다. 이 운동은 궁극적으로 유연성을 향상시키는 '더 깊은' 자세를 달성하는 데 도움이 될 수 있다. 동일한 라인을 따라 발을 중심으로 무게를 이동시키면 스쿼트 최하단 자세를 유지하면서 종아리, 햄스트링, 둔근, 그리고 대퇴사두근을 스트레칭 할 수 있다. 이 방법은 또한 유연성을 향상시킨다. 이 방법은 유연성을 향상시키기 위해 스쿼트 하단에서 본질적으로 다른 근육에 하중을 가한다. 매우 경직되어 있는 경우, 스쿼트 자세 하단에서 유지하는 것이 PNF형 스트레칭보다 더 효과적일 수 있다. 가능하다면 5분 이상 유지한다.

진행 측면에서 보면, 동일한 라인을 따라 수행하는 부하 적용 스트레칭을 단순한 진행 기법으로 생각할 수 있다. 예를 들어 이 방법은 다음과 같은 방법으로 스트레칭을 진행하는 것이다.

- 햄스트링과 허리 유연성 향상을 운동하기 위해 스쿼트 하단 자세에서 10초간 유지하면서 10개 발가락에 힘을 주고 한 세트를 수행한다.
- 다음 세션으로 진행을 일단 중단하고 2파운드 무게를 유지하면 더욱 깊숙이 신장시킬 수 있다. 필요한 경우, 일어서서 손을 아래 지면으로 내린다.
- 진행을 중단한 후 더 많은 세트, 중량, 또는 유지 시간을 추가하는 것을 고려한다.
- 적은 하중으로 유연성을 얻으려면 세트, 중량, 그리고 유지 시간을 제거한다.

목적은 많은 양의 세트, 중량, 또는 유지 시간을 달성하는 것이 아니라, 새로운 동작 범위까지 제거해서 그 동작이 견고해지도록 하는 것이다. 이것은 동작 범위를 늘린 후 그 동작을 유지하기 위해 세트, 중량, 혹은 유지 시간을 줄인다는 것을 의미한다. 이것은 운동에서 디로드 후 다른 운동을 시작하는 것과 유사하다. 새로운 동작 범위에 도달하기 위해 반복, 세트, 그리고 부하 적용을 계속 늘릴 필요는 없다. 반복, 세트, 부하 등을 크게 늘리지 않고도 새로운 동작 범위에 도달한다는 것은 전반적인 유연성이 향상되었다는 신호이다.

새로운 동작 범위에 도달할 수 있는 유일한 길은 현재 동작 범위의 경계에 도달해서 신체가 길이 증가에 적응하도록 하는 것이다. 긴장 상태에서 시간과 근비대 측면에서 이것을 생각해 볼 수 있다. 통증 없이 근육이 신장된 상태에서 더 많은 시간을 유지할수록 신체는 그 상태에 더욱 잘 적응할 것이다. 다음은 유연성 증가를 위한 두 가지 부하 적용 스트레칭 방법이다.

- 동작 범위 경계에서 등척성
- 동작 범위에서 최대 범위까지 원심성

등척성 유지는 최대 범위에서 30~60초 동안 최대 유지 반복을 늘리고, 점진적으로 1파운드씩 중량을 늘리거나, 위의 방법들 중 어느 것이든 조합해서 수행될 수 있다. 원심성은 반복을 늘리거나 점진적으로 부하를 늘리는 동작(동자 범위 경계에서 유지하는 것과 상관없이)으로 균일하게 낮추는 방법으로 수행될 수 있다. 이들 각각은 신체가 반응하는 방법에 따라 효과적으로 작용한다. 사람마다 다르기 때문에, 실험을 통해 자신에게 가장 적합한 것을 파악한다.

PNF나 부하 적용 스트레칭 이외에도 어떤 유형의 시스템이든 동작 범위 경계에서 많은 연습을 한다면 동작 범위를 늘리는 데 효과가 있다. 요가가 대표적인 예이다. 목적은 자세 운동이다. 따라서 반드시 유연해지는 것이 아니라, 근육의 최대 범위를 요하는 자세에 도달해서 더욱 유연해지는 것이다. 활동적 고립 스트레칭은 또 다른 예이다.

최대 범위 운동, 통증 없는 불편함, 그리고 신경계 이완 개념을 이해하면, 다양한 시스템으로 유연성을 향상시킬 수 있는 방법을 이해할 수 있다. 그래서 모든 것이 작동하는 방법 이면의 생리적 과정을 이해하는 것이 매우 중요하다. 자신의 웨이트 트레이닝과 유연성 운동 문제를 해결할 수 있을 때, 자신에게 가장 적합한 방법을 찾을 수 있다. 자신의 진전에 도움이 될 수 있도록 많은 프로그램을 구입하거나 전문가를 찾을 필요는 없다. 자신의 신체를 통한 많은 경험에 의지해서 학습할 수 있다.

너무 많은 스트레칭을 하는 것은 루틴에 너무 많은 운동을 포함시키거나 웨이트 트레이닝에 너무 많은 운동량을 포함시키는 것과 같다. 통증을 겪게 되고 잠재적으로는 그동안 쌓아 놓았던 어떤 이득을 잃을 수도 있다. 많다고 항상 좋은 것은 아니라는 점을 명심하기 바란다. 작고 점진적으로 진행량을 늘려서 그동안 쌓아 놓은 이득을 유지하는 데 초점을 맞추어야 한다.

다음은 전반적으로 유연성을 향상시키는 데 도움이 되는 개념이다.

- 최대 범위에서 유지하는 시간(유지 시간이 많을수록 유연성이 더욱 향상)
- 심호흡, 긴장 완화 등을 통해 신경계를 이완시킨다.
- 불편함을 느끼는 범위까지만 스트레칭을 해서 통증을 피한다(신경계가 민감한 경우)
- 동작 범위와 최대 범위를 통해, 특히 느리고 통제된 원심성 단계(무 부하 또는 부하 적용 스트레칭)를 사용해서 근력을 증대시킨다.

가동성 및 유연성 운동으로 유연성 이득 유지하기

해결되지 않은 채 남아 있는 개념 중 하나는 새로운 동작 범위에 도달한 후에 그것을 유지하는 것이다. 일반적으로 폼 롤링, 마사지 또는 관절 동원이나 유연성 운동을 하는 경우 동작 범위가 확대되어야 한다. 물론 이것이 항상 발생하는 것은 아니다. 때로는 특정 근육이나 관절이 다시 경직되기도 한다. 앞서 언급한 불안정성, 약점 또는 통증 문제가 근육 경직을 감소시키는 데 방해가 되는 원인 중 하나일 수도 있지만, 원인은 다른 데 있을 수도 있다.

유연성과 가동성은 유사하지만 호환될 수는 없다. 유연성은 스트레칭을 통해 동작 범위 또는 근육 길이의 증가와 관련된다. 관절을 감싸고 있는 근육이 신장될 수 없으면 관절을 움직이기 어렵다. 발가락에 닿을 수 없으면, 닿을 수 있을 때까지 유연성 운동을 수행하면 햄스트링 근육이 늘어난다.

가동성은 기존 동작 범위 내의 모든 동작을 포함하는 포괄적인 용어이다. 일반적으로 가동성은 저강도에서 체중만으로 수행된다. 가동성은 기존 동작 범위 유지, 운동 학습 향상, 동작 품질 향상 등 세 가지 구체적인 목표를 지니고 있다. 기존 동작 범위 내 동작이 부하가 적용되거나 1회 반복 최대값의 저항이 있으면 그 동작은 근력이나 근비대 운동이 된다.

새로운 동작 범위에 도달할 때마다, 새로운 범위에서 비활동적 또는 활동적 가동성 운동을 수행해야 한다. 예를 들어 발목을 스트레칭 했다면, 새로운 동작 범위에 도달한 다음 새로운 동작 범위에서 근육을 적극적으로 수축시키는 것으로 구성된 비활동적 가동성 운동을 수행해야 한다. 이것은 새로운 동작 범위가 안전하고 효과적으로 사용될 수 있는 피드백을 신체에 제공하기 때문에 이득을 확고히 하는 데 도움이 된다. 이런 일이 발생하면, 신체는 근육 방추체가 동작 범위를 자극하고 제한시키는 기계적 수용체(압력/변형)나 통각수용기 피드백을 신경계에 더 이상 보내지 않는다.

습관을 깨기는 어렵다. 신체가 수년 동안 유연하지 않았다면, 이전 상태로 되돌아가는 경향이 있다. 근육 방추체는 통증으로 신장되지 않는 경우도 자연적으로 민감해지기 시작한다. 가동성 또는 동작 범위 운동을 수행하지 않는다면 자연적으로 민감해지는 현상은 쉽게 발생한다. 이것은 자세를 바꾸는 것과 같다. 수년간 자세가 좋지 못했다면, 다른 자세를 취하면 새로운 자세에 신체가 적응할 때까지 몇 주 동안 불편하게 된다. 일생에 처음으로 신체를 유연하게 만들려고 추구한다면, 하루에 여러 차례 스트레칭 및 유연성 운동에 습관을 들여야 한다. 이것이 처음에는 어려울 수 있지만, 일단 새로운 습관이 확립되면 더욱 쉽게 새로운 습관을 유지할 수 있다.

동작 범위를 유지하기 위해 아무것도 하지 않는다면, 신체는 다시 경직 상태로 돌아간다. 그래서 루틴 이외에 가동성과 유연성 운동이 매우 중요하다. 유연성과 가동성이 있는 대부분의 사람들은 웨이트 트레이닝이 없는 날도 매일 그러한 운동을 한다. 매일 가동성 운동을 수행하고 며칠마다 유연성 운동을 한다면, 달성한 동작 범위를 유지할 수 있어야 한다. 그러나 다음 동작 범위로 빨리 진행하려면 가동성과 유연성 운동을 매일 수행해야 한다. "사용하지 않으면 잃게 된다"라는 문구는 SAID 원칙의 결과이다. 새로운 동작 범위를 사용하지 않는다면, 다음 웨이트 트레이닝을 하기 전에 잃어버릴 가능성이 높다.

웨이트 트레이닝 그 자체뿐만 아니라, 염두에 두고 있는 모든 목표를 포함시켜서 트레이닝 루틴을 구성하는 것이 중요하다. 유연성을 향상시키려는 목적의 루틴은 일주일에 몇 번 정도의 스트레칭을 포함할 수도 있다. 그러나 보다 유연해지고 싶은 목표가 있다면, 실제로 매일 가동성과 유연성 운동을 해야 한다. 이것은 실행하기 어려울 것으로 보이지만, 일상생활이 바쁜 경우라도 가동성과 유연성 운동을 일상생활의 일부로 만드는 여러 방법들이 있다. 아침에 일어났을 때와 저녁에 잠자리에 들기 전이나, 식사를 준비하는 동안 조금씩 수행할 수 있다. 가동성과 유연성 운동을 매일 수행할지는 자신의 목표에 달려 있지만, 결론은 매일 무언가를 수행해야 한다는 것이다.

어떤 사람들은 일주일에 세 번씩 스트레칭을 하는 것으로도 유연해질 수 있다. 반면에 어떤 사람들은 매일 여러 차례 스트레칭을 해야 유연해질 수 있다. 또한 매일 가동성 운동을 여러 번 수행하고 매주 3~5회 스트레칭을 해야 유연해지는 사람들도 있다. 루틴이 효과가 없다는 것을 알게 되면, 자신에게 가장 효과가 있는 것이 무엇인지 파악해서 루틴을 수정해야 한다. 또한 PNF나 LS를 사용해서 유연성 웨이트 트레이닝을 계획할 수 있다.

사전 재활 운동 및 유연성 운동을 요하는 공통적인 분야

- 관절과 결합 조직이 스트레스를 느끼기 시작하면, 고난이도 운동을 줄이고 루틴 시작 부근으로 돌아가서 준비운동처럼 반복횟수가 많은 운동(예: 12~20회 반복)을 수행한다. 다른 스포츠나 근력을 위해 필요한 경우 발목과 발 가동성 및 스트레칭을 추가한다.
- 엉덩이와 다리 유연성을 위해 스플릿, 스트래들, 그리고 복부가 바닥에 닿을 수 있도록 허리를 굽히고 발을 뻗는 파이크 자세로 운동할 수 있다.
- 허리가 경직되어 있으면, 흉추 브리지 및 동원을 숙달하는 것이 좋다.
- 어깨의 경우, 광배근, 가슴, 그리고 견갑골 유연성을 운동하는 것이 좋다. 그러면 팔을 머리 위로 완전히 올려서 최대한 신장시킬 수 있다.
- 팔꿈치의 경우, 완전히 뻗었을 때 동작 범위는 180도가 되어야 한다. 과신전되는 경우 링 외회전(RTO) 지지나 적합한 이두박근 운동이 필요하다.
- 손목의 경우, 거의 모든 곳에 사용될 수 있기 때문에 모든 방향으로 움직일 수 있어야 한다.

특정 관절은 가동성이나 유연성이 달성되어야 하는 이상적인 정도가 없다. 어떤 사람은 다른 사람만큼 유연하지 않다. 그러나 스플릿, 저면행, 리스트 푸시업, 핸드스탠드 오버헤드 스트레이트 암 등과 같이 어떤 종류의 스트레칭 운동에서는 동작할 수 있어야 한다.

저면행(예: 최대한 뒤로 어깨를 스트레칭 하기)과 같은 운동에서 적어도 20~30초 동안 편안하게 유지될 수 있어야 한다. 동작 범위가 중립을 넘어 160도까지 혹은 120도 정도도 아무런 문제가 없다. 둘 다 문제없다. 중요한 것은 자세가 편안한 위치까지 동작 범위가 움직일 수 있어야 한다는 것이다. 이것은 가동성과 안정성 모두 양호하다는 것을 의미한다. 따라서 효과적으로 근력을 키울 수 있다.

관절에 통증이 있으면, 완전한 동작 범위에 도달하기 어렵거나, 동작 범위 경계 부근까지 근력을 적용하기 어렵다. 따라서 이 문제를 교정하려면 사전 재활 운동이 필요하다. 이것은 말미에 수행되어야 한다. 이때는 조직이 적절하게 준비운동이 되어 있기 때문에, 스트레칭과 가동성 운동이 매우 효과적이다. 이를 무시해서는 안 된다. 건강한 상태를 유지하는 것은 매우 중요하며 건강 유지는 장기적으로 진전을 이루는 데 반드시 필요한 요인 중 하나이다. 엄격한 운동을 통해 지속적으로 신체를 돌보지 않는다면 강해지는 것은 기대할 수 없다.

Chapter 11. 요약
사전 재활, 고립, 유연성, 그리고 정리 운동

사전 재활 운동은 부상 예방에 중점을 둔 트레이닝의 일부이다. 사전 재활 운동은 불균형을 교정하고 연결이 약한 부위에 대한 특정 운동을 수행할 때 발생되는 부상을 예방하는 데 초점을 맞춘다. 웨이트 트레이닝에서 재활 운동을 수행할 수 있지만, 독립 실행 세션에서도 재활 운동을 수행할 수 있다.

고립 운동은 결합 조직 강화를 위한 재활 운동, 운동선수들의 근력 강화 또는 근비대 등과 같은 여러 목적에 사용된다. 또는, 신체를 강화시키는 동시에 불균형을 교정하고 특별히 취약한 부분을 강화시켜서 부상을 예방한다. 사전 재활 및 고립 운동은 일반적으로 일부 중복되며 동일한 목적에 사용될 수 있다.

루틴의 제일 마지막 부분은 유연성 운동과 정리 운동이다. 유연성 운동이 권장되지만, 정리 운동은 조깅, 줄넘기, 밀리터리 운동, 또는 다른 유형의 동작 등과 같이 가벼운 활동이 좋다. 또한 루틴에 적합하지 않으면 여기에 포함시켜서는 안 된다.

유연성을 향상시키는 방법은 다음과 같이 세 가지가 있다.

- 규칙적인 스트레칭: 표준 정적 스트레칭; 30~60초 유지 3세트
- PNF(고유수용성 신경근 촉진법): 일반적으로 수축/이완, 유지/이완, 또는 수축/당기기. 지속적인 수축과 상호작용 억제 후 근육을 편안하게 이완시켜서 동작 범위를 늘린다.
- 부하 적용 스트레칭: 신체를 점차적으로 끌어당겨서 신장을 늘리는 데 사용된다.

이러한 세 옵션 모두 심호흡을 하면서 신체를 이완시키도록 수행되어야 한다. 불편함의 범위가 통증 범위까지 이르지 않아야 한다. 통증은 근육 방추체를 민감하게 만들며, 장기적으로 유연성을 감소시킨다. 동작 경계에서 유지되는 시간으로 유연성 효과를 측정한다. 이것은 긴장하에서 유지되는 시간과 유사하며 근비대 방법과 유사하다.

마지막으로 동작 범위에 도달한 이득을 유지하면서 더욱 향상시키려면, 지속적으로 사용해야 한다. 그렇지 않으면 상실하게 된다. 새로운 동작 범위에 도달하려면 가동성과 유연성 운동을 매일 여러 차례 수행해야 한다. 선택한 빈도는 개별 목표에 반영되어야 한다.

- CHAPTER 12 -

메소사이클 계획

메소사이클 내 요인들

메소사이클 내 요인들은 능력 수준 측면에서 주간 웨이트 트레이닝을 구성한다. 이 책에 있는 진행 차트는 운동 능력을 4개 수준으로 규정한다. 이 장은 각 수준에서 고려되어야 할 요인들을 설명한다.

- 초급 수준: 1~5
- 중급 수준: 6~9
- 고급 수준: 10~13
- 엘리트 수준: 14~16

전형적인 메소사이클 구성은 다음과 같다.

메소사이클	마이크로사이클 – 1주 마이크로사이클 – 1주 마이크로사이클 – 1주 마이크로사이클 – 1주 마이크로사이클 – 1주 휴식 / 디로드 주

우리 일상 대부분이 주간 일정으로 조직되어 있기 때문에 일반적으로 주간 일정이 선호된다. 그러나 5일, 6일 또는 2주 일정으로 루틴을 운영할 수도 있다. 그것은 자신에게 달려 있다.

웨이트 트레이닝은 4~8주 코스로 구성되며 디로드 기간이 뒤따른다. 이 기간 동안 운동 루틴을 구성하는 방법을 학습하는 것이 부상을 방지하는 데 중요하다. 또한 구성 방법 학습은 고원 현상 상태에서 신체가 트레이닝에 반응하는 방법을 조정하는 데 도움이 된다. 루틴 진행에 따라 여러 유형의 프로그래밍을 이용하는 방법을 배워야 한다. 트레이닝 일지를 사용하면, 프로그래밍 측면에서 자신에게 가장 효과가 있는 것을 파악할 수 있다. 일지를 사용하면 자신의 트레이닝을 프로그래밍하는 방법을 분명히 이해해서 잘못된 길을 피하고 자신만을 코치하는 경우에도 훌륭한 코치가 되는 방법을 학습할 수 있다.

엘리트 수준에 대한 프로그래밍은 이 장에서 다루지 않는다. 엘리트 수준이 되었다면, 프로그래밍 개념에 상위 수준 근력 기술을 적용하는 방법을 알아야 한다. 엘리트 수준에서 근력 운동은 특정 약점을 극복하기 위한 운동과 근력 기술 조합이나 연속 운동이 많은 비중을 차지한다. 근력 기술 안팎으로 움직이려면 상당한 신체 조절이 필요하며 정상적으로 작동되지 않는 방법으로 근육을 작동시켜야 하기 때문에, 전환 동작Transitional movements은 중요하다.

초급 수준: 운동 및 권장 사항

웨이트 트레이닝 운동을 배우고 싶어하는 대부분의 사람들은 초급 능력 수준에서 시작한다. 초급 수준(1~5단계)은 기본적인 월 핸드스탠드, 푸시업, 딥, 그리고 핸드스탠드 푸시업에서 풀업, 링 로윙, 머슬업, 그리고 기본적인 등척성 유지 진행 일부에 이르기까지 기본 웨이트 트레이닝 대부분을 다룬다.

웨이트 트레이닝을 하기 전에 운동 경험이 있거나 다른 근력 및 컨디셔닝 경험이 있는 경우도, 이 범주에 속한다. 이미 이 범위 이상으로 수행할 근력이 있다면, 핸드스탠드 및 등척성 자세와 같은 기술 중 일부를 트레이닝 하는 것이 좋다. 이러한 기본적인 기술들은 많은 연습이 필요하며 운동 진행에 적합하게 결합 조직이 서서히 구축된다. 적정 수준의 근력에 도달하면 가동성 운동과 관절 준비에 집중한다.

원심성 운동은 관절과 결합 조직에 부담을 줄 수 있기 때문에 초급자들에게 권장되지 않는다. 풀업과 딥을 위한 근력을 얻기 위해 원심성 운동을 하는 것은 예외로 한다. 원심성보다 초급자의 신체와 근력 운동에 좋은 원심성과 등척성 운동에는 여러 유형의 단순한 진행들이 있다.

가장 낮은 진행 수준(1~3단계)은 여성들에게 가장 좋다. 여성들은 체중에 비해 근력이 약하며, 특히 체중 감량 프로그램에 참여하고 있는 여성에게 적합하다. 누구든지 어딘가에서부터 시작하는 것은 분명하다! 이러한 운동을 배워서 성취하면 더 높은 수준에 도달할 때 기초가 되는 강한 기초를 구축할 수 있다. 자신의 웨이트 트레이닝을 향상시키고 개선시키는 데 중점을 두었을 때 무언가를 달성할 수 있다는 사실에 놀랄 것이다.

적정 수준의 근력 단계에 도달하면 고려해야 할 주요 요인은 관절과 결합 조직 준비 및 가동성이다. 선형 진행이나 선형 반복 진행에 초점을 맞추는 것 이외에도 유연성과 가동성에 집중해야 한다. 진행 차트를 보면, L-시트 진행은 V-시트 진행으로 이동하기 위해 압박 정도(햄스트링/고관절 유연성)가 증가되어야 함을 알 수 있을 것이다. 다른 기술 기반 근력 동작은 근력 발달에 중요하며(예: 스트레이트 암 프레스 핸드스탠드), 상당한 압축이 필요하다. 가동성을 향상시키려면 파이크와 스트래들 자세에서 스탠딩과 벤딩을 할 때 무릎에 가슴이 닿도록 구부리고 손이 바닥에 닿아야 한다.

미숙한 초급자들에게 처음에는 반복횟수가 많은 것이 좋다. 정기적으로 운동을 하는 처음 몇 개월 동안, 다음 진행으로 이동하기 전에 웨이트 트레이닝 루틴에 15~20회 반복을 구성하는 것이 좋다. 그렇게 하면 충분한 연습을 해서 좋은 기법을 확립할 수 있다. 반복횟수가 많으면 결합 조직을 건강하게 유지하는 데 도움이 될 수 있다.

가동성과 근력 운동은 어깨, 팔꿈치, 손목, 그리고 흉추에 집중해야 한다. 운동 루틴에 이러한 것들을 프로그래밍하는 방법에 대한 조언이 필요하면 11장(사전 재활)을 참조하기 바란다. 가동성과 유연성 운동 목록은 5장을 참조하기 바란다.

초급 수준: 주간 일정

모든 초급자들의 경우(1~5단계), 간단한 운동 내 진행과 운동 간 진행을 사용해서 한 트레이닝에서 다음 트레이닝으로 진행하여야 한다. 초급자들은 웨이트 트레이닝마다 운동 능력을 향상시키는 진행을 사용하는 것이 가장 좋다. 매우 복잡한 것들은 뒤로 미루는 것이 좋다. 선형 진행이나 선형 반복 진행으로 시작해야 한다. 이렇게 시작하면 장기적으로 진행해 나갈 수 있을 것이다. 이러한 진행 과정에서 고원 현상이 발생되면 다른 옵션을 선택할 수 있다. 운동 능력 수준이 향상되어 고원 현상에 이르게 되면, 피로를 회복하기 위한 디로드 기간이 필요할 수도 있다.

일반적으로 대부분의 운동으로 모든 웨이트 트레이닝은 진전될 수 있다. 주의해야 할 점은 결합 조직 무결성이다. 진행에 어려움을 겪고 있다면, 진행을 약간 축소하고 가동성과 사전 재활 운동에 집중한다. 신체 건강은 트레이닝 진전보다 더 중요하다는 점을 명심해야 한다. 건강하지 못하면 진전을 많이 이루지 못할 것이다. 급속한 진행은 건강을 손상시켜 비싼 대가를 치러야 할 수도 있다.

초급자일 때 가장 중요한 열쇠는 일관성이다. 일관성이 부족하다는 것은 일주일에 한두 번만 트레이닝을 하거나 한 주를 완전히 건너뛰는 것을 말한다. 트레이닝에 일관성이 없으면 진전을 이루지 못할 것이다. 5년 이상 진전 없이 이 단계에 머물러 있는 것이 흔한 일이지만, 그러한 일이 일어나선 안 된다. 루틴이나 상황이 완벽해질 때까지 기다리는 것보다 루틴을 시작한 다음 어떤 상태에서든 일관성을 유지하는 것이 낫다. 이 단계에서는 프로그래밍이 복잡하지 않기 때문에, 좋은 프로그램을 만들겠다고 사소한 세부 사항에 몰두하지 않아야 한다. 마이크로사이클, 메소사이클, 그리고 매크로사이클마다 운동이 그렇게 많이 바뀌지는 않는다. 모든 것을 과도하게 생각하고 분석하기 시작하면 오히려 불능 상태에 빠질 수 있다.

일주일에 3회 웨이트 트레이닝을 하는 전신 프로그램으로 바로 들어간다. 이렇게 하면 매 3회 웨이트 트레이닝을 한 후 2일간의 휴식으로 웨이트 트레이닝 사이에 휴식과 회복일을 가질 수 있다. 이 구조는 일반적으로 월/수/금 또는 화/목/토 일정으로 운영되지만, 다른 변형도 사용될 수 있다.

처음 운동 루틴을 구성할 때, 자신의 목표대로 시작한 다음, 이 책의 권장 사항을 따르고, 어느 운동을 해야 하는지, 주간 일정이 트레이닝 범위를 벗어나는지 등을 고려해야 한다.

일반인 또는 미숙한 초급자들에게 필요한 것은 간단하다.

- 기본 운동을 배우고 거기에 능숙해져야 한다.
- 대부분의 경우 많은 반복을 사용해서 동작 패턴을 익히고 결합 조직 근력을 발달시킨다.
- 웨이트 트레이닝에 포함된 개인 약점에 집중한다. 예를 들어 사무직과 같은 좌식 생활 집단에 속한다면, 나쁜 자세를 교정하지 않고 방치하면 부상으로 이어지는 문제가 생길 수도 있다. 대부분의 좌식 생활 집단에 속한 사람들은 가동성과 유연성이 매우 좋지 않다.
- 많은 반복으로 시작한 다음, 전통적인 근력 운동으로 전환하는 일반화되고 균형 잡힌 루틴으로 시작한다.

훈련을 받은 초급자들에게 필요한 것은 간단하다.

- 일관성 있는 트레이닝을 해야 한다. 훈련은 진전을 이루는 데 가장 중요한 요소이다. 잠재적인 과사용

부상이나 비상사태 이외에 웨이트 트레이닝을 건너뛰는 것은 좋지 않다. "최고의 프로그램은 자신이 집착하는 프로그램이다"라는 말이 있다.

- 특히 5~8회 반복 범위에서 근육 발달 및 근력에 좋은 트레이닝을 해야 한다.
- 루틴에서 푸싱과 풀링 운동의 균형이 올바른지 확인한다.
- 불균형이 발생되기 시작하면 구조적 균형을 유지할 수 있는 운동을 추가한다. 일반적으로 이것은 웨이트 트레이닝을 시작하기 전에 주로 푸싱 운동에 집중했다면, 수평으로 당기는 운동을 추가하는 것을 의미한다.
- 신체가 근력 트레이닝에 적응해서 결합 조직과 기본 구조(예: 관절 및 뼈)가 적응될 수 있어야 한다.

초급 수준: 주기 종료

메소사이클을 종료하는 방법에는 동일하게 유효한 두 가지 방법이 있다. 선형 진행 및 기타 간단한 방법들은 종종 몇 달 동안 지속될 수 있기 때문에, 트레이닝에서 고원 현상 단계에 이르렀을 때 메소사이클을 끝내는 것이 하나의 시나리오이다. 일정 측면에서 1주일 후에는 모든 운동에 대한 진행 또는 반복 증가가 사라진다. 4~8주 후 주기를 종료하는 것이 또 다른 시나리오이며, 이것은 회복을 위한 휴식 주를 부여하는 것이다.

두 번째 시나리오(4~8주 후 종료)는 관절 및 결합 조직이 과사용되거나 통증이 시작되는 경우 선호된다. 신체가 무의식 상태가 되도록 트레이닝을 하는 것은 절대 좋지 않은 생각이다. 처음 시작할 때는 실질적인 신경계 피로나 근육 회복보다는 관절과 결합 조직이 더 제한적인 요인이 될 수 있다. 그러나 진전을 계속할 수 있다면 자신의 주기를 계속하는 것이 좋다.

대부분의 경우, 4~8주 블록 일정을 유지하는 것이 좋은 프레임이다. 이 일정을 따르면 진행 상황을 평가하고 필요한 경우 변경시켜서 디로드 휴식기를 가질 수 있다. 트레이닝이 늦어진다고 염려할 필요는 없다. 트레이닝은 단거리 레이스가 아니라 먼 여정이다.

중급 레벨: 운동 및 권장 사항

중급 운동 능력 수준(6~9단계)은 근력과 신체 인식을 발달시켜 일반적으로 원하는 일부 체조 진행을 실행한다. 즉, 핸드스탠드를 견고하게 익혀서 한 팔, 링 핸드스탠드, 프리스탠딩 핸드스탠드 푸시업, 스트레이트 암 프레스 핸드스탠드, 풀 백 레버와 프론트 레버, 스트래들 플랜체, 약간 수직 V-시트, 그리고 기타 여러 가지 다면 풀링/프레싱 근력 운동으로 진행한다.

완전한 동작 범위의 원심성과 등척성은 여전히 사용된다. 이 시점에서 풀링 운동이 원심성 운동에 잘 반응하는 경향이 있기 때문에 원심성 운동은 근력 증대에 유용하다. 원심성은 특히 백 레버, 프론트 레버, 원 암 친업, 그리고 기타 풀링 변형 발달에 유용하다. 원심성 운동이 사용되는 푸싱 운동은 스트레이트 암 핸드스탠드 원심성 운동이다.

이 시점까지 압박감(햄스트링과 힙)이 매우 좋아져서 최대 수준에 도달할 때까지 유연성과 가동성 반복 연습을 트레이닝 했다. 파이크 자세에서 가슴이 무릎에 닿으며 스트래들 자세에서 가슴이 지면에 닿고, 다리를 곧게 세우고 선 자세에서 손이 바닥에 닿을 수 있다. 이렇게 되지 않으면, 될 때까지 이 능력에 집중해야 한다. 이러한 기술이 없으면 중급 단계 이상으로 진행할 수 없다.

이 수준의 유연성과 가동성이 달성되면, 십자버티기, 원 암 친업, 백 레버, 그리고 플렌체와 같은 관절에 더 많은 부담을 주는 근력 중심 동작으로 넘어가기 때문에, 관절과 결합 조직을 준비해서 더 큰 역할을 할 수 있어야 한다. 이러한 운동은 필요한 근육의 힘을 발달시키고 결합 조직을 적절히 조절하는 방법으로 제대로 준비하지 않으면 어깨, 팔꿈치 또는 기타 신체 부위에 심각한 부상을 초래할 수 있다.

차트에서 회색으로 강조 표시된 진행은 십자버티기 트레이닝 맥락에서 어깨와 팔꿈치의 결합 조직 근력을 증가시키는 데 도움이 된다. 이러한 진행에 따라 적절한 준비를 해야만 십자버티기와 원 암 친업을 시도할 수 있다. 이러한 진행을 사용해서 결합 조직에 부담을 줄 수 있는 다른 유형의 동작을 점진적으로 준비할 수 있다.

중급 레벨: 주간 일정

중급 능력 수준이 되려면 근력과 컨디셔닝의 기초를 견고하게 발달시켜야 한다. 일반적으로 이 수준에 도달한 사람들은 자신들의 수준에 따라 약 12~24개월 동안 웨이트 트레이닝을 한다. 체질량이 큰(175파운드 이상) 운동선수들의 경우, 이 단계에 도달하는 데 더 많은 시간이 걸릴 수도 있다. 근력 스포츠나 매우 견고한 바벨 또는 웨이트 운동선수들도 중급 수준에 도달하기 위해 서둘러서는 안 된다. 이러한 운동선수들은 쉽게 로잉 할 수 있는 근력을 지니고 있지만, 아직 결합 조직 근력이 적절히 발달되지 않아서 중급 수준의 스트레이트 암 운동을 수행할 수 없기 때문에, 초급 수준에서 스트레이트 암 운동으로 천천히 진행해야 한다. 결합 조직 근력이 부족하면, 부상에 취약하다.

중급 수준이 되면 주간 일정에 여분의 웨이트 트레이닝을 추가할지를 결정할 수 있다. 여분의 웨이트 트레이닝을 추가하기 위한 일반적인 방법은 매년 하나씩 추가해서 근력과 컨디셔닝 운동을 지속적으로 수행하는 것이다. 이것이 안전하며 안전 제일주의 권장 사항이다. 물론 여분의 웨이트 트레이닝을 조기에 추가할 수도 있지만, 과트레이닝과 에너지가 소진되는 위험을 감수해야 한다. 여분의 웨이트 트레이닝 날짜를 추가하면, 일정이 월/화/목/금 또는 화/수/토/일과 같이 될 수도 있다. 다른 대안은 기존 월/수/금 일정에 푸시와 풀 카테고리 각각을 위한 부가적인 운동을 추가하는 것이다. 주당 3회 일정에서 주당 4회 일정으로 전환한다면, 적어도 한 주기에서 각 웨이트 트레이닝의 푸시와 풀 카테고리당 2개 운동을 줄인다. 더욱 강해지고 컨디셔닝이 증가됨에 따라 운동량을 늘린다.

주간 일정에 여분의 웨이트 트레이닝을 추가한다면, 처음 몇 주 동안 어떻게 느껴지는지 추적해야 한다. 식욕 감퇴, 수면 질 악화, 동기 감소 등과 같은 과트레이닝 징후를 관찰해야 한다. 신체가 과트레이닝 징후를 보이면, 근력과 컨디셔닝 기초가 좋아질 때까지 다시 주 3회 일정으로 되돌아가는 것이 좋다.

또한 이 시점에 스플릿 루틴으로 전환해서 결합 조직과 기타 신체 부위가 휴식을 취할 수 있도록 하는 것이 좋다. 그러한 루틴에는 푸시/풀, 상체/하체, 또는 스트레이트 암/벤트 암이 포함될 수 있다. 푸시/풀/레그와 같이 세 부분 스플릿은 이 단계에서 최상의 옵션이 아니며, 다만 일정에 적합하다면 사용될 수는 있다.

중급이 되면, 매주 몇 번의 웨이트 트레이닝을 진행할 수 있다. 간단한 운동 내 진행과 운동 간 진행을 사용한다. 이러한 것들이 효과가 없으면, 트레이닝 또는 경량/중량 운동의 축적 및 강화 단계를 구현하는 방법을 배운다. 이들 두 가지 중에서 경량/중량 운동 구현이 먼저 권장된다.

운동 품질은 양보다 더 중요하다. 많이 한다고 항상 좋은 것은 아니다. 특히 상당한 에너지가 소비되는 웨이트 트레이닝의 경우 기술을 올바르게 배우는 것뿐 아니라 정확하게 수행해야 한다. 바벨보다는 맨몸 운동이 형태를 더욱 쉽게 악화시킨다. 더 많은 운동을 추가하려면 먼저 신체가 어떻게 반응하는지를 생각해야 한다.

- 주간 단위로 진행하고 있는가?
- 웨이트 트레이닝 후 24~48시간 동안 어떻게 느끼는가?
- 수면, 직장, 그리고 가족관계와 같은 다른 생활 요인들의 질이 악화되고 있는가?

수면의 질이 떨어지거나 스트레스를 많이 받거나, 또는 다른 통증으로 고통을 받는다면, 운동을 추가하지 않아야 한다. 관절에 통증이 있으면, 특히 운동을 추가해서는 안 된다. 진전이 좋다면 자신에게 효과가 있는 것을 왜 변경하겠는가? 효과가 좋은 것을 고수하는 것이 좋다. 과소 트레이닝을 하는 것이 좋지 않지만, 과다 트레이닝이 더 좋지 않을 수도 있다. 그러나 한계를 넘어서는 운동을 한 번씩 적용하는 것도 좋은 생각이다. 그렇게 하면 트레이닝에서 자신의 수준이 어느 정도인지 알 수 있고, 어떤 것을 할 수 있는지 좋은 아이디어를 얻을 수 있지만, 한계를 넘어선 후 신체가 적절한 회복 시간을 가질 수 있도록 원래대로 되돌아가는 것도 중요하다. 의심의 여지가 있으면, 여분의 휴식을 취하고 어떻게 느끼는지 살펴본다.

중급 수준의 사람들에게 필요한 것은 초급자들만큼 간단하지가 않다. 중급 단계로 접어들면, 구체적인 목표를 기반으로 트레이닝의 요구 사항이 다양해진다. 따라서 일반적인 루틴(예: 전신 루틴)은 더 이상 효과가 없다. 트레이닝은 자신의 목표에 적합하게 더욱 전문화되어야 한다. 이러한 전문화는 웨이트 트레이닝에서 근력, 근비대, 또는 지구력뿐 아니라 기술 운동, 전문 스포츠 기술, 유연성, 가동성, 사전 재활, 그리고 재활을 포함한다. 다음은 몇 가지 예이다.

- 지구력이 목적이라면, 적은 양으로 근력 운동을 해야 운동 효율성을 높이고 특정 지구력을 높일 수 있다.
- 근비대가 목적이라면, 대부분의 경우 전신 루틴에서 다양한 분할 루틴으로 전환해야 한다. 이것은 5장에서 설명했다.
- 근력이 목적이라면, 과다 트레이닝이나 과사용으로 인한 부상이 없는 범위 내에서 최대한 빈도를 늘려야 한다.
- 이 능력 수준에 맞는 트레이닝 빈도, 운동량, 그리고 강도를 적용해야 진도를 유지할 수 있다. 보다 복잡한 프로그래밍을 사용하는 방법을 배워야 한다.

중급 레벨: 주기 종료

이 단계에서 진행은 매주 다른 모든 트레이닝에서 발생되어야 한다. 최소한 매주 또는 2주에 웨이트 트레이닝의 반복이나 진행에 진전이 있어야 한다. 기대했던 결과가 나타나지 않는다고(특히, 8~9단계에서) 실망할 필요는 없다. 8주 이상 계속해서 진행을 하고 통증이 없다면, 계속 진행하면 된다.

4주 후에 전혀 진전이 없다면 메소사이클을 종료한다. 피로는 신체 단련을 방해한다는 점을 명심하기 바란다. 적절한 자극이 상당 기간 적용되어야 한다. 조기(2~3주 이내)에 웨이트 트레이닝을 종료하면, 신체는 적응될 수 있을 만큼 충분한 자극을 받지 못할 수도 있다. 진전이 없다면 4주에 종료하는 것이 좋다. 해당 주기 중에 진전이 없는 경우도 회복 주가 지나면 더 강해질 수도 있다. 이런 경우, 실패한 주기가 아니다.

한편, 아무런 진전이 없으면 다음 주기 중에 부가적인 운동이나 강도를 추가해서 강제적으로 적응을 시켜야 한다. 부가적인 웨이트 트레이닝 날짜 추가, 부가적인 운동 추가, 세트 수 증가, 중량조끼 등의 사용을 통한 강도 증가 등 운동 조작 행태로, 또는 다른 방식으로 강제 적응을 시킬 수 있다.

연속 두 메소사이클에서 진전이 없으면, 이 책 고급 섹션의 옵션을 참조한다.

관절이나 결합 조직에 통증이 느껴지면 이것은 과다 트레이닝 징후일 수 있기 때문에 메소사이클을 종료한다. 이들 부위는 중급 단계에서 실질적인 신경계 피로나 근육 회복보다 더 중요한 요인일 수도 있다. 새로운 주기를 시작하기 전에 관절과 결합 조직을 치료하기 위한 사전 재활 운동을 할 수 있으려면 1~2주간의 휴식이 필요하다. 지속적으로 트레이닝을 해 왔던 사람이 운동을 중단하고 휴식을 취하는 것은 쉽지 않을 수 있다. 운동을 모두 그만둘 필요는 없다. 이전에 수행했던 능력으로 되돌아 갈 수 있을 때까지 운동 루틴에서 문제가 되는 운동을 제거하고 저수준 진행 및/또는 사전 재활 운동으로 그들을 대체한다.

고급 수준: 운동 및 권장 사항

고급 수준(10~13단계)은 십자버티기, 플렌체, 그리고 만나를 배우는 단계이다. 또한 링/팔레트/플로어 등에 스트레이트 바디 프레스에서 핸드스탠드에 이르기까지 다양하게 조합한다. 직관적인 트레이닝에 유전적으로 현저하게 뛰어나거나 또는 좋은 감각이 없다면, 이 시점에서 일관성이 충분히 유지되지 않을 수도 있다. 트레이닝은 이제 주기화 및 그 파생물(이전 장에서 설명함)과 같은 고급 개념을 필요로 한다.

운동 선택 및 빈도와 같은 핵심 개념은 운동 능력 수준이 낮은 단계와 비슷하지만, 여러 날에 대한 세트와 반복횟수를 변경시켜서 운동량과 강도를 조작할 수 있다. 좋은 결과를 얻으려면 변형은 일관성을 유지해야 한다.

동심성, 등척성, 그리고 원심성 등 세 가지 유형의 운동이 여전히 적용된다. 이 책에 설명된 친숙한 원칙들이 여전히 사용된다. 또 다른 트레이닝 기법들이 자신에게 잘 맞는다면 그것들을 통합한 들 아무런 문제가 없다. 『오버커밍 그라비티』는 필자, 필자의 제자들, 그리고 초판 사용자들을 고급 수준 이상으로 훈련시키는 데 사용된 방법을 설명하지만, 이것들이 해당 운동에 유일한 방법들은 아니다. 이 책의 목적은 비판적으로 생각하고, 목표를 설정해서 자신의 목표를 향해 진전하는 데 도움이 되는 프로그램을 구축하도록 가르치는 것이다.

지금까지 일반적으로 축적 및 강화, 또는 경량/중량 루틴과 같은 일부 주기화 형태를 사용하고 있다. DUP보다 복잡한 주기화 방법을 사용하거나 루틴을 구성한다면, 운동 일자 유형에 따라 반복 계획을 수립하는 것이 약간 더 쉽다. 특히 실패 방법에 익숙해져 있다면 더욱 쉽다. 그러나 계획을 정확하게 수립하는 방법을 파악하려면 한 번만 계산하면 된다. 등척성 유지를 10회 반복한다고 가정해 보자. 공식은 10×2초=20초 유지가 된다. 그래서 최대 유지 시간에 따라 20초 동안 수행할 수 있는 등척성 유지 운동을 선택할 수 있다.

이 방법으로 유지 시간을 선택하면, 운동을 쉽게 수정할 수 있다. 운동을 더욱 어렵게 만들려면, 모래주머니나 중량조끼를 추가한다. 운동을 더욱 쉽게 만들려면, 밴드, 도르래 시스템, 또는 다른 사람의 지원과 같은 보조 방법을 사용한다. 전체를 변형하는 대신 스트래들 플렌체나 스트래들 플렌체 레버를 선택할 수도 있다. 고강도 운동일(예: 5×3 블록, 이 경우 3×2초=6초 유지 3회 반복을 수행한다)로 이동할 때, 모든 유지 동작을 6초 동안 수행할 수 있는 적절한 플렌체나 프론트 레버 진행을 선택한다.

혼합 세트 운동은 고급 운동 능력 단계에 특히 효과적일 수 있다. 등척성 운동을 더욱 어렵게 만들 필요가 있을 때, 혼합 세트는 좋은 해결책이다. 완전한 플렌체를 트레이닝 하지만 다음 단계로 진행하는 데 필요한 6~8초 유지를 할 수 없다고 가정해 보자. 완전한 플렌체를 최대 2~3초 유지하는 것으로 세트를 시작한 다음, 피로해졌을 때, 신속하게 다리를 벌리고 스트래들 플렌체 자세로 전환한다. 또 다른 기간에 이 자세를 유지해서 부가적인 운동량을 확보한다.

이러한 유형의 운동은 고급 운동선수들에게 가장 효과가 있다. 이 기법은 숙달되지 않으면 효용성이 없다. 몇 년 동안 좋은 기술로 웨이트 트레이닝을 수행해 왔다면, 적절한 긴장 상태를 유지할 수 있는 능력을 갖추었을 것이다. 따라서 그러한 능력은 이러한 기법을 정확히 구현하는 데 매우 유용하다. 좋은 자세를 유지하면서 스트래들 플렌체에서 상급 턱 플렌체로 전환하려면 상당한 정확도가 필요하다. 초급 및 중급 운동선수들은 필요한 어깨와 코어 안정이 일반적으로 부족하다.

운동 그 자체가 목적이 아니라면, 루틴에서 약한 연결고리를 대상으로 하는 등척성 운동이 좋다. 대부분의 고급 운동선수들은 이미 자신들의 약한 연결고리를 알고 있거나, 적어도 자신들의 능력을 기반으로 자신들의 신체에서 약한 연결고리가 무엇인지 어렴풋이 눈치채고 있다. 예를 들어 풀링 동작을 수행하는 동안 광배근이 더 활성화되고 수축된다고 느낄 수 있다면, 풀링 동작을 위한 가슴 근육과 이두박근보다 광배근이 더 많이 발달되어 있다는 것을 알 수 있을 것이다. 그런 경우, 광배근의 근력과 근비대도 다른 근육 집단보다 더 커진다. 등척성 운동으로 바이셉 컬을 사용해서 이두박근의 약점을 수정할 수 있다. 이것이 바로 등척성 운동을 사용하는 좋은 이유이다.

다음은 몇 가지 예이다. 스트레이트 암 운동을 매우 많이 수행하는 체조 선수인 경우 워 암 풀업을 트레이닝 한다면 등이 팔보다 더 강해질 수도 있다. 바이셉 컬 또는 다른 바이셉 운동은 전반적인 근력을 향상시키는 데 유용할 수도 있다. 마찬가지로, 데드리프트와 같은 바벨 리프트도 다리, 엉덩이, 등 근력을 향상시킨다. 많은 사람들은 등에 약한 연결 고리가 있거나 심지어 후면 사슬이 지배적이라면 사지에도 약한 연결고리가 있다. 등척성 운동은 신체를 균형 있게 유지하는 특정 근력에 도움이 된다.

등척성 운동을 사용하는 또 다른 좋은 이유는 결합 조직에 대한 복합 동작에서 스트레스 수준을 낮추고 부상에 취약한 약한 연결 고리를 대상으로 삼는 것이다. 예를 들어 백 레버를 수행하는 중 팔꿈치에 상당한 통증이 있으면, 운동 루틴에서 일정 기간 동안 그 운동을 중단하고 대신 바이셉 컬을 추가한다. 이러한 유형의 상황에서, 고립 운동은 매우 효과적이다. 그러나 복합 운동을 수행하는 것은 여전히 많은 이점을 지니고 있기 때문에 아껴서 사용되어야 한다. 물론, 근비대를 목적으로 하고 있다면 복합 운동 제일 위에 고립 운동을 배치하면 목적을 향해 진전하는 데 도움이 될 수 있다.

고급 수준: 주간 일정

유전적 소질, 헌신, 일정, 그리고 식단 및 수면 질과 같은 회복 요인에 따라 다르기는 하지만 일반적으로 고급 수준에 도달하려면 2~4년간의 일관된 트레이닝이 필요하다. 운동선수가 일관되게 트레이닝을 하는 경우, 고급 수준에 도달하려면 평균적으로 2.5년에서 4년이 걸린다. 체질량이 높은 운동선수(175파운드 이상)는 이 수준에 도달하려면 3~5년이 걸릴 수도 있다.

이 장의 중급 주간 일정 섹션에서 설명한 바와 같이, 매년 여분의 운동일을 하나 추가하는 것은 매우 좋은 방법이다. 주당 3개의 웨이트 트레이닝으로 시작해서 이미 네 번째에 추가된 경우, 주당 다섯 번째에 추가하려면 2.5년을 기다려야 한다. 진행과 회복에 관해 설명했던 요인들을 명심하기 바란다. 충분한 수면이나, 영양분을 섭취하지 못하거나, 또 스트레스가 많으면, 부가적인 웨이트 트레이닝을 추가하는 것은 좋지 않다.

주 5일을 운동한다면, 월/화/수/금/토 또는 화/수/목/토/일 일정이 좋다. 이 일정들은 기본적으로 3/1/2/1 일정이며 '1'은 휴식일이다. 5/2 일정(월~금 운동 주말 휴식)도 사용할 수 있지만, 이것은 효과가 약간 떨어지는 일정이다.

주당 5일 이상의 트레이닝은 권장되지 않는다. 이와 같이 운동 빈도가 높으면 에너지가 쉽게 소진될 수 있다. 1일 2회와 같이 빈도수가 높으면 주의해야 한다. 짧은 주기(표준 4~8주 대신 2~4주)를 사용하고 웨이트 트레이닝당 운동량을 약간 줄인다.

근력이 고급 수준 이상이고 주당 6회 이상의 운동을 실험하려고 생각했다면, 3/1/2/1 일정, 즉 월/화/수/금/토와 같은 5일 일정을 먼저 사용해 본다. 이 일정에 적응이 되면, 토요일에는 아침과 저녁 등 두 번 수행한다. 토요일에는 한 웨이트 트레이닝의 운동량을 두 개의 별도 트레이닝으로 분할해서 시작한다. 그러면 토요일에는 완전한 두 개의 트레이닝을 수행할 수 있다. 이 방법으로 실험을 할 때는 매우 주의해야 한다. 빨리 강해지고 싶어서 너무 많이 운동을 하면 신체에 심각한 손상을 입힐 수 있다. 주당 3회의 웨이트 트레이닝 일정을 진행할 수 있으며, 실제로 더 많이 원한다면 최대 5회까지 가능하다는 점을 명심해야 한다. 주 5회 운동은 주당 최소 2일간의 휴식일이 없기 때문에 신체에 엄청난 부담을 준다. 주당 6일 운동을 하는 것은 엄청난 부담이다. 더욱 많은 빈도를 원한다면 하루 2회 운동을 하는 것이 좋다.

전신 운동량이 너무 많으면 분할 루틴을 사용한다. 같은 운동을 반복하는 것이 너무 부담되는 경우 반복 사이에 신체에 충분한 휴식 시간을 부여할 수 있도록 분할 루틴을 사용하는 것이 유용할 수도 있다.

고급 단계로 이동하면 다음과 같은 새로운 문제가 발생된다.

- 트레이닝은 더욱 구체적으로 진행되거나 자신의 스포츠에 적합하게 발전된다.
- 트레이닝이 진전되기를 원한다면, 약점을 보완하는 것이 더욱 중요하다. 균형 있게 근력을 유지하려면 적절한 등척성 운동이 효과적일 수도 있다.
- 수면, 영양, 그리고 스트레스 제거는 초급자 및 중급자에게 중요하지만, 고급 수준에서는 이러한 요인들을 더욱 진지하게 생각해야 한다. 근력과 근육량을 증대시키는 것이 매우 어렵기 때문에, 고급 수준에서는 1%의 향상조차도 매우 중요한 영향을 미친다.
- 신체가 트레이닝에 반응하는 방법을 이해하는 것은 매우 중요하기 때문에, 고급 수준에서는 트레이닝 일지를 기록하는 것도 매우 중요하다. 자신의 수준에 관계없이 트레이닝을 기록하는 좋은 습관을 실천하는 것은 중요하다. 트레이닝 일지를 통해 자신을 돌아보고 신체가 휴식, 디로드, 운동 강도, 그리고 운동량에 반응하는 방법을 파악할 수 있다. 그렇게 하면 트레이닝 계획을 더 쉽게 수립할 수 있다.

고급 수준: 주기 종료

고급 수준에서 진행은 매주 발생되어야 한다. 적어도 2주마다 반복을 추가하거나 진행을 어렵게 수정해야 한다. 2주 후에도 그렇게 하지 않으면 트레이닝 일부 요인들의 효과가 사라진다. 주기화 개념 사용을 재검토하고 결과를 관찰한다.

고급 운동 능력 수준에 도달했을 때, DUP와 같은 주기화 개념을 정확하게 사용하지 않는다면, 고원 현상 중반까지, 메소사이클 말기까지, 또는 심지어 휴식 주가 지난 후에도 유의미한 진전을 인식하지 못할 수도 있다. 그렇다고 실망할 필요는 없다. 지금까지 진전에 대한 인내심을 학습했다. 한 고급 단계에서 다음 단계로 점프하는 데 필요한 근력 향상에는 많은 시간이 걸린다.

고급 수준에서 주기 종료 지표는 다른 능력 수준과 비슷하다. 4주 후에 전혀 진전이 없다면 주기를 종료한다. 주기를 일찍 종료하면 신체가 적응할 수 있도록 축적된 자극이 충분히 적용되지 않기 때문에 4주를 기다려야 한다. 해당 주기 중에 진전이 없더라도 회복 주가 지나면 더 강해질 수도 있다. 중급 단계에서 했던 것처럼 주기를 종료한다면, 다음 주기에 적응을 강요하기 위해 부가적인 운동량이나 강도를 추가한다. 두 주기 동안 현저한 진전을 보이지 않으면, 경량/중량 운동을 많고/적은 반복과 조합을 시도한다. 또는, 수면 질, 영양 상태 및/또는 스트레스 수준을 면밀히 살펴본다.

또는 주기를 종료하는 대신, 주기화 프로그래밍을 조정할 수 있다. 계획 중 일부가 효과가 없는 경우, 일지를 참조해서 효과가 없었던 것을 조정할 수 있으면, 부가적으로 메소사이클을 조정해서 궤도에 다시 진입할 수 있다. 이 경우 경험이 많은 사람에게 조언을 구할 수 있다.

관절이나 결합 조직이 특별히 아프면 단순한 피로나 근육 회복보다는 과사용 징후일 수도 있기 때문에 항상 메소사이클을 종료할 수 있다. 또 다른 주기를 시작하기 전에 결합 조직과 관절을 치료하기 위한 목적으로 1~2주간 사전 재활 운동을 해야 할 수도 있다.

메소사이클 간 요인들

메소사이클 간 주요 요인으로는 디로딩, 최대 근력 실험, 그리고 웨이트 트레이닝 재구성 등 세 가지 요인이 있다. 이들 중 어느 것도 초급, 중급, 또는 고급 운동 능력 수준에 특정되지 않는다.

디로딩

디로딩은 하나의 기법이다. 디로딩의 목적은 휴식 시간을 허용되는 만큼 늘려서 이전 메소사이클에서 얻었던 적응을 상실하지 않고 보상을 하는 것이다. 훌륭한 코치가 있다면 디로드를 잘 경험할 수 있다. 시간 가용성, 수면 질, 영양 등과 같은 회복 요인에 따라 여러 상황에 적응하기 위해 일반적인 프로토콜을 변경해야 한다. 전반적으로 회복 주 동안 완전히 휴식을 취하는 것보다 어떤 운동을 하는 것이 더 생산적이다. 다음은 효과가 있는 몇 가지 옵션이다.

- **빈도를 줄인다.** 예를 들면 그 주에서 운동일 2일을 제거한다. 월/화/회복/금 일정이면, 월/회복과 같이 회복 주에 두 번만 수행한다.
- **운동량을 줄인다.** 예를 들어 동일한 트레이닝 일정을 유지하지만 운동의 절반을 제거한다. 루틴이 절반은 등척성으로, 그리고 나머지 절반은 완전한 동작 범위 운동으로 구성되어 있다면, 등척성 운동을 제거한다. 대부분의 경우 휴식 주에 완전한 동작 범위 운동을 지속적으로 하는 것이 더욱 생산적이기 때문에, 한 주 동안 이 방식을 수행한다. 기술 운동을 계속한다. 한 주기 동안 신체가 특별히 힘들었으면, 등척성 운동을 모두 중단하고 오로지 기술 운동과 사전 재활 운동에 집중하는 것이 유익할 수도 있다. 이 유형의 디로딩은 핸드스탠드와 링 지지 운동뿐 아니라, 어깨, 손목, 등, 엉덩이, 그리고 발목 건강 및 가동성에 집중한다.
- **강도를 줄인다.** 예를 들어 모든 운동 진행을 한 단계 낮춘다. 휴식 주에 반복횟수가 많은 쉬운 운동을 수행하고 있기 때문에, 사전 재활 운동에 대한 보너스이다. 이것은 관절과 결합 조직을 운동 강도에서 벗어나게 할 뿐만 아니라, 가벼운 운동으로 결합 조직과 관절을 트레이닝 해서 부상 방지에 도움이 된다.
- **기타 디로딩 변형.** 다른 방법으로 빈도, 운동량, 또는 강도를 줄이는 것과 같이, 다양한 요인들 중 하나를 조절한다. 예를 들어 세트를 줄이고, 운동을 제거하며, 반복횟수를 수정하고, 휴식 시간을 늘리며, 운동 속도를 더 쉽게 수정하는 등 운동량을 줄이는 데는 여러 변형 방법이 있다. 이러한 요인들 중 몇 가지를 한 번에 수정해서 디로드할 수도 있다. 디로딩은 엄격하지 않다.
- **휴식 주.** 더 많은 사전 재활 운동과 스트레칭 프로토콜을 수행해서 근육에 흉터 조직/유착 양을 줄이고 다음 트레이닝 주기를 위한 가동성을 준비할 수 있다.
- **가벼운 운동.** 픽업 농구 또는 가벼운 달리기와 같은 활동을 수행한다. 운동 중 편안하게 대화를 해서 강도가 너무 강해지는 것을 방지할 수 있다.
- **가장 일반적인 디로딩 실천.** 회복 주에는 단지 1~2일만 트레이닝을 하고, 푸시, 풀, 그리고 레그 카테고리에서 각 한 가지 운동만 수행한다. 실패 지점에 이르지 않도록 1~2세트만 수행하고 마지막 세트는 실패 지점까지 수행한다. 이렇게 하면 근력이 떨어지는 것을 방지할 수 있지만 저운동량을 유지해서 회복될 수 있다. 연조직 마사지, 가동성 운동, 사전 재활 그리고 필요한 경우 재활 운동으로 휴식 주를 보내는 것이 최상이다. 휴식 주의 목적은 신체가 회복되어 어떤 약점에 대해 운동을 해서 최대 트레이닝을 할 수 있도록 하는 데에 있다.

최대 근력 시험

훈련을 줄이고 휴식을 늘릴 때 신체는 초과 회복을 해서 근력과 근비대를 증대시키기 때문에, 디로드 주 이후에 운동으로 새로운 최대치를 찾는 데 최대 근력 시험이 유용하다. 이것은 새로운 운동 능력에 따라 새로운 메소사이클을 시작하여 과소 운동을 하지 않기를 바라기 때문에 중요하다.

최대 근력 시험은 다음 주기가 시작되기 전에 1일의 휴식일이 있는 디로드 주가 끝날 때까지 실시되어야 한다. 예를 들어 이전 메소사이클을 일요일에 끝내고 월요일에 새로운 메소사이클을 시작한다면, 최대 근력 시험은 그 주 토요일에 실시되어야 한다.

동심성, 등척성, 그리고 원심성 운동에 대한 최대 근력 시험을 통해 이전 주기에서 초과 회복 대부분이 발생된 후 얼마나 많이 향상되었는지에 대한 일반적인 정보를 얻을 수 있으며, 이를 통해 피로가 회복되고 신체가 단련된 것을 분명히 알 수 있다. 초과 회복 이후 최대 근력 시험을 통해 진전을 기반으로 다음 주기에 얼마나 유지할 수 있는지 수치 정보를 얻을 수 있다.

최대 근력 시험을 수행하려면 일반적인 준비운동으로 시작해서 트레이닝을 확실하게 준비한다. 5~8회 반복의 낮은 수준의 기술 진행 또는 근력 진행으로 준비운동을 한다. 그런 다음, 최대한으로 시험하고 있는 진행을 몇 회 반복하거나 짧게 유지한다. 마지막으로, 3~5분간 휴식 후, 문제의 운동이나 등척성을 최대한으로 시험한다. 원심성, 등척성, 그리고 원심성 운동에 대한 근력 섹션에서 설명한 방법에 따라, 또는 다음 루틴과 메소사이클에 사용하는 방법에 따라 운동을 구성한다.

이 과정은 비교적 간단하다. 고급 트레이닝의 경우, 초과 회복 기간이 발생된 후까지 어떤 근력 증대도 일어나지 않는 것이 일반적이다.

웨이트 트레이닝 재구성

목표를 달성하거나 특정 운동을 가감하기 위해 재평가를 할 때 웨이트 트레이닝 재구성이 발생된다. 근력을 증대시키는 열쇠는 점진적인 방법으로 동작을 반복하는 것이라는 점을 제외하면, 새로운 목표를 수립하는 데 어렵거나 쉬운 규칙은 없다. 운동 주의력 결핍 장애가 있고 운동 루틴을 빈번하게 변경하는 경우, 약간 낮은 수준 또는 중급 수준의 근육과 근력을 구축할 수도 있지만, 파악하기 어려운 고급 수준의 근력을 찾을 수도 있다.

웨이트 트레이닝 목표를 달성할 때(예: 완전한 백 레버), 두 가지 옵션이 있다. 하나는 그것을 유지하기 위해 일주일에 한 번씩 웨이트 트레이닝을 하는 것이고, 다른 하나는 프론트 레버와 기타 풀링 운동과 같은 목표로 점진적으로 이동할 수 있는 것이다. 이것은 운동을 푸시, 풀, 그리고 레그 시스템으로 분류하는 데 가장 좋은 방법이다. 각 카테고리에서 서로 다른 목표들이 다소 중복된다. 예를 들어 플렌체 푸시업에 강해지면 근력을 얻게 되어 핸드스탠드 푸시업과 딥을 수행하는 데 도움이 된다. 이것은 목표가 달성된 것을 운동 루틴에서 제거하더라도 나중에 연습 없이도 그것을 수행할 수 있다는 것을 의미한다.

운동 루틴에서 마스터한 운동을 유지하고 싶으면, 근력 운동을 하기 전에 준비운동을 하고 적은 양으로 운동을 수행한다. 일반적으로 완전한 백 레버를 30초 동안 수행한다면, 그것을 유지하기 위해 준비운동 후 약 5~10초간 유지하는 운동을 몇 가지 추가하는 것이 좋다. 이미 운동을 수행할 수 있고, 운동 루틴에 운동 슬롯을 전부 차지하지 않고도 그것을 수행할 수 있는 능력을 간단히 유지하기 때문에, 몇 가지 추가하는 것이 근력 웨이트 트레이닝을 저해해서는 안 된다.

메소사이클마다 목표를 변경하지 않는다. 장기 목표가 여러 개 있는 경우, 적어도 2~3회 메소사이클 동안 그들을 고수하면 크게 향상될 수 있다. 그때까지 목표에 도달할 수 없으면 보류해 둔다. 다른 운동을 수행하고 나서 다시 시도를 한다. 목표를 보류하면 스트레이트 암 프레스 핸드스탠드와 같은 근력 이상의 구성 요소를 지니고 있는 경우 특히 효과적일 수 있다. 이러한 것들은 아직까지 달성하지 못한 양호한 유연성과 압축력을 필요로 한다. 그래서 적절한 유연성과 압축력을 개발하는 동안, 심지어 근력이 있는 경우도 잠시 보류하는 것이다.

다른 방향의 운동으로 나아갈 필요가 있다고 강하게 느낀다면, 루틴 내 운동이나 루틴 이외 운동을 평가하고 대체하지만 항상 일관성을 유지하는 것이 진전을 이루는 최상의 방법임을 명심해야 한다.

푸시/풀 스플릿, 상체/하체 스플릿 등 A/B 루틴(또는 운동이 다른 두 개의 다른 웨이트 트레이닝)의 경우, 그 기술을 초급자를 위한 전신 루틴과 동일한 빈도로 수행하지 않기 때문에 권장되지 않는다. 다양성을 원한다면, A/B 루틴은 확실한 옵션이지만, 이득이 감소될 가능성이 있다는 사실을 알아야 한다.

엘리트 근력 프로그래밍

엘리트 근력 프로그래밍은 프로그래밍보다는 개인에 따라 달라진다. 엘리트 근력 프로그래밍은 이 수준을 지향하는 목적을 방해하지 않아야 한다. 예를 들어 어떤 여성들은 수십 년간 완벽한 트레이닝을 했음에도 불구하고 인버티드 크로스inverted cross와 같은 고난이도 링 근력 운동 기술을 달성하지 못할 수도 있다. 그렇다고 여성이 이러한 근력 동작을 전혀 달성하지 못한다는 말은 아니다. 여성 올림픽 역도 시합은 자기 체중의 거의 2배에 달하는 인상(한 번의 동작으로 머리 위로 들어 올린다)과 자기 체중의 2.5배에 달하는 용상(두 번의 동작으로 머리 위로 들어 올린다)을 수행한다. 존 길John Gill의 웹사이트(근력 수행 이력)에 따르면, 릴리안 라이첼Lillian Leitzel은 1918년에 27회의 동적 원 암 친업dynamic one-arm chin-ups을 수행했다. 일부 분석 결과에 따르면, 이 근력 업적은 약 6회의 정식 원 암 친업에 해당된다. 이런 종류의 근력 업적은 믿을 수 없으며 엘리트 수준이다. 여성들이 지니고 있는 진정한 능력을 누가 알겠는가? 릴리안 라이첼이 십자버티기를 수행할 수 있는 충분한 근력을 지니고 있을 가능성이 있다.

그러나 유전적 한계가 있음을 고찰해야 한다. 일부 운동선수들은 엘리트 근력 수준에 도달하려면 10년 이상이 필요한 반면, 훌륭한 유전자를 지닌 선수들은 2년 이내에 엘리트 수준에 도달할 수 있다. 코치들은 공식적인 웨이트 트레이닝이나 체조 훈련을 거의 받지 않고 체육관에 와서 결합 조직 강화 훈련을 하지 않고도 십자버티기나 프론트 레버를 수행할 수 있는 운동선수들을 종종 보고 있다. 필자는 체조 여름 캠프 기간 동안, 8세 아동이 "라운드 옵 백 핸드스프링round-off back handspring을 좋아해서, 할 수 있다고 생각했다"는 이유로, 하나의 오점도 없이 라운드 옵 백 핸드스프링을 수행하는 것을 목격했다. 그는 5년 동안 체조 훈련을 받은 것처럼 그것을 수행했다. 믿을 수 없을 만큼 재능 있는 운동선수들이 있다.

만약 고도의 근력 동작을 수행하기 위해 10년간 견고한 훈련을 받을 수도 있는 운동선수 중 한 명이라면, 상당한 근력을 얻을 수 있는 잠재력을 지니고 있지만, 빨리 고원 현상에 도달할 가능성이 있다는 점을 명심해야 한다. 이것은 단순히 행운의 추첨이다. DUP 및/또는 경량/중급/중량 일과 같은 방법을 최대한 사용한 다음, 주기화의 결합 또는 공존 모델을 통해 전문적인 운동을 찾아본다. 보충적 고립 운동이나 적절한 근력 운동이 필요할 수도 있다.

누구든지 트레이닝에 소요되는 시간이 적어도 이 수준에 이르면, 영양과 수면 질을 향상시킬 만큼 매우 똑똑한 것이 틀림없다. 이 수준은 근력을 지속적으로 증대시키는 데 적합하도록 최적화된 훌륭한 수준이다.

어쩌면 당신은 어떤 유형의 주기화나 공식적인 트레이닝 없이도 몇 년 이내에 이 수준까지 또는 그 이상으로 진보할 수도 있다. 그렇다면 좋은 유전자를 지니고 있음을 기뻐해야 한다. 위에서 설명한 DUP와 프로그래밍은 사용하는 트레이닝 계획과 상관없이 일단 시작하면 도움이 된다.

FIG COP(국제체조연맹 기술 요소)는 기술과 근력 진행 차트에는 포함되지 않은 링 위에서의 여러 가지 근력 동작들을 포함하고 있다. 시간이 있어서 헌신할 의지가 있으면 몰티즈 및 빅토리안과 같은 동작들과, 오직 올림픽에서만 볼 수 있는 몇 가지 근력 조합을 얻을 수 있다. 이 시점에 있다면, 다른 사람을 받아들여서 그들을 가르치기 바란다. 그것이야말로 지식을 가장 효과적으로 전달하는 방법이다.

스티븐 로우Steven Low에서 인용

코치했던 것을 기반으로, 필자는 누구든지 신체 유형이나 생리학에 관계없이 근력과 기술 진행에서 적어도 8~9단계를 달성할 수 있다고 확신한다. 일관된 트레이닝에 헌신할 의지가 있다면 분명히 달성할 수 있다. 플렌체는 장담하기 어렵지만, 누구든지 적절한 트레이닝, 영양 섭취, 그리고 수면을 통해 완전한 백 레버, 완전한 프론트 레버, 스트래들 플렌체, 그리고 어쩌면 원 암 친업과 십자버티기를 달성할 수 있다고 확신한다.

분명 체중이 무거운 사람은 불리하지만, 분명히 할 수 있다. 버트 아시라티Bert Assirati는 체중이 266파운드로 1900년대 초에 유명한 장사strongmen 중 한 명이었으며, 3회의 원 암 친업과 십자버티기를 달성했다. 그는 분명히 좋은 유전자를 가지고 있었다. 좋은 유전자를 가지고 있지 않다 하더라도 헌신적인 트레이닝을 통해 그 사람보다 체중이 가벼운 사람들의 99%는 동일한 기술을 달성할 수 있어야 한다. 필자는 200파운드의 체중을 지닌 운동선수들에게 원 암 친업과 십자버티기를 수행하라고 절대 말하지 않는다. 그러나 시간이 걸리기는 하지만 분명히 가능하다. 마찬가지로 현대 볼더링bouldering(암벽 등반의 하위 유형)의 아버지라 불리는 존 길은 링 매니아였다. 그는 키 183센티, 몸무게 84kg이었지만, 몰티즈 크로스maltese cross, 인버티드 크로스, 십자버티기, 원 암 친업, 원 암 프론트 레버, 그리고 기타 놀라울 만한 근력 업적을 달성했다.

결국 결론은 다음과 같다. 일관되게 열심히 훈련해야 한다. 적절히 디로드를 해야 한다. 충분한 영양분과 수면을 취하고 스트레스 수준을 통제해야 한다. 여분의 지방이 몸에 붙어 있으면, 체중을 감량해야 한다. 그러면 운동을 더욱 쉽게 수행할 수 있다. 유전자를 재미와 목표를 달성하기 위한 핑계로 사용하지 않아야 한다. 대부분의 사람들은 2년 이상 트레이닝에 헌신하지 않기 때문에 자신의 유전자가 좋은지 나쁜지조차도 알지 못한다. 자신이 통제할 수 없는 것을 걱정할 필요는 없다.

최종적인 결론: 최상위 고급 및 엘리트 운동선수라면 계획한 웨이트 트레이닝 유형이 무엇이든 따라야 한다. 이것은 중량 및 강렬한 운동일은 무겁고 강력해야 하며 경량 또는 운동량이 적은 운동일은 가볍고 적은 운동량을 유지해야 한다는 것을 의미한다. 신체에 많은 스트레스를 가해서 계속 적응을 유지해야 하기 때문에, 자신의 수준보다 높게 프로그래밍을 하면 오류가 발생될 여지가 적다. 마찬가지로 영양, 수면, 그리고 스트레스와 같은 회복 요인들을 고려해야 한다. 지금 최상위 및 엘리트 수준에 대해 설명한다고 해서 초급 및 중급자 수준에서 이러한 것들을 무시해야 된다고 말하는 것은 아니다. 최적의 진행을 위해 항상 염두에 두어야 하는 것이다. 그래서 "열심히 훈련하고 열심히 쉬라"라고 말하는 것이다. 적응이 가시화되려면 트레이닝을 중단하고 휴식을 취해야 한다는 점을 명심해야 한다. 회복은 적응을 드러낸다. 진전을 하려면 좋은 트레이닝과 회복 요법은 필수적이다.

올림픽 역도 분야에서 불가리아 시스템이 좋은 교훈 중 하나이다. 그들은 하루에 여러 차례 강도 높은 트레이닝을 수행한다. 그러나 그들의 트레이닝에는 가동성 운동, 섭식, 낮잠, 수면 등 순수한 회복 요인들이 산재되어 있다.

이것을 다음과 같이 표현할 수 있다. '트레이닝. 섭식. 수면. 반복.' 트레이닝의 기초가 되는 핵심 개념은 보편적이며, 이러한 기초를 준수하지 않으면 진전되지 못할 것이다.

부가적인 프로그래밍 및 메소사이클 고려 사항

루틴을 구성하는 데 모든 것을 포괄할 필요는 없다. 예를 들어 상체 푸싱과 관련해서 여러 목표가 있다고 가정해 보자. 웨이트 프레스, 체중의 1.5배 벤치 프레스, 여분의 25% 체중으로 가중된 딥, 플렌체, 그리고 프리스탠딩 핸드스탠드 푸시업을 달성하려고 한다.

몸은 하나인데 한 번에 수행할 수 있는 목표들이 너무 많다. 좋은 옵션은 2개 푸싱, 2개 풀링, 그리고 2개 레그 운동을 목표로 하는 것이며, 그 후 이들 목표 각각에 적합한 운동을 선택해서 최대치를 향한 루틴을 구성한다. 컨디션이 좋으면, 어쩌면 목표로 삼았던 6개보다 많은 7~9개까지 운동할 수도 있다. 이 루틴은 사용자의 컨디셔닝 기반, 다른 스포츠 활동, 그리고 다른 요인들에 따라 웨이트 트레이닝에 차이가 있겠지만, 주당 3× 빈도로 수행된다.

약 5년 전부터 이러한 사례가 실제 적용되고 있다. 스티븐 로우는 6~8주마다 적절한 휴식을 취하면서 잇달아 6개월 동안 핸드스탠드 푸시업과 플렌체 트레이닝을 수행했다. 물론, 그는 다른 유형의 프레싱 목표가 있었지만, 그 당시 근력을 위해 이러한 두 가지 운동에 집중했다. 다른 운동을 시험하러 갔을 때, 두 번째 가중 딥 시도에서 최대 90파운드로 5회 반복할 수 있다는 것을 알았다. 나중에 더 많은 근력 운동을 마친 후 처음으로 프레스를 시도했을 때, 웨이트 오버헤드 프레스를 쉽게 수행할 수 있었다.

다양한 형태의 프레스 유형 운동이 너무 많아서 때로는 상당히 중첩된다. 따라서 한 번에 적응하거나 모든 것을 운동하려고 시도할 필요는 없다. 그렇게 하면 오히려 트레이닝을 방해한다.

모든 것을 단순하게 유지하는 것이 좋다. 운동하고자 하는 목표들 중 작은 부분 집합을 선택한다. 전체 주기 동안 이러한 목표를 향해 어김없이 수행한다. 이러한 목표를 향해 양호하고 일관되게 진전할 수 있어야 한다. 그 주기가 끝났을 때, 목표를 바꿔서 운동을 변경시키고 싶으면, 그렇게 해도 무방하다. 다른 동작으로 근력을 시험하고 싶으면 그렇게 해도 무방하다. 그 주기에서 운동한 동작으로만 근력 시험을 할 필요는 없다.

집중하고 있는 것을 변경하려면 디로드 주에 조정할 수 있다. 집중하고 있는 것의 변경을 고려하고 있다면, 그동안의 여러 가지 발전 측면을 확인해 볼 수 있는 기회이다. 프로그래밍 측면에서, 다음과 같은 일반화된 모델이 있다.

1. 선형 진행 또는 선형 반복 진행이 우선이다. 가능하면, 반복을 추가하거나 웨이트 트레이닝마다 진행을 향상시킨다. 트레이닝의 초급 단계 대부분을 이렇게 한다.
2. 간단한 운동 내 진행과 운동 간 진행이 그다음이다. 다른 웨이트 트레이닝마다 반복이나 진행을 증가시키는 것이 좋다. 초급부터 중급 단계까지 트레이닝 시작 단계 끝에 반복이나 진행을 증가시킨다.
3. 간단한 주기화가 그다음이다. 트레이닝에 축적과 강화 단계를 사용하거나 웨이트 트레이닝마다 반복을 변경시킨 경량/중량 모델을 사용한다. 트레이닝의 중급 중간 단계에서 중급 말기 단계에 이렇게 한다.
4. 트레이닝이 중급 상급 단계에서 고급 단계로 넘어갈 때 DUP가 매우 효과적이다.
5. 트레이닝의 중급 단계에서 고급 단계 또는 그 이상 단계에 있을 때 혼합 경량/중량 DUP형 시스템이 효과적이다. 진행에 문제가 있으면 주기화의 결합 방법이나 공존 모델을 사용해서 실험해 볼 수도 있다.
6. 트레이닝의 엘리트 수준에서, 결합 또는 공존 시스템이 가장 효과적일 수 있다.

결론적으로 모든 것을 너무 복잡하게 만들지 않아야 한다. 많지 않게 몇 가지 목표를 선택해서, 그것들을 중심으로 루틴을 구성하면 운동 루틴이 간단해지며 달성하기 쉬워진다. 절대적으로 필요한 고급일 경우에만 프로그래밍 수준이 복잡해야 한다. 진전을 이루는 데는 이렇게 복잡한 것은 필요 없다.

"어쩌면 해야 할 것 같다" 또는 "이것을 변경하면 좋을 것 같다"라는 생각을 서너 번 했다면, 어쩌면 그것을 지나치게 생각하고 있을 수도 있다. 성공하려면 엄청나게 많은 연습이 필요하지만, 프로그래밍을 지나치게 생각하면 루틴을 '완벽하게' 만드는 데 너무 많은 시간을 집중하게 된다. 진전을 이루는 데 가장 큰 요인은 완벽한 루틴이 아니라 일관성이다.

간단하게 유지해야 하는 또 다른 이유는 한 번에 너무 많은 요소들을 도입하면 루틴을 분석해서 다음 주기에 수정하는 능력을 저하시킨다. 다음 주기에 몇 가지 요인들만 변경시킨다면, 향상 수준을 정확히 찾아내어 그 향상에 어느 변화가 기여했는지 알 수 있다. 여러 요인들을 한 번에 변경시키면, 어느 것이 향상에 도움이 되었는지 어떻게 알 수 있겠는가? 시나리오는 매우 복잡하고 진전이 전혀 이루어지지 않았다면, 어떤 것이 도움이 되고 어떤 것이 방해가 되었을까?

최대한 간단한 것이 좋다는 점을 명심하기 바란다. KISSkeep it simple, stupid(어리석을 정도로 단순하게) 원칙을 따르기 바란다. 주기마다 전체적인 프로그래밍을 거의 변경하지 않는 것이 좋다. 그래야만 진전에 영향을 미치는 것이 무엇인지 알 수 있다. 이렇게 하면 보다 빨리 훌륭한 프로그래머가 될 수 있다. 또한 전반적으로 빠른 진전을 이루는 데 도움이 될 수 있다.

독서를 중단하고 행동하라

이제 웨이드 트레이닝의 핵심 부분에 대한 계획을 수립했기 때문에 메소사이클 중에 그리고 주기가 끝난 후에 어떤 요인을 평가해야 할지 결정할 수 있다.

이 페이지에 북마크를 하거나 트레이닝 일지에 기록해 두기 바란다. 목표, 운동, 그리고 진전을 재평가하려면 이 섹션(파트 II. 7~12장까지)을 다시 참조해야 한다. 초급자이거나 중급자라면 매주 실시하고, 고급자라면 격주로 실시하면 된다.

『오버커밍 그라비티』 파트 2에 포함된 자료는 압축적으로 설명했기 때문에 처음 이것을 읽으면 이해하기 어렵다. 일정이 허락하면, 이해가 어려웠던 장을 다시 읽기를 바란다. 이러한 개념들을 이해하고 적용한다면 트레이닝을 향상시키는 데 도움이 될 수 있다. 그래서 더욱 효과적으로 진전시킬 수 있다.

Chapter 12. 요약
메소사이클 계획

이 장에서, 메소사이클 중과 메소사이클이 끝난 이후의 여러 수준의 근력 프로그래밍을 살펴보았다. 빈도를 통해 웨이트 트레이닝의 주간 일정; 운동량, 강도, 반복을 통한 전반적인 운동량; 그리고 세트들 모두가 여러 차원에서 진전이 이루어지는 방법에 영향을 미치는 방법에 주목했다. 초급자들은 보다 빠르게 진전되는 경향이 있으며 고급 프로그래밍이 필요하지 않지만, 중급 및 고급 운동선수들은 점진적으로 하중을 가하거나 프로그램이 복잡할 필요가 있음을 관찰했다.

운동 선택 및 주기 종료 시기와 관련된 여러 요인들을 고찰했다.

디로딩, 최대 근력 시험, 웨이트 트레이닝 재구성, 엘리트 근력 및 이러한 개념들을 휴식 주에 적용하는 방법, 그리고 이어지는 메소사이클에 그러한 것들을 통합시키는 방법을 설명했다. 디로딩을 통해 초과 회복이 발생될 수 있으며, 부가적인 최대 근력 시험을 위한 휴식이 가능하다. 다른 목표에 집중하거나 동일한 목표를 달성하기 위해 다른 운동을 하려면 웨이트 트레이닝 재구성을 활용할 수 있다. 마지막으로, 다양한 고유 환경 요인들이 존재하기 때문에 엘리트 근력 수준에 도달하는 데는 많은 시간이 걸린다.

Part III

트레이닝에 영향을
미치는 요인들

- CHAPTER 13 -

지구력, 카디오, 크로스 트레이닝, 하이브리드 템플릿, 그리고 루틴

모든 운동선수들이 근력 운동을 위해 전적으로 웨이트 트레이닝에 집중하는 것은 아니다. 목표가 무엇이든 트레이닝에 영향을 미치는 몇 가지 요인들이 있다.

지구력 및 카디오 운동

지구력은 근력 트레이닝보다 훨씬 이해하기 쉽다. 지구력은 어떤 특정 동작을 많이 반복하는 것을 설명하는 포괄적인 용어가 아니다. 사실 지구력은 신진대사 컨디셔닝metabolic conditioning 및 서킷 트레이닝circuit training과는 다르며, 이러한 개념들을 모두 포괄하기 위해 종종 지구력이라는 용어를 사용한다.

사이클, 장거리 달리기, 장거리 수영, 그리고 기타 10~20분 이상 유지하는 트레이닝은 일반적으로 심혈관계 지구력 활동으로 불린다. 신진대사 컨디셔닝은 일반적으로 다양한 신진대사 시스템을 트레이닝 해서 신체에 에너지를 생산하는 데 이용된다. 일반적으로 이러한 유형의 훈련에는 시간이 지남에 따라 지속적인 방법으로 수행되는 여러 유형의 활동이 포함된다. 트레이닝은 일반적으로 10분 미만으로 이루어지지만 대개 오래 지속될 수 있다. 서킷 트레이닝은 일반적으로 하나의 역도 운동에서 다른 운동으로 이동하는 것을 포함하며, 다른 활동들을 포함하는 것이 가능하지만, 일반적으로 운동선수들은 중량에만 집중한다.

에너지 경로를 아는 것은 중요하다. 포스포크레아틴Phosphocreatine(유기 인산염과 크레아틴에서 효소에 의해 만들어짐; 주로 근육 속에 존재함) 또는 크레아틴 인산염creatine phosphate은 매우 짧은 활동(0~10초)을 위한 대부분의 에너지를 공급하며, 해당(당분해) 경로glycolytic pathway는 중기 활동(10~75초)을 위한 대부분의 에너지를 공급하며, 산화적 인산화oxidative phosphorylation 경로는 장기(75초 이상) 활동을 위한 대부분의 에너지를 공급한다. 포스포크레아틴과 해당 시스템은 무산소성이라 불리며 산화적 인산화 시스템은 유산소성이라 불린다. 최대 운동을 하는 동안 상대적 기여 및 에너지 시스템 상호작용에 대한《Gastin》(역자 주: 온라인 저널)의 리뷰를 다음 표에 요약해 놓았다.

최대 운동 지속(초)	무산소성 비중(%)	유산소성 비중(%)
0~10	94	6
0~15	88	12
0~20	82	18
0~30	73	27
0~45	63	37
0~60	55	45
0~75	49	51
0~90	44	56
0~120	37	63
0~180	27	73
0~240	21	79

엘리트 및 필드 운동선수들에 대한 연구 결과도 동일하다. 400미터 운동선수의 경우, 남자 세계기록이 약 43초이며, 무산소와 유산소 기여도는 60 대 40이다. 800미터 운동선수의 경우, 남자 세계기록이 약 100초이며, 무산소와 유산소 기여도는 40 대 60이다. 1600미터의 경우 세계기록은 223초이며 무산소와 유산소 기여도는 20 대 80이다.

이것은 심폐지구력을 트레이닝 하는 경우, 4분 이상 트레이닝을 해야 지구력 운동이 된다는 것을 의미한다. 연구와 트레이닝 프로그램에 따르면, 심폐지구력에 효과가 있으려면 20분에서 1시간 이상 준-무산소 임계값 달리기가 권장된다.

'전체 에너지 시스템 트레이닝' 유형이나 신진대사 컨디셔닝 운동으로 크로스핏과 같은 프로그램이 있다. 대부분의 단기 크로스핏 웨이트 트레이닝에서(2~5분 동안 실행), 에너지는 주로 유산소 시스템에 의해 공급된다. 최적의 용량으로 무산소 시스템을 작동시키려면, 30~75초 동안 수행해야만 포스포크레아틴과 유산소 기여를 최소화시킬 수 있다. 입증되지 않았지만 이것은 대사성 산증metabolic acidosis이 일차적으로 느껴지는 시기이다. 이것은 과학적 연구와 일치한다. 크로스핏 웨이트 트레이닝을 분석하면, 많이 중복되는 것이 있다는 것을 알 수 있으며, 또한 모든 경로에서 효율적이어야 한다는 것을 알 수 있다.

지구력과 신진대사 컨디셔닝은 생물학적 차원에서 유사하게 작용한다. 많은 반복횟수로 지구력을 강화시키려면 상당히 높은 수준으로 신경이 특정 기법에 적응해야 하며 에너지 경로 효용성이 높아야만 지속적으로 에너지를 생산할 수 있다. 신진대사 컨디셔닝은 중추신경계 적응을 약간 감소시키고 에너지 경로 효용성이 매우 높게 기울어지는 등 정확하게 동일한 적응을 필요로 한다. 그래야 더 많은 운동을 수행할 수 있다(따라서 신진대사 컨디셔닝은 중추신경계에 다소 부담이 적다). 목표 달성 이외에 이러한 웨이트 트레이닝이 기여하는 가장 중요한 것 중 하나는 전체적인 운동 능력을 증대시키는 작용을 한다는 점이다. 이것은 갑자기 근력 트레이닝을 하기로 결정했다면(근력 트레이닝을 지구력이나 신진대사 컨디셔닝과 병행하는 경우도), 근육과 중추신경계는 루틴을 수행하는 동안 더 많은 작업을 처리할 수 있어야 한다. 그렇게 되어야 과도한 트레이닝을 하지 않고 근비대 증대를 자극시킬 수 있다.

루틴에 지구력 운동을 추가하는 것은 예외 없이 근력 트레이닝과 동일한 지침을 따른다. 대부분 혹은 전부 실패 지점에 도달하는 것이 수용되며 심지어 권장된다. 신진대사 컨디셔닝일 때 더욱 그렇다. 수행되는 여러 가지 많은 운동들이 고에너지를 요하기 때문에 매번 실패 지점에 도달할 수 있다. 그래서 에너지 시스템에는 많이 신경계에는 비교적 적게 자극을 가한다. 따라서 실패 지점에 도달하는 것이 신경계를 소진시키는 것은 아니며, 자극에 적응해서 더욱 효율적으로 에너지를 생산하도록 근육을 충분히 자극시킨다. 이것은 결국 운동을 하는 다음 시간에 운동 능력을 증대시킨다. 여기에서 '소진될 때까지' 수행하면 젖산 역치(해당 경로)가 높아지는 결과를 초래한다. 한편, 지구력과 신진대사 컨디셔닝의 경우에는 실패 지점에 도달하지 않게 수행할 수도 있다. 신진대사 조절의 경우 실패 지점 직전에 중단한다면 동일한 세션 내에서 다음 트레이닝 시간에 운동 능력이 증가된다. 이것은 짧은 시간에 더욱 많은 운동을 수행할 수 있고, 전체 파워 출력이 늘어난다는 것을 의미한다. 이것은 1RM 운동과는 다르지만 총강도가 전신에 분산되기 때문에 고강도 운동과 유사하다. 신진대사 컨디셔닝은 지구력보다 근력 운동과 유사하다.

이제 에너지 시스템에 대한 기본적인 지식을 살펴보았기 때문에, 이러한 지식들이 웨이트 트레이닝에 어떻게 사용되는지 몇 가지 예를 살펴보기로 한다.

실패 지점에 이르는 트레이닝

분명히 지구력 운동을 수행하는 방법 중 하나는 최대한 푸싱을 하는 것이다. 실패는 옵션이지만, 후속 세트에서 최대 반복을 감소시키기 때문에 첫 세트에서 실패 지점에 도달하는 것은 권장되지 않는다. 처음 몇 세트에서 실패 지점에 도달하지 않으면, 일반적으로 전체 트레이닝에 대한 총반복횟수는 많지 않다. 예를 들면 최대 20회 딥을 수행할 수 있고 50회까지 더 늘리고 싶으면, 지구력 운동은 3×18회 반복이 될 수 있다. 단지 15회만 수행할 수 있다면, 5×15회 반복이 가능할 수도 있다. 선택한 반복횟수가 많을수록 수행할 수 있는 세트가 줄어든다는 점을 명심하기 바란다. 일반적으로 가장 좋은 웨이트 트레이닝은 웨이트 트레이닝당 반복횟수를 최대화시키는 것이다. 그래서 5×15는 75회 반복이 되고 3×18은 54회 반복이 되게 때문에 후자가 더 좋다. 어떤 사람들은 본질적으로 지구력 운동으로 기울어진다. 그래서 지근 섬유 비율이 높아진다. 그런 사람들은 다른 운동선수들에 비해 더 많은 세트로 지구력 RM 운동에 더 가깝게 수행할 수 있다. 남성에 비해 여성들이 더욱 그렇다. 신체가 수행할 수 있는 것을 찾아내어 그 길로 가는 것을 권장한다.

Grease the Groove(최고조를 촉진시키다)

지구력 수정이나 근력 트레이닝에 Grease the groove를 사용할 수 있다. 다음은 근력 트레이닝에 Grease the groove를 사용할 수 있는 방법이다. 하루 종일 산발적으로 6~10회 준-최고 반복횟수를 수행한다. 일반적으로 최대 반복횟수의 60~80%를 수행한다. 여기에서는 딥을 예로 사용한다. 4회 반복 딥이 최대 반복횟수라면, 한 세트마다 2~3회 반복 딥을 수행하는 것이 좋다. 그런 다음 하루에 1~2시간마다 6~10회 딥을 수행한다. 이렇게 하면 하루에 최대 30회 반복을 수행할 수 있다. 반면, 트레이닝을 하는 동안에만 딥을 수행한다면 피로해져서 더 이상 수행할 수 없을 때까지 3×4~5세트만 수행할 수 있을 것이다. 4회 반복 딥 예를 계속해 보면, 10회 이상을 수행할 수 있는 능력을 개발하려면 몇 주가 걸릴 수도 있다. 세트를 준 최대치로 유지하면 신체가 과운동되는 것을 방지하는 동시에 많은 연습량을 제공해서 단기간에 동작을 숙달시키는 데 도움이 된다.

지구력을 수정하려면, 간단하게 많은 반복을 수행할 수 있는 운동을 사용해서 지구력을 수정할 수 있다. 지구력 운동이 근력 운동보다 강도가 낮기 때문에 15~18회 반복 세트의 75~90%까지 운동할 수 있다. 지구력 이득을 극대화시키려면 실패 지점 도달 혹은 직전까지 운동하는 것이 필요하다.

사다리와 피라미드

사다리는 매우 단순한 개념이다. 타이머를 사용해서 한 운동을 1회 반복한 다음 타이머가 끝날 때까지 휴식을 취한다. 그런 다음 그 운동을 2회 반복하고 타이머가 끝날 때까지 휴식을 취한다. 더 이상 사다리를 진행할 수 없을 때까지 이러한 진행을 계속한다. 타이머 시간(분)은 임의의 시간이다. 자신이 원하는 시간을 사용할 수 있다. 또한 '하나, 둘, 셋' 하는 방식으로 사다리에 올라갈 필요는 없다. 대신, 5에서 시작할 수 있으며 '5, 10, 15' 또는 다른 변형으로 시작할 수도 있다.

피라미드는 '실패 지점까지 사다리에 올라' 간 후 다시 내려오는 것을 제외하면 사다리와 비슷하다. 예를 들어 7회 반복 푸시업을 완료하고 다음 세트에서 실패했다면, 6, 5, 4, 3, 2, 그리고 1회 반복 풀업을 수행하면서 다시 사다리를 내려온다. 사다리와 마찬가지로, 2, 5 등으로 증가시킬 수 있다.

사다리와 피라미드 모두 단일 세션에서 한 운동의 반복횟수를 대폭 늘릴 수 있는 방법이다. 실패 지점에 도달한 트레이닝 세션에서 20회 반복 딥 예를 수행한다면, 실패 지점에 도달하는 마지막 세트는 5×15 또는 75회 반복이 될 수 있다. 이것을 피라미드 트레이닝과 비교하면, 최대+12회 반복 세트까지 수행할 수 있다(1+2+3+4+...+10+11+12+11+10+...+3+2+1). 그러나 5×15의 거의 배가되는 144회 반복을 수행하게 된다. 근비대와 마찬가지로 운동량은 지구력을 얻는 데 중요한 역할을 하는 요인이다.

신진대사 컨디셔닝 및 서킷 트레이닝

신진대사 컨디셔닝 트레이닝을 구성하는 것은 어렵지 않지만, 효과적으로 수행하려면 신체에 대한 많은 지식을 필요로 한다. 크로스핏은 '휴식이 없는' 웨이트 트레이닝에 상업적으로 이용할 수 있는 가장 인기있는 것 중 하나이지만, 일반적으로 10회 반복 이상을 수행하는 2~5개 운동을 선택할 수 있다. 선택한 운동을 원하는 대로 배열해서 임의의 반복횟수를 설정해서 각 운동을 수행한다. 일반적으로 최대 운동 능력의 25~75%가 설정된다. 그런 다음, 서킷을 수행할 라운드 수(예: 3~5)를 선택한다. 이 웨이트 트레이닝은 최대한 빨리 수행되어야 한다. 또는, 'AMRAP' 방법이 있는데, 이것은 특정 시간 내에 '최대한 많은 라운드'를 의미한다.

신진대사 웨이트 트레이닝을 프로그래밍하는 것은 실제로 하나의 숙련된 기법이며, 특정 목표가 있어야 한다. 산화 능력oxidative capacities을 트레이닝 하는지 아니면 당분해 능력을 트레이닝 하는지(유산소 또는 무산소 에너지 경로) 여부를 알고 있어야 한다. 또한 개인의 능력 수준에 따라 프로그래밍을 해야 한다. 트레이닝 말미에 단일 반복만 할 수 있을 정도로 너무 피로하다면, 능력을 향상시키는 데 특별히 효과적인 방법이 아니다.

'어떤 상머저리'같이 알려진 가혹한 비판이 있다. 어떤 상머저리는 하나의 웨이트 트레이닝에 여러 운동을 한꺼번에 집어넣을 수 있다. 일반적으로 '어떤 상머저리' 같은 비판을 듣는 사람은 운동선수 역량을 개발하는 방법을 보다 잘 수행하기 위한 목표의식을 지니고 있는 것이 아니라, 뚜렷한 목표의식이 없다. 그래서 웨이트 트레이닝 중에 항상 유쾌하지 않다. '어떤 상머저리' 같은 웨이트 트레이닝이 어느 정도까지 역량을 향상시킬 수는 있지만, 최적으로 향상시키지는 못한다. 상머저리 같은 연습은 너무 많은 자극을 주거나 과도한 트레이닝으로 발달하는 웨이트 트레이닝으로 이어진다. 많다고 항상 좋은 것은 아니라는 점을 명심하기 바란다. 효과적인 웨이트 트레이닝은 잠재적인 신진대사 컨디셔닝과 근력/지구력 운동 모두에서 운동 능력을 향상시킨다. 측정 가능한 운동 능력이 트레이닝마다, 매주, 또는 웨이트 트레이닝 반복으로 향상되어야 한다.

고강도 인터벌 트레이닝

HIITHigh-intensity interval training(고강도 인터벌 트레이닝)와 파틀렉fartlek(일명 스피드 플레이. 육상에서, 선수의 속도와 노면의 거리를 달리해 가면서 하는 훈련 방법)과 같은 유사한 기법은 매우 빨리 에너지를 소모시키기 때문에 신체의 모든 에너지 시스템을 운동하는 데 좋은 방법이다. HIIT 웨이트 트레이닝은 일반적으로 전력을 다한 단거리 달리기(15~30초), 조깅, 워킹, 또는 또 다른 형태의 30~45초 동안 휴식으로 구성된다. HIIT는 신체에서 유산소와 무산소 경로를 매우 빠르게 구축하며, 이것은 양호한 신진대사 컨디셔닝과 심혈관 건강으로 이어진다.

무산소와 유산소 역량 트레이닝의 차이점은 운동량 강도 및 조정의 문제이다. 근력과 같은 무산소 품질은 긴 휴식 시간과 함께 최대 역량으로 수행할 때 가장 잘 훈련된다. 예를 들어 10초 동안 단거리 달리기를 하고 2~3분 동안 휴식을 하면 무산소 품질을 최대로 운동할 수 있다. 이렇게 하면 근육에 에너지가 완전히 보충이 되며, 단지 1분간 휴식을 취하는 것에 비해 다음 운동에서 최대치에 가깝게 운동을 수행할 수 있다.

타바타 훈련법Tabata protocol은 HIIT의 특정 형태이며 일본 과학자의 이름을 딴 것인데, 그는 전력을 다한 20초간의 활동에 이어 10초간 휴식을 취하는 것으로 구성된 8회 주기로 실험을 했다. 이 훈련법은 신진대사 컨디셔닝 및 HIIT 유형 웨이트 트레이닝과 유사하며, 이 훈련법을 사용해서 무산소 역량을 빠르게 증대시킬 수 있다. 타바타 훈련법은 달리기나 조깅 대신 다른 운동으로 수행한다는 점을 제외하면 HIIT와 매우 유사하다.

필요에 따라 타바타 훈련법을 수정할 수 있다. 전력을 다해 30초 또는 60초간 달리기를 한 다음 휴식을 취할 수 있다. 예를 들어 30초 간격으로 웨이트 스쿼트를 수행했다면, 20초간 스쿼트를 하고 10초간 휴식을 취하는 방법으로 더 많은 스쿼트를 할 수 있을 것이다. 이 과정을 일반적으로 5라운드 이상 여러 번 반복한다. 60초 훈련법은 45초 운동 15초 휴식하는 방법으로 운동한다. 신체 에너지 시스템을 매우 빠르게 작동시키는 것은 본질적으로 신진대사 컨디셔닝 트레이닝이다.

카디오 운동 - 전반적인 유산소 역량

LISSlow-intensity steady state(저강도 안정 상태) 지구력 트레이닝은 악의적인 평가에도 불구하고, 유산소 역량을 향상시키는 가장 효과적인 방법으로 남아 있다. 중장거리 운동선수들이 LISS 트레이닝 방법을 사용하는 데는 이유가 있다. 이 유형의 지구력 트레이닝은 유산소 역치보다 약간 낮은 상태(5~10%)에서 수행된다. 따라서 무산소 경로는 부담되지 않는 반면, 유산소 시스템에 최대한의 스트레스가 가해져서 적응을 강요시킨다. 즉, 소진에 약간 못 미치거나 유산소 운동을 수행하는 동안 대화를 나눌 정도로 낮은 강도에서 수행한다. 스포츠 및/또는 향상을 원하는 품질에 따라 30~60분 이상 수행한다.

LISS 트레이닝을 루틴에 배치하는 주된 이유는 낮은 수준에서 수행될 때 근력 웨이트 트레이닝을 할 수 있도록 회복을 향상시킬 수 있다는 것이다.

여분의 카디오 운동을 수행해야 하는가, 또는 하지 않아야 하는가? 카디오 운동과 유사한 다른 운동이나 스포츠는 무엇인가(픽 업 농구, 축구 및/또는 기타 스포츠)? 정확히 판단하려면 몇 가지 용어를 알아야 한다.

- **비활동적 휴식**: 휴식일에 활동이나 운동과 전혀 관련 없는 일을 한다. 비활동적 휴식일은 일반적으로 웨이트 트레이닝을 한 다음 날 발생된다.
- **활동적 휴식**: 과도한 노력 없이 움직일 수 있는 활동을 수행한다. 즉, 활동적 상태를 유지하는 동시에

무산소 역치 아래로 유지한다. 일반적으로 이것은 오락 스포츠 형태로 발생된다.

- **활동적 회복**: 매우 낮은 강도로 주의 깊게 웨이트 트레이닝을 수행한다. 이것은 낮은 강도 역치에서 수행되는 전문 스포츠 기술 운동이나 핸드스탠드와 같은 기술 운동일 수 있다.

젊은 운동선수 및/또는 시합을 하는 운동선수에게서 일반적인 문제가 발생된다. 활동적 휴식과 활동적 회복 모두 완전히 발달된 운동으로 변화하는 것처럼 보인다. 운동을 저강도로 유지할 수 없으면, 어떤 유형이라도 활동적 휴식이나 활동적 회복을 절대 수행해서는 안 된다. 신체는 휴식을 필요로 한다! 휴식을 취하면 신체는 강해져서 강렬한 다음 운동을 준비하게 된다.

그러나 저강도 운동을 유지할 수 있는 자제력이 있다면, 동일한 유형의 가벼운 운동이 트레이닝에 도움이 되며, 근력이나 운동 역량 강화 단계로 들어갈 때 특히 도움이 된다는 것을 알게 될 것이다. 사실, 주로 무산소 트레이닝을 선택하는 대부분의 운동선수들은 저강도 카디오 운동으로 이익을 얻는다. 중국 체조 팀은 세계 최고 바벨 들어 올리기 전문가들powerlifters이 수행하는 것처럼 이 방법을 선택한다. 그래서 격투기와 멀티 라운드 이벤트 선수들은 운동 프로그램에 유산소 중심으로 LISS가 포함되어 있을 때 '호흡 능력'이 훨씬 더 좋다.

저수준 활동은 근육과 결합 조직을 복구시키기 위해 소화와 영양분 이동을 촉진시키는 부교감신경계 자극을 증대시키기 때문에, 저수준 활동이 좋다는 것은 말할 것도 없다. 저수준 활동은 뇌로 흐르는 혈류를 증가시키고, 기분을 좋게 만들어서 신경 스트레스를 회복시키는 영양소를 공급하는 데 도움이 된다. 저수준 활동은 자세를 향상시킬 수 있다. 저수준 활동은 휴식기 심박수를 낮춘다. 저수준 활동은 근력 트레이닝을 하는 동안 효과적인 에너지 회복을 통해 운동 능력을 향상시킨다.

카디오 운동은 중급 및 고급 운동 능력 차원에서 가장 영향력이 크다. 주로 근력과 근비대에 중점을 두는 초급자들의 경우 카디오 운동을 트레이닝 할 필요가 없다. 카디오 운동을 하지 않고도 근력과 근비대를 향상시킬 수 있다. 부가적인 이득을 얻기 위해 카디오 운동 트레이닝을 원하지 않는다면, 휴식일은 비활동적 휴식일이 되어야 한다. 중급 및 고급 단계로 이동할 때, 일부 형태의 저수준 활동(카디오 운동, 활동적 휴식, 활동적 회복)은 휴식일인 경우도 유용할 수 있다. 저수준 활동은 전반적인 운동 능력 향상을 촉진시키고 전체적인 회복 속도를 높인다. 점점 강해질수록, 회복은 더욱 중요해진다.

서커스는 활동적 휴식이 포함되어 있으며, 매일 여분의 기법을 트레이닝 한다. 그들은 주로 비근력 기술 트레이닝을 3~4시간 이상 수행하고 저수준 활동을 수행해서 회복을 촉진시킨다. 그래서 그들은 일주일에 5~7일 동안 종종 한 번에 6~8시간(휴식 시간 포함) 동안 웨이트 트레이닝을 할 수 있다. 서커스 수준의 기술을 연마하는 데 관심이 없다 하더라도, 활동적 휴식일에 추가해서 픽업 스포츠나 오락 수영, 사이클링, 조깅, 하이킹 또는 워킹을 사용해서 인생을 즐길 수 있다. 이 모든 것들은 그 자체가 웨이트 트레이닝이 되지 않을 정도면 회복에 매우 좋다.

카디오 운동이 엘리트 운동선수들에게 영향을 미치는 방법을 연구한다면 활동이 신체에 매우 좋다는 결론을 내릴 수 있다. 저수준 활동이 웨이트 트레이닝이 아닌 낮은 강도로 유지된다면, 회복과 근력 트레이닝 모두에 도움이 될 수 있다.

LISS 카디오 운동이 트레이닝 진행을 느리게 만들 수는 있지만, 기본적으로 근력과 파워를 트레이닝 하지 않는 한 그렇지 않기 때문에 우려할 필요는 없다. 카디오 운동은 단지 전체 웨이트 트레이닝의 작은 구성 요소가 될 뿐이다. 엘리트 지구력 운동선수에게서 이와는 반대 현상을 볼 수 있다. 그들은 일반적으로 웨이트 트레이닝의 60~80% 수준에서 LISS를 트레이닝 하지만, 또한 근력, 파워, 그리고 지구력 향상을 목적으로 하기도

한다. 근력, 파워, 그리고 무산소 역량은 지구력 운동선수들이 최종 역주에서 승리하는 데 도움이 될 수 있다. 가벼운 활동은 근력 및 파워 운동선수들이 회복과 운동 능력을 향상시키는 데 도움이 될 수 있다.

모든 사람들이 필요로 하는 것은 좋은 균형이다. 웨이트 트레이닝에서 파워, 근력, 그리고 지구력 사이에 균형을 유지하는 데는 파레토 원리Pareto Principle(또는 80/20 규칙)가 좋은 경험적 법칙이 되는 경향이 있다. 근력 및 파워 운동선수라면 트레이닝의 80%는 근력과 파워에 집중되어야 하며, 20%는 워킹 또는 LISS에 집중되어 회복을 촉진시키고 지구력 운동선수의 경우는 이와 반대가 되어야 한다.

무엇을 하든 신체가 보내는 신호에 반드시 주의를 기울여야 한다. 이것은 아무리 강조해도 지나치지 않다. 근력 및 파워 대비 카디오 운동의 경우 80/20 규칙으로 시작할 수도 있지만, 특히 피곤함을 느낀다면, 근력과 파워 운동을 약간 줄이고 회복 시간을 늘릴 필요가 있다. 카디오 운동을 늘린 것이 트레이닝에 부정적인 영향을 미쳤다고 느낀다면, 카디오 운동을 줄이고 근력과 파워에 더 집중한다. 집단마다 다양한 차이가 있다. 자신의 신체 반응에 따라 조정한다.

비활동적 휴식이 신체에 좋지 않다는 것을 말할 필요도 없다. 연구 결과에 따르면 좌식 업무에 종사하거나 장기간 비활동적인 사람들은 심지어 규칙적으로 운동을 하는 경우에도 사망률이 높다. 신체는 비활동적인 것을 좋아하지 않는다. 따라서 비활동적 휴식이 하루 종일 소파에 앉아 있는 것과 같다면, 그것은 결코 좋지 않다. 걷거나 가벼운 조깅을 하면 건강 측면에서 매우 좋다.

크로스 트레이닝

웨이트 프로그램을 다른 스포츠 근력 및 컨디셔닝 프로그램과 조합할 수 없으며 좋은 결과를 기대할 수 없다. 초급자가 아닌 경우 활동 시간을 나누면 각각의 활동이 뒤지는 결과를 초래하게 된다. 또한 과다 트레이닝을 할 가능성이 높아진다. 따라서 다른 스포츠에 상당한 열망을 지니고 있다면, 코치와 함께 웨이트 트레이닝을 오랫동안 살펴보고 현재 트레이닝에 부정적인 영향을 미치는지를 판단하는 것이 좋다. 가끔 부정적인 영향을 미치지만 그렇지 않을 수도 있다. 가끔, 근력 트레이닝과 함께 레슬링이나 무술 같은 스포츠를 하면 근력과 컨디셔닝을 향상시키는 데 가장 좋은 방법이 될 수도 있다.

많은 것들이 코치에게 달려 있다. 어떤 코치들은 '자신의 방법만을 고집'할 것이다. 현재 하고 있는 스포츠가 자신에게 정말로 중요하다면, 코치를 따르는 것이 좋다. 어떤 코치들은 보다 유연할 수도 있다. 그들은 자신들의 방법을 따르기를 원하겠지만, 관심 있는 다른 스포츠가 근력과 컨디셔닝 운동이고, 그에 대한 좋은 정보가 있다면, 코치들은 그것을 트레이닝에 통합할 수도 있다. 어떤 코치들은 근력과 컨디셔닝에 전혀 개의치 않는다. 그러면 스스로가 결정해야 한다. 지도받고 있는 코치의 유형을 판단해서 그에 따라 행동해야 한다.

이상적인 것은 코치가 배우는 사람에 대한 가장 큰 이득을 염두에 두고 있고, 배우는 사람이 그를 신뢰하는 것이다. 어떤 것이든 다른 근력 운동과 컨디셔닝 운동이나 전통적인 웨이트 트레이닝을 위해 체력 트레이닝을 가감하려는 의도가 있다면, 그것들을 항상 염두에 둔다. 실험적으로 체력 트레이닝을 시도하는 실험 기간을 갖자고 요구할 수도 있다. 결과가 좋으면 그대로 진행해도 좋다. 코치는 조언을 할 수 있으며 또한 조언을 해야 한다. 코치는 훨씬 더 많은 경험이 있으며, 그들이 사용하는 방법 이면에는 좋은 이유가 있다. 코치들의 이론이 시대에 뒤진 것으로 보인다면, 과학적 연구나 최상급 코치들의 지원을 받는다. 가장 좋은 방법은 스스로를 개선하고 코치도 더 좋아질 수도 있도록 협조하는 것이다.

사실 다른 스포츠에 근력과 컨디셔닝을 사용하면 자신의 웨이트 트레이닝을 방해할 수도 있다. 자신의 스포츠가 매우 중요하다면, 그 스포츠에 적절한 트레이닝이 무엇보다 우선시되어야 한다. 핸드스탠드와 같은 웨이트 동작 트레이닝이 자신의 스포츠 트레이닝을 방해한다면, 그것을 제거해야 할 수도 있다. 먼저 중요도 낮은 트레이닝으로 에너지 수준이 고갈되었을 때가 아닌, 신체에 활력이 있을 때, 자신의 스포츠를 훈련해야 한다.

마찬가지로, 전문 스포츠 근력과 컨디셔닝은 웨이트 트레이닝에 우선되어야 한다. 어떤 때는 여기저기에 웨이트 트레이닝을 적응시킬 수도 있고, 어떤 때도 그러지 못할 수도 있다.

일주일에 5회 이상 자신의 스포츠를 트레이닝 하거나 연습한다면, 체력 및 컨디셔닝 트레이닝을 추가하는 것이 좋지 않을 수도 있다. 그러나 핸드스탠드 운동과 같은 맨몸 운동 기술을 운동하고 싶다면 기술 중심 트레이닝을 여전히 적용할 수도 있다.

자신의 스포츠가 특별한 근력과 컨디셔닝 운동이 아니라면, 웨이트 트레이닝을 추가하는 것이 유용할 수도 있다. 그러나 먼저 코치와 상담을 해서 그들이 권장하는 전문 스포츠 근력 및 컨디셔닝 운동이 있는지 확인하는 것이 좋다.

많다고 항상 좋은 것은 아니라는 점을 명심하기 바란다. 확실하지 않으면 실수를 하더라도 여분의 웨이트 트레이닝 제거에 실수를 하는 것이 좋다. 시간이 허락되고 과다 트레이닝이나 소진 우려가 없는 경우에 한해 운동 루틴에 일부 웨이트 트레이닝을 통합해야 한다. 통합할 때는 자신의 스포츠에서 수행하는 방법을 세밀히 살펴보고 판단해야 한다. 어떤 경우(예: 암벽 등반이나 레슬링), 웨이트 트레이닝이 매우 효과적일 수 있다. 모든 것은 자신의 스포츠와 코치에 달려 있다.

신중히 판단해야 한다. 한 번에 많은 것을 할 수는 없다. 인생에서 가장 원하는 것을 제일 우선시해야 한다. 그렇지 않으면 아무 것도 잘하지 못한다. 확실하지 않으면 경험이 많은 사람들의 조언을 구해야 한다. 다른 사람에게 조언을 구하는 일을 부끄러워하지 말아야 한다. 자신이 모든 것을 전부 알 수는 없다는 사실을 인정하면 항상 더 많은 것을 배울 수 있다.

다른 스포츠 및 훈련을 구체적으로 통합하는 방법을 살펴보기로 한다.

체조, 파쿠르, 그리고 등반은 각각 세 가지 요소로 구성된다. 두려움을 극복하고 압박감 속에서도 수행할 수 있는 심리적 구성 요소가 있다. 트레이닝을 하는 사람이 구체적인 기술을 모두 배울 필요가 있는 기술 중심 구성 요소가 있다. 마지막으로, 신체적 준비 구성 요소가 있다. 이것은 일반적으로 그 분야에 대한 운동선수의 능력 향상을 기반으로 하는 근력과 컨디셔닝을 포함한다.

체력 트레이닝은 근력 및 컨디셔닝에 속하며, 신체적 능력을 향상시키는 안전하고 체계적인 방법이다. 이것은 조직화된 운동선수들의 모든 주요 수준과 일치한다. 체조 선수는 단지 기술만을 연습하는 것이 아니다. 그들은 근력과 컨디셔닝 운동도 상당히 많이 수행한다. 육상과 필드 운동선수들이 단지 달리기만 하는 것은 아니다. 그들은 근력 또는 폭발성을 향상시키기 위해 체력 단련실에서 많은 시간을 보낸다. 수영선수들이 수영만 하는 것은 아니다. 그들은 파워를 향상시키기 위해 체력 단련실에서 많은 시간을 보낸다.

다음은 아마추어 선수들이 잘못한 것이다. 그들은 근력과 컨디셔닝을 구조화시키는 것을 믿지 않기 때문에, 그들은 일반적으로 선호하는 활동만 연습한다. 근력과 컨디셔닝을 통한 신체적 준비는 분리되어야 하지만, 트레이닝 중 일부는 통합되어야 한다. 대부분의 스포츠나 훈련은 체력 단련실을 사용하고 있다. 그러나 체력 트레이닝도 효과적으로 사용될 수 있다. 활동을 잘하려고 오로지 그것만 연습해서 최적으로 향상될 것으로 기대할 수 없다.

아마추어 선수들에게서 종종 나타나는 또 다른 오류가 있다. 근력 및 컨디셔닝은 스포츠 활동을 모방해야 된다는 것이 바로 잘못된 생각이다. 연구 결과 이것이 잘못이라는 것이 입증되었다. 야구에서 더 강해지기 위해 무거운 공을 던지면 공을 빠르게 던지는 능력은 향상되지 않는다. 무거운 배트를 휘두른다고 파워와 속도가 향상되지 않는다. 마찬가지로 달리기에서도 한쪽 다리에 가중한 하프 스쿼트를 수행한다고 해서 반드시 더 빨리 달릴 수 있는 것이 아니다. 이러한 것들을 알면 전문 스포츠 동작을 모방하기보다 특정 속성을 개발하는 데 근력과 컨디셔닝 원리를 폭넓게 적용할 수 있다. 전문 스포츠 동작을 모방하기보다는 전반적인 근력을 최적으로 향상시키는 운동(또는 약한 연결고리를 강화시키는 운동)을 선택하는 것은 중요하다. 따라서 전반적인 근력을 향상시키면 전문 스포츠 동작을 자신의 스포츠 분야에 적용하는 데 도움이 된다.

초급 및 중급 운동선수들이 사용하는 다양한 분야에 걸쳐 재미있는 현상들이 있다. 이미 언급한 바와 같이, 일반적인 80/20 규칙은 엘리트 운동선수들의 전문 스포츠 트레이닝에 적용될 뿐만 아니라 다른 유형의 보완 트레이닝에도 적용된다. 초급자와 중급자의 경우, 80/20 규칙이 다르다. 이들의 경우 전문 스포츠 기술(트레이닝의 80%)과 근력 강화 및 컨디셔닝(트레이닝의 20%)에 투자된 시간을 우선시한다. 따라서 전문 스포츠 트레이닝과 다른 유형의 트레이닝 비율은 80:20이나 4:1이 되어야 한다. 트레이닝 시간의 80%는 전문 스포츠 기술 연습에, 그리고 20%는 근력 및 컨디셔닝, 가동성 운동, 부상 방지 등을 통해 신체 준비에 투자해야 한다. 이것은 신체적 능력을 향상시키는 것뿐만 아니라, 치명적이거나 과사용 부상을 방지하는 데 도움이 된다. 이전 80/20 규칙 맥락에서, 트레이닝 시간의 80%는 전문 스포츠 기술에 투자하고, 트레이닝 시간의 16%(20%의 80%)는 자신의 전문 스포츠의 근력 및 컨디셔닝 속성에, 그리고 나머지 4%(20%의 20%)는 크로스 트레이닝 속성에 투자해야 한다.

따라서 파쿠르나 등반과 같은 신생 분야에서 초급자와 중급자의 경우 매주 활동에 투자하는 시간 분할은 약 80/20으로 이루어져야 한다. 이전 파쿠르 버전의 레이프 켈리Rafe Kelley와 아펙스 무브먼트Apex Movement의 라이언 포드Ryan Ford는 3~4일의 전문 파쿠르 연습을 2일의 근력 및 컨디셔닝 운동으로 분할하는 방법을 채택했다. 파쿠르 기술 운동과 근력 운동을 분할한 주간 표본 구조는 다음과 같다.

월: 파쿠르 기술 운동
화: 근력 및 컨디셔닝
수: 휴식일
목: 파쿠르 기술 운동
금: 근력 및 컨디셔닝
토: 파쿠르 기술 운동
일: 휴식일

파쿠르 세션이 2~4시간 동안 지속되고 근력과 컨디셔닝 운동이 1~2시간 지속된다는 점을 감안해서 파쿠르 연습과 근력 및 컨디셔닝 운동에 그 시간들을 추가한다면, 약 80:20의 비율이 된다. 모든 스포츠에서 대부분의 초급 및 중급 운동선수들의 경우, 전신 루틴을 주 2~3회 수행하고(각 세션에서 달성되어야 하는 기술 운동에 따라 다르다), 매주 2번 휴식을 조합해서 수행하는 것을 선호한다. 위의 일정을 수정해서 대부분의 파쿠르 기술을 주간 단위에 배정하면 다음과 같다.

월: 전신 근력 운동
화: 휴식일
수: 파쿠르 기술 운동
목: 전신 근력 운동
금: 휴식일
토: 파쿠르 기술 운동
일: 파쿠르 기술 운동

체조와 같은 다른 스포츠의 경우, 근력 및 컨디셔닝 운동은 일반적으로 각 연습 말미에 배정된다. 연습은 4~5시간 지속되며, 주당 4~5회 실시된다. 기술 운동에 2~3시간을 투자하고 휴식 시간은 유연성과 가동성 트레이닝에 투자하며 근력과 컨디셔닝 운동을 연습 말미에 추가한다. 등반에도 유사한 일정을 사용할 수 있다. 매주 체육관에서 2~3시간을 연습하며, 각 등반 세션 후 근력과 컨디셔닝에 1시간을 투자한다. 이러한 루틴들 각각에서 전문 스포츠 운동과 신체 준비운동 비율은 4:1이 된다. 모든 경우, 전문 스포츠 기술 운동은 연습 때마다 2~4시간 지속된다고 가정했다.

월: 등반+근력 및 컨디셔닝
화: 휴식일
수: 등반+최적 근력 및 컨디셔닝
목: 휴식일
금: 등반+근력 및 컨디셔닝
토: 자유일(등반, 회복, 또는 휴식에 보낼 수 있다)
일: 휴식일

등반은 하루는 다리에 집중해서 스포츠 전문 트레이닝을 하고 다른 날에는 하체 근력 및 컨디셔닝에 집중할 수 있기 때문에, 상체/하체 분할이 잘되는 경향이 있어서, 다른 운동과 달리 흥미 있는 분야이다. 다음은 진행하는 방법이다(다시 말하지만, 전문 스포츠 트레이닝은 2~4시간 지속된다):

월: 등반+하체 근력 및 컨디셔닝
화: 상체 근력 및 컨디셔닝
수: 휴식일
목: 등반
금: 상체 근력 및 컨디셔닝
토: 등반+하체 근력 및 컨디셔닝
일: 휴식일

근력을 증대시키기 위해 단지 운동을 하는 그 이상의 근력 및 컨디셔닝을 다루는 방법은 분명히 많이 있다. 휴식일, 훈련일, 준비운동 시, 또는 웨이트 트레이닝 후에 유연성, 가동성, 사전 재활, 격리 운동 등을 훈련할 수 있다. 자신의 일정에 맞게 짜 맞출 수 있다. 예를 들면 많은 사람들은 일주일에 3일을 등반하고, 웨이트 트레이닝 후 유연성과 가동성 운동으로 요가를 한다. 그런 다음 다른 휴식일에는 가동성과 근력 및 컨디셔닝 운동을 한다. 다음은 그에 대한 하나의 예이다.

월: 등반+요가
화: 근력 및 컨디셔닝
수: 등반+가동성 운동
목: 휴식일
금: 등반+요가
토: 근력 및 컨디셔닝
일: 휴식일

자신의 스포츠를 기반으로 하는 전문 루틴에 한정될 필요는 없다. 약점을 식별해서 그에 따라 운동 루틴을 수정하는 것이 중요하다. 특정 동작(예: 등반에서 힐 후크heel hooks-암벽이나 빙벽 등반을 할 때 발뒤꿈치를 사용하는 기술)에 어려움이 있을 경우, 주기 전반에 걸쳐 유연성 운동이나 요가를 하면 능력을 향상시킬 수도 있다. 파쿠르에서 벽을 타는 데 어려움이 있는 경우, 기술 운동에 집중할 뿐만 아니라 풀업, 딥, 그리고 머슬업에 적합한 부가적인 근력 운동을 추가할 수도 있다. 근력 및 유연성이 좋더라도 등반에 적합하도록 손의 근력을 향상시켜야 할 수도 있다. 손의 근력을 향상시키는 것은 쉽게 수행될 수 있다. 운동 루틴에 행 보드hang board, 캠퍼스 보드campus board, 또는 시스템 보드system board 운동을 2~3세션 추가한다. 진전을 원하는 경우 향상시킬 필요가 있는 특정 분야를 항상 식별해야 한다.

근력 운동은 운동 발달의 토대이다. 근력을 우선적으로 발달시키면, 심폐지구력, 체력, 유연성, 파워, 스피드, 민첩성, 조정, 균형, 그리고 정확성 등과 같은 대부분의 다른 속성과 전문 스포츠 기술들이 최적으로 발달된다. 모든 것은 근력을 기반으로 한다. 따라서 초급 및 중급 운동선수들이 발전하는 데 가장 중요한 속성이 바로 근력이다.

지구력 관련 스포츠에서도 마찬가지이다. 엘리트 마라토너들은 4분 30초 만에 1마일을 달리고 연속해서 26번을 달릴 수 있다. 상당한 양의 근력 지구력을 지니고 않고는 이렇게 빨리 달릴 수가 없다. 1500미터 세계 기록 보유자인 히컴 엘 게루즈Hicham El Guerrouj는 매주 최소 3~5회 근력과 파워 운동을 했으며, 트레이닝 단계에 따라 9회 이상 이러한 스트레칭 운동을 했다.

자신의 전문 스포츠를 향상시키려면 신체 준비를 절대 무시해서는 안 된다. 웨이트 트레이닝은 신체 준비를 하는 좋은 방법이지만, 체력 트레이닝은 특정 스포츠 및/또는 분야에 웨이트 트레이닝의 훌륭한 대안이다.

혼합 모형

'혼합 모형Hybrid templates'은 중량과 체중을 트레이닝에 사용하는 데 관심이 있는 운동선수들을 위한 모형이다. 사용 가능한 모든 도구를 도구 상자에 포함하는 것이 가장 좋다. 불합리하게 위험한 운동을 제외하고 모든 유형의 운동에는 시간과 장소가 있다.

바벨에 집중하는 사람들은 얼마만큼 수행해야 하는지 그 심도를 이해하지 못하면서 웨이트 운동이 너무 쉽다고 혹은 너무 많은 반복을 한다고 비난한다. 다양한 이유로 웨이트 트레이닝이 맨몸 운동보다 열등하다고 주장하는 맨몸 운동 광신자들이 있다. 이러한 광신자들 모두 근시안적이다. 맨몸 운동과 바벨 운동은 대부분의 상황에서 매우 상호 호환적이며 다양한 스포츠의 고급 운동선수들 대다수는 트레이닝에 둘 다를 사용한다.

바벨이나 덤벨 운동을 자신의 운동 루틴에 통합하는 방법은 여러 가지가 있다. 여기에서 우리는 가장 일반적인 것만 다룬다. '대체, 보완, 보충.'

대체

전신 루틴의 경우, 다음과 같은 일반적인 운동 처방이 있다. 2개의 상체 푸싱 운동, 2개의 상체 풀링 운동, 그리고 1~2개의 다리 운동. 이것은 신체 균형을 유지해서 양호한 근력과 근육량을 키울 수 있다. 종종 2개의 상체 운동(푸싱과 풀링 모두)은 수평 동작에 중점을 두는 운동과 수직 동작에 중점을 두는 운동으로 다시 세분화된다. 이것은 구조적 균형을 유지하는 데 도움이 된다. 또한 모든 복합 운동을 사용한다면, 이와 같은 루틴은 신체의 모든 근육을 활성화시켜서 모든 부분의 근육과 근비대를 달성할 수 있다. 전형적인 바벨 전문 루틴은 다음과 같다.

- 상체 푸시: 벤치 프레스+프레스 또는 딥스
- 상체 풀: 풀업+벤트 오버 로우
- 하체: 스쿼트+데드리프트

일치하는 맨몸 운동 루틴에서 동작 면에 따라 동등한 중량으로 중량 혹은 바벨 운동을 대체할 수도 있다.

- 상체 푸시: 푸시업 또는 플렌체 진행+딥스 또는 핸드스탠드 푸시업 변형
- 상체 풀: 풀업+인버티드 로우 또는 프론트 레버 풀업
- 하체: 스쿼트 혹은 피스톨+글루트 햄 레이즈glute-ham raises/햄스트링 컬

근력과 근비대를 늘리는 것이 목표라면, 이러한 루틴들은 일반적으로 5~12회 반복 범위에서 어려운 운동으로 수행되어야 한다. 바벨로 진행할 때 중량을 추가한다. 맨몸 운동으로 진행할 때 다음 진행으로 이동할 수 있을 때까지 반복횟수를 추가한다. 이것들은 그만큼 쉽다. 그에 해당하는 것으로 특정 바벨이나 맨몸 운동을 대체한다. 바벨 중심 루틴에 핸드스탠드 푸시업을 추가하려면, 다른 수직 프레스 동작(예: 프레스 또는 딥스) 대신 핸드스탠드 푸시업으로 대체한다. 플렌체 운동을 원한다면, 벤치 프레스 대신 플렌체로 대체한다.

보완

목표에 더욱 집중하려면, 루틴 운동을 보완할 수도 있다. 예를 들어 많은 사람들은 동시에 벤치 프레스와 플렌체를 운동하려고 한다. 그렇게 하는 것이 좋다. 이들 두 운동은 서로 보완적이다. 벤치 프레스는 근력 및 근비대 증대에 좋은 반면, 플렌체는 상체 제어와 근력 증대에 좋다. 사람들은 다음과 같이 말한다. "단지 프레스를 트레이닝 한다" 또는 "단지 벤치 프레스를 트레이닝 한다." 오직 한 운동만 트레이닝을 하는 이점은 궁극적인 목표에 중점을 둔다는 점이다. 단지 하나의 운동에서 특정 수준으로 잘하고 싶은가? 아니면 둘 다 모두를 잘하고 싶은가? 어느 것을 선택하든 잘못된 것은 없다.

고전적인 초급자 운동 루틴에서 수직 푸싱 운동을 제거할 수 있다. 전문적인 것이 좋기는 하지만, 더욱 집중할 수 있을 때까지 구조적 균형에 주의해야 한다. 수직 풀링 운동에만 집중한다면 문제가 될 수 있다. 수직 풀링 운동에 비해 수평 풀링 운동은 견갑골 수축근과 전방 어깨 쪽으로 향하는 근력과 근비대에 집중한다. 운동 루틴에서 이러한 유형의 운동 중 하나를 제거한다면, 대부분의 수직 풀링 운동이 어깨 내부 회전근인 가슴과 광배근을 강하게 자극하기 때문에 시간이 지나면서 어깨에 불균형이 초래될 수 있다. 대부분의 풀링 운동은 어깨 내부 외전근도 자극한다. 어깨 불균형은 신체가 앞으로 구부러지는 자세가 되도록 조장하며, 이는 구조적 무결성에 좋지 못하다. 특히 직장이나 학교에서 하루에 몇 시간씩 책상 앞에 앉아 있는 경우 더욱 좋지 못한 결과를 초래한다. 이와 같은 어깨 불균형 문제는 일반적으로 수평 풀링으로 해결될 수 있다. 다른 유형의 푸싱 동작을 포기할 정도로 수평 푸싱을 향상시키려면, 불균형을 상쇄하기에 충분할 정도로 수평 플링을 해서 균형을 잡아야 한다.

결론적으로 위험과 이점 비율에 유의해야 한다. 불균형이 발달되고 있음을 인식하면, 하던 운동을 중단하고 다시 더욱 구조화된 루틴으로 돌아가야 한다. 불균형이 교정될 때까지 구조화된 루틴을 계속 수행한다. 그런 다음 다시 보완 구조로 돌아갈 수 있다.

보충

짐 웬들러Jim Wendler의 5/3/1 프로그램과 같은 효과적이며 입증된 많은 루틴들은 보충적 맨몸 운동이나 바벨 운동을 사용해서 약한 부분을 보완하고 컨디셔닝을 수행하거나 다른 속성들을 개발한다. 5/3/1 훈련법은 스쿼트, 데드리프트, 벤치 프레스, 또는 오버헤드 프레스와 같은 기본 운동에 효과적이다. 그런 다음 이러한 리프트 운동에 보충적 보조 운동을 추가한다. 예를 들어 데드리프트를 트레이닝 한다면, 보충 운동은 약한 연결고리에 집중된다. 둔근이 약하다면, 굿모닝good mornings(대둔근과 척추 전체, 특히 슬와부 근육군을 강화하는 운동)과 같은 힙/힌지 운동hip/hinge exercises이 효과적이다. 햄스트링이 약하다면, 스트레이트 레그 데드리프트, 글루트햄 레이즈, 또는 이와 유사한 운동들이 효과적이다. 등이 약하다면, 리버스 하이퍼 익스텐션reverse hyperextensions이 효과적이다. 벤치 프레스의 경우, 약점이 집중하는 일부 다른 형태의 프레스 운동이나 딥과 같은 운동이 효과적이다.

맨몸 근력 운동은 유사한 방식으로 반응한다. 맨몸 운동을 주 리프트 운동으로 사용하고 약점, 근비대, 또는 발달시키고 싶은 곳에 초점을 맞추고 중량을 늘려서 보충한다. 고급 단계 운동선수의 경우, 이 방법은 목표와 약점에 따라 진전에 매우 효과적인 방법이 될 수 있다. 많은 경우, 중량을 사용하면 보충 맨몸 운동에 도움이 될 수 있으며, 근비대에 필요한 신경 적응과 근력 발달에 효과가 있을 수 있다. 또한 부상을 치료 중이면, 맨몸 운동에 적합한 중량 운동을 대체해서 부상을 악화시키지 않고 완전히 치료할 수 있다.

플렌체가 대안이 될 수 있다. 운동 발달을 보충하기 위해 중량 운동을 사용하는 방법은 여러 가지가 있다. 완력 및 잠재적인 근비대에 집중하고 있다면, 스미스 머신smith machine이 유용한 수단이 될 수 있다. 언더 그립/외전 그립을 사용해서 가슴 대신 엉덩이가 바 아래에 있도록 자세를 잡는다. 이 자세는 바를 플렌체를 지향하는 자세에 둔다. 이제 중량을 가해서 바벨을 부하를 주고 수정된 플렌체 푸시업을 수행한다.

이것은 여러 이유로 유용한 운동이다. 벤치를 따라 몸이 곧게 뻗은 자세이기 때문에 사람들이 플렌체 푸시업을 수행하는 동안 등을 구부려서 보완할 때 일반적으로 발생되는 나쁜 기법을 강화시키게 되는 점을 염려할 필요가 없다. 또한 머신이 바를 올바르게 정렬되도록 유지하기 때문에 각도를 유지하면서 어깨로 정확하게 밀어 올리는 문제에 대해 걱정할 필요가 없다. 또한 스미스 머신을 사용하면 점진적인 부하를 사용하기 때문에 근력 발달을 추적할 수 있다. 중량이 얼마나 가중되는지 추적해서 근력이 얼마나 발달하고 있는지 확인할 수 있다. 특정 포인트가 지나면, 특히 어깨와 가슴 같은 경우 맨몸 운동에 비해 중량 운동이 근비대에 더 좋은 자극이 될 수 있다.

덤벨은 또한 여러 고급 맨몸 운동에 효과적이다. 다시 플렌체 예로 돌아가 보면, 스미스 머신과 같은 수단을 이용해서 덤벨 플렌체 푸시업을 할 수 있다. 푸시업 동작을 수행하는 동안 두 손을 엉덩이보다 위에 유지하면 된다. 또한 몰티즈나 인버티드 크로스와 같은 보다 고급 단계 운동을 트레이닝 할 때 덤벨을 이용하면 더욱 쉽다. 팔꿈치를 조절해서 근력과 근비대를 증대시키는 데 선호되는 운동에는 한 쌍의 덤벨을 사용하는 것이 있다.

- 플렌체 자세에서 시작한 다음 2초 동안 유지한다.
- 몰티즈 자세로 이동한 다음 2초 동안 유지한다.
- 플렌체 자세로 다시 돌아가서 이 순서를 3~5회 반복한다.

물론 링 트레이닝이 더욱 바람직하다. 덤벨이 링을 완벽하게 대체하지 못하지만, 모든 것을 링에 적용할 수는 없다.

중량을 이용하는 또 다른 이점은 부상 없이 결합 조직을 발달시키기에 충분한 운동이 되도록 중량을 변경할 수 있다는 점이다. 특히, 팔꿈치에 상당한 부담을 주는 스트레이트 암 운동(예: 백 레버, 플렌체, 몰티즈, 그리고 인버티드 크로스)에서 중량 변경이 상당한 이점이 있다.

필자가 보아온 사람들에게 나타나는 가장 일반적인 문제는 중량과 맨몸 운동을 하기 위해 체육관을 이용하기 어렵다는 점이다. 그들은 일반 피트니스 센터Globo gym를 이용한다. 이러한 피트니스 센트에서는 맨몸 운동을 수행할 수 없으며 가정에도 맨몸 운동을 할 수 있는 장비가 없다. 어떤 사람들은 주말에 집에서 트레이닝을 하며, 주중에는 체육관에 거의 갈 수 없어서 트레이닝에 집중할 수 있는 시간이 거의 없다. 이에 해당된다면, 초급단계부터 자신의 일정에 적합하게 운동 루틴을 조정해야 한다. 자신의 목표에 따라, 일정에 적합하게 운동 루틴을 두 개로 분할할 수도 있다. 전형적인 바벨 루틴은 일반적인 피트니스 센터에서 수행할 수 있는 루틴이다.

- 상체 푸시: 벤치 프레스+프레스 또는 딥스
- 상체 풀: 풀업+벤트 오버 로우
- 하체: 스쿼트+데드리프트

일치하는 맨몸 운동 루틴에서 동작 면에 따라 동등한 중량으로 중량 혹은 바벨 운동을 대체할 수도 있다.

- 상체 푸시: 푸시업 또는 플렌체 진행+딥스 또는 핸드스탠드 푸시업 변형
- 상체 풀: 풀업+인버티드 로우 또는 프론트 레버 풀업
- 하체: 스쿼트 혹은 피스톨+글루트 햄 레이즈/햄스트링 컬

분명, 목표에 따라 이러한 것을 수정해야 한다. 일반 피트니스 센터에서 그라운드 기반 맨몸 운동(예: 플렌체)을 트레이닝 하는 것이 가능하기 때문에, 체육관에 가는 날 벤치 프레스 대신 모두 플렌체를 수행할 수 있다. 또는 체육관 장비를 이용해서 머신 플렌체 푸시업이나 덤벨 플렌체 푸시업과 같은, 특정 목표에 적합한 운동을 할 수 있다.

실제로 운동 루틴을 구성하는 방법은 자신에게 달려 있으며, 자신의 목표를 기반으로 해야 한다. 상체 맨몸 운동과 하체 바벨 운동이 적극 권장되며 효과가 있는 것으로 입증되어 있다. 그러나 상체와 하체 운동에 맨몸 운동과 바벨 운동을 혼합해서 사용하고 싶으면 그렇게 해도 무방하다. 다음은 자신의 루틴에 맞게 짜 맞출 수 있는 대략적인 운동 목록이다.

바벨 푸싱 운동

- 상체: 벤치 프레스, 덤벨 프레스, 디클라인/인클라인 벤치, 밀리터리 프레스, 비하인드 넥 프레스, 저크, 푸시 프레스
- 하체: 가블렛 스쿼트, 프론트 스쿼트, 하이 바 백스쿼트, 로 바 백 스쿼트, 오버헤드 스쿼트, 핵 스쿼트, 런지

비고: 어깨 부상 위험 때문에 이 목록에는 업라이트 로우가 없다.

바벨 풀링 운동

- 상체: 원 암 덤벨 로우, 시티드 로우, 벤트 오버 로우, 펜들레이 로우, 페이스 풀
- 하체: 데드리프트, 클린/파워클린, 지면에서 어깨까지 또는 행에서 어깨까지 모든 올림픽 역도 변형

맨몸 푸싱 운동

- 상체: 핸드스탠드 푸시업, 핸드스탠드 프레스, 플렌체, 푸시업, 클래핑 푸시업, 딥스, 몰티즈, 인버티드 크로스
- 하체: 맨몸 스쿼트, 피스톨/싱글 레그 스쿼트, 스림프 스쿼트

맨몸 풀링 운동

- 상체: 풀업(투 암 풀업, 높이를 달리한 풀업, 원 암 풀업), 글래핑 풀업, 인버티드 로우, 인버티드 풀업, 백 레버, 프론트 레버, 십자버티기
- 하체: 레그 컬, 킹 데드리프트, 글루트 햄 레이즈

기타

- 상체 조합: 머슬업, 인버티드 머슬업, 바나 링을 포함한 모든 전이 동작(위에서 아래 또는 아래에서 위).
- 하체 결합: 단거리 달리기, 계단, 수직 뛰어넘기, 보드 점프, 기타

Exrx.net에는 이러한 동작들과 그 동작을 하는 방법을 보여 주는 에니메이션이 제공된다. 일반적으로 대부분의 다리 운동은 모든 다리 근육을 트레이닝 하기 때문에 다리 운동 분류 시스템은 다소 분명하지 않다. 일반적인 분류는 푸시:풀이지만, 또 다른 분류 방법은 무릎 지배:힙 지배 또는 힙 힌지 지배로 분류된다. 웨이트 트레이닝에서 반드시 균형을 유지하고 자신의 모든 약점에 대해 트레이닝을 해야 한다.

운동 루틴

루틴, 순서, 그리고 조합은 상당히 과소평가되었으며, 실제로 근육을 트레이닝 하는 중요한 방법이다. 루틴, 순서, 그리고 조합의 주요 이점 중 하나는 이를 통해 일반적인 운동으로 하지 않는 방법으로 근육을 사용해서 연속적으로 여러 가지 많은 유형의 동작을 전환할 수 있다는 점이다. 운동에서 운동으로 전환하는 것은 매우 어려울 수 있다. 따라서 상당한 원심성 동작 범위를 얻을 수 있는 이점이 있다.

루틴, 순서, 그리고 조합은 고급 단계 근력 운동에 가장 적합하다. 근력은 대부분 신경학적 적응이기 때문에, 먼저 일반적인 반복 운동으로 동작 패턴을 트레이닝 하는 것이 가장 좋다. 그러면, 필요한 근력을 발달시킬 수 있다. 여러 운동을 트레이닝 하고 여러 단계의 전환을 통해 이동하는 것이 좋지만, 동작 패턴 그 자체에만 집중해서 머물러 있을 수는 없다. 강화되면 더욱 효과적인 다른 근력 운동의 복합 바벨이나 빠른 서킷에 이것을 비교할 수 있다.

루틴 또는 조합은 일련의 체인 방식으로 모든 유형의 운동으로 구성될 수 있다. 그러한 운동들은 일반적으로 링이나 패러렐 바 위에서 수행된다. 말 그대로 수천 가지 변형이 있다. 가장 일반적인 조합 중 일부는 핸드스탠드 → 엘보우 레버 → 핸드스탠드와 같이 다른 동작을 조합한 몇 가지 변형과 더불어 FIG COP(국제체조연맹 기술 요소)에서 인용한 진행 차트에 나열되어 있다. 파트 4에 표본 프로그래밍을 소개한다. 이러한 조합은 정기적으로 운동할 시간이 없을 때 약간 빠르게 운동할 수 있는 좋은 방법이다. 반복적으로 동일하거나 유사한 루틴을 수행해서 양호한 전환을 만드는 적절한 트레이닝 세션을 위해, 5~6개 기술을 순서대로 한꺼번에 준비해서 연속으로 5회 수행한다.

루틴은 이미 숙달했지만 잠시 동안 사용하지 않는 근력 동작과 기술을 통합하는 탁월한 방법이다. 현재 트레이닝을 하고 있는 동작과 이미 숙달된 동작을 조합하면, 재미있는 루틴/순서/조합을 만들 수 있으며, 이것은 일반적인 방법보다 근육을 다르게 트레이닝시킨다. 이것은 고급 및 엘리트 단계 운동선수들을 개발하는 주요 방법 중 하나이다. 이 단계에서, 고단계 등척성 유지를 습득하는 것에서 이들 기술 사이를 이동하는 것으로 초점이 이동하기 시작한다. 등척성 유지 사이에서 전환(예: 프론트 레버에서 십자버티기로)은 실질적으로 그 자체를 유지하는 것보다 더 어려울 수 있다. 프론트 레버는 A등급 기술이며, 십자버티기는 B등급 기술, 그리고 프론트 레버에서 십자버티기로의 전환은 D등급 기술로 피네다Pineda라 불린다. 사실, 대다수 고급 단계 체조 선수들은 특정 근력 트레이닝을 중단하고 오로지 근력 기술에만 초점을 맞추어서 적응을 위한 충분한 자극을 준다.

모든 동작 근력을 트레이닝 하는 데 루틴과 순서가 성공적으로 사용될 수 있다 하더라도, 집중했던 근력 트레이닝을 모두 제거하지는 않아야 한다.

루틴, 순서, 그리고 조합은 수행하기에 재미있을 수 있다. 특히 링 위에서 고급 단계 등척성 유지 동작을 많이 수행할 수 있다면 이러한 유형의 동작들을 중심으로 즐겁게 트레이닝을 할 수 있다. 특정 동작을 엄격하게 트레이닝 하는 것보다 이러한 유형의 루틴을 수행하면 매우 즐겁다는 것을 알 수 있다.

완전한 동작 범위의 원심성과 등척성 사이에 어떤 균형이 유지되고 있는 것처럼 근력을 증대시키기 위한 방식에 집중해서 특정 동작을 트레이닝 하는 것 사이에도 어떤 균형이 유지되고 있다. 변화를 위해 또는 목표를 위해 기꺼이 하고자 한다면, 그렇게 하면 된다.

다음은 전시 체조 단체인 짐카나Gymkana가 수십 년 동안 표준으로 사용해 온 '초급자 루틴'이다.

- 행에서 시작
- 머슬업에서 스폿으로
- L-시트
- 숄더 스탠드Shoulder Stand
- 스폿으로 이동
- 인버티드 행으로 즉시 롤백
- 백 레버
- 저먼행 풀 아웃
- 플리야웨이 디스마운트로 스윙(또는 행과 드롭 옵으로 다시 이동)

하나의 프로그램에 여러 가지 기본 기술을 넣은 예시이다. 이것들은 재미있으며, 특히 다른 사람들과 함께 트레이닝을 할 때 더욱 재미있다.

Chapter 13. 요약
지구력, 카디오 운동, 크로스 트레이닝, 하이브리드 템플릿, 그리고 루틴

이 장에서 지구력, 카디오 운동, 크로스 트레이닝, 하이브리드 템플릿, 그리고 루틴을 맨몸 운동 근력 트레이닝에 적용하는 방법을 살펴보았다.

지구력은 유산소 지구력과 국소 근육 지구력을 트레이닝 한다. 웨이트 트레이닝을 구성하는 데 사용될 수 있는 방법은 여러 가지가 있다.

크로스 트레이닝도 매우 다양하며, 이상적인 루틴은 스포츠, 코치, 그리고 구현되는 근력 및 컨디셔닝 프로그램 수준에 따라 달라진다. 맨몸 운동 근력 진행과 기술을 습득하는 데 관심이 있다면, 먼저 코치와 상담을 해야 하며, 처음에는 다소 실수를 범할 수 있다.

근력 및 컨디셔닝은 다양한 스포츠의 토대이다. 특히, 근력 및 컨디셔닝은 운동을 효과적으로 향상시키고 부상을 방지하는 데 매우 중요하다.

하이브리드 템플릿을 사용해서 바벨과 맨몸 운동을 단일 루틴으로 짜 맞출 수 있다.

루틴은 대안 트레이닝 방법으로 자리잡았으며, 성능 향상, 연속 동작 운동, 또는 단순히 재미있는 운동에 유용할 수 있다.

- CHAPTER 14 -

오버리칭 및 오버트레이닝

오버리칭overreaching과 오버트레이닝overtraning은 다르다는 것을 인식하는 것이 중요하다. 이러한 문제가 불거졌을 때 적절하게 다룰 수 있는 방법과 무엇을 조심해야 하는지 학습해야 한다.

- 오버리칭은 여러 가지 웨이트 트레이닝을 통해 자신의 능력이 기준선 아래로 떨어졌을 때 도달하게 되는 일시적인 상태이다. 휴식이나 디로드 기간이 정상이면, 신체는 스스로의 역량을 증가시킬 정도로 원래대로 되돌아간다(또는 초과 회복된다).
- 오버트레이닝은 많은 웨이트 트레이닝을 통해 자신의 능력이 지속적으로 저하되어 도달하게 되는 상태이다. 이것은 디로딩과 휴식기를 지난 후에도 전반적으로 능력을 후퇴시키는 결과를 초래한다. 증상으로는 능력 퇴화, 수면 장애, 식욕 감퇴, 영속적인 통증, 그리고 부상 위험 증가 등이 있다.

오버리칭

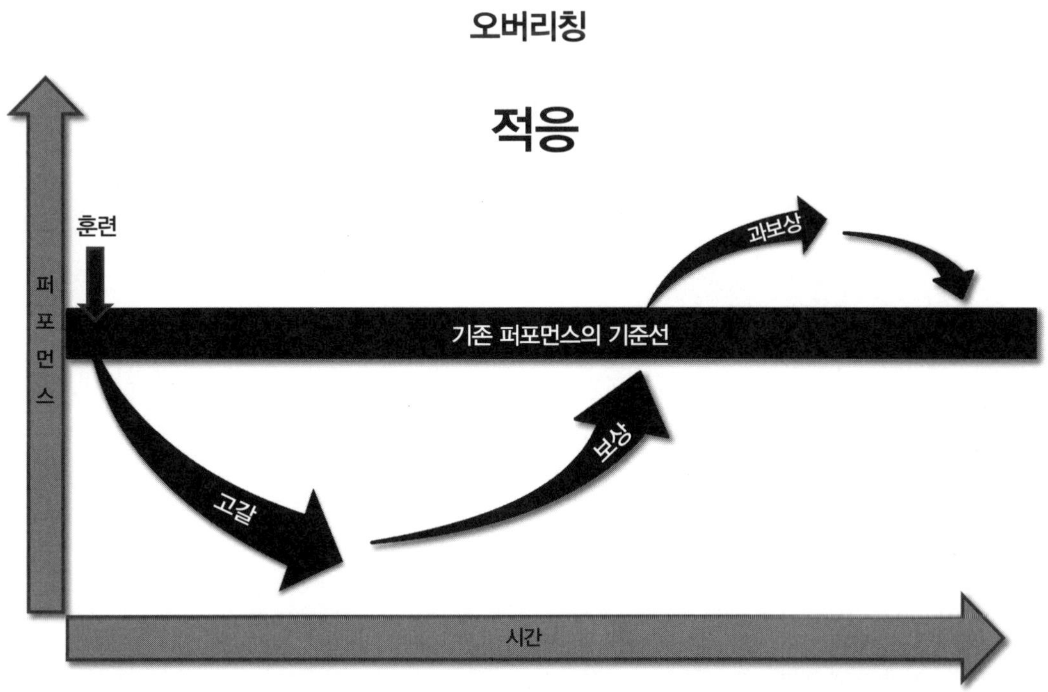

오버리칭은 그 자체로는 나쁜 것이 아니다. 그러나 지나치게 오랫동안 트레이닝을 하면 오버트레이닝으로 발전될 수 있다. 긍정적으로 말하면, 특히 초급자들이 오버트레이닝 상태에 도달하는 것은 매우 어렵다. 오버리칭은 훨씬 더 일반적이며, 실질적으로 좋은 일이 될 수도 있다. 많은 운동선수들은 초과 회복을 유도하기 위해 단기 오버리칭 계획을 세운다. 스포츠에서는 이를 피킹peaking 또는 테이퍼링tapering이라 부르며, 보통 시합에 사용된다. 피로와 피트니스 모델을 다시 한 번 생각해 보기 바란다. 신체 단련이 향상되었을 때 신체가 트레이닝 자극에 적응되었기 때문에 진전이 상당히 어려워진다. 따라서 트레이닝이 중급과 고급 단계에 접어들면, 몇 주 또는 2주 단위로 메소사이클을 고려해야 한다.

축적 및 강화 모델과 비교해 보면 더욱 분명해진다. 축적 단계는 본질적으로 특정 범위까지 능력을 저하시킬 만큼 충분한 양으로 신체에 과부하가 되도록 신중하게 계획된 것이다. 일단 이 능력이 저하 수준에 도달하면, 트레이닝을 강화 단계로 높인다. 그러고 나서 고강도로 가벼운 운동량을 수행한다. 운동량을 낮추면 신체는 심지어 고강도에서도 빠르게 초과 회복이 된다. 그래서 이득이 나타나고 근력이 더욱 증대된다.

이것이 진전을 위해 계획적인 오버리칭을 사용하는 '2요소dual factor'이론의 핵심이다. 이 방법에서 운동선수는 몇 가지 웨이트 트레이닝을 조합해서(일반적으로 매주 또는 격주로) 신체 능력을 저하시킨 다음, 그다음 주에 진전이 이루어질 수 있게 만든다. 엘리트 운동선수들의 경우, 계획적인 주기는 수개월 또는 수년까지 확장될 수 있다.

초급자들은 주간 단위 주기를 사용할 수 있다. 계획적인 오버리칭은 적어도 2일간의 휴식에서 가장 효과적이며, 신체는 그 주 전체 운동량에서 회복될 수 있다. 4/3(4일 운동, 3일 휴식)과 5/2(5일 운동 2일 휴식) 또는 이와 유사한 일정이 1주 내 계획적 오버리칭 주기를 구성할 수 있는 방법 중 하나이다. 중급 단계로 넘어가는 초급자일 때 더 쉽게 진전할 수 있는 방법이 있기 때문에 이 방법이 완전히 권장되지는 않는다(예: 간단한 진행 및/또는 경량/중량 방법). 그러나 직장이 교대 근무를 해야 하는 경우나 주말에 다른 활동을 해야 하는 경우 이 프로그램이 유용할 수 있다.

계획적 오버리칭을 구상할 때는 장기적으로 생각하는 것이 가장 좋다. 중급 또는 고급 트레이닝 주기에서, 다음 메소사이클 몇 주 전에 주말에 회복, 초과 회복, 그리고 조정을 위한 충분한 휴식을 취할 수 있다면, 일주일 동안의 역량 저하가 항상 나쁜 것은 아니다. 신체가 회복된 후 그 주에 강화 주기를 이용해서 자신의 능력을 의도적으로 저하시키는 것을 목적으로 하는 축적 단계는 2주간 지속될 수도 있다. 이것은 2주 주기 형태일 수도 있고, 6주간의 메소사이클에 이러한 주기를 두 번 계획할 수도 있다.

- 1주: 축적
- 2주: 축적
- 3주: 강화
- 4주: 축적
- 5주: 축적
- 6주: 강화

즉, 이득이 피로에 가려질 수 있기 때문에 메소사이클 내에 진전을 하지 않는 것도 괜찮다. 일단 메소사이클이나 휴식기 끝에 도달하거나 운동량을 줄이면, 신체는 초과 회복을 해서 다시 강해질 수 있다.

사람마다 다르기 때문에 운동 루틴에 이러한 고급 트레이닝 개념을 프로그래밍하려면 신중하게 생각하고 실험해야 한다. 조정에 문제가 있더라도 걱정할 필요는 없다. 여기에서 트레이닝 일지는 가장 좋은 친구이다. 트레이닝 일지를 사용하면 지나온 진행 과정을 살펴보고 메소사이클 동안 능력이 향상 또는 감소되었는지 알 수 있다. 또한 메소사이클 내에 진전이 없지만 디로드 주가 지나고 갑자기 강해졌다면 초과 회복의 효과가 있었다는 것을 알 수 있다. 특정 트레이닝 빈도, 강도, 그리고 운동량에 신체가 반응하는 방법을 인식하는 것은 중요하다. 반응에 익숙해지면 스스로 루틴을 조정해서 능력을 최상으로 진전시키는 데 도움이 될 수도 있다.

DUP와 오버리칭의 차이점을 인식해야 한다. 진전을 하려면 트레이닝을 하는 동안 능력을 저하시킬 필요는 없다. 오버리칭은 피로와 신체 단련 모델을 자신의 트레이닝에 적용하는 방법일 뿐이다. DUP와 다른 주기화 모델을 사용하면 고급 단계 운동선수 경우도 자신의 능력을 저하시키지 않고도 진전을 이룰 수 있다. 전체적인 목표에 가장 적합한 방법을 선택해야 한다.

대부분의 고급 프로그램에는 일종의 오버리칭 효과가 내장된 주기화를 포함하고 있다. 따라서 운동선수는 트레이닝 세션 내에서 진전을 이룰 수 있을 뿐만 아니라, 시합 때 정점을 이룰 수 있는 초과 회복이 가능하다. 그러나 이것은 『오버커밍 그라비티』에서 다루는 것보다 더 많은 계획을 필요로 한다. 트레이닝에 반응해서 주기 중에 진전을 이루고, 주기 말에 오버리칭 효과를 달성하는 방법을 알아야만 한다. 트레이닝을 기록하는 중요성은 아무리 강조해도 지나치지 않다.

오버트레이닝

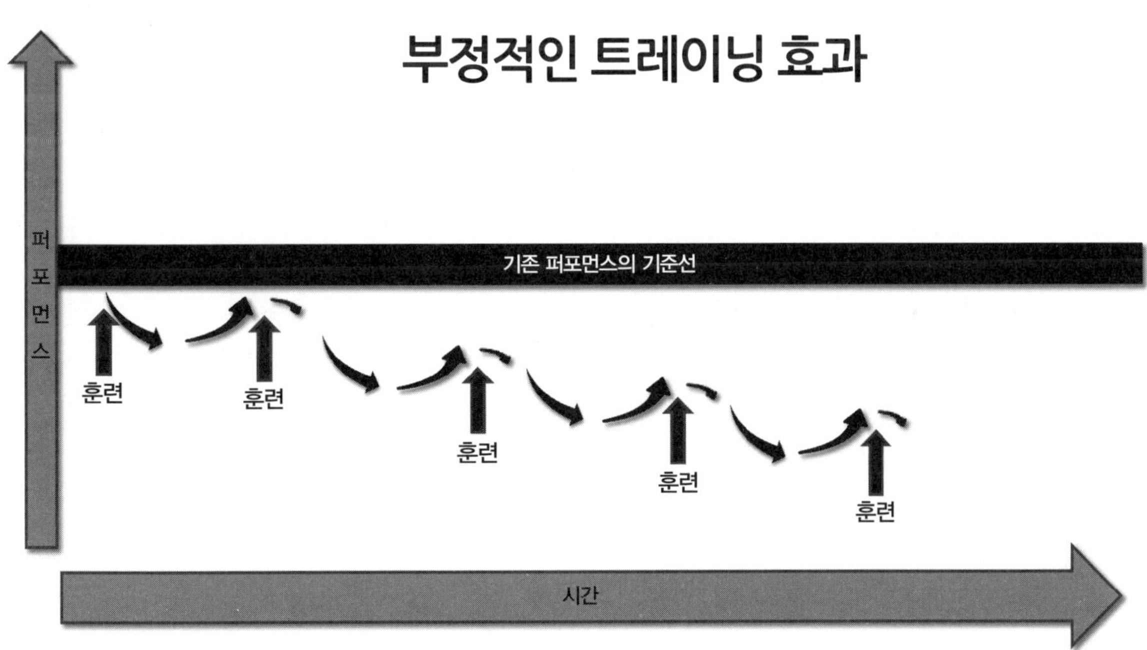

오버트레이닝은 실질적으로 '회복 미달'이 연장된 상태이며, 이때 신체는 스스로 적절히 회복될 수 있는 능력이 없다. 이 상태에서 회복되려면 몇 주 또는 심지어 한 달이 걸릴 수도 있다. 능력은 상당히 저하되어 종종 처음 시작 지점 이하로 떨어지기도 한다. 이 상태는 만성 과다 운동을 통해서만 도달될 수 있기 때문에, 이 단계에 도달하지 않는 것이 좋다. 몇 달 동안 연속해서 휴식을 취하지 않으면 이 상태에 도달할 수 있다. 디로드를 적절히 하면 염려할 것이 없다.

초급자들이 염려해야 할 가장 큰 문제는 오버트레이닝이 아니라, 단일 웨이트 트레이닝에서 너무 많이 운동을 하는 것이다. 초급자들이 다룰 수 있는 것보다 불필요하게 운동량이 많지 않다 하더라도, 과사용 부상을 초래하거나 최적의 진전을 방해할 수 있다. 많다고 항상 좋은 것은 아니라는 점을 명심하기 바란다.

운동을 하면서 능력이 증가된다면, 오버리칭이나 오버트레이닝을 하지 않도록 한다. 실제로 신체가 수행할 수 있는 것보다 적거나 많게 수행하고 있을 수 있다. 웨이트 트레이닝의 운동량, 강도 및/또는 빈도를 실험하여 이득을 증대시키고 회복을 촉진시키도록 한다.

고원 현상에 빠져 있거나 퇴보하고 있고 트레이닝을 하다가 잠시 휴식을 취할 수 없으면 디로드를 해야 할 시간이 되었을 수도 있다(자신의 메소사이클이 어느 위치에 있는지에 따라). 휴식이 도움이 되는지를 확인한다. 도움이 되지 않았다면, 원인은 주로 과소 트레이닝이다. 일상적인 수면 상태, 식단, 그리고 스트레스 요인들은 실질적으로 회복에 영향을 미치기 때문에, 확실히 조사를 해야 한다. 이러한 것들 중 어느 것이라도 실질적인 원인일 수 있다. 발생되고 있는 것을 판단하기 위해 필요한 경우 여분의 휴식일을 가진다. 만성 고원 현상이나 퇴화로 인해 시간을 낭비하는 것보다 한두 번의 트레이닝을 하지 않는 것이 훨씬 낫다.

가장 분명한 오버리칭 증상 중 두 가지는 수면의 질과 식욕 저하이다. 최근에 운동량 증가나 강도를 높인 후에 이런 현상이 발생되었다면, 신체가 적응 시간을 가질 수 있도록 여분의 스트레스 요인들을 제거해야 한다. 앞서 언급한 바와 같이, 오버트레이닝은 자신의 목표를 향해 나아가고 있는지를 염려해야 할 사항이 아니다. 그렇지 않은 경우, 트레이닝, 수면, 식단, 스트레스 수준, 그리고 기타 요인들을 명확하게 평가해야 한다. 고원 현상을 돌파하기 위한 조언이 필요하면, 자신보다 경험이 많은 사람에게 주저하지 말고 이야기해야 한다.

라일 맥도날드Lyle McDonald는 《Body Recomposition》에서 오버트레이닝에 대한 글을 연재했다. 그가 관찰한 바에 따르면, 두 가지 유형의 오버트레이닝 증상이 있다. 하나는 부교감신경계 우위(애디슨 오버트레이닝addisonic overtraining)이고 다른 하나는 교감신경계 우위(바제도 오버트레이닝basedowic overtraining)이다. 애디슨과 바제도라는 용어는 특정 질병 이름을 따서 명명된 증상이기 때문에 더 이상 사용되지 않는다. 그러나 개념적으로 자율 신경계 장애 증상을 기반으로 그들을 이해하는 것이 도움이 된다. 원인은 트레이닝과 영양분 섭취뿐 아니라 비타민과 미네랄, 수면, 스트레스, 그리고 기타 여러 요인 등이 있을 수 있다. 중요한 것은 각 증상을 인식하는 것이다. 그것은 트레이닝은 줄이고 회복을 늘릴 필요가 있다는 지표가 될 수도 있다.

애디슨 오버리칭

- 신체 운동 중/후 확장기 혈압 증가(100mm/hg 이상)
- 협응력 장애
- 지구력 저하
- 휴식기 심박수 저하
- 지속적인 근육 통증
- 회복 시간이 약간 늘어남
- 동기 유발이 약간 상실됨
- 부신 기능/피로 회복 저하

바제도 오버트레이닝

- 혈압 약간 상승
- 반응 시간 증가로 협응력 장애(반응이 오래 걸린다)
- 쉽게 피로해지는 경향으로 지구력 저하
- 수면 욕구 증가
- 휴식기 심박수 상승
- 식욕 증가
- 신진대사 및 발한 증상 증가
- 스트레스를 받으면 호흡률 증가
- 두통 및 오한, 면역력 저하
- 불안감 증가, 불쾌감, 동기 유발 저하, 우울 증상
- 교감신경계 활성화 증가(투쟁 도피 반응)

운동자각도와 트레이닝

RPE Rate of perceived exertion(운동자각도)는 트레이닝에서 진전을 추적하기 위해 사용되는 척도 중 하나이다. RPE는 자기 조절에 의존하는 모든 트레이닝에 특히 유용하나. RPE 척도 범위는 0~10까지이며, 0은 휴식, 10은 최대 운동을 나타낸다. 그날 운동이 얼마나 힘들게 느껴졌는지에 따라 1~10까지 강도 범위로 운동을 평가한다. Borg, Visual Analog 및 Likert와 같은 측정에 사용할 다양한 유형의 척도들이 있지만 RPE 척도가 가장 간단하며 널리 사용되고 있다.

운동으로 잠재적인 문제가 있을 때 RPE를 사용하면 상황을 빨리 파악할 수 있다. 하루에 RPE 척도 8에서 5개의 턱 플렌체 푸시업 3세트를 수행하는 경우, 다음 트레이닝에서 더 강하게 푸시 할 수 있다는 것을 알게 된다. 반면에, RPE 척도 10에서 턱 플렌체 푸시업 5세트 중 3세트만 수행한 경우, 다음 운동에서 3×6회 반복 턱 플렌체 푸시업으로 점프하면 실패할 가능성이 높다. 선형 반복 추가가 진행하는 데 더 좋은 옵션일 수도 있다. 5-5-5 → 6-5-5 → 6-6-5 → 6-6-6.

근력 트레이닝 진행과는 달리 오버리칭과 오버트레이닝을 관리하고 피하기 위해 RPE를 가장 많이 사용하기 때문에, 근력 트레이닝 진행 방법을 설명하는 장에서 RPE를 의도적으로 제외시켰다. 예를 들어 RPE 척도 10에서 한 세트에 원 암 친업 5-5-5를 수행하는 후속 웨이트 트레이닝을 할 수도 있다. 그런데 다음 트레이닝에서 RPE 척도를 10에 유지한 채 원 암 친업을 5-5-4 및 5-4-3회 반복만 수행할 수도 있다. 이것은 RPE가 최대치를 유지하는 동안 근력이 저하된 것을 나타내기 때문에 심각한 문제이다. 그것은 오버리칭이나 오버트레이닝일 수도 있다. 운동량을 늘리는 것이 아니라, 디로드가 이에 대한 해결책일 수도 있다.

RPE와 같은 지표 척도와 트레이닝 일지를 사용하는 것이 중요하다. 트레이닝 일지를 사용하면 웨이트 트레이닝과 관련된 모든 것을 추적할 수 있다. 트레이닝 일지를 통해 언제 어떻게 진전되었는지 이전 트레이닝을 추적해서 향후 웨이트 트레이닝의 견고한 진전을 위한 계획을 수립할 수 있다. 또한 좋은지 나쁜지 패턴을 확인해서 향후 루틴을 구성할 때 도움이 될 수 있다.

코치라면, 운동선수들 각각에 대한 트레이닝 일지를 유지하는 것이 중요하다. 그렇게 하면 특정 개인에게 어느 것이 가장 효과가 있는지, 그리고 한 선수에게 가장 효과가 있는 것이 다른 선수의 진행을 방해하지는 않는지 알 수 있다. 많은 선수들을 코치할 때, 매주 진행되는 각자의 웨이트 트레이닝을 구체적으로 기억하는 것은 어렵다. 이럴 경우 트레이닝 일지가 중요한 것이다.

트레이닝 일지를 유지하면 선수들이 진전이 없을 때 도움을 줄 수 있다. 트레이닝 일지를 통해 많은 정보를 알 수 있다. 그래서 운동선수에서 코치, 코치에서 코치, 코치에서 운동선수, 그리고 운동선수에서 운동선수에 이르기까지 모든 측면에서 루틴에서 발생되는 모든 문제를 종합적으로 처리할 수 있다. 루틴에서 진전이 없다고 운동선수가 코치에게 이야기했을 때, 코치는 가능성 있는 모든 요인들을 알아야 진전이 없은 이유를 추측해서 지도할 수 있다. 그러한 추측에는 운동선수의 루틴, 세트 및 반복횟수, 운동 속도, 휴식 시간, 전체 운동량, 빈도, 운동 강도, 영양, 수면, 스트레스 수준, 잠재적인 부상, 그리고 운동 프로그램에 부정적인 영향을 미치는 기타 요인들을 포함한다. 이러한 세부적인 정보는 개선을 위한 권장 사항을 수립하는 데도 크게 도움이 된다. 이러한 정보가 없이 권장 사항을 수립하면 벽에 먼지를 뿌리고 그것이 접착되기를 기대하는 것과 같은 반면, 세부적인 트레이닝 일지가 있으면, 마치 레이저 유도 미사일 같은 기능을 해서 부족한 부분을 쉽게 찾아낼 수 있다.

운동선수가 자신의 진전을 추적할 수 있다면 자신의 트레이닝에 진정으로 투자하게 된다. 트레이닝 일지는 많은 질문을 주고 보다 좋은 피드백을 제공한다. 일지는 트레이닝에서 가장 간과되기 쉬운 것 중 하나인, 스포츠 이외 일상에서 멘토링에 대한 분명한 경로를 제공한다. 많은 운동선수들은 일상에서 개인적인 멘토링을 받지 않고, 스포츠 및 신체 발달 분야에 대한 멘토링만 받는다. 코치-운동선수 간에 전체적인 측면을 추가하면, 장기간에 걸쳐서 심지어 스포츠 이외 분야에서도 운동선수가 성공하는 데 도움이 된다.

Chapter 14. 요약
오버리칭 및 오버트레이닝

초급자의 경우, 오버리칭은 웨이트 트레이닝이 진행될 때마다 가시적인 진전 정체를 초래한다. 이에 대한 해결 방법은 가시적인 진행이 보일 때까지 디로드를 하는 것이다. 중급 및 고급 근력 수준인 경우(웨이트 트레이닝 단위보다는 주간 단위로 진전이 발생된다), 신체에 적절한 스트레스를 가해서 근력과 근육량이 적응할 수 있도록 계획적인 오버리칭을 사용할 수 있으며 또한 사용해야 한다.

능력이 지속적으로 저하되지 않는다면, 오버트레이닝을 염려할 필요는 없다. 지속적으로 능력이 저하된다면, 쉽게 알아볼 수 있는 심각한 징후와 증상이 있기 때문에 충분히 회복하는 데 충분한 시간을 투자하는 것이 좋다. 회복 요인들이 유지되는지 확인해야 한다. 수면의 질을 높이고, 영양분을 고르게 섭취하며, 그리고 스트레스를 줄이는 것은 오버트레이닝에서 벗어날 수 있는 열쇠이다. 도움이 필요하면, 의료 전문가와 상담을 한다.

매우 좋은 방법 중 하나는 RPE 척도를 사용해서 트레이닝 일지에서 진전을 추적하는 것이다. 반복, 세트, 운동량, 강도, 그리고 빈도 이외에 RPE를 주목하는 것은 주관적이라 할지라도 장기적으로 도움이 될 수도 있다는 것이다.

- CHAPTER 15 -

건강 상태 및 부상 관리

어떤 사람이 건강을 되찾도록 간호할 때 한 가지 처방이 모든 것에 효과가 있는 것은 없다. 그렇기 때문에 부상은 특히 어려운 문제이다. 사람마다 치료에 다르게 반응한다. 그래서 영양, 수면, 전반적인 건강 상태, 그리고 트레이닝 일정 등은 물론 이에 국한되지 않고 고려해야 하는 회복 요인도 다르다. 특정 부상에 대한 개별 치료를 받는 것은 절대적으로 중요하다. 문제가 특별한 경우 반드시 정형외과 의사나 물리치료사의 도움을 받아야 한다.

이를 염두에 두고, 15장과 16장에서 말하는 정보는 건강 및 부상 관리에 일반화된 접근 방식을 반영한다는 점을 이해하기 바란다. 한 운동선수에게는 매우 효과적인 것이 다른 사람에게는 효과가 전혀 없을 수도 있다. 심지어 부정적인 영향을 미칠 수도 있다. 운동선수들은 모두 다르다. 의사 또는 물리치료사는 개별 상황을 조사해서 건강을 회복시킬 수 있는 재활이나 사전 재활 운동을 처방할 수 있다. 이 장에서 제시하는 정보에 모순이 있다고 의사가 말한다면, 그 말을 들어야 한다.

『오버커밍 그라비티』의 15장과 16장에 제시된 모든 정보는 단지 정보를 제공하는 것이 목적일 뿐이다. 이들 중 어느 것도 의학적 조언으로 오해되어서는 안 된다. 여기에 제시되는 어떤 정보라도 이용하기 전에 항상 의사와 먼저 상담을 하여야 한다. 의료 전문가의 조언 없이 스스로 치료하는 것은 권하지 않는다. 따라서 그렇게 하면 위험 부담이 있다.

'작열감', 통증, 그리고 근육통에 대처하기

누구나 "고통(노력) 없이는 얻을 수 없다"라는 말을 듣는다. 운동계에서는 통증을 극복하기 위해 보편적으로 통용되는 말이다. 일반적으로 고등학교 수준 이하의 일부 코치들은 이 말을 무조건 믿는다. 이 말이 의미하는 바를 더 잘 이해하기 위해, '번burn(작열감),' 페인Pain(조직 손상으로 인한 통증), 그리고 소어니스Soreness(근력 운동 후 자연스러운 통증)를 먼저 구분해 보기로 한다.

- '작열감'은 흔히 사용되는 용어이며, 자신의 심폐지구력이나 근육 조직 시스템이 한계에 달하도록 강

렬하게 운동을 하는 것을 말한다. '작열감'은 근육에 산소 공급을 고갈시킬 정도의 강도로 운동을 할 때 생성되는 대사성 산증에서 유래된다. 대사성 산증의 부산물로 젖산이 생성된다. 그래서 여기에서 사용되는 일반적인 용어는 젖산 산증, 젖산 역치, 또는 젖산과 관련된 용어이다. 근육은 에너지를 생산하는 포도당을 분해하기 위해 산소를 필요로 한다. 산소가 없으면 근육은 효소를 사용해서 포도당을 분해하며, 부산물로 젖산이 생성된다. 근육이 압도되어 더 많은 산소를 얻으려 하면, 젖산으로 혈류가 한계를 초과할 수 있다. 몇 분의 휴식으로 그러한 현상을 쉽게 극복할 수 있다.

- 통증은 여러 이유로 발생되는 복잡한 현상이며, 생리학적, 심리적, 그리고 사회학적 요인의 영향을 받는다. 페인 경험을 설명하는 데 널리 사용되는 모델은 생물정신사회학적 모델이다. 급성 통증은 항상 그런 것은 아니지만 과사용이나 부상과 같이 신체에서 무언가가 잘못되고 있다는 신호이다. 통증이 만성인 경우는 일반적으로 복잡한 현상이다.
- 근육통 또는 DOMS delayed onset muscle soreness(지연성 근육통)는 운동, 스트레칭, 또는 신체가 익숙하지 않은 다른 활동에 대한 반응으로 발생되는 현상이다. 지연성 근육통은 일반적으로 활동이 종료되고 24시간 후에 발생된다. 지연성 근육통의 특징은 동작에 의해 악화된 근육에서 둔감, 덤덤한 감, 통증 유사 감 등이다. 근육통은 부분적으로 동작 또는 가동성 연장이나 혈액 순환을 증가시키는 가벼운 운동의 형태로 완화될 수 있다.

근육이 작열감을 느끼기 시작할 때 운동을 하는 동안이나 운동이 완료된 후 느끼는 통증은 일반적으로 신체에 부정적인 영향을 미치지 않는다. 그러나 과도한 통증에도 불구하고 무리하게 진행을 계속하면 신체에 부정적인 영향을 미친다. 일정한 스트레스가 근육에 가해지면 근육의 무산소 적응에 긍정적으로 도움이 된다. 이 유형의 통증은 부상 위험은 아니다.

반면에, 지연성 근육통은 일반적으로 운동을 마치고 약 24시간 후에 발생되어 48~72시간 동안 지속된 수도 있다. 극단적인 경우 7~10일 동안 지속될 수도 있다. 지연성 근육통은 쉬었다가 다시 운동을 시작하는 선수들에게 발생된다. 지연성 근육통은 ① 새로운 운동을 시도할 때, ② 운동량이나 빈도를 늘릴 때, 또는 ③ 원심성 요소가 과도한 운동을 수행할 때 발생된다.

신체는 근육통이나 작열감의 통증을 겪지 않고도 근력과 근비대 모두를 발달시킬 수 있다. 근육통을 느끼는 경우도, 근력을 증대시키고 근육량을 발달시키거나 목표를 충족시킨다면 굳이 운동 루틴을 수정할 필요가 없다. 진전이 없으면, 근육통을 경험하지 못하더라도 일종의 전략적 변화를 취해야 한다.

근육통이 있는 동안 트레이닝에 대한 몇 가지 지침을 마련하는 것은 좋은 생각이다. 트레이닝을 처음 하는 사람들은 종종 통증과 근육통의 차이를 구별하지 못하고 운동을 계속해야 할지 중단해야 할지를 알지 못한다. 다음은 지침이다.

- 근육통이 너무 심해서 움직이기 어려우면, 매우 가벼운 운동을 해야 한다. 또한 수분 공급, 셀프 마사지, 폼 롤링, 또는 불편함을 완화시킬 수 있는 모든 방법을 사용해야 한다. 연구 결과에 따르면, 이러한 방법들 중 일부는 실질적으로 도움이 되지 않는다고 하지만, 위약 효과는 매우 강한 요인이 될 수 있다.
- 근육통이 심하지 않으면 트레이닝을 할 수는 있지만 무리해서는 안 된다.
- 그렇지 않은 경우는 근육통을 염려하지 않아도 된다. 자주 트레이닝을 한다면, 웨이트 트레이닝 능력이 증가되는 만큼 더 많이 진행해도 좋다.

- 웨이트 트레이닝 후 항상 근육통이 있다면, 웨이트 트레이닝 방법이 근육이 적응할 수 있도록 충분한 자극을 주지 못해서 근육통이 사라지지 않을 수도 있다. 근육통이 사라지지 않으면 웨이트 트레이닝을 방해할 수도 있다. 전신 운동 빈도를 주당 3회로 증가시키면 근육통이 사라질 수도 있다.

근육통을 긍정적으로 또는 부정적으로 생각하든 상관없이 진전을 이룰 수 있기 때문에 걱정할 필요는 없다. 일반적으로 근육통은 매우 성가신 것일 수도 있다. 많은 양의 웨이트 트레이닝을 수행하려고 계획하거나, 원심성 요소가 많은 운동으로 루틴을 구성하려고 계획한다면, 근육통이 많다는 것을 감수해야 한다.

통증은 근육통과 다르다. 그러나 통증을 없애려고 하거나 통증을 적게 만들려고 하는 것은 좋지 않다. 운동에서 통증을 이해하는 가장 좋은 개념은 통증이 운동을 악화시킨다는 것이다. 통증이 운동을 악화시키는 것보다 그것이 왜 덜 중요한지 그 이유를 아는 것이 더 중요하다. 가끔 통증이 있으면, 부상 느낌이 있을 수도 있고 운동 후에 움직임이 더 좋다. 가끔 통증이 없으면 부상이 더 심해질 수도 있다. 따라서 통증을 지침으로 삼으려고 시도하는 것보다 운동을 악화시키는 요인을 제거하는 것이 더 중요하다. 통증이 있지만 통증을 완화시켜서 부상이 개선된다면, 운동을 계속한다. 통증은 하나의 요인이지만 재활에 운동을 사용할지를 판단하는 데 가장 중요한 요인은 아니다.

통증 때문에 운동을 계속할지에 대한 조언은 의료 전문가와 상담을 해야 한다. 이 책은 진단하거나 부상을 교정하지 않는다. 이 책을 통해 부상 성향에 영향을 미치는 요인과, 이러한 원칙을 재활에 통합하는 방법, 그리고 루틴에서 부상을 중심으로 운동하는 방법만을 학습할 수 있다.

부상 경향에 영향을 미치는 요인들

인체 조직의 무결성과 건강에 기여하는 주요 요소는 다음과 같이 네 가지가 있다.

- 자세: 신체의 정적 표현
- 생체 역학: 신체의 동작
- 가동성: 동작 범위 내에서 관절 및 근육이 이동하는 능력
- 근육 길이-역학적 긴장 관계: 동작 생성을 강요하는 상호작용

이러한 요인들은 모두 다른 요인들과 상호작용을 한다. 자세 및 생체 역학은 환경과의 상호작용에서 중추신경계의 신경 조절을 나타낸다. 자세는 공간에서 신체의 정적 표현이며, 생체 역학은 동작의 동적 요소이다. 이러한 경로를 통해 두 가지 방법으로 우리 감각으로부터 피드백을 받는다. 고유 수용성 감각 피드백은 정적 요소로부터, 그리고 운동감각 피드백은 움직이는 요소로부터 피드백을 받는다. 고유 수용성 감각 피드백은 신체가 어느 공간에 있는지 감지할 수 있고, 운동 감각 피드백은 공간에서 다양한 동작을 감지하는 능력이다. 뇌와 뇌 신경계는 신체를 제어하며 각각의 신경계 요소들은 근골격 구조에 영향력을 발휘한다.

생체 역학은 환경 변화에 따라 신경계가 일정하게 재계산하는 데 영향을 미친다. 그래서 정확하게 이동해서 동작을 할 수 있도록 신체를 가르치는 방법으로는 운동이 가장 좋다. 저항 운동도 신경계를 훈련시키고 근육을 강화시키는 효과적인 방법이다. 운동을 할 때 적절한 기술을 유지하면 신체가 피로해진 후 부상 가능성

을 상당히 줄일 수 있다.

나머지 요인들은 모두 생체 역학적 동작에 광범위하게 적용된다.

특히 허리 통증으로 물리치료 경험이 있다면, 처방된 운동 대다수가 안정성에 작용하는 운동이라는 것을 이미 알고 있을 것이다. 사실, 물리치료는 어린아이가 출생 후 3년까지 학습하는 것과 같은 기본적인 동작을 재교육하는 것이다. 성장함에 따라, 우리 신체는 신경계가 강화시키는 동작을 자연스럽게 학습한다. 그러나 학교와 좌식 생활 문화는 우리 신체가 효과적으로 움직이는 능력을 상실하게 만들어서 부상 가능성을 높인다. 롤링, 크롤링, 스쿼트, 그리고 우리 신체가 젊을 때 배웠던 기타 기본적인 동작에 익숙해지면, 단순 동작에서 매우 복잡한 동작으로 전이시키는 신체 고유의 효과로 인해, 부상 가능성이 극적으로 감소된다.

자세나 신체 정렬이 좋으면 동작 중에 요구되는 힘을 가하거나 분산시키는 근골격계 구조의 능력을 최적화시킬 수 있는 플랫폼을 제공한다. 연구에 따르면, 나쁜 자세가 항상 통증과 상관 관계가 있는 것은 아니다. 즉, 통증이 존재하는 신체에 항상 구조적 문제가 있는 것은 아니다. MRI 연구에 따르면, 통증이 없고 건강한 사람들의 20~25%는 추간판 팽륜, 탈출 추간판, 협착증, 그리고 기타 퇴행성 질환을 여전히 겪고 있다. 그들은 심지어 통증이 없어도 이러한 질환이 있다. 이러한 연구에도 불구하고, 건강 및 행복 관점에서 신체 정렬이 좋은 것은 간접적으로 부상 가능성을 줄일 수도 있는 동작 품질 요인과 관련이 있다. 그래서 우리는 좋은 자세를 추구하고 있다.

어깨를 앞으로 구부리는 자세로 앉으면서(일명 원시인 자세) 근육의 길이와 역학적 긴장 관계를 변화시켜서 어깨가 불안정한 자세가 된다. 이 자세는 좌식 생활을 하는 사람들 또는 한 번에 몇 시간 동안 컴퓨터 앞에 앉아서 근무하는 사람들에게 흔한 자세이며, 이 자세는 여러 문제를 야기시킨다. 어깨 내부 회전으로 인해 견봉 아래 공간이 줄어들어서 어깨 충돌 가능성이 증가된다. 이 자세에서 전방 불안정성 위험이 증가되어 후방 어깨가 약해지기 때문에 탈구 또는 부분 탈구로 이어질 수도 있다. 견쇄 관절이 위로 이동하기 때문에 견쇄 관절에 스트레스가 증가된다. 그래서 핸드스탠드와 같은 오버헤드 운동에 부정적인 영향을 미친다. 이러한 것들은 나쁜 자세로 인해 부상 가능성이 증가한다는 단지 몇 가지 예일 뿐이다.

자세는 또한 사고와 의사 결정에 영향을 미친다. 자세가 바른 사람들은 자신감이 있고 단호한 경향이 있다. 동료들이 그들의 지도력을 높게 평가하며, 그들의 주장에 힘이 실린다. 스트레스가 많은 상황에서 호흡을 가다듬고 평온한 마음을 가지는 것이 좋다.

끊임없이 수행하는 것에 신체는 훈련된다. 신체가 부정적인 것을 하도록 가르치면, 신체는 그러한 것들을 학습해서 그에 따라 조정된다. 그래서 부상, 나쁜 자세, 그리고 나쁜 동작으로 이어진다. 따라서 사전 재활 및 재활 훈련법은 지속적으로 생체 역학 및 적절한 자세의 재교육에 집중되어야 한다. 신체를 재교육하려면 문제 부분을 교정하는 데 몇 주 또는 심지어 몇 개월 간 지속적인 노력이 요구될 수도 있다. 이것은 사소한 허드렛일이 아니라, 전반적인 건강과 성능을 향상시키기 위한 부가적인 단계이다.

가동성은 자세와 생체 역학이 동작에 영향을 미치는 방법을 고려한 동작 범위 내에서 근육이 자발적으로 상호작용을 하는 것을 말한다. 운동 감각 피드백은 근육 길이를 조절하는 근육 방추체를 통해 중추신경계에 제공된다. 근육 방추체는 근육 그 자체에 위치해 있으며, 이 근육 방추체를 제어하는 시스템은 감마 운동 뉴런이다. 근육이 동작 범위 경계로 이동하면 비활동적 긴장이 발생된다. 부가적인 근육 길이와 역학적 긴장 관계는 골지건기관을 통해 중추신경계로 전달되는 운동 감각 피드백으로 구성된다. 이들은 자발적으로 힘을 출력하는 능력과 근육 긴장을 조절한다. 골지건기관은 근육과 힘줄 접합부에 위치해 있다. 이들 피드백 시스템은 둘 다 자세와 생체 역학을 조절하는 데 필수적이다.

자세, 가동성, 그리고 힘이 적용되는 방식은 모두 기술이나 동작을 실행하는 방법에 영향을 미친다. 고품질 동작을 위한 견고한 토대를 구축하려면 이러한 것들에 집중하는 것이 중요하다. 부상 관리 측면에서, 조직적인 접근 방식이 가장 좋다. 부상을 입었다면, 정상적인 루틴 수행으로 돌아가서 이 네 단계 접근 방식을 사용해서 자신의 방식을 트레이닝 하기 바란다.

- 재활 목표 설정
- 부상 주변 트레이닝
- 재활 프로그래밍
- 운동으로 다시 이동

재활 목표 설정

부상을 다루기 위한 목표를 수립하는 것은 매우 중요하다. 모든 물리치료사들은 환자에게 기능적으로 적합한 목표를 세워야 한다. 이것은 보험 보상에 필요할 뿐만 아니라 주어진 치료 유형을 보장하기 위한 것이다. 목표는 목적에 적합하게 우리에게 시간표를 제공한다. 일반적으로 부상이 치료에 반응하는 방법과 얼마나 오래 걸리는지 알지 못하기 때문에, 의료 전문가에게 도움을 요청해서 부상 치료 목표를 수립한다. 부상에 대해 잘 알더라도 부상을 재활하는 방법에 대해 충분히 알지 못할 수도 있다. 망설이지 말고 전문가와 상담을 해서 부상에 대한 목표를 수립해야 한다. 다음 지침은 오로지 정보를 제공하기 위한 목적이다.

목표가 있으면 효과적인 것과 그렇지 않은 것을 식별할 수 있으며, 계속해서 유발 동기를 유지할 수 있다. 웨이트 트레이닝을 할 때, 주간 단위로 한 재활 세션에서 다음 세션까지 진전이 없다면 무엇이 잘못되었는지 알아야 한다. 지속적으로 진전을 이루려면 부상에 따라 재활 또는 사전 재활 프로그램을 조정해야 할 수도 있다.

이런 의미에서 재활은 근력 및 컨디셔닝을 조절하기 위한 저수준 프로그램 확장이다. 재활은 정규 트레이닝과 다르지 않다. 핵심은 고원 현상인 경우 그 개념을 학습해서 옵션이 무엇인지 알아내는 것이다. 부상 부위는 민감하며 재부상을 입기 쉽다는 점을 명심해야 한다. 부상을 입은 신체 부위에는 각별한 주의를 기울여야 한다.

치유 단계는 신체 조직의 정상적인 과정이다. 치유 단계는 충분한 시간을 두고 자연스럽게 발생된다. 가장 보편적인 예로는 피부 손상이 있지만, 뇌를 포함한 모든 조직들은 부상을 입었을 때와 유사하게 반응한다. 반응 과정은 예측이 가능하며 다음과 같은 세 단계로 분류된다.

1. 염증 단계: 손상은 면역 체계를 자극하여 부상 부위를 치료하고 다양한 성장 요인들이 방출되어 증식 단계가 시작된다.
2. 증식 단계: 빠른 세포 분열을 통해 새로운 조직들이 증식되어 축적된다.
3. 발육 단계: 그 부위에 필요한 모든 스트레스를 처리하기 위해 조직이 발육되어 개조된다.

치료 단계는 모든 신체 조직이 어느 정도 발육되는 방법이라는 것을 인식해야 한다. 웨이트 트레이닝의 기본 요소 중 하나는 운동으로 근육 세포를 손상시키는 것이다. 운동으로 근육에 염증이 생기고 면역계는 그 손상을 치료한다. 새로운 근육 세포 또는 위성 세포가 손상을 치료하기 위해 증식되고 수축성 섬유가 저장된다. 그런 다음 발육되고 개조되어 더 크고 강해진다.

또 다른 예로는 손에 생기는 굳은살이다. 손에 작열감이나 아픔을 느낄 정도로 무거운 물건을 들어 올리거나 바에 매달리면 조직에 스트레스가 가해진다. 그런 다음 조직에 염증이 생기고 치료 과정이 시작된다. 피부 세포가 증식되어 번식하며 마침내 발육되어 굳은살로 개조된다.

'너무, 빨리' 발생될 수 있는 문제이다. 염증 부위가 악화되면 수포가 생기고 상처가 되어 흉터가 생기고 재부상을 입는다. 이러한 것들은 너무 일반적이기 때문에 이것을 충분히 이해해서 사전 재활과 재활에 적용할 수 있어야 한다.

시간상 맥락에서 부상을 생각하는 것이 가장 좋다. 다음과 같은 시간표를 사용하면 부상 치료 과정의 어느 위치에 있는지에 따라 집중해야 할 것이 무엇인지를 파악하는 데 도움이 될 수 있다.

1. '부상 원인을 판단한다.' 웨이트 트레이닝에서 부상 원인은 대부분 특정 동작이며 이 동작이 부상 부위를 악화시킨다. 그 예로는 풀업으로 인한 팔꿈치 건염이 있다.
2. '부상을 악화시키는 운동을 제거한다.' 부상을 악화시키는 원인들 중 가장 우선적인 것은 그러한 운동을 하는 것이다. 그 운동을 목표로 진행하고 있더라도 염려하지 말고 일시적으로 루틴에서 제거해야 한다. 그렇게 하지 않으면 장기적으로 진전을 방해한다.
3. '스포츠 전문의 또는 물리치료사로부터 전문적인 조언을 구한다.' 이것은 먼저 두 가지 포인트와 관련이 있다. 전문의는 신체 특정 부위의 약한 연결고리, 불안정성, 또는 문제를 일으키는 다른 문제를 조사할 수 있다. 무엇을 해야 하는지 정확히 파악하면 회복 시간이 단축된다.
4. '전문의의 조언을 따른다.' 전문의가 계획을 세워 주지 않는다면, 요구해야 한다. 이것은 물리치료를 추구할 때 더욱 그렇다. 가정에서 할 수 있는 운동이 무엇인지도 물어본다.
5. '재활.' 부상의 원인이 밝혀지면, 진단된 문제에 따라 조직 개조 단계에 재활을 통합해야 한다. 전문의가 수행할 운동과 계획을 세워 준다면, 다음 사항을 염두에 두어야 한다.
   - 염증은 자연 발생이며 과도하지 않으면 본질적으로 나쁘지 않다. 전문의가 권장하는 계획보다 더 많은 연습을 하지 않아야 한다. 영향을 받은 부위의 염증을 최소화시키는 것이 중요하다.
   - 치료 과정에 운동이 중요하다. 오로지 휴식만 취하는 것은 부상 치유에 가장 좋지 않다. 이는 급성과 만성 염증 모두에 적용된다.
   - 조직 염증 단계에 운동을 계속하는 것은 동작 범위 및 관절 가동성 유지와 위축 방지에 필수적이다.
6. '운동.' 저중량/저강도, 많은 반복, 실패 지점에 도달하지 않는 운동은 지구력을 증대시키고 재부상 위험을 줄이며, 치료 부위의 혈류를 개선시키고, 염증을 최소화시킨다.
   - 조직 증식과 개조 단계 중 중요한 점은 다음 항목들 간의 균형을 유지하는 것이다.
     ① 조직을 섬세하게 개조할 수 있도록 재활 운동을 프로그래밍 한다.
     ② 적응 변화를 강요해서 개조를 조직한다.
   - 자세 및/또는 생체 역학적으로 문제를 해결할 수 있도록 점진적으로 운동을 해야 한다.
   - 운동은 선제적으로 양호한 동작 패턴을 조장해야 한다.

조직 치료 속도는 손상된 조직에 따라 다르다. 피부 손상 치료는 일반적으로 몇 주가 걸리지만, 연골이나 견관절의 경우, 증식과 개조 단계는 3~4개월이 걸릴 수도 있다. 이들 세포 유형은 혈류 공급이 제한되어 있어서 치유가 느리다. 치유에 충분한 시간이 지나지 않으면 물리치료 중인 사람에게 던지기와 같은 활동은 허용되지 않는다.

실질적으로 어떤 부상을 입었으며, 그 부상을 치료하는 데 필요한 방법은 무엇인지 이해하는 것은 매우 중요하다. '그래서 전문가의 진단과 전문의의 치료 계획이 중요하다!' 물리치료를 받을 필요가 없고 스스로 치료할 수 있다 하더라도 반드시 전문의의 진단을 받아야 한다. 사전 재활과 재활 맥락에서 스스로에게 다음과 같은 질문을 해야 한다.

- 측정 가능한 수준에서 내가 회복에 도움을 주고 있는 것은 무엇인가?(주간 또는 월간 단위)
- 회복을 지연시키고 있는 것은 무엇인가? 그렇다면, 이유는 무엇인가? 너무 많이 또는 너무 적게 하고 있기 때문인가? 너무 많이 또는 너무 적게 하고 있는지의 여부에 대해 전문가 조언이 필요한가?

비판적 사고 능력을 사용한다. 단지 무언가 제안되었다는 이유로 그것을 하지 말아야 한다. 의심스러우면 전문가에게 조언을 구한다.

조직 형태	트레이닝 목적	반복	세트	강도 / % 1RM
근육	스트렝스	1~5	5	80~90
근육	스트렝스 & 속도	6~15	3~5	빠르게
근육	Endurance & 속도	10~25	3~5	빠르게
근육	스트렝스 & 지구력	15~30	3~5	70~80
근육	지구력	30~50	3~5	60
건	건 회복	100~200	1~3	40~60
연골	연골 회복		1	20

위 차트의 권장 사항 중 가장 중요한 것은 결합 조직 과사용과 관련이 있다. 이 정보는 반직관적인 것으로 보일 수도 있지만, 이 차트는 볼티모어 마릴랜드 대학이 연구해서 발표한 것이다. 미국 프로 풋볼(NFL)을 보면, 연습이나 게임 중 무릎이나 반월판 손상을 입어서 출전을 하지 못하고 사이드라인에서 고정식 자전거를 타고 있는 선수들을 종종 볼 수 있다. 다음과 같은 이유로 자전거 타기가 이러한 유형의 부상 치유에 특히 효과적이기 때문이다.

- '충격이 없다.' 인대와 연골은 동작을 하는 동안 무릎을 안전화시키기 때문에 충격에 의한 재부상 위험이 높다. 회복이 된 후, 부상에 대한 최종 방어선이 필요 없다.
- '많은 반복.' 많은 반복횟수는 무릎 관절이 운동을 할 때 혈류량을 증가시켜서 부상 조직을 치료하는 데 필요한 영양분을 공급하는 등 많은 영향을 미친다.
- '저강도.' 조직이 치유됨에 따라 저강도 기계적 스트레스를 적용해서 조직이 개조되는 것을 지원할 수 있다. 이렇게 하지 않으면, 결합 조직은 로프와 같은 선형 패턴이 아니라 망상(網狀)처럼 재정렬된다.

올바르게 개조되지 않은 조직은 재부상 위험이 훨씬 더 커진다.

- '장시간.' 한 주기에 10~20분 이상 투자한다. 그렇게 하면 손상 부위를 악화시키지 않고 적절한 혈류와 기계적 스트레스에 필요한 저강도 반복을 수백 가지 축적시킬 수 있다.
- '실패 지점에 이르지 않는다.' 이러한 운동들을 고갈 지점까지 수행해서는 안 된다. 그렇게 하면, 손상 부위에 과도한 스트레스를 가해서 재부상을 입힐 수 있다.

그래서 건염이나 기타 잠재적인 결합 조직 사전 재활과 재활의 경우에는 반복횟수가 많은 것이 중요한 이유이다. 부상이 관절이나 결합 조직이라고 의심되면, 전문의의 진단을 받아야 한다.

과사용으로 인한 재활이나 사전 재활에는 몇 가지 효과적인 접근 방식이 있다. 일반적인 시간 프레임은 4~8주간으로 메소사이클과 동일하다. 이것은 사전 재활에 약간 신중한 경향이 있지만, 일반적으로 재활에 안성맞춤이다.

- 회전근이나 견갑골 주위 근육들과 같은 대부분의 안정근의 경우, 근육당 3~5세트로 30~50회에 이르는 많은 반복횟수를 이용하며 실패 지점에 도달하지 않는다. 사전 재활에서는 천천히 진행하는 것이 목표이기 때문에 최종 반복이 실패하는 지점까지 가중하지 않아야 한다. 목표는 실패 지점에 이르지 않고 안정근의 지구력을 달성해서 부상 가능성을 낮추는 것이다. 이렇게 하는 것이 매우 중요한 이유는 대부분의 부상이 적절한 준비운동 없이 웨이트 트레이닝을 시작할 때 또는 피로할 때 트레이닝이 끝날 무렵에 발생되기 때문이다.
- 야구 투수들의 팔과 같이 폭발적 동작이 사용되는 안정근의 경우, 찰스 폴리퀸이 권장하는 약 3주간 세트당 30~100회 반복의 지구력 트레이닝을 8~12단계 수행하고 높은 운동 속도로 6~8회 반복을 수행하는 것이 효과적이다. 특정 근력 운동과 폭발적인 트레이닝을 해야 엄격한 스포츠 트레이닝에 다시 익숙해질 수 있다. 이렇게 하면 야구 투수뿐 아니라, 체조, 파쿠르, 무술 등과 같은 폭발적인 동작을 하는 모든 스포츠 또는 훈련에 도움이 된다. 목표는 지구력을 구축해서 부상 위험을 줄이고 혈류를 증가시켜 부상 부위를 치료하고 조직이 정확하게 개조되도록 촉진시키는 것이다.
- 과사용 부상으로 인한 대부분의 결합 조직 또는 근육에 효과적인 보다 진보적인 방법이 있으며, 이러한 방법은 안정근에 국한되지 않는다. 많은 반복횟수만 유지하거나 곧바로 적은 반복횟수로 전환하는 대신, 점차적으로 반복횟수를 줄이고 강도를 늘리는 것이 좋다. 예를 들어 첫 번째 주에는 40회 반복으로 수행하고 두 번째 주에는 30회 반복, 세 번째 주에는 20회 반복, 그리고 네 번째 주에는 10회 반복으로 수행한다. 이 방법은 점진적으로 강도를 늘려서 5~12회 범위로 근력과 근비대에 적합하도록 조직을 준비시키지만, 여러 주 동안 많은 반복을 수행해서 혈류 증가 및 개조를 촉진시켜, 전체적인 힐링을 촉진시킨다. 이 방법은 신체가 좋은 동작 패턴을 학습하는 데도 도움이 될 수 있다.
- 이전에 사용했던 운동량의 40%로 시작해서 원래 운동 부하에 도달할 때까지 매주 약 20%씩 추가한다. 부상당한 조직이 강해질 수 있도록 완전한 강도에 도달하려면 약 4주가 걸린다. 재발이 발생되면 이전 운동량의 20~40%로 내리고(부상이 반응하는 방법에 따라), 매주 10~15%씩 추가한다.

이러한 방식의 운동은 2151 운동 속도에 잘 반응하지만 1초 단위로 시간을 변경시키는 유사한 모든 운동 속도에도 잘 반응한다. 1-3, 0-2, 4-6, 0-2. 적절한 기술에 집중할 수 있는 충분한 시간을 보장하려면 반복 속도를 제한할 수 있도록 원심성 구성 요소를 1~3초로 제어해야 한다. 반복이 끝나고 잠시 일시 정지 또는 휴식 후, 4~6 원심성 단계(근육이 신장되는 단계)에서 신경계가 정확하게 자극되도록 학습된다. 이것은 또한 조직의 부상을 방지한다. 반복 끝에서 잠시 일시 중지나 휴식으로 끝낸다.

원심성은 어떤 유형이든 통증이나 부상을 치료하는 데, 특히 건염과 좌상에 대한 사전 재활과 재활에 가장 유용한 요소이다. 운동의 원심성 요소들은 반드시 치료가 필요한 염증 반응(특히 만성 부상에서)을 일으키는 근육 손상을 초래한다. 원심성 요소들은 또한 개조에 적합한 지속적인 저강도 스트레스를 준다. 근육 수축이 따르는 많은 반복은 혈액을 필요로 하는 특정 부위 안팎으로 강제로 혈류를 이동시키는 데 도움이 된다.

원심성 요소는 신체가 근육을 올바르게 활성화시키도록 재학습하는 데 도움이 되는데, 이는 원심성이 지근을 우선적으로 활성화시키기 때문이다. 발목 염좌 후, 신체는 통증을 겪고 신경계는 위협을 느낀다. 이는 결국 부상 부위를 보호하기 위해 근육이 경련을 일으키면서 수축되는 결과를 초래한다. 원심성은 위협 반응을 줄이고 운동 제어를 다시 증가시키도록 신경계를 재교육시킨다. 특정 부위에 부상을 입은 경우, 일단 재활 운동을 시작하고 동작을 제어하려고 했을 때 흔들리는 듯한 느낌이 있을 수도 있다. 일정한 속도의 원심성 동작으로 이를 교정할 수 있다.

물리치료 센터에서 유연성을 증대시키기 위해 원심성을 사용하기도 한다. 오십견 내/외 회전근 부상이 있는 환자들의 경우 단일 세션에서 느린 원심성 동작을 실패 지점에 도달하지 않도록 사용해서 동작 범위가 20~30도까지 향상되었다. 그 이유는 원심성 동작으로 인해 신경계가 위협 반응을 줄이고 신경 조절을 다시 학습했기 때문일 수 있다. 위협 반응이 줄어든 것은 감마 운동 뉴런의 민감도가 저하된 것으로 분명해졌으며, 감마 운동 뉴런은 근육 방추체를 제어하고 근육 방추체는 동작 범위 경계에서 근육 긴장을 제어하며, 일반적으로 동작 범위를 증가시킨다. 위협 반응 감소가 근육 방추체의 민감도를 감소시킨다면, 새로운 동작 범위로 근육을 움직일 수 있어야 한다.

이 이론은 실제로 잘 작동된다. 원심성 동작의 동작 범위가 동작 범위 경계에까지 도달하게 되면, 특히 부상 후 효과적으로 유연성을 얻거나 동작 범위를 늘릴 수 있다. 일반적인 경우 특정 부위를 다룰 때 체계적인 접근 방식을 사용해야 한다. 다음은 일반적인 진행 순서이다.

1. 특정 부위를 악화시키지 않는다.
2. 동작 범위 및 가동성을 다시 확보한다.
3. 모든 각도에서 부상 부위를 천천히 강화시키기 시작한다.
4. 모든 불균형을 교정한다.
5. 정규 운동으로 다시 돌아간다.

다음은 단계별 구체적인 접근 방식이다. 부상 부위 치유 방법에 따라 조정을 할 수 있다.

1. 영향을 받는 부위에 이완 및 연조직 기법을 사용한다. 영향을 받는 부위가 힘줄과 결합 조직인 경우, 힘줄보다는 근육을 마사지하는 것이 특히 중요하다. 과사용 부상인 경우, 일반적으로 근육이 너무 경직되어서 가벼운 동작이라도 부상 부위 조직을 당겨서 그 부위를 악화시킬 수 있다. 근육을 느슨하게 하면 상당히 도움이 될 수 있다.
2. 영향을 받은 특정 조직에 대해 모든 방향으로 가벼운 스트레칭과 가동성 운동을 수행한다. 예를 들어

팔꿈치 건염이면 손목 굴곡근과 신전근 스트레칭을 해야 하며 부가적으로 모든 주변에 가동성 운동을 수행해야 한다. 스트레칭이 부상을 방지하는 것은 아니지만, 스트레칭을 사용하면 부상을 회복하는 데 도움이 될 수 있다.

3. 충격을 주지 않고, 많은 반복의 저강도로 실패 지점에 도달하지 않도록 영향을 받은 부위를 트레이닝 해야 한다.
4. 반대편 근육 집단을 강화시켜서 관절에서 근력과 근비대가 균형을 이루도록 해야 한다. 예를 들어 굴근과 함께 팔꿈치 안쪽 건염이 있으면, 러비스 리스트 컬reverse wrist curls을 수행해서 신전근을 트레이닝 해야 한다. 전방 어깨 통증이 있는 경우, 후방 어깨와 견갑골 근육을 강화시키는 것이 좋다.
5. 느린 진행으로 트레이닝을 해서 근력과 근비대를 천천히 발달시키도록 한다.

이 접근 방식은 자세, 생체 역학, 가동성, 그리고 근육 신장-긴장 관계를 모두 한 번에 다루는 것을 목적으로 한다. 부상에 따라 부가적인 요소들을 추가해야 할 수도 있다.

사전 재활 운동을 실시할 때 고려해야 할 부가적인 요소들이 있다. 이러한 항목들을 준수하면 회복이 빨라지지만, 완전히 치유되려면 생리적으로 시간적 제한이 있음을 염두에 두어야 한다. 다음은 고려해야 할 요소들이다.

- 사전 재활 및 재활은 현재 운동을 하고 있는 부위에 부담을 주지 않아야 한다. 이것은 매우 분명하지만 반복하는 것이 중요하다.
- 완전한 동작 범위로 사전 재활 또는 재활 운동을 수행하고 좋은 형태로 통제를 유지하는 것을 목적으로 한다. 부상에서 회복되고 있을 때 정확한 기술과 통제를 벗어나지 않도록 해야 한다. 잘못된 구조로 재활된다면 재활은 유용하지 않다. 또한 제한적인 동작 범위에서 한 부위를 강화시키면 치료를 원하는 구조의 완전한 작동 능력을 회복하는 데 도움이 되지 않는다.
- 원심성과 원심성 단계 동작을 하는 동안, 단일한 속도에서 동작이 부드럽게 잘 조절되는지 살펴보아야 한다. 동작을 하면서 일반적인 표준 스트레칭 트레이닝에서 수행하는 것처럼 가속된다 하더라도 염려할 필요는 없다. 느린 원심성 동작 단계는 재활에 가장 중요한 요인이기 때문에 여기에 가장 집중해야 한다.
- 실패 지점에 가깝거나 운동이 부상 부위를 악화시킨다면 중단해야 한다. 주 목표는 다시 정규 운동으로 돌아가는 것이지, 다시 부상을 입는 것이 아니다.

요동치는 동작은 불안정으로 이어지며 반복이 잦으면 더욱 심하다. 이것은 또한 건염과 같은 부상을 발달시키는 중요한 요인일 수도 있다. 요동치는 동작은 근육, 힘줄, 그리고 기타 신체 조직에 가해지는 충격을 증대시켜서 부가적인 손상으로 이어질 수 있다. 원심성 트레이닝을 잘 통제해서 동작이 원할 하도록 회복하는 것이 매우 중요하다. 그렇게 하면 더욱 빠르고 안전하게 회복시킬 수 있다.

통증은 근육 기능을 방해하는 또 다른 요인이다. 신체가 자극을 유해하게 느끼면, 운동 피질에 피드백을 보내서 힘이 생성되는 것을 억제시킨다. 즉, 팔로 상대방을 친 다음 상대방에게 중량을 들어 올리게 한다면, 상대방의 근육에 상당한 손상이 없더라도 그 능력은 억제된다. 신체는 골기건기관을 통해 근육을 자연스럽게 제한시키는 기능이 있다. 신체는 통증이 있으면 운동 구동을 제한시킨다.

치명적인 부상을 입으면, 부상당한 조직 이름의 글자 수로 회복에 걸리는 시간을 추정할 수 있다. 이 방법은 기억하기 쉽고 상당히 양호한 근사치를 제공한다. 예를 들어 인대 파열은 완전히 재활되는 데 약 8개월(ligament=8자)이 걸린다. 연골cartilage은 9자, 골bone은 4자, 근육muscle은 6자, 그리고 힘줄tendon은 6자이다. 따라서 해당 숫자만큼의 개월이 걸린다. 이 숫자들은 단지 치명적인 부상에만 사용된다. 다시 운동을 할 수 있는 지점까지 조작을 강화시키려면 거의 이 숫자에 해당하는 시간이 걸려야 한다.

전반적인 목표는 원래 운동 루틴에 있는 운동을 다시 수행할 수 있는 지점에 도달하는 것이다. 반드시 저강도에서 고강도 반복으로 운동을 진행해야 한다. 중등도 부상의 경우 완전한 운동부하 상태로 돌아가려면 보통 1개월이 걸린다. 1개월 동안은 루틴에서 운동량을 줄이면 조직이 진정되어 적절히 회복될 수 있다. 부상 정도에 따라 운동량을 조정한다.

미미한 부상인 경우, 부상을 입었을 때보다 25~50% 정도의 시간이 걸린다. 부상이 4개월 동안 지속되면, 완전히 회복되려면 4~8주가 소요된다. 회복은 식단, 수면 질, 스트레스 수준, 통증 없이 재활할 수 있는 능력, 신체가 반응하는 방법 등에 따라 달라진다.

이것은 매우 신중한 방법이지만 여분의 시간을 더 투자하더라도 같은 부상이 재발하지 않도록 하는 것이 현명하다. 의심스러우면 실수를 하더라도 운동량 측면에서 신중한 면에 실수를 하는 것이 가장 좋은 것이다. 필요한 경우 항상 운동량을 늘릴 수 있지만, 너무 많이 시도하면 재부상 위험이 높아진다. 전문의와 상담하고 느리게 진행하는 것이 좋다.

RICE VS. MEAT

최근에 RICE 대비 MEAT 방법에 대한 많은 토론과 논쟁이 있다. 다음은 단지 참고용일 뿐이다. 이 방법을 사용하기 전에 전문의와 상담하기 바란다. 다음은 두 가지 약어에 대한 정의이다.

Rice

- Rest(휴식): 부식 부위 휴식.
- Ice(얼음): 부상 부위에 얼음을 사용해서 부기와 염증을 감소시킨다.
- Compression(압박): 그 부위를 아이스 랩이나 슬리브로 압박해서 부기를 줄인다.
- Elevatation(높게 올림): 부위를 심장보다 높게 올려서 부기 부위의 피가 심장으로 잘 흐르게 한다.

Meat

- Movement(동작): 통증 저항을 기반으로 그 부위를 움직인다. 이것은 통증이 부상의 정상적인 부분이며 두려워할 정도가 아니라고 가정한다. 동작은 부상이 발생된 직후, 심지어 휴식 후에도 매우 중요한 요인이다.
- Exercise(운동): 부상 부위를 재활 또는 사전 재활을 할 때 동작은 목적으로 하는 실질적인 운동 범위를 넘어간다. 영향 무, 반복횟수 많은, 저강도, 실패 지점에 이르지 않는 운동.
- Analgesia(무 통각): 얼음 대신 약물로 통증을 제어한다.

- Treatment(치료): 상당히 광범위한 용어이며, 의사나 물리치료사 들이 센터에서 사용하는 모든 부가적인 방법을 포괄할 수 있다. 코르티손 주사, 수치료(水治療), 온냉 교대욕, 초음파, 침술, 건침(乾針), 프롤로 요법, 혈소판 풍부 혈청plasma rich platelets, 체외 충격파 치료 등과 같은 대체 의학을 포함할 수 있다.

RICE 접근 방식은 부상 치료에 사용되는 전통적인 모델이다. MEAT 접근 방식은 물리치료 재활에 사용되는 대안 모델이다. MEAT 접근 방식에서 물리치료는 1일 또는 0일부터 표시된다는 점을 유의해야 한다. 무릎에 대체물을 사용했는가? 발목에 염좌가 있는가? 연구에 따르면, 물리치료를 빨리 할수록 더욱 효과적이다. 유일한 예외 사항은 물리치료를 시작하기 전에 인대나 힘줄과 같이 부목이나 봉합이 필요한 수술이나 체중 부하가 가해지지 않는 부상 등이다.

RICE 접근 방식은 발목 염좌와 같은 급성 부상의 경우에도 거의 사용되지 않는다(인대 파열이나 골절과 같은 치명적인 문제가 없다고 가정한다). 발목 염좌에는 휴식이 분명 좋지 않다. 통증 허용치 내에서 가능할 정도로 여러 동작을 해야 한다. 느리게 동작 범위까지 움직이면, 대부분의 경우 실질적으로 통증을 감소시킨다. 그 부위를 움직이지 않으면, 근육이 경직되기 시작해서 운동 제어 품질이 감소되기 때문에 회복 시간이 훨씬 더 길어진다. 얼음을 사용하는 것에 대해서는 논쟁이 뜨겁다. 실제로, 부기가 없으면 얼음찜질이 필요 없다. 부기가 있으면, 얼음보다 압박이 더 효과적이다. 둔한 통증에는 얼음이 매우 유용하며, 일반적으로 진통제가 매우 효과적이다. 압박을 사용하는 경우, 반드시 그 부위를 심장보다 높게 올릴 필요는 없다. 이러한 요인들을 기반으로 생각해 보면 RICE 접근 방식은 시대에 뒤처지고, MEAT 접근 방식이 우월한 것으로 보인다.

심각한 발목 염좌가 있는 운동선수가 조깅과 러닝을 하고 다음 날 15~30분 동안 발목 부위에 체중을 가할 수 없으면 실제로 MEAT 접근 방식에 주의를 기울여야 한다. 발목이 안쪽으로 회전하는 내번에 염좌가 있는 경우, 배굴근 운동(발끝을 머리 쪽으로 향하게 한다)과 외번 운동(바깥쪽으로, 옆으로, 다른 발에서 멀어지게 한다)을 한다. 저측 굴곡 운동(다른 발로부터 발끝을 멀리 이동)과 내번 운동(발끝을 다른 발쪽으로 이동)은 그 부위를 접지르는 방법이기 때문에 통증이 있을 수 있다. 그러나 천천히 움직이면서 지속적으로 배굴근과 외번을 동원한다면, 일반적으로 10분 이내에 통증이 가라앉고, 심지어 걸을 수도 있다. 여전히 걸을 수 없다면, 발목을 가볍게 마사지해 준다. 발목과 발에 통증이 남아 있기는 하지만 절룩거리지 않고 걸을 수 있어야 한다.

RICE 방식을 사용하는 사람들은 종종 절룩거리면서 걷거나 보조 수단이 필요하며, 일주일 이상 걷기 어려울 수도 있다. 반면, 얼음을 사용하지 않고 밤에 부상 부위를 부드럽게 마사지하여 일찍 배굴근과 외번을 동원한 사람들은 다음 날 아침에 기분 좋게 기상하는 경향이 있다. 이 사람들은 정상적으로 걸을 수 있으며 심지어 어떤 사람들은 조깅이나 달리기도 할 수 있다.

전문의의 의견은 절대 과장되지 않는다. 전문의와 상담 없이 MEAT 접근 방식을 사용한다면, 자신이 위험에 처하게 되는 것을 감수해야 한다.

부상 주변 트레이닝

부상 주변을 트레이닝 하려면 부상이 치료될 때까지 일반적으로 운동 루틴에서 부상을 악화시키는 운동을 제거하고 대체 운동과 보충 운동으로 그들을 대체해야 한다. 가장 중요한 것은 부상 주변을 운동할 때 지속적으로 부상을 재활시킬 수 있어야 한다는 것이다.

웨이트 트레이닝 습관을 유지해야 한다. 하지 내Intra-limb 그리고 반대편 사지 운동은 사지와 다른 부위에 영향을 미치지 않게 정상적인 운동을 계속하는 동안 부상을 입은 관절에 근력을 유지하기 위한 수단이다. 이것은 혈액 순환을 촉진시켜서 부상을 입은 부위의 치료를 촉진시킨다.

다음 예는 운동선수가 오른쪽 어깨 부상을 입은 경우이다. 여전히 어깨를 움직이기 힘들며, 부상을 입은 신체 부위에 운동을 피하고 휴식을 취하라는 의사의 지시가 있었다. 다음은 부상 주변을 트레이닝 할 때 사용할 수 있는 운동 유형이다.

대체 운동

- 대체 운동을 목표로 한다. 딥을 수행하는 것이 어려울 수도 있지만, 푸시업을 수행하는 것은 괜찮다면, 대신 푸시업을 수행한다. 부상을 더 이상 자극하지 않고 웨이트 트레이닝을 계속한다.
- 특정 운동이 신체의 부상 부위를 자극하는 경우, 그 운동으로 진행하는 것을 몇 가지 줄인다. 줄인 진행이 부상 부위를 자극하지 않고 수행될 수 있으면, 그 수준의 진행을 사용해서 계속 운동한다.

여기에는 두 가지 옵션이 있다. ① 근력과 근비대 이득을 유지하고, ② 규칙적으로 운동하는 습관을 유지하려면 웨이트 트레이닝을 안전하게 계속하는 것이 중요하다.

반대편 사지 운동

근육이 위축되기 시작하는 여러 이유 중 하나는 움직이지 않고 사용하지 않는 것이다. 움직이지 않아서 유발되는 위축은 진행이 매우 빠르며, 종종 부상으로 인해 관절 사용이 제한된 후 1~2주일이 지나면 발생된다. 골절 후 깁스를 하면 누구든지 위축이 발생된다.

어깨 부상의 경우, 가장 먼저 조사해야 할 것은 나머지 팔을 운동할 수 있는지이다. 운동을 할 수 있으면, 팔꿈치, 손목, 그리고 손가락에 대한 고립화 운동으로 위축을 막을 수 있다. 전문의의 진찰을 받는다면, 어깨를 움직일 수 없는 기간 동안 팔이나 팔뚝 운동을 금해야 하는지를 상담해 볼 수 있다. 운동이 종료되면 바빠진다.

바이셉 컬이나 트라이셉 컬과 같은 팔 운동을 위한 특정 고립화 운동을 수행하기 좋은 시간이다. 팔뚝 운동을 하면 어깨가 움직이는 동안 팔의 근력을 유지할 수 있다. 그립 운동도 종종 좋은 선택이다. 안정화를 위해 어깨 근육 일부를 사용하는 운동이 부상 부위를 자극한다면 피해야 한다.

팔과 팔뚝 근육을 사용해서 팔에 신경학적 출력을 보내는 것은 신경 근육 충동을 사방으로 보내서 위축이 되는 것에 대항하기 때문에 전체적으로 매우 중요하다. 운동 뉴런의 활동은 근육 건강에 매우 중요하다. 사실, 운동 신경이나 척수 중 하나라도 절단되면 관련 근육들은 며칠 내 위축되기 시작한다. 어깨 부상이 있으면 풀업이나 딥을 할 때 바를 잡기가 힘들다.

가벼운 운동이나 가동성 운동을 해야 부상 부위를 자극하지 않을 수 있다. 가벼운 운동이나 가동성 운동은 혈류를 자극한다. 따라서 치료 진행을 가속화시키고 근육 위축을 방지하는 동시에 매우 중요한 동작 범위를 유지할 수 있다.

부상을 악화시키지 않고 부상을 입은 사지를 계속해서 트레이닝 할 수 있는 방법은 항상 있다. 그러나 어떤 유형이든 동작이 부상을 입은 관절에 자극을 준다면, 좋지 않은 징조이기 때문에 즉시 전문의와 상담을 해야 한다. 의사나 물리치료사가 재활 운동을 수행해도 좋다는 소견을 주었지만 여전히 통증이 있으면, 통증에 대한 상담을 해야 한다. 통증이 있을 때 운동을 하는 경우도 있지만, 항상 그런 것은 아니다. 운동을 시작했을 때보다 항상 더 좋은 느낌이 있거나 적어도 전체적으로 좋은 느낌으로 운동을 마칠 수 있어야 한다.

반대편 사지 운동

오른쪽 어깨 부상 예를 다시 한 번 들어보면, 부상을 입은 팔의 근력을 유지할 수 있는 것들 중 하나는 부상을 입지 않은 팔과 협력해서 근력 운동을 수행하는 것이다. 신경은 적응력이 매우 높다. 적응과 관련이 있는 것 중 하나는 교차 교육 현상이다. 반대편 사지를 사용해서 일반적으로 훈련된 기술이나 근력 동작을 수행하면, 특정 사지에 기술 연습이나 근력 운동을 수행하지 않았더라도 근력 이점이 이전된다. 부상당하지 않은 왼팔을 사용하여 일방적인 운동을 수행하면 부상당한 오른팔에 도움이 된다.

실험에 따르면, 왼팔로 정상적으로 공을 던지거나 농구공을 드리블하면, 오른팔이 던지기와 드리블을 연습하게 된다. 한쪽만 상당히 연습을 한 후, 다른 한쪽을 실험해 보면 이를 확인할 수 있다. 다른 한쪽 팔을 전혀 연습하지 않았어도 공을 던지거나 드리블을 잘할 수 있다.

연구 결과에 따르면, 교차 교육을 통해 근력이 반대편 사지에 전이되는 것은 5~10% 정도이다. 이것이 상당한 정도는 아니지만, 여전히 상당히 유익하다. 특히, 부상이 2주 이상 간다면 더욱 유익하다. 부상이 2주 이상 간다면 신체는 근육 위축 위험에 처하게 되며 신경학적 강도가 빠르게 저하된다. 근력과 근비대를 최대한 유지하는 것이 빠른 회복에 매우 중요하다.

부상을 입은 사지와 그렇지 않은 사지 사이에 불균형이 발달되지 않도록 주의해야 한다. 일반적인 근력 운동과 비슷하게 적은 운동량과 매우 높은 강도 수준을 유지하면 불균형이 발달되는 것을 방지할 수 있다. 한쪽만 운동을 수행해야 하는 경우 반대편 팔로 3~6회 반복을 몇 세트 수행하면 된다.

영향을 받지 않은 사지와 다른 부위들

부상을 입은 사지와 반대편 사지에 대한 모든 옵션을 사용한 후에도 여전히 신체의 나머지 부분에 운동을 계속해야 한다. 스쿼트 및 데드리프트와 같은 일부 전신 운동 유형은 적절한 치료를 방해할 수도 있다. 회복될 때까지 어떤 유형이든 부상을 자극하는 운동은 피해야 한다.

이것은 부상을 입은 어깨에 자극을 주지 않는 특정 약점을 트레이닝 할 수 있는 좋은 기회이다. 예를 들어 햄스트링이나 등이 경직된 것을 안다면, 부상에서 회복되는 동안 이러한 가동성 제한을 개선시킬 수 있다. 유연성과 가동성이 프레스 핸드스탠드, V-시트, 또는 만나 유형 운동과 같은 특정 기술보다 뒤져 있다면 가동성 제한 개선은 특히 중요하다. 심박수와 혈류를 개선하면 치유 과정을 가속화시킬 수 있기 때문에 다리의 경우, 가벼운 강도의 운동에 집중해서 심박수와 혈류를 개선하는 데 도움을 주는 것이 좋다. 균형과 민첩성 운동을 추구한다. 하체에 부상이 있으면, 핸드스탠드나 링 근력에 집중하는 것이 좋다. 부상 회복 과정을 방해하지 않으면서 최대한 많은 약점을 개선할 수 있는 운동을 한다. 부상으로 동기 부여가 상실되어서는 안 된다. 경험을 배우고 약점을 개선시킬 수 있는 운동 기회로 삼는다면 이전보다 훨씬 강해질 수 있다.

훌륭한 의료 전문가 찾기

훌륭한 의료 전문가를 찾아야 할 때가 되면, 자신의 상황을 경청해서 개성에 맞추어 줄 수 있는 숙련된 정형외과, 물리치료사, 또는 척추지압사를 찾아야 한다. 부상에 대해 많은 것을 알고 있는 마사지 치료사와 전문 트레이너 들이 있지만, 의료 전문가를 찾는 것은 다르다. 특별히 운동선수들을 돌보는 전문가를 찾아야 한다.

의료 전문가, 특히 정형외과 의사들은 여러 가지 분야에 전문화되어 있다. 어떤 전문의는 하체를 전문으로 하고 어떤 전문의는 상체를 전문으로 한다. 어깨 전문가, 무릎 전문가 등이 있다. 운동선수들을 전문으로 하며 평판이 좋은 전문가를 찾기보다 부상 전문가를 찾는 것이 중요하다. 속담처럼, "최고 실력을 갖춘 사람은 결국 위로 부상하게 된다." 이들은 대학이나 고등학교 운동 팀에서 근무하는 경향이 있으며, 부상의 심각성을 기반으로 치료 옵션과 정형외과 부상에 대한 광범위한 지식을 갖추고 있다. 다음은 자격 있는 의료 전문가를 선택하기 위한 세 가지 계획이다.

- 가족과 친구들에게 전문의 소개를 부탁한다. 운동선수 친구들은 일반적으로 좋은 의사, 물리치료사, 또는 다른 의료 전문가를 추천할 수 있다.
- 지역 학교 및 대학에 연락하여 그들이 운동선수 팀을 위해 이용하고 있는 의사 및 물리치료사 소개를 부탁한다. 그들은 운동선수들에 대한 경험이 있기 때문에 운동에 대한 많은 지식을 갖추고 있을 가능성이 있다.
- 다른 의료 전문가를 알고 있다면, 의사 또는 물리치료사 소개를 부탁한다. 대부분의 의료 종사원들은 자신들의 분야에서 최고 전문가를 알고 있으며, 심지어 개인적으로 그들을 잘 알고 있을 수도 있다. '좋은 의사' 또는 '좋은 물리치료사'를 알고 있다면, 성공 가능성이 훨씬 더 크다.

특별한 치료를 하는 이유뿐 아니라 치료 이면의 방법 등을 설명할 수 있어야 좋은 의료 전문가이다. 특정 치료에 대한 의문이 있으면 직접 전문가에게 질문하면 된다. 자신의 신체를 비판적으로 생각하는 방법을 배운다.

좋은 운동/나쁜 운동 그리고 비판적 사고 방법

운동계에 입문한 것을 환영하며 이곳에서는 누구든지 모든 것에 대한 자신만의 견해가 있다. 좋은 운동과 나쁜 운동을 구분하는 방법을 배우려면, 다음과 같은 단계를 따르기 바란다.

- '나쁜' 혹은 '최악'은 항상 상대적이다. 구체적인 것을 질문한다.

예를 들어 어깨 부상 위험 측면에서, 중량 풀업에 비해 원 암 친업은 잠재적으로 '최악'의 운동이다. 그 이유는 원 암 친업의 경우 양손 풀업으로는 하지 않는 비트는torque 동작을 제어해야 하기 때문이다. 비트는 동작이 적절하게 제어되지 않으면, 회전근개 장애, 건염, 또는 유사한 부상을 초래할 수 있다.

무언가가 '나쁘다'면, 다른 것과 비교해 보아야 한다. 누군가가 특정 운동이 나쁘다고 말한다면, 대신 수행할 수 있는 더 좋은 운동을 제안할 수 있어야 한다. 마찬가지로, '좋다'는 것은 특정 목표에 상대적이다. 특정 운동을 수행해서 원 암 친업을 트레이닝 하는 것이 금기사항이라면, 달리 이용할 수 있는 운동들이 있다. 대부분의 목표를 달성하기 위한 방법은 여러 가지가 있으며, 운동은 좋음, 나쁨, 그리고 기타 범위에 속한다.

- '나쁨' 또는 '최악'은 잠재적인 부상 메커니즘이 있음을 시사한다.

위의 예를 사용하는 잠재적인 부상 메커니즘은 어깨에서 비틀기 제어와 관련이 있다. 그러나 어떤 운동을 하든 비틀기 제어를 해야 한다. 원 암 친업 그 자체보다 효과적인 제어를 할 수 있도록 적절히 준비하지 않고 원 암 친업을 하는 것이 더 나쁜 것이라고 말하는 것이 더 정확하다. 등을 둥글게 웅크리는 것과 같은 동작의 경우, 등을 둥글게 구부리면 디스크 액이 판막 섬유에 후방 압력을 가해서 디스크가 부풀어오르거나 디스크 탈장을 초래할 수도 있기 때문에, 부상 위험을 높일 수도 있다. 그러나 부상 위험이 적은 부위에 등을 구부리는 스쿼트나 데드리프트를 성공적으로 적용할 수 있다.

일부 구전되는 경험과 증거가 있을 뿐이다. 측정점이라고는 팔을 X자로 움직이는 동작을 해서 다치게 된 환자 중 한 명에 대한 어떤 코치의 이야기가 전부이다. 그러나 X 운동을 하는 팔을 아프게 한 사람들의 이야기가 100명 정도 된다면 그 조언은 신뢰할 수 있을 것이다. 연구도 마찬가지이다. 연구가 같은 방식으로 팔을 아프게 한 100명의 사람들의 경험을 뒷받침한다면, 그 특정 방법에 대한 경험을 '나쁜' 것으로 분류하는 것을 신뢰할 수 있을 것이다.

키핑 풀업(많은 경험이 없음)을 수행하면서 다친 몇몇 사람들만 만났으며, 키핑 풀업이 어깨에 가하는 압력에 대한 많은 연구가 없다고 가정해 보자. 그러나 신체가 심하게 피로해서 풀업 자세의 하단으로 떨어지면 회전근개 또는 관절순 부상을 입을 수 있는 메커니즘이 있다는 것을 알고 있다고 가정한다. 이 부상률은 표준 풀업을 수행하는 것보다 키핑 풀업을 수행할 때 더 높은 것으로 보인다. 따라서 경험이나 연구가 뒷받침하지 않는다 하더라도 논리적으로 키핑 풀업은 표준 풀업에 비해 부상 위험율이 더 높다는 결론을 내릴 수 있다. 이러한 논리적 결론에 비추어 보면, 초급자들이나 부상에 취약한 사람들에게 키핑 풀업을 하지 말도록 조언을 하는 것이 좋은 코치이다. 이것은 키핑 풀업이 본질적으로 나쁜 운동이라는 것을 의미하는 것이 아니다. 그러나 초급자(적절한 기법을 배우지 않았기 때문에), 이전에 어깨 부상을 입었던 사람들, 그리고 극심하게 피로해진 운동선수들과 같이 특정 상황에서는 분명히 나쁠 수도 있다.

운동은 항상 비용-편익으로 평가된다. 세계에서 가장 위험한 운동을 수행하고도 부상을 전혀 입지 않는 사람도 있을 수 있다. 비용-편익 평가는 운동을 수단으로 본다. 전기톱은 절삭을 위한 훌륭한 도구이지만 손상 위험이 내재된 반면, 톱이나 손톱은 덜 위험하지만 효율성이 떨어진다. 모든 운동은 위험과 보상의 긴장이 내재되어 있으며, 어떤 것들은 다른 것에 비해 더 많이 내재되어 있다. 운동이 '위험한' 것으로 생각된다면, 경험이 많아져야만 할 수도 있다. 내재된 위험이 무엇인지 확인해서 그에 따라 계획을 세우려면 운동을 연구해야 한다. 이것이 비판적 사고가 시작되는 곳이다.

사실은 항상 밝혀진다. 부상 메커니즘은 논리적으로 들리지만 허위일 수도 있다. 과학자들은 얼마 전까지는 글루텐 알레르기가 소아지방변증(小兒脂肪便症)이라고 알고 있었지만, 최근에는 글루텐 무감각이 존재하지 않는 것으로 보인다는 사실이 밝혀졌다. 이러한 사실을 기반으로 "글루텐을 먹으면 소아지방변증이 없는 사람들에게도 왜 해로운가?" 하는 질문을 할 수 있다.

그 대답은 부분적으로는 FODMAPs(포드맵, 소장에서 잘 흡수되지 않아 과민성 대장증후군을 악화시키는 종류의 탄수화물) 같은 다른 연구에 있다. 과민성 대장증후군 및 다른 위장 장애로 인해 FODMAPs를 식단에서 제거한 사람들은 현저하게 기분이 좋고 잘 수행한다는 것을 보일 수도 있다. '글루텐 무감각'이란 말이 잘못된 이름일 수도 있지만, 특정 식품이 증상을 유발하지 않는다는 것을 의미하지는 않는다. 특히 밀과 기타 곡물 제품에는 프룩탄fructans, 갈락탄galactans, 그리고 폴리올이 다량 함유되어 있어서 장을 자극할 수 있다

검토:

- '나쁘다'는 것은 상대적이며 특히 목표 설정에서 더욱 상대적이다. 대체 운동을 추구한다. 이로 인해 유용하고 '좋은' 운동에 대해 학습할 수 있다. 더 좋은 대체 운동을 제안하지 않고 비판을 한다면, 자신의 개인 취향을 주장하는 것일 뿐이다.
- 진정으로 '나쁜' 운동이라면, 잠재적인 부상 메커니즘을 드러내야 한다. 잠재적인 부상 메커니즘이 드러나지 않는다면, 그 운동을 반대하는 사람은 '브로사이언스broscience(입소문을 통해 일반인들 사이에 사실처럼 전해진 오해와 잘못된 과학적 신뢰의 아이디어에 대한 비판적인 용어/이는 또한 말참견을 하는 것으로도 알려져 있다)'를 말할 가능성이 높다. 브로사이언스라는 단어가 진실을 왜곡하는 문제가 이 책에 포함되어 있다.
- 소문, 경험, 그리고 연구를 구분하는 것이 중요하다.
- 사실은 항상 밝혀진다. Google, Wikipedia 그리고 WebMD는 훌륭한 수단이지만 항상 해당 분야 전문가에게도 문의해야 한다. 영양과 같은 분야에서는 더욱 어려울 수 있다.

Chapter 15. 요약

건강 상태 및 부상 관리

과사용, 통증 위치, 조직의 질, 자세 및 자세 위치, 생체 역학에 대한 성향은 모두 급성 또는 만성 부상 발달에 중요한 역할을 한다. 부상에 대해 잘 알고 있다 하더라도, 전문의에게 반드시 진단을 받아야 한다.

모든 부상을 둘러싼 상황에 대한 일반적인 평가를 하기보다는 항상 전문가에게 진단을 받는 것이 가장 좋은 것이다. 진단을 받았으면, 부상 원인을 직접 해결해서 빠르게 회복될 수도 있다. 해결책을 쉽게 사용할 수 없는 경우, 선호되지는 않지만 '기다리면서 관망하는' 접근 방식을 사용할 필요가 있을 수도 있다.

부상 발생 순서대로 치료하면 염증, 증식, 그리고 개조 단계에 위축, 동작 범위, 근력 등을 보호하는 것과 같은 개념을 적용할 수도 있다.

특정 부상을 재활하는 데 적합한 특정 인자 부하, 반복, 세트, 그리고 운동량이 있다. 각 부상은 부상의 심각성과 정상적인 신체 기능에 대한 간섭이라는 맥락에서 다루어져야 한다. 대부분의 부상 유형은 가볍고, 통제된, 원심성 운동으로 해결될 수 있다. 많은 반복이 가장 효과적인 경향이 있다.

부상을 중심으로 사지 내 운동, 반대편 사지 운동, 그리고 영향을 받지 않은 부위 운동을 사용해서 효과적이고 안전한 프로그래밍을 할 수 있다. 영향을 받지 않은 부위에 대한 사지 내 운동은 부상을 입지 않은 조직의 근력과 가동성을 유지하는 데 도움이 된다. 교차 교육 이론이 반대편 사지 운동의 유효성을 뒷받침한다. 영향을 받지 않은 부위에 대한 운동은 혈류와 전반적인 건강에 도움이 된다.

부상을 보상할 수 있는 다른 운동을 프로그래밍해서 운동을 피하지 말고 부상을 재활할 수 있는 운동을 항상 수행하는 것이 좋다.

치명적이지 않은 부상인 경우, 전통적인 RICE 접근 방식은 MEAT에 비해 효과가 떨어진다. 훌륭한 의료 전문가를 찾는 방법과 비판적 사고로 좋은 운동/나쁜 운동에 접근하는 방식도 다루었다.

- CHAPTER 16 -

생활양식 요인들

이 책이 생활양식 요인들에 중점을 두는 것은 아니지만, 이들은 트레이닝에 매우 중요하다.

수면 질

수면의 질이 떨어지면 근력과 근비대 발달에 매우 방해가 된다. 수면은 회복에 매우 중요하다. 수면을 취하면, 신체는 다음 운동을 준비할 수 있다. 수면은 하루 중 가장 많은 신진대사 시간이다.

매일 밤 필요한 수면의 양은 사람마다 다르며 6~9시간까지 다양하다. 대부분의 사람들은 7.5시간에서 9시간을 잔다. 수면 주기 길이는 일반적으로 1.5시간이기 때문에, 8시간보다 7.5시간이나 9시간을 자는 것이 더 좋다. 자신의 수면 주기는 약간 길거나 더 짧을 수도 있다. 어떤 것이 본인에게 효과적인지 스스로 평가해 보기 바란다. 수면 주기 중에 깨면 불안정하게 느껴지기 때문에 자신의 수면 주기를 평가하는 것은 중요하다. 깊은 수면 주기보다 얕은 수면 주기에 깨는 것이 중요하다. 스마트 폰 앱을 사용해서 자신의 수면 주기를 쉽게 추적해 볼 수 있다. 앱 설정 창에는 얕은 수면 주기에 깨워 주는 알람 기능도 있다. 이외에도, 수면의 질을 높일 수 있는 여러 방법들이 있다. 다음은 몇 가지 팁이다.

- 24시간 주기 리듬으로 방해하지 않도록 어두워진 후 적색 빛을 발산하는 컴퓨터/스마트 폰 용 F.lux 또는 감광(減光) 어플을 사용한다.
- 취침 전 1~2시간 동안 전자장비 사용을 자제한다. 전자장비 사용 대신 독서나 명상을 한다.
- 침대 주변에서 전자장비, 콘센트, 플러그 등을 제거한다.
- 암막으로 방을 어둡게 하거나 안대를 사용한다.
- 모든 소리를 제거한다. 필요한 경우 귀마개를 사용한다. 또는, 어떤 사람들은 너무 조용한 것보다 백색 잡음(빗소리나 전기 팬 소리 등)에서 수면을 더 잘 취한다.
- 시원하고 건조한 방에서 수면을 취한다(가능하면 15~18도).
- 가장 좋은 시나리오는 알람 없이 일찍 일어나는 것이다. 10시 이전에 잠자리에 든다.
- 수면 습관을 일관되게 유지한다. 들쭉날쭉(어떤 날은 10, 어떤 날을 1시, 어떤 날은 11시 등)하지 않고 일정한 시간에 잠자리에 드는 것이 좋다.

- 잠자리에 들기 전 카페인이나 다른 각성제를 피해야 한다.
- 잠자리에 들기 전 술이나 다른 진정 작용이 있는 것을 피해야 한다. 술을 마시면 깊은 잠에 빠지지만, 수면의 질은 좋지 못하다.

다음은 수면 질을 향상시키는 데 도움이 될 수 있는 신체 운동과 기타 방법들이다.

- 한쪽 다리로 서서 실패 지점까지 버티다가 다리를 바꾸어서 동일한 방법으로 수행한다. 이것은 엉덩이 근육을 피로하게 만들어서 수면의 질을 향상시킬 수 있다.
- 잠자리에 들기 전에 에스더 고케일Esther Gokhale의 척추 신장 루틴을 수행한다. 앉은 자세에서 마치 누운 것처럼 척추를 길게 스트레칭 한다.
- 하이킹, 픽업 스포츠, 리프팅, 달리기 등과 같은 신체 활동으로 에너지를 고갈시킨다.
- 심호흡 운동을 한다.
- 조직을 마사지한다.
- 가벼운 스트레칭이나 폼 롤링을 한다.
- 뜨거운 물로 길게 샤워를 한다(어떤 사람에게는 냉수 샤워가 더 효과적이다).
- 늦게보다는 오히려 그날 일찍 고강도 운동을 계획한다.

이러한 것들은 수면의 질을 향상시킬 수 있는 몇 가지 방법일 뿐이다. 자신에게 가장 효과적인 방법을 찾을 때까지 이러한 방법과 다른 방법들도 시험해 보기 바란다. 보충제를 사용할 수도 있지만, 먼저 위에 나열한 자연적인 방법을 시도해 보기 바란다. 이미 여러 방법들을 시도하고 있다면, 다음과 같은 보충적 목록이 수면의 질을 향상시킬 수는 있지만, 어디까지나 보충제일 뿐이어야 한다. 이러한 부충제들을 사용할 때는 사전에 의료 전문가와 상담을 해야 한다.

- 코코넛 밀크와 같은 소스로 만든 중간 사슬 중성지방.
- 마그네슘. 구강으로 섭취하지만, 인산 염 또는 기타 마그네슘 염 목욕을 통해 흡수가 잘 된다.
- 멜라토닌
- 포스파티딜세린, 안티-코르티솔 보충제
- 5-하이드록시 트립토판 또는 5-HTP, 트립토판 유도체
- L-theonine
- 바레리안 루트

수면은 문제가 될 수 있다. 다음은 마지막 두 가지 팁이다. 하나는 심리적 조건이 많은 팁이다. 수면이나 부부 관계 시에만 침실을 사용한다. 침실에 많은 것을 비치하고 TV를 보거나 아드레날린을 유도하는 게임이나, 경각심이 있는 상태에서 공부를 한다면 잠들기 어려울 수 있다.

두 번째 팁은 필자가 활용하는 개인적인 기술이다. 먼저, 편안한 자세로 앉는다. 그런 다음, 6/3 리듬으로 심호흡을 한다. 코로 6초 동안 들이마시고, 입으로 3초 동안 내쉰다. 마치 잠에 곯아떨어진 것처럼 눈을 뒤로 돌린다. 마지막으로, 일상생활과 직접적인 관련이 없는 희망적인 멋진 일을 적극적으로 공상하거나 상상하기

시작한다. 이렇게 하면 마음이 방황하거나 좌절하는 것을 방지하고 원하는 수면 상태로 빠져드는 데 도움이 될 수도 있다.

앤드루 웨일Andrew Weil은 4-7-8 호흡 기법이라 불리는 것과 비슷하다. 이 기법을 수행하려면 4초 동안 코로 숨을 들이마신다. 이제 7초 동안 숨을 멈춘다. 그런 다음, 8초 동안 입으로 내쉰다. 긴장이 풀리고 잠들 때까지 이 주기를 반복한다. 숨을 멈추고 호흡을 길게 하면 신경계가 진정되고 심장 박동이 느려져서 긴장이 풀린다.

영양

이 책은 영양을 다루는 책이 아니기 때문에, 단지 영양이 풍부한 음식들을 많이 먹고 알레르기나 감수성이 있는 식품을 피하도록 권장한다. 이 방식은 대부분의 사람들에게 효과적이며 일시적인 유행 다이어트로 불리는 영양 양극화 현상을 피할 수 있다.

대부분의 문화에서 영양이 풍부한 식품은 많이 있다. 예를 들어 과일, 채소, 견과류, 씨앗류, 육류, 조류, 생선, 달걀, 유제품, 그리고 곡물 등이 있다. 고품질 식품은 필요한 비타민과 영양소를 모두 포함하고 있으며, 비교적 칼로리가 낮아서 몸을 가볍게 유지할 수 있다. 탄수화물이 주성분인 식품들은 일반적으로 견고해서 알레르기나 민감성이 없다. 예를 들어 감자, 고구 마, 쌀, 참마, 그리고 다양한 곡물 등이 이에 속한다. 동물성 육류, 특히 내장 육류는 단백질이 풍부하다. 견과류, 생선, 그리고 유제품을 통해 좋은 지방을 섭취할 수 있다.

어떤 특정 식품에 알레르기가 있거나 민감하면 그것들을 피하고 다른 것에서 유사한 영양을 섭취하도록 시도한다. 민감성이나 반응 정도에 따라 영향학자들과 상담을 해야 할 수도 있다. 알레르기 검사를 하면 민감성과 반응을 감지할 수 있다.

많은 운동선수들이 체중 1kg당 1.5g의 단백질을 매일 섭취하는 것이 유익하다는 연구 결과가 있다. 근비대 강화 트레이닝을 한다면, 이와 유사하거나 좀 더 많은 단백질을 섭취할 것을 권장한다. 자신에게 가장 효과가 있는 것이 무엇인지 실험해서 찾아야 한다.

다음은 대부분의 운동선수들이 학습해야 할 일반적인 개념을 네 가지로 요약한 것이다. 체중 감량이나 증가(근육량의 경우)가 목표라면, 약간의 수정을 해야 한다.

- **식단이 체중을 조절한다.** 체중을 지배하는 것은 영양이다. 신체가 활동에 사용하는 것보다 더 많은 칼로리를 섭취하면 체중은 늘어난다. 반대로, 신체가 활동에 사용하는 것보다 더 적은 칼로리를 섭취하면 체중은 줄어든다. 지방을 연소시키려면 칼로리 섭취를 줄여야 한다.
- **운동은 신체 구성 요소를 조절한다.** 운동은 신체가 근육을 얻기 위해 지방을 에너지원으로 사용하게 만드는 것이다. 이것은 저칼로리 식이요법에서 특히 중요하다. 저칼로리 요법에서는 그날 지방을 태우는 것보다 더 적은 칼로리를 섭취한다. 운동선수들이 체중을 조절할 때, 웨이트 트레이닝을 하면서 충분한 단백질을 섭취하기 때문에, 최대한 근육을 유지할 수 있다. 분명히 식단은 어느 정도 신체 구성 요소를 조절한다. 비만인 사람들이 25~50kg 정도 지방을 줄이면 신체 구성 요소가 개선된다.
- **영양 품질은 건강과 관련이 있으며 부분적으로는 체중과도 관련이 있다.** 영양가가 높은 음식을 많이 섭취할수록 더욱 건강해진다는 점에서 영양 품질은 특히 건강과 관련이 있다. 이미 갑상선 기능과 같은 대사성 기능장애가 있지 않다면, 칼로리 부족으로 체중이 줄어드는 속도와 관련해서 영양가가 높

거나 낮은 것은 체중에 부분적으로 영향을 미친다.

- **운동 강도는 신체 구성 요소 변화 속도를 향상시킨다.** 카디오 운동, 사이클링, 기타 지구력 운동과 같은 저강도 운동에 비해 서킷 트레이닝, 바벨 또는 체중을 통한 근력 및 근비대 트레이닝, 달리기 등과 같은 고강도 운동은 신체 구성 요소 변화 속도를 향상시키는 경향이 있다. 체중을 줄이는 가장 빠른 방법은 고강도 운동과 저강도 운동을 병행하는 것이다.

운동이 도움이 되지만, "복부 지방은 부엌에서 만들어진다"라는 말은 사실이다. 미용 체조$_{toning}$를 하려면 "많은 반복과 적은 중량이 필요하다"라는 것은 거짓이다(토닝은 단순히 근육을 늘리고 지방을 줄이는 것이다). 미용 체조를 하는 가장 빠른 방법은 통제에 따라 다이어트를 하고, 체중을 줄이며 근비대에 적합한 트레이닝을 해서 근육량을 늘리는 것이다.

- 칼로리 유입 = 섭취하는 것
- 칼로리 유출 = 총일일에너지 소비량(TDEE) = 기본 신진대사량(BMR)+활동량

칼로리 유입은 섭취하는 총량을 말한다. 칼로리 유출은 약간 더 복잡해진다. 일일 에너지 소비량 개념은 활동을 통해 소비되는 칼로리와 기본 신진대사량을 조합한 것이다. 기본 신진대사량은 에너지에 생리적 용어이며, 휴식 상태에 있는 동안 생존을 유지하는 데 필요하다. 에너지의 대부분은 신체를 따듯하게 유지하고 장기를 작동시키는 데 소모된다. 신체가 소비하고 남은 칼로리를 활동이 차지한다. 이 두 개념을 염두에 두면, 체중 감량과 체중 증가를 논할 수 있다.

체중 감량

비만이지만, 저칼로리, 영양이 풍부한 식품(예: 채소)으로 구성된 식단으로 변경시킨다면, 자연스럽게 체중이 감량된다. 현대 미국 표준 식단이 안고 있는 문제는 칼로리당 영양소가 너무 적게 포함되어 있다는 점이다. 감자 칩과 감자튀김은 영양가는 매우 낮고, 칼로리는 높으며, 소$_{filling}$가 매우 적다. 대부분의 당분 식품은 감자 칩과 거의 비슷하다. 스파게티, 빵과 같은 현대 가공 곡물 식품도 유사하지만, 몇십 년 전에는 그렇지 않았다. 이와 같은 일반적인 미국 식품 소비를 줄이고 과일, 채소, 전통적으로 준비(곡류를 천천히 물에 불리는 방법)된 로컬 푸드 소비를 늘려야 한다.

식단이 체중을 조절한다는 점을 감안하면, 지방을 연소시키는 것보다 더 적은 칼로리를 섭취해야 한다. 소가 많은 식품을 소비하는 것이 도움이 된다. 100% 만족감을 느끼기보다 적게(약 70~80%) 섭취해야 한다. 이와 더불어, 특히 음료와 같은 쓸데없는 칼로리를 최대한 제거해야 한다. 물, 차, 또는 블랙커피로 주스, 사이다, 라떼 같은 것을 대체한다.

칼로리를 추적하면 체중 감량 문제를 해결할 수 있다. 대부분의 사람들은 실질적으로 매일 섭취하는 칼로리가 얼마나 많은지 과소평가하고 있다. 특히, 1개당 150~180칼로리가 포함된 음료수를 섭취하면서도 과소평가하고 있다. 칼로리 유출보다 유입이 많은 것을 추적하는 측면에서, 일주일 동안 두 가지 조치를 취하는 것이 가장 좋다. 물리학적 또는 FitDay와 같은 온라인 푸드 저널을 사용해서 그 주에 섭취한 식품을 차트로 만든다. 일수로 나누면 매주 연소시킨 칼로리가 얼마인지 알 수 있다. 체중을 감량시키려면 다음 주에는 약 200~500칼로리가 적게 섭취해야 한다. 또는, 인터넷을 사용해서 일일 에너지 소비량을 확인할 수 있는데, 이를 통해 활

동으로 연소시킨 칼로리와 기본 신진대사량을 측정할 수 있다. 이렇게 하면 시작 시부터 대략적으로 칼로리가 얼마나 줄었는지 알 수 있다

체중 증가

체중을 증가시키고 싶다면, 그 과정은 매우 간단하다. 게걸스럽게 먹는다. 근육량 측면에서 체중을 늘리려면, 다음과 같은 세 가지가 필요하다.

- **고강도 자극**: 중량 리프팅, 체력 트레이닝, 달리기 등. 근육량이 늘어나는 데 신체를 적응시키려면 이것이 필요하다.
- **과잉 칼로리**: 칼로리가 과잉되면 신체는 근육량을 생성하는 데 필요한 에너지를 얻게 된다.
- **충분한 단백질**: 일반적으로 하루에 원하는 체중의 7~1g/lbs 단백질을 목표로 한다. 만약 현재 몸무게가 150파운드(약 75kg)이고 200파운드가 목표라면, 매일 200g/lbs 단백질을 목표로 한다.

체중 증가와 체중 감량을 위해 해야 할 일 사이에 유일한 차이점은 섭취하는 칼로리를 줄이는 대신 늘린다는 것이다.

지방을 줄이는 동시에 근육을 키우는 시나리오를 가정해 보자. 일반적인 경험 법칙은 체내 여분의 지방은 신체가 신진대사를 할 수 있는 에너지원이라는 것이다. 따라서 과체중이면서 리프팅을 하지만, 적은 칼로리를 섭취한다면, 신체는 근육을 만드는 데 필요한 여분의 에너지원으로 지방을 요구할 수 있다. 신체 구성 요소가 향상됨에 따라, 더 이상 효과적으로 리프팅을 할 수 없게 된다. 그러나 이것은 신체의 놀라운 능력이고, 유산소나 고반복 훈련보다 웨이트 리프팅이 지방을 더 많이 소모시키기 좋은 운동인 이유이다. 체지방 비율이 높을수록, 신체가 지방을 줄이는 동시에 근육을 키우기가 쉽다.

웨이트 트레이닝 영양

웨이트 트레이닝 영양은 특별한 경우이다. 웨이트 트레이닝을 하기 전에 1~2시간 동안 섭취를 하면, 웨이트 트레이닝에 긍정적이거나 부정적인 영향을 미칠 수 있다. 장내에 음식물이 있으면, 부교감신경계를 활성화시킬 수 있기 때문에, 교감신경계가 운동에 필요한 최적의 출력을 하는 데 방해가 될 수도 있다. 그러나 개인의 체질에 달려 있다. 많은 운동선수들은 운동 전에 금식을 하는 것을 선호하지만, 두 가지 방법을 모두 시도해 보고 자신에게 가장 효과적인 방법을 적용해야 한다.

최근 브래드 슈엔펠트Brad Shoenfeld가 내놓은 '단백질 섭취 시기가 근육 및 근비대에 미치는 영향The effect of protein timing on muscle strength and hypertrophy'이라는 메타 분석에 따르면, 단백질 섭취 시기는 일일 총단백질 섭취량만큼 중요하지 않을 수도 있다. 웨이트 트레이닝 전후에 단백질 음료를 마시면 하루에 필요로 하는 총단백질 양을 축적시키는 데 도움이 된다. 체내에서 약 3시간 후에 단백질 합성이 발생된다. 그래서 이를 확인하려면 더 많은 연구가 필요하다. 전통적인 방식으로 근육량 증가를 최적화시키려면, 30그램으로 나누어서 2~3시간마다 단백질을 섭취한다.

웨이트 트레이닝 후에 섭취하는 대신 음료수로 보충하면 차이가 생길 수 있다. 액체 영양분은 근육에 빠르게 도달한다. 그것이 바람직하지만, 절대적으로 필요한 것은 아니다. 모든 초콜렛 우유는 천연 유장(乳漿), 건락소(乾酪素), 그리고 탄수화물을 에너지원으로 함유하고 있기 때문에 가장 좋은 운동 음료 중 하나이다.

보충제는 단지 식단 보충제일 뿐이어야 한다. 가장 효과적인 것으로 입증된 보충제는 유장, 건락소, 그리고 BCAAs(분지쇄아미노산)이다. 그러나 잘 판단해야 한다. 연구에 따르면, 종합비타민제와 미네랄은 실제 식품만큼 효과가 없다. 그래서 가능하면 영양이 풍부한 식품을 섭취해야 한다. 햇빛과 생선 기름을 통해 비타민 D를 충분히 섭취해야 한다. 어떤 분야에 결핍이 있으면, 보충제가 확실히 도움이 될 수 있지만, 자가 진단을 하는 경우 조심해야 한다. 결핍이 없는 사람들이 장기적으로 보충제를 사용해도 좋다는 충분한 데이터가 없다. www.examine.com을 방문하면 최신 연구를 참조할 수 있다.

질병이 있을 때 웨이트 트레이닝 하기

질병이 있을 때 웨이트 트레이닝을 해야 하는지에 대한 많은 논쟁이 있다. 고강도 웨이트 트레이닝은 신체에 상당한 스트레스를 가하며, 이것이 질병을 악화시킬 수 있다. 웨이트 트레이닝으로 생리적 손상을 회복시키는 동일한 면역 체계가 감염 및 병원균에 대항해서 싸울 수도 있다. 고강도 웨이트 트레이닝으로 질병을 회복시키려고 지나치게 운동을 하면, 질병으로부터 회복을 어렵게 만들 수도 있다. 아픈 사람들이 종종 웨이트 트레이닝을 수행해서 더 아프게 되며, 질병으로부터 거의 회복된 사람들은 웨이트 트레이닝을 할 수도 있지만 며칠 뒤 재발될 수도 있다.

아플 때나 질병에서 회복되고 있을 때는 저항력 트레이닝, 저강도 트레이닝, 고강도 인터벌 트레이닝, 서킷 트레이닝, 또는 달리기 같은 운동을 수행하는 것이 좋다. 운동 후 근육이 회복될 수 있게 하려면 면역 체계를 바꾸기보다는 신체가 회복하는 데에 집중되게 해야 한다. 웨이트 트레이닝을 하기로 결정했으면, 저강도 저항이나 근력 트레이닝이 좋다. 다만 근육에 미치는 손상이 미미해야 한다. 전체적인 운동량이 너무 많지 않은 범위 내에서 반복횟수가 많은 지구력 트레이닝을 할 수도 있다. 근육에 가장 많은 손상을 주는 트레이닝 유형은 6~12회 범위의 반복과 중급 정도 중량이다. 따라서 이러한 운동은 피해야 한다.

단지 가벼운 두통 정도의 감기라면 웨이트 트레이닝을 하는 것이 괜찮지만, 목, 가슴, 또는 하체까지 아프면 보통은 웨이트 트레이닝을 해서는 안 된다고 알려져 있다. 따라서 운동 강도를 낮게 유지해야 한다. 그러나 열이 있으면, 절대 운동을 해서는 안 된다. 취약한 상태에 있는 동안 신체는 병원균과 싸우는 데에 모든 자원을 사용할 수 있어야 한다.

폐렴과 기관지염과 같은 가슴 질환은 두통이 있는 감기보다 더욱 좋지 못하다. 의사는 이러한 질병에서 회복될 때까지 휴식을 취하도록 권장한다. 그러나 이것이 운동선수들에게는 문제가 될 수 있다. 전체 휴식 및 비가동성(예: 침대에서 휴식)은 이러한 질환을 더 악화시킬 수 있다. 병원 침대에서 휴식을 취하고 있는 동안 병원균 감염 위험이 더 높아진다. 그럴 때 신체는 다룰 수 없는 실질적인 웨이트 트레이닝 이외 어떤 운동을 필요로 한다. 혈류 개선을 위해 짧은 산책을 하거나 기침이 심하다면 심호흡 운동을 하는 것도 좋다. 그러면 아무것도 하지 않고 침대에 누워 있는 것보다 훨씬 더 좋다.

웨이트 트레이닝으로 신체가 한결 좋아진 걸 느낀다면, 그 강도를 그대로 유지한다. 어쩌면 쉽게 회복되거나 준비운동 루틴을 수행할 수도 있다. 어떻게 느끼는지 주의를 기울이고 트레이닝 일지에 기록을 한다. 너무 많이 하는 경향이 있다면, 완전히 회복될 때까지 준비운동만 하고 웨이트 트레이닝을 하지 않아야 한다.

어떤 운동이든 하고 나면 시작하기 전보다 기분이 좋아져야 한다. 기분이 더 나빠진다면, 운동을 중단하고 그날은 휴식을 취한다. 휴식을 취할 때 신체와 근육이 회복되며, 질병으로부터 회복된다는 점을 명심해야 한다.

Chapter 16. 요약
생활양식 요인들

수면 질과 영양은 신체에 상당한 영향을 미친다. 그래서 충분한 수면을 취하고 식품에서 충분한 영양을 섭취하기 위한 모든 방법을 사용해야 한다.

일반적으로 식단이 체중을 조절한다. 운동은 신체 구성 요소를 조절한다. **영양 품질은 건강과 관련이 있으며 부분적으로는 체중과도 관련이 있다. 운동 강도는 신체 구성 요소 변화 속도를 향상시킨다.**

체중 증가 및 감량은 칼로리 유입과 유출의 산물이다. 운동선수들의 경우, 단백질 섭취는 하루 체중 파운드당 7-1g을 목표로 한다. 체중 감량이나 증가(근육) 측면에서 자신의 필요에 따라 칼로리 섭취를 조정한다.

대부분의 영양분은 식품에서 직접 얻는 것이 유익하기 때문에 보충제는 권장되지 않는다. 그러나 특정 분야에 결핍이 있다면, 보충제가 도움이 될 수 있다. 생선 오일과 같은 오메가 3와 햇빛을 통해 비타민 D를 충분히 섭취하는 것은 매우 중요하다. 아프면, 웨이트 트레이닝을 피해야 한다. 만약 웨이트 트레이닝을 한다면, 가벼운 운동을 해야 한다.

Part IV

프로그램 구현

- CHAPTER 17 -

미훈련 초급자: 루틴 구성 및 진행

서론

이 책에 포함된 프로그램은 운동 루틴을 만들 수 있는 아이디어를 제공하는 예이다. 이 루틴을 그대로 사용하지 말고 지침으로 삼아서 자신의 목표와 회복 요인에 적합하게 수정해서, 다른 활동을 즐길 수 있는 여지를 두어야 한다. 『오버커밍 그라비티』의 목표는 효과적인 루틴을 만들어서 자신의 목표를 향해 진전할 수 있는 방법을 가르치는 것이다. 축어적으로 제공하는 예제를 사용하면, 요점을 놓칠 수도 있다. 자신의 일상생활에 맞게 루틴을 계획하는 법을 배워야 한다. 이 예를 맹목적으로 따라서는 안 된다. 자신에게 보다 효과적인 것들이 있을 수도 있다!

어떤 고급 근력 동작(특히 핸드스탠드 측면에서)을 실행할 수 있는 근력이 있음에도 불구하고 일부 운동선수들은 유연성이나 기술이 부족한 경우가 있다. 역도 경험이 있는 운동선수와 시합 스포츠에 참가한 경험이 있는 운동선수들이 이에 해당하는 경우가 있다. 모든 사람들이 제공된 근력 및 기술 진행 차트 전반에 걸쳐 균일하게 유연성과 근력을 발달시키는 것은 아니다. 그것이 정상이다.

모든 발달 측면에 비슷한 시간을 투자할 수 있다면, 가장 진전을 이루고자 하는 부분에 자신의 부족한 부분을 배치한다. 근력을 트레이닝 하는 것이 좋지만, 약점을 강화시키고 유연성을 트레이닝 해서 기술이 푸시와 풀 운동 간에 균형을 이루도록 하는 것이 중요하다. 그렇게 하면 부상을 입지 않는 데 도움이 된다. 핸드스탠드 및 스트레이트 암 프레스와 같은 기술과 근력을 요하는 기술 동작을 통해 고급 스트레이트 암 등척성 운동을 발달시키려는 야망이 있는 운동은 트레이닝 후반부에 배치한다.

자신의 능력과 신체 조건(예: 사지 길이)에 따라 특정 기술이나 운동이 다른 것에 비해 빨리 진전됨을 발견할 수도 있다. 진전이 빠른 운동에 대한 운동량을 줄이거나 자신의 강점에 적합하게 조정할 수 있다. 구조적 균형을 유지해야 한다.

이 장의 자료들은 이전에 제시했던 자료를 효과적인 통일성 있는 루틴으로 수정하는 방법을 보여 준다. 웨이트 트레이닝에 적절한 운동, 빈도, 운동량, 그리고 반복횟수 선택에 도움을 주는 데 초점을 맞춘다. 이전 장들을 퍼즐 조각이라 생각하고 다음 4개의 장은 그러한 조각들을 결합해서 분명한 그림을 만든다고 생각하면 된다.

표기법의 경우, 예제 루틴은 여러 가지 표기법으로 표기된다. 코치와 운동선수들이 여러 유형의 표기법을 사용하기 때문에 다양한 루틴 표기를 읽을 수 있는 능력을 길러야 한다. 여러 가지 변형들이 있다.

미훈련 초급자: 루틴 구성

검토를 위해, 일반적으로 등급이나 미훈련 초급자는 다음과 같이 정의한다.

- 기본 운동을 배우고 거기에 능숙해진다.
- 대부분의 경우 많은 반복을 사용해서 동작 패턴을 익히고 결합 조직 근력을 발달시킨다.
- 운동에 대한 개인 약점에 집중한다. 예를 들어 사무직과 같은 좌식 생활 집단에 속한다면, 자세가 나빠서 교정하지 않고 방치하면 부상으로 이어질 수 있는 문제가 있을 수도 있다. 대부분의 좌식 생활 집단에 속한 사람들은 가동성과 유연성이 매우 좋지 않다.
- 많은 반복으로 시작한 다음, 전통적인 근력 운동으로 전환하는 일반화되고 균형 잡힌 루틴으로 시작한다.

능력이 가장 낮은 단계일 때는 기본적인 근력을 발달시켜서, 다음 능력 수준에 적합하게 관절(특히 견갑대, 허리, 그리고 고관절)을 준비시키고, 가동성을 발달시켜야 한다. 대부분의 미훈련 초급자들은 운동 세계에서 신입이거나 거의 운동을 하지 않았다. 이전에 부상을 입은 사람들이나 일정이 바쁜 사람들은 운동에 많은 시간을 할애할 수 없다.

조직적인 운동을 처음 한다면, 신체를 천천히 움직여서 어려운 운동에 적합하게 준비될 수 있도록 계획을 세워야 한다. 다음은 5장의 표본 루틴 목표 목록이다. 이러한 것들은 임의적인 목표이며, 가설적인 예로 선택해서 루틴을 사용하여 진행하는 방법을 보여 준다. 자신에게 적합한 목표 목록을 선택하기 바란다.

표본 목표

- 프리스탠딩 핸드스탠드 10회
- 스트릭 머슬업 5회
- 플렌체 5초
- 프론트 레버 5초
- 피스톨 10회
- 수직 V-시트 10회
- 십자버티기 5초

이것들은 목표이다. 초급자들은 자신에게 적합한 목표를 세워야 한다. 이 단계에서 백 레버, 프론트 레버, 플렌체, 그리고 등척성과 같은 고급 목표가 운동 루틴에 포함되어서는 안 된다. 먼저 기본적인 근력을 발달시켜서 가동성 운동과 함께 반복횟수가 많은 운동을 수행해서 관절과 결합 조직이 적응할 수 있도록 준비해야 한다.

이 운동과 근력 및 기술 진행 차트에 있는 이 기술 수준의 다음 진행을 연습한다. 1~4단계 범위에서 1~2단계로 내려갈 수 있는 운동은 단지 몇 개만 있을 뿐임을 알 수 있을 것이다. 이 단계에서 주로 월 핸드스탠드, 하급 L-시트 진행, 푸시업, 풀업, 딥스, 그리고 로우와 같은 기본적인 상체 운동에 집중한다. 나머지 루틴은 이것을 반영한다(참조: 근력 트레이닝).

준비운동

- 혈류: 10~20회 버피Burpee(유산소성 근력 운동), 60초간 크롤링(기는 동작)(또는 100m 등으로 거리 변동 가능)
- 가동성: 15회 손목 돌리기, 어깨 돌리기, 맨몸 스쿼트, 그리고 준비운동에 필요한 기타 신체 부위 또는 관절, 60초간 스포트 홀드 운동(패러럴 바나 링, 또는 의자/카운터), 5회의 스킨더캣/저먼행
- 포지션 드릴: 30~60초간 플랭크, 양 사이드 플랭크, 역플랭크, 할로우, 그리고 아치 홀드.

먼저 준비운동의 혈류 부분을 살펴보기로 한다. 미훈련 초급자의 경우, 푸시업과 같은 버피(선 자세로 시작, 쪼그려 앉기, 푸시업 자세, 푸시업, 스쿼트 자세, 점프로 마감)는 너무 격렬하기 때문에 운동 루틴에 포함시키지 않는다. 스쿼트 쓰러스트Squat thrusts는 심박수 증가와 혈류 향상에 좋은 옵션이다. 운동이 처음이거나 1단계에 도달하지 못한 경우, 줄넘기, 팔 벌려 뛰기, 또는 가벼운 조깅과 같은 운동을 하는 것이 좋다.

가동성은 필요성과 목표를 기반으로 개인에게 적합하게 맞춰져야 한다. 현재 표본 루틴의 가동성 섹션에는 손목 돌리기, 어깨 돌리기, 스쿼트, 60초간 유지 운동, 그리고 5회 반복 저먼행 등이 나열되어 있다. 이것은 미훈련 초급자에게 충분한 가동성 운동이 되지 않을 수도 있다. 동작 범위에 문제가 있거나 이전에 부상 이력이 있으면, 그 부위에 대해 더 많은 가동성 운동을 수행해야 한다. 손목 돌리기는 일반적으로 손목 준비운동에 매우 효과적이다. 그러나 컴퓨터를 많이 사용하거나, 이전 부상으로 손목이 경직되어 있는 사람들은 다음과 같은 광범위한 손목 준비운동이 필요하다.

- 손바닥을 편 다음 손이 모든 방향을 향하도록 손목을 스트레칭 한다. 손이 각각의 방향을 향하도록 수행하고, 이들 위치에서 5~10회 안팎으로 움직인다.
- 손등이 지면을 향하도록 하고 손이 모든 방향을 향하도록 손목을 스트레칭 한다. 손이 각각의 방향을 향하도록 수행하고, 이들 위치에서 5~10회 안팎으로 움직인다.
- 손바닥을 바닥에 대고 지면으로부터 손가락을 세워 올려서 지면에서 손바닥을 들어 올린다.
- 한 손을 펴서 손바닥을 지면에 대고 다른 손을 사용해서 한 번에 한 손가락씩 들어 올린다.

이것은 단지 손목을 위한 가동성 운동일 뿐이다. 팔꿈치, 어깨, 견갑골, 등, 그리고 다리를 위한 다른 많은 가동성 운동들이 있으며, 경직감을 느끼는 신체 부위에 따라 이들 운동을 사용할 수 있다. 초급자일 때, 휴식일에 가벼운 가동성이나 스트레칭 루틴을 수행하면 매우 유용할 수 있다. 가동성 운동은 시간이 많이 걸릴 수 있다. 관절에 대한 가동성 운동을 많이 수행할 수 없으면, 휴식일에 수행하는 단일 루틴에 포함시키도록 한다. 그렇게 하면 웨이트 트레이닝을 하는 날 가동성 운동을 적게 할 수 있기 때문에, 기술 운동을 더 많이 할 수 있다.

가동성 운동은 오래 수행되어야 효과가 있음을 염두에 두어야 한다. 낮은 수준의 유연성과 관절 운동을 하면 관절에 부담을 주지 않고 동작 범위 경계까지 관절을 이동할 수 있으며, 부담이 더 많이 가는 동작을 다룰 수 있는 준비를 할 수 있다. 운동을 고급 단계로 진행할 때 이것은 필수적이다(예: 표준 핸드스탠드에서 원 암 핸드스탠드로 이동할 때).

포지션 드릴도 더 어려운 운동을 수행하는 동안 신체 자세를 정확하게 유지하는 데 도움이 되기 때문에 오래 수행되어야 효과적이다. 낮은 기술 수준에서 포지션 드릴을 수행할 수 있어야 한다. 그러나 보다 고급 웨이트 트레이닝을 정확하게 수행하는 데 중요한 운동들을 서로 연결시킬 때 신체 긴장을 유지하는 데 익숙해지

려면 시간이 걸린다. 더 강해지고 정확한 기술에 익숙해짐에 따라 포지션 드릴을 단계적으로 중단할 수 있지만, 이 운동은 초급자들에게 필수적인 것이다. 플랭크, 사이드 플랭크, 리버스 플랭크, 그리고 할로우/아치 할로우는 적절한 신체 위치 결정을 학습하는 데 좋다. 특정 신체 위치 결정 트레이닝을 필요로 하는 스포츠 분야(예: 무술이나 댄스)를 배우고 있다면, 이러한 자세 연습을 웨이트 트레이닝에 포함시키는 것도 좋은 방법이다.

기술 운동

- 5~10분간 핸드스탠드 운동, 벽을 이용해 수행한다.

이것은 기술 운동이며 더 많은 것이 요구되는 스포츠나 훈련을 위해 특별히 트레이닝을 하지 않은 미훈련 초급자들에게 이 기술 운동을 권장한다. 이 운동 시간에는 휴식 시간이 포함된다. 처음 몇 세트 동안은 5~10초 동안만 유지할 수도 있다. 세트 사이에 1~2분의 휴식이 있으면, 핸드스탠드 총 누적 시간은 30~45초가 될 수도 있다. 강해질수록, 이 숫자는 60초 이상으로 늘어날 수 있다.

특히, 손목으로 체중을 유지할 수 있는 연습을 많이 하지 않으면 핸드스탠드 운동은 손목에 부담을 많이 준다. 부가적인 가동성 운동을 수행해서 이 문제를 해결할 수 있지만, 여전히 손목에 힘이 없다고 느낀다면, 핸드스탠드 운동을 줄여야 한다. 더 많은 연습을 할 수 있을 정도로 손목이 충분히 단련될 때까지 처음 몇 달 동안은 각 트레이닝에 30초 동안 핸드스탠드를 연습해야 한다. 그렇게 하는 것이 좋다. 손목이나 관절에 문제가 있어서 핸드스탠드나 다른 운동을 더 느리게 수행해야 하더라도 염려할 필요는 없다. 관절을 악화시켜서 사전 재활이나 재활 운동을 하는 것보다 느리면서 건강을 유지하는 것이 더 좋다. 장기적으로 보면, 느리게 시작하여 빠르게 진전된다.

근력 운동

- 점핑 풀업: 50×0의 운동 속도에서 3분 휴식으로 3×5 → 15회
- 점핑 딥스: 50×0의 운동 속도에서 3분 휴식으로 3×5 → 15회
- 링 로우: 10×0의 속도에서 3분 휴식으로 3×5 → 15회
- 푸시업: 10×0의 속도에서 3분 휴식으로 3×5 → 15회
- 스쿼트(피스톨 진행 또는 바벨): 10×0의 속도에서 3분 휴식으로 3×5 → 15회
- 딥 스텝업: 10×0의 속도에서 3분 휴식으로 3×5 → 15회
- 실패 지점에 이르지 않고 필요한 만큼 많은 세트로 총 60초간 턱 L-시트
- 3×10초간의 프레스

이것은 수직/수평 푸싱과 수직/수평 풀링 카테고리의 근력을 향상시키는 데 중점을 둔 기본적인 루틴의 예이다. 이 루틴은 또한 견갑대 근육들의 균형을 촉진시키고 전반적인 근력을 향상시키는 데 중점을 둔다. 이 루틴은 5장에 제시된 예에서 몇 가지 변경되었다. 이것은 미훈련 초급자들의 요구를 잘 반영하기 위한 것이다. 변경 사항은 다음과 같다.

- 모든 운동을 적절한 수준으로 수정하였다. 연습에서는 다음과 같이 보일 수도 있다. 3회 반복 딥스, 5회 반복 풀업, 8회 반복 푸시업, 그리고 9회 반복 로우 등으로 나머지 운동을 수행할 수도 있다. 운동들 간에 차이가 있는 것은 자연스러운 것이다. 다음 운동에서 진행이 뒤진 운동이 향상된다.
- 5초 유지 원심성 운동을 추가하면 근력을 향상시켜서 발 지지 원심성으로 구성된 점핑 풀업과 딥스를 향상시키는 데 도움이 된다.

전체적으로 반복횟수가 8회에서 15회로 늘어났다. 미훈련 초급자들은 일반적으로 큰 점프로 진행하기 전에 많은 반복을 수행해야 결합 조직을 강화시킬 수 있다. 미훈련 초급자들은 많은 반복을 수행한 다음 근비대나 근력을 위한 진행으로 이동하는 것이 좋다. 근비대도 마찬가지이다. 왜냐하면 모든 섬유는 근비대 가능성이 있고 훈련되어야 하며 초급자들의 신경 경로는 비효율적이기 때문이다. 이것은 적은 반복이 아니라 많은 반복으로 근력이 발달된다는 것을 의미한다.

다음 섹션은 매주 이러한 사항들을 모두 웨이트 트레이닝과 진행에 적절하게 적합시키는 방법을 설명하고 일반적인 질문에 대한 답을 제시한다.

사전 재활, 고립 운동, 유연성 운동, 그리고 정리 운동

- 손목에 대한 라이스 버킷Rice Bucket 세트 3×1분
- 바이셉 컬 3×10회
- 3~5×30초 스플릿 홀드
- 3~5×30초간 저먼행
- 3~5×20초간 백 브리지Back Bridges
- 1분간 심호흡(고로 들이마시고 입으로 내쉰나)

마지막으로 사전 재활을 살펴보기로 한다. 미훈련 초급자의 경우, 필요에 따라 수행되는 웨이트 트레이닝을 가감할 수 있다. 미훈련 초급자의 경우, 필요에 따라 수행되는 웨이트 트레이닝을 가감할 수 있다. 핸드스탠드의 경우 팔을 머리 위로 뻗을 수 없으면 벽에 기대거나 어깨 스트레칭을 추가할 수 있다. 회전근개 운동과 더불어 수축이나 내리 누르는 운동과 같은 특정 견갑골 운동을 수행해서 어깨 건강을 유지할 수 있다. 등과 다리 유연성 운동이 필요할 수도 있다. 하체에 가동성 및/또는 유연성이 필요한 경우 요가나 필라테스가 좋은 옵션일 수도 있다.

이두박근과 같은 특정 근육의 근력과 근비대를 발달시키기 위해 특정 격리 운동을 추가하려고 하지 않는다면, 대부분의 경우, 이 시점에 연결고리가 약한 부분에 대한 격리 운동은 필요 없다. 루틴에 가장 많은 주의를 기울여야 전체 운동 동작을 향상시킬 수 있다.

미훈련 초급자이고 고급 근력 단계로 이동하는 경우, 루틴에 기본적인 정적 유지 동작을 포함시키는 것을 고려할 수 있다. 이 시점에서 웨이트 트레이닝은 월 스탠딩/프리 스탠딩 핸드스탠드와 L-시트, 그리고 가능하면 엘보우 레버(이것이 목표인 경우)로 이동하는 것에 중점을 둘 수 있다. 다른 활동 및 분야에 사용되는 기술 운동도 여기에 통합시킬 수 있다. 3~4단계로 이동할 때 권장되는 운동은 이 차트에 나열된 운동으로 표시된 것과 같은 다양한 동작 및 정적 자세로 분류될 수 있다.

- Wall HeSPUs
- 백 레버
- 프론트 레버
- 플렌체
- 머슬업
- 링 푸시업
- 딥스와 L-딥스
- 풀업과 L-풀업
- 로우

단기 및 장기 목표를 기반으로 방향을 선택한다. 궁극적으로 위에 나열된 모든 기술을 배우고 싶겠지만, 너무 여러 군데 분산되면 좋지 않기 때문에 한 번에 모든 것을 운동하는 것은 좋지 않다. 대신, 2개의 푸싱과 2개의 풀링을 선택해서 그들을 중심으로 루틴을 구성한다. 루틴에 오버리칭 '주제'를 선택하는 것이 가장 좋다. 많은 사람들이 정적 유지 습득을 기본 목표로 삼고 싶어 한다. 정적 유지 습득이 목표라면, 그와 같은 근력 등척성 운동을 중심으로 루틴을 구성한다. 반면에, 스포츠를 위한 트레이닝이 목표라면, 동작이 강해지는 데 중점을 두고 여러 가지 어려운 동작 범위에서 근력이 향상되었을 때 정적 자세를 추가해야 한다. 여기에 바르거나 잘못된 정답은 없다는 점을 염두에 두어야 한다. 학습하고 싶은 것을 결정하고 우선순위를 정해야 한다.

등척성 운동에 초점을 맞추고 싶으면 다음과 같은 동작들을 선택한다.

- Wall HeSPUs
- 백 레버
- 프론트 레버
- 플렌체
- 머슬업
- 로우

전반적인 근력 운동에 초점을 맞추고 싶으면 다음과 같은 동작들을 선택한다.

- Wall HeSPUs
- 머슬업
- 링 푸시업
- 딥스와 L-딥스
- 풀업과 L-풀업
- 로우

준비운동, 기술 운동, 그리고 사전 재활/재활/유연성/정리 운동/루틴의 나머지 부분은 동일하다. 유일한 차이점은 근력 트레이닝 비율이다. 다음은 루틴의 근력 트레이닝 부분을 위해 사용할 수 있는 두 가지 예이다.

- 점핑 풀업: 50×0의 운동 속도에서 3분 휴식으로 3×5 → 15회
- 점핑 딥스: 50×0의 운동 속도에서 3분 휴식으로 3×5 → 15회
- 링 로우: 10×0의 속도에서 3분 휴식으로 3×5 → 15회
- 푸시업: 10×0의 속도에서 3분 휴식으로 3×5 → 15회
- 스쿼트(피스톨 진행 또는 바벨): 10×0의 속도에서 3분 휴식으로 3×5 → 15회
- 딥 스텝업: 10×0의 속도에서 3분 휴식으로 3×5 → 15회
- 실패 지점에 이르지 않고 필요한 만큼 많은 세트로 총 60초간 턱 L-시트
- 3×10초간의 프레스
- X초간의 프로그 스탠드 또는 스트레이트 암 프로그 스탠드(플렌체)
- X초간의 턱 백 레버 또는 상급 턱 백 레버
- 3×5 → 15회 반복 Wall HeSPU 또는 머슬업 운동
- X초간의 턱 프론트 레버 또는 3×5~12회 반복 와이드 로우 진행
- 스쿼트(피스톨 진행 또는 바벨): 10×0의 속도에서 3분 휴식으로 3×5 → 15회
- 딥 스텝업: 10×0의 속도에서 3분 휴식으로 3×5 → 15회
- 실패 지점에 이르지 않고 필요한 만큼 많은 세트로 총 60초간 턱 L-시트
- 3×10초간의 프레스

최대 유지에 따라 필요한 X초 유지 Y세트를 달성하려면 등척성 차트를 참조하기 바란다. 전적으로 동적에 집중된 루틴은 다음과 같다.

- 10×0의 운동 속도에서 3분 휴식으로 3×5 → 15회 반복 딥스와 L-딥스
- 10×0의 운동 속도에서 3분 휴식으로 3×5 → 15회 반복 풀업과 L-풀업
- 10×0의 운동 속도에서 3분 휴식으로 3×5 → 15회 반복 링 턴 아웃(링 외회전) 푸시업
- 10×0의 운동 속도에서 3분 휴식으로 3×5 → 15회 반복 로우
- 스쿼트(피스톨 진행 또는 바벨): 10×0의 속도에서 3분 휴식으로 3×5 → 15회 반복
- 딥 스텝업: 10×0의 속도에서 3분 휴식으로 3×5 → 15회 반복
- 실패 지점에 이르지 않고 필요한 만큼 많은 세트로 총 60초간 턱 L-시트
- 3×10초간의 프레스

루틴에 대체될 수 있는 다른 운동들은 다음과 같다.

- 10×0의 운동 속도에서 3분 휴식으로 3×5 → 15회 반복의 적절한 머슬업이나 보조 운동
- 10×0의 운동 속도에서 3분 휴식으로 3×5 → 15회 반복 Wall HeSPUs

이 단계에서 15~20회 반복을 수행할 수 있는 지점에 이르지 않아도 된다. 이전에 이것을 많이 트레이닝 했나면, 12회 반복에서 멈추는 것이 도움이 될 수도 있다. 그러나 결합 조직 근육통이 있거나 잠재적인 과사용 부상 위험이 있다면, 많은 반복을 유지해서 과부하 없이 결합 조직을 트레이닝 하는 것이 좋다.

미훈련 초급자: 루틴 진행

완료한 루틴은 다음과 같아야 한다.

준비운동

- 혈류: 10~20회 버피(유산소성 근력 운동), 60초간 크롤링(기는 동작)(또는 100m 등으로 거리 변동 가능)
- 가동성: 15회 손목 돌리기, 어깨 돌리기, 맨몸 스쿼트, 그리고 준비운동에 필요한 기타 신체 부위 또는 관절, 60초간 스포트 홀드 운동(패러럴 바나 링, 또는 의자/카운터), 5회의 스킨더캣/저먼행
- 포지션 드릴: 30~60초간 플랭크, 양 사이드 플랭크, 역플랭크, 할로우, 그리고 아치 홀드

기술 운동

- 5~10분간 핸드스탠드 운동, 벽을 이용해 수행한다.

근력 운동

- 점핑 풀업: 50×0의 운동 속도에서 3분 휴식으로 3×5 → 15회
- 점핑 딥스: 50×0의 운동 속도에서 3분 휴식으로 3×5 → 15회
- 링 로우: 10×0의 속도에서 3분 휴식으로 3×5 → 15회 반복
- 푸시업: 10×0의 속도에서 3분 휴식으로 3×5 → 15회 반복
- 스쿼트(피스톨 진행 또는 바벨): 10×0의 속도에서 3분 휴식으로 3×5 → 15회 반복
- 딥 스텝업: 10×0의 속도에서 3분 휴식으로 3×5 → 15회 반복
- 실패 지점에 이르지 않고 필요한 만큼 많은 세트로 총 60초간 턱 L-시트
- 3×10초간의 프레스

사전 재활, 고립 운동, 유연성 운동, 그리고 정리 운동

- 손목에 대한 라이스 버킷Rice Bucket 세트 3×1분
- 바이셉 컬 3×10회
- 3~5×30초 스플릿 홀드
- 3~5×30초간 저먼행
- 3~5×20초간 백 브리지
- 1분간 심호흡(코로 들이마시고 입으로 내쉰다)

공통적인 실패

미훈련 초급자들이 공통적으로 어려움을 겪는 특정 분야가 있다.

루틴 균형: 자세가 나쁘면, 부가적인 수평 로우 동작을 추가해서 등의 근력과 근육량을 길러야 한다. 그렇

게 하면 균형을 잡는 데 도움이 된다. 특히, 좌식 업무에 종사하고 장기적인 좌식 생활이 자세에 영향을 미친다면 더욱 중요하다. 특정 스트레칭으로 자세를 바로잡아야 한다. 나쁜 자세가 직접적인 부상을 초래하지 않더라도 자세를 올바르게 개선하면, 외관이 좋게 보이고, 느낌이 좋아지며, 운동 기법에 더욱 숙련되고, 제한이나 불편함 없이 동작 범위까지 이동하는 능력이 증대된다.

대부분의 나쁜 자세는 머리와 어깨가 앞으로 기울어지는 것을 포함하고 있기 때문에 수평 풀링 운동을 추가하면 도움이 된다. 그러나 푸싱 대신 풀링 운동을 주로 하였고(예: 수영, 로우, 또는 암벽 등반), 자세가 반대 방향으로 불균형인 경우라면, 수평 푸싱 운동을 추가해야 한다. 진행 차트에 있는 운동을 수행할 때 불균형이 가시적으로 드러난다. 푸싱 운동이 풀링과 유사한 진행 또는 그 이상이었거나 풀링이 푸싱과 유사한 진행 또는 그 이상일 경우, 교정되어야 할 불균형이 있을 수도 있다. 푸싱은 풀링보다 약간 더 강한 경향이 있다.

루틴의 길이: 본질적으로 루틴에 포함되어야 하는 것들이 너무 많기 때문에, 초급자들이 루틴을 수행하는 데는 많은 시간이 걸린다. 초급자 단계에는 루틴에 휴식일이 포함되기 때문에 전신 루틴이 가장 좋다. 비근력 구성 요소들을 휴식일로 옮겨서 전신 루틴을 줄일 수 있다.

루틴은 빠른 준비운동, 기술 운동, 그리고 근력 운동을 포함한다. 휴식일에 부가적인 가동성 운동, 사전 재활 운동, 격리 운동, 그리고 유연성 운동을 수행한다. 이것은 매일 무언가를 하고 싶어 하는 사람들에게 훌륭한 대안이 된다.

운동 속도 수정: 10×0 운동 속도의 X 부분(가속화)에 대한 적절한 기법을 수행하기 어려우면, 1010 운동 속도로 수정하는 것이 더 효과적일 수도 있다. 10×0의 운동 속도로 형태를 바꾸는 것보다 균일한 동작을 연습해서 완벽한 기술을 습득하는 것이 더 낫다.

근력 진행: 선형 반복 진행(5-5-5 → 6-6-6 → 7-7-7)은 일반적으로 이 단계에서 가장 좋은 진행 방법이다. 선형 반복 진행을 수행하면 5단계까지 초급 단계 대부분을 진행하는 데 도움이 될 수 있다. 그러나 1~2회의 웨이트 트레이닝 후 진전이 고착되면 추가 반복(5-5-5 → 6-5-5 → 6-6-5 → 6-6-6) 또는 다른 진행 반복 중 일부를 사용해야 한다. 특히 푸싱업과 같은 한 가지 운동을 효과적으로 진행할 수도 있지만, 딥스에서 진전이 없는 고착 상태에 빠질 수도 있다. 이럴 경우, 푸시업으로 선형 반복 진행을 계속하면서 딥스로 진행을 변경한다.

다음은 그에 대한 하나의 예이다.

- 푸시업: 5-5-5 → 6-6-6 → 7-7-7 → 8-8-8
- 딥스: 5-5-5 → 6-5-5 → 6-6-5 → 6-6-6

이것은 완전히 정상이고 심지어 같은 근육 집단을 수반하는 운동에서도 발생될 수 있다. 역할을 하는 여러 요인들이 있을 수 있다. 어떤 운동은 다른 운동에 비해 빠르게 진전된다. 푸시업 수행으로 인한 피로는 딥스 진행을 느리게 만들 수 있다. 이 단계의 핵심은 진전이 이루어지고 있는 동안 수행하고 있는 트레이닝의 진전이 부족한 것(실제이건 인식이건 상관없이)에 매달리지 않는 것이다.

어떤 사람들은 팔 굽혀 펴기에 힘을 아끼고 다른 사람들은 원 암 푸시업 또는 고급의 플렌체 운동에 도달 할 때까지 힘을 아끼지 않는다. 사람들은 전부 다 다르다. 어떤 사람에게는 효과가 있는 것이 자신에게는 효과가 없을 수도 있다. 웨이트 트레이닝에 '모든 사람에게 일률적으로 맞는' 규칙은 없다. 그래서 트레이닝과 관련해서 자신의 신체가 작동하는 방법을 배우는 것이 중요하다. 다른 사람의 진도를 따라가려고 애쓸 필요가 없다.

지나친 분석에 따른 저하: 처음 운동을 시작하는 대부분의 사람들은 완벽한 루틴을 찾으려고 열망한다. 지금 당장 그 생각을 던져 버려야 한다. 속담에도 있듯이, 완벽한 것은 없다. "가장 좋은 루틴은 실질적으로 수행할 수 있는 루틴이다." 어떤 사람들은 완벽한 루틴을 구성하는 방법을 생각하는 데 몇 주를 보내고 심지어 노련한 코치와 선수들에게 조언을 구하기도 하는 반면 어떤 사람들은 바로 트레이닝에 들어간다. 후자는 트레이닝에서 몇 주 앞서 나갈 것이다. 그들의 루틴은 불완전할지 모르지만 실제로 수행되고 있다. '지금 바로 실행해서 진도에 따라 수정하기 바란다.' 견고한 루틴을 적절히 구성하는 방법을 학습하는 것 중 일부는 여러 운동에 신체가 반응하는 방법을 알아내는 것이며, 이것은 다른 사람의 조언을 통해 학습할 수 있는 것이 아니다. 루틴이 바닥나면, 나중에 수정할 수 있는 방법에 대한 조언을 구할 시기이다.

루틴 강박관념: 한편, 루틴을 만들어서 시도해 보고 즉시 그것을 포기하려는 경향이 있는 운동선수들이 있다. 이러한 사람들은 새로운 루틴을 공개 토론회에 올려서 평가를 묻는다. 몇 주 후 그들은 새로운 루틴을 사용한다. 그렇게 하면 근력과 근비대는 점진적인 과부하가 예측되기 때문에 상당한 역효과를 낳게 된다. 이것은 동일한 운동을 실질적인 진행으로 수행한다고 가정한 경우이다. 단지 2주 후에 '새롭고 향상된' 루틴으로 교체하기보다 원래 루틴을 유지하는 것이 더 나은 진전을 이룰 수 있다. 4주 동안 운동을 계속하면 자연스럽게 진전을 이루기 때문에, 처음에 루틴이 지속되어야 하는 기간은 4주이다. 메소사이클은 약 4주에서 8주 동안 지속되어야 한다. 미훈련 초급자들은 2~3주 웨이트 트레이닝으로 거의 진전을 이루지 못할 수도 있지만, 일반적으로 3~5주가 지나야 신체 또는 근력 측면에서 유의한 진전을 볼 수 있다. 만든 프로그램을 고수하는 것은 중요하다. 왜냐하면, 프로그램을 몇 주 동안 수행하고 나면 프로그램을 통해 신체가 운동에 반응하는 방법과 자신에 대해 알 수 있기 때문이다.

과사용 수정: 미훈련 초급자들은 어떤 문제가 나타나는 것을 기반으로 루틴을 실질적으로 수정할 가능성이 있다. 가장 일반적인 문제는 진전이 너무 빠르면 결합 조직에 장애가 많이 발생한다는 것이다. 이 경우, 반복횟수를 15회에서 20회로 늘리면 유용할 수도 있다. 또는 미훈련 초급자들의 경우 사전 재활 운동과 가동성 운동을 더 많이 추가하는 문제를 고려해야 한다.

모든 사람들은 각자 다르기 때문에 사전 재활, 가동성, 그리고 유연성의 운동의 세트를 권장하는 것은 불가능하다. 루틴에서 이 유형의 운동을 구현하기 위한 기본적인 개념을 학습해야 한다. 예를 들어 손목을 과도하게 트레이닝 했다고 느끼면, 다음과 같은 과정을 따라야 한다.

- 해당 운동 제거, 운동량 감소, 또는 운동 대체.
- 특정 부위에 필요한 경우 사전 재활, 격리, 가동성, 또는 유연성 운동을 추가한다.

운동 제거, 운동량 감소, 또는 운동을 대체하는 것은 매우 간단하다. 핸드스탠드를 수행하는 동안 손목이 악화된다면, 핸드스탠드를 원만하게 수행할 수 있도록 손목이 준비될 때까지 핸드스탠드를 제거한다. 그동안,

스포트 또는 플랭크와 같은 손목 지지 운동을 트레이닝 한다. 이것은 더 이상 악화시키지 않고 손목을 단련시킬 수 있다. 특정 부위에 필요한 경우 사전 재활, 격리, 가동성, 또는 유연성 운동을 추가한다. 이 장 앞부분에서 설명한 광범위한 손목 운동 중 일부가 매우 유용할 수도 있다. 덤벨 리스트 컬이나 라이스 버킷을 추가할 수도 있다. 확신이 없거나 너무 복잡하다고 느끼면, 정형외과 스포츠 전문의나 물리치료사와 같은 전문의와 상담할 수 있다. 또한 자신보다 경험이 많은 코치, 운동선수, 또는 심지어 인터넷상에서 자신보다 경험이 많은 사람들과 상담할 수 있다. 필자는 다음과 같은 Reddit threads(소셜 뉴스 웹사이트)를 권장한다. www.reddit.com/r/bodyweightfitness and www.reddit.com/r/overcominggravity.

부상 방지: 장기적으로 봤을 때, 신체가 반응하는 방법을 기반으로(특히 잠재적인 과사용 부상 측면에서) 운동 루틴을 수정하는 방법을 학습하는 것은 트레이닝에 들어갔을 때 학습할 수 있는 것 중 가장 중요한 것이다. 부상에 대한 가장 큰 예측 인자는 이전 부상이다. 루틴으로 다시 돌아갈 시기와 수정해야 할 시기를 안다는 것은 코치와 트레이닝 두 측면에서 오랫동안 간직되어야 할 소중한 자산이다.

- CHAPTER 18 -

훈련된 초급자: 루틴 구성 및 진행

훈련된 초급자: 루틴 구성

훈련된 초급자들도 웨이트 트레이닝, 다양한 스포츠 트레이닝, 또는 다른 조직적인 운동 활동을 통해 웨이트 트레이닝을 받는다. 그들은 보통 2~6단계 중 어딘가에 속하며, 일부는 더 높거나 더 낮은 단계에 속한다. 2~4단계에 속한다면, 미훈련 초급자에 대한 이전 장을 참조하기 바란다. 거기에서 시작하면 진전이 더 빠를 수도 있다. 이 장은 5~6단계를 자세히 설명한다.

훈련을 받은 초급자들에게 필요한 것은 간단하다.

- 일관성 있는 트레이닝을 강조한다. 훈련은 진전을 이루는 데 가장 중요한 요소이다. 잠재적인 과사용 부상이나 비상사태 이외에 웨이트 트레이닝을 건너뛰는 것은 좋지 않다. "가장 좋은 프로그램은 자신이 고수하는 것이다"라는 말이 있다.
- 특히 5~8회 반복 범위에서 근육 발달 및 근력에 좋은 트레이닝에 집중해야 한다.
- 루틴에서 푸싱과 풀링 운동의 균형이 올바른지 확인한다.
- 불균형이 발생되기 시작하면 구조적 균형을 유지할 수 있는 운동을 추가한다. 일반적으로 이것은 웨이트 트레이닝을 시작하기 전에 주로 푸싱 운동에 집중했다면, 수평 풀링 운동을 추가한다는 것을 의미한다.
- 신체가 근력 트레이닝에 적응해서 결합 조직과 기본 구조(예: 관절 및 뼈)가 적응될 수 있어야 한다.

이 단계는 트레이닝에 대한 사고 변화가 필요하다. 프리스탠딩 핸드스탠드가 거의 숙달되었다면, 링, 어깨로 물구나무서기, 그리고 핸드스탠드뿐만 아니라 프레스에서 핸드스탠드를 달성하는 것으로 초점을 이동시켜야 한다. 차트는 지지대(링)에서 앞 구르기Forward roll to support와 지지대(링)에서 거꾸로 차올리기kip to support와 같은 웨이트 트레이닝을 시작하는 다양한 기술들을 나타낸다. 링 근력 및 관련 기술은 더욱 통합되기 시작하며, 등척성 운동을 위해 턱과 상급 턱 자세 중 일부에서 스트래들 및 레이아웃 자세로 진전되기 시작해야 한다.

이제는 배울 수 있는 기술들이 더욱 다양해졌다. 그래서 집중하는 운동 루틴을 유지하는 것이 우선이다. 특정 목표를 향해 지속적으로 운동을 한다면 전반적으로 더 빠른 진전이 있게 된다. 2~3개 목표로 자신을 제한한다. 한 번에 많은 목표를 시도해서 그들 중 어느 것도 달성하지 못하는 것보다 집중해서 단일 목표를 달성하는 것이 더 좋다. 몇 가지 목표를 달성한 후, 이미 발달된 기술을 유지하는 동시에 새로운 목표를 트레이닝 하는 것으로 이동할 수 있다.

이 단계에서 전신 루틴을 계속하는 것이 가장 효과적이다. 그러나 시간에 제약이 있거나, 단순히 어떤 변화를 원한다면, 이것은 분할 루틴을 트레이닝 할 수 있는 첫 단계이다. 전신 루틴을 선택한다면, 매주 3~5회 루틴을 수행해야 한다. 분할 루틴의 경우, 이전에 권장했던 대부분의 유형(푸시/풀, 스트레이트 암/벤트 암, 그리고 상체/하체)들은 모두 괜찮다. 푸시/풀/레그와 같은 방식으로 분할해서는 안 된다. 듀얼 푸시/풀 운동을 레그 운동과 통합하면 효과가 있다. 스쿼트와 피스톨은 푸싱 운동이며, 데드리프트와 딥 스텝업은 풀 운동이다. 분할 루틴을 선택하는 것은 일정 및 연습하고 있는 다른 스포츠에 따라 달라진다. 예를 들어 하체 운동을 많이 하는 스포츠나 훈련을 선호한다면, 상체/하체 분할이 가장 효과적이다.

기술 운동으로서 핸드스탠드와 L-시트/마나 진행과 함께 스트레이트 암 프레스 운동도 열심히 해야 한다. 이 단계에서 이 기술 운동은 중요하다.

자신의 목표를 돌이켜보고, 이 시점에서 운동 루틴이 어떤 영향을 미치는지 생각해 본다.

표본 목표

- 프리스탠딩 핸드스탠드 10회
- 스트릭 머슬업 5회
- 플렌체 5초
- 프론트 레버 5초
- 피스톨 10회
- 수직 V-시트 10회
- 십자버티기 5초

필요에 따라 준비운동과 기술 운동과 더불어 사전 재활, 격리 운동, 그리고 유연성 운동을 구현해야 한다. 미훈련 초급자 섹션에서 설명했던 바와 같이 조정을 한다.

정적 운동에 초점을 맞춘 루틴은 다음과 같을 수 있다.

- X초간 턱 또는 상급 턱 플렌체
- X초간 스트래들 또는 하프 레이아웃 백 레버
- X초간 상급 턱 프론트 레버
- 10×0의 속도에서 3분 휴식으로 3×5 → 15회 반복 스트릭트 머슬업
- 10×0의 속도에서 3분 휴식으로 3×5 → 15회 반복 스쿼트(피스톨 진행 또는 바벨)
- 10×0의 속도에서 3분 휴식으로 3×5 → 15회 반복 딥 스텝업(필요시 가중)
- 실패 지점에 이르지 않고 필요한 만큼 많은 세트로 총 60초간 스트래들 L-시트 또는 링 턴 아웃 L-시트
- 3×10초간의 프레스

다음은 3개 푸시 및 3개 풀 운동으로 구성된 동적 운동 중심 루틴이다.

- 0×0의 속도에서 3분 휴식으로 3×5 → 15회 반복 턱 및 상급 턱 FL 풀업
- 10×0의 속도에서 3분 휴식으로 3×5 → 15회 반복 턱 PL 푸시업
- 10×0의 속도에서 3분 휴식으로 3×5 → 15회 반복 스트릭 머슬업
- 10×0의 속도에서 3분 휴식으로 3×5 → 15회 반복 아처 링 로우Archer Ring Rows
- 10×0의 속도에서 3분 휴식으로 3×5 → 15회 반복 스쿼트(피스톨 진행 또는 바벨)
- 10×0의 속도에서 3분 휴식으로 3×5 → 15회 반복 딥 스텝업(필요시 가중)
- 실패 지점에 이르지 않고 필요한 만큼 많은 세트로 총 60초간 스트래들 L-시트 또는 링 턴 아웃 L-시트
- 3×10초간의 프레스

특정 핸드스탠드 변형으로 운동을 대체하려면 다음과 같이 수행할 수 있다.

- 턱과 상급 턱 FL 풀업
- 턱 PL 푸시업
- Wall HSPUs 또는 프리스텐딩 HSPUs
- 스트레이트 암 프레스 원심성 또는 엘리베이트 스트레이트 암 프레스
- 벤트 암 프레스 HS

매주 4회(월/화/목/금)의 푸시/풀업 루틴은 월/목에 푸시 운동, 화/금에 풀 운동으로 구성될 수 있다. 다음은 이전 버전에서 좋은 효과가 있었던 운동선수가 구성한 실질적인 루틴의 예이다.

월요일

- 푸시 사전 재활 -재활Push Pre-Hab: 손목 푸시업 1×10, 덤벨 핑거 컬 1×10, 스트레이트 암 덤벨 로테이션 1×10
- 핸드스탠드: 프리스탠딩 핸드스탠드 10분
- 8×5초간의 턱 플렌체
- 3×5회 반복 링 딥스
- 3×30초간의 플렌체 린즈Planche Leans(전방 기울기)
- 3×5회 반복 내추럴 햄스트링 컬Natural Hamstring Curls
- +레그(스쿼트 변형)

화요일

- 풀 프리햅: 손목 푸시업 1×10, 덤벨 핑거 컬 1×10, 스트레이트 암 로테이션 1×10, 익스터널 로테이션 또는 쿠바 프레스, 그리고 월 익스텐션(팔을 굽히고 벽을 마주 본다)

- 핸드스탠드: 월요일과 동일
- 16×8초간 상급 턱 프론트 레버
- 5×3 상급 턱 프론트 레버 풀업
- 4×3 폴스 그립False Grip 풀업
- +레그(데드리프트 변형)

목요일

- 푸시 사전 재활 -재활: 월요일과 동일
- 핸드스탠드: 월요일과 동일
- 5~6×5초간 상급 턱 플렌체 원심성
- 4×2 핸드스탠드 푸시업
- 3×30초간의 플렌체 린즈
- 3×5회 반복 내추럴 햄스트링 컬
- +레그(스쿼트 변형)

금요일

- 풀 Pre-Hab: 화요일과 동일
- 핸드스탠드: 월요일과 동일
- 5×5초간 프론트 레버 네거티브
- 3×6~8회 반복 원 암 로우
- 4×3 폴스 그립 풀업
- +레그(데드리프트 변형)

운동선수들은 위의 루틴에 대해 다음과 같이 논평한다.

내 키는 176cm이고 몸무게는 97kg이다. 체지방은 약 8%이다. 나는 또한 상위 1%에서 혈당 조절을 해야 하는 1형 당뇨병이 있으며 매우 엄격한 팔레오Palo(원시 식단) 식단을 준수한다. 이 루틴 모형은 핸드스탠드 운동뿐 아니라 상당량의 pre-hab(사전 재활 -재활) 운동과 함께 기본적인 푸시/풀 주기가 있다.

푸싱 운동의 원래 모형은 턱 플렌체, 링 턴 아웃 링 지지 유지 정역학뿐 아니라 푸시업/핸드스탠드 푸시업을 사용하는 것이었다. 주기가 계속됨에 따라, 여분의 정역학 운동을 제외시키기 시작했다. 풀링 운동을 하는 날, 상급 턱 프론트 레버, 한쪽 다리 원심성(이것은 결국 완전한 프론트 레버 원심성으로 진전되었다), 프론트 레버 로우, 그리고 일부 한쪽 팔 덤벨 로우를 사용했으며, 운동 속도를 제어하기 위해 체중의 약 1/4(약 25kg)만 사용했다.

이것이 완벽한 프로그램을 의미하는 것은 아니다. L-시트 운동으로 시작해서 핸드스탠드를 수행했지만, 일관성은 없었다. 프로그램의 핵심은 매주 일관성이 유지되었으며, 목표는 플렌체의 프론트 레버를 향상시키는 것이었다. 그러나 몇 주 동안 여러 동작들을 실험했으며, 에너지 수준이 낮으면 특정 부분을 제외시켰다. 이제 스트레스가 낮고 에너지가 상당히 높은 유사한 형식을 유지할 것으로 기대한다. 핸드스탠드의 경우, 배벽

stomach-to-wall을 유지하면서, 발끝으로 밀고, 최대한 오래 버틴다. 주기가 시작될 무렵 나는 겨우 5초 동안 버틸 수 있었다. 주기가 끝날 무렵 10~15초 동안 버틸 수 있었다.

비교해 보자면, 이전에 푸시와 풀 프로그램을 포함했던 레그 운동과 백 레버를 줄여서 Killroy70 모형을 사용하고 있었다. 조언을 참고해서 트레이닝을 단순화시킨 결과 지금은 환상적으로 수행하고 있다. 매주 운동량이 적고 강도가 높은 운동을 하나 더 하고 있기 때문에 지금은 매우 날씬하다. 또한 훨씬 더 강해졌다. 사전 재활은 내가 건강을 유지하는 데 도움이 되었다. 이제 점점 더 강해지는 것이 쉬워졌으며 특히 강도 차트가 도움이 되었다. 이 새로운 주기와 웨이트 트레이닝의 이점을 여담으로 소개한다. 내가 지도하는 최고 수준의 크로스핏 선수들과 정기적으로 시합을 하고 있으며, 분명히 나는 그들보다 더 강하다. 그들과 함께 연습을 하지 않지만 기꺼이 시합을 한다. 지금은 대부분의 다른 사람들보다 더 무겁게 가중해서 풀업을 수행할 수 있으며, 빈 바를 이용해서 기술을 연습하는 것 이외에도 몇 주 전에는 215파운드를 들었지만 지금은 260파운드 분할 저크(용상)를 할 수 있다. 이것은 모두 체조 트레이닝 덕분이라 생각한다.

이 운동선수가 선택한 운동이 어쩌면 이상적이지 않을 수도 있고, 반복 범위와 운동량이 운동마다 다를 수도 있지만, 스스로 구성한 루틴으로 매우 좋은 진전을 이루었다. 맹목적으로 이 예제를 사용하기보다 자신의 루틴을 구성하는 것이 무엇보다 중요하다. 일반적인 루틴 구성 원칙을 따른다면 자신에게 효과가 있는 것과 없는 것을 구분할 수 있다. 이 운동선수가 사용한 기본 구조는 고전적인 푸시/풀 운동이었으며, 체중이 높은 사람은 수정해야 한다.

예를 들어 체중이 200파운드이면, 매주 4회 수행하는 프로그램으로는 2개의 푸시 운동과 2개의 풀 운동이 가장 효과적인 경향이 있다. 상체/하체 및 스트레이트 암/벤트 암도 효과적일 수 있다. 전신 프로그램을 매주 3회 수행하면 너무 격렬할 수도 있다. 특히, 웨이트 트레이닝이 플렌체와 같은 운동을 포함하고 있다면 더욱 그럴 수도 있다. 스트레이트 암/벤트 암을 매주 4회 수행하는 루틴을 선택한다면 월/화/목/금의 형태가 되며 월/목은 스트레이트 암, 화/금은 벤트 암으로 구성하면 된다.

스트레이트 암

- X초간 턱 또는 상급 턱 플렌체
- X초간 스트래들 또는 하프 레이아웃 백 레버
- X초간 상급 턱 프론트 레버
- 3×(3~10) 스트레이트 암 프레스 원심성/엘리베이트 스트레이트 암 프레스
- 링 턴 아웃 지지 유지
- +레그

벤트 암

- 3×(3~10) 월 핸드스탠드 또는 프리스탠딩 핸드스탠드
- 3×(3~10) 턱과 상급 턱 FL 풀업
- 3×(3~10) 턱 PL 푸시업
- 3×(3~10) 스트릭 머슬업

- 3×(3~10) 아처 링 로우
- +레그

스트레이트 암과 벤트 암 루틴을 교대로 수행하는 것은 어떤 의미에서 정적 및 동적 운동의 혼합이다. 이러한 운동을 별도의 트레이닝 날짜로 분류할 필요는 없지만, 어떤 사람들은 이들을 외관상 다른 근력 트레이닝 방식으로 보고 둘로 분류해서 각 운동에 집중하는 것을 좋아한다.

상체와 하체를 분류하는 것이 좋은 예이다.

훈련된 초급자: 루틴 진행

이 단계에서 집중해야 할 중요한 문제는 일관성이다. 루틴 강박관념과 지나친 분석에 따른 저하 단계를 그냥 통과하기를 바란다. 이 시점에서 자신의 트레이닝 일정을 고수하는 것이 진전 여부를 판단할 수 있는 가장 큰 요인이다. 거듭 설명했지만 가장 좋은 루틴은 실제로 수행하는 것이다! 일관성은 이제 무엇보다 소중하다. 2주에 6개의 전신 루틴 중 6개 전부를 수행하는 것은 6개 중 5개(심지어 5개가 결함이 있더라도)만 수행하는 것보다 더 중요하다. 마찬가지로 4주 동안 더 나은 루틴을 찾아서 주기 나머지 동안 새로운 루틴을 수행하는 것보다 4주 동안 12개를 12번 수행하는 것이 더 좋다.

일관된 트레이닝은 긍정적인 습관을 기를 수 있으며, 오랫동안 긍정적인 습관을 트레이닝에 사용할 수 있다. 일관성이란 피곤할 때나 피로를 느끼지 않을 때나 항상 일관되게 수행하거나, 단지 동기 부여를 받았을 때 했던 것처럼 항상 수행한다는 것을 의미한다. 일관성은 학교와 가사 의무 사이에 시간을 내어 트레이닝을 한다는 것을 의미한다. 시간 제약이 있으면 가동성이나 유연성 운동 중 일부를 제거해서 루틴을 수정할 수도 있지만, 목표를 달성하는 데 도움이 되고 꾸준히 고수할 수 있는 긍정적인 습관을 개발하는 것이 중요하다.

일관된 트레이닝에서 얻은 정신적인 강인함과 용기는 웨이트 트레이닝 그 이상으로 당신에게 베어들 것이다. 그것은 까다로운 가사 의무를 다하는 데 힘이 될 것이다. 직장에서 마감일 때문에 스트레스를 받을 때 정신적인 강인함과 용기는 완충 역할을 할 것이다. 다사다망해서 쉴 시간조차 없을 때 정신적인 강인함과 용기가 도움이 될 것이다. 일관성과 규율은 삶의 기술이다. 웨이트 트레이닝을 통해 일관성과 규율을 배우며, 이러한 기술들은 삶의 모든 분야에서 이익을 줄 것이다.

반복: 반복횟수를 5~12회 범위로 낮춘 다음 그대로 유지한다. 반복횟수가 신체의 특정 부위를 악화시킨다면 결합 조직을 강화시키기 위해 일부 운동 진행에서 15~20회 반복으로 늘릴 수도 있다. 그러나 5~12회 반복이 근력과 근비대를 늘리는 데 가장 적합하다. 이 단계 트레이닝을 통해 진전될 때 근력에 집중하고 싶다면, 3~8회 반복으로 트레이닝을 시작하는 것이 좋다.

루틴 균형: 지금쯤이면 자세와 기술이 좋아 보여야 한다. 그렇지 않으면, 이전 운동이나 스포츠에서 발달된 불균형을 계속 교정해야 한다. 검토:

자세가 나쁘면(특히 좌식 생활자), 부가적인 수평 로우 동작을 추가해서 등의 근력과 근육량을 길러야 한다. 부가적인 특정 스트레칭으로 자세를 교정할 수도 있다. 나쁜 자세가 직접적인 부상을 초래하지 않더라도 자세를 올바르게 개선하면, 외관이 좋게 보이고, 느낌이 좋아지며, 운동 기법에 더욱 숙련되고, 제한이나 불편함 없이 동작 범위까지 이동하는 능력이 증대된다.

대부분의 나쁜 자세는 머리와 어깨가 앞으로 기울어지는 것을 포함하고 있기 때문에 수평 풀링 운동을 추가하면 도움이 된다. 그러나 이전 스포츠가 푸싱 활동 대신 풀링이었다면(수영, 암벽 등반 등), 수평 푸싱 운동을 추가해야 한다. 진행 차트에 있는 운동을 수행할 때 불균형이 가시적으로 드러난다. 푸싱은 풀링보다 좀 더 강한 경향이 있지만, 푸싱 운동이 풀링과 유사한 진행 또는 그 이상이었거나 풀링이 푸싱과 유사한 진행 또는 그 이상일 경우, 불균형이 있을 수도 있다.

일단 좋은 자세를 달성하게 되면, 다음 목표는 푸싱과 풀링의 균형을 유지하는 것이다. 이 단계에서 가장 쉬운 방법은 푸싱과 풀링 운동을 수치상으로 동일하게 유지하는 것이다. 두 개의 상체 푸싱 운동을 수행하고 있다면, 2개의 하체 풀링 운동을 수행한다. 이렇게 하면 건강에 도움이 될 뿐만 아니라 나중에 교정해야 할 수도 있는 특정 약점을 밝혀내는 데도 유용할 수 있다.

루틴의 길이: 미훈련 초급자들에 대한 권장 사항이 훈련된 초급자들에게도 적용된다. 이 시점에서 필요할 때 루틴을 수정하는 방법을 알아야 한다. 시간 제약이 있는 경우 기술 운동, 유연성 운동, 격리 운동, 또는 사전 재활 운동을 휴식일로 옮길 수 있다. 그렇게 하면 전신 루틴 일에 모든 근력 운동을 할 수 있다는 이점이 있다.

부가적인 기술 운동: 이 시점에 휴식일(뿐만 아니라 운동일에도)에 부가적인 기술 운동을 추가하는 것은 좋은 아이디어이다. 미훈련 초급자들의 경우, 매주 6~7일 핸드스탠드를 수행하면 손목에 너무 많은 부담이 될 수도 있다. 훈련된 초급자 단계로 진전하는 것은 3~12개월이 걸릴 수도 있다. 이때쯤이면 손목, 어깨, 그리고 다른 결합 조직이 얼마나 많은 기술과 힘을 발휘할 수 있는지 잘 알아야 한다. 손목과 어깨 가동성과 사전 재활 운동을 계속 연습할 때 더 많은 기술을 수행할 수 있도록 운동 용량을 늘리는 경우가 많다. 이 부가적인 기술 운동을 휴식일에 수행할 수 있다.

기술 운동을 추가하기로 선택한 경우, 매주 특정한 날짜에 시작한다. 적어도 2주 동안은 수행해야 한다. 이 시점에서 원하는 경우 부가적인 기술 운동을 추가할 수 있다. 추가한 기술 운동을 그대로 유지하려면 이 패턴을 계속 유지한다. 더 많이 추가하기 전에 신체가 새로운 운동 부하에 적응할 수 있도록 2주 이상의 완충 기간이 필요하다. 한 번에 너무 많이 수행하면 근육통이나 실질적인 통증이 발생될 수 있다. 즉, 2주 단위로 천천히 꾸준하게 늘리면, 부가적인 기술 운동을 추가하기 시작하면 숙련도가 매우 빠르게 증가된다. 여분의 연습이 즉시 효과가 나타난다.

근력 진행: 훈련된 초급자 단계로 이동할 때, 선형 진행(5파운드, 10파운드, 15파운드를 사용하는 5-5-5) 또는 선형 반복 진행(5-5-5 → 6-6-6 → 7-7-7)을 실패할 가능성이 높다. 세트 추가 또는 마지막 세트가 실패 지점에 도달하는 방법은 근력 운동이 매우 효과적이다.

- 세트 추가: 6-6-6 → 6-6-6-6 → 7-7-7
- 마지막 세트가 실패 지점에 도달하는 방법: 5-5-5 → 5-5-6 → 5-5-7 → 6-6-6

반복 추가, 운동 속도 변경, 그리고 밀도 수정과 같은 다른 방법들이 유용 할 수 있지만, 세트 추가와 마지막 세트가 실패 지점에 도달하는 방법이 훈련된 초보자가 성공할 수 있는 가장 좋은 방법이다. 이 두 가지 방법을 사용하여 진행을 멈춘 다음, 새로운 진행 방법의 일환으로 강도를 조절해서 축적/강화를 구현하는 방법을 배운다. 훈련된 초급자 단계에서 중급 단계로 전환될 때 이 방법들이 매우 효과적이다.

이 시점에서 간단한 운동 간 진행을 사용해야 하더라도, 그런 운동에 진력을 다하지 않을 가능성이 있다. 이전에 진행한 운동보다 어렵게 만들기 위해 모래주머니와 같은 중량 추가 또는 다음 진행 운동을 쉽게 만들기 위해 밴드와 같은 보조 수단을 사용하는 것은 초급자들이 배울 수 있는 가장 직관적인 방법이기는 하지만, 대부분의 사람들이 격차를 해소하는 가장 효과적인 방법은 혼합 세트이다. 다음은 하나의 예이다.

- 10회 반복 풀업 3세트
- 1회 반복 와이드 그립 풀업에 이어 6회 반복 풀업 3세트
- 2회 반복 와이드 그립 풀업에 이어 4회 반복 풀업 3세트
- 3회 반복 와이드 그립 풀업에 이어 2회 반복 풀업 3세트
- 4회 반복 와이드 그립 풀업에 이어 0회 반복 풀업 3세트

어려운 운동을 그만 두고 약간 더 힘든 운동으로 근육량을 늘리고 싶으면 운동이 좀 더 쉽도록 중량을 추가하는 혼합 세트를 사용할 수 있다. 이 트레이닝 단계에서 이러한 유형의 진행을 효과적으로 사용하는 방법을 배운다. 교착 상태에 빠져서 어려운 진행을 사용해야 된다면, 진행 상황을 기록해서 트레이닝 일지와 진행 차트에 사용한다. 그렇게 하면 자신의 신체에 무엇이 효과적인지 알 수 있다. 어떤 진행은 다른 진행보다 더 효과적일 수 있다.

과사용 수정: 비훈련 초급자들과 훈련된 초급자들의 과사용은 비슷하다. 얼마 동안 트레이닝을 한 후 중급 및 상급 단계에 도달할 때까지 과사용 수정 간격이 좁아진다. 근육통, 불편함, 또는 결합 조직에 통증이 있으면, 가동성과 사전 재활 운동을 계속해야 한다. 이들 두 운동은 유용한 과사용 수정 방법임을 명심하기 바란다.

- 해당 운동 제거, 운동량 감소, 또는 운동 대체.
- 특정 부위에 필요한 경우 사전 재활, 격리, 가동성, 또는 유연성 운동을 추가한다.

운동 제거, 운동량 감소, 또는 운동 대체는 간단하며 이전에 잘 설명하였다. 사전 재활, 격리, 가동성, 또는 유연성 운동을 추가하고자 할 때, 이 섹션에서 설명한 광범위한 운동들을 고려하기 바란다. 압도되는 느낌이나 혼란스러운 느낌이 있으면 반드시 스포츠 전문의, 물리치료사와 같은 전문의와 상담을 해야 한다. 코치, 선배 운동선수들, 또는 인터넷을 통해 조언을 구한다. 다음과 같은 사이트가 유용하다. www.reddit.com/r/bodyweightfitness과 www.reddit.com/r/overcominggravity.

부상 방지: 부상 예방 정보를 많이 배우는 것이 좋다. 장기적으로 봤을 때, 신체가 반응하는 방법을 기반으로(특히 잠재적인 과사용 부상 측면에서) 운동 루틴을 수정하는 방법을 학습하는 것은 트레이닝에 들어갔을 때 학습할 수 있는 것 중 가장 중요한 것이다. 부상에 대한 가장 큰 예측 인자는 이전 부상이다. 부상 징후를 인지해서 필요한 경우 이전 루틴으로 돌아가서 루틴을 수정한다.

- CHAPTER 19 -

중급: 루틴 구성 및 진행

중급: 루틴 구성

중급 단계로 넘어가면 필요한 것들이 다양해진다. 목표를 인식한다. 근력, 근비대, 또는 지구력을 위해 트레이닝을 하는가? 트레이닝은 목표에 따라 다양해지며 더욱 구체화된다. 대부분의 경우, 전신 루틴은 효과가 떨어진다. 전신 루틴은 웨이트 트레이닝에서 근력, 근비대, 또는 지구력 부분뿐만 아니라, 기술 운동, 전문 스포츠 기술, 유연성, 가동성, 사전 재활, 그리고 재활을 포함한다. 다음은 몇 가지 예이다.

- 지구력이 목적이라면, 적은 양으로 근력을 운동해야 운동 효율성을 높이고 특정 지구력을 높일 수 있다.
- 근비대가 목적이라면, 대부분의 경우 전신 루틴에서 다양한 분할 루틴으로 전환해야 한다.
- 근력이 목적이라면, 과다 트레이닝이나 과사용으로 인한 부상이 없는 범위 내에서 최대한 빈도를 늘려야 한다.

진행을 유지하기 위해 빈도, 운동량, 그리고 강도를 조정하는 것은 이 범위 내에서 이루어져야 한다. 보다 복잡한 프로그래밍을 사용하는 방법을 배워야 한다.

상급 근력 동작 범위 또는 등척성 유지 운동으로 전환하기 시작한다. 운동선수가 아닌 사람들은 이 단계에서 근력이 매우 멋있게 느껴지고 어쩌면 성취될 수 없을 것으로 생각할 수도 있다. 그러나 꾸준히 노력하면 대부분의 운동선수들은 이 기술 수준을 성취할 수 있다. 이것은 사람에 따라 1~3년이 걸릴 수 있다. 스포츠나 근력 운동 경력이 있으면 이내 달성될 수 있다. 그러나 일관성 없는 트레이닝이나 좋지 못한 영양, 좋지 못한 수면 질, 바쁜 학교 일정, 스트레스가 많은 일상생활, 또는 유전자 등과 같은 이유로 늦어질 수도 있다.

주로 근력에 초점을 맞춘다면 이 단계에서 반복 범위는 3~8회이다. 그러나 근비대가 여전히 필요하거나 원한다면, 다음 진행으로 넘어갈 때까지 5~15회 반복이 효과적이다. 이 시점에서 잠재적으로 다른 운동일을 추가하는 것 이외에도, 사고 변화가 뒤따른다.

중급 단계 중기나 말기에 매일 기복이 있는 주기화(DUP)가 필요하지만, 이보다 일찍 필요하지는 않다. 축적 및 강화와 같은 다른 사소한 형태의 주기화도 유용할 수 있다. 마찬가지로 경량 운동일과 중량 운동일을 구성하는 것도 효과적이다. 간단한 운동 내 진행과 운동 간 진행 중 일부는 신체에 따라 여전히 효과적일 수 있다. 그러나 선형 반복 진행과 같은 방법들이 여전히 효과적일 가능성은 낮다.

매주 3~5회 수행되는 정적 운동의 전신 루틴은 다음과 같이 구성될 수 있다.

- X초간 상급 턱 또는 스트래들 플란체(링에서도 수행될 수 있다)
- X초간 완전한 백 레버 또는 백 레버 풀아웃
- X초간 완전한 프론트 레버
- 3×(3→8) 스트래들 프론트 레버 로우
- 3×(3→8) 상급 턱 PL 푸시업
- 3×(3→8) 프리스탠딩 핸드스탠드 푸시업 또는 링 스트랩 핸드스탠드 푸시업
- 스쿼트(피스톨 진행 또는 바벨): 10×0의 속도에서 3분 휴식으로 3×5 → 15회 반복
- 딥 스텝업: 10×0의 속도에서 3분 휴식으로 3×5 → 15회 반복
- 실패 지점에 이르지 않고 필요한 만큼 많은 세트로 총 60초간 100도 V-시트
- 3×10초간의 프레스

매주 3~5회 수행되는 동적 운동의 전신 루틴은 다음과 같이 구성될 수 있다.

- 3×(3→8) 스트레이트 암 스트래들 또는 파이크 프레스 핸드스탠드
- 3×(3→8) 프리스탠딩 핸드스탠드 푸시업 또는 링 스트랩 핸드스탠드 푸시업
- 3×(3→8) 스트래들 프론트 레버 로우
- 3×(3→8) 상급 턱 PL 푸시업
- 3×(3→8) 스트릭트 바 머슬업 또는 프론트 레버 머슬업에서 플렌체로 변형
- 3×(3→8) 원 암 링 로우(약한 팔부터 먼저 각 팔을 수행한다)
- 스쿼트(피스톨 진행 또는 바벨): 10×0의 속도에서 3분 휴식으로 3×5 → 15회 반복
- 딥 스텝업: 10×0의 속도에서 3분 휴식으로 3×5 → 15회 반복
- 실패 지점에 이르지 않고 필요한 만큼 많은 세트로 총 60초간 100도 V-시트
- 3×10초간의 프레스

목표에 따라 할 수 있는 기타 잠재적인 운동:

- 원 암 푸시업
- 링 턴 아웃 린즈-포워드 딥스
- 원 암 로우
- 폭발적인 풀업 변형
- OAC(원 암 친업) 진행으로 시작
- 가중 풀업
- 가중 딥스

이 루틴에는 3개의 상체 푸시와 3개의 하체 풀링이 포함되어 있다. 많은 양을 소화할 수 없거나 시간 제약이 있는 사람들에게 이것은 너무 많을 수도 있다. 중급 단계에서 전신 루틴을 푸시/풀, 상체/하체, 또는 벤트/스트레이트 암과 같이 분할해서 사용하면 더 효과적일 수 있다.

푸시/풀과 벤트/스트레이트 암으로 분할하면 운동 변형과 유사하다. 일반적으로 이러한 운동은 매주 4회 수행되기 때문에 각 분할 루틴을 2회 수행하게 된다. 'A/B/휴식/A/B/휴식/휴식' 또는 'A/B/휴식/A/휴식/B/휴식'. 'A/B/휴식/A/B/휴식' 일정으로 매주 5회 트레이닝을 하고 다음 주에는 'B/A/휴식/B/A/B/휴식'으로 보상할 수도 있다.

훈련된 초급자에 대한 장에서, 푸시/풀을 설명했기 때문에, 여기에서는 상체/하체와 벤트/스트레이트 암에 대한 예를 전신 루틴과 동일한 양으로 설명한다. 먼저 상체/하체 분할 루틴:

상체

- X초간 상급 턱 또는 스트래들 플렌체(링에서도 수행될 수 있다)
- X초간 완전한 백 레버 또는 백 레버 풀아웃
- X초간 완전한 프론트 레버
- 3×(3→8) 스트래들 프론트 레버 로우
- 3×(3→8) 상급 턱 PL 푸시업
- 3×(3→8) 프리스탠딩 핸드스탠드 푸시업 또는 링 스트랩 핸드스탠드 푸시업

하체+코어

- 스쿼트(피스톨 진행 또는 바벨): 10×0 운동 속도에서 3분 휴식으로 3×3→8회 반복 수행
- 딥 스텝업: 10×0 운동 속도에서 3분 휴식으로 3×3→8회 반복 수행
- 레그 컬(소파나 다른 무거운 물체 밑에 발을 위치시킨다): 10×0의 속도에서 3분 휴식으로 3×5→15회 반복
- 실패 지점에 이르지 않고 필요한 만큼 많은 세트로 총 60초간 100도 V-시트
- 3×10초간의 프레스

두 번째 벤트 암/스트레이트 암 분할:

벤트 암+레그

- 3×(3→8) 상급 턱 PL 푸시업
- 3×(3→8) 스트릭트 바 머슬업 또는 프론트 레버 머슬업에서 플렌체로 변형
- 3×(3→8) 원 암 링 로우(약한 팔부터 먼저 각 팔을 수행한다)
- 스쿼트(피스톨 진행 또는 바벨): 10×0 운동 속도에서 3분 휴식으로 3×3→6회 반복 수행
- 딥 스텝업: 10×0 운동 속도에서 3분 휴식으로 3×3→8회 반복 수행

스트레이트 암+코어

- X초간 상급 턱 또는 스트래들 플렌체(링에서도 수행될 수 있다)
- X초간 완전한 백 레버 또는 백 레버 풀아웃
- X초간 완전한 프론트 레버
- 3×(3→8) 스트레이트 암 스트래들 또는 파이크 프레스 핸드스탠드
- 실패 지점에 이르지 않고 필요한 만큼 많은 세트로 총 60초간 100도 V-시트
- 3×10초간의 프레스

상체에서 푸시와 풀은 다리 운동보다 상체 운동이 더 많이 되기 때문에 코어는 다리와 함께 상체/하체 분할 루틴으로 분류된다. 코어를 다리 운동일에 추가하면 단순히 시간을 절약할 수 있다.

벤트 암/스트레이트 암 분할에서, 벤트 암은 다리와 짝을 이루고 스트레이트 암은 코어와 짝을 이룬다. 스트레이트 암 운동 대부분은 실질적인 상당한 코어 운동을 필요로 한다. 스트레이트 암과 코어 운동이 짝을 이루기 때문에 코어를 강하게 자극하여 근력과 근비대 이득을 촉진시킨다. 바벨 레그 운동은 스트레이트 암 등척성 운동처럼 신경계에 상당한 자극을 준다. 이들은 회복을 촉진시키기 위해 분리되었다.

이러한 구조 중 어느 것도 실수나 우연에 의한 것이 아니다. 특정 방법으로 루틴을 구성하는 문제에 질문이나 의문사항이 있으면 항상 자신의 목표를 참조하기 바란다. 이 경우, 강렬한 신경자극 운동을 서로 분리하는 것은 회복을 촉진시키며, 완전히 회복이 되지 않아 고원 현상이 발생되는 것을 억제하는 데 도움이 된다. 코어 운동은 레버 및 스트레이트 암 운동과 짝을 이루어 한 번에 두 가지 속성을 촉진시킨다.

그렇게 하는 것을 원한다면, 푸시/풀/레그 분할을 선택하면 된다. 마덜렌 레안더(일명 Maddelisk)는 푸시/풀/레그 분할을 사용해서 중급에서 상급 수준에 준하는 능력의 효과를 본 여성이다. 그녀는 길거리 트레이닝 시합에 참가한다. 휴먼 플래그, 프론트 레버, 스트래들 백 레버, 스트릭 머슬업, 그리고 기타 인상적인 그녀의 트레이닝 동작들을 다음 사이트에서 확인할 수 있다. www.youtube.com/watch?v=agGluK1YNQ8

1일차: 푸시

- 4×10초간 플렌체 트레이닝. 최대한 상급 턱 플렌체를 수행한 다음 턱 플렌체
- 선택한 여분의 기술 운동(예: 타이거 밴드 또는 엘보우 레버)
- 4×(5~10)회 월 핸드스탠드 푸시업
- 4×10회 고무밴드를 이용한 플렌체 푸시업
- 5회 스트래들 프레스에서 핸드스탠드
- 4×(5~15초) L-시트
- 60초간 플렌체 린즈

2일차: 풀

- 4세트의 프론트 레버 유지 10초 유지로 스트래들을 시작해서 한쪽 다리 굽힘으로 이동
- 2×(3~5)회 원심성 원 암 풀업
- 3×(3~5)회 발로 고무밴드를 밟고 한 팔로 풀업

- 휴먼 플래그 및 플래그 풀업 몇 세트
- 2×(2~4)회 느리게 폴스 그립 머슬업
- 3×(5~10)회 스트릭 머슬업
- 5×5회 폭발적인 풀업(클랩 손에서 발까지)
- 3×10회 턱 프론트 레버 풀업

3일 차: 레그+데드리프트

- 4×10 높이뛰기
- 4×10 데드리프트 80~100kg
- 3×(5~8)회 피스톨 스쿼트

4일차: 푸시

- 5회 스트래들 스트레이트 암 프레스에서 핸드스탠드
- 10회 벤트 암 L-시트에서 핸드스탠드
- 4×6초간 턱 플렌체 유지
- 4×(3~5)회 가중 딥스 40kg(체중의 80%)
- 3×(3~8)회 월 핸드스탠드 푸시업
- 여러 가지 푸시업 변형(아처 링, 다이아몬드, 클랩 등)

5일차: 풀

- 4×(15~20초) 고무밴드를 이용한 프론트 레버 유지
- 3×(3~5)회 다른 팔로 고무밴드를 잡고 원 암 풀업
- 4×3회 클랩 머슬업과 같은 자유형을 포함한 폭발적인 머슬업
- 4×6회 아처 링 풀업
- 4×(3~5) 가중 풀업 20~35kg(3회 반복이 안 되면 중량을 줄인다)
- 3×(3~5)회 느리게 링 머슬업
- 3×10회 드래곤 플래그(프론트 레버와 잘 맞는다)

6일차: 레그

- 4×10회 가중 스쿼트 55~70kg
- 3×20회 벨리 백
- 4 세트 런지 변형(가중, 점프, 걷기)

7일차: 플레그+여분의 기술 운동

- 특정 플래그 준비운동, 느리게 플래그로 이동

- 8~10세트 휴먼 플래그 변형(유지, 걷기, 풀업 등)
- 4세트 발로 고무밴드를 밟고 유지
- 여분의 기술 운동(원하는 것이 무엇이든, 점프 오버 바 머슬업과 같은 자유형 동작을 추가한다)

마덜렌은 매우 강한 여성이다. 그녀는 『오버커밍 그라비티』 이전 버전을 사용해서 자신에게 가장 효과가 있는 것을 찾아냈다. 다음의 그녀가 논평한 것이다.

준비운동은 거의 매일 똑같다. 준비운동은 4~5분이 걸리고 느낌에 따라 조정한다. 정확한 숫자는 없지만 다음과 같은 것들이 포함된다. 높이뛰기, 고양이 가죽, 손목 준비운동, 푸시업, 핸드스탠드(풀 운동일에 핸드스탠드 대신 풀업을 한다) 거의 매일 유연성 운동으로 끝낸다. 예를 들면 도달하고자 하는 분할 루틴 목표가 있다.

휴식일에는 다음과 같은 것들을 한다. 필요할 때는 쉬고 프로그램에 휴식일을 별도로 추가하지 않는다. 근육통이 심하면 휴식을 취한다. 이 프로그램을 구현하는 동안 보통 2주마다 하루씩 휴식을 취했다.

내 키는 158cm이고 몸무게는 55kg이다. 내게 트레이닝은 기본적으로 내가 즐겁다고 생각하는 것을 하는 것이며 문제가 있을 때는 가끔 약간 더 많은 운동을 한다. 위 프로그램에서 볼 수 있는 것 이외에도, 3일에 두 번 정도는 핸드스탠드 트레이닝을 했다. 풀 운동일에 부가적인 핸드스탠드를 쉬면서 손목이 약간의 휴식을 취할 수 있게 했다. 집이나 직장에서도 하고 싶을 때는 언제든 핸드스탠드를 한다.

내 트레이닝 방식으로 루틴을 구성한다면 비록 본인이 전보다 약간 적게 트레이닝을 하기는 했지만(전에는 매일 수행했다), 정말로 훌륭한 루틴이 될 것이다. 며칠 동안 내내 풀링 운동을 했기 때문에 팔뚝이 많은 고통을 겪었다. 그로 인해 향상이 지연되었다.

지난 몇 년 동안, 매우 구체적인 목표를 가지고 많은 트레이닝을 했다. 예를 들면 스트레이트 암으로 L-시트에서 핸드스탠드까지 수행할 수 있는 장기적인 목표를 선호한다. 시간은 1년이 걸렸다. 그리고 내가 설정한 각각의 목표를 향해 나아가는 도중에 많은 목표들을 세웠다. 나 자신의 트레이닝을 위해 단기 목표를 채택했다. 이 경우 진행 단계는 프로그 스탠드에서 핸드스탠드로, 턱 플렌체, 스트래들 프레스에서 핸드스탠드로, 파이크 프레스에서 핸드스탠드로, 그리고 벤트 암 L-시트에서 핸드스탠드로 진행하는 것을 포함하고 있다. 각 단계마다 『오버커밍 그라비티』에 있는 많은 운동들을 포함해서 모든 종류의 운동을 찾아내어 다음 단계에 도달하는 데 사용할 수 있었다.

여전히 수행하고 있는 몇 안 되는 가중 운동 중 하나는 데드리프트이다. 맨몸체조만으로는 등 근력을 키우기 어렵다는 것을 알았다. 나는 또한 가중 스쿼트와 피스톨 스쿼트를 선호한다. 또한 이 프로그램의 경우, 백 레버가 완전히 제거되었다. 프로그램을 만들기 전에 약간의 문제가 있어서 기분이 좋지 않았기 때문에, 백 레버를 몇 주간 쉬기로 결정했다. 또한 카디오 운동을 별로 선호하지 않았으며, 즐겁게 트레이닝 하기를 원하기 때문에, 카디오 운동을 제외시켰다.

푸시/풀/레그는 운동량을 분할해서 근육 집단들을 72시간 동안 트레이닝을 할 수 있는 좋은 방법이다. 특별한 휴식일이 없지만, 충분한 휴식을 취한다. 이것은 운동 역량을 크게 키울 수 있는 방법이다.

중급 단계 중기에서 말기에(약 7~9단계), 루틴의 축적과 강화 또는 경량/중량 유형을 전환해야 할 수도 있다. 다음의 예는 전신 루틴의 일부이지만, 다양한 분할 루틴에도 적용될 수 있다. 표본 축적 및 강화 루틴을 살펴보기로 한다. 첫 번째 단계는 축적 단계이다.

축적

- 3×(8→12) 스트레이트 암 스트래들 또는 파이크 프레스 핸드스탠드
- 3×(8→12) 프리스탠딩 핸드스탠드 푸시업 또는 링 스트랩 핸드스탠드 푸시업
- 3×(8→12) 스트래들 프론트 레버 로우
- 3×(8→12) 상급 턱 PL 푸시업
- 3×(8→12) 스트릭 바 머슬업 또는 프론트 레버 머슬업에서 플렌체로 변형
- 3×(8→12) 원 암 링 로우(약한 팔부터 먼저 각 팔을 수행한다)
- 스쿼트(피스톨 진행 또는 바벨): 10×0 운동 속도에서 3분 휴식으로 3×5→12회 반복 수행
- 딥 스텝업: 10×0 운동 속도에서 3분 휴식으로 3×5→12회 반복 수행
- 실패 지점에 이르지 않고 필요한 만큼 많은 세트로 총 60초간 100도 V-시트
- 3×10초간의 프레스

근비대 마이크로사이클은 전통적인 러시아 메소사이클이기 때문에, 축적 단계는 대량 트레이닝에 초점을 맞춘다. 선택한 운동은 8~12회 반복을 수행해서 많은 양을 축적시킬 수 있는 진행을 반영한다. 여분의 푸시 및 풀 운동과 같은 부가적인 운동을 이 주기에 추가해서 양을 늘릴 수 있다. 축적 단계에서 휴식 시간을 줄이는 것과 같은 밀도 트레이닝을 구현할 수 있다.

강화

축적 운동 1~2주 후 강화 운동 주기로 이동할 수 있다. 여기에서는 강도는 높지 않지만 적은 운동량과 적은 반복에 초점을 맞춘다. 이 강도는 반복 범위에 반영된다. 다음 운동의 더 높은 진행을 운동하거나 중량을 사용해서 운동을 더 어렵게 만들 수 있다. 이들 중 어느 것도 거의 실패 지점에 도달할 때까지 각 운동을 수행한다.

- 3×(3→6) 스트래들 프론트 레버 로우
- 3×(3→6) 상급 턱 PL 푸시업
- 3×(3→6) 스트릭 바 머슬업 또는 프론트 레버 머슬업에서 플렌체로 변형
- 3×(3→6) 원 암 링 로우(약한 팔부터 먼저 각 팔을 수행한다)
- 스쿼트(피스톨 진행 또는 바벨): 10×0 운동 속도에서 3분 휴식으로 3×3→6회 반복 수행
- 딥 스텝업: 10×0 운동 속도에서 3분 휴식으로 3×3→6회 반복 수행
- 실패 지점에 이르지 않고 필요한 만큼 많은 세트로 총 60초간 100도 V-시트
- 3×10초간의 프레스

이 숫자들이 항상 일관된 것은 아니다. 예를 들어 저반복 범위에서 여분의 운동량을 얻으려면 3×6회 반복 스트래들 프론트 레버 로우를 수행하는 동시에 4×4 또는 5×3회 반복 상급 턱 플렌체 푸시업을 수행한다. 마찬가지로 원 암 링 로우에서 8회 반복이 너무 쉽지만, 다음 단계로 진행될 수 없다면, 중량조끼를 착용해서 운동을 더 어렵게 만들어야 한다. 또는 등 위에 책을 올려 놓을 수도 있다.

엄격한 반복횟수 때문에 효과적으로 트레이닝을 하려면 창의성을 발휘해야 할 수도 있다. 원심성, 고무 밴드, 중량, 그리고 기타 변형을 사용해서 운동을 쉽거나 더 어렵게 만들면 트레이닝이 더욱 효과적일 수 있다. 필요에 따라 중량을 가감해서 운동의 난이도를 적절히 수정할 수 있기 때문에 도르래 시스템을 만들면 트레이닝에 상당한 도움이 될 수 있다.

여러 가지 경량/중량 분할 루틴을 살펴보기로 한다. 경량/중량 분할 루틴을 구현하는 가장 쉬운 방법은 강화 운동과 축적 운동을 번갈아 수행하는 것이다. 매우 기본적인 경량/중량 분할 루틴을 구현하는 것은 처음 트레이닝을 하는 날 여분의 푸시와 풀 운동을 하지 않고 축적 단계를 수행하는 것과 매우 비슷하다. 트레이닝 2일차는 강화 운동으로 구성된다. 이런 유형의 경량/중량 분할 루틴에서 '경량'은 강도를 감소시키는 것으로 구성되며(쉬운 운동으로 많은 반복), '중량'은 강도를 증가시키는 것으로 구성된다(반복횟수를 낮추고 운동을 더욱 어렵게 만든다). 가능하면 반복횟수를 엄격하게 준수해야 한다.

1. 3×8 → 12
2. 5×3 → 5

두 번째 경량/축적 운동이 시작되면, 운동 난이도를 높이는 것을 목적으로 한다. 반복 진행은 다음과 같을 수 있다.

1. 3×8
2. 5×3
3. 3×9
4. 5×4
5. 3×10
6. 5×5

이것은 매우 기본적인 주기화 형태이며 여기에서 진행은 다른 모든 웨이트 트레이닝과 일관되게 발생된다. 3×8 → 3×9 → 3×10회 반복이며, 중간에는 5×3 → 5×4 → 5×5회 반복이다. 또는 동일한 반복횟수를 유지하면서 중량을 추가해서 운동을 더욱 어렵게 만들 수 있다.

중급: 루틴 진행

원심성 및 밀도: 이 트레이닝 단계에서, 원심성이 더욱 유용해진다. 원 암 친업(OAC)은 원심성에 매우 잘 반응한다. 프론트 레버는 인버티드 행inverted hang(거꾸로 매달리기)에 잘 반응하며, 느린 원심성은 행(매달리기)에 잘 반응한다. 진행이 느리거나 정체되어 있다고 느끼면 선택해서 사용할 수 있는 것들이 있다. 그 밖에 유용한 아이디어는 일부 밀도 트레이닝 형태들이다. 다음 웨이트 트레이닝에서 30초로 설정된 세트들 사이에 휴식 시간을 줄이고 향상되는 만큼 반복 또는 진행을 증가시키는 것을 목표로 하는 것을 시도해 본다.

단순 진행 방법 그 이상으로 이동: 단순한 운동 간 진행과 운동 내 진행이 실패한 후 경량/중량 웨이트 트레이닝뿐만 아니라 축적 및 강화 단계는 진행에 매우 효과적이다. 진행을 가능하게 하는 운동 간 또는 운동 내 진행을 찾기가 어렵다면, 이 기회를 이용하여 트레이닝 프로그램을 재평가해서 디로드할 수 있는 기회로 이용할 수 있다. 그렇게 해서 진행이 제대로 되지 않는 것이 어떤 잡다한 요인들(영양, 수면 질, 학교 일정, 생활양식 등)로 인한 것이 아니라는 것을 알게 된다면, 이제는 더 복잡한 진행을 구현하는 방법을 배워야 한다.

일반적인 매일 기복 있는 주기화(DUP) 프로토콜은 네 번째 웨이트 트레이닝으로 되돌아가서 중량을 늘리기 전에 세 번째 트레이닝 전 과정에 적용을 강요하는 것을 포함하고 있기 때문에, DUP를 시작하기 전에 경량/중량 루틴을 실행해 보아야 한다. 경량/중량 및 이와 유사한 모델들은 일반적으로 매번 혹은 매 세 번째 웨이트 트레이닝마다 중량을 늘린다.

프로그래밍을 약간 조정해서 이득을 향상시키는 기회를 찾아보아야 한다. 전신 루틴에서 DUP 프로토콜로 전환하는 것과 같은 크고 대단히 중요한 변화는 필요 없다. 웨이트 트레이닝마다 휴식 시간을 약간씩 조정해서 원심성 운동을 사용하거나, 한 웨이트 트레이닝에서는 많은 반복을 사용하고 다음 트레이닝에서는 적은 반복을 사용해서 경량/중량 운동을 번갈아 수행하는 간단한 방법이 있다. 진행이 정체되어 있다면 향상에 도움이 될 수 있도록 간단하게 변경시킨다. 사소한 변화에 완전히 정체될 때를 대비해서 과감한 변화를 보류한다.

목표: 이 시점에서, 목표 중 일부를 달성하기 시작해야 한다. 축하를 받을 일이다! 달성되기 시작하는 일반적인 두 가지 예로는 백 레버와 프론트 레버가 있다. 목표를 달성했을 때, 준비운동 끝에 이러한 운동을 추가해서 그대로 유지할 수 있다. 이러한 운동은 작은 운동량으로도 유지가 가능하며 나머지 목표를 달성하기 위한 다른 운동으로 달성된 운동을 대체할 수 있다.

목표가 구체적일수록, 트레이닝에서 진전이 빠르다. 플렌체 푸시업, 유사 플렌체 푸시업, 가중 푸시업과 같은 기타 수평 강화 푸싱 운동과 플렌체 등척성 운동이나, 딥과 같은 운동을 수행한다면, 플렌체를 향한 최적의 진전을 이룰 수 있다.

중급 단계에서 여러 가지를 한 번에 향상시키려고 하면 트레이닝의 효율성이 떨어진다. 예를 들어 유산소 지구력, 신진대사 컨디셔닝, 그리고 근력 트레이닝을 동시에 향상시키려고 하면, 성공할 가능성이 낮다. 오히려 이들 속성 중 오직 1~2개만 선택하는 것이 성공 가능성이 높다. 크로스 트레이닝이나 크로스핏을 위해 체조나 맨몸 운동을 사용하는 운동선수들은 이러한 현상을 알아차릴 수도 있다. 그런 경우, 주기화 시스템을 수정해서 이미 달성된 것을 유지하는 동시에 한 번에 한두 가지 새로운 것을 향상시키는 데 집중하는 것이 도움이 될 수도 있다. 특성 속성을 향상시키는 데 성공했다면, 그것을 유지하는 데 집중하는 동시에 체계적으로 트레이닝을 해서 다음 속성을 향상시킨다. 한 번에 모든 것을 향상시키려고 시도하는 경우보다 전반적으로 빠르게 향상된다.

반복: 이 시점에, 발달되어야 할 속성에 따라 반복횟수가 결정된다. 주로 근력을 트레이닝 했다면, 3~8회 반복을 유지해야 한다. 근비대를 트레이닝 했다면, 5~12회 반복을 유지해야 한다. 마지막으로, 지구력이나 결합 조직 강화에 집중했다면, 15~20회 반복 이상으로 시작해야 한다. 근력 동작이 근육 자체에 상당한 스트레스를 주기 때문에, 결합 조직 강화의 경우 12~15회 반복과 같은 매우 많은 반복을 사용해야 도움이 된다. 초급자일 때와 동일한 향상을 기대할 수 없다.

약한 연결고리: 운동량이 충분한데도 운동이 기대만큼 진전되지 않는다면, 약한 연결고리가 있는지 찾아보아야 한다. 예를 들어 원 암 풀업 진행을 트레이닝 할 때 등은 팔뚝이나 이두박근보다 더 빨리 근력과 근비대가 발달되는 경향이 있다는 것을 인지할 수도 있다. 또는 어쩌면 그 반대일 수도 있다. 즉, 등이 팔뚝이나 이두박근보다 느리게 발달될 수도 있다. 이러한 것들은 특정 동작이나 기술에 약한 연결고리가 있다는 신호임이 틀림없다. 특정 운동을 추가하면(여기 예에서, 팔뚝 트레이닝이나 바이셉 컬), 이러한 약한 연결고리를 향상시킬 수도 있다. 따라서 원 암 풀업을 성공적으로 수행할 수 있는 역량이 향상된다. 약한 연결고리는 사람들이 프론트 레버와 플렌체와 같은 근력 등척성 운동에서 기준선 이하로 크게 떨어지는 가장 큰 이유이다.

일반적인 약한 연결고리는 근육통이나 통증으로 나타날 수도 있다. 어깨 악화는 견갑골 근력과 안정성이 전반적으로 약해지는 경향이 있다. 수행하는 특정 동작에 따라 수축근(견갑대를 함께 수축), 견갑골 전인(前引. 최대한 멀리 손을 내민다), 어깨 거상(擧上. 들어 올리기), 그리고 어깨 하강(아래로 내림) 등으로 여분의 견갑골 운동이 필요할 수도 있다. 회전근개 운동도 필요할 수 있다. 건염의 경우, 반대편 근육 집단에 약점이 있고 약한 근육 집단 과사용이 일반적인 패턴이다.

수정, 수정, 수정: 지금쯤이면 필요에 따라 루틴을 수정할 수 있도록 신체가 충분히 발달되었는지 알아야 한다. 일단 유연성과 가동성(스플릿이나 파이크와 스트래들)이 양호해졌으면, 부가적인 유연성 트레이닝은 필요하지 않다. 트레이닝을 통해 얻은 목표와 마찬가지로(예: 백 레버), 주요 루틴에서 이러한 것들을 지속적으로 운동하는 대신 준비운동이나 가동성 루틴에 포함시켜서 유지할 수 있다. 그렇게 하면 다른 동작을 운동할 수 있는 공간이 마련된다.

또한 여전히 루틴을 조정해서 기술 운동, 사전 재활, 유연성, 가동성, 그리고 다른 운동을 휴식일에 배치할 수는 있지만, 신체를 보다 잘 이해하는 이점 중 하나는 루틴을 더 많이 나눌 수 있다는 점이다. 한낮 대신 아침과 저녁에 웨이드 드레이닝을 히도록 선택할 수도 있다. 초급자들은 지나친 경향이 있기 때문에 이것은 초급자들에게 권장되지 않는다. 그러나 중급자들은 자신의 신체가 느끼는 방법을 기반으로 자신의 루틴을 수정하는 방법을 알 수 있을 정도로 경험이 풍부하다. 전문 스포츠 기술이나 핸드스탠드를 매주 7회 이상 수행한다면 이것은 부가적인 기술 운동을 구현하는 데 매우 유용하다.

근력 진행: 근력 수정은 단순한 운동 내 진행과 운동 간 진행보다 프로그래밍이 훨씬 더 복잡해진다. 강화 및 축적과 경량/중량 루틴과 같은 기본적인 주기화 방법을 사용하면 진전이 보다 잘 이루어진다.

다음은 매우 중요한 조언이다. “일을 최대한 단순하게 유지하라.” 한 번에 루틴 중 많은 부분을 수정해서 진전되지 못한다면, 무엇이 잘못되고 있는지 모르고, 루틴이 정상적인 궤도로 돌아가도록 수정하는 것이 어려울 수도 있다. 반면에 한 번에 한두 개 정도로 최소한으로 변경하면 훨씬 더 간단하고 좋은 피드백을 받을 수 있다. 변경된 것들 중 하나가 효과가 없다면, 그것이 무엇인지 알 수 있는 기회는 50%가 된다.

작은 변경이 진전을 이루는 것일 수도 있기 때문에 트레이닝을 기록하는 것은 매우 중요하다. 일단 가장 효과적인 작은 변경이 어느 것인지 파악했다면, 한동안 그것을 고수할 수 있다. 일반적으로 중급 단계에서 매우 효과가 있는 운동은 약간만 수정하면 상급 단계(다음 장에서 설명된다)에서 매우 효과가 있다. 다음은 간단한 예이다. 경량/중량 수정 루틴이 자신에게 효과가 있다고 판단되면, 경량/중량을 2일로 나누어서 번갈아 하는 것도 마찬가지로 효과가 있다. 그다음으로 효과가 있는 것은 경량/중급/중량(예: 세 개 트레이닝을 위한 DUP 방법) 등 3일로 분할하는 것이다.

또 다른 예는 빈도 대비 운동량 증가이다. 먼저 핸드스탠드 세션 시간을 5분에서 10분으로 늘리는 것으로 가정한다. 이렇게 하면 핸드스탠드 능력을 향상시키는 데 거의 영향을 미치지 않기 때문에, 변경을 취소하고 대신 일주일 내에 또 다른 두 개의 기술 운동 세션에서 핸드스탠드 빈도를 늘린다. 이번에는 상당한 효과를 보게 된다. 이렇게 하면 많은 정보를 사용할 수 있다. 기술 운동의 경우, 이제 세션 내에서 운동량을 늘리는 것보다 부가적인 세션 운동이 더 효과적이라는 것을 알 수 있다. 이것은 세션 내에서 운동량을 늘리는 것보다 활기 있게 세션을 구현하는 것이 더 효과가 있다는 것을 의미한다. 부가적인 기술 운동의 경우, 이제 루틴에 부가적인 운동량을 추가하는 것보다 부가적인 세션으로 운동하는 것이 더 효과적이라는 것을 알 수 있다.

과사용 수정: 중급자를 위한 과사용 수정 조언은 훈련된 초급자와 미훈련 초급자에 대한 조언과 동일하다. 그러나 이제 보다 상급 스트레이트 암 동작과 고강도 진행을 운동하고 있기 때문에, 근육통, 불편함, 또는 결합 조직과 관절에 통증과 같은 과사용 부상 증상이 빠르게 개시되는 것을 경험할 수도 있다. 이러한 일이 발생되면, 대안 진행 방법을 사용해서 특정 운동에 적합하도록 결합 조직을 조정한다.

예를 들어 스트래들 백 레버를 운동하고 있으며, 팔꿈치 결합 조직은 잘 유지되고 있다. 그러나 완전한 백 레버로 진행되고 있을 때, 팔꿈치는 결합 조직 과사용 징후를 보인다. 이것은 완전한 부상으로 이어질 수도 있다는 것을 알 수 있기 때문에, 스트래들 백 레버를 제거하고 바이셉 컬을 결합 조직 운동으로 수행한다. 몇 주 후 안전한 백 레버 트레이닝을 다시 시도하고 좋아진 것을 느낄 수 있다. 그러나 세 번째 세션에서 완전한 백 레버를 수행하고 결합 조직 과사용 징후를 느끼기 시작한다. 스트래들 백 레버로 다시 돌아가서 결합 조직 컨디셔닝을 계속한다. 이러한 조정을 수차례 수행해야 부상을 입지 않을 수 있다. 대부분의 운동선수들은 너무 참을성이 없어서 이 조정을 고수하지 못한다. 부상을 입으면 이 조정을 수행하는 것보다 더 오랫동안 루틴으로 돌아가서 다시 수행해야 부상 없이 진전될 수 있다.

수정 표준을 다음과 같이 반복해 보자.

- 해당 운동 제거, 운동량 감소, 또는 운동 대체.
- 특정 부위에 필요한 경우 사전 재활, 격리, 가동성, 또는 유연성 운동을 추가한다.

제거하고 운동량을 감소시키며 운동을 대체하는 것은 부상을 방지하는 표준 방법이다. 이 책 앞부분에서 그 과정을 자세히 설명했다.

마찬가지로, 특정 부위에 필요한 경우 사전 재활, 격리, 가동성, 또는 유연성 운동을 추가한다. 참조 또는 운동 아이디어가 필요하면 이전 장들을 참조하기 바란다. 혼란스러운 느낌이 있으면 반드시 스포츠 전문의, 물리치료사와 같은 전문의와 상담을 해야 한다. 또는 코치, 경험이 많은 다른 운동 선배, 또는 다음과 같은 인터넷상에서 조언을 구할 수 있다. www.reddit.com/r/bodyweightfitness과 www.reddit.com/r/overcominggravity.

부상 방지: 장기적으로 봤을 때, 신체가 반응하는 방법을 기반으로(특히 잠재적인 과사용 부상 측면에서) 운동 루틴을 수정하는 방법을 학습하는 것은 트레이닝에 들어갔을 때 학습할 수 있는 것 중 가장 중요한 것이다. 부상에 대한 가장 큰 예측 인자는 이전 부상이다. 루틴으로 다시 돌아갈 시기와 수정해야 할 시기를 안다는 것은 코치와 트레이닝 양 측면에서 오랫동안 도움이 될 것이다.

루틴: 루틴을 사용해서 일련의 기술들을 트레이닝 하거나 이미 수행하고 있는 여러 기술들을 조합하면 웨이트 트레이닝 시간을 획기적으로 줄일 수 있다. 일부 유형의 루틴은 근력과 근력/지구력을 필요로 하기 때문에 배우려고 시도해야 한다. 운동선수들은 종종 힘들게 노력해서 얻게 되는 목표를 포함한 루틴을 수행하면서 상당한 만족감을 얻는다. 그러한 만족감을 얻는 것은 맨몸 운동 트레이닝에서 가장 보람 있는 경험 중 하나이다. 다음은 근력이 향상됨에 따라 추가할 수 있는 여러 루틴들 중 몇 가지 예이다. 대부분의 경우 이러한 루틴은 구성하기 쉽다. 다음은 링에 대한 기본적인 루틴이다.

- 머슬업
- L-시트
- 숄더 스탠드
- L-시트로 돌아가기
- 거꾸로 매달려 앞으로 또는 뒤로 구르기
- 백 레버 진행
- 저먼행 풀 아웃
- 프론트 레버 진행

근력이 증가됨에 따라 루틴은 어떤 것이든 원하는 것이 될 수 있다. 프론트와 백 레버를 운동하고 싶으면, 다음과 같이 루틴을 구성할 수 있다.

- 행 풀에서 프론트 레버로 진행
- 풀에서 거꾸로 매달리기로 진행
- 백 레버 진행
- 머슬업
- 똑바로 앞으로 구르기
- 숄더 스탠드
- L-시트
- 프레스에서 핸드스탠드로 진행
- 느린 머슬업 네거티브에서 가로로 진행

기본적으로 수행하고자 하는 모든 것을 할 수 있다. 키핑kipping 및 펠지felge 기술과 같은 모멘텀 중심 동작들은 위치 등이 변이된다는 것을 의미한다. 근력 동작과 결합시킬 수 있으면 멋지게 보인다. 창의적으로 루틴을 구성해야 한다. 다른 사람들과도 공유하는 것이 좋다.

일반적으로 변이 동작을 운동하고 싶으면 일련의 기술 운동과 근력 동작을 결합하면 된다. 그러나 순수한 근력이 목적이라면, 짧은 순서로 몇 가지 근력 동작을 연속으로 운동할 수 있다. 그럴 경우, 풀과 푸시 동작을 번갈아 가면서 운동하면 도움이 된다. 예를 들어

- 행 풀에서 프론트 레버로 진행

- 프론트 레버 머슬업에서 턱 플렌체로 진행
- 턱 플렌체, 링 아래에서 뒤로 구르기에서 백 레버로 진행
- 백 레버 풀, 머슬업에서 프레스 핸드스탠드로 진행

프리스탠딩 핸드스탠드 푸시업을 수행하는 방법을 알고 있다면, 자신이 할 수 있는 여러 가지 링 핸드스탠드 푸시업을 수행해서 이 루틴을 즐길 수도 있다. 그런 다음, 임의의 숫자가 4이면, 다음 중 네 가지를 수행한다.

- 프리스탠딩 링 핸드스탠드 푸시업
- 상급 턱 플렌체 푸시업
- 링 턴 아웃 기술로 딥스
- 인버티드 풀업
- 스트래들 프론트 레버 풀업
- 일반적인 풀업

이 순서는 견갑대 근력과 지구력을 발달시키는 데 좋다. 역으로 실험을 하면 재미있을 수도 있지만, 프리 링 핸드스탠드 푸시업을 끝까지 얼마나 수행할 수 있을지 측정하는 것은 어려워질 수도 있다.

다음은 친구들과 함께할 수 있는 즐거운 게임이다. 이 게임은 '패럴렛 에드 온'이라 불린다. L-시트와 같은 기술 운동으로 시작한다. 다음 사람이 L-시트, 프레스 핸드스탠드를 수행하고, 끝에 다른 기술 운동을 하나 추가한다. 누군가 실패할 때까지 계속 진행한다.

트레이닝이 반드시 지루할 필요는 없다. 근력 운동을 하는 동안 분리된 동작을 수행하는 데 지쳐 있다면, 분리된 동작들을 모두 혼합한다. 이러한 기술과 근력 동작들을 재미있게 만들기 바란다. 결국, 단지 멋진 동작을 수행하려는 이유로 트레이닝을 하는 것이 아니라, 트레이닝을 즐긴다는 이유로 트레이닝을 하는 것이다.

- CHAPTER 20 -

고급: 루틴 구성 및 진행

고급: 루틴 구성

고급 단계로 이동하면 다음과 같은 새로운 문제가 발생한다.

- 트레이닝은 특정 스포츠나 트레이닝을 향해 점점 진전된다.
- 트레이닝이 진전되기를 원한다면, 약점을 보완하는 것이 더욱 중요하다. 많은 사람들은 등에 약한 연결 고리가 있거나 심지어 후면 사슬이 우성이라면 사지에도 약한 연결고리가 있다. 이 경우 특정 격리 운동이 효과적일 수도 있다. 예를 들어 등이 팔보다 훨씬 강하다면, 바이셉 컬이나 다른 바이셉 운동이 도움이 될 수도 있다. 그리고 약한 연결고리를 강화시키고 전반적인 근력을 향상시킬 수 있다. 마찬가지로, 데드리프트와 같은 바벨 리프트도 다리, 엉덩이, 등 근력을 향상시킨다.
- 모든 단계에서 건강 문제에 중요한 수면 질과 영양을 개선하고 스트레스를 제거하는 것이 중요하지만, 고급 단계에서 이러한 건강 문제를 극복하면 크게 도움이 된다. 단 1%의 개선이라도 추가되면 눈에 잘 띄지 않더라도 근력 및/또는 근육량 향상이 시작된다.
- 신체가 트레이닝에 반응하는 방법을 이해하는 것이 중요하다. 트레이닝의 모든 단계에서 그렇겠지만, 이 단계에서 트레이닝 일지를 기록하면 특히 도움이 된다. 특정 휴식, 디로드, 그리고 운동 강도/운동량에 신체가 어떻게 반응하는지 살펴볼 수 있다. 트레이닝 일지를 기록하면 몇 주 동안의 트레이닝 계획을 더욱 쉽게 만든다.

고급 단계 프로그래밍은 멋진 B-기술로 전환과 보다 복잡한 프로그래밍의 필요성에 중점을 둔다. 루틴에 대한 DUP 프로토콜을 완전히 구현하고 다른 푸시/풀 동작을 수정하는 방법을 배우게 된다. 비록 전통적인 프로그래밍을 여전히 사용하더라도, 이 시점에 이런 유형의 트레이닝이 가장 효과적이다.

여기에서는 트레이닝에 실제로 사용되는 DUP 프로토콜의 일부 예를 따른다. 첫 번째 프로그램이 성공적으로 구현된 것은 2006년이었다. 다른 운동들은 반복횟수는 유사하지만 중량 계획이 다르게 DUP 프로토콜을 구현하는 방법에 대한 예를 보여 준다(이 경우 추가 저항을 발생시키기 위해 중량 고리가 달린 로프를 이용해서 중량 벨트를 만들었다. 대안은 중량조끼이다).

매주 3회 DUP 루틴을 수행했다(비고: 이 운동선수는 매일 체육관을 이용하지 않았다. 그래서 전통적인 월/수/금 프로그램만큼 일수가 일정하지 않았다).

목표는 아이언 크로스였다. 그래서 아이언 크로스 풀에 주로 초점을 맞추었다.

월요일

- 3×10 아이언 크로스 풀
- 3×10 아처 링 로우
- 3×10 아처 링 로우
- 3×10 행잉 레그 리프트
- 3×10 피스톨

수요일

- 3×7 아이언 크로스 풀+15파운드
- 3×7 아처 링 로우+15파운드
- 3×7 스트래들 프론트 레버 로우+15파운드
- 3×7 행잉 레그 리프트+6파운드
- 데드리프트 1×7+110파운드, 1×7+170파운드, 1×7+200파운드

토요일

- 3×4 세라밴드 아이언 크로스 풀
- 3×4 스트래들 프론트 레버 로우+25파운드
- 3×4 아처 링 로우+25파운드
- 3×4 행잉 레그 리프트+10파운드
- 3×4 피스톨+15파운드

월요일

- 3×10 아이언 크로스 풀+10파운드
- 3×10 스트래들 프론트 레버 로우+15파운드
- 3×10 아처 링 로우+15파운드
- 3×10 피스톨+15파운드

목요일

- 3×7 아이언 크로스 풀+20파운드
- 3×7 스트래들 프론트 레버 로우+23파운드
- 3×7 피스톨+20파운드
- +컨디셔닝

금요일

- 3×4 아이언 크로스 풀+30파운드
- 3×4 스트래들 프론트 레버 로우+40파운드
- 3×4 아처 링 로우+40파운드
- 3×4 링 딥스+40파운드
- 피스톨 1×4+30파운드 및 2×4+40파운드

화요일

- 3×10 아이언 크로스 풀+20파운드
- 3×10 링 딥스+40파운드
- 3×10 링 딥스+40파운드
- 1×10 스트래들 프론트 레버 로우+30파운드
- +컨디셔닝

이전 10RM, 7RM, 그리고 4RM 웨이트 트레이닝에 비해 중량이 증가되었음을 주목하기 바란다. 반복횟수를 통해 운동의 일관성을 유지하지만 중량을 적절히 수정하려고 시도했다(양호한 수준으로 성공했다). 이렇게 함으로써 다음 주 각 운동(크로스 풀, 아처 링, 그리고 스트래들 프론트 레버 로우)에 대해 모두 3×10(첫 번째 월요일부터 두 번째 월요일까지)에서 1주 후 10~15파운드까지 중량을 크게 늘릴 수 있었다. 이것은 근력 이득이 상당한 것이다.

이 특정 운동선수는 이 시기에 영양이 좋지 못했기 때문에, 처음 2주 후부터 진전이 있었다(그래서 전체 주기에서 나타나지 않는다). 궁극적으로, 몇 개월 후 유사한 방법을 사용한 다른 주기에서 50파운드를 추가한 아이언 크로스 풀을 달성했다.

다음은 매주 2일 정도의 경량/중량 웨이트 트레이닝 프로그램이다(여기서도 아이언 크로스가 최종 목표이다).

- 화: 아이언 크로스 풀+10파운드: 3×10
- 금: 아이언 크로스 풀+15파운드: 3×5
- 토: 기타 웨이트 트레이닝
- 화: 아이언 크로스 풀+15파운드: 3×10
- 금: 아이언 크로스 풀+25파운드: 3×5
- 화: 아이언 크로스 풀+20파운드: 3×8
- 금: 아이언 크로스 풀: 1×8 웨이트 트레이닝, 4×4+35파운드
- 화: 아이언 크로스 풀: 1×8 웨이트 트레이닝, 3×8+25파운드
- 목: 케이블 크로스 풀: 6으로 세팅해서 4×5
- 화: 아이언 크로스 풀: 1×8 웨이트 트레이닝, 1×5 20파운드, 3×4 40파운드
- 금: 아이언 크로스 풀: 1×8 웨이트 트레이닝, 1×4 25파운드, 2×3 47.5파운드, 1×3 50파운드
- 화: 아이언 크로스 풀: 1×8 웨이트 트레이닝, 1×4 25파운드, 3×3 50파운드

운동량을 조작해서 10RM과 5RM을 번갈아 사용한다는 점을 주목하기 바란다. 주기가 진행됨에 따라 8RM과 4/5RM을 구축하며, 이것이 웨이트 트레이닝을 근력으로 편향시킨다. 마지막 무렵에 3RM 웨이트 트레이닝을 수행한다. 이것이 경량/중량 또는 DUP 프로토콜로 만든 수정된 주기화이며, 근비대, 근력, 그리고 파워 주기로 만든 고전적인 주기화와 유사하다. 10RM, 7RM, 4RM을 고수하는 대신 처음에는 근비대 일정을 실행하고, 마지막에 서서히 근력으로 이동할 수 있다. 속성을 유지할 때 현대 DUP 프로토콜이 전통적인 주기화보다 더 좋기 때문에, 이 방법은 매우 유익하다. 이 프로그램을 구현해서 근력 프로토콜에 초점을 맞추어서, 신속히 다가오는 이벤트에 적합하게 아이언 크로스를 수행했다.

이것은 가중 딥으로 구현된 또 다른 실질적인 프로그램이다. 이 예는 프로그램에 유일한 푸싱 운동만 있는 것이 아니라, 단일 운동이 구조화되어 진전을 이룰 수 있는 방법의 예를 보여 주는 것이다. 표기는 중량×반복×세트이다. 숫자가 둘만 있으면, 단지 중량×반복이다. 반복 뒤에 'F'가 붙은 것은 반복 실패를 나타낸다.

- 5/27 – BW×10, 60×5, 80×5×4
- 5/28 – BW×10, 60×5, 80×5, 100×5×3
- 5/30 – BW×10, 60×5, 80×3, 120×4×3
- 5/31 – BW×10, 20×3, 80×3, 120×3, 130×3×3
- 6/2 – BW×10, 60×5, 80×3, 120×3, 140×3×3
- 6/3 – BW×5, 60×3, 80×3, 120×4+1(휴식 - 일시 중지), 130×4×3
- 6/4 – BW×5, 60×3, 120×3, 180×1×7(원심성)
- 6/7 – BWx10, 60×5, 120×3, 130×5×3
- 6/9 – BWx10, 70×3, 130×3, 150×3×2, 160×2(PR)
- 6/11 – BW×5, 55×3, 110×3, 140×2, 160×1F, 160×1, 165×1F
- 6/14 – BW×5, 60×5, 120×3, 150×3×3
- 6/16 – BW×5, 70×3, 90×3, 130×2, 150×1, 165×1F, 165×1(PR), 170×1(PR), 175×1F

이것은 모두 135파운드 체중에서 수행되었다. 따라서 체중 135파운드 운동선수에게 170파운드가 추가되었다. 이전 1RM은 155파운드 추가이며, 가중 딥은 2개월 동안 수행되지 않았다. 위 프로그램으로 3주 동안 강화 트레이닝을 하는 동안, 이 가중 딥에 15파운드가 추가되었다. 이것은 이 프로토콜이 얼마나 효과적인지 입증하는 것이다. 많은 운동선수들은 고급 근력 수준에서 그 정도로 상당한 중량을 추가할 수 없다(이것은 강화 트레이닝 기간이 짧았던 점을 고려하지 않은 것이다).

거의 모든 웨이트 트레이닝에서 반복을 줄이고 중량을 늘리는 계획이 일관적이라는 점을 주목하기 바란다. 다음과 같은 RM 진행이 매일 이어졌다. 5, 5, 4, 3, 3, 4, 중량 원심성(1~2RM과 유사함), 5, 2, 1, 3, 1. 중량을 줄이고 반복을 늘리면 운동량을 늘리는 것과 같다. 이것은 적응을 강요하는 데 도움이 된다. 따라서 근력이 발달되는 경우도, RM을 혼합해서 수행할 수 있다.

그런데 이 프로그램이 결코 최적은 아니었다. 이 방법으로 신속하게 1RM으로 강화시키는 것이 과중한 부담이 되며, 근력을 자극시킬 만큼 많은 운동량을 제공하지 않는다. 더 좋은 진행은 많은 반복으로 시작해서 2~3RM을 고수하는 것이다. 8RM으로 시작해서 6RM, 4RM, 그리고 2~3RM으로 서서히 강화시키면서 내린다. 그러나 이러한 반복 계획에는 결함이 있었던 만큼, 고급 단계 근력에서는 혼합 DUP 프로토콜이 잠재력을 분명히 보여 준다.

또 다른 예는 푸시/풀 시스템과 경량/중량 트레이닝을 통합하는 것이다. 이것은 고급 시스템이다. 그래서 매주 부가적인 운동량을 추가해서 푸시와 풀을 분리하는 동시에 각 운동에서 이득을 얻는 데 초점을 맞춘다. 이 시스템은 운동량이 추가되기 때문에, 근비대에 매우 효과적일 수 있다. 푸시/풀 루틴을 매주 4~5× 수행하면 전형적인 월/화/목/금 형태가 되며 월/목은 푸싱, 화/금은 풀링이 된다. 다음은 하나의 예이다.

- 월: 중량 푸시
- 화: 경량 풀
- 수: 휴식
- 목: 경량 푸시
- 금: 중량 풀
- 토: 휴식
- 일: 휴식

중량일에 운동은 3~5회 반복으로 구성되는 반면, 경량일에 운동은 5~8회 반복으로 구성된다. 반복횟수를 줄여서 이 루틴을 근력 중심으로 구성할 수도 있다. 그렇게 하면, 중량일에 1~5회 반복, 경량일에 3~6회 반복이 된다. 근비대가 목표라면, 반복횟수를 반대 방향으로 하면 된다. 그렇게 하면 중량일에 3~8회 반복, 경량일에 6~12회 반복이 된다. 매주 번갈아 가며 초점을 전환하는 것이 가능하며, 고원 현상에 직면하는 경우도 가능하다.

중량 푸시

- 3×4회 반복 스트래들 플렌체 푸시업
- 3×5회 반복 링 프리스탠딩 핸드스탠드 푸시업
- 4×5회 반복 90도 링 턴 아웃 딥
- +레그

경량 풀

- 3×8~10회 반복 스트래들 프론트 레버 풀업
- 3×8회 반복 도르래 보조(20-파운드 지지) 원 암 친업 또는 아이언 크로스 변형
- 3×6회 반복 저먼행 풀 아웃
- +레그

경량 푸시

- 3×8회 반복 상급 턱 플렌체 푸시업
- 2×7회 반복 링 프리스탠딩 핸드스탠드 푸시업
- 3×7 90도 링 턴 아웃 딥
- +레그

중량 풀

- 3×3회 반복 완전한 프론트 레버 풀업
- 3×4회 반복 도르래 보조(10-파운드 지지) 원 암 친업 또는 아이언 크로스 변형
- 3×3회 반복 저면행 풀아웃+1파운드. 모래주머니
- +레그

이 루틴은 여러 가지 경량/중량 변형을 사용해서 구성되었다. 플렌체와 같은 운동에서 중량을 효과적으로 추가하는 것은 매우 어렵다. 이 루틴을 중심으로 운동하는 것에는 여러 방법들이 있다. 가장 쉬운 방법은 중량 조끼, 중량 벨트, 또는 다른 임시 물품으로 저항을 추가하는 형태를 사용하는 것이다. 또는 밴드를 사용하면 후속 진행이 더욱 쉬워질 수도 있다. 중량을 추가하지 않더라도 진행 그 자체는 경량/중량, DUP, 또는 다른 트레이닝 구조를 기반으로 잘 작동된다.

'중량' 운동일에 5~6초 동안 스트래들 플렌체를 유지할 수 있지만, '경량' 운동일에 더 효과적으로 만들 수 있을 만큼 더 오래 유지할 수 없는 전환기에서 고착되어 있다고 가정해 보자. 더 가벼웠던 이전 진행(이 경우 상급 턱 플렌체)으로 항상 하향 이동할 수 있다. 경량 운동일에 이 운동을 다시 20초 유지로 트레이닝 한다. 바닥이나 패럴렛에서 플렌체를 다시 트레이닝 한다면, 경량 운동일에 진행을 낮추어 링으로 이동하는 데 유용할 수 있다. 이 운동을 대안 보충 운동으로 사용할 수도 있다.

위에 설명한 프로그래밍에서 볼 수 있는 바와 같이, 여러 요인들을 사용해서 경량 운동일과 중량 운동일을 구분한다. 그와 같은 구분은 장비를 사용할 수 있는지의 여부를 기반으로 한다. 여러 방법으로 창의력을 발휘해 보기 바란다.

- 링 핸드스탠드 푸시업과 링 턴 아웃 딥의 경우 중량 운동일을 경량 운동일로 변경하고, 세트 수를 줄이고 세트당 반복횟수를 늘린다.
- 플렌체 푸시업의 경우 중량 운동일에서 경량 운동일로 전환하고 고급 진행(스트래들 플렌체 푸시업)에서 하급 진행(상급 턱 플렌체 푸시업)으로 전환한다. 프론트 레버 풀업의 경우도 동일하게 변경할 수 있다.
- 저면행 풀 아웃과 원 암 친업의 경우, 중량을 사용해서 중량 운동일을 더욱 어렵게 만들 수 있다. 단지 세트당 반복횟수만 줄인다.

경량/중급/중량 운동일에 DUP 프로토콜을 사용한다면, 동일한 단계를 사용해서 운동일을 조정하여 효과적으로 진전시킬 수 있다. DUP 프로토콜을 사용해서 많은 반복횟수로 진행할수록, 매주 한 번씩 이득이 나타나는 경향이 있지만, 2주에 한 번씩 나타나는 것으로 감소될 수도 있다. 모든 주기에서 근력 향상이 적더라도 실망할 필요는 없다. 이 단계에서 지속적으로 진전하려면 프로그램이 더욱 복잡해져야 한다. 이 시점에서, 근력이 상당히 발달되고 자신에 대해 잘 알게 되면서 무엇이 가장 효과적인지 알 수 있기 때문에, 트레이닝은 약간 직관에 의존하게 된다.

자기 조절과 함축적인 트레이닝 스타일이라는 용어는 지금부터 트레이닝을 하게 되는 방법을 말한다. 프로그래밍을 다룬 장에서 설명한 바와 같이, 양질의 웨이트 트레이닝을 원한다. 신체가 스트레스를 다루는 방법을 알고 특정일에 더 많이 해야 할 것이나 중단해야 할 것을 알아야 한다. 이 단계에서, 신체가 느끼는 것을 기반으로 웨이트 트레이닝 중간에 운동이나 세트를 가감할 필요가 있다. 웨이트 트레이닝과 그것이 신체에 미치

는 영향을 추적할 수 있는 가장 좋은 방법은 운동자각도(RPE)를 사용하는 것이며, 오버리칭과 오버트레이닝 장에서 이 척도에 대해 설명했었다. 트레이닝이 진행되면서 진전이 분명하지 않다면 트레이닝에서 신체가 느끼는 방법을 추적하는 것은 매우 중요하다. 오직 기억에만 의존해서는 안 된다. 트레이닝 일지를 기록하는 것이 가장 좋은 방법이다. 트레이닝 일지는 오랫동안 유용할 것이다.

이 트레이닝 단계에서, 경량/중량 또는 DUP 프로토콜을 사용해 볼 수 있다. 경량 12회, 중량 6회 반복 계획으로 시작한다. 주기 말기에 1RM을 달성할 때까지 매주 경량과 중량 트레이닝의 반복횟수를 변경시킨다. 1주차에는 12/6RM, 2주차에는 10/5RM, 3주차에는 8/4RM, 4주차에는 6/3, 그리고 5주차에는 4/1~2RM으로 종료하는 것으로 개인 기록을 설정한다. 세트를 3세트로 일정하게 유지해야 하며, 운동량을 감당할 수 있으면 중량일로 이동할 때 세트를 늘린다.

푸시/풀 시스템으로 DUP 프로토콜을 혼합해서 매주 4× 수행하면 다음과 같을 수 있다.

1주차

중량 푸시

- 3×6회 스트래들 플렌체 푸시업
- 4×5회 링 프리스탠딩 핸드스탠드 푸시업
- 3×6회 90도 링 턴 아웃 린즈-포워드 딥
- +레그

경량 풀

- 3×10회 스트래들 프론트 레버 풀업
- 3×10회 도르래 보조(20-파운드 지지) 원 암 친업 또는 아이언 크로스 변형
- 3×10회 저먼행 풀 아웃
- +레그

경량 푸시

- 3×10회 링 상급 턱 플렌체 푸시업
- 3×10회 링 프리스탠딩 핸드스탠드 푸시업
- 3×10회 90도 링 턴 아웃 딥
- +레그

중량 풀

- 3×6회 완전한 프론트 레버 풀업
- 3×6회 도르래 보조(5-파운드 지지) 원 암 친업 또는 아이언 크로스 변형
- 3×6회 저먼행 풀 아웃
- +레그

2주차

중량 푸시

- 3×4회 스트래들 플렌체 푸시업(+5파운드 중량조끼 또는 모래주머니)
- 4×4회 링 프리스탠딩 핸드스탠드 푸시업(+5파운드 중량조끼 또는 모래주머니)
- 3×4회 90도 링 턴 아웃 린즈-포워드 딥스(또는 딥 스트레이트 바디 프레스를 핸드스탠드로 변경)
- +레그

경량 풀

- 3×7회 완전한 프론트 레버 풀업
- 3×7회 도르래 보조(5-파운드 지지) 원 암 친업 또는 아이언 크로스 변형
- 3×7회 저먼행 풀 아웃
- +레그

경량 푸시

- 3×7회 링 상급 턱 플렌체 푸시업
- 3×7회 링 프리스탠딩 핸드스탠드 푸시업
- 3×7회 90도 링 턴 아웃 딥
- +레그

중량 풀

- 3×4회 완전한 프론트 레버 풀업(중량조끼 사용)
- 3×4회 보조기구 없이 원 암 친업 또는 아이언 크로스 변형
- 3×4회 저먼행 풀아웃(모래주머니 사용)
- +레그

2주차에 경량 웨이트 트레이닝은 이전 주의 중량 웨이트 트레이닝과 매우 유사하다. 매주 진전 정도에 따라 루틴을 어렵게 또는 쉽게 구성할 수 있다. 주 목적은 진전이다.

3주차

중량 푸시

- 5×3회 스트래들 플렌체 푸시업(+10파운드 중량조끼 또는 모래주머니)
- 5×3회 링 프리스탠딩 핸드스탠드 푸시업(+10파운드 중량조끼 또는 모래주머니)
- 3×3회 딥 스트레이트 바디 프레스에서 핸드스탠드로 변경
- +레그

경량 풀

- 3×5회 완전한 프론트 레버 풀업(중량조끼 사용)
- 3×5회 보조기구 없이 원 암 친업 또는 아이언 크로스 변형
- 3×5회 저먼행 풀아웃(모래주머니 사용)
- +레그

경량 푸시

- 3×5회 스트래들 플렌체 푸시업(+5파운드 중량조끼 또는 모래주머니)
- 3×5회 링 프리스탠딩 핸드스탠드 푸시업(+5파운드 중량조끼 또는 모래주머니)
- 3×5회 90도 링 턴 아웃 린즈-포워드 딥스(또는 딥 스트레이트 바디 프레스를 핸드스탠드로 진행 변경)
- +레그

중량 풀

- 3×3회 완전한 프론트 레버 풀업(+10파운드 중량조끼 사용)
- 3×3회 원 암 친업(+5파운드).
- 3×3회 저먼행 풀아웃(모래주머니 사용)
- +레그

2주차에서 3주차로 진행될 때도 1주차에서 2주차로 진행될 때 본 것과 동일한 진전을 달성하는 것을 목적으로 한다. 이것은 고급 운동선수들의 경우도 매주 진전을 이룰 수 있는 루틴 예이다.

고급: 루틴 진행

루틴 수정: 가끔 트레이닝이 계획대로 진행되지 않고 예상보다 느리거나 빨라진다. 프로그램 진행은 실질적인 웨이트 트레이닝 외에도 여러 요인들에 영향을 받는다. 상당한 경험을 쌓을 때까지 프로그램이 고급 단계에서 잘 작동을 하는지를 판단하는 것은 어렵다. 그러나 지금까지 진행해 왔기 때문에, 루틴이 진행되는 방법에 대한 '느낌'을 충분히 경험했을 것이다. 반복횟수를 수정해서 웨이트 트레이닝을 다소 어렵게 만들 필요가 있다면, 자신을 믿고 그렇게 할 수 있다. 항상 경량 운동일에는 경량 운동을, 중량 운동일에는 중량 운동을 해야 한다는 점을 명심하기 바란다. 경량/중량 루틴 분할 부분에서 두 가지를 명확하게 구분해서 하는 것이 가장 중요한 것이다.

적응을 강요하는 자극이 증대되고 그에 따라 트레이닝이 늘어날 때, 너무 적은 것보다 너무 많이 하기 시작하는 것을 주의해야 한다. 디로드 주를 적절히 조정해서 이 문제를 부분적으로 해결할 수 있지만, 여전히 진행 중이라 하더라도 몇 년 동안 트레이닝을 하면서 해결되지 않은 피로가 축적된다는 점을 주의해야 한다.

오버리칭 및 오버트레이닝: 수년간 꾸준히 트레이닝을 하고 나면, 몇 주에서 몇 개월까지 디로드 기간을 늘려야 한다. 이 기간 동안, 모든 시간을 완전히 휴식할 필요는 없다. 단지 이완이 필요하다! 가족과 함께 즐거운 시간을 보내고 즐거운 것을 하거나, 어쩌면 새로운 스포츠를 배울 수도 있다. 몇 년 동안 꾸준히 트레이닝을 했다면, 디로드 후 다시 시작했을 때 그동안 얻었던 이득이 전반적으로 거의 줄지 않을 것이다. 대신, 전체적인 피로가 사라져서 신체에 활기가 있고 트레이닝을 다시 시작할 준비가 되어 있을 것이다.

한 유명 운동선수는 적절한 휴식을 취하면서 거의 4년 동안 꾸준히 트레이닝을 했으며, 그의 능력은 거의 모든 카테고리에서 11~12단계 수준이었다. 그는 2개월 간 휴식을 취했으며, 그동안 그의 신체는 계속해서 변화했다. 그가 회복되었을 때 그의 근비대는 더 늘어났다. 그전에 상당히 양호한 진전을 이루었기 때문에, 그는 신체가 이렇게 긴 휴식이 필요한지 인식하지 못했다.

가끔 우리 능력이 급격히 증가될 때, 효과적인 트레이닝에 중요한 다른 속성들을 보지 못한다. 인생은 누가 최고가 될 수 있는지를 보는 게임이 아니다. 우리가 하고 있는 일에 대한 애정을 가져야 하며, 이것은 가끔 휴식을 취하는 것을 의미한다. 휴식을 취하면 트레이닝에 대한 고마움을 다시 느낄 수 있으며, 종종 일상생활에서 이러한 고마움을 잊고 살 수 있다. 이러한 신선한 사고는 다시 트레이닝으로 돌아왔을 때 성공을 위한 밑거름이 된다.

주기화 이용: 실패를 두려워하지 말아야 한다. 설령 실패를 하더라도, 적어도 노력은 했다. 초급 및 중급 단계와 심지어 고급 단계가 시작될 때 시도하는 대부분의 주기화와 프로그래밍 계획은 썩 뛰어나지는 않을 것이다. 그러나 그러한 경험은 신체가 다양한 운동과 주기화 방법에 반응하는 방법을 배우는 데 도움이 될 것이다. 많은 경험을 쌓아야만 프로그래밍을 분석해서 더욱 효과적으로 가다듬을 수 있을 것이다. 특히 진전이 정체되어 있을 때, 트레이닝을 실험하는 데 노력을 기울여서 자신에게 가장 효과적인 것을 배우는 것이 중요하다는 것을 알게 된다.

만약 코치라면, 지도하는 선수들에게 이것이 크게 도움이 될 것이다. 당신의 운동선수들이 당신이 아니고 당신이 당신의 운동선수들이 아니기 때문에 유연해져야 한다. 자신이 지도하는 운동선수들의 스포츠에 무엇이 효과적인지 알려면 코치들은 일반적이고 기본적인 지식을 학습해야 한다. 대부분의 운동선수들에게 이러한 기본적인 지식을 효과적으로 사용할 수 있다. 그러나 훌륭한 코치의 특징은 이러한 기본적인 지식을 바탕으로 트레이닝 프로그램에 대한 고유의 반응을 기반으로 각각의 운동선수들에게 적합하게 접근 방식을 조정할 수 있는 능력이 있다는 것이다. 틀에 박힌 프로그램과 달리, 『오버커밍 그라비티』 목적은 자신만의 루틴을 구축할 수 있도록 가장 효과적인 것을 식별할 수 있는 능력을 가르치는 것이다.

목표: 고급 트레이닝 단계에 들어가면, 목표는 더욱 구체화되어야 한다. 이미 달성한 근력 수준을 유지하는 동시에 하나의 풀이나 하나의 푸시를 달성하는 목적을 향해 트레이닝을 해야 한다. 그렇게 하면 하나의 구체적인 목표를 지향하는 푸시와 풀 운동 모두에 집중할 수 있다. 그와 같이 특정 목표에 집중하면 진전을 급격하게 향상시키는 데 도움이 된다.

외부 요인 고려: 수면 질, 영양, 그리고 스트레스 수준을 인식하는 것은 매우 중요하다. 이러한 요인들을 적절하게 해결하지 않으면 크게 진전될 수 없다. 사용하기 가장 쉬운 예는 1908년부터 2002년까지 금메달 2개를 땄지만, 2003년부터 2013년까지 세계선수권대회에서 금메달 58개를 따고, 2008/2012년 올림픽에서 금

메달 8개를 딴 데이비드 브레일스퍼드와 영국 사이클링 팀이다. 기본적으로 브레일스퍼드 코치는 모든 면에서 선수들을 1%씩 향상시킨다는 '한계 이익 이론'에 따라 팀을 운영했다.

웨이트 트레이닝, 수면 질, 영양, 스트레스 수준, 그리고 기타 요인들을 단지 1%만 개선시킬 수 있다면,이와 같은 약간의 개선이 결국 커다란 개선으로 이어질 것이다. 여러 다양한 요인들을 통해 성능을 개선함으로써 0.01초를 단축하는 것이 별것 아닌 것으로 보일 수도 있지만, 이러한 향상이 10번 일어난다면, 그것은 0.10초와 같은 것이다. 수영, 육상, 그리고 사이클에서 0.10초는 1위와 4위 간의 차이가 될 수 있다.

트레이닝 일지: 트레이닝 일지를 유지하고 운동자각도를 기록한다. 매일 성능 변화와 트레이닝을 하는 동안 느끼는 방법을 추적한다. 일지를 기록하면 과다 트레이닝이나 과소 트레이닝을 하고 있는지를 알 수 있으며, 이것은 이 단계에서 매우 중요하다. 고급 운동선수가 되면, 효과적인 운동량, 빈도, 그리고 강도의 선택 폭이 좁아진다. 트레이닝 일지의 정보를 사용해서 필요에 따라 루틴을 수정한다.

약한 연결고리: 고급 진행에서는 약한 연결고리가 더욱 뚜렷해진다. 몇 주마다 특정 부위에 여분의 운동이 필요한지 확인한다. 트레이닝 일지를 적극 활용한다. 고급 웨이트 트레이닝 단계에서 매우 어려운 동작은 약한 부위에 매우 큰 부담을 준다. 지금 수행하고 있는 운동으로 약한 연결고리를 식별할 수도 있다. 예를 들어 원 암 친업이나 아이언 크로스가 등 근육을 운동시킨다는 것을 알고 있을 것이다. 그러나 진전이 없다면, 두 운동 중 하나에 집중해야 한다. 운동량이 부족하면 등 근육에 충분한 자극을 주지 못한다. 또는 이두박근이나 다른 부위가 진행을 방해하는 약한 연결고리일 수도 있다. 약간의 격리 운동을 추가해서 이러한 약한 연결고리를 강화시켜야 한다. 실험을 하고 기록을 해서 진전에 도움이 되는 것을 찾아내도록 한다.

과사용 수정: 매우 어려운 맨몸 운동을 하고 있다면, 신체는 일반적으로 근육이나 결합 조직을 손상시켜서 운동이 너무 과도한지의 여부를 알려준다. 특히 피곤할 때 고강도 운동은 신체에 부상을 입히는 경향이 있기 때문에 신체가 보내는 신호를 놓치지 않아야 한다. 특정 부위에 손상을 느낀다면, 실패 지점까지 수행해서는 안 된다. 다음은 다시 한 번 상기시키기 위해 이전 장의 정보를 수정한 것이다.

- 해당 운동 제거, 운동량 감소, 또는 운동 대체.
- 특정 부위에 필요한 경우 사전 재활, 격리, 가동성, 또는 유연성 운동을 추가한다.

부상 방지: "부상에 대한 가장 큰 예측 인자는 이전 부상이다"라는 것을 명심하기 바란다. 신체가 반응하는 방법을 기반으로(특히, 잠재적인 과사용 부상 맥락에서), 루틴을 축소하고 수정해야 한다. 부상을 입은 운동선수는 그렇지 않은 사람보다 항상 느리게 진행된다.

고급 단계 이상: 12단계를 넘으면, 운동선수들은 달성하고 싶은 다양한 목표를 가지게 되고 그러한 목표가 달성되는 경험을 한다. 이 책이 많은 부분을 다루고 있지만, 짝을 이루는 운동이나 다양한 유형의 분할 루틴과 같은 웨이트 트레이닝 기간을 더 짧게 할 수 있는 특별한 기법을 다루기에는 지면이 충분하지 않다. 특정 분야에 대해 더 많은 질문이 있다면, 인터넷이 크게 도움이 될 것이다. 그러한 질문은 다른 운동선수들에게도 도움이 될 것이다. 그럴 경우 다음 사이트가 크게 도움이 될 것이다. www.reddit.com/r/overcominggravity.

Part V

부상/사전 재활 리소스 및 맨몸 운동

- CHAPTER 21 -

일반적인 맨몸 운동 부상

『오버커밍 그라비티』는 어떤 종류의 부상을 진단하는 데 목적이 있는 것이 아니다. 부상 가능성이 있으면, 주치의, 물리치료사, 또는 의료 전문가와 상담을 해야 한다. 이 책이나 다른 책에서 읽은 것들에 대해서 항상 의료 전문가의 조언을 들어야 한다. 여기 내용들은 정보 제공을 목적으로 한다. 이 정보들은 의료 전문가와 상담 후에만 사용하여야 한다.

이 책은 매우 다양한 주제를 다루며, 생리적 세부 사항들을 자세히 탐구하지 않는다. 이 장에 포함된 정보는 개념적인 방법으로 제시된다. 여기에 설명되는 부상이 가장 일반적일 수 있지만, 경험이 있고 설명된 부분에 대한 부상이 있다고 해서, 반드시 특정 장애가 있다는 것을 의미하지는 않는다는 것을 명심하기 바란다. 이 장의 목적은 일반적인 문제 부위에 대한 지식을 확장하여 올바른 예방 조치를 사용할 수 있도록 하는 것이다. 이 정보는 재활 운동 대신 사용되어서는 안 된다. 재활 운동은 여기에 제시된 일반적인 정보보다는 자신의 몸에 맞는 특정한 정보를 필요로 한다.

건염

병인학

'건염'은 과사용 부상이며 힘줄이 운동 부하를 지탱할 능력이 부족한 것이다. 근육 불균형, 일반적인 과사용, 회복 불능 또는 심지어 갑작스러운 부상을 포함하여 건염이 발달될 수 있는 가능한 방법들은 여러 가지가 있다. 건염은 일반적으로 결합 조직이 근육보다 느리게 적응하기 때문에 발생된다. 더 강해지면서, 근육이 운동 부하를 처리할 수 있다 하더라도 빠른 진행이나 많은 양의 트레이닝이 결합 조직에 너무 과할 수 있다. 시간이 지나면서 이러한 과도한 부담은 부정적인 결과를 초래할 수 있으며 여기에 건염이 포함될 수도 있다.

그 과학적 문헌은 이 경직된 구조의 어떤 통증과 기능장애를 '건병증'이라 부른다. 단계가 존재하는지에 대한 논쟁이 있었지만, 단계가 존재한다면, 일반적인 단계들은 다음과 같다.

- 건염의 첫 번째 단계는 '염' 또는 염증으로 특징지어진다. 이 단계에서 과사용은 급성이며 치료하지 않으면 일주일 동안 통증이나 불편을 느낄 수도 있다. 만약 지속적인 연습으로 인해 그 부위가 악화된다면, 이 단계는 한두 달 동안 지속될 수 있거나 2단계로 진행될 수도 있다.
- 두 번째 단계는 '건염'이라 불리며, 만성 퇴행을 특징으로 한다. 이 단계에서는 통증과 불편함이 완전히 발달된 통증으로 진행되면서 염증이 사라지는 경향이 있다. 통증은 보통 운동을 하는 동안 발생하지만, 쉬는 동안 나타날 수도 있다.
- 건병증의 세 번째 단계는 건염이 진행되는 단계이며, 힘줄이 부분적으로 또는 완전히 찢어질 정도로 힘줄 약화를 초래할 수 있다.

힘줄의 통증과 불편함에서 완전히 발달된 통증에 이르기까지 신체가 민감해지는 것은 일반적으로 단계별로 측정할 수 있는 과정이라기보다는 연속적인 현상이다. 생체 검사를 받고 현미경으로 힘줄을 보지 않는 한, 건염이 있는지를 판단할 수 없다. 이러한 이유로, 이 단계들을 연속적인 하나의 단계로 다루어야 하며, 완전한 건강을 위해 점차적으로 부상을 예방해야 한다.

징후 및 증상

- 제1단계: 운동을 하는 동안 또는 운동 후 나타나는 통증, 근육통, 쑤시는 듯한 통증, 압통, 그리고 기타 주관적인 증상들을 찾는다. 악화시키는 것으로 판단되는 운동을 제거하고 가동성 운동과 재활을 추가하면 이러한 증상들은 눈에 띄게 향상되는 경향이 있다. 건병증은 통증 없이도 발생될 수 있지만, 건병증을 감지할 방법이 없기 때문에, 여기에서 그것을 논할 필요가 없다. 상당히 약하다고 느끼지만 그 이유를 판단할 수 없으면, 전문의와 상담을 해야 한다.
- 제2단계: 이 단계에서 힘줄과 주변 근육 조직이 영향을 받으면, 단단하게 경직된다. 특히, 활동을 하지 않은 후(예: 아침에 일어났을 때)에 더욱 심해진다. 운동 중 통증은 변하지만 운동을 하지 않아도 통증을 느낄 수 있다. 가끔 운동을 위해 준비운동을 하고 나면 근육과 힘줄이 이완되어 통증이 사라지기 시작하는 데, 보통 이럴 경우 더 많은 운동을 할 수 있다고 생각하게 된다. 운동을 하는 동안 통증이 사라질 수도 있다는 사실은 사람을 현혹시키는 것이기 때문에, 적절하게 재활을 하려면, 운동 역량을 낮게 유지해야 한다.
- 제3단계: 이 단계에서 의사나 의료 전문가의 진단을 받아야 한다.

일반적인 발생 부위

맨몸 운동을 하는 동안 나타날 수 있는 가장 일반적인 부위는 다음과 같다.

- 내측 상과염 또는 골프 엘보우(팔꿈치 내측)는 과도한 고강도 풀링 운동으로 발생된다.
- 측면 상과염 또는 테니스 엘보우(팔꿈치 외측)는 손목을 과다하게 신장해서 발생된다.
- 삼두근 건염(팔꿈치)은 과도한 고강도 푸싱 운동으로 발생된다.
- 이두박근 건염(팔꿈치)은 과도한 고강도 풀링 운동이나 어깨 보상으로 발생된다.
- 손목 건병증(손목)은 과도한 컴퓨터 사용이나 과도한 손목 굴곡/신장으로 발생된다. 손목 건병증과 다

른 손목 부상을 구분하는 방법을 배우는 것은 나중에 설명된다.

- 회전근개 건염(어깨)은 일반적으로 과도한 오버헤드 운동이나 낮은 자세로 저킹하는 동작으로 인해 발생된다.

시정 방안

건염에 대한 적절한 시정 방안은 일반적으로 사전 재활 운동과 일반적인 건강 및 부상 관리 섹션에 나열된 운동을 조합해서 수행하는 것이다.

부상을 악화시키는 운동을 피한다. 과사용으로 인한 건염은 악화시키는 운동을 계속하면 더욱 악화된다. 신체가 보내는 신호를 경청해야 한다. 부상이 계속 악화되면 트레이닝을 크게 방해한다. 부상을 악화시키는 운동을 피하면 과사용 부상 가능성을 95% 정도 해결할 수 있다. 악화시키는 운동을 다른 운동으로 대체하거나 진행을 중단한 후, 상태가 개선되면 언제든지 그 운동을 다시 시작할 수 있다.

가동성 운동: 최근 연구에 따르면, 건염의 경우 완전히 휴식을 취하기보다 가동성 운동을 하는 것이 훨씬 더 좋다. 가동성 운동을 하면 영향을 받은 부위를 움직일 수 있기 때문에 치유를 촉진시킨다. 힘줄이 매우 가볍게 작동되기 때문에 부상을 더 이상 악화시키지 않는다. 가동성 운동을 하면 개조가 발생되어 미사용으로 인한 근육 위축을 방지할 수 있다.

1~2주 정도 가동성 운동을 하면 최염승이 치유를 촉신시키기 때문에 가벼운 건염이 제거된다. 이것은 모든 운동을 완전히 중단하라는 것을 의미하는 것이 아니다. 다만 건염이 있는 과사용된 부위를 악화시킬 수 있는 운동을 피하라는 것이다. 가동성 운동이 성공적이라면, 원래 운동으로 돌아가서 40%의 운동량으로 시작한 다음 매주 10%씩 늘려 나간다. 빈삼한 부위를 나시 악화시키는 것은 매우 쉽다는 점을 명심해야 한다(그래서 운동량을 매주 10%씩 늘려야 하는 것이다). 부상을 악화시킬 징후가 있으면, 그날 즉시 운동을 중단해야 한다. 만성적인 상태로 발전되는 것보다 신중한 것이 가장 좋다.

안타깝게도, 만성 건염은 가동성 운동에 호의적으로 반응하지 않는다. 그래서 악화시키는 운동을 제거시켜야 한다. 몇 주 내에 건염이 낫지 않으면, 건염이 장기화되는 것으로 판단해서 다루어야 한다. 이 경우 가벼운 건염과 다르게 치료를 해야 한다. 치유를 촉진시키기 위해 염증 과정을 자극시키기 위한 재활 운동이 필요하다. 영향을 받은 부위를 악화시키는 모든 운동을 제거시켜야 한다.

자가 마사지: 마사지를 하면 신체의 본질적인 염증 과정을 통해 조직을 생성하고 재조직하는 데 도움을 줄 뿐만 아니라, 영향을 받은 주변 부위의 적절한 동작을 방해할 수도 있는 흉터 조직이나 유착 가능성을 제거시킴으로써 조직 품질을 향상시키는 데 도움이 된다. 현재의 연구 결과에 비추어 보면, 힘줄로 흐르는 혈류를 개선시킨다는 개념은 틀렸다.

힘줄 부위를 과도하게 마사지해서는 안 된다. 일부 마사지 치료법은 도움이 될 수도 있다. 교차 마찰 마사지와 근막 이완 마사지가 가장 일반적으로 사용될 수 있는 방법이다. 교차 마찰 마사지는 힘줄에 수직으로 작용하고 근막 이완 마사지는 힘줄과 평행으로 작용한다. 힘줄이 연결된 근육을 찾을 수 있다면, 앞서 언급한 두 가지 마사지 방법으로 근육을 이완시키도록 시도할 수 있다. 힘줄은 긴장이 가해지면 악화될 수도 있기 때문에 근육 조직을 느슨하게 해서 항상 힘줄에 긴장이 가해지지 않도록 하는 것이 목표이다.

주변 근육 조직들이 정확하게 작동해서 영향을 받은 부위에 과도한 손상을 주지 않도록 하기 위해, 주변 관절 부위에 교차 마찰 마사지와 근막 이완 마사지를 실시한다. 예를 들어 내측 상과염이 있으면, 어깨와 손목 사이의 모든 근육을 마사지한다. 슬개근 건염이 있으면, 발목과 고관절 사이 모든 근육을 마사지한다. 원하면, 힘줄에도 매우 가벼운 마사지를 할 수 있으며, 장기적으로 도움이 되는지 알아볼 수 있다. 힘줄은 민감하기 때문에 아주 가볍게 마사지를 시작해야 한다. 너무 과하게 연조직을 마사지하면 부상을 더 악화시킬 수도 있다.

대안 수동 마사지 기법을 사용하면 도움이 될 수도 있다. 근막이완 치료법Graston techniqu), ART, 또는 통증 유발점trigger-points 치료법, 폼 롤링, 그리고 골프/테니스 볼 롤링은 고려할 만한 방법들이다. 의료 전문가와 상담해서 자신에게 무엇이 가장 좋은 것인지 찾아낸다.

치료사가 치료할 수 있다면, 매일 5~30분 정도 마사지를 받는다. 마사지 중 대부분은 근육에 집중되어야 한다. 주변 근육 조직에서 유착성으로 인해 경직된 것을 발견하면, 그 부분에도 집중한다. 하루 중 마사지를 받는 시간을 몇 번의 세션으로 나눌 수 있다.

온냉 교대욕: 15장에서 MEAT vs. RICE를 설명했으며 얼음 요법이 염좌에 더 이상 최상의 치료법으로 간주되지 않는 다양한 이유를 제시했다. 과도하게 부어 있으면, 압박 및/또는 항염증제를 사용한다.

냉온 교대욕은 실제로 효과가 있음을 보여 주었다. 매일 15분 세션으로 2~5회 완료하는 것이 일반적으로 가장 효과적이다. 냉온 교대욕의 경우, 냉수 또는 얼음물과 뜨거운 물을 몇 분씩 번갈아 사용할 수 있다. 5~8회 정도 번갈아 수행한다.

가벼운 스트레칭: 여러 연구에서 스트레칭이 부상을 예방하지 못한다는 것을 보여 주기는 했지만, 부상 전 사전 재활과 부상 후 재활 프로그램에 효과적으로 사용될 수 있다. 힘줄을 수반하는 근육이 과도하게 경직되어서 동작 범위를 제한하는 건염의 경우 스트레칭은 매우 중요하다. 통증은 근육을 경직시킨다. 그래서 일반적으로 스트레칭이 유용하다는 것이다.

근육은 통증 및 과사용으로 경직되고 수축되기 때문에(이것은 힘줄의 과도한 염좌에 기여할 수도 있다), 힘줄에 연결된 주동근 근육을 대상으로 스트레칭을 해야 한다. 게다가 한쪽에 분명한 과사용이 있으면, 일반적으로 근육 불균형이 존재한다. 그러한 근육 불균형은 힘줄 및 인대와 같은 지지 구조와 관절에 스트레스를 준다. 불균형을 교정하고 경직된 근육을 풀어 주면 조직이 적절한 기능을 하는 데 도움이 될 수 있다.

힘줄에 연결된 주동근 근육을 집중적으로 스트레칭 하고 반대편의 길항 근육을 강화시키는 데 집중한다. 팔꿈치 내측 상과염을 다룬다면, 팔뚝 굴곡근을 스트레칭 하고 팔뚝 신전근을 강화시키는 운동을 한다. 슬개건 건염의 경우, 대퇴사두근을 스트레칭 하고 햄스트링을 강화시킨다.

가벼운 원심성 운동: 연구 결과는 원심성 운동이 건염 재활에 가장 효과적인 프로토콜이라는 것이 일관되게 입증하고 있다. 원심성 운동을 수행하면 콜라겐 형성을 촉진시키고 기능 장애가 있는 힘줄 구조를 정상화시킨다. 가끔 영향을 받은 관절 주변의 근육 조직은 통증을 보상하기 위해 동작을 적절하게 수행하지 못할 수도 있다는 점을 명심해야 한다. 그럴 경우, 원심성 운동은 신경계가 정확하게 활성화되도록 재교육시키는 데 도움이 된다.

매우 가벼운 중량으로 시작해서 원심성 리프트 부분을 느리고 확실하게 운동한다. 원심성 동작은 5~7초 동안 유지되어야 한다. 크게 향상되면 원심성 부분에 추가할 수 있다. 너무 무리하지 않도록 주의해야 한다. 15장에서 설명한 바와 같이, 5121유형의 운동 속도가 적당하다. 원심성은 동작 범위 경계에서 일시 정지해서 제어되어야 하며(빠르지 않게), 원심성은 더 오래 유지되어야 한다. 세트당 20회 반복으로 시작해서 강도를 늘리거나 중량을 추가하기 전에 30~40회까지 수행한다. 이렇게 하면, 신체가 운동 부하에 적응할 수 있으며, 부상 악화 및/또는 재부상 위험을 줄인다. 실패 지점에 이르지 않도록 수행해야 기존의 부상을 악화시키지 않는다.

일반적으로 말해서 운동을 하는 동안 나타나는 통증은 운동을 너무 많이 하고 있는지 판단하는 정확한 지표가 아니다. 통증의 유무와 상관없이 재활을 수행하면 상당한 효과가 있을 수도 있다. 그래서 모든 재활은 적절한 의료 전문가와 상담을 통해 이루어져야 한다.

즉, 건염에 대한 조기 사전 재활은 1RM의 40% 정도 되는 매우 가벼운 중량으로 수행할 때 가장 효과가 있다. 엘보우 건염의 경우 원심성 굴곡 손목 컬 또는 무릎 건염의 경우 원심성 레그 익스텐션과 같은 열린 사슬 운동이 좋다. 원심성 단계의 경우, 다른 팔/다리를 사용해서 팔/다리가 사전 재활되는 것을 지원할 수 있다. 이 접근 방식으로 가벼운 중량(덤벨이나 모래주머니)을 이용해 관절에 쉽게 부하를 가할 수 있다. 또한, 이 방식으로 중량을 아주 적게 늘려서 안전하게 진행을 지속할 수 있다. 진행을 함에 따라, 계단을 천천히 내려가거나 네거티브 풀업negative pull-ups(점프해서 올라가 최대한 버티면서 내려오는 턱걸이)과 같은 점차 닫힌 사슬 운동으로 진행할 수 있다. 닫힌 사슬 운동은 체중의 많은 부분을 사용하는 경향이 있기 때문에, 너무 빨리 진행하면 부상을 악화시키고 치유 과정을 방해할 수 있다.

다른 방법들: 원심성은 과학 문헌에서 '강한 증거'가 있다는 것이 확인되고 있으며, 이는 수많은 무작위 대조군 실험에서 원심성의 효과가 확인되었음을 의미한다. 재활 프로그램에 사용할 수 있냐는 것을 뒷받침하는 증거가 되는 다른 방법들은 없다. 그렇지 않으면 증거가 약하거나 중등도의 증거밖에 되지 않는다. '약한 증거'라는 것은 가능성 있는 메커니즘이 있고, 동물을 대상으로 한 연구나 예비 연구 및/또는 사례 연구들이 있다는 것이다. 그러나 무작위 대조군 실험이 없거나 무작위 통제 실험에서 수집된 증거들이 서로 상충된다. '중등도 증거'라는 것은 예비 실험 및 사례 연구, 연구, 1~2건의 무작위 대조군 실험과 일치한다는 것을 의미한다. 상충하는 근거에서 근거가 없는 것과 중등도 근거에 이르는 몇 가지 방법으로는 다음과 같은 것들이 있다.

- Dry Needling(건침)
- 침술
- 체외 충격 요법
- 초음파
- 전기적 자극
- LLLTLow-Level Laser Therapy(저출력 레이저 치료)
- PRPPlatelet-Rich Plasma(자가혈 치료술)
- Autologous Blood Injection(자기 혈액 주입법)
- 증식 치료Prolotherapy 또는 기타 경화액 치료법Sclerosing Agents
- 테이핑
- 수술

일부 건염에 대한 체외 충격파, 증식 치료 및 경화액, 치료법, 그리고 일부 자가 혈 치료술과 같은 치료법에 대한 중등도의 증거가 있다. 코르티코스테로이드와 같은 개입과 NSAIDs와 같은 항염증 치료제는 단기적으로 도움이 될 수도 있지만, 장기적으로 사용하면 부정적인 결과를 초래할 수 있다. 그래서 목록에서 이들이 제외되었다.

이들 연구의 가장 큰 문제점 중 하나는 특정 신체 부위에 대한 개입이 다른 신체 부위에는 효과가 없을 수도 있다는 점이다. 예를 들어 측면 상과염에 대한 연구 결과는 전혀 효과를 보여 주지 않았다. 즉, 종적 및 추적 연구 결과에 따르면 원심성 및 일반적인 물리치료가 단기적으로 효과가 있었음에도 불구하고 장기 개입에서 실질적으로 아무런 효과가 없었다. 아킬레스건과 슬개건염에 효과가 있는 많은 것들이 어깨 또는 팔꿈치 건염에 반드시 효과가 있는 것은 아니다.

목록에는 없지만 보충제 섭취와 같은 다른 방법들도 있다. 보충제 사용의 경우 증거가 상충되거나, 아니면 증거가 없거나, 증거 능력이 부족할 뿐이다. 보충제가 도움이 된다면, 그것은 개인에 따라 다를 수도 있다.

- 글로코사민과 콘드로틴 황산염(3:2 비율로 섭취)
- MSM(메틸설포닐메탄)
- 시쑤스 쿼드랑굴라리스Cissus Quadrangularis
- S-Adenosylmethionine(SAMe)
- 생선기름
- 비타민 C
- 하알루론산
- L-라이신과 기타 콜라겐 및 힘줄의 구성 요소

사전 재활 세션 계획

정기적인 웨이트 트레이닝에 사전 재활을 통합하는 것은 영향을 받은 부위를 악화시키는 운동을 제거해서 루틴을 수정하고 동일한 운동의 쉬운 진행이나 유사한 운동으로 제거한 것을 대체하는 것과 동일하다. 더 많은 수정이 필요하면 사지-내intralimb, 반대편 사지, 그리고 기타 신체 부위를 운동한다는 개념을 사용해서 웨이트 트레이닝을 수행한다. 부상을 입은 사지에 운동을 해야 한다면, 부상이 악화되지 않는 경우에 한해 진행한다. 또한 조직들이 충분한 준비운동이 되어야 한다. 다음은 사전 재활 세션을 구조화할 수 있는 방법에 대한 지침이다.

- 가동성 운동(부위를 준비운동한다)
- 스트레칭(5~10분)
- 자가 마사지(5~15분)
- 가벼운 원심성 운동(1~2개 운동으로 15~20회 반복 1~2세트로 시작한다)
- 온냉 교대욕(10~15분)

다음은 팔꿈치 건염의 예이다. 부상을 입은 특정 건염에 다음과 같이 수행한다.

1. 손목 돌리기와 기타 손목 가동성 운동, 팔꿈치 회내전 및 외전, 그리고 굽히기/쭉 펴기
2. 손목 각 부위에 대해 20~30초간 매우 가벼운 스트레칭, 팔꿈치를 폈다 구부렸다 하는 동작으로 회내전 및 외전
3. 힘줄 주변과 근육에 가벼운 마사지
4. 5121 운동 속도에서 20회 반복(최대 50회) 1~3세트로 1RM의 40%에서 손목 컬 또한 근육 강화/스트레칭을 위해 다음과 같이 수행한다. 힘줄의 길항근 강화(1~2개 운동, 15~20회 반복 1~2세트)
5. 영향을 받은 근육 및 힘줄에 10~15분 동안 온열 찜질 적용

온열 찜질을 프로그램에 적절하게 배치한다. 세션 시작 또는 스트레칭 전/후에 온열 찜질을 배치할 수 있다. 특히 경직 또는 근육통이 있을 경우 스트레칭, 마사지, 또는 운동을 위해 조직을 준비운동할 때 온열 찜질이 효과적일 수 있다.

휴식일에 사전 재활 운동을 수행할 수 있다 하더라도 루틴에서 분리해서는 안 된다. 분리를 하는 대신, 준비운동 원심성, 마사지, 스트레칭, 그리고 인체의 감각적 양상에 대한 운동에 사전 재활 운동 세션을 통합해서 재활 시간을 최소화시킬 수 있다.

루틴에 사전 재활 운동을 추가한다고 해서, 그것이 완전히 휴식을 취하거나 다른 분야 트레이닝을 완전히 무시하라는 의미가 아니다. 부상을 입은 경우조차도(예를 들어 팔꿈치 건염이 있는 경우), 신체의 부상 부위에 가동성/유연성 운동과 같은 다리 운동, 코어 운동, 특정 유형의 기술 운동, 그리고 결합 조직 운동을 여전히 수행할 수 있다.

팔꿈치와 같은 '안정성과 관련이 있는 관절'에 건염이 있을 때 손목과 어깨에 가동성이나 근력이 상실되는 경향이 있으며, 이것이 팔꿈치에 더 많은 스트레스를 가할 수도 있다는 사실을 명심해야 한다. 무릎 건염, 발목과 고관절에서 가동성이나 근력 상실의 경우에도 동일한 현상이 발생된다. 따라서 팔꿈치나 무릎에 건염이 있다면, 건염이 있는 주변 관절의 가동성과 유연성을 향상시키는 운동을 해야 한다.

상태가 개선됨에 따라, 반복횟수가 많은 격리 운동에서 더 가볍고 복합적인 동작으로 서서히 이동하기 시작한다. 이때부터 천천히 중량 운동으로 돌아갈 수 있다. 경험 법칙에 따르면 부상을 치료하는 데 한 달이 걸렸으면 재활은 1주일이 걸린다. 그래서 1년 동안 어떤 부상을 치료하고 있었다면, 다시 중량이나 많은 운동량을 사용할 수 있는 지점까지 완전히 재활하는 데 약 12주가 걸릴 것으로 예측할 수 있다.

근육 염좌

염좌, 무리한 사용, 열상, 그리고 파열은 동일한 근육 부상을 다르게 설명하는 이름들이다. 그 차이점은 지속되는 부상의 정도이다. 염좌나 무리한 사용은 열상이나 파열보다 그 정도가 낮다. 지금부터는 간단히 염좌라는 용어를 사용한다.

병인학 및 평가

근육 염좌는 근육에 가해지는 힘이 반대 힘을 생성하는 근육의 능력보다 더 클 때 발생된다. 근육 염좌 대부분은 고속 동작 중에 발생되지만, 지속적인 수축 과정에서도 발생될 수 있다. 근육이 피로해져서 웨이트 트

레이닝을 시작할 때만큼 힘을 생성할 수 없는 웨이트 트레이닝 말미에 근육 염좌가 발생되는 경향이 있다. 다음과 같은 상황에서 근육 염좌가 발생되는 빈도가 높다.

- 기존의 근육 약화로 인해 이전에 염좌가 있었던 상황.
- 정적 스트레칭 후, 운동 활동을 개시할 때. 이때는 근육 방추체의 탈민감화로 인해 근육이 능력보다 훨씬 더 길게 늘어날 수 있기 때문이다.
- 노인 집단. 나이가 들수록 근육의 유연성이 떨어지기 때문이다.
- 근육의 유연성과 가동성이 좋지 않을 때. 특히 피로할 때 신장되지 않으면 근육을 매우 멀리 당길 수 없기 때문이다.
- 웨이트 트레이닝이 끝날 무렵. 적절한 힘을 출력하도록 유지해서 피로가 증가함에 따른 근육 변형을 방지할 수 있는 근육의 능력이 떨어지기 때문이다.
- 허약한 사람들의 경우. 약해진 근육에 더욱 쉽게 염좌가 발생될 수 있기 때문이다.
- 충돌이 발생되는 경우. 운동 신경 출력이 감소되면, 근육에서 힘 생산 감소로 이어진다.

근육 손상(특히, 근육통 개시 지연과 같은 손상과 관련된 요인들)은 원심성 근육 수축에 의해 발생된다. 염좌에도 동일한 일이 발생된다. 근육의 원심성 수축 기간에 근육 손상이 발생된다. 원심성 수축 기간에 염좌가 발생되는 것으로 보이는 경우조차도, 실질적으로 염좌는 원심성 수축 기간(전환 시점)이나 힘이 너무 커서 근육을 파열시킬 때 발생된다.

치명적인 염좌 이외에도 대부분의 염좌는 원심성 동작 기간에 발생된다. 무릎이 전방으로 이동하거나 발이 지면에 닿을 때 햄스트링이 늘어나면서 햄스트링 염좌가 발생된다. 데드리프트를 할 때 등이 둥글게 되면서 척추 기립근이 늘어나면서 등 염좌가 발생된다. 풀업 상단에서 아래로 내려올 때 이두박근이나 어깨 염좌가 발생된다. 발로 차는 운동을 할 때, 공을 아주 세게 찬 후 다리가 전방으로 움직이면서 염좌가 발생되는 경향이 있다.

염좌 경향을 증가시키는 요인들을 파악하는 것은 중요하다. 염좌에 취약하면, 고강도 운동을 할 때 특히 주의해야 한다. 의학적 문제나 이전에 염좌가 있었던 운동선수들은 사전에 대책을 강구해야 한다. 고속으로 격렬한 운동을 할 때는 충분한 준비운동을 하고 운동 후 정적 스트레칭을 해야 한다. 적절한 기술을 손상시키는 유연성 문제가 있는 경우는 예외이다. 이러한 문제가 있으면 운동을 하는 동안 안전할 수 있도록 운동 전에 해결해야 한다.

염좌가 발생되면, 다음과 같은 몇 가지 징후들이 있어서 무슨 일이 일어나는지 알 수 있다.

- 근육 신장 및 수축 시 통증이 있다.
- 갑작스럽고 예리한 통증 개시가 있으면 염좌가 발생되는 경향이 있다.
- 근복muscle belly, 근육의 연조직에서 염좌가 발생되는 경향이 있다.
- 염좌가 심각한 경우, 부기 및/또는 멍이 나타날 수 있다.
- 염좌가 열상이면, 근육에서 벌어진 공간 또는 틈이 발생되거나 완전히 갈라질 수도 있다.

염좌는 1~3등급으로 분류된다.

1등급 열상은 근육이 경미하게 파열된 상태이다. 부기 및/또는 멍이 거의 없지만, 연조직에 통증이 있다. 통증 정도는 종종 변동되며, 사람들이 인식하는 정도에 따라 달라진다. 통증은 원심성 동작에서만 발생되고 원심성 동작에서 발생되지 않을 수도 있다. 염좌 부위에 가벼운 압력을 가하면, 극심한 통증은 없지만, 불편함이나 가벼운 통증을 느낄 수도 있다.

2등급 열상은 근육이 부분적으로 찢어진 상태를 말한다. 약간의 부기가 있을 수도 있다. 멍이 있을 수도 있지만, 혈액이 조직으로 흘러나올 정도로 조직이 손상/파열되었을 때는 분명이 멍이 생긴다. 원심성과 원심성 동작 모두 근육에 상처를 주며, 그 부위에 압력을 가하면 통증이 있다. 부상을 입은 근육에는 동작 범위가 제한되며, 부상 조직을 보호하기 위해 종종 근육이 경직이 된다.

3등급 열상은 근육이 완전히 찢어지거나 거의 완전히 파열된 상태를 말한다. 그 부위에 부기와 멍이 나타난다. 근육이 찢어진 곳은 벌어지거나 틈이 있을 가능성이 있다. 그럴 경우, 압박을 하고 즉시 전문의의 진찰을 받아야 한다.

3등급 열상이 발생된 경우 즉시 응급실로 가야 한다(2등급 열상의 경우에도 즉시 응급실로 가는 것이 좋지만, 항상 그럴 필요는 없다. 어떤 경우든, 1등급과 2등급 열상이 있는 사람들에게 다음과 같은 정보가 전달되어야 한다).

사전 재활 – 급성/염증 단계

염좌는 건염과는 다르다. 염좌가 있으면, 실질적인 부상이 발생된 반면, 건염과 같은 과사용 부상은 어떤 조직 붕괴 없이 근육통이나 불편함이 나타난다. 염좌에 대한 사전 재활은 그 부위에 대한 특정 사전 재활 단계로 건너뛰기보다는 조직 개조 단계에 시작된다.

허약한 경우 더 강해질 필요가 있다. 근육이 매우 경직되어 있으면, 운동 후 정적 스트레칭 및/또는 고유수용성 신경근 촉진법 스트레칭을 통해 해당 근육의 가동성을 증가시켜야 한다. 고령자이면, 트레이닝을 할 때마다 반드시 적절한 준비운동을 해야 하며, 신체가 적절한 기술을 유지하는 데 도움이 되지 않는 경우를 제외하고 운동 후에 반드시 정적 스트레칭을 해야 한다.

가장 중요한 것은 항상 적절한 기법을 유지하는 것이다. 시간을 맞추어 운동을 하고 있다면, 시간을 중시하기보다 기술을 중시하는 것이 더 중요하다. 모든 스포츠와 운동경기에서 지속적인 드릴 기법이 성공의 열쇠이다. 외모나 기분 때문에 지름길을 택한다면 자신을 위하는 것이 아니라, 부상을 입을 가능성만 높아진다.

모든 부상에서 급성 단계는 근육에서 염증 반응을 유도하는 조직 손상으로 특징지어진다. 부기와 멍은 생길 수도 있고 그렇지 않을 수도 있다. 그러나 어느 하나라도 있다면 조직 치료를 장려하기 위해 모든 적절한 조치를 취하는 것이 중요하다.

- **온열 찜질 사용**: 부기가 없으면 즉시 온열 찜질을 사용할 수 있다. 그 부위에 혈류가 흐르는 것은 유익하다. 급성 부상에 직접 온열 찜질을 하는 문제에 대한 논란이 있기 때문에, 표준 방법을 고수하고 싶으면 얼음찜질을 사용할 수 있다. 부기가 있으면, 압박을 사용해야 한다.
- **항염증제**: 먼저 의사와 상담을 한다. 1등급 및 2등급 염좌의 경우, 대부분의 의사들은 이부프로펜과 같은 비스테로이드항염증제를 처방한다. 의사의 지침을 따른다. 비스테로이드항염증제를 장기 사용하년 위장 문제를 일으킬 수 있음을 명심해야 한다.
- **통증을 유발하지 않게 계속 움직인다.** 근육이 신경계를 조여서 신경계가 통증을 감지하는 능력을 방해하지 않도록 신체 부위를 지속적으로 움직이는 것이 중요하다. 통증을 유발하는 방식으로 움직이지

않는다. 염좌가 있는 부위가 가장 먼저 부상으로 이어지기 때문에 염좌가 있는 부위를 스트레칭 해서는 안 된다.

- **자가 마사지**: 부기가 너무 심하면, 손으로 부기를 심장 쪽으로 밀어 올린다. 그렇게 하면 치료에 도움이 되어 치유가 빨라진다. 이 단계에서 자가 마사지는 부기가 심장을 향해 올라가도록 피부 표면에 가볍게 마사지를 하는 데 중점을 두어야 한다. 심장 쪽에서 조직 쪽으로 밀어서는 안 된다.

수리 및 개조 단계

이러한 단계들은 보통 분리되지만, 근육이 적절히 관리되는 경우 수리 및 개조는 동시에 발생된다.

이 단계에서, 신체는 수리되어야 하는 손상을 수리하고 수리되지 않는 것을 부수고, 흉터 조직을 만들며, 새로운 조직을 배치한다. 이 단계는 부상 후 48~96시간 이내에 시작된다. 부기가 줄어들고 조직이 동작을 할 때 좋아지는 것을 느끼면, 급성 단계를 벗어나서 이 단계에 들어갔다고 생각하면 된다. 염좌가 재발되지 않도록 신중히 판단해서 다음 단계를 취해야 한다.

- **지속적인 온열 찜질**: 온열 찜질은 혈류를 증가시키는 데 도움이 되고 경직된 근육을 풀어 주며, 동작 역량을 증대시킬 수 있다. 통증이 없는 한 최대한 움직여야 한다.
- **항염증제 계속 사용**: 통증과 과도한 염증에 필요한 만큼 항염증제를 사용한다.
- **자가 마사지 유지**
- **가동성 운동 추가**: 경직된 근육을 풀어 주는 데 중점을 두어야 한다. 통증을 느끼지 않으면 더 깊이 마사지를 할 수도 있다. 동작 범위 확장에 도움이 될 수 있는 가동성 운동을 추가한다. 불편함을 느끼는 범위까지 동작 범위를 신장시키는 것이 가장 좋지만, 부상을 악화시킬 수도 있기 때문에 통증을 약간 느끼는 범위에서 중단해야 한다. 이 모든 것들은 영향을 받은 부위를 자주 움직이는 것을 전제조건으로 부가되어야 한다.

이 단계의 프로그래밍은 다음 단계를 따른다.

- 영향을 받은 근육에 10~15분 동안 온열 찜질 적용
- 영향을 받은 근육에 10~15분 동안 마사지
- 동작 범위를 유지하면서 약간 향상시키는 데 중점을 두고 가동성 운동을 수행한다.

운동 재개: 건염이 있을 때와 마찬가지로, 매우 가벼운 중량으로 시작해야만 동작을 어느 정도 제어할 수 있으며, 근육에 염좌가 재발되지 않는다. 매우 느리게 수행해야 한다. 영향을 받은 부위는 매우 쉽게 악화된다.

영향을 받은 근육을 악화시키지 않고 수행될 수 있다면, 격리 운동을 수행한다. 중량을 매우 낮게 유지하고 세트당 15~25회 반복을 몇 세트만 수행한다. 느린 원심성에 중점을 두고, 원심성을 제어하며, 일시 중지하는 데 초점을 맞춘 5121 운동 속도를 목표로 한다(건염에 사용한 것과 비슷하다). 지금은 중량 증가에 집중할 때가 아니다. 근육에 일련의 경련이 있으면 즉시 중단해야 한다. 조직이 피로해졌을 때 매우 취약하기 때문에 많은 반복횟수를 수행해서 지구력을 길러야 한다. 분리될 수 없는 부상(예: 허리 염좌)이 있으면, 등척성 운동으로 보충한다. 비중량 스쿼트, 등 신장, 또는 매우 가벼운 데드리프트/굿모닝 운동이 효과적일 수 있다. 등 염좌의

경우, 리버스 하이퍼 익스텐션이 도움이 될 수 있지만, 주의해서 사용해야 한다.

대부분의 경우, 운동을 저강도로 유지해서 다음 날 더 좋게 느낄 수만 있다면 거의 매일 격리 운동을 수행할 수 있다. 운동을 빨리 진행하지 않고 높은 동작을 유지한다. 근육에 염좌가 재발되면 회복에 더 많은 시간이 걸린다는 점에 유의해야 한다.

강도를 늘리면서 등척성 운동에서 서서히 진행해 나가야 한다. 일단 영향을 받은 부위를 충분히 강화시켰으면, 가벼운 복합 운동으로 돌아간다. 이때부터 복합 운동 강도를 높여 나간다. 이 시점에서 완전한 웨이트 트레이닝으로 돌아갈 수 있다. 개인의 역량에 따라 진행해 나간다. 진행이 느리더라도 염려할 필요는 없다.

예방 책: 설명했던 바와 같이, 이전에 근육 염좌를 경험한 적이 있다면, 발생 가능성이 매우 높다. 다음은 또 다른 염좌를 예방할 수 있는 몇 가지 방안들이다.

가동성과 유연성을 증대시키는 것이 가장 중요한 예방 요인이다. 가동성과 유연성 운동은 준비운동과 정리 운동에 통합될 수 있다. 폼 롤링 및/또는 자가 마사지와 같은 연조직 운동에 가동성과 유연성 운동을 추가한다. 필요한 경우 동적 및 정적 스트레칭을 수행한다.

다음으로 근육이 손상에 대한 저항력을 기를 수 있게 한다. 이미 알고 있겠지만, 운동 중 발생되는 손상 대부분은 원심성 동작을 수행하는 동안 발생된다. 그러나 근육 그 자체는 반복적인 원심성 동작으로 손상에 대한 저항력을 얻게 된다. 이에 대한 모델이 바로 근절 포핑 이론poppingsarcomeretheory이다. 이 이론에 따르면, 원심성 운동을 하는 동안 각각의 근절(근육원 섬유 마디)이 팽창되는 동시에 근육이 길어지는데, 이것이 손상으로 나타난다. 국소 부위에서 과도하거나 육안으로 보이는 근절 팽창은 염좌이지만, 신체는 미세 손상에 반응해서 염증이 치료되는 과정에 근육에 부가적인 근절을 추가한다. 그 후 근육은 손상에 대한 더 큰 저항력을 지니게 된다.

이것은 사전 재활 운동이 느린 원심성 운동에 집중되어야 한다는 것을 의미한다. 루틴이나 스포츠가 매우 폭발적인 동작을 필요로 하는 경우 더욱 느린 원심성 운동에 집중되어야 한다. 예를 들어 햄스트링이나 서혜부 염좌가 있는 단거리 육상 선수의 경우, 6~10초의 네거티브 단계에서 많은 반복횟수의 원심성 햄스트링 컬에 집중해야 한다. 그렇게 하면 운동선수가 향후 부상에 대한 저항력을 키우는 동시에 부상당한 근육을 재활해서 이전의 완전한 근력으로 돌아갈 수 있다.

그런 다음, 데드리프트, 굿모닝, 하이퍼 익스텐션, 루마니아식 데드리프트 등과 같은 복합 리프트 운동의 원심성 부분에 대해 6~10초간 원심성 유지 재활 운동에서 진전을 이룰 수 있다. 목표를 달성하려면 필요할 경우 폭발적인 운동을 재개하기 전에 근력 및 파워 운동으로 돌아가서 다시 운동을 하는 것이 목표이다. 중량을 늘리는 데 너무 집중하지 말고 기술을 엄격하게 유지하는 데 집중해야 한다.

결론Conclusion

1등급과 2등급 염좌에서 회복되는 것은 그렇게 어렵지 않다. 2등급 염좌라도 심각하면 상당한 주의를 기울여야 한다. 동일한 방법으로 염좌를 치료하며, 급성, 수리, 그리고 개조 단계는 더 오래 걸린다는 사실을 염두에 두어야 한다. 3등급 염좌가 있으면, 전문의의 진찰을 받아야 한다.

근육에 염좌가 있으면, 위에 설명한 방법들을 통해 주의를 기울여 신체를 돌보아야 한다. 엄격하게 통제되어야 한다. 신체가 보내는 신호에 주의를 기울여야 한다. 부상을 다루는 시간을 다시는 반복하고 싶지 않은 경험을 학습하는 것으로 생각해야 한다. 적절한 가동성 운동, 사전 재활 운동, 재활 운동을 수행하고 적절한 기법을 유지하는 데 초점을 맞춘다. 서두르지 않아야 한다.

긴장성 두통

몇 가지 이유로 긴장성 두통이 발생된다. 두통(또는 두개골 기저부 부근의 통증)이 운동 중 및/또는 운동 직후에만 발생되는 경우, 운동 중 부적절한 기술이나 과도한 근육 긴장 때문일 수 있다. 목이 두루미형이나 아치형을 이루면 두개골 기저부에 있는 근육을 수축시켜서 경련을 일으킬 수 있다. 이것은 긴장성 두통의 원인 중 하나이며, 경직된 근육은 뇌로 가는 혈류를 방해해서 두통을 초래할 수 있다(간접 트라우마나 사고 후 두통이나 통증이 발생되거나 통증이 전혀 색다른 경우 전문의의 진찰을 받아야 한다. 그러한 증상들은 매우 심각할 수도 있다).

많은 사람들이 스쿼트, 데드리프트, 풀업을 하는 동안 긴장성 두통을 겪는다. 사람들은 동작을 수행하는 동안 등을 곧게 펴려고 노력한다. 그러한 동작이 목이 두루미형이나 아치형으로 발전될 수 있다. 특히, 풀업을 하는 동안 바에서 친업을 수행할 때 더욱 심하다. 또한, 딥, 핸드스탠드 푸시업, 또는 머리가 과도하게 돌출되는 운동에서 발생될 수도 있다.

이와 같은 과도한 머리 동작은 출력을 감소시키기 때문에 제거하는 것이 중요하다. 척추 뼈 사이에는 공간이 있어서 근육에 대한 신경이 사지로 통과한다. 목이 두루미형이나 아치형이 되면, 척추 뼈 사이의 공간이 줄어들어 그곳을 통과하는 신경을 압박할 수 있다. 이렇게 되면 일시적인 충격으로 인해 근육으로 전달되는 출력을 감소시킬 수 있다. 다리가 수면에 빠진다고 상상해 보면 쉽게 알 수 있다. 그러면 신경이 충돌하거나 신경으로 흐르는 혈류가 차단되어 조정력을 상실한다. 목이 적절한 형태를 유지하면 단지 부상을 예방하는 것만이 아니라, 파워와 근력을 최적으로 표현할 수 있다.

신체 기능을 정상화시키는 방법은 기술을 교정하는 것 이외에도 여러 가지가 있다. 온열 찜질과 마사지는 목 부위의 근육을 풀어 줄 수 있다. 가동성 운동(예: 운동 전후에 통증이 없는 동작 범위를 통해 목을 풀어 준다)도 효과적이다. 특별히 근육이 경직되는 것을 느낀다면, 더욱 정적인 유형의 스트레칭을 하는 것이 유익할 수도 있다. 이러한 네 가지 해결 방안을 조합하면 이러한 유형의 문제를 가장 효과적으로 해결할 수 있을 것이다. 긴장성 두통이 계속된다면, 물리치료사, 지압사, 또는 마사지 치료사와 상담을 하는 것이 좋다. 후두골과 경추 1, 2번 이완 기법과 같은 특수 마사지 기법이 있는데, 이 방법을 사용하면 긴장성 두통을 완화시켜 주며, 다시 운동을 효과적으로 수행할 수 있다.

늑골연골염(티쩨 신드롬)

티쩨 신드롬Tietze Syndrome은 가슴 중앙에서 갈비뼈/늑골 연골이 연결되는 부위 또는 흉골을 따라 근육통, 불편함 및/또는 통증이 나타나는 경향이 있다(흉부 깊숙이 통증이 있으면 의사와 상담을 해야 한다).

이전에 링이나 패러렐 바 운동 경험이 없었던 사람들이나, 입문 수준의 맨몸 운동을 시작하는 사람들에게서 부상이 발생되는 경향이 있다. 늑골 연골염은 일반적으로 척추 흉근이 강하게 사용될 때 발생된다. 링 턴 아웃과 같은 운동, 링 푸시업, 링 딥, 그리고 가슴을 사용하는 프레스 유형의 운동은 흉골 부위에서 통증이나 불편함으로 이어질 수 있다. 팔꿈치가 신체 뒤로 가고 손이 겨드랑이 부근에 위치하는 동작의 맨 하단에서 늑골

연골염이 발생된다. 백 레버와 프론트 레버는 풀업을 하고 원 암 친업을 할 수 있기 때문에 이 부상을 악화시킬 수도 있다.

가슴 근육은 흉골과 부분적으로는 늑골 연골에 붙어 있다. 이전에 저항 운동에 가슴이 사용되지 않았다면, 결합 조직은 그리 강하지 않을 것이다. 따라서 척추 흉근을 스트레칭 하는 깊은 동작(예: 딥)을 수행하면, 늑골에서 기원하는 근육이 흉골의 늑골로부터 잡아당기기 시작한다. 이것은 약간의 팝핑, 근육통, 불편함, 그리고 통증으로 이어질 수 있다.

- 이러한 부상이 발생되면, 즉시 휴식을 취하고 치료를 해야 한다. 악화시키는 운동을 루틴에서 즉시 제거하고 질환을 악화시키지 않는 운동으로 대체한다.
- 완전한 동작 범위(그러나 가중을 하지 않고 통증이 없어야 한다)로 근육을 작동시켜서 경직되는 것을 방지해야 한다. 이 동작은 혈류를 자극하는 데 도움이 될 수도 있다.
- 마사지는 그 부위를 진정시키고 근육이 경직되거나 그 부위로 당겨지는 것을 방지할 수 있다.
- 영향을 받은 부위가 나아지는 것으로 느껴지기 시작하면, 온열 찜질을 사용해서 혈류를 자극시키고 치유를 촉진시킬 수 있다.
- 특히 부상이 특히 심한 경우, 항염증소독소/NSAID를 사용해서 염증을 줄이고 치유를 촉진시킬 수 있다. 생선 기름이 좋은 사례이다.

1~2주 이내에, 불쾌감을 주었던 운동을 다시 시도하고 원래 루틴으로 돌아갈 준비가 되었는지 판단한다. 영향을 받은 부위를 악화시킨다면 다시 더 연장해야 한다. 원래 루틴으로 돌아가는 것을 서두르지 않아야 한다.

흉추/견갑골/늑골

척추/어깨 부위의 모든 통증은 물리치료사나 의료 전문가의 진찰을 받아야 한다. 흉추, 견갑골, 그리고 늑골에 만성적인 문제가 있다면, 이는 매우 중요한 문제이다. 어깨 문제는 통증과 불편함을 느끼고 있는 부위 이외의 어떤 것에 의해 야기될 수도 있다. 이 섹션은 전문가의 도움을 받는 것으로 가정한다.

목: 목 부위와 한쪽 척추의 1인치 이내에 통증이 있고, 어떤 방향으로 목을 움직이기 어려우면, 척추체나 늑골에 문제가 있을 가능성이 있다. 잠자는 자세가 나쁘거나 빨리 움직이면 이런 일이 발생될 수 있다. 이러한 문제는 경직된 근육을 스트레칭 하면서 계속 움직이면 자연스럽게 해결될 수 있다. 마사지, 뜨거운 물 샤워, 그리고 온열 찜질을 하면 통증을 줄이고 동작 범위를 늘리는 데 특히 유용할 수 있다. 통증이 없는 동작 범위 내에서 많은 가동성을 목표로 한다.

며칠 내로 문제가 해결되지 않거나 더 악화되면, 즉시 지압사나 물리치료사의 도움을 받아야 한다. 이 문제를 신속하게 해결하지 않으면, 목의 조직들이 과도하게 경직된다. 한두 번에 해결되지 않고 여러 번 방문해야 될 수도 있다. 그러한 방문에 소요되는 시간은 훈련에 소중한 시간들이다.

견갑골: 견갑골 주변의 불편함, 자극 및/또는 통증은 다양한 원인으로 발생될 수 있으며, 가장 일반적인

원인으로는 나쁜 자세, 허약한 등 근육, 스트레스, 루틴 불균형, 허약한 견갑골 수축근 등이 있다.

견갑골에 좋은 가동성 기술 중 하나는 라크로스lacrosse나 테니스 공을 사용하는 것이다. 경직/통증이 있는 부위가 풀릴 때까지 그 부위에 공을 돌리기만 하면 된다. 가슴, 앞/뒤 어깨, 등, 광배근을 포함한 견갑골 주변과 팔 근육 모두를 수반하는 폼 롤링과 스트레칭 운동도 좋은 옵션이다.

견갑골과 관련된 양측 문제는 자세 또는 구조적 문제를 나타내는 경향이 있다. 문제가 양측이 아닌 한쪽 문제이면, 그 원인은 기술, 과사용, 우성 및 비우성 측면, 또는 심지어 척추 측만증 문제일 수도 있다. 사람마다 다르기 때문에, 자가 진단은 권장되지 않는다. 의료 전문의의 진찰을 받아야 한다.

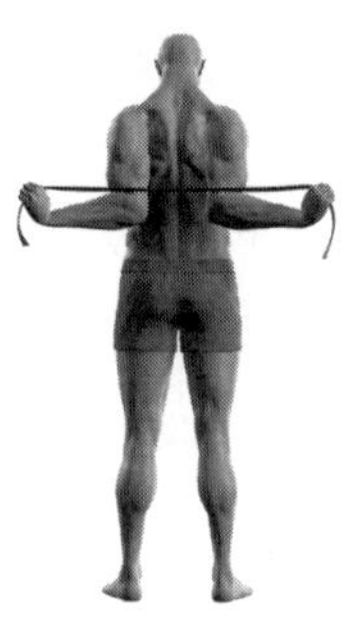

견갑골 주변의 통증, 불편함, 또는 긴장을 완화시키는 좋은 운동은 밴드와 벽 운동이다. 이 운동에 사용할 수 있는 설정은 두 가지가 있다.

- 위 그림과 같이 세라밴드를 사용해서 견갑골을 강제로 수축시킬 수 있다.
- 대안은 벽을 마주 보고 서서 벽에 손을 대고 바깥쪽으로 뻗는 것이다. 벽에 다가가서 손으로 벽을 짚고 상체를 벽으로 당기면서 견갑골을 수축시킨다.

일단 이 자세에 들어가면, 세 가지 단계를 사용해서 더 좋은 자세를 촉진시키고 스트레스를 해소하며 가슴을 벌려서 등 근육의 긴장을 완화시킨다. 함께 수행되는 모든 것들이 목과 어깨 부위에서 통증, 불편함 및/또는 긴장을 감소시킨다.

1. 심호흡으로 시작한다. 코로 4초간 숨을 들이쉬고 입으로 8초간 천천히 내쉰다. 원한다면, 5초간 숨을 참고, 가슴을 부풀려서 주변 근육을 긴장시킬 수 있다. 이렇게 하면 근육 수축을 통해 긴장을 고조시켜서 숨을 내쉴 때 이완을 시킬 수 있다. 이렇게 하면 어깨 전방 부분을 풀어 줄 수 있다.
2. 견갑골 수축근 유지 운동을 한다. 견갑골을 강제로 수축시키면, 견갑골을 척추 쪽으로 최대한 당기도록 근육을 수축시킨다. 이 상태를 10초 동안 유지한다. 각 견갑골에 3~5회 반복한다. 이게 하면 모든 긴장을 풀어 주고 근육이 보다 좋은 자세를 지향하는 데 도움이 된다.
3. 마지막으로 견갑골을 다시 한 번 압착한다. 견갑골을 천천히 최대한 올렸다가 최대한 낮게 내린다. 동작 범위는 4~6인치가 되어야 한다. 즉 어깨를 위로 올릴 때는 귀까지, 밑으로 내릴 때는 등 아래쪽까지 내려야 한다. 최상단과 최하단에서 3~5초간 일시 정지해서 근육의 수축력이 좋게 만든다.

이 운동을 한 후, 자세를 확인해 본다. 이 운동은 가슴 부위를 열어 주고 어깨 전방의 경직된 근육을 풀어 준다. 이 운동은 또한 견갑골 후부의 불편함과 긴장을 풀어 준다. 대부분의 경우, 똑바로 일어설 때 기분이 훨씬 좋아지는 것을 느낀다. 이 운동은 견갑골에 긴장이 있을 때 특히 유용하다.

이 운동은 적절한 정렬을 과장시키기 때문에 중립적인 동작 범위로 이동할 수 있다. 심호흡은 근육을 이완시키고 긴장을 완화시키는 데 도움이 된다. 수축근을 상승 및 하강시키면 적절한 휴식 길이로 근육을 재정렬해서 긴장을 제거시킨다. 이 운동은 체조, 파쿠르, 등반에 효과적이다. 심지어 오버헤드 자세가 필요한 올림픽 역도에도 효과적이다. 한 번 시도해 보기 바란다.

장애가 일주일 후에도 개선되지 않으면, 의료전문의의 진찰을 받아야 한다.

허리

일반적으로 허리에 부상이 있으면, 통증을 수반하는 기계적인 문제일 수 있다. 이 기계적인 문제는 일반적으로 특정 범위까지 해결될 수 있다. 문제가 영구적인 경우조차도 신체에 장애를 입히지 않을 가능성이 높다(연구에 따르면 많은 비운동선수들도 통증을 유발하지 않거나 기능을 저해하지 않는 팽창/체중 디스크가 있다). 부상과 그에 수반되는 통증 모두 등 근육 경련을 유발하는 기능장애 과정을 촉발시킨다. 이것은 부상을 악화시키는 더 많은 통증과 경직을 유발하며, 부정적인 피드백 루프가 발생된다. 통증이 있으면 척추 주변의 안정근이 부분적으로 비활성화되는데 이것은 특히 횡복근transverse abdominis muscle에서 코어 활성화 타이밍의 장애를 일으킨다. 신체는 코어(예: 척추 기립근)에서 '대근육global muscles'을 활성화시켜 부정적인 피드백 루프를 악화시키는 안정화를 보상한다. 그래서 대근육은 부상 후 매우 경직되게 느껴지며, 폼 롤링이나 마사지로 문제를 해결하지 못한다. 사실 이것은 안정화 문제이다. 해결책은 부분적인 안정근에 안정화 운동을 수행해서 코어 활성화 타이밍을 수정하는 것이다. 이 재활 방법은 허리 부분의 경직을 자연스럽게 완화시킨다.

재활을 사용하는 운동 대다수는 걸음마를 배울 때 아기가 행하는 동작과 동일하다. 이 사실을 깨닫는 것이 중요하다. 아기의 동작은 아직 구르기, 기어 다니기, 그리고 머리 조정 등 기본적인 동작을 적절히 조정하는 방법을 배우지 못한 신경계를 훈련시킨다. 예를 들어 모든 부분이 독립적으로 움직이기 때문에, 부분적인 구르기(아기가 구르는 방법을 처음 학습하는 방법)는 정확한 타이밍으로 코어를 활성화시키고 척추 사이 각 근육에 대한 안정화를 가르친다. 운동선수가 재활 운동을 하면 전체적인 동작 패턴이 재교육되기 때문에 근육을 정확한 타이밍으로 순서대로 활성화시키는 데 도움이 된다.

물리 치료 재활은 먼저 적절한 시간에 근육을 활성화시키고 나서 부상 부위를 안정화시키는 것이다. 격리 운동으로 기본적인 동작 패턴을 재강화시킨 다음, 부상 전 수행했던 루틴으로 돌아가기 위한 운동으로 복합 동작 운동을 수행한다.

허리 통증/부상은 역도선수 및 비역도선수 모두에게 흔히 일어난다. 허리 통증 문제로 이어질 수 있는 요인은 신는 신발 유형, 앉는 방법, 무거운 물건을 들어 올리는 것, 나쁜 자세, 그리고 생체 역학 등 다양하다. 이러한 요인들 중 어느 것이라도 나쁜 운동이나 나쁜 기술, 부상 가능성과 결합되면 부상 위험이 기하급수적으로 증가된다. 스쿼트, 데드리프트, 그리고 다른 복합 운동으로 하체를 트레이닝 하고 있다면, 어떤 시점에서 허리에 문제가 생길 수도 있다. 이러한 문제들은 맨몸 운동을 하는 동안 발생하지 않을 수도 있지만(좋은 기법에 집중하는 경우), 종종 스트레칭을 하는 동안 심하게 등을 구부리면 발생된다.

다음 섹션에서 설명되는 여러 유형의 허리 부상 모두 특별한 주의를 요한다. 어떤 경우는 스스로 문제를 해결할 수도 있다. 어떤 경우는 전문가의 치료를 요할 수도 있다. 의심스러우면 항상 전문가의 도움을 받아야 한다.

굴곡으로 인한 부상은 리프팅을 하는 동안 구부린 허리에서 발생된다. 등은 곡률이 자연스러울 때 가장 강하며, 허리를 굽혀서 리프팅을 하면 허리 디스크가 부상을 입을 가능성이 있는 위치에 놓이게 된다.

허리 부상에서 가장 일반적인 세 가지 범주는 다음과 같다.

- 팽윤 및 추간판 탈출
- 천장골 관절(SI 관절) 슬립 또는 회전
- 근육 변형/당겨짐

부상이 감각 또는 운동 조절 기능 손상과 같은 신경학적 증상이나 둔한 통증이 수반되면, 즉시 전문의를 찾아야 한다. 운동 조절 기능 손상이 매우 심각하면, 응급실로 직접 가야 한다. 또한, 위에 설명한 범주에 속하지 않지만 부상이 의심스러우면 전문의의 진찰을 받아야 한다.

팽윤 또는 추간판 탈출은 척추 주변 어디에서도 통증을 유발한다. 등 한가운데서도 통증이 느껴질 수 있다. 척추 매우 아래 부분에서도 통증이 느껴진다면, 척추spinal column에서 나오는 신경근에 영향을 미치는 것일 수도 있다. 이것은 척추 측면 또는 하체에서 이 장 후반에 설명되는 신경근병증radiculopathy이라 불리는 방사상 통증을 유발한다. 가장 일반적인 신경근병증은 좌골신경통이다. 좌골신경통은 일반적으로 고관절 전반에 방사상 통증으로 나타나며 다리는 물론 발끝까지 계속될 수도 있다.

조치: 정형외과 진찰을 받는 것이 가장 좋으며, 그들은 손상을 판단할 수 있으며 필요한 경우 MRI 검사를 할 수 있다. 거기서부터 적절한 치료 방법이 판단될 수 있다. 수술이나 스테로이드 주사를 처방하기 전에 물리치료가 권장되기도 한다. 그들은 완전한 루틴으로 돌아가는 데 도움을 줄 수 있지만, 부상을 악화시키면 영구적인 질환으로 이어질 수도 있기 때문에 부상을 악화시키지 않도록 주의해야 한다. 그러는 동안 통증을 수반하는 염증이 있을 수도 있다. 그러한 증상이 있으면 적절한 가동성 운동으로 완화시킬 수 있다.

개개인은 모두 다르기 때문에 처방되는 운동도 모두 다르다. 어떤 운동은 통증을 악화시키고, 어떤 운동은 통증을 완화시키며, 어떤 운동은 효과가 없을 수도 있다. 다음은 시작할 수 있는 목록이다. 이들 중 대다수는 아기가 걸음마를 시작할 때 배우는 기본적인 동작들이다. 몇 번 시도해서 자신에게 가장 효과가 있는 것이 무엇인지 찾아야 한다.

- 무릎을 구부린 채 등을 대고 누워 무릎을 좌우로 회전시킨다.
- 기는 동작(코어 안정화)
- 분절 롤링Segmental Rolling
- 캣카멜Cat-Camels
- 버드독Bird-Dogs
- 글루트 브릿지Glute Bridges
- 사이드 브릿지Side Bridges

- 맥켄지 운동McKenzie Method Exercises
- 리버스 하이퍼 익스텐션reverse hyperextensions

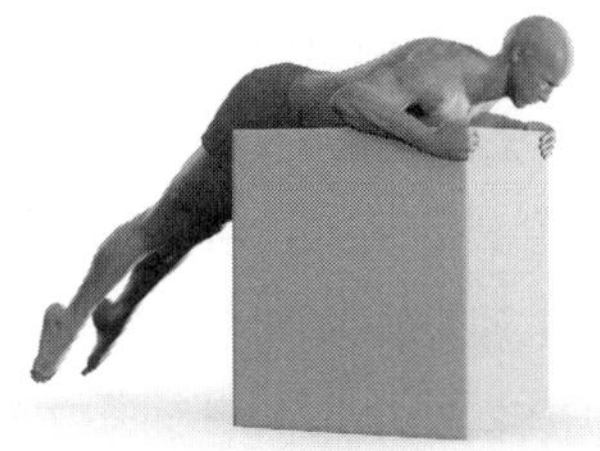
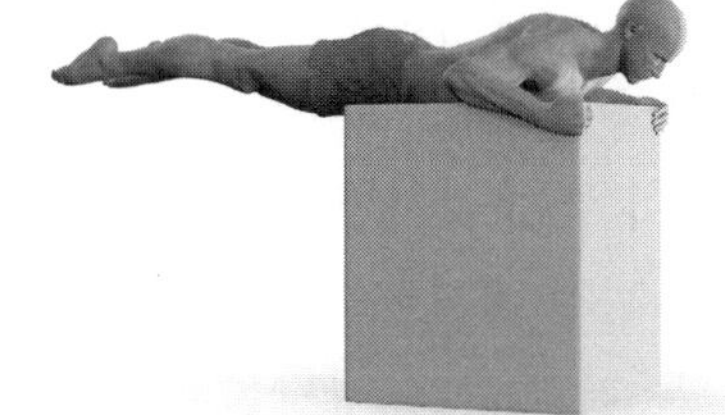
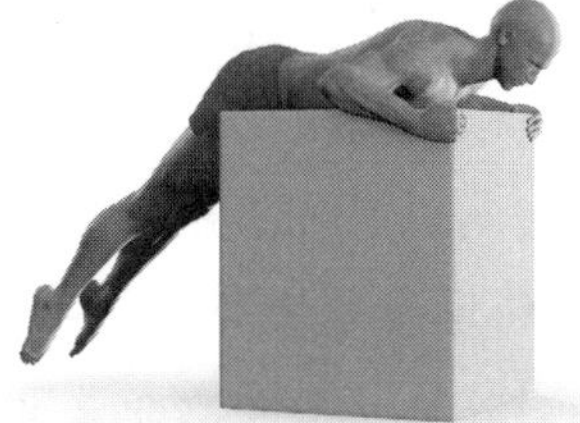

리버스 하이퍼 익스텐션(역 위축)은 하체의 근력, 안정성, 그리고 근비대를 재건하는 데 좋다. 스쿼트와 데드리프트 같은 고전적인 복합운동으로 돌아가기 전에 이러한 운동을 재활 운동으로 사용할 수 있다. 이 운동은 성공률이 높다. 가벼운 케틀벨 스윙kettlebell swings도 재활 운동으로 사용할 수 있다.

일반적으로 악화시키는 운동 방법은 여기에 적용된다. 통증은 부상 초기 며칠을 제외하면 재활을 하는 동안 급성지표가 되지 않는 경향이 있다. 기능이 개선되면 통증을 수반할 수도 있고 그렇지 않을 수도 있다.

통증이 없는 가동성 운동의 가치는 매우 높다. 이 경우 통증을 피하는 주된 이유는 근육 조직이 민감해져서 주변 근육이 경직되는 결과를 초래하는 것을 방지하기 위한 것이다. 신체가 치료되기 시작함과 동시에 통증 없이 동작 범위가 증가되어야 한다. 이 과정에서 악화시키지 않는 가동성 운동을 하면, 상당히 도움이 될 수 있다. 발목과 고관절에서 가동성과 근력을 회복시키고, 무릎, 장심, 특히 허리에서 코어 근력과 안정성을 향상시키는 데 집중한다.

천장골 관절 문제: 부적절하게 들어 올리거나 구부리면, 근육의 한 면이 다른 면보다 쉽게 약해질 수 있다(우리 모두는 근육의 양측 중에서 우성인 면이 있다). 중량을 즉시 낮추지 않거나 근육이 긴장되지 않으면, 천장골 관절은 미끄러지거나 회전되어 통증을 유발할 수 있다. 이것은 또한 체조, 파쿠르, 또는 무술 등에서 고르지 않은 착지 등, 다른 쪽 다리보다 한쪽 다리에 상당한 충격이 있으면 발생될 수도 있다.

천장골 관절 문제는 관절이 미끄러지거나 회전되는 데 따라 둔부 상부와 양 둔부 1~2인치 위에서 직접 통증이 나타난다. 이것은 허리 디스크 문제와 유사하기 때문에, 미끄러진 천장골 관절은 좌골신경통으로 나타나거나 다른 형태의 신경근병증으로 나타난다.

갈비뼈에서 골반까지 손을 아래로 내렸을 때, 가장 먼저 마주치는 것이 장골 능선이라 불리는 것이다. 이것은 L4~L5 척추 디스크이다. 손으로 장골 능선을 거꾸로 따라가면, 천장골 관절과 마주치게 되는데, 이것은 골반과 천골 척추골이 만나는 곳에 위치해 있다. 천장골 관절의 길이는 약 4인치이기 때문에, 주변 어디에도 통증이 있을 수 있다. 이 부위에 통증이 있으면, 천장골 문제일 수 있다.

천장골 관절이 미끄러지면, 다른 쪽보다 한쪽 다리가 기능적으로 짧아지는 현상으로 나타날 수 있다. 장골 능선을 만졌을 때, 어느 한쪽이 다른 쪽보다 높으면 천장골 관절이 미끄러진 표시일 수도 있다. 반면에, 천장골 관절이 회전되면, 다리 길이가 다른 것으로 나타나지 않을 수도 있다. ① 척추 중앙에서 1~2인치 떨어져 있고, ② 장골 능선보다 1~2인치 아래이며, ③ 골반 부위 뼈에서 통증이 느껴진다면, 천장골 관절 문제일 수노 있다.

조치: 지압사 또는 물리치료사와 상담을 하는 것이 가장 좋다. 그들은 다양한 기술로 이 문제를 해결할 수 있다.

천장골 관절이 미끄러졌거나 회전되었으며, 일부 근육들이 정상보다 길어지거나 짧아진다. 부상이 발생되면, 신체가 자연스럽게 반응하는 것은 근육을 고정시켜서 더 이상의 부상을 방지하는 것이다. 이 경우, 근육이 잠기는 것은 좋은 소식이 아니다. 즉시 지압사나 물리치료사를 찾아서 이 문제를 해결해야 한다. 진찰 순번을 기다리는 동안 자가 마사지를 해서 근육을 풀어 주는 것이 좋다. 또한 온열 찜질을 할 수도 있다. 다만 천장골 관절에 직접 닿지 않도록 주의해야 한다. 천장골 관절 대신 허리와 고관절 근육에 온열 패드를 부착할 수도 있다.

천장골 문제를 스스로 교정하는 사람은 거의 없다. 상당한 수준의 경험이 없다면 이것은 권장되지 않는다. '교정' 기법을 잘못 사용하면 장기적으로 상태가 더 나빠진다. 천장골 문제를 직접 치료하는 것을 고집한다면, 사용되는 모든 기법들은 1~3회 이내에 시도되어야 한다는 점을 명심해야 한다. 문제를 교정하지 않고 계속해서 기술을 수행하면(예: 허리를 지치게 만드는 동작) 신체에 심각한 손상을 줄 수 있다.

허리 통증이 갈비뼈 아래이고 천장골 위라면, 근육에 염좌가 있을 가능성이 높다. 척추 어느 한쪽 조직의 근복muscle belly에서 근육이 무리하게 사용되고 염좌가 발생된다. 염좌는 일반적으로 리프팅을 하는 동안 척추기립근(장늑근, 최장근, 그리고 척추근)에서 발생되지만, 요방형근과 다른 근육에서도 발생될 수 있다.

염좌나 과사용으로 부상이 심각하지 않으면 병원에 갈 필요가 없다. 대부분의 의사들은 진통제를 처방하고 휴식을 취할 것을 권한다. 조직이 검푸르게 변하고 진통제가 필요하다고 느끼면, 병원을 방문하기 바란다.

조치: 이 장 앞부분에서 근육 염좌의 병인학과 재활을 다루었다. 그러나 부상 주변 근육들이 종종 경직되거나 경련을 일으키기 때문에 다른 부상들이 가끔 염좌로 보이기도 한다. 조치 사항을 따르는데도 문제가 계속되면, 물리치료사와 상담을 하기 바란다.

즉, 부상이 척추에서 2인치 이상 떨어져 있고 천장골 관절 부위가 아닌, 근복 내에 위치해 있다면, 근육 염좌일 가능성이 있다. 통증이 방사상으로 척추에서 2인치 내에 위치해 있다면, 팽윤이나 추간판 탈출일 수도 있다. 통증이 매우 낮게(장골 능선과 둔부 사이) 약간 갈라져 있으면, 천장골 관절 문제일 가능성이 높다.

부상이 걱정되면 전문의와 상담을 하기 바란다. 상담해야 할 전문의는 부상에 따라 달라진다. 다음과 같이 권장된다.

전방 불안정

'전방 불안정'이란 고통이 수반되는 어깨 문제이며, 어떤 동작에서 어깨가 탈골될 수 있다는 느낌이 들 수 있다. 전방 불안정은 일반적으로 허약함과 불균형에 의해 발생된다. 어깨 근육 앞부분이 과도하게 발달되고, 뒷부분이 약하며, 회전근개와 다른 안정근도 약하다. 전방 불안정은 루틴에서 규칙적으로 벤치 프레스를 수행하지만 풀링 동작이 부족한 축구선수, 또는 푸싱보다 풀링을 강조하는 등반/수영처럼, 풀링 운동보다는 푸싱 운동을 할 때 또는 그 반대로 발생된다.

진행 차트와 자신의 근력이 얼마나 차이가 나는지 확인해서 전방 불안정 문제가 있는지 구별할 수 있다. 풀링 동작보다 푸싱 동작이 한 단계 높으면(또는 그 반대), 이미 불균형이 있을 수도 있다. 좋은 소식은 이 문제를 해결하는 것이 매우 간단하다는 것이다.

- 3~5×50 라인을 따라 많은 반복으로 회전근개 운동을 수행한다. 점차 강해지면 반복횟수를 5~12회로 줄인다.
- LYTP(다음 장에서 설명된다)와 같은 견갑골 운동을 포함한다.
- 균형이 맞지 않는 특정 운동량을 늘린다. 예를 들어 풀링 운동보다 푸싱 운동을 많이 수행해서 균형이 맞지 않는다면, 푸싱과 풀링 비율을 2:1이나 3:2로 조정한다.

이 방법은 대부분의 어깨 불균형과 허약함을 교정한다. 이내 푸싱과 풀링 수준이 평등해지는 것을 알 수 있다. 진행 차트를 사용해서 발달될 수도 있는 새로운 불균형을 해결한다. 이전에 균형이 맞지 않았던 부위에 운동을 수행하는 동안 어깨가 매우 안정적인 것으로 느낀다면, 불균형이 교정된 것이다.

어깨 충돌

'어깨 충돌'은 상완골에 상당히 큰 결절이 생겨서 견갑골 아치(견갑골에 위치함)가 연조직(근육, 힘줄, 점액낭, 그리고 기타 부위)을 압박할 때 발생된다. 표피상에 통증이 나타나며(어깨 통증이 깊으면 거의 어깨 충돌 문제가 아니다) 일반적으로 어깨 앞쪽이나 측면의 가장 바깥쪽 신체구조(견봉) 아래 위치한다. 어깨 충돌은 팔을 머리 위(70~120도: 팔이 옆면에 있는 경우 0도이고, 팔이 직접 머리위로 올라간 경우 180도)로 올릴 때 특정 동작 범위에서만 발생되기 때문에 '수영 선수 어깨 증후군' 또는 '유통호증상(有痛弧症狀)'이라 불린다.

일반적으로 어깨 메커니즘이 동작 범위를 벗어나거나 부적절하게 들어 올릴 때 충돌이 발생된다. 과사용으로 인한 자극 때문에 어깨 충돌이 발생될 수도 있다. 팔을 머리 위로 들어 올릴 때, 일반적으로 팔이 크게 회전되어 견갑골의 견봉에 상완골이 충돌되는 것을 방지한다. 그렇지 않으면 어깨 충돌이 발생될 수 있다.

높이 당기는 데드리프트나 수직 로우와 같은 특정 운동(이 경우 상완골이 내부적으로 회전하고 위쪽으로 움직인다)은 어깨 충돌을 발생시킬 수 있는 이상적인 조건이다. 근육이 경직되어 있어서 견갑골이 위로 회전되지 못하면 어깨 충돌이 발생될 수도 있다. 이러한 운동이 그 자체적으로 반드시 부상을 초래하지는 않지만, 다른 동작보다 위험이 높다. 회전근개 근육은 상완골 헤드를 소켓 속에 보호한다. 이 근육이 피로해지면, 뼈가 위로 올라가서 견갑골 아치 내 조직을 파손시켜서 어깨 충돌을 야기할 수 있다.

일반적으로 영향을 미치는 유전자 요인이 나쁜 기술이나 특별히 위험한 운동과 결합되었을 때 어깨 충돌이 악화된다. 유전적 요인(견갑골 모양 이상)은 걱정해야 할 사안이 아니다. 그러나 수행하는 운동 유형이나 기법과 같은 다른 요인들은 통제가 가능하다.

오버헤드 프레스(특히 핸드스탠드 푸시업)는 어떤 형태든 적절한 기술을 사용하려면 매우 주의해야 한다. 팔꿈치가 많이 벌어질수록 동작 위험이 커진다. 특히, 피로하면 더욱 커진다. 이런 이유로, 초급자들에게는 핸드스탠드 푸시업 진행이 권장되지 않는다.

와이드 그립 동작은 넓게 벌린 팔꿈치와 동일하게 취약한 자세에 어깨를 배치하기 때문에, 와이드 그립 풀업, 목 뒤로 당기는 풀업, 그리고 십자버티기와 같은 모든 와이드 그립/목 뒤 운동은 어깨 충돌 위험이 상당히 높다. 잠재적인 가동성 문제가 있으면 부적절한 기술을 유발할 수 있으며, 이러한 운동들은 다른 운동보다 회전근개 근육을 더욱 빨리 피로하게 만드는 경향이 있다.

또한, 외전근에서 상완골의 내부 회전을 사용하는 모든 형태의 풀링/프레싱 운동은 어깨 충돌을 유발할 수 있다. 어쩌면 백 레버 풀업을 제외한 대부분의 맨몸 운동에 이것이 적용되지는 않는다.

마지막 세 단락에서 언급된 운동 중 어느 것도 본질적으로 위험한 것은 없다. 그들은 단지 어깨 충돌로 이어질 수도 있는 위험한 동작일 뿐이다. 특별한 주의를 기울여서 적절한 기술을 사용한다면 이 운동들을 안전하게 수행할 수 있다.

어깨 충돌 발생이 의심되면, 문제가 되는 운동을 제거하고 격리 운동으로 대체해서 천천히 복합운동으로 돌아간다. 대부분의 경우, 웨이트 트레이닝의 재활 비율에 LYTP와 같은 특정 견갑골 운동뿐 아니라 루틴에 특정 회전근개 운동을 추가하면 도움이 될 수도 있다. 회전근개 운동의 경우, 먼저 30~50회 반복으로 지구력을 운동하는 것이 좋다. 좋아지는 느낌이 들면, 5~12회 반복의 근력/근비대 운동으로 지구력 운동을 대체한다. 적당한 휴식을 취하고 무통증 가동성 운동을 수행하며, 냉온 교대욕을 수행하는 것이 좋다. 어깨 충돌이 심각한 경우, NSAID(비스테로이드항염증제)와 같은 항염증제와 생선 오일 보충제를 섭취하는 것이 좋다.

견쇄(AC) 관절 문제

'견쇄 관절 문제'는 맨몸 운동보다 충격 부상으로 더 많이 발생되는 경향이 있다. 그러나 견쇄 관절이 느슨한 사람, 이전에 견쇄 관절 부상이 있었던 사람, 그리고 폭발적인 미용 체조를 수행하는 데 관심이 있는 사람들에게 이 섹션은 도움이 될 것이다.

견쇄 관절은 쇄골을 통해 신체의 나머지 부분에 견갑골을 연결한다. 견쇄 관절은 비교적 움직이지 않아야 되지만, 약간은 움직이고 틀어지기 때문에 견갑골을 올리고 팔이 머리 위에 닿을 수 있다. 그러나 견쇄 관절을 과도하게 움직이면 인대 염좌 또는 열상으로 인해 그 부위를 악화시키기 쉽다.

다음은 견쇄 관절 문제를 자가 치료하는 몇 가지 단계이다. 이들 각 단계를 완료하려면 부상 정도에 따라 1주에서 4주 정도 걸린다. 신체의 회복 정도에 따라 더 오래 걸릴 수도 있다. 일반적으로 가장 중요한 치료 요인은 건강한 식단을 유지하고 충분한 수면을 취하는 것이다.

- 휴식. 영향을 받은 부위의 근육을 마사지해서 경직되는 것을 방지하고 혈류를 개선시킨다. NSAID와 같은 항염증제와 생선 오일 보충제를 섭취하고 필요한 경우 그 부위에 온열 찜질을 한다.
- 일단 견쇄 관절이 좋아지기 시작하면, 무통증 가동성 운동으로 동작 범위를 늘리는 운동을 해서 회전근개 근육을 강화시켜 어깨 안정성을 향상시킨다.
- 견쇄 관절이 느슨하다면, 여러 관절이 전반적으로 불안정하기 때문에 회전근개 근육이 경직되기 쉽다는 점을 알아야 한다. 지속적으로 스트레칭을 해서 내/외전 회전으로 동작 범위를 유지해야 한다.
- 그런 다음 특정 회전근개 운동을 추가한다. 내/외 회전 운동은 30~50회 반복 3~5세트로 실패 지점에 이르지 않게 수행하는 것이 좋다.
- 마지막으로 천천히 복합 운동으로 돌아간다.

비고: 이 조언은 '견쇄 관절'에 염증 및/또는 통증으로 나타나는 특정 문제에 관한 것이다. 견쇄 관절 아래 또는 뒤쪽의 통증이나 부기는 견쇄 관절 문제로 보일 수도 있지만, 실질적으로 완전히 다른 문제이다. 견쇄 관절 아래에는 많은 신경, 혈관, 그리고 근육들이 있다. 견쇄 관절 문제가 명확하지 않으면 전문의의 진찰을 받아

야 한다. 주위에 영향을 미치는 통증이 있으면 더욱 그렇다.

팔의 신경근병증/방사통

'신경근병증'은 특정 상태를 보이지 않지만, 충돌이나 염증으로 인한 일련의 신경 자극 증상이 있다. 이것은 허약함, 무감각, 특정 근육 조절 곤란, 방사통을 유발할 수 있다. 이러한 상태들은 신경계 어디에나 발생될 수 있다. 신경 문제는 척수로부터 비롯되며, 척추골, 흉곽출구, 상완 신경총 주변의 신경가지, 그리고 팔, 팔뚝, 손으로 내려가는 신경가지라 불리는 곳을 통해 문제가 존재한다면 신경근으로부터 비롯된다. 손에서 통증으로 나타나는 문제는 실질적으로 손목이나 목의 문제로 야기될 수도 있다.

신경계 문제를 스스로 판단하는 것은 좋지 못한 생각이기 때문에 전문의와 상담을 해야 한다. 궁금한 점이 있으면 즉시 전문의와 상담을 해야 한다. 의사가 "휴식을 취하면 치료된다"라고 조언을 하거나, 물리치료사의 진료를 기다린다면, 몇 가지 해야 할 일이 있다. 문제가 있는 운동은 문제를 악화시킬 수 있기 때문에 루틴에서 제거해야 한다.

신경 활주/신경 가동화 운동은 근육과 마찬가지로 신경은 흉터 조직에 의해 단단해지고 구속될 수 있다. 신경 활주 및 가동화와 같은 운동은 혈액을 동원해서 혈류를 향상시키는 데 도움이 될 수 있다. 이 운동들은 본질적으로 신경을 스트레칭 하는 운동이다. 신경활주 운동을 하면 팔에 방사상통이 없는 경우조차도 신경을 동원해서 스트레칭 하는 데 크게 도움이 된다.

먼저, 이 운동의 생리를 간단히 살펴보기로 한다. 완신경총brachial plexus은 C5~T1 신경근을 포함하고 있으며, 이 신경근은 팔에 운동 기능 및 감각을 제공하는 5개의 신경으로 분화된다. 5개의 신경근 중에서, 겨드랑 신경과 근육 점막 신경이라 불리는 2개의 신경은 어깨와 팔 주변까지 뻗어 있다. 내측, 척골측, 그리고 요측 등 나머지 세 개 신경은 팔에 운동기술 및 감각을 공급한다. 이 신경들은 길기 때문에, 악화될 가능성이 더 크다.

조직이 경직되는 반복적인 외상이나 웨이트 트레이닝은 흉터 조직과 유착을 만들어 신경을 구속할 수 있다. 그와 같이 신경 동작을 제한하면, 통증, 따끔거림, 마비감, 또는 손가락이 차가운 느낌을 포함한 여러 증상들을 유발할 수 있다. 연구에 따르면, 신경 활주와 신경 가동화 운동을 하면 신경 손상이 있는 운동선수가 수술을 하지 않고도 회복이 되는 경우가 있다.

'신경 활주'와 '신경 가동화'는 유사하다.

- 활주: 한쪽 끝으로 이동한 다음(예: 오직 팔이나 목), 신경을 특정 면으로 스트레칭 한다.
- 가동화: 양쪽 끝으로 이동하면(예: 손과 목) 조직을 통해 신경이 '가동화'된다.

신경 활주 수행

- 긴장이나 증상을 유발하는 자세를 찾는다.
- 증상이 감소될 때까지 뒤로 젖히는 스트레칭으로 지속적인 수축 상태를 풀어 준다.
- 구성 요소 중 하나는 척추에 가깝게, 다른 하나는 척추에서 멀어지게 동시에 이동시켜서 신경을 '활주'시킨다. 예를 들어 내측 신경을 활주시키는 경우, 손을 중립 자세로 이동시키는 동시에 머리를 멀리 이동시킨다. 그런 다음 반대로 머리를 뒤로 돌리는 동시에 손목을 다시 구부린다.

- 증상을 역치 이하로 유지하면서 앞뒤로 진동한다. 이것은 스트레칭을 하는 동안 느끼는 불편함과 유사하지만, 통증 수준보다 낮다.

신경 가동화 수행

- 긴장이나 증상을 유발하는 자세를 찾는다.
- 증상이 감소될 때까지 뒤로 젖히는 스트레칭으로 지속적인 수축 상태를 풀어 준다. 예를 들어 손에 약간의 지속적인 수축 상태를 유지하면서 목을 뒤로 젖힌다.
- 한쪽 끝에는 긴장감을 더하는 동시에 반대편에는 긴장을 풀어 준다. 위의 예에서, 머리와 손을 동시에 움직여야 한다.
- 반대로 동작을 반복한다.

신경 활주 운동을 하는 방법에는 몇 가지가 있다. 아래 그림은 자세를 보여 준다. 필요한 경우 머리를 움직여 긴장을 증가시킬 수 있다. 마지막 자세에 도달하기 전에 긴장 및/또는 증상을 느끼면, 단계를 조금 낮추어서 활주/가동화 운동을 계속해야 한다.

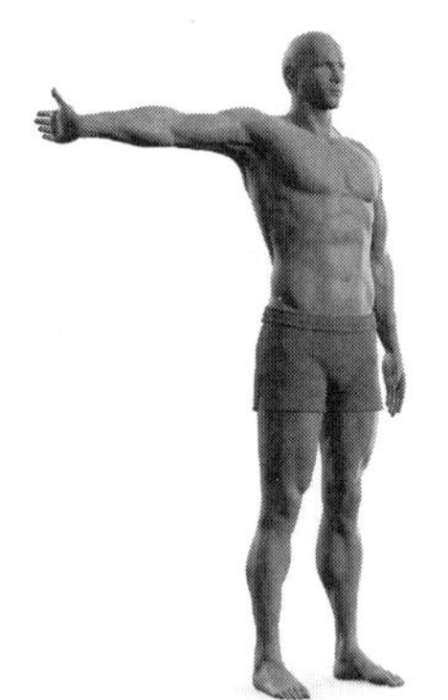
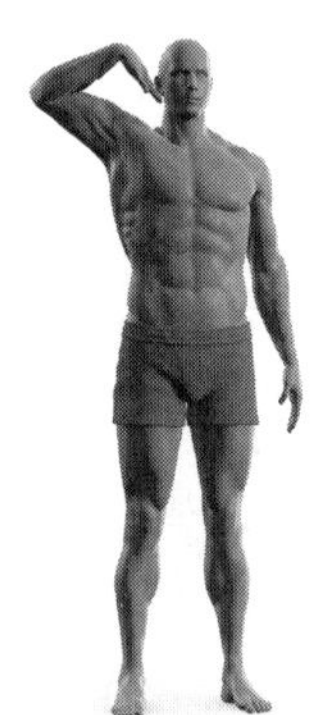
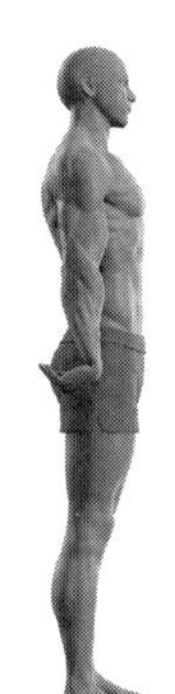

다음은 내측, 척골측, 요측 자세를 보여 준다.

내측 신경 활주

- 90도 각도에 도달할 때까지 팔을 들어 올린 다음, 팔꿈치를 똑바로 펴서 손이 전방을 향하게 한 다음 약간 뒤로 이동한다.
- 긴장이 느껴질 때까지 손목을 뒤로 당긴다.
- 어떤 긴장도 느껴지지 않으면, 얼굴이 전방을 향한 채 머리를 한쪽으로 기울여 본다.

내측 신경 활주

- 팔꿈치를 어깨 높이로 굽혀서 팔을 옆으로 가져 온다(외전).
- 손가락을 머리 쪽으로 구부려 손바닥이 위로 향하도록 손목을 확장시킨다.
- 팔꿈치를 완전히 구부리고 손가락이 귀를 향하게 한다.

- 손가락이 귀에 닿아도 긴장이 느껴지지 않으면, '안경' 기법을 시도할 수 있다. 이 기법을 사용하려면, 엄지손가락과 집게손가락으로 눈을 감쌀 수 있는 한 쌍의 '안경'을 만들 때까지 어깨를 외부로 돌린다.
- 어떤 긴장도 느껴지지 않으면, 얼굴을 전방으로 향한 채 머리를 한쪽으로 기울여 본다.

요측 신경 활주

- 손바닥을 뒤로 향하게 하여 측면에 손을 위치시킨다.
- 어깨를 아래로 밀면서 손가락을 최대한 바닥 쪽으로 이동시킨다.
- 웨이터가 팁을 기다리는 자세처럼 손을 최대한 앞으로 뻗어서 손목을 구부린다.
- 어떤 긴장도 느껴지지 않으면, 얼굴을 전방으로 향한 채 머리를 한쪽으로 기울여 본다.

이러한 운동은 조용한 구역에서 천천히 수행하는 것이 이완하는데 적절한 시간이 있을 때, 운동을 수행하고 경험이 되는 모든 감각(긴장, 증상 등)에 주의를 기울이는 것이 가장 좋다. 이러한 운동은 약 10~15회 반복으로 수행되어야 한다. 다음 날 신체가 어떻게 반응하는지 관찰할 수 있을 때까지 하루에 한 번만 시행해야 한다. 신체에 도움이 된다면, 하루에 두 번째 세션을 추가하는 것을 고려할 수 있다. 필요한 경우 하루에 최대 3~5회 세션을 처리할 수 있다. 이러한 운동 중 어느 것이라도 수행 중 신경을 과도하게 스트레칭 하지 않아야 한다. 이 운동들을 수행하는 동안 지속적인 수축 상태를 느끼는 것이 좋다. 증상(통증, 따끔거림, 감각 마비 또는 손가락이 시림 느낌)이 느껴진다면, 지속적인 수축 상태를 느낄 때까지 단계를 낮춘다.

지속적인 수축의 느낌은 목에서 손으로, 또는 이 루트 부분을 따라 확장될 수도 있다. 일부 연구 결과에 따르면 가슴, 등, 또는 심지어 다리에서도 지속적인 수축을 느낄 수도 있다. 좌골 신경을 활주시키는 경우, 팔에서도 지속적인 수축을 느낄 수도 있다.

이러한 운동 이외에도, 척추에서 시작해서 문제가 있는 지점으로 이동하는 스트레칭, 마사지 및/또는 가동성 운동으로 신경근병증 문제를 자가 치료할 수 있다. 자세를 분석하는 것도 좋은 방법이다. 개인별로 결과가 다를 수 있다는 점을 명심해야 한다. 질문이나 의문점이 있으면 전문의와 상담을 해야 한다.

손목 터널Carpal Tunnel 증후군은 대부분의 사람들이 어느 정도 알고 있는 가장 일반적인 문제로, 이것을 한 예로 들어 설명할 것이다. 손목 터널 증후군은 가장 흔하게 잘못 진단되는 손목/손의 문제이다. 이 부위에 통증, 따끔거림 및/또는 감각 증상을 유발할 수 있는 많은 다른 것들이 있다.

근육이 경직되면 신경을 충돌시켜서 손목 문제를 일으킬 수 있으며, 이 문제가 손목에서 손목 터널 증후군으로 보일 수도 있다. 이러한 오진을 유발하는 데 특히 취약한 근육은 척추 흉근, 넓은 등근, 견갑하근, 원회내근 등이 있다. 목, 팔, 그리고 팔뚝에 있는 근육들도 취약할 수 있다. 예를 들어 어깨를 전방으로 내리면 어깨 주변의 여러 근육 집단에서 부적절한 긴장과 불균형이 발생되어 그 부위의 신경에 영향을 미쳐서 마치 손목 터널 증후군과 유사한 증상을 일으킨다.

이와 같은 어깨 문제를 교정하려면 폼 롤링, 라크로스 볼 이용 및/또는 다른 연조직 운동을 수행해서 흉추 자세를 향상시키는 데 집중해야 한다. 이러한 운동 중 어느 것이라도 다음과 같은 방법으로 결합해서 손목 가동성을 향상시킬 수 있다. 온열 찜질 → 마사지 → 손목을 굴곡시키는 스트레칭(반드시 이 순서대로). 이렇게 하면 손목 굴곡근을 느슨하게 만들지만 근육 불균형이 손목 신장근에 영향을 미쳤다면 손목 신장도 강화시켜야 한다. 다음은 이 모든 것을 동시에 수행하는 데 사용될 수 있는 표본 계획이다.

- 10~15분간 온열 찜질
- 10~15분간 마사지
- 10~15분간 손목 신전근 강화
- 10~15분간 손목 굴곡근 강화 및 가동성 운동

이 계획을 그대로 사용하거나 필요에 따라 수정할 수 있다. 일단 계획을 선택했으면, 매주 3~5일 동안 매일 1~3회씩 수행한다. 이것은 최적의 결과를 제공할 것이다.

각 개별 사례에는 실제로 일어나고 있는 것을 판단해서 적절하게 처리하기 위해 평가되어야 하는 여러 요인들이 있다. 신경/손목 문제를 스스로 치료하기 전에 의사 또는 물리치료사와 상담을 해야 한다. 진료를 기다리는 동안 앞에서 설명한 방법들을 이용할 수 있다. 운동은 부상이 더이상 진행되는 것을 막고 치유의 길로 인도할 수도 있다.

손목 문제와 팔뚝 외골증

손목은 여러 운동을 하는 동안 체중을 지지하기 때문에 맨몸 운동에서 손목 건강은 필수적이다. 손목에 상당한 양의 체중을 가하는 스포츠가 아니라면, 손목을 과사용하기 쉽다. 손목 통증이나 불편감을 느끼는 가장 일반적인 부위는 새끼손가락이 위치하고 있는 손의 측면을 따라가는 부위이다. 이 부위의 힘줄이 약화되면 손목 통증이나 불편감이 발생된다. 일반적으로 TFCCtriangular fibrocartilage complex(삼각 섬유 연골 복합체)가 악화된 것일 수도 있다. 삼각 섬유 연골 복합체는 관절이 정확하게 이동해서 기능을 하도록 돕는다는 점에서 무릎에서 반월판과 유사한 역할을 한다. 그러나 과사용이나 요동치는 동작으로 악화될 수 있다.

손목을 다쳐서 손목을 굽히는 자세를 취하지 못하면, 지지대 유지Support Hold와 같은 손목 중립 위치 기술을 사용하는 것이 대안이다. 패럴렛과 링이 특히 유용할 수 있다. 손목에 통증을 느끼기 시작하면 다음과 같은 3단계 처치를 하는 것이 도움이 된다.

- 악화시키는 운동을 제거하고 가벼운 가동성을 운동을 수행한다. 필요한 경우 온열 찜질과 마사지를 한다. 부가적으로, 항염증제를 사용할 수 있다. 통증 없이 완전한 동작 범위로 손목을 움직일 수 있을 때까지 계속한다. 사전 재활 운동에 관한 것은 11장을 참조하기 바란다.
- 유연성 운동으로 손목을 재강화시키고 동작 범위를 늘려서 경직된 손목 신전근 및/또는 굴곡근을 느슨하게 풀어 준다. 손목 푸시업과 손목 컬뿐 아니라 라이스 버킷(손가락을 펴고 모으는 것; 손목을 돌리는 것)과 앉은 채 굴곡/신전을 하는 자세는 사용이 가능한 특별히 효과적인 운동이다. 또한, 굴곡근은 필요 이상으로 강하기 때문에, 신전근에 효과적인 운동이 권장된다. 통증 없이 수행할 수 있을 때까지 복합 운동을 수행해서는 안 된다.
- 마지막으로, 천천히 복합 운동으로 돌아간다. 손목 근력을 다시 찾은 후, 폭발적/파워 운동을 재평가하며 주의를 기울여야 한다.

부상 정도에 따라 각 단계는 며칠 또는 몇 주가 걸린다. 불편함에 주의를 기울여야 한다. 통증 역치를 넘어가면 부상이 악화되어 다시 회복하려면 많은 시간이 걸릴 수 있다. 때문에 역치를 초과하지 않도록 주의해야 한다. 1단계와 2단계에 적합한 운동이 필요한 경우, 다음 장을 참조하기 바란다. 다음은 17장에 미훈련 초급자를 위해 제공된 간단한 손목 운동이다.

- 손바닥을 편 다음 손이 모든 방향을 향하도록 손목을 스트레칭 한다. 손이 각각의 방향을 향하도록 수행하고, 이들 위치에서 5~10회 안팎으로 움직인다.
- 손등이 지면을 향하도록 하고 손이 모든 방향을 향하도록 손목을 스트레칭 한다. 손이 각각의 방향을 향하도록 수행하고, 이들 위치에서 5~10회 안팎으로 움직인다.
- 손바닥을 바닥에 대고 지면으로부터 손가락을 세워 올려서 지면에서 손바닥을 들어 올린다.
- 한 손을 펴서 손바닥을 지면에 대고 다른 손을 사용해서 한 번에 한 손가락씩 들어 올린다.

장애가 일주일 후에도 개선되지 않으면, 의료전문의의 진찰을 받아야 한다. 적절히 관리했다면 과사용 부상은 이 기간 내에 해결되기 시작할 것이다. 그러나 전문가의 치료가 필요한 심각한 문제가 발생할 기회는 항상 있다.

팔뚝 외골증은 격리 운동이나 등척성 유지 후 팔뚝 뼈나 근육을 따라 통증으로 나타난다. 동작을 수행하는 동안 통증을 느끼지 않을 수도 있다. 그러나 동작을 끝내고 바닥, 패럴렛 또는 링으로 전환할 때 뼈를 따라 나타나는 날카로운 통증이 있다. 이것은 일반적으로 팔뚝 근육에 약점이나 불균형이 있음을 의미한다. 일반적으로 굴곡근은 매우 강하고 신전근은 매우 약하다. 라이스 버킷 운동, 손목 컬, 그리고 이와 같은 약점 및/또는 불균형에 초점을 맞춘 다른 운동으로 이 문제를 교정할 수 있다. 달리기 선수의 정강이 통증이나 어깨에도 이와 같은 문제가 나타날 수 있다.

관절 크랙킹, 팝핑, 클릭킹, 스냅핑, 크런칭

관절 크랙킹(균열 소리) 및 팝핑(터지는 소리): 이 이론은 공동 현상$_{\text{cavitation}}$으로 인해 관절이 터지고$_{\text{pop}}$ 균열$_{\text{crack}}$이 생긴다는 것이다. 관절이 '균열'될 때, 스트레칭을 통해 관절낭 내에 용적이 늘어난다. 이러한 현상이 발생하면 윤활 액(관절을 윤활시키는 유체) 내 압력이 떨어지며, 유체 내에서 소량의 공기가 용해되어 기포를 형성하게 되고 그 후 스스로 붕괴된다. 이때 균열 소리 또는 터지는 소리를 유발할 수 있다.

여러 연구들은 이 주제에 대해 상이한 견해를 제시하고 있다. 주목할 만한 연구 중 하나는 50년간의 사례 연구이며, 이 연구에서 의사는 매일 자신의 손가락이 갈라졌을 때 일어난 일을 기록했다. 그의 연구는 관절염으로 끝나지 않았다. 대부분의 문헌들이 이 주장을 지지한다. 그러나 또 다른 연구에 따르면, 관절 마시지(예: 손가락 관절, 등을 크랙킹 하는 것)는 관절의 연골에 손상을 줄 가능성이 있으며, 이것이 관절염 조기 발병으로 이어질 수 있다. 또 다른 연구에 따르면, 손가락 관절크랙킹은 관절 부종 및 악력 손실과 관련이 있는 것으로 나타났다. 그러나 손을 이용하는 노동, 손톱을 물어 뜯는 것, 흡연, 그리고 음주를 하는 것도 관절 부종 및 악력 손실을 유발했다. 따라서 손가락을 크랙킹 하는 사람들에게 영향을 미치는 잠재적인 요인들이 안 좋은 것인지 아닌지 혼동을 줄 수도 있다. 특정 성격, 나쁜 습관, 그리고 스트레스가 많은 사람들은 관절염, 회복 불량, 그리고 인대 이완 경향이 있을 수도 있다. 손가락 관절 크랙킹이 장기간에 걸쳐 상당한 영향을 미친다는 결론을 내린 연구는 없다.

특히 흥미로운 점은 부종과 악력 손실이다. 모든 사람들은 관절과 인대의 관절낭이 얼마나 단단한지를 결정하는 서로 다른 유전자를 지니고 있다. 관절이 느슨한 경우(특히 이중 관절), 손가락 관절을 크랙킹 하는 것이 좋지 않을 수도 있다. 이것은 또한 성별에 따라 다를 수도 있다. 예를 들어 임산부는 신체에서 이완 작용이 더욱 많다. 호르몬이 인대를 더욱 이완시킨다. 따라서 임산부가 손가락 관절을 크랙킹 하는 것은 좋지 않다.

관절이 느슨한 것은 종종 근력 수준이 낮은 것과 관련이 있으며, 이럴 경우 정형외과적 부상 가능성이 높다. 관절 그 자체는 신체가 생성할 수 있는 힘을 상당히 감소시켜서 결합 조직을 느슨하게 만들기 때문에 불안정하다. 리듬 체조와 같은 과도한 유연성을 요하는 스포츠에서 관절이 느슨한 것은 흔한 일이다. 그와 같은 유연성 운동을 많이 하면, 관절낭을 상당히 크게 신장시킬 수 있다. 때문에 관절이 느슨한 사람들은 예방 차원에서 크랙킹을 피해야 한다. 관절을 스트레칭 하면 크랙킹 할 때마다 더 늘어날 수 있기 때문에 피해야 하는 것이다.

적절한 근력 운동으로 느슨한 관절을 보상할 수 있다. 이중 관절이거나 일반적으로 관절이 느슨하면, 구조화된 근력 운동이 부상을 예방하는 데 도움이 될 수 있다.

관절의 퇴행이 진행되어 우연히 크랙킹이 일어나면, 균열이나 터지는 소리가 날 수 있다. 관절 퇴행이 의심스러우면, 의도적으로 관절을 크랙킹 해서는 안 된다.

등을 크랙킹 하면 결국 불안정을 조장하는 결과를 초래한다. 크랙킹이 다른 관절에 부정적인 영향을 미친다는 상당한 증거가 없기는 하지만, 일반적으로 말해서 어떤 것을 경직시키기보다 느슨하게 만들기 쉽다. 따라서 염려가 되면, 절대 관절을 크랙킹 하거나 팝핑 해서는 안 된다.

조나스 테린 등이 수행한 관절 크랙킹이나 팝핑과 무관한 연구에 따르면, 무릎 부상은 스포츠와 관련된 무릎 관절염 위험이 증가하는 것과 관련이 있다. 또한, 체중, 키, 유전자, 직업, 그리고 흡연을 제외했을 때 무릎 관절염에 유일하게 기여하는 것은 무릎 부상이었다. 부상은 관절염으로 이어진다. 그래서 조심하고 천천히 수행해서 부상을 예방해야 한다.

관절 클릭킹(딸깍거리는 소리): 대부분의 경우, 통증이 없다면 어떠한 조치도 필요 없다. 특정 관절이 클릭킹 되었지만 통증이 없다면 아무런 조치도 할 필요가 없다. 이것은 관절이 느슨한 사람들에게서 자주 일어난다. 관절이 느슨하고, 무릎, 고관절 및/또는 어깨에서 클릭킹이 있으면, 적절한 근력 운동으로 해결될 수 있다. 운동 중에 적절한 기술을 사용하면 관절이 강해지고 균형을 이룰 수 있다.

관절이 평소에는 딸깍거리는 소리가 나지 않았다면, 역도, 스포츠, 또는 다른 활동으로 인해 갑자기 발생되었을 수도 있다. 시간을 내어 원인이 된 활동을 조사하고 클릭킹이 더 심각한 문제로 이어지지는 않았는지 확인한다. 대부분의 경우, 관절 클릭킹은 다음과 같은 문제를 나타낸다.

- 자세
- 생체 역학
- 가동성
- 불균형

특히 사지 관절(발목, 무릎, 고관절, 손목, 팔꿈치, 어깨 등)에서 위와 같은 문제들이 나타나면, 클릭킹 및/또는 팝핑이 개시될 가능성이 있다. 증상이 개시되어 진행되면 클릭킹은 심각해진다. 진행이 되지 않는 만성 클릭킹은 염려할 필요가 없다.

대부분의 클릭킹은 무릎과 어깨에서 발생된다. 무릎에는 대퇴골과 경골 사이에 반월판이라는 두 개의 관절 연골이 있다. 동작 중에 이 조직의 충돌은 쉽게 발생될 수 있으며, 이 충돌이 클릭킹을 흔하게 발생시킨다. 이러한 클릭킹이 항상 있다면 문제가 되지 않지만, 만약을 대비해서 전문의의 진찰을 받는 것이 좋다.

자세 및 동작 생체 역학은 이동에서 발생되는 근육 불균형과 결함에 크게 기여한다. 이러한 불균형과 결함은 '무릎에서 클릭킹'을 고통스러운 연골 마모로 발달시킬 가능성이 있다.

좌식 생활 및 장시간 앉아 있는 환경에서 발생되는 일반적인 불균형 중 하나는 대퇴사두근 우세 현상 또는 햄스트링 약화로 불린다. 이러한 것들은 관절 그 자체의 기능에 문제를 일으킬 수 있다. 윤활 관절이 서로 대항하여 움직일 때, 동시에 활주가 되어 정확하게 기능을 수행해야 한다. 근육 경직이나 불균형으로 가동성이 제한될 때, 동작의 생체 역학이 변경된다. 이럴 경우, 걷기 또는 스쿼트 동작을 하는 동안 햄스트링이 정확하게 관여되지 않으면, 경골에서 대퇴골이 과도하게 전방으로 활주될 가능성이 높다. 이것은 슬개 대퇴 복합체에서 회전력을 증가시키며, 여러 이유로 이것은 좋지 않다.

- 대퇴골이 전방으로 과도하게 활주되면, 내측 및 외측 반월판의 전방부에 충돌될 수도 있으며, 이것이 클릭킹을 유발한다. 이것은 반월판과 연골을 더 빨리 마모시켜 골관절염을 일으킨다.
- 대퇴골이 과도하게 전방으로 활주되면 무릎 인대에 더 많은 부담을 준다.
- 슬개 대퇴 복합체에 회전력이 증가되면, 대퇴사두근을 더욱 활발하게 만들기 때문에, 사두근과 햄스트링 근력 비율의 불균형을 악화시킨다.
- 슬개 대퇴 복합체에 회전력이 증가되면, 비정상적인 활주로 이어질 수도 있다.

무릎의 기능 장애에 기여할 수 있는 다른 잠재적인 부상 메커니즘은 발목과 고관절의 약점과 가동성 감소이다. 마찬가지로, 손목의 기능 장애는 어깨에 영향을 미칠 수 있으며 그 반대로 어깨의 기능 장애는 손목 기능에 영향을 미칠 수 있다. 팔꿈치는 주변의 다른 관절에도 영향을 줄 수 있다. 부상은 거의 분리되지 않으며 일반적으로 여러 요인으로 인해 부상이 발생된다.

그래서 가동성과 불균형을 개선하면서 적절한 자세와 생체 역학을 배우는 것이 중요하다. 상자를 이용한 스쿼트로 잠재적인 대퇴사두근 우세 현상을 교정할 수 있다. 햄스트링과 둔근을 적절히 관여시키는 방법으로 올바르게 앉는 자세에 집중한다. 이것은 스쿼트의 무게 비중을 발뒤꿈치로 이동시키며, 정강이를 똑바로 유지하고 슬개 대퇴 복합체에 가해지는 회전력을 감소시킨다. 햄스트링이 동원되면 대퇴골이 과도하게 전방으로 활주되는 것을 방지한다. 이것은 무릎 관절 기능을 적절하게 만들며, 올바른 스쿼트 동작 패턴을 습관화시킨다.

어깨는 두 번째로 가장 흔한 클릭킹 부위이다. 어깨에는 무릎과 같이 두 개의 연골 조각이 없지만, 신체의 다른 어떤 관절보다 가동성과 동작 범위가 크기 때문에 자세, 생체 역학, 가동성, 그리고 근육 불균형 문제로 인해 쉽게 신체를 불안정하게 만든다.

근육 경직 문제가 있다면, 대부분의 경우 어깨에서 클릭킹과 가동성 제한 문제는 고려되지 않을 수 있다. 예를 들어 클릭킹이 어깨 '전방'에서 느껴지면, 어깨 전방의 근육 또는 관절낭 자체가 경직되어 있다는 것을 의미할 수 있다. 어깨 전방의 근육과 관절낭을 신장시키면, 관절순에서 상완골의 전방 활주 한계가 줄어들어서 클릭킹을 모두 제거할 수도 있다. 즉, 어깨 전방이 경직되면 어깨가 전방으로 나가는 것을 제한하며 후방으로 적절히 움직이는 것을 방해한다. 어깨가 움직이지 않고 클릭킹 소리가 나기 시작하면, 이는 매우 큰 문제일 가능성이 높다.

스냅핑(딱 소리) 및 클런칭(오도독 소리) 소리: 조직에 문지르거나 딱딱거리는 소리가 난다면, 이것은 부상을 의미한다. 이것은 일반적으로 장경 인대 스냅핑 증후군 및 삼두근 스냅핑 증후군과 같은 조직이 움직여야 할 만큼 움직이지 않는 경우 발생되지만, 신체의 다른 부위에서도 신경 및 힘줄 스냅핑, 팝핑, 그리고 정상 위치를 벗어나는 움직임과 같이 유사한 문제가 발생될 수도 있다.

이 모든 경우에, 문제는 자세, 생체 역학, 가동성 및/또는 근육 불균형과 관련이 있을 수 있다. 이것은 클릭킹 경우와 매우 유사하다. 통증과 스냅핑을 제거하기 위한 교정은 연조직 마사지와 항염증제를 사용해서 조직을 풀어 주는 것이다. 그러나 문제를 완전히 해결하려면, 자세, 생체 역학, 가동성, 그리고 근육 불균형 등 네 가지 모두를 조사하여야 한다. 그렇게 하려면 일반적으로 의사나 물리치료사의 평가나 진단이 필요하다.

예들 들어, 그 위치에서 삼두근 힘줄을 유지하고 있는 결합 조직이 사고로 상실되면, 언급한 네 가지 속성 문제를 교정하는 것이 도움이 되지 않을 수도 있다. 대신 수술이 필요할 수도 있다. 마찬가지로, 클런칭은 관절 연골이 적절히 작동하지 않거나 이미 손상을 입은 부상 상태를 나타내는 경향이 있다. 이럴 경우 의사의 진찰을 받아야 한다.

다음은 나중에 참조할 수 있도록 이 섹션을 요약한 것이다.

- 관절 클릭킹과 팝핑이 관절염 발생 가능성을 높이지 않는다.
- 그러나 관절이 느슨하다면, 관절에 클릭킹이나 팝핑을 피해서 잠재적인 관절 불안정으로 인해 야기되는 문제를 방지해야 한다. 서로 연결하는 근육과 힘줄의 근력을 강화시키는 데 집중한다. 시간이 지나면서 관절이 점점 느슨해지는 것을 느낀다면 근력 강화가 특히 중요하다.
- 무통증 클릭킹은 일반적으로 문제가 되지 않는다. 특히 항상 그렇다면 더욱 문제가 없다.
- 클릭킹이 시작되면 큰 문제로 발전할 수도 있다. 적절한 근력, 가동성, 그리고 연조직 운동을 통해 자세, 생체 역학, 가동성, 그리고 근육 불균형을 정확히 평가해야 한다.
- 스냅핑과 클런칭은 부상 상태를 나타내는 신호이다. 적절한 조치를 취해야 한다. 의사 또는 물리치료사의 진단을 받아야 한다.

근육 경련

대부분의 근육 경련은 압력 운동과 같은 활동적 유연성 운동을 수행하는 동안 발생된다. 예를 들어 활동적 스트래들 압력이나 L-시트 등은 대퇴사두근, 고관절 굴곡근, 또는 복부 근육에 경련을 일으킬 수 있다. 마찬가지로, V-시트 및 만나의 고급 단계 진행은 전술한 부위뿐 아니라 삼두근에서도 경련을 일으킬 수 있다. 경련을 일으킬 수 있는 일반적인 운동은 스트래들 동작(둔근에서), 푸싱 동작(삼두근에서), 그리고 풀링 동작(이두근에서) 등이 있다.

근육의 동작 범위가 짧고 강하게 수축될 때 경련을 일으킬 가능성이 높다. 이것은 활동적 기능부전 때문이다. ATP(아데노신3인산)는 액틴에서 마이오신 헤드myosin heads를 방출시키고, 칼슘을 근형질 망상 조직으로 펌프질 하는 데 사용되기 때문에, ATP(아데노신3인산)가 부족하면 근육이 경련을 일으키기 시작하고 근육이 지속적으로 강렬한 수축을 일으킬 수 있다. 근육이 지속적으로 수축을 하면 혈류를 차단하고 이어서 산소 가용성을 차단한다.

운동을 계속하면 일반적으로 근육통이 사라지는 것처럼, 경련이 있는 근육을 계속 사용하면 경련이 자연적으로 사라진다. 경련이 생길 때마다 폼 롤링, 정적 스트레칭, 그리고 마사지를 시도한다. 대부분의 경우, 유연성이 떨어지면 그렇지 않은 사람보다 경련이 쉽게 일어난다. 초급자들에게 경련은 상당히 정상이지만, 진행을 함에 따라 줄어든다.

운동 이외의 경련을 경험한다면, 완전히 다른 문제일 수 있기 때문에 특별한 주의가 필요하다. 적절하게 수분을 유지하고 충분한 양의 비타민/영양소, 특히 마그네슘, 나트륨 및 칼륨을 섭취하고 있는지 확인해야 한다. 마그네슘은 근육 이완에서 핵심 요소이기 때문에 충분한 양을 확보하는 것이 중요하다. 현대 식단에서는 특히 마그네슘이 부족하기 때문에 보충제를 섭취해야 할 수도 있다.

수축이 있는 경우에도 활동적 압박을 수행한다. 신체는 세션 중 짧은 수축에도 익숙해져 있어서 경련을 감소시킬 수도 있다. 필요한 경우 남아 있는 모든 경련을 없애기 위해 세트 사이에 근육을 마사지할 수 있다. 마사지로 밀어 넣으면 경련이 없는 어떤 지점에 도달하게 된다.

Chapter 21. 요약
일반적인 맨몸 운동 부상

이 장은 몇 가지 일반적인 맨몸 운동 부상을 설명했다. 『오버커밍 그라비티』는 어떤 종류의 부상도 진단을 하는 것이 아니라는 점을 명시하기 바란다. 부상 진단은 의료 전문가에게 받아야 한다. 의사, 물리치료사, 척추지압사와 상담을 해서 자신의 신체에 어떤 일이 일어나고 있는지 판단해야 한다. 그런 다음 이 장이 도움이 될 것이다.

이 장에서 제안한 통증 완화 방법은 실제로 상당히 성공을 거둔 방법이지만, 사람마다 신체가 다르고, 부상 역시 모두 다르며, 진단되지 않은 부상은 특정 운동이나 재활 기법으로 더 악화될 수도 있다. 부상을 입었다고 생각되면 자가 재활을 시도하기 전에 전문가의 진단을 받아야 한다.

이 장의 내용은 정보 제공 목적으로만 제시한 것이다. 모든 시정 조치를 취하는 것은 자신의 책임이다.

- CHAPTER 22 -

사전 재활, 가동성, 그리고 유연성 리소스

일반적인 불균형

근육 불균형이 발생된 것으로 의심된다면, 자신이 할 수 있는 가장 중요한 것은 원인을 판단하는 것이다. 너무 많은 '해변 근육' 프로그램을 수행하면서 허리 근육을 희생시키는 사람들은 일반적으로 어깨에 불균형을 초래한다. 손목에서 불균형은 대개 악력을 보충하기 위한 신전근 운동을 수행하지 않고 악력 운동을 수행해서 발생된다. 이러한 것들은 단지 몇 가지 예에 불과하다. 진행 차트를 살펴보거나 신체가 웨이트 트레이닝에 반응하는 방법을 살펴보면 어떤 것이 불균형인지 파악할 수 있다. 그렇게 하면, 불균형을 교정하는 데 사용할 수 있는 운동, 가동성, 그리고 연조직 운동 목록이 나온다. 그중 대부분은 『오버커밍 그라비티』의 다른 파트에서 이미 제시되었지만, 일반화된 목록을 다시 제시한다.

- 불균형의 방향에 따라 프레싱 동작 또는 풀링 동작에 해당된다.
- 반대 방향에 불균형이 있는 경우 수평 풀링과 로우를 많이 수행하고 수직 로우 또는 수평 푸싱을 하지 않는다.
- 대부분의 경우 어깨의 외회전근을 강화시키면 된다. 내회전근(가슴, 광배근 등)보다 외회전근이 강하면, 내회전근 강화를 무시할 수 있다. 그렇게 하면 어깨 안정성의 균형을 맞출 수 있다.
- 흉추에 폼 롤링을 하거나 라크로스/테니스 공을 굴린다. 신장을 위해 더 강한 조치가 필요하면, 45파운드 플레이트를 가슴 위에 올려 놓는다. 숨을 들이마시면서 동시에 팔을 머리 위로 올린다.
- 견갑골, 전방 어깨, 그리고 기타 경직된 부위에 마사지를 하고 연조직 운동을 수행한다.
- 온열 찜질을 사용해서 경직된 근육을 풀어 준다.
- 밴드 디스로케이트band dislocates와 월 슬라이드wall slides를 이용해서 어깨의 동작 범위를 향상시킨다.
- 농구공을 이용해서 가슴(특히 소 흉근)을 민다. 이것이 효과가 없으면, 손으로 그 부위를 마사지한다.
- 필요에 따라 항염증제를 사용한다.
- 신경 활주 수행. 자세한 것은 21장 신경근병증 섹션을 참조 바란다.
- 상체 전체의 조직을 마사지하고 내려오면서 팔뚝까지 마사지한다.

- LYTPs를 이용하여 등 근육 조직을 강화시킨다. LYTPs는 다음에 자세히 설명한다.
- 후방 관절낭 스트레치, 내회전 스트레치sleeper stretch, 외회전 스트레치.
- 대흉근pectoral major의 경우, 코너 스트레치를 이용한다. 손을 위로 올려서 팔을 90도까지 외전시킨다. 벽의 오목한 코너를 마주 보고 팔꿈치가 벽면에 닿게 한다. 그런 다음, 앞으로 내밀어 어깨 전방 근육을 스트레치 한다. 광배근의 경우, 폼 롤러나 볼을 이용해서 그 위에 옆으로 눕는다.

다음은 이런 운동의 몇 가지 예이다.

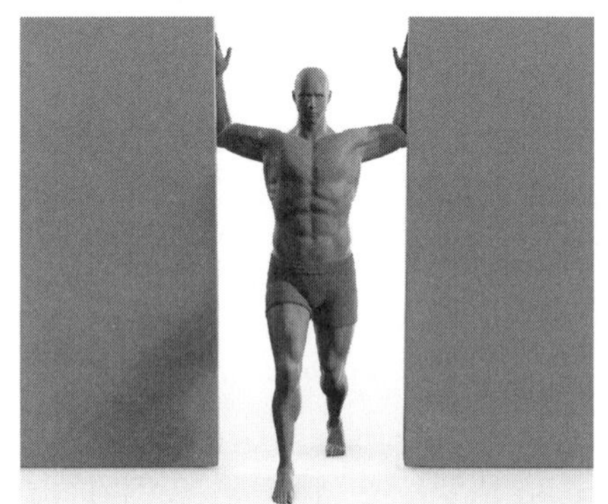
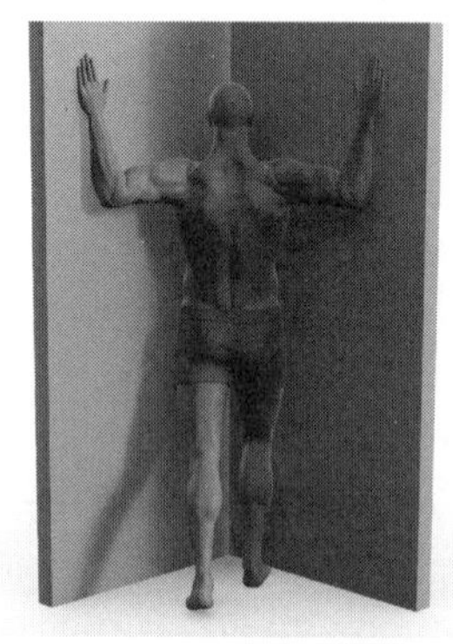
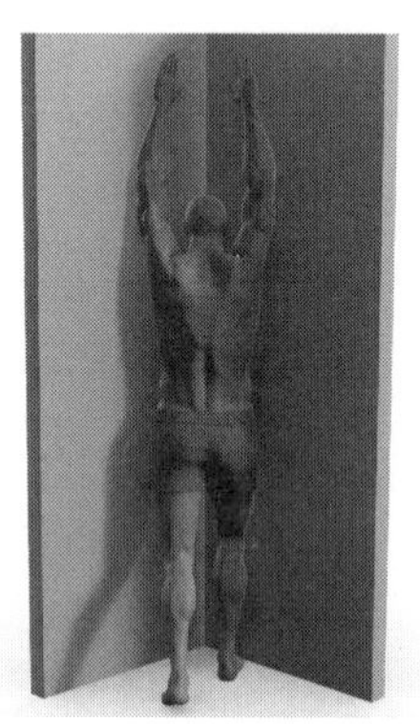

도어웨이 스트레치+2개의 변형 코너 스트레치

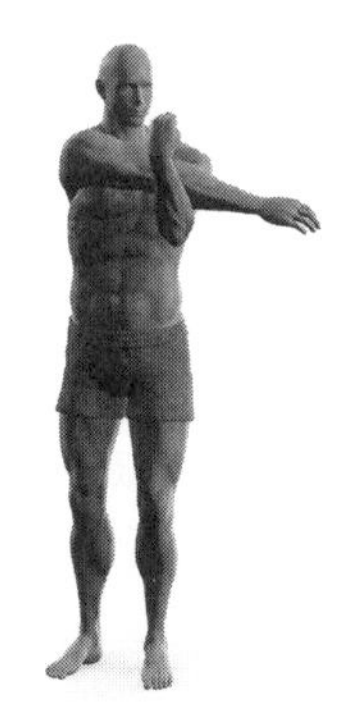
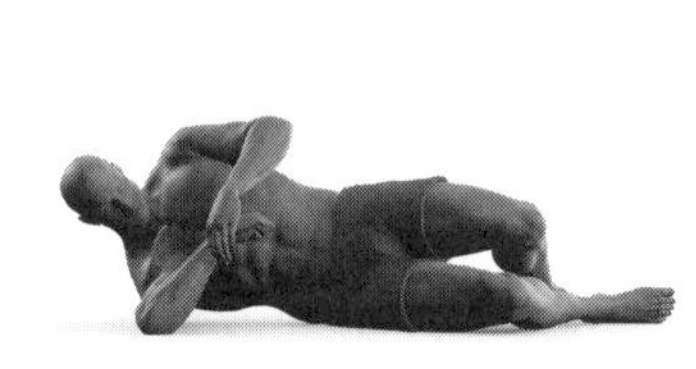
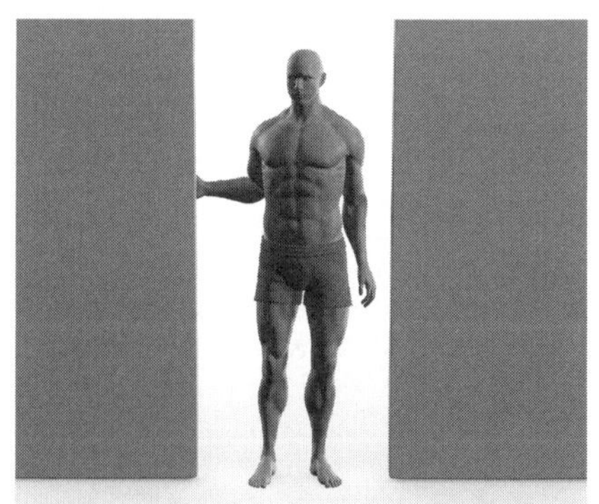

후방 관절낭 스트레치, 내회전 스트레치, 외회전 스트레치

하단의 3개 스트레치는 동작 범위의 제한 여부와 상관없이 사용되어야 한다. 동작 범위가 미달되면, 일반적으로 경직 여부와 상관없이 스트레칭이 필요하다. 경직되어 있지만 동작 범위에 제한이 없으면, 나쁜 자세나 불안정 문제일 수 있다.

자세

'적절한 자세'는 다소 잘못된 용어이다. 실제로 '완벽'하거나 '적절한' 자세는 없다. 연구에 따르면, 스트레칭이 부족한 나쁜 자세는 부상률 증가와 직접적인 상관 관계가 없다. 그러나 좋은 자세는 분명히 힘/세기와 기술 표현을 더 좋게 한다. 좋은 자세는 또한 보다 더 자신감 있게 보이게 한다. 좋은 자세는 근육에 대한 부담을 줄이고, 잠재적인 불균형 발달을 방지할 수 있다. 자세는 매우 중요하다. 그러나 어쩌면 최적의 보편적인 '자세'가 없기 때문에 '정렬'이라는 용어가 사용되어야 한다.

자세/정렬을 향상시키기 위한 대부분의 운동은 어깨를 뒤로 당기고 목을 안으로 당기는 데 중점을 둔다. 이러한 운동들이 좋지만, 신체가 적절히 배치되지 않으면 정렬을 그렇게 향상시키지 못한다.

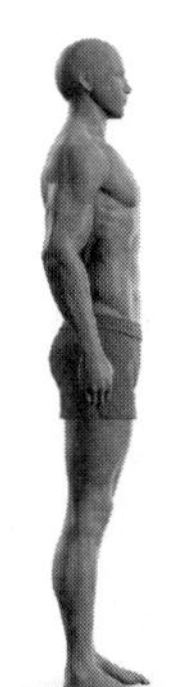

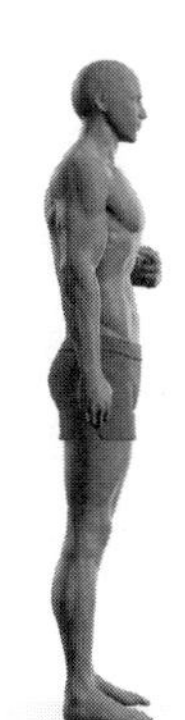

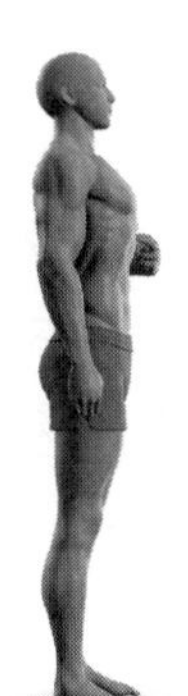

알다시피, 가슴을 위로 올리면 쉽게 좋은 정렬을 유지할 수 있다. 상체 정렬을 생각할 때, 코어를 위로 올리는 것부터 생각하는 것이 가장 좋다. 다음은 바른 정렬을 유지하는 데 도움이 되는 몇 가지 자세의 단서이다.

- 거울 앞에 서거나 벽을 이용하면 자신의 자세를 아는 데 도움이 된다.
- 평소대로 선다.
- 발가락을 앞으로 또는 약간 바깥으로 향하고 발을 어깨너비로 벌린다.
- 올바른 골반 방향을 찾는다. 골반의 전면이 전방을 향하게 한다. 많은 사람들의 골반은 전방으로 기울어져 있다. 골반이 적절한 정렬로 기울어지도록 둔부를 약간 조여서 교정할 수 있다. 이 자세를 계속 유지한다.
- 어깨를 뒤로 당기거나 목의 위치를 변경시키는 데 집중하지 않아야 한다. 어떤 코치들은 '어깨를 뒤로 당기고' '턱을 뒤로 당겨서' 머리가 앞으로 나오고 어깨가 둥글게 정렬된 십자증후군을 교정하라고 말할 수도 있지만, 이것은 완화시키려는 부위에 지속적인 수축을 유발할 수 있다.
- 대신, 흉골 아래에 초점을 맞추고 복부에 약간의 스트레칭을 느낄 때까지 기울인다. 20~30%의 긴장이 있도록 복부에 힘을 주어야 한다. 이것이 '자랑스러운 가슴' 자세(또는 군인 자세)이며, 상체 전반에 걸쳐 경직을 완화시킨 채 유지한다.
- 흉골 하단을 기울이고 가슴을 위로 올렸을 때, 견갑골이 자동으로 위로 올라가 목을 제자리로 되돌린다. 이것은 견갑골과 목에 집중하는 것보다 훨씬 쉬우며, 코어 안정화를 향상시키는 데 도움이 된다.
- 필요한 경우, 턱을 뒤로 당겨서(마치 이중 턱처럼) 정렬한다.

거울을 이용하는 경우 옆으로 서서 자신을 본다. 신체의 경계표보다 체중이 대략적인 중심에 있어야 한다.

- 발: 정강이 바로 앞, 주상골 부위

- 무릎: 중앙에서 무릎 관절 옆면에, 외측 대퇴 관절구
- 고관절: 바지 주머니 근처에 현저하게 튀어나온 고관절, 대퇴골 상부 돌기
- 어깨: 어깨 중앙에 있는, 상완골 볼
- 두개골: 유돌골 돌기, 귀 뒤/아래쪽 두개골의 뼈 부분

벽을 이용하면, 신체 표시 점을 찾는 데 도움이 된다. 튀어나온 모서리를 이용하면 훨씬 더 쉽게 찾을 수 있다. 다음은 정렬을 향상시키기 위해 벽을 이용하는 방법이다.

- 벽에서 약 1~2인치 정도 떨어진 곳에 뒤꿈치를 위치시킨다. 튀어나온 벽 모서리를 이용하는 경우, 45도 각도로 눈금자를 배치하고 발뒤꿈치를 자에 맞춘다.
- 발목 약간 앞으로 체중을 두지만, 발 전반에 분산되도록 한다.
- 다리를 곧게 편다. 둔부가 벽에 붙어 있어야 한다.
- 둔부 근육을 약간 수축시키면, 둔부 부분이 벽에 가장 잘 맞는다. 벽 코너를 이용하는 경우, 천골이 가장 돌출되어 있는 곳을 찾아 벽 코너에 위치시킨다.
- 등의 중앙이 벽과 평평해져야 한다. 벽 코너를 이용하는 경우, 견갑골 사이의 신체가 코너에 밀착되어야 한다.
- 가슴을 위로 올려서 몸통 위치가 좋게 잡아 주고 머리를 움츠린다.
- 목 뒤 중앙에 손가락을 대고 목을 앞으로 숙이면, 외 후두 융기가 크게 튀어 나온다. 이것이 벽이나 벽의 코너를 행하게 해야 한다.

이 방법을 사용했을 때 흔히 알 수 있는 것은 견갑골 사이의 등 부분과 골반을 정렬하는 것이 비교적 쉽다는 것이다. 그러나 외후두융기를 벽에 위치시키는 것이 매우 어렵다. 이것은 책상이나 컴퓨터 앞에 오래 앉아 있으면 머리가 앞으로 기울어져서 목에 있는 근육이 짧아져 목이 새롭고 바른 자세로 적절히 바뀌지 못하기 때문이다. 친 턱과 같은 운동으로 목 전방 근육을 강화시킬 수 있으며, 승모근, 거근 견갑골, 사각근, 그리고 판상근과 같은 목 뒤에 있는 근육을 스트레칭 해야 한다. 또한, 후두하근 근육을 이완시키는 운동을 해야 한다.

처음 이 방법을 시작할 때, 어쩌면 새로운 정렬을 유지하기 위해 쉼없이 노력해야 하는 것처럼 느껴질 것이다. 그것이 정상이다. 신체가 조정됨에 따라 며칠에서 몇 주 동안 근육통이 있고 피로함을 느낀다. 신체는 습관화된 자세로 되돌아가려는 성질이 있음을 알 수 있을 것이다. 따라서 매일 15~60분 동안 학습한 새로운 위치를 습관화해야 한다. 새로운 정렬을 오래 유지할수록 유지하기가 쉬워진다. 결국 노력 없이 새로운 정렬을 유지할 수 있다.

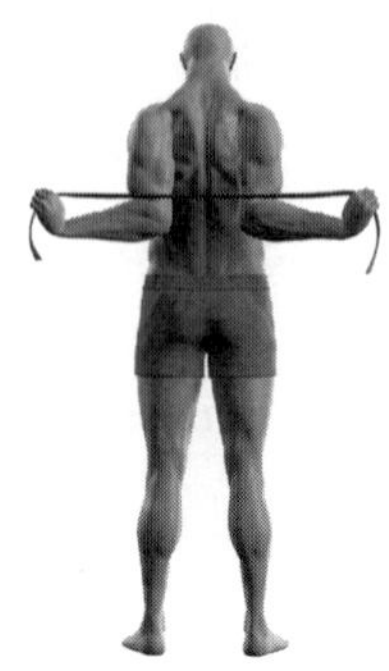

앞에서 보여 준 밴드와 벽을 이용한 운동은 견갑골 주변의 통증, 불편함 및/또는 긴장을 완화시키는 데 도움이 될 수 있다. 이 운동을 설정하는 데는 두 가지 방법을 사용할 수 있다.

- 앞의 그림과 같이 세라밴드를 사용해서 견갑골을 강제로 수축시킨다.
- 벽과 평행이 되게 서서 손을 벽에 대고 바깥으로 뻗는다.
- 벽을 향해 한 걸음 다가가면서 견갑골을 강제로 수축시키는 동시에 몸통 뒤에 팔꿈치를 유지한다.

일단 이 자세에 들어가면, 세 가지 단계를 사용해서 더 좋은 정렬을 촉진시키고 스트레스를 해소하며 가슴을 벌려서 등 근육의 긴장을 완화시킨다. 이 모든 단계를 수행하면, 목과 견갑골에서 통증, 불편함 및/또는 긴장이 완화되는 것을 느낄 수 있을 것이다. 다음은 세 가지 단계이다.

1. 심호흡으로 시작한다. 코로 4초간 숨을 들이쉬고 입으로 8초간 천천히 내쉰다. 원한다면, 5초간 숨을 참고, 가슴을 부풀려서 주변 근육을 긴장시킬 수 있다. 이렇게 하면 근육 수축을 통해 긴장을 고조시켜서 숨을 내쉴 때 근육을 이완시킬 수 있다. 점점 어깨 전방 부분이 풀어지기 시작한다.
2. 견갑골 수축근 유지 운동을 한다. 견갑골을 강제로 수축시켜서 근육을 척추 쪽으로 최대한 수축시킨다. 이 자세에서 10초간 유지한다. 각 견갑골에 3~5회 반복한다. 이렇게 하면 견갑골 근육의 긴장을 완화시키고 보다 좋은 정렬을 지향하는 데 도움이 된다.
3. 마지막으로 견갑골을 다시 한 번 압착한다. 견갑골을 천천히 최대한 올렸다가 최대한 낮게 내린다. 동작 범위는 4~6인치가 되어야 한다. 즉 어깨를 위로 올릴 때는 귀까지, 밑으로 내릴 때는 등 아래쪽까지 내려야 한다. 최상단과 최하단에서 5초간 일시 정지해서 근육의 수축력을 좋게 만든다.

이 운동을 마치면 정렬을 확인한다. 가슴 부위는 이제 열려 있고, 어깨 전방 근육의 경직이 줄어든 것을 느끼게 된다. 견갑골 뒤쪽의 긴장/불편함은 이제 완화된다. 이제 쉽게 똑바로 서서 전반적으로 훨씬 좋아진 것을 느낄 수 있을 것이다.

이 운동은 체조, 파쿠르, 등반에 효과적이다. 심지어 오버헤드 자세가 필요한 올림픽 역도에도 효과적이다. 확실하게 올바른 정렬을 맞추면 중립 동작 범위로 쉽게 돌아갈 수 있다. 심호흡은 근육을 이완시키고 긴장을 완화시키는 데 도움이 되며, 올리고 내리는 것과 상관없이 어깨를 수축시키면 긴장을 해소하고 근육이 적절한 휴식 길이에 적응하도록 재교육하는 데 도움이 된다.

고관절

고관절 가동성과 유연성은 맨몸 운동에 매우 중요하다. 많은 진행(스트레이트 암 프레스 핸드스탠드 등)들은 일반적인 고관절 가동성에 초점을 맞추고 있다. 고관절에 나타나는 문제들 중 대부분은 전반적인 가동성 향상을 필요로 한다. 일반적인 다리 근력 운동은 데드리프트 및 스쿼트와 같은 중량 운동을 기반으로 한다. 다리 근력 운동은 인간의 근본적인 동작인 고급 스쿼트로 발달된다. 이것은 결국 최적의 고관절 가동성에 필요한 운동량을 줄이게 된다. 다음은 고관절 가동성과 유연성에 필요한 핸드스탠드 전환 자세이다.

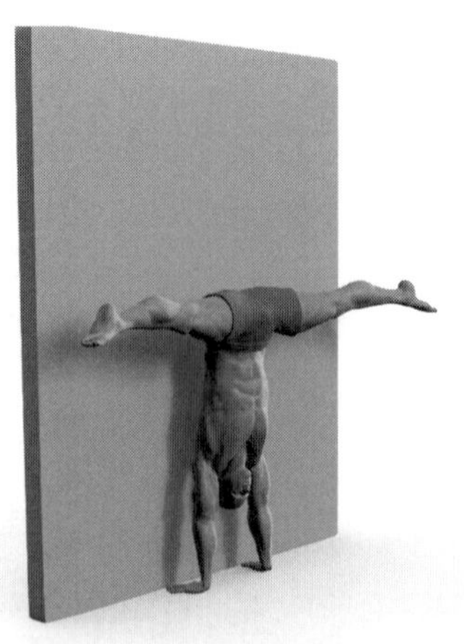

유연성 운동의 경우, 전통적인 스트레칭, 고유 수용성 신경근 촉진법, 또는 부하 적용 스트레칭을 사용할 수 있다. 프로그래밍은 11장에 자세히 설명되어 있다. 압축 스트래들과 파이크 자세에서 활동적 유연성을 증가시킨다. 스트레이트 암 프레스 핸드스탠드와 같은 고급 동작을 수행하려면, 신체에 상당한 유연성이 있어야 비활동적인 자세를 얻을 수 있으며, 신체에 가동성과 근력이 상당히 있어야만 활동적인 자세를 얻을 수 있다. 다음은 완전히 압축된 스트래들과 파이크 자세이다.

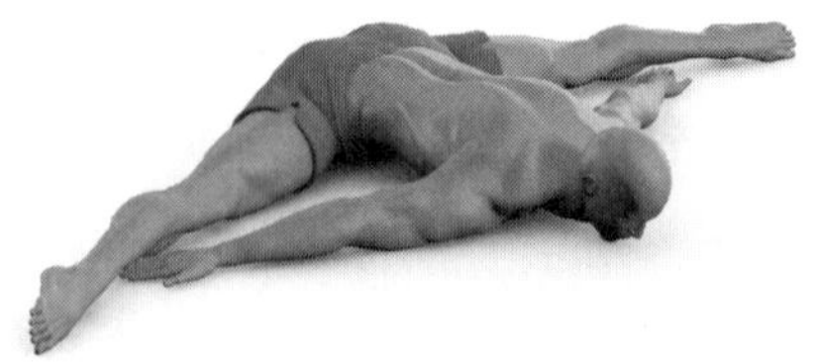

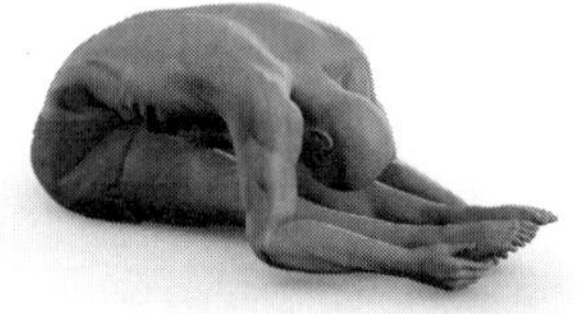

표준 스트래들 스트레치와 세 방향(레프트[왼쪽], 미들[가운데], 라이트[오른쪽]) 분할을 하면 위 그림에서 보는 스트래들 자세가 된다. 이 동작들은 쉽게 수행될 수 있다. 이 두 짝이 잘 조화를 이룰 때, 미들 스플릿 자세에서 가슴을 바닥에 대고 스트래들 자세를 취하는 것이 일반적이다.

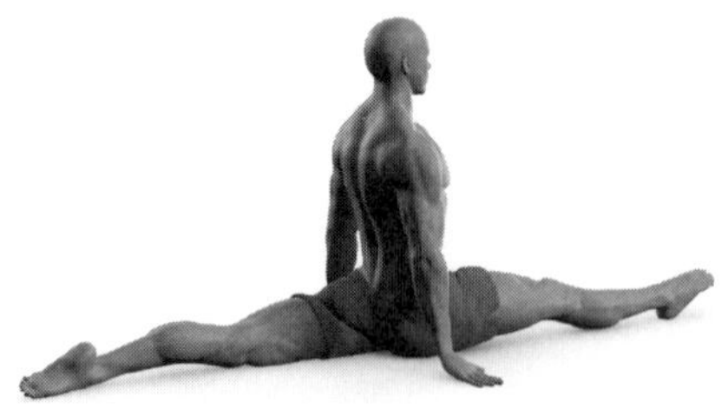

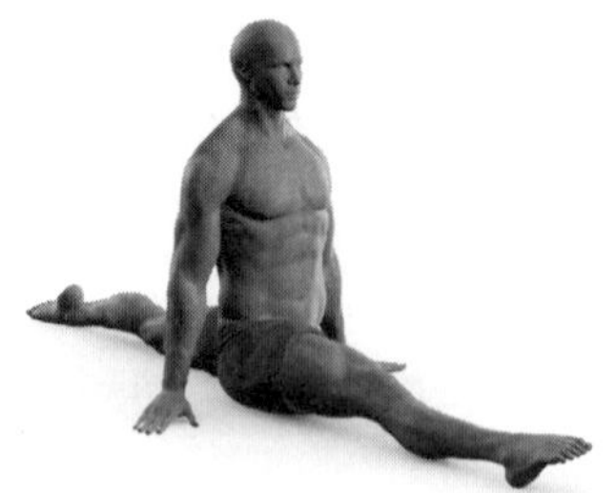

레프트 스플릿과 라이트 스플릿

스트래들과 파이크 자세의 경우, 등을 최대한 바로 세운 다음 고관절에서 접혀지게 한다. 먼저 햄스트링에서 신장되는 것을 종종 느낀다. 그 자세에서 어떤 저항도 없이 등을 둥글게 구부릴 수 있다. 서 있는 동안에도 이러한 스트레치를 수행할 수 있다. 제프슨 컬Jefferson curl을 시도한다. 이 경우 선 자세에서 등 마디 하나하나를 천천히 구부리듯이 편안하게 호흡을 하면서 손이 발가락에 닿을 때까지 앞으로 구부린다. 이렇게 하면 유연성을 증대시킬 수 있으며, 동작을 수행하는 동안 중량을 사용한다면 더욱 효과가 있다. 그러나 중량을 사용하면서 등을 구부리면 부상 위험이 높기 때문에 주의해야 한다.

스플릿의 기술은 간단하다. 특히 주의해야 할 점은 대퇴사두근이 지면을 향한 채 유지되어야 하는 것이다. 스트레칭을 하는 동안 고관절을 틀고 다리를 회전시키는 것은 매우 쉽다. 이렇게 하면 유연성을 증가시키는 것으로 생각할 수도 있지만, 사실은 피해야 한다. 또한 몸통을 최대한 똑바로 유지해야 한다. 필요한 경우 무릎을 가슴으로 당겨서 햄스트링에 부가적인 스트레칭을 할 수 있다.

유연성 운동과 활동적 유연성 운동을 결합해서 고급 기술에 필요한 복부 및 고관절 굴곡 근력을 구축하는 것을 고려할 수 있다. 다음은 유연성 운동과 활동적 유연성 운동을 결합해서 프로그램을 구현하는 방법을 보여 주는 예이다.

- 30초간 햄스트링/내전근을 스트레칭 한다.
- 두 팔을 앞으로 쭉 뻗고 앉아서 팔을 뻗어 손을 양 무릎 옆에 위치시킨다.
- 두 무릎을 들어 얼굴 쪽으로 당기면서 복부를 최대한 압축시킨다.
- 그 자세를 10초간 유지한다. 처음에 경련이 일어난다면, 올바르게 하고 있는 것이다.
- 이 단계를 5회 반복한다.

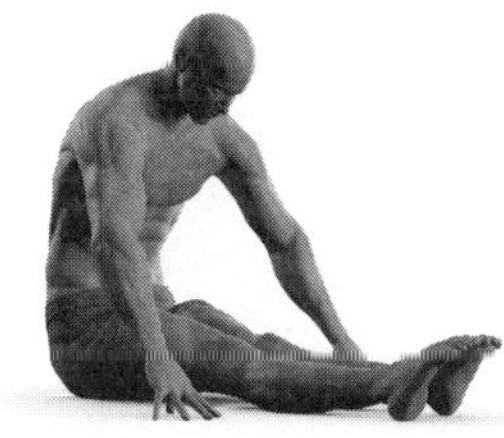
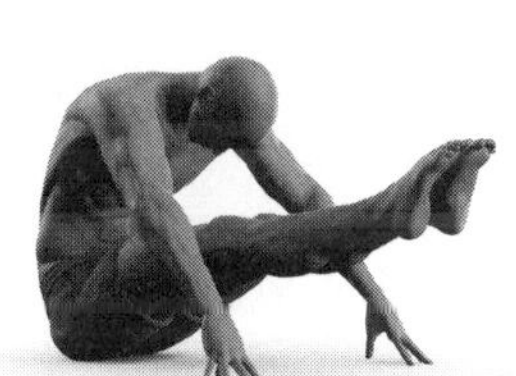
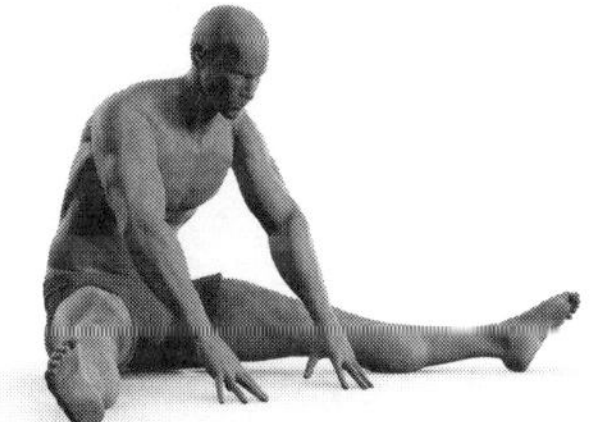
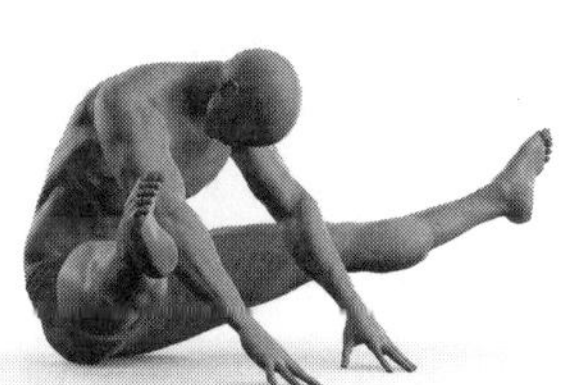

이상적인 것은 파이크 자세를 취하는 동안 무릎이 안면에 닿는 것이다. 스트래들 자세의 경우, 가슴이 지면에 닿는 것이 이상적이다. 이 동작을 하는 동안 고관절 굴곡근 또는 대퇴사두근에서 경련이 일어날 수도 있다. 그럴 경우, 마사지를 한 다음 다시 시도한다. 근육 경련을 다루는 방법에 대한 자세한 내용은 21장을 참조하기 바란다.

바벨을 이용하는 경우, 가동성과 유연성을 향상시키는 다른 좋은 방법은 루마니아 데드리프트와 굿 모닝이다. 엄격한 형태를 유지해서 중등도의 하중을 사용한다면, 이 운동을 사용해서 햄스트링을 스트레칭 할 수 있다. 발이 지면에 접촉하는 닫힌 사슬 운동은 특히 효과적이다. 런지 자세에서 운동할 수도 있다.

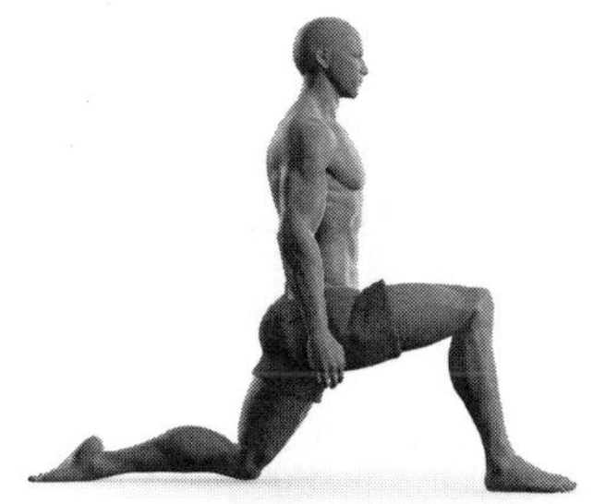
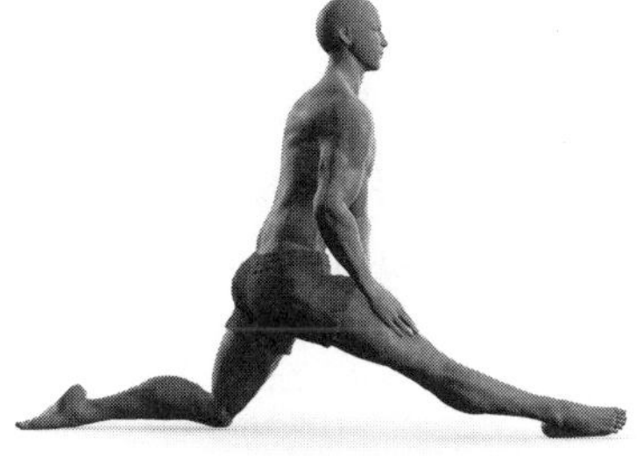

햄스트링을 스트레칭 하려면 앞의 그림처럼 몸통을 똑바로 세우고 다리를 굽힌 런지 자세로 시작한다. 구부린 다리를 천천히 바로 세운다. 가슴을 위로 올리고 허리는 정상적인 자세를 취하고 요추를 구부린 자세를 유지한다. 몇 초간 그대로 유지한 다음 이 자세를 반복한다. 앞 다리를 똑바로 세우면, 앞으로 기울여서 햄스트링에 힘을 조절할 수 있다. 이렇게 하면 중단하기 전에 필요한 만큼 스트레칭을 할 수 있기 때문에 통증 역치를 넘지 않고 불편한 자세를 쉽게 유지할 수 있다.

이렇게 하는 것은 동적 스트레칭과 매우 유사하기 때문에 근육 준비운동보다 배 이상 효과가 있다. 이 동작은 근육 방추체가 신경계에 너무 많은 피드백을 제공해서 근육이 경직되는 결과를 초래하는 것을 방지한다.

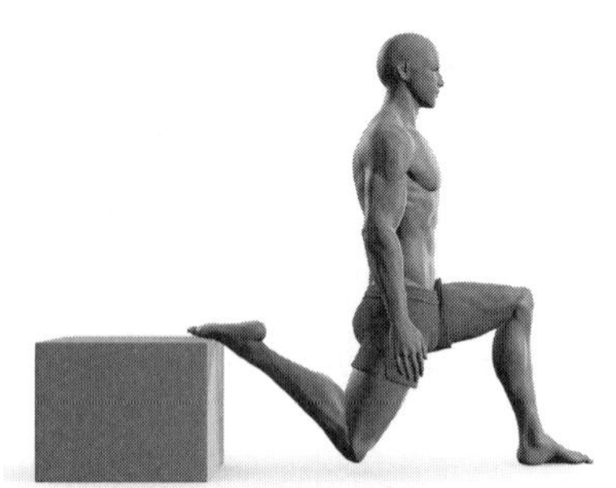

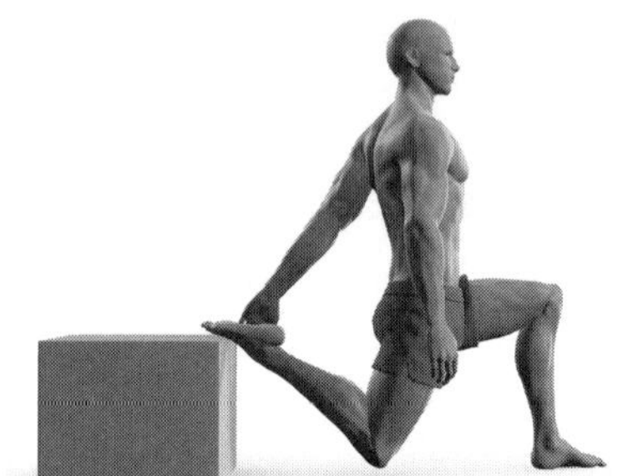

대퇴사두근 및 고관절 굴곡근의 경우, 몸통을 똑바로 세우고 다리를 구부린 런지 자세로 시작한다. 위의 그림 좌측과 같이 뒷다리(위 그림에서 오른쪽 다리)를 의자와 같은 물건 위에 올린다. 그런 다음, 오른쪽 둔근을 압착하고 오른쪽 고관절을 앞으로 민다. 대퇴사두근에 상당한 스트레칭이 필요한 경우, 왼손으로 뒷다리를 잡는다(위 그림 오른쪽).

주로 다리의 대퇴사두근과 고관절 굴곡근에 스트레치를 느껴야 한다. 이 운동은 이러한 근육들을 격리시켜서 효과적으로 스트레칭 하는 데 필요한 힘을 조절하는 데 유용할 수 있다. 고관절 굴곡근 중 일부(예: 대요근)가 요추에서 기원되고 그 부위 결합 조직이 부분적으로 횡경막과 결합되어 있기 때문에 심호흡도 근육을 이완시키는 데 유용하다.

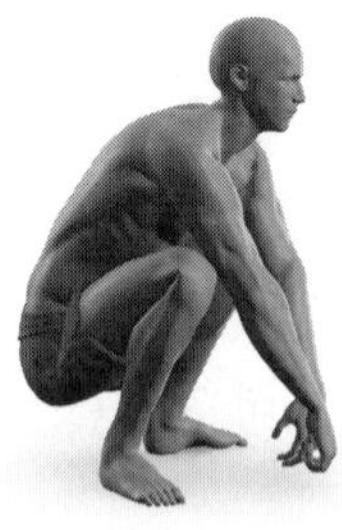

앉는 자세에서 가장 아래로 내려 갔을 때(위 그림), 다리뿐 아니라 고관절과 허벅지에서 다리를 굽히는 유연성을 효과적으로 증가시킬 수 있다. 체중을 발에 실어서 앞뒤로 옮기면서 종아리를 스트레칭 할 수 있다. 또한 체중을 다리에 실어서 앞뒤로 움직이고 회전하면서 고관절과 허벅지에 스트레치를 가할 수 있다.

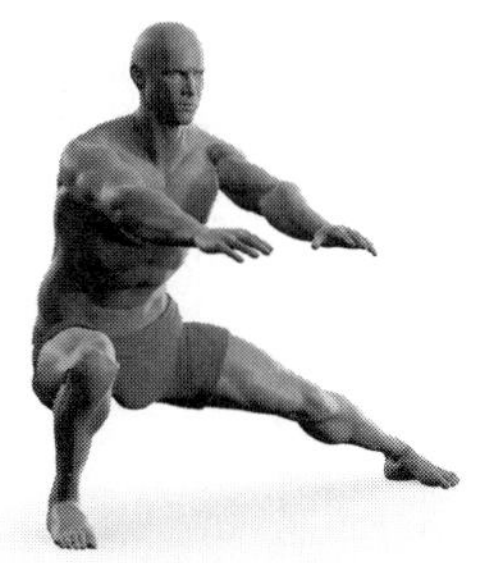

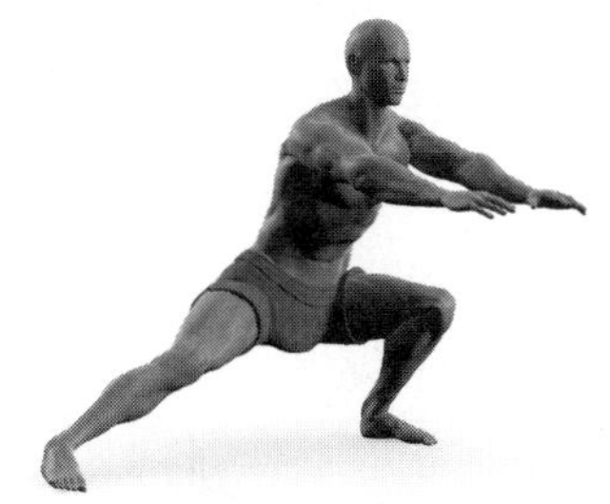

위 그림과 같이 좌우로 스트레칭을 하면 매우 효과적일 수 있다. 각 다리를 번갈아 가면서 스트레칭을 하면 여러 근육들을 운동할 수 있으며, 웅크려 앉으면 스트레칭에 도움이 될 수 있다. 이 운동은 피스톨이나 다른 다리 운동의 준비운동으로 매우 좋다. 다리를 쭉 펴서 위/아래로 돌려서 스트레칭을 변형할 수 있다.

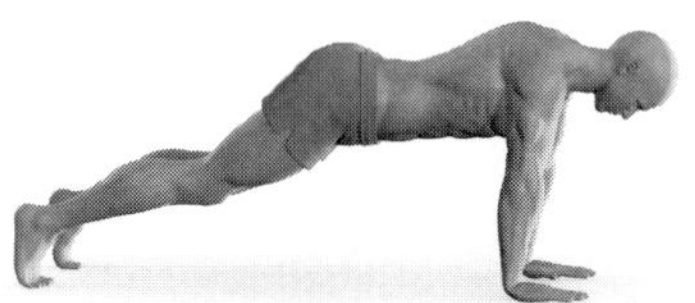

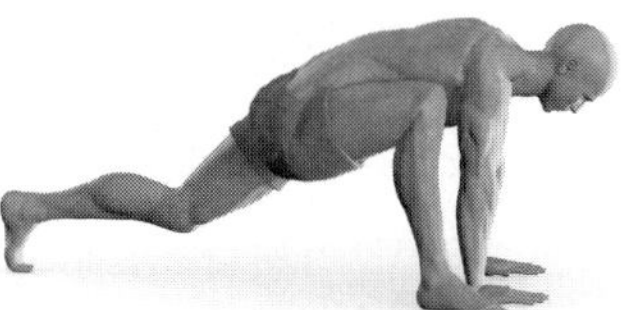

위 그림과 같은 스파이더맨 스트레칭은 전반적인 고관절 가동성에 유용한 운동이다. 푸시업 자세로 시작해서 복부와 고관절 굴곡근을 사용해서 두 다리 중 한 다리를 앞으로 당긴다. 손을 발의 안쪽이나 바깥쪽에 위치시킨다(발과 손의 위치를 달리해서 스트레치를 변경할 수도 있다). 체중을 발에 실으면 스트레치 효과가 높아진다. 손과 발의 위치를 다양하게 실험해서 이 운동을 최대한 활용한다.

등

『오버커밍 그라비티』에 설명되어 있는 기술 중 어떤 것이든 그것을 수행하는 동안 경부 척추골을 중립으로 유지한다. 동작 중 목을 길게 빼면, 신경을 침범할 수 있으며, 그렇게 되면 근력 운동을 수행할 때 힘을 감소시키거나 기술 운동을 수행할 때 부적절한 동작 패턴으로 이어질 수 있다.

흉추와 요추 모두를 자극하는 동작을 '브릿지'라 부른다. 이것은 체조에서 필수적인 동작이다. 다음은 이 동작을 보여 주는 것이다.

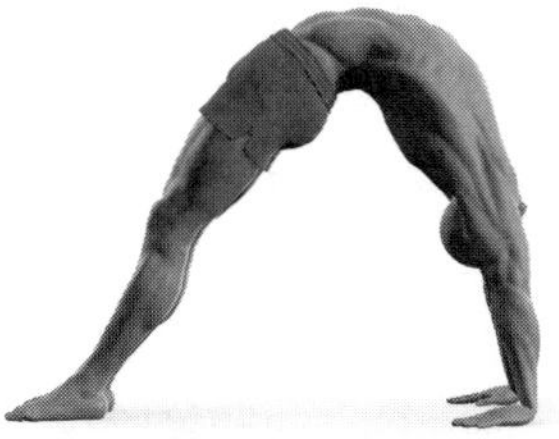

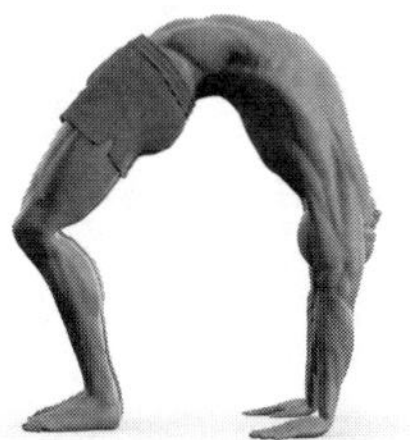

두 귀 옆 바닥에 손을 대고 누운 다음, 팔꿈치가 천정을 향하게 한다. 그런 다음, 허리를 위로 밀어 올려서 브릿지 자세를 취한다. 자세를 잡은 다음, 발을 사용해서 체중을 어깨 쪽으로 밀어 넣는다. 팔을 똑바로 세운 채, 견갑골이 완전히 머리 위로 올라가는 자세를 취하려고 시도한다. 연습을 하면, 위 그림 오른쪽과 같이 발을 손 가까이로 이동시킨 다음, 다리를 쭉 펴서 흉추와 요추를 확장시킬 수 있다. 이 동작은 매우 어렵기 때문에 진전을 원한다면 매일 연습을 해야 한다. 자세를 취하기 어려우면, 이 동작을 시도하기 전에 발을 물체 위에 올리고 시도한다.

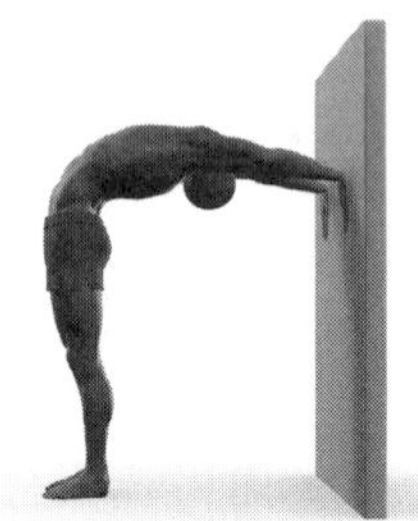
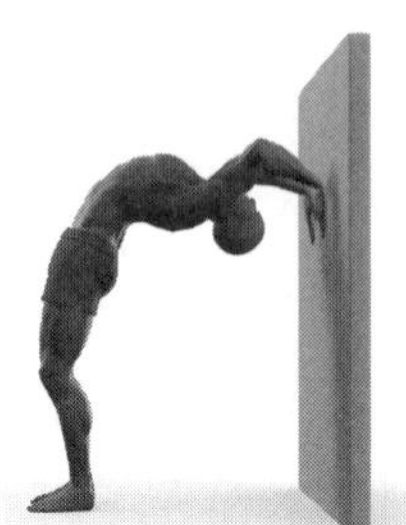
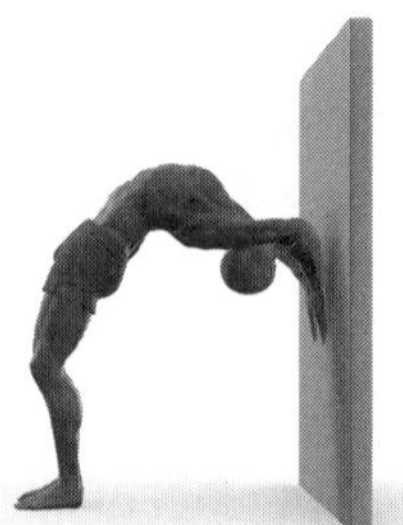
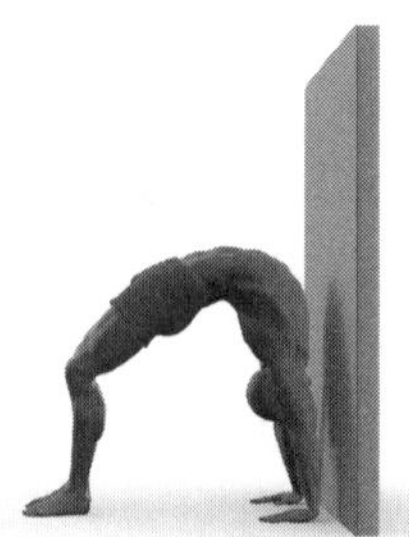

위 그림과 같은 브릿지 월 워크bridge wall walks도 좋은 운동이다. 벽에서 약 3피트 정도 떨어져 시작한다. 벽을 타고 천천히 손으로 걸으면서 아래로 내려간다. 이 기법은 무릎에 많은 부담이 가기 때문에 무릎에 이상이 있으면 주의해야 한다. 이 스트레칭을 하면 허리뿐만 아니라 전반적인 상체 가동성을 향상시키는 데 도움이 된다. 대부분의 사람들은 허리뿐 아니라 상체와 어깨의 가동성이 매우 제한적이다. 이 운동은 스트라이트 업 브릿지 운동보다 더 빨리 가동성 향상 효과를 가져올 수 있다.

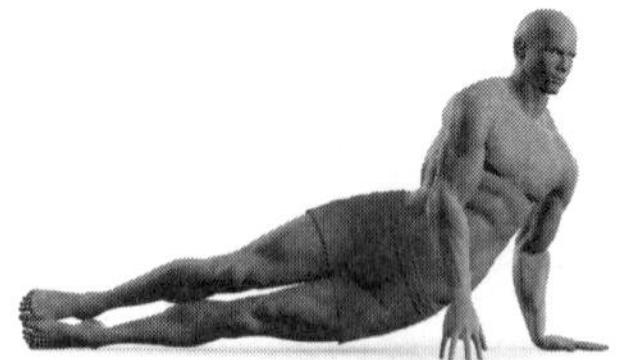
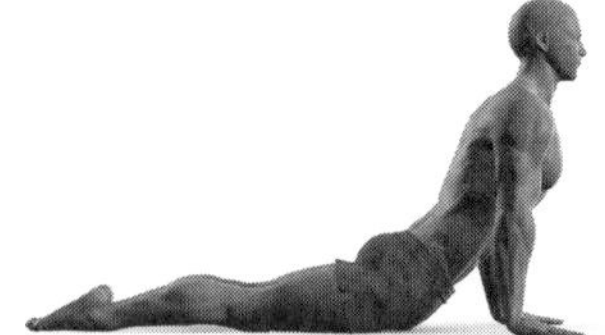
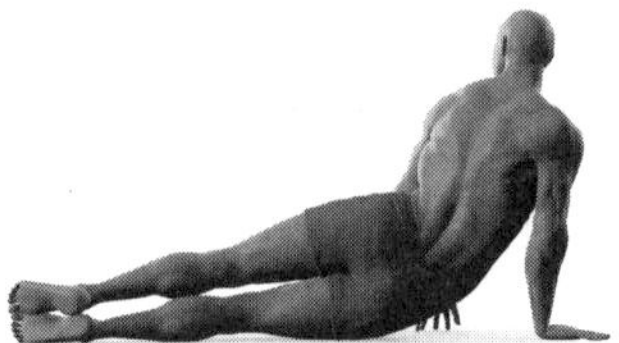

브릿지 동작을 수행할 수 없으면, 위 그림과 같은 씰 스트레칭seal stretch을 시도한다. 먼저 배를 바닥에 대고 상체가 최대한 수직이 되도록 팔로 밀어 올린다. 복부와 고관절이 스트레칭이 되는 것을 느낄 수 있도록 등을 뒤로 젖힌다. 등에 문제가 있으면 이 동작은 브릿지 동작 대안으로 아주 좋은 운동이다. 측면 씰 자세로 전환한다. 이것은 측면 플랭크 자세와 동일한 원리이며, 특정 근육을 스트레칭 해서 몸 전체의 가동성을 향상시킬 수 있다. 이 운동은 등 상부 유연성에 거의 영향을 미치지 않기 때문에 팔을 머리 위로 올리는 유연성에 별 도움이 되지 않는다.

좌식 업무 또는 컴퓨터 앞에 앉아 있는 시간이 많은 사람들은 흉추 자세가 좋지 않아서, 핸드스탠드를 제대로 수행하기 어렵다. 뿐만 아니라 견갑골 동작에도 제한이 있을 수 있다. 흉추 확장 가동성 운동을 수행하면 견갑골을 완전히 머리 위로 올릴 수 있는 능력을 회복할 수 있다. 또한 폼 롤링과 테니스/라크로스 볼 이용과 같은 연조직 운동을 수행하면 척추관절과 척추골 사이의 후관절을 풀어 줄 수 있다.

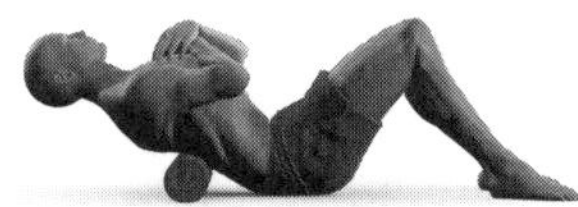
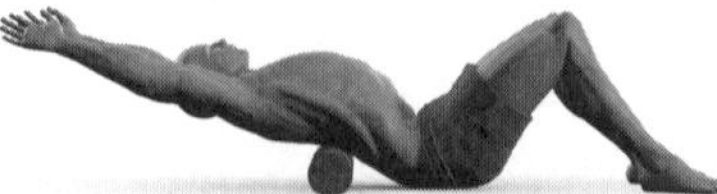
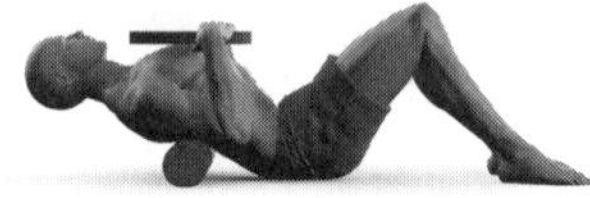

위 그림들은 폼 롤링 동작을 보여 준다. 폼 롤링 또는 테니스/라크로스 공을 이용하여 연조직을 운동한다.

바닥에 눕거나 벽에 등을 대고 이 운동을 수행할 수 있다. 이 동작을 하는 동안 흉추가 아치형이 될 수 있도록 확장시킨다. 또한 몸을 비트는 동작을 수행해서 동작 범위를 향상시킬 수 있다. 흉추는 비트는 것이 가능하게 구조화되어 있다. 따라서 모든 흉추에 상당한 회전 동작이 가능하다.

부가적인 흉추 동원이 필요하면, 롤링을 하는 동안 팔을 머리 위로 뻗는다. 척추를 아치형으로 유지하면서 심호흡하거나, 앞의 그림 오른쪽과 같이 폼 롤러 위에서 확장할 때 가슴 위에 45파운드 정도의 중량을 가할 수도 있다. 가슴 위에 중량을 가하면 더 깊은 근육에 더 많은 압력을 가할 수 있어서 가동성 향상을 촉진시킬 수 있다.

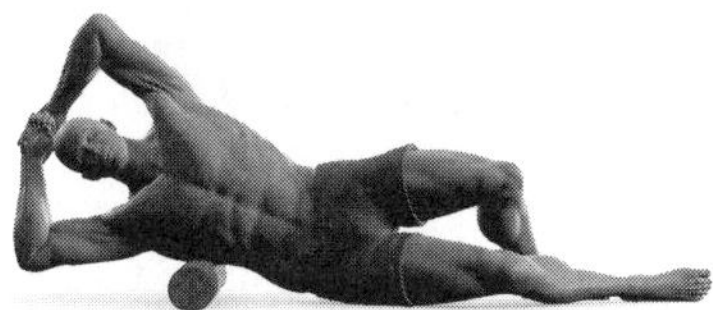

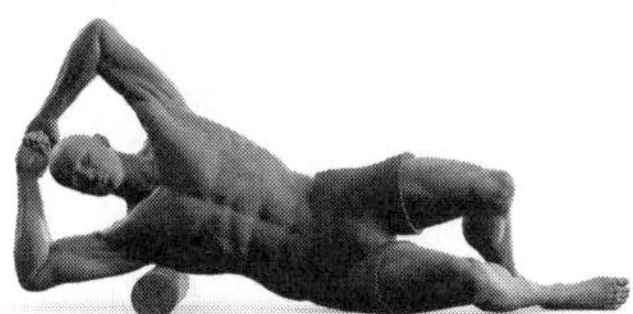

위 그림과 같이 폼 롤러를 사용해서 광배근을 동원하면 어깨를 열고 긴장을 이완시키는 데 특히 좋다. 이 장의 다음 절에서 흉추 어깨 가동성 동작들을 설명한다.

어깨

어깨는 상체의 요체이며 가장 많이 동원되는 부위이다. 이것은 상체 어느 부위보다 어깨 관절에서 부상 가능성이 가장 높다는 것을 의미한다. 프레싱과 수직 풀링 운동과 균형을 이루어 만나와 수평 풀링 운동을 사용해서 어깨를 관리하는 것이 좋다. 대부분의 경우 전술한 바와 같이 운동을 하면 충분한 수 있다. 그러나 어깨 문제는 여전히 발생될 수 있다.

후방 어깨 근력을 기르고 일부 불균형을 교정하는 데 매우 효과적인 격리 운동은 LYTP이다. 데이브 드래퍼Dave Draper의 웹사이트(DaveDraper.com)에 매우 좋은 운동 목록들이 있다. LYTP는 특히 능형근, 중부 승모근 및 하부 승모근, 전방 견갑골 근육, 그리고 종종 무시되는 기타 심부 후방 구조물을 자극한다. 하부 승모근은 Y-동작에 특히 효과적이며, 스트레이트 암 프레스에 필요한 근력과 근육 구조를 구축하는 데 매우 유용하다.

다음 동작들은 모두 테이블 위에 엎드려서 수행된다. 덤벨, 임시적인 가중 물건, 또는 가중하지 않고 이 동작들을 수행할 수 있다.

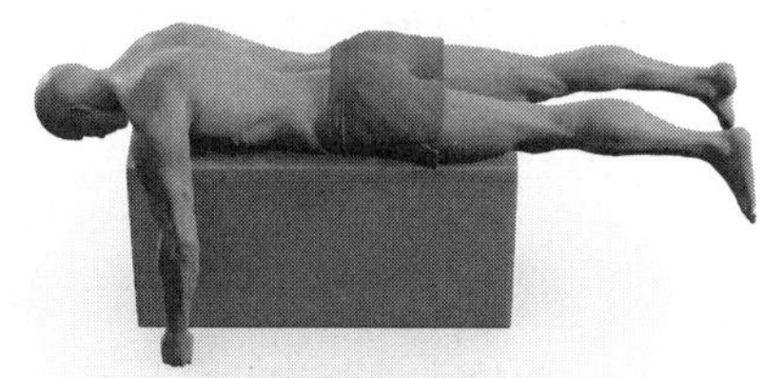

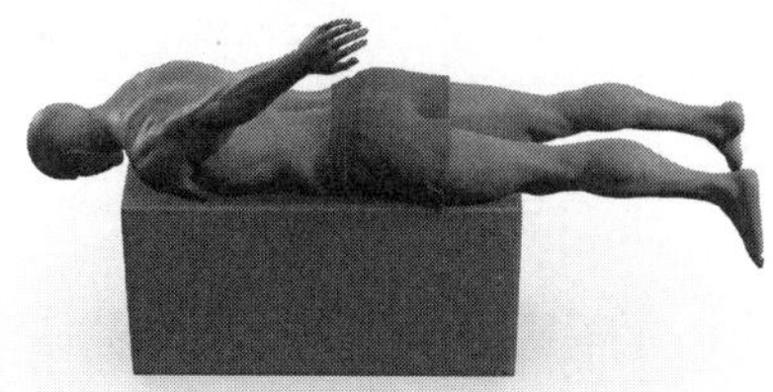

LYTP에서 L-동작은 위 그림과 같이 팔을 둔부 쪽으로 당겨 올리는 것으로 시작된다. 이것은 특정 후방 삼각근을 대상으로 하는 운동이다. 이 동작은 일반적인 보상이기 때문에, 견갑골이 귀에서 멀어지지 않도록 유지해야 한다.

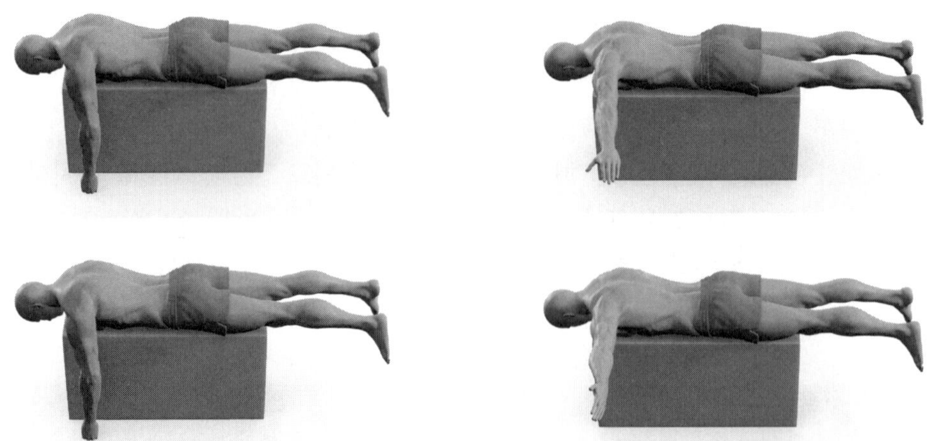

LYTP에서 T-동작은 중부 승모근과 능형근 운동이다. 손바닥이 아래를 향하도록 팔을 수평으로 뻗은 자세로 시작한다(두 팔을 동시에 하면 몸이 'T' 자 형태가 된다). 최대한 신체에서 멀리 손을 내민 다음 견갑골을 위로 수축시키는 데 중점을 둔다. 위 그림 상단처럼 손바닥이 아래로 향한 채 이 동작을 수행하면, 능형근을 자극한다. 엄지손가락을 상단 우측 그림처럼 하게 되면 중부 승모근을 자극하게 된다.

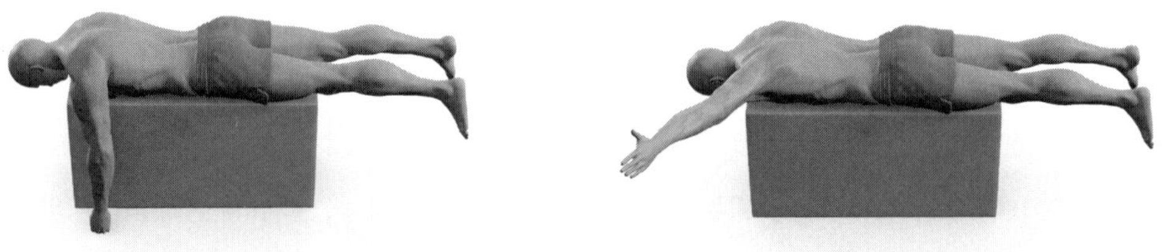

LYTP에서 Y-동작은 하부 승모근 운동이다. 손바닥이 아래를 향하도록 팔을 수평으로 뻗은 자세로 시작한다. 두 팔을 동시에 하면 신체는 Y 형태가 된다. 그런 다음, 손가락을 위로 향하게 하여 머리/몸통과 어깨 사이에 110도가 되는 지점으로 팔을 들어 올린다. 몸통에서 최대한 멀리 손을 민다. 손이 올라갈 때, 견갑골은 자연스럽게 움츠러드는 동시에 아래로 내려간다. 하부 승모근이 최대한 운동이 될 수 있도록 견갑골을 수축시키는 데 중점을 둔다. 하부 승모근은 종종 전거근, 상부 승모근, 그리고 하부 승모근을 포함한 견갑골 안정근의 삼각근 중에서 가장 약하기 때문에 네 가지 LYTP 운동 중에서 이 운동이 가장 중요하다. 이 근육을 강화시키면 어깨를 건강하게 유지하는 데 도움이 된다.

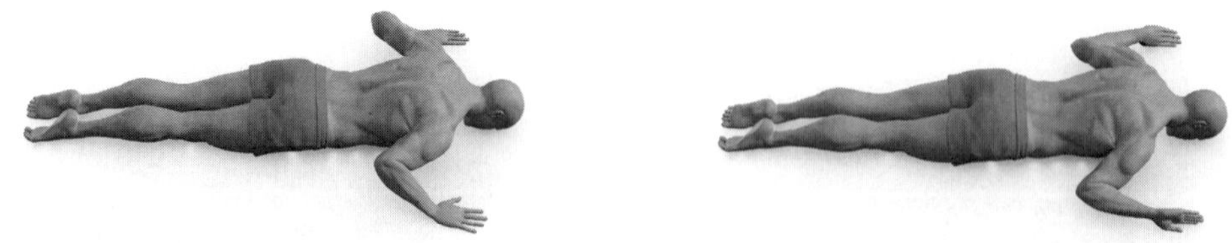

LYTP에서 P-동작은 지지(회전축) 경향이 있는 자세이다. 지면에서 이것을 수행할 수 있다. 위 그림처럼 두 팔과 몸통을 화살과 화살의 중심처럼 만들어 시작한다. 그런 다음, 팔꿈치를 거의 끝까지 구부린다. 위 그림 두 번째처럼 팔이 W 자처럼 되어야 한다. 그런 다음, 손이 뒤쪽을 향하도록 회전시킨다. 이것은 견갑골 대부분의 근육뿐만 아니라 어깨의 외회전근을 자극한다. 이 운동을 하면, 등 근육의 수축력이 강해져서 격리 운동을 효과적으로 수행할 수 있다.

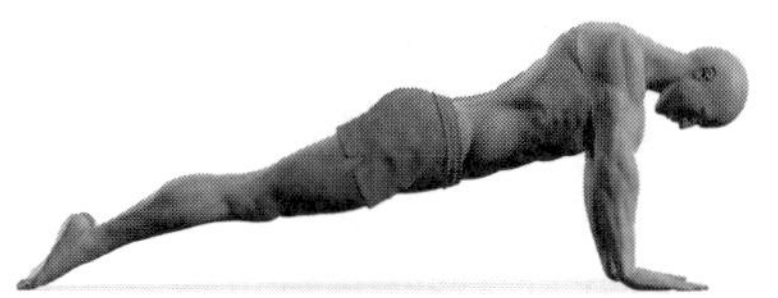
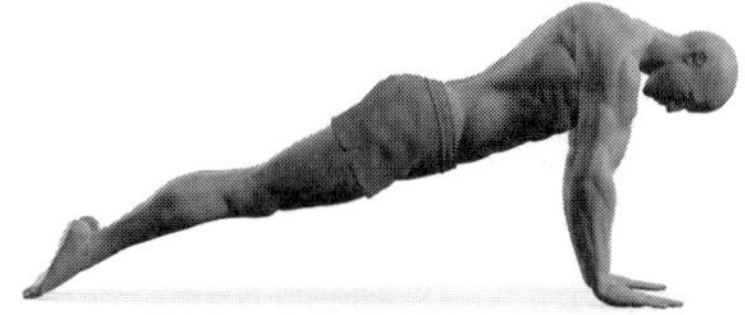

위 그림처럼 견갑골 푸시업은 전거근을 자극하는 데 유용하다. 특히 플렌체를 수행하는 동안 어깨가 오래 버티지 못하는 경우 매우 효과적이다. 이 운동의 핵심은 몸통에서 최대한 멀리 손을 미는 것이다. 몸통을 곧게 뻗고 푸시업을 하는 자세로 시작한다. 어깨가 내려가고 견갑골이 튀어 오르는 동작을 취한다. 그런 다음 팔을 곧게 뻗어서 손으로 몸통을 최대한 멀리 밀어낸다. 이렇게 하면, 전거근을 직접 자극하고 플렌체에서 어깨가 오래 유지될 수 있는 좋은 자세를 찾는 데 도움이 될 수 있다.

대부분의 사람들은 팔을 완전히 머리 위로 올리고(예: 핸드스탠드) 내리는 (예: 만나) 능력 면에서 척추 흉근, 광배근, 대근원, 그리고 기타 어깨 근육에 약간의 제약이 있다. 대부분의 가동성과 유연성 운동은 플렌테에서 가동성 향상을 목적으로 한다. 세라밴드는 아래 운동 대부분에 매우 유용하다.

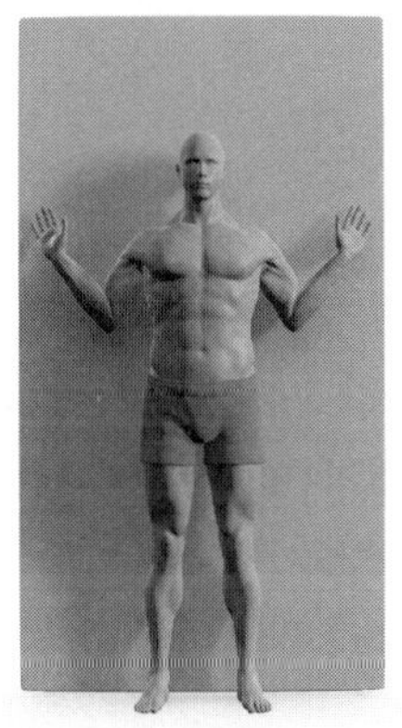
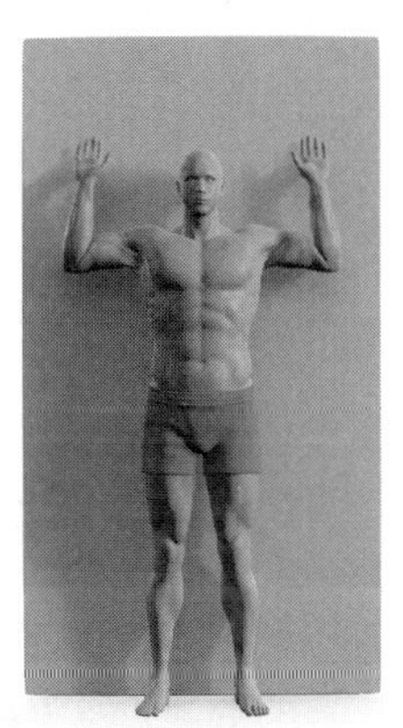
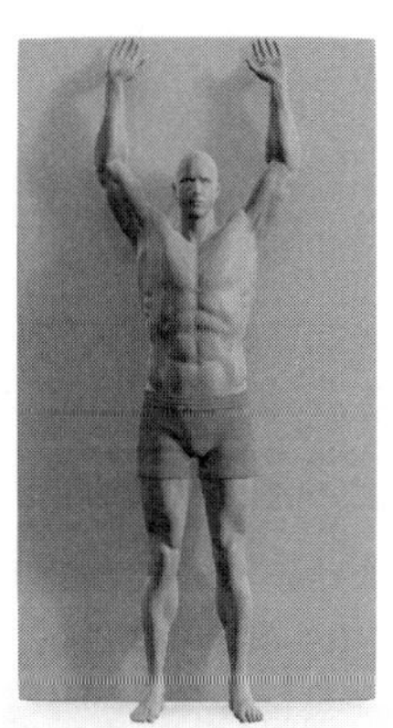

위 그림과 같이 견갑골 월 슬라이드는 올리는 동작과 내리는 동작을 조합한 수축 운동에서 조직을 동원하는 데 매우 훌륭한 도구이다. 이 운동을 수행하려면 벽에 등을 대고 똑바로 선다. 손등이 벽을 향하게 하고 팔꿈치를 완전히 굽혀서 W 자 자세를 취한다. 등, 어깨, 팔을 등에 댄 채, 팔을 머리 위로 올린다. 팔을 위로 올릴 때 견갑골이 완전히 내려와서 움츠러들고, 끝까지 올렸을 때 움츠러들었던 어깨가 상승되어야 한다. 팔이 머리 위로 올라갈 때 등은 벽에서 떨어져 아치형을 이루고, 팔도 벽으로부터 멀어질 수도 있다. 이런 자세가 나오지 않을 때까지 연습을 계속한다.

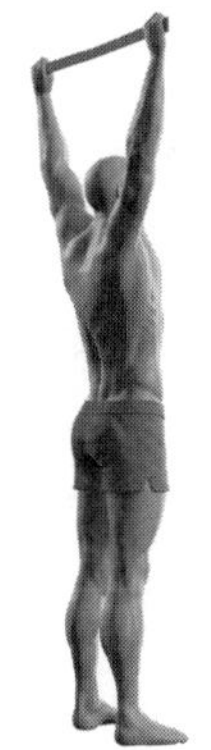
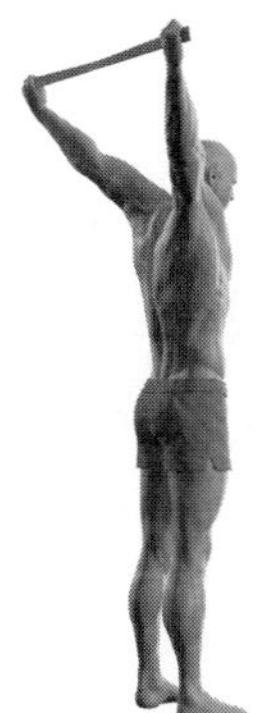
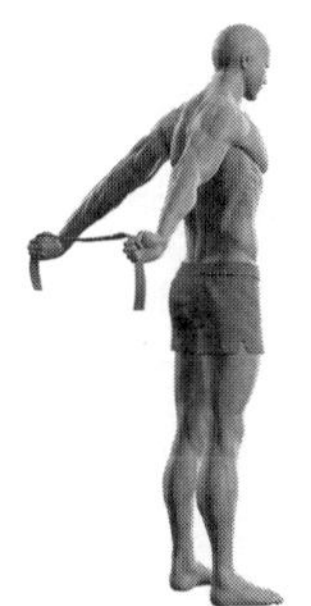

앞 그림과 같은 밴드 디스로케이트는 어깨 가동성에 좋은 또 다른 운동 중 하나이다. 이 운동은 전방 어깨 근육과 어깨 관절낭 모두를 스트레칭 한다. 세라밴드를 사용해서 팔을 머리 위로 올린 다음, 뒤로 회전시켜서 밴드 디스로케이트를 수행한다. 막대, 빗자루, 또는 신축성이나 유연성이 있는 물건을 사용해서 손이 고정되게 유지할 수도 있다. 팔을 머리 위로 올릴 때, 견갑골을 위로 올리고 팔을 외부로 회전시킨다. 정확히 수행하면 가슴과 어깨 앞부분이 통증 없이 크게 신장되는 것을 느낄 수 있다. 몸통 뒤에 손을 위치시켜서 이 단계를 거꾸로 반복해서 역으로 동작을 수행할 수도 있다. 양손을 더 가까이 하면 동작이 더 어려워진다.

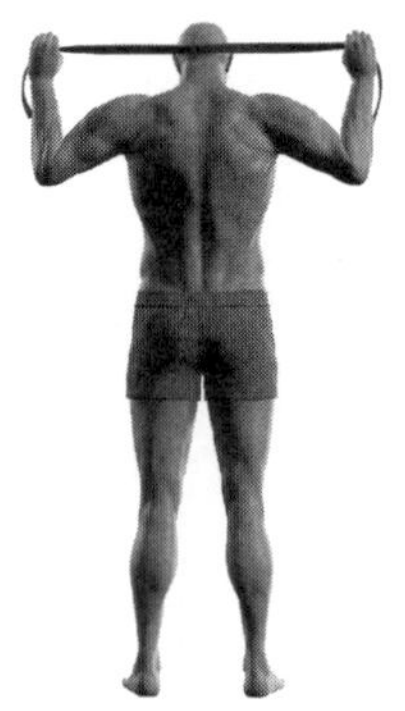

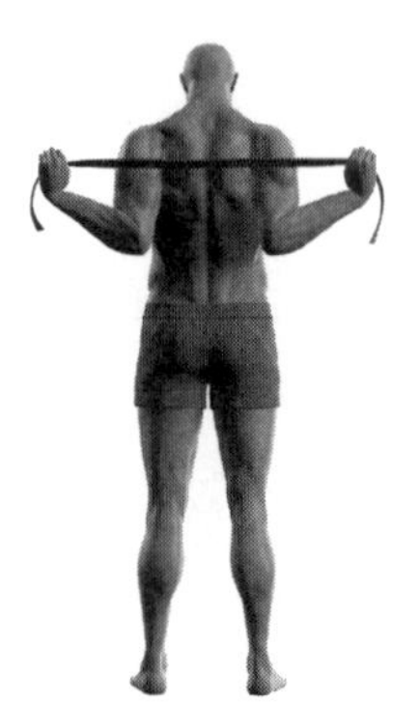

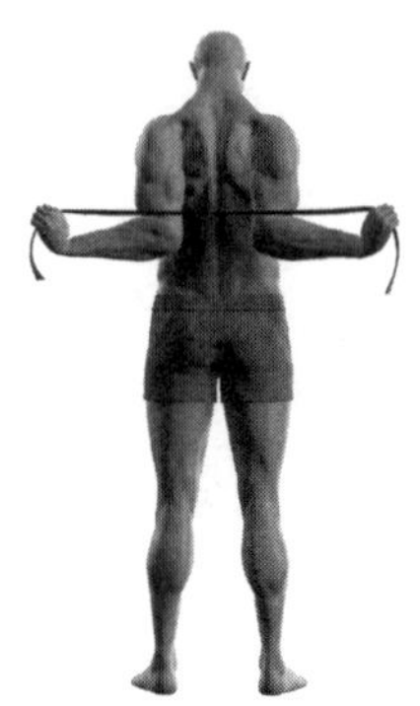

위 그림과 같이 밴드 월 슬라이드는 월 슬라이드 못지않게 좋은 비활동적 운동이다. 위 좌측 그림처럼 먼저 벽을 보고 시작한다. 세라밴드를 어깨너비로 꽉 잡고 머리 위에 유지한다. 월 슬라이드에서 한 것처럼 팔을 옆으로 굽힌다. 팔꿈치가 똑바로 될 때까지 세라밴드를 등 뒤에서 아래로 내린다. 이 운동은 가슴과 견갑골 수축을 스트레칭 하지만, 세라밴드가 신축되면서 팔이 옆으로 확장될 때 손목에 무리를 줄 수 있다. 손목에 무리가 가는 것을 방지하려면, 이 동작을 수행할 때 동작 전반에 걸쳐 견갑골을 올려서 수축시키고, 그런 다음 내리는 데 집중해야 한다.

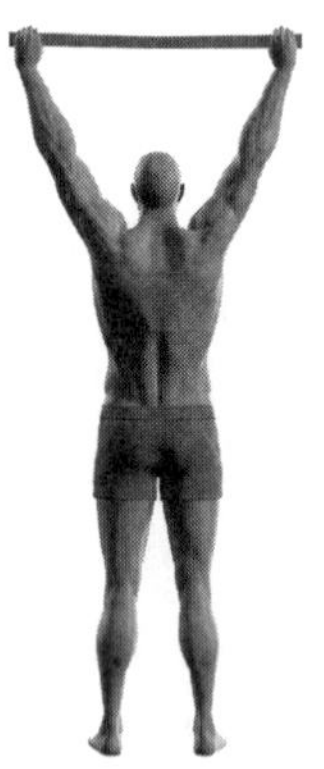

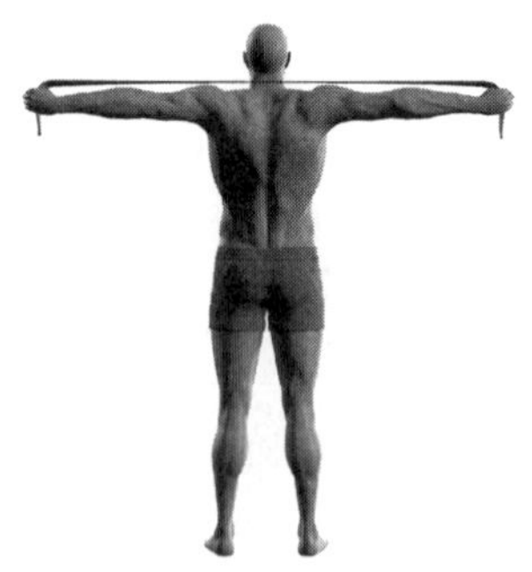

머리 위에서 세라밴드를 잡고 두 팔을 수평이 될 때까지 옆으로 벌리면서 벽을 따라 아래로 슬라이딩한다. 이 동작을 수행하면 견갑골이 수축되어 어깨 근육을 조여준다. 이것은 거의 모든 등 근육을 활성화시키기 때문에 어깨 준비운동에 도움이 되는 좋은 기법이다(위 그림 참조).

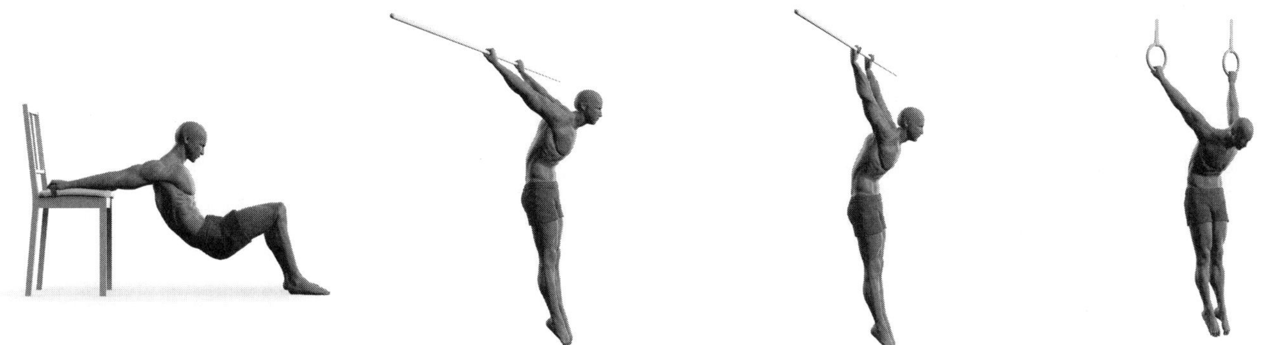

비활동적 어깨 유연성(등 뒤에서 확장) 운동으로는 의자를 이용한 스트레칭(위 첫 번째 그림), 세라밴드를 이용해서 팔을 바깥으로 확장하는 스트레칭, 그리고 철봉을 이용하는 저면행 등 많은 종류가 있다. 위 가운데 두 그림에서 보는 바와 같이, 풀업이나 친업을 수행할 수도 있다. 그런 다음 위 그림과 같이 다리를 들어 올리고 스트레칭을 한다. 링 위에서도 이 운동을 수행할 수 있다(위 오른쪽 그림).

친업 자세는 대다수 스트레이트 암 등척성 운동에 필수적인 팔꿈치에 매우 좋다. 이 동작을 수행하는 경우 팔꿈치에 지속적인 수축이 있을 때 팔꿈치가 뒤를 향하거나 아래를 향해야 한다. 이 자세에서 긴장을 풀면, 팔꿈치 관절에 긴장이 풀어지는 것을 느낄 수도 있다. 그러므로 팔을 똑바로 세우고 이두박근을 수축시켜 팔꿈치를 통해 긴장을 느껴야 한다.

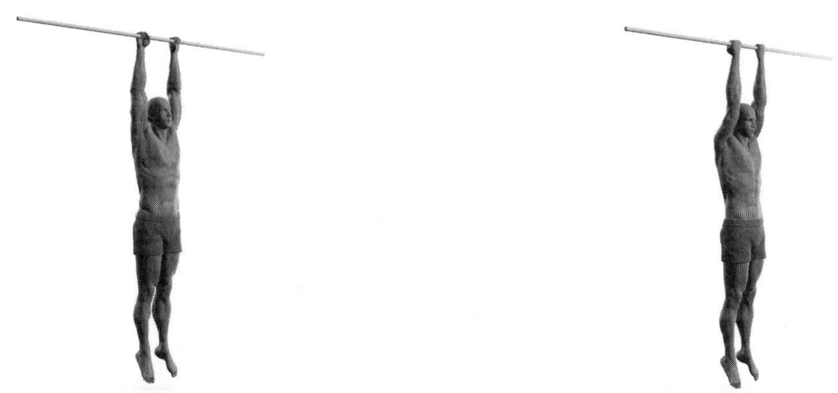

이 운동은 바에 매달려 어깨를 풀어 주는 좋은 운동 중 하나이다. 저면행과 마찬가지로, 내전 그립(풀업)과 외전 그립(친업)이 있다. 외전 그립 행은 상완골을 바깥쪽으로 회전시켜서 충격으로부터 보호하기 때문에 매우 좋다. 이 동작은 또한 상완골의 내부 회전근을 스트레칭 한다. 어깨가 강도에 견딜 수 있으면, 한 팔로 바에 매달릴 수 있다. 이 동작은 중력을 보조하는 고유수용성 신경근 촉진법과 결합될 수 있다. 어깨를 완전히 수축시켜서 5~15초간 유지한 다음, 이완시키면 근육이 더 많이 스트레칭 될 수 있다. 또한, 가동성 운동 사이에 폼롤러, 농구공, 라크로스 공, 또는 테니스 공을 이용해서 가슴과 광배근을 더욱 이완시킬 수 있다.

팔꿈치

팔꿈치는 비교적 단순한 관절이다. 그래서 가동성과 유연성 운동이 많이 필요하지 않다. 그러나 팔꿈치는 부상에 특히 취약하기 때문에 적절한 사전 재활 운동을 수행하는 것이 중요하다. 조심해야 할 가장 큰 문제는 과사용으로 인한 건염이나 스트레스이다. 링은 원 암 친업 및 십자버티기와 같은 고급 풀링 동작이기 때문에 팔꿈치에 상당한 부담을 준다.

팔꿈치 주변에는 팔과 팔뚝의 여러 근육들이 붙어 있다. 이러한 근육들은 쉽게 들러붙을 수도 있다. 그렇게 되면 관절과 힘줄에 부가적인 압력이 가해져서 좋지 않다. 따라서 이러한 부위를 건강하게 유지하는 것이 중요하다. 특정 병리학적 상태에 건염 치료 방법을 수행할 수 있으며, 벤트 및 스트레이트 암 자세 모두에서 이들 근육에 대해 마사지를 시행할 수도 있다.

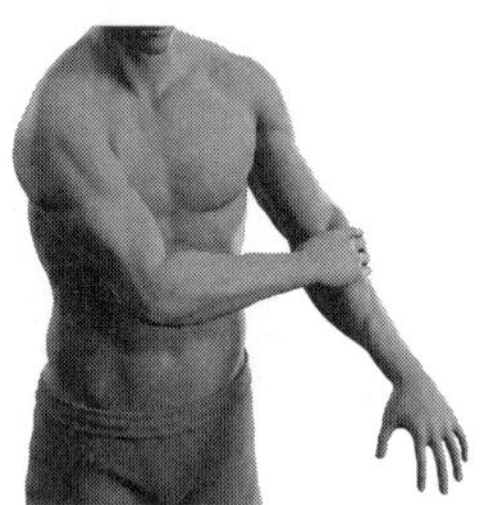
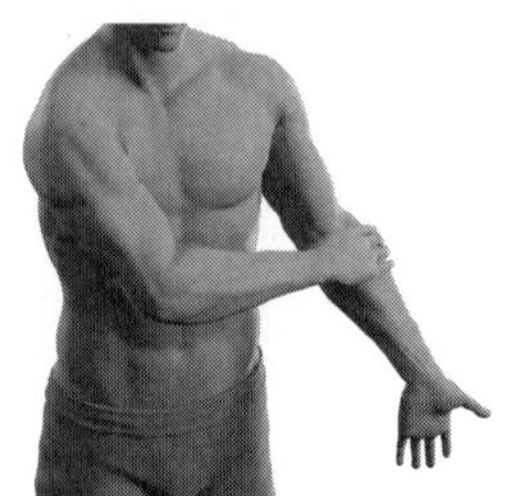

가장 선호되는 방법은 오른손 엄지와 검지를 사용해서 왼쪽 팔꿈치 위/아래 근육을 잡아당기고 누르거나 꽉 죄는 것이다. 그런 다음, 왼쪽 팔꿈치를 구부렸다 폈다 하면서 팔뚝을 안팎으로 회전시켜서 조직을 이완시킨다(이것은 위 그림에서 보여 주는 방식이다. 반대 손을 이용해서 양 팔꿈치를 교대로 시행한다).

특히 팔꿈치 안팎 주변의 이두박근과 삼두박근을 마사지하는 것이 도움이 될 수 있다. 손가락으로 이 근육들을 밀면 주변으로 쉽게 이동될 수 있어야 한다. 경직 또는 근육통이 느껴지면, 오랜 시간 동안 특별히 그 부위를 이완시켜 주어야 한다. 21장 건염 섹션에서 설명한 교차 마찰 및 근막 이완과 같은 기법을 사용할 수도 있다. 교차 마찰 마사지는 조직에 수직으로 적용되는 반면, 근막 이완은 조직에 평행으로 적용된다. 이러한 마사지는 근육 그 자체뿐만 아니라 근막 조직에도 영향을 미친다.

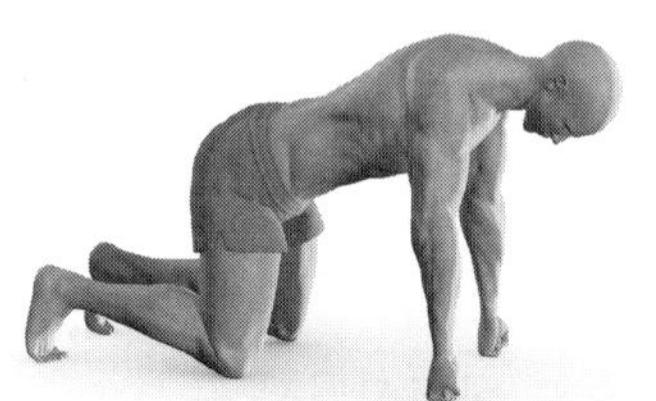
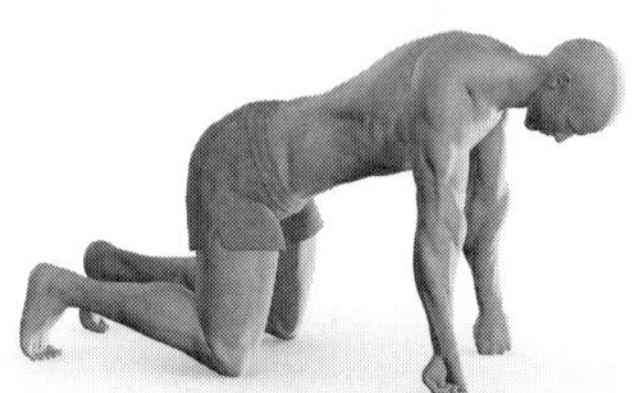

위 그림과 같은 간단한 회전운동은 주먹을 지면에 대고 팔뚝으로 수행할 수 있다. 이 운동은 어깨의 외회전 및 내회전, 팔꿈치 외전 및 회내전, 그리고 손목을 통한 지지를 조합하는 것이다. 이 운동을 하면 중량을 지지하는 동작에서 외전과 회내전을 양호하게 자극할 수 있다. 지면에 손을 대고 수행하거나, 손바닥이나 손등이 앞면을 향하게 해서 이 동작을 수행할 수 있다.

대다수의 '팔꿈치 문제'는 실제로 손목 문제라는 점을 유의해야 한다. 예를 들어 골프 및 테니스 엘보우 형태의 건염은 손목 유연성 및 가동성 운동으로 가장 잘 재활된다.

손목

손목은 매우 중요한 관절이다. 이것은 모든 체중 운동에 사용된다. 처음으로 맨몸 운동을 시작할 때 손목이 경직되거나 통증이 쉽게 발생될 수 있는데, 이는 이전에 손목이 그렇게 빈번하게 사용되지 않았기 때문이다. 무술과 같은 특정 분야는 싸움과 충격적인 활동에 손목을 적응시키기 위해 손목 푸시업과 같은 특별한 운동을 사용한다. 손목 푸시업은 가동성과 사전 재활 측면에서 분명히 좋은 운동이다. 그러나 손목 푸시업이 손목 가동성을 위한 '전부[가장 중요한 것]'는 아니다.

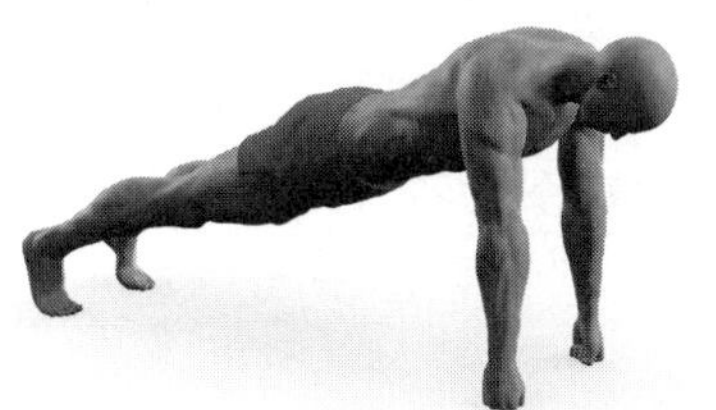

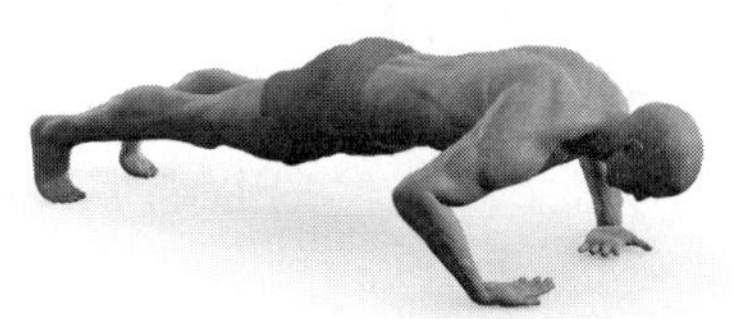

위 그림과 같은 손목 푸시업은 손목을 사용하는 전체 동작 범위의 굴곡 상태에서 손목을 움직인다. 이것은 일반적으로 사용되지 않는 손목 동작이다. 이 동작은 일반적으로 맨몸 운동에서 신장되는 팔뚝 신전근과 손목 굴곡근을 균형 있게 잡아 주기 때문에, 이 동작만으로도 운동을 보람 있게 만들어 준다. 또한, 손목 푸시업은 신전근을 강화시키고 신축시킨다. 신전근은 대부분 굴곡 상태에서 물체를 잡을 때 사용되기 때문에 약하고 경직되기 쉽다. 손목 푸시업은 무술을 하는 사람들의 중요한 운동 중 하나이다.

손목 푸시업을 수행하려면 주먹을 지면에 대고 푸시업 자세로 시작한다. 푸시업에서 아래로 내릴 때, 손목을 뒤집어서 손등이 지면에 닿게 되며, 다시 위로 올라갈 때 주먹을 쥐면서 푸시업 시작 자세가 될 수 있다.

손목을 스트레칭 하는 가동성/유연성 운동은 어떤 운동이든 손목을 강화시키는 다른 모든 운동과 마찬가지로 매우 좋다. 손목 푸시업의 단점 중 하나는 고급 단계로 올라갈수록 손목에 가해지는 부담이 커진다는 것이다. 손목은 장시간 체중을 유지할 수 있도록 구조화되어 있지 않다. 이것을 극복하는 한 가지 방법은 무릎을 벽에 대거나 바닥에 꿇어서 손목 푸시업을 수행하는 것이다.

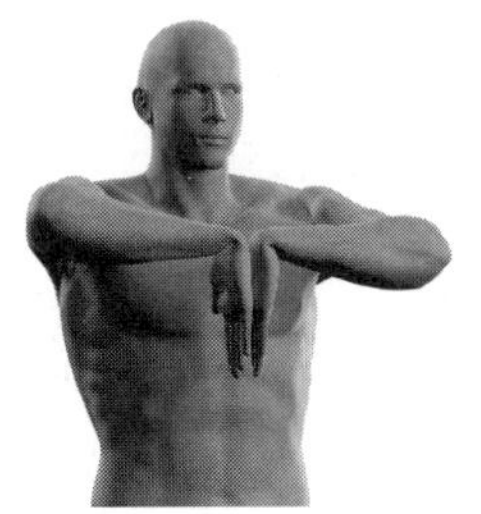

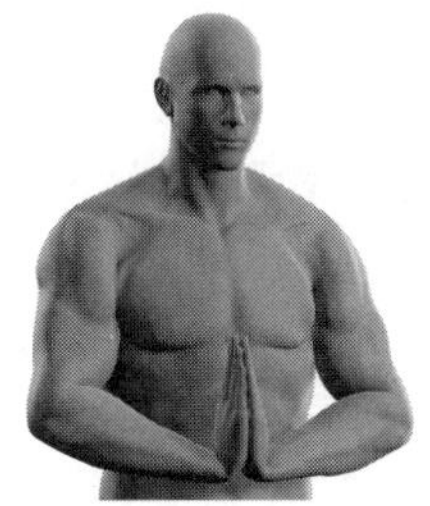

손목에 부담이 적은 가동성 운동이 필요하면, 위 그림처럼 수행하는 것이 좋은 대안이다. 손등이나 손바닥을 함께 붙여서 스트레칭을 한다. 다양한 방법으로 이러한 운동을 수행할 수 있다. 손을 위아래로 움직이고 팔뚝을 회전시켜서 손가락이 여러 방향을 가리키게 한다. 그렇게 손가락에 힘을 주어 스트레치를 강화시킬 수 있다. 손을 서로 맞댄 표면은 지면에 비해 다소 불안정하기 때문에, 손과 손목에 다른 방식으로 작용하게 된다.

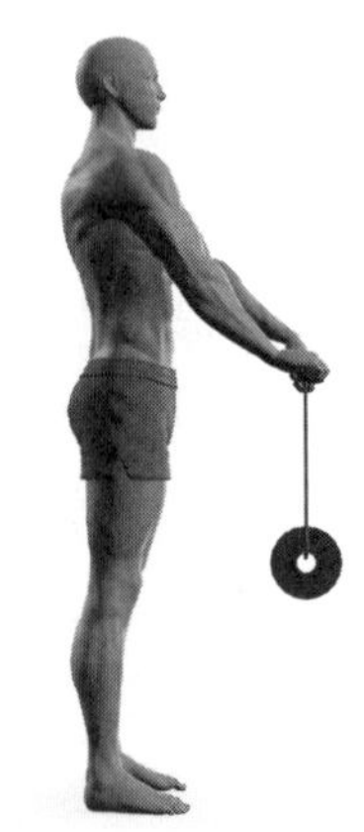

손목을 강화시키기 위한 또 다른 쉬운 운동 중 하나는 라이스 버킷이다. 버킷(양동이)에 약 12인치 깊이로 쌀을 채운다. 쌀에 손을 넣고 팔꿈치가 움직이지 않도록 손목을 시계 방향과 반시계 방향으로 돌린다. 이 운동은 팔뚝의 모든 근육을 빠르게 작동시키고 팔뚝 근육이 여러 방향을 향하게 되기 때문에 팔꿈치가 '부상에 저항'하는 데 도움이 된다. 두 손목을 모두 훈련시킨다.

라이스 버킷과 매우 유사한 또 다른 손목 강화 운동은 손목 롤러wrist roller 운동이다. 저렴한 빗자루, PVC 파이프 또는 이와 유사한 물건을 구입해서 직접 만들 수 있다. 롤러 중간에 로프를 달고 로프 끝에 중량을 위치시킨다. 구입을 했든 직접 만들었든 상관없이, 손목 롤러는 사용이 매우 쉽다. 팔을 단단히 유지한 채 손목을 돌려서 위로 올리면 된다. 바벨, 파워 랙power rack, 또는 기타 장비를 사용해서 손목에 더 많은 힘을 집중시킬 수 있다. 재량에 따라 근력 발달에 도움이 될 수 있는 특정 그립 운동도 사용될 수 있다.

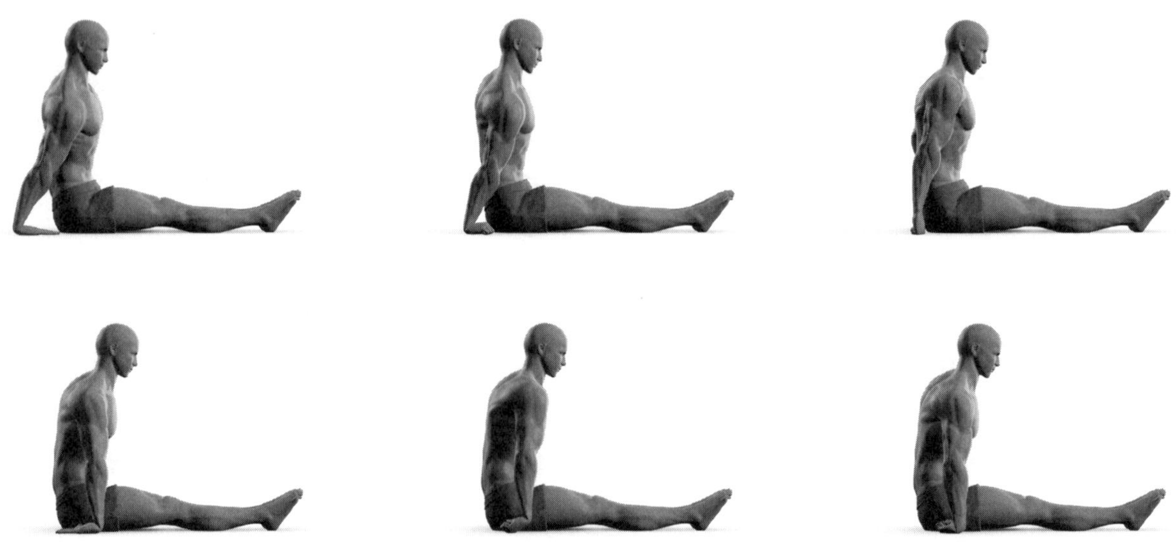

위 그림은 어디에서나 수행할 수 있는 손목 가동성 운동이다. 다리를 앞으로 곧게 뻗은 다음 지면에 앉아서 시작한다. 그런 다음 약간 뒤 지면에 양옆으로 양손을 평평하게 위치시킨다. 손가락 끝이 둔부 근처에 위치되어야 한다. 그런 다음, 팔을 곧게 펴서 손가락과 팔뚝 굴곡근을 신장시킨다. 또한, 손가락으로 볼을 잡고 주먹을 쥔 채 앞으로 굴릴 수도 있다. 동작 범위 경계에 도달해서 깊이 신장되는 것을 느낄 때까지 이 자세를 유지한다. 팔꿈치 안쪽이 최대한 전방을 향하도록 틀어 준다. 그 자세에서 팔꿈치를 약간 굽히고 손목을 똑바로 편 다음, 좌우로 움직여서 근육을 동원할 수 있다. 손을 쥐었다 폈다 하면서 손등 근육을 깊이 신장시킬 수 있다. 강도를 높이려면, 역으로 동일하게 손목을 뻗어 손가락 관절로 지면을 깊이 파는 동작을 수행한다.

이 운동은 일반적으로 손목에 부담을 적게 주고, 손목 관절이 손가락을 통한 압력과 결합되어 관절 그 자체를 동원하는 데 도움이 되기 때문에, 손목 푸시업에 적합하다. 이 운동을 하면 손목이 보다 자연스러운 위치에 놓이게 되므로, 동작 범위를 늘리기 위해 근육을 신장시킬 때 느낌이 더 좋아진다.

다음은 그 밖의 몇 가지 손목 가동성 운동들이다.

- 손바닥을 지면에 대고 손가락이 모든 방향을 향하게 한 다음, 손목을 신장시키면서 손가락이 가리키는 모든 방향으로 5~10회 움직인다.
- 손등을 지면에 대고 손가락이 모든 방향을 향하게 한 다음, 손목을 신장시키면서 손가락이 가리키는 모든 방향으로 5~10회 움직인다.
- 손바닥을 지면에 대고 손바닥이 지면에서 떨어지지 않게 유지하면서 손가락으로 지면을 규칙적으로 누른다. 반복해서 수행한다.
- 손바닥을 지면에 대고 다른 손을 이용해서 각 손가락을 한 번에 하나씩 들어 올린다. 이 동작은 손가락을 동원해서 팔뚝 신장을 더 깊게 한다.

냉온 교대욕 및 교대 샤워

손목에 전반적인 혈류가 향상되지는 않았지만, 맨몸 운동을 수행하는 동안 전체 체중을 지지해야 하기 때문에, 통증이 발생되기 쉽다. 그럴 경우, 냉온 교대욕이 매우 유용할 수 있다. 냉수만으로도 혈관을 수축시켜서 염증을 완화시킬 수 있다. 그러나 냉온 교대욕을 하면 효과가 상승된다. 냉온 교대욕은 수온 변화로 인해 그 부위에 혈류를 강제로 순환시키고 염증을 완화시킬 수 있다.

냉온 교대욕은 매우 쉽다. 먼저 두 개의 양동이에 물을 채운다. 한 양동이 물은 최대한 차가워야 하며(얼음을 넣을 수도 있다), 다른 양동이 물은 견딜 수 있을 만큼 뜨거워야 한다. 따듯한 물을 양동이에 채운 다음 그 위에 끓인 물을 계속 추가한다. 화상을 입지 않도록 주의해야 한다. 두 양동이에 각 1분씩 교대로 손/손목을 담근다. 냉수 통에서 시작하는 것이 훨씬 더 효과적이다. 일주일에 4~5일 동안 매일 2회씩 세션당 5~10회 수행한다.

냉온 교대욕을 하는 동안 운동을 중단할 필요는 없다. 손가락을 움직이거나 다양한 위치에서 손목을 신장하거나 동원할 수 있으며 힘줄, 근육 및 관절에 좋은 일반적인 운동을 많이 할 수 있다.

동일한 방법으로 단지 손/손목이 아니라 전신에 냉온 교대 샤워를 할 수 있다. 냉온 교대욕이나 샤워에 대한 문헌에는 견해가 상충되고 있다. 근육통을 완화시키거나 성과를 향상시키는 것과 관련해서 많은 연구들은 냉온 교대욕이 효과가 없음을 보여 주고 있다. 그러나 그것이 심리적이나 위약 효과라 하더라도, 많은 경우에 냉온 교대욕은 확실히 효과적이다. 냉온 교대욕이 효과적이라면, 시도해 보지 않을 이유가 없다. 전반적인 조직 건강과 관련해서 냉온 교대욕이 많은 이점을 제공한다는 믿음으로 많은 트레이너들은 냉온 샤워를 지속적으로 사용하고 있다. 항상 냉수로 시작해서 냉수로 끝내야 한다. 처음에는 좋다는 것을 못 느낄 수도 있지만, 많은 사람들은 일단 냉온 교대욕을 시작하면 매우 상쾌하다는 것을 알게 된다.

굳은살과 벗겨 내기

굳은살이 너무 커지면 쉽게 찢어질 수 있기 때문에 커다란 문제가 될 수 있다. 이 문제를 해결하는 데는 여러 방법들이 있다. 어느 방법을 선택하든, 안전해야 한다.

- 뜨거운 물로 장시간 샤워를 한다. 굳은살이 흰색으로 변하면 긁어낼 수 있다.
- 따뜻한 물을 담은 양동이에 굳은살 부위를 담근다. 굳은살 부위가 부드러워지면서 흰색으로 변하면, 면도날/나이프 등으로 긁어낼 수 있다.
- 또 다른 대안은 손톱 깎기를 사용해서 제거하는 것이다.

벗겨지거나 찢어져서 너덜거리면 난처해지게 된다. 맨몸 운동 그 자체로는 굳은살이 찢어지는 일이 생기지 않지만, 굳은살이 너무 커지도록 방치한 채 스윙 동작을 많이 훈련하거나 손에 힘을 많이 가하는 운동을 하면 피부 일부가 찢어질 수도 있다.

치료가 진행되는 동안 먼저 손톱 깎기나 가위 주변을 정리한다. 손가락으로 굳은살을 뜯어낼 수도 있지만, 필요 이상으로 피부가 찢어질 위험이 있다. 어떻든 굳은살을 제거하기로 결심했으면, 조심해서 벗겨내야 한다. 문제된 찢겨진 굳은살을 제거하면, 다음 단계는 그 부위를 치료하는 것이다. 영향을 받은 부위에 지혈 효과가 있는 백악chalk을 바르고, 가벼운 압력이나 마찰을 가하면 새로운 피부의 성장을 촉진시킨다. 실제로 굳은살을 다시 쌓이게 하는 유일한 방법은 새 피부를 사용하는 것이다. 동작을 수행할 때, 통증을 견딜 수 있는 지점까지 진행하되, 피부가 찢어지거나 피가 나는 지점까지는 진행하지 않아야 한다. 집에 돌아갈 때는 손가락을 세워 올려 주는 동작으로 영향을 받은 손을 신장시킨다. 이렇게 하면 새 피부가 충분히 유연성 있게 자랄 수 있기 때문에 손가락을 완전히 펴더라도 찢어지지 않는다. 피부가 치유되는 동안 손에 충분한 수분을 공급해서 피부에 균열이 생겨서 더 악화되는 것을 방지해야 한다. 이외에 특별한 것은 없다. 몇 가지 간단한 단계를 거쳐서 진행이 되게 하면 신체는 스스로 치유된다.

Chapter 22. 요약
사전 재활, 가동성, 그리고 유연성 리소스

이 장은 신체를 건강하게 유지하는 맥락에서 사전 재활, 가동성, 그리고 유연성이 상호 연관되는 방법을 설명했다.

가동성과 유연성이 부상 및 통증과 어떻게 관련되어 있는지에 대해 분석했다. 급성 및 만성 통증에 대한 치료 방법은 크게 다를 수도 있다. 근골격계 및 신경 근육 모두를 사용하는 기법이 최상의 표준적인 접근 방식이다(한 사람에게 효과적인 기술이 다른 사람에게는 효과가 없을 수도 있음을 명심해야 한다).

고관절, 등, 어깨, 팔꿈치, 그리고 손목 등 5개 부위에 사용할 수 있는 특정 사전 재활, 가동성, 그리고 유연성 운동/기법을 설명했다. 또한, 냉온 교대욕, 냉온 교대 샤워, 그리고 굳은살을 제거하는 방법을 설명했다.

- CHAPTER 23 -

연습 기법, 설명, 그리고 팁

권장되는 장비

모든 사람들이 일류 시설 또는 장비를 사용할 수 있는 것은 아니기 때문에, 여기서 소개하는 운동들의 기술은 최대한 낮은 수준이다. 시작하는 데 반드시 필요한 장비는 링 세트이다.

여기에서 소개하는 기술 중 일부는 패러럴 바(평행봉), 패럴렛(미니 평행봉), 또는 철봉과 같은 단일 봉 등을 사용한다. 바 동작 중 대부분은 링으로 대체될 수 있으며, 패러럴 바 동작 중 대부분은 패럴렛으로 대체될 수 있다.

사용하는 링이나 장비 유형은 별로 차이가 없다. 사용할 수 있는 여러 브랜드 중 일부는 로그Rogue 링과 EXF 링이 있다. 우드 링Wood rings은 느낌이 좋고 분필 가루가 잘 유지되기 때문에 플라스틱 링보다 선호된다. 로그는 고품질 패럴렛도 판매한다. 다른 체조 용품 공급업체를 검색하거나, DIY 안내에 따라 집에서 직접 장비를 만들 수도 있다. 다음 두 사이트에서 링과 패럴렛에 대한 DIY 지침을 확인할 수 있다.

- 링: www.instructables.com/id/How-to-make-PVC-gymnastic-fitness-rings
- 패럴렛: www.celtickane.com/projects/homemade-parallettes

출입구 풀업 바와 같은 다양한 장소나 나무에 링을 장착할 수도 있다. 어떤 사람들은 천정을 가로지르는 빔에 링을 설치하기도 한다. 반면 패럴렛은 어디에서나 사용될 수 있다. 벽이 진행에 도움이 될 수도 있다.

장비를 이용할 수 없으면, 창의력을 발휘해서 시작할 수도 있다. 예를 들어 로프로 막대를 나무에 메달아 철봉으로 사용할 수 있다. 어떤 것을 선택하든, 안전이 최우선이라는 점을 명심해야 한다. 즉, 전통적인 장비 없이 풀업과 로우를 수행할 수 있는 몇 가지 대안이 있다.

- 풀업: 나무, 계단, 놀이터, 선반, 튼튼한 문틀, 또는 매달릴 수 있는 물건들.
- 로우: 테이블이나 의자에 링을 매단다. 테이블이나 의자에 막대를 걸쳐 놓고 거기에 링을 매단다. 철봉에 링을 매단다.

기본 위치 지정, 중요 연습, 그리고 일반적인 실패

표준 준비운동 루틴에서 이러한 기본적인 자세 중 상당수를 찾아볼 수 있다. 준비운동은 부상을 입지 않도록 신체 인식과 결합 조직 무결성을 개발하는 데 도움이 되기 때문에, 이러한 운동을 수행할 수 있는 좋은 기회이다.

견갑골 자세

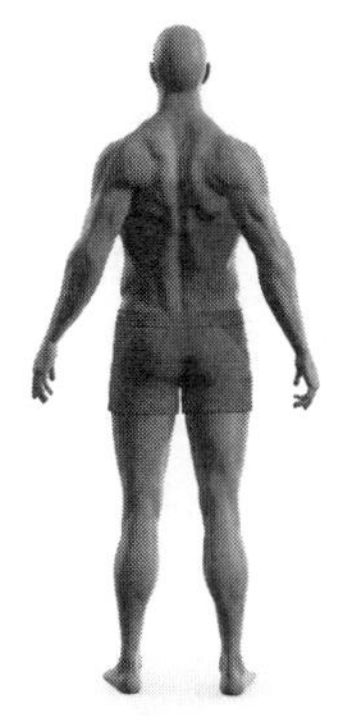

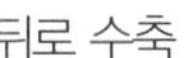

뒤로 수축

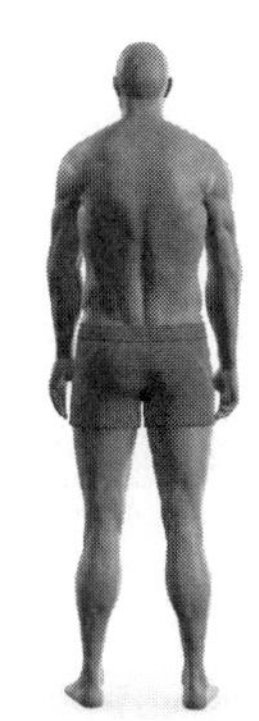

앞으로 수축

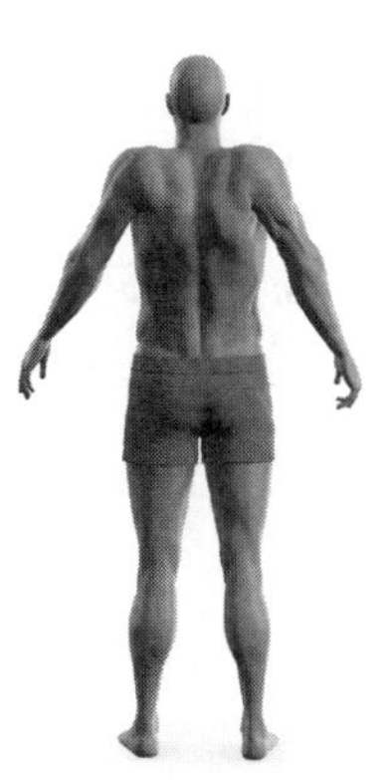

위로 올림

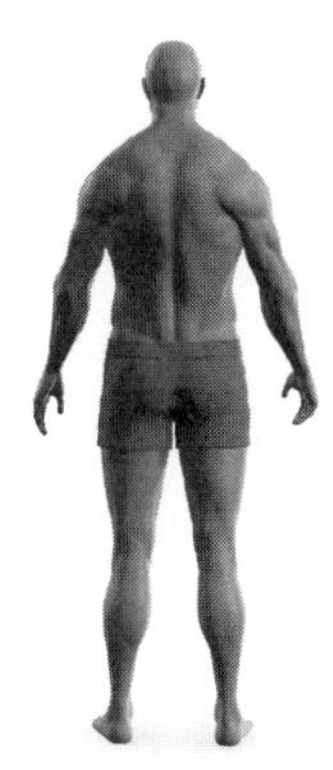

아래로 내림

위의 그림은 견갑골 자세에 중요한 차이가 있음을 보여 준다. 모든 맨몸 운동이 안전하고 효과적으로 수행되려면 적절한 견갑골 자세가 필요하다. 앞/뒤로 수축하는 것은 견갑골을 앞과 뒤로 압착한다는 것을 의미한다. 마찬가지로, 위로 올림과 아래로 내림은 견갑골을 올리고 내린다는 것을 의미한다.

할로우, 아치, 플랭크, 역플랭크

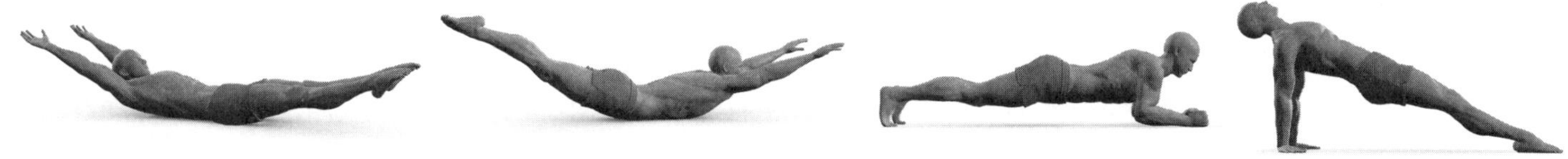

이러한 것들은 맨몸 운동 기술을 정확하게 수행하는 데 필요한 다양한 모양에 익숙해지기 위한 기본적인 신체 자세 훈련이다. 결국 핸드스탠드 및 기타 운동과 같은 고급 동작에 이러한 자세들을 사용하게 된다. 장기적으로 성공하려면 준비운동에서 적절한 자세를 훈련해야 한다.

자세 훈련을 수행할 때, 올바른 정렬(할로우, 스트레이트, 또는 아치)을 유지하는 데 중점을 두어야 한다. 올바르게 자세를 수정하려면 자신을 볼 수 있어야 한다. 거울이나 카메라를 사용하는 것이 좋다. 코치나 경험이 많은 운동선수에게 이러한 훈련을 제대로 하고 있는지 확인해 달라고 부탁하고 어떻게 해야 할지 물어보는 것도 좋은 방법이다. 결국, 눈을 감고도 이 훈련을 수행하고 올바른 정렬을 유지할 수 있어야 한다.

사이드 플랭크는 본질적으로 신체 그 자체가 직선을 이루고 있으면서 몸의 측면이 바닥을 향하는 자세를 포함한다.

링 지지 및 링 외회전(RTO) 지지대 유지

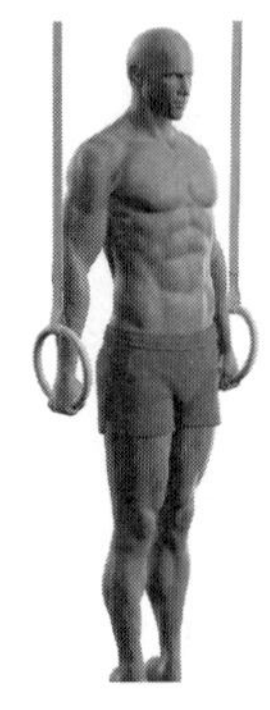

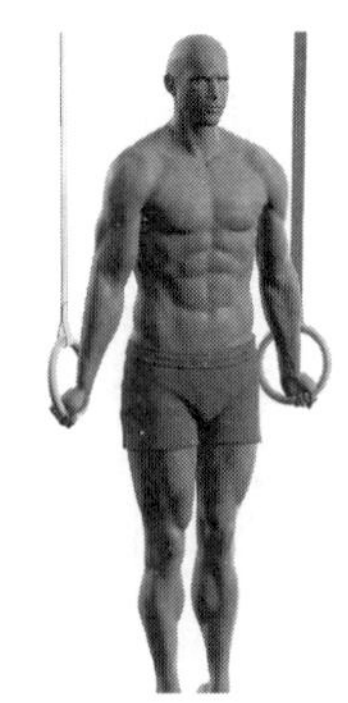

링 지지 및 링 외회전 지지대 유지는 링 전문 근력 동작을 개발하는 데 매우 중요하다. 이 동작들은 준비운동에 포함되어 있다. 이들은 또한 여러 가지 스트레이트 암 등척성 운동에 필요한 결합 조직 근력 발달에 도움이 된다. 링 운동이나 원 암 친업으로 진행하고 싶으면 이 동작에 집중하는 것이 좋다.

저먼행

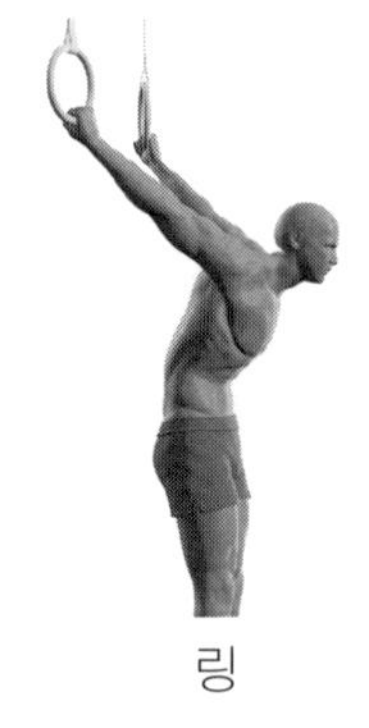

링

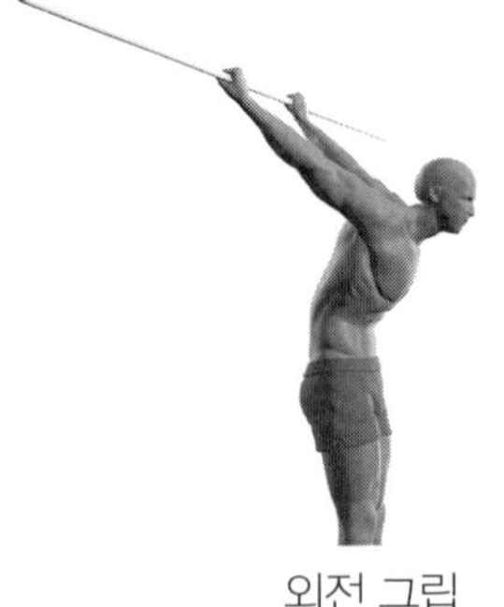

외전 그립

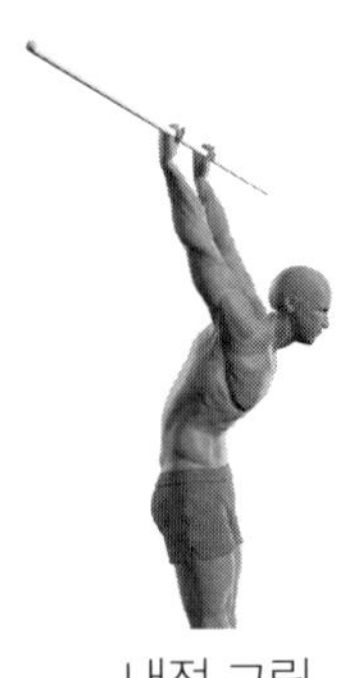

내전 그립

저먼행은 이 책 레버 진행 섹션에서 자세히 설명된다. 이 정적 자세와 이 자세의 안팎으로 이동하는 과정(종종 스킨더캣이라 불린다)은 어깨 유연성뿐 아니라 어깨와 팔꿈치의 결합 조직 근력을 기르는 데 중요하다. 저먼행은 링이나 고급 근력을 열망하는 모든 운동선수들에게 링 지지와 링 외회전 지지대 유지만큼이나 중요하다.

폴스 그립

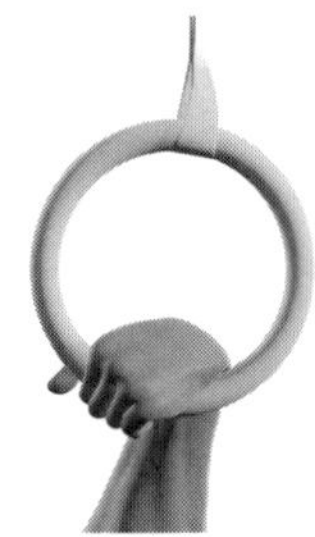

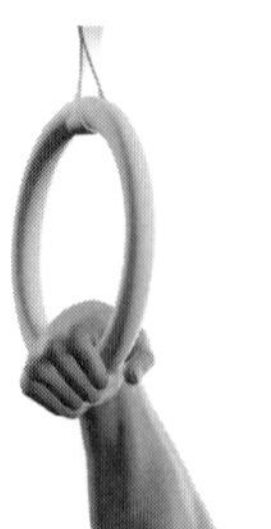

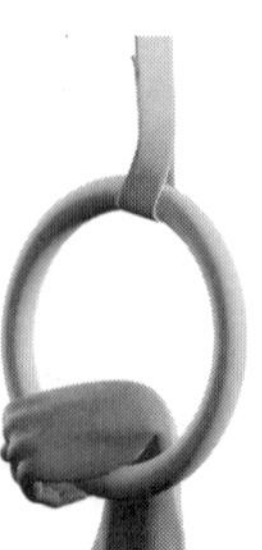

폴스 그립은 머슬업 섹션에서 보다 자세히 설명된다. 링과 바에서 머슬업 수행을 배울 때 이 그립은 가장 중요한 동작 중 하나이다. 그래서 이제 연습을 시작해 보기로 한다.

캔들 스틱Candlestick

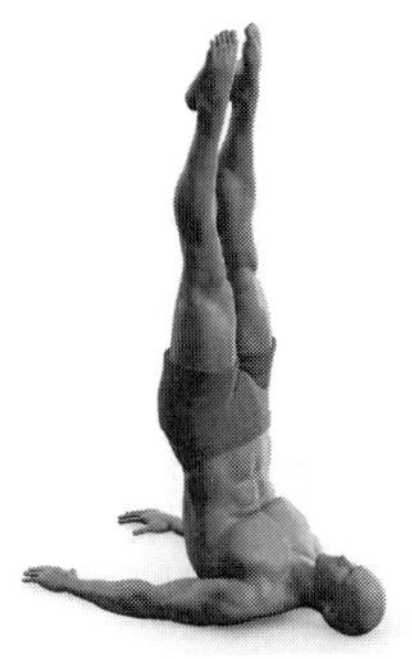

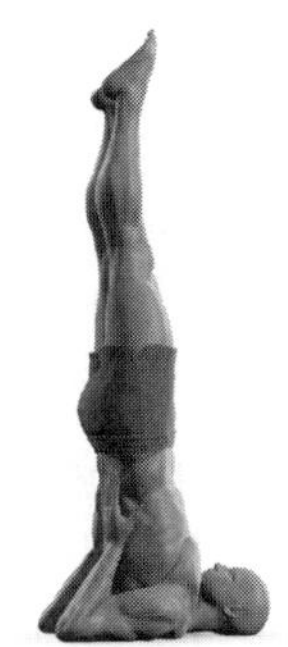

캔들 스틱 자세는 헤드스탠드 및 핸드스탠드 자세의 대안이다. 초급자이고 헤드스탠드 또는 핸드스탠드로 들어갈 준비가 되어 있지 않으면, 준비운동에 이 동작을 포함시킨다. 그러면, 몸을 뒤집어서 수직으로 향하는 느낌에 익숙해지는 데 도움이 될 수 있다. 몸 자세를 똑바로 유지하는 데 중점을 둔다. 몸이 기울어지면 안 된다.

일반적인 잘못된 자세의 맨몸 운동

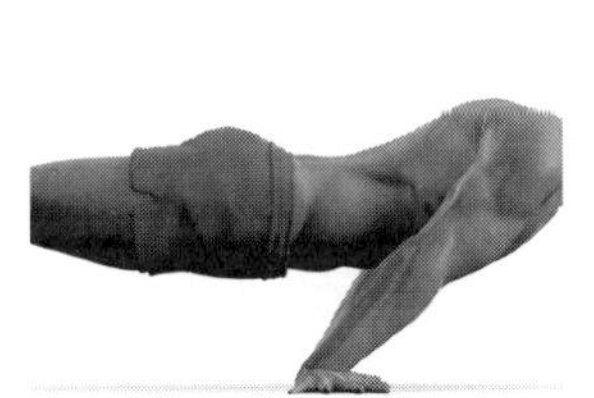

몸이 아치형이거나 처졌다.

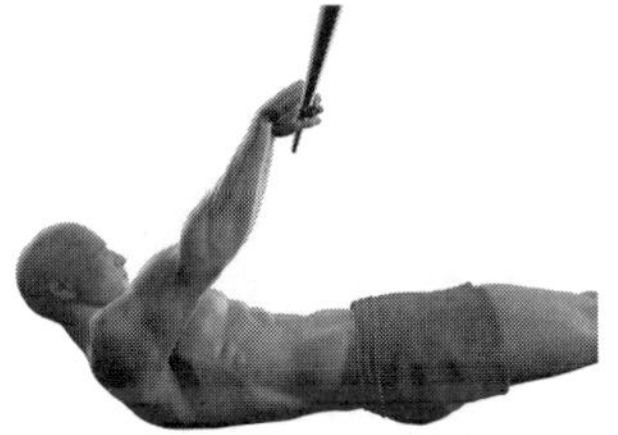

가슴이 너무 굽었다.

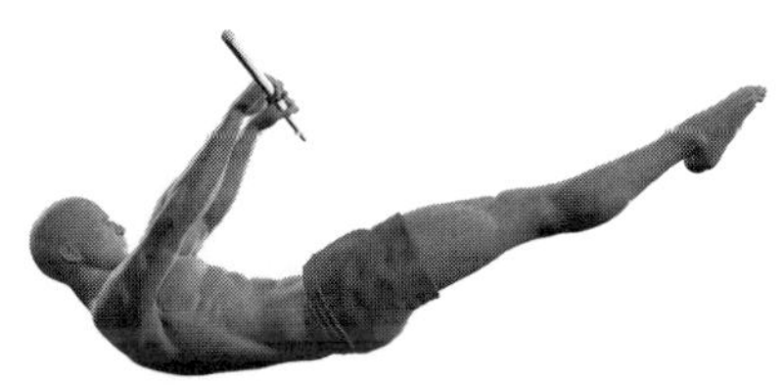

지나치게 우묵하거나 등이 굽었다.

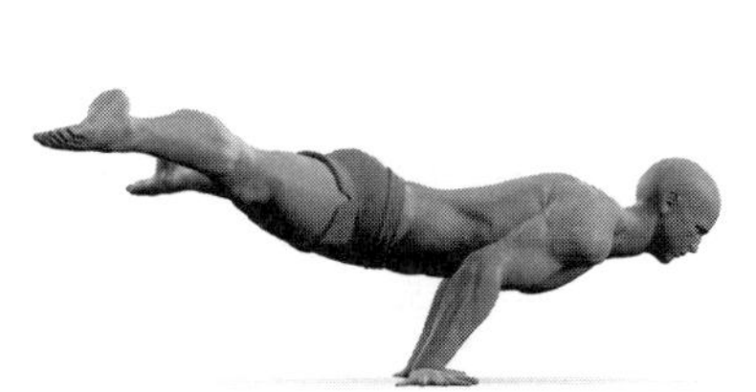

팔이 굽고, 몸이 아치형이다.

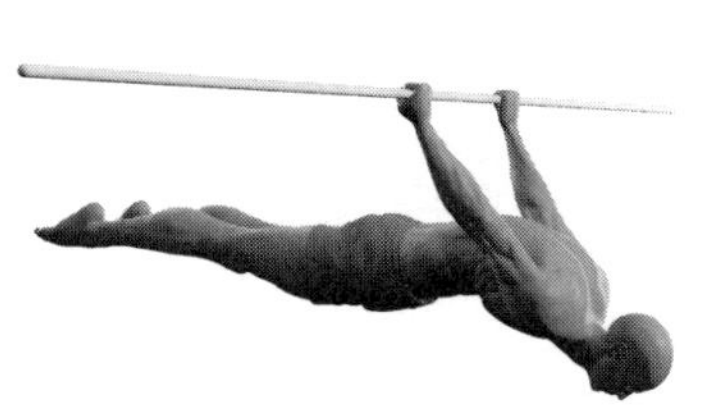

가슴이 너무 굽었다.

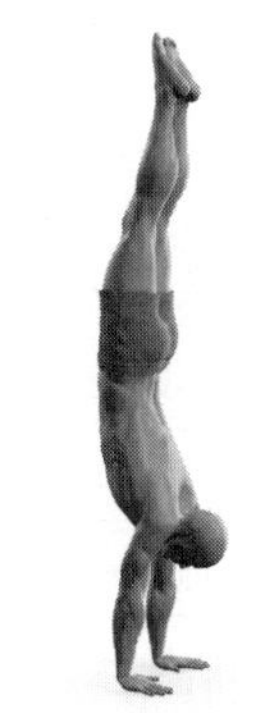

스트레이트 핸드스탠드와 반대로 바나나 형태의 핸드스탠드가 되었다.

이러한 자세들은 맨몸 근력 운동을 수행할 때 흔히 나타나는 잘못된 자세 중 일부이다. 이러한 잘못된 자세는 동작 또는 등척성 유지를 수행하는 동안 신체 자세가 부적절하나는 것을 나타내며, 실제로 출력되어야 하는 힘이 부족하다는 것을 의미한다('잘못된 자세'는 동작을 부정확하게 수행하기 쉽게 만든다). 자세가 잘못된 것을 발견하면, 이를 해결하는 가장 좋은 방법은 현재 진행을 한 단계 낮추어 적절한 신체 자세로 다시 시작하는 것이다.

일반적인 약어

다음은 차트, 이 책 전반, 그리고 맨몸 운동 근력을 설명할 때 사용되는 일반적인 맨몸 운동 트레이닝에서 사용되는 약어이다.

일반적인 용어

BW 바디웨이트Bodyweight

장비

R 링Rings
PB 패러럴 바Parallel Bars(평행봉)
FL 프론트 레버Front Lever(PB와 한쌍으로 바닥에 있을 때와 같음)

신체, 손 위치

BA 벤트 암Bent-Arm
BB 벤트 바디Bent-Body
SA 스트레이트 암Straight-Arm
SB 스트레이트 바디Straight-Body
Adv 고급
Str 스트래들Straddle: 다리를 벌린 자세
Deg 신체 또는 손 위치 각도(RTO 참조)
RTO 링 턴 아웃Rings-Turned-Out: 링 외회전
FG 폴스 그립False Grip

운동

HS 핸드스탠드Handstand: 물구나무서기
HeSPU 헤드스탠드 푸시업Headstand Pushup: 물구나무서서 팔 굽혀 펴기
HSPU 핸드스탠드 푸시업
BL 백 레버Back Lever: 레버 지지점에서 뒤쪽으로 벗어난 자세
Inv 인버티드 행Inverted Hang: 거꾸로 매달리기
OAC 원 암 친업One-Arm Chin-up: 한 팔 턱걸이에서 손등이 바깥을 향하는 자세
PL 플렌체Planche: 양손 위로 수평이 되게 몸을 지탱하는 자세
PU 푸시업Pushup: 팔굽혀펴기

PPPU	유사 플렌체 푸시업Pseudo Planche Pushup
GH	저먼행German Hang: 철봉이나 링에 매달려서 무릎과 둔부를 접고 거꾸로 매달린 후 몸을 뒤로 넘기는 매달리기
RC	로프 클라임Rope Climb: 줄 타기
OA	원 암One-Arm
EL	엘보우 레버Elbow Lever
Ecc	원심성Eccentrics
BTB	등 뒤
클랩Clap	손뼉 마주 치기
슬랩Slap	신체 일부를 손으로 치기
BWD	후방Backward
FWD	전방Forward

- CHAPTER 24 -

핸드스탠드 변형

핸드스탠드 진행: Page 1, Column 1

서론

핸드스탠드Handstands에 대한 내용만으로도 몇 권의 책을 쓸 수 있을 것이다. 다만 여기서는 각 기술 중 가장 중요한 부분에 초점을 맞춰 요약적으로 제시할 것이다. 매우 세부적인 것들은 너무 물리적이고 너무 개인적이며 동작 또는 균형과 관련된 것이기 때문에, 글로 설명해서 간단히 이해될 수 없다. 실습 경험이 풍부한 훌륭한 코치에게 지도를 받는 것이 가장 좋다.

핸드스탠드를 수행하는 동안 적절한 기술을 유지하는 것은 단지 아름답게 보이는 것이 아니라 매우 중요하다. 핸드스탠드 기술을 적절히 수행하면 모든 관절을 올바르게 정렬해서 동작 수행에 필요한 근육의 노력을 줄일 수 있다. 핸드스탠드 기술을 적절히 수행하면 핸드스탠드를 보다 쉽게 수행할 수 있으며, 맨몸 운동에서 배우는 다른 기술을 위한 신체 인식과 자세를 향상시킨다.

스쿼트가 인간 동작의 기본이 되는 방식과 마찬가지로, 핸드스탠드는 맨몸 운동에서 기본적인 자세 중 하나이다. 맨몸 또는 에어 스쿼트를 제대로 실행하지 못하면, 프론트 스쿼트, 중량 백 스쿼트, 오버헤드 스쿼트, 그리고 올림픽 역도와 같은 부하 적용 기술을 실행하기 어렵다. 견고한 스쿼트 기반이 없으면, 다른 운동 모두 올바르게 발달되지 않는다. 핸드스탠드를 적절히 수행하면 다른 여러 가지 맨몸 운동 기법과 동일한 효과가 있다.

맨몸 운동에 능숙해지고 싶으면, 거의 매일 훈련해야 할 운동 중 하나가 바로 핸드스탠드이다. 월 핸드스탠드와 같은 특정 변형으로 휴식과 회복을 위태롭게 하지 않고도 수준 높은 기술 운동을 쉽게 진행할 수 있다. 핸드스탠드 기술을 꾸준히 연습하고 개선시키면 미래에 지속적인 보상을 얻을 수 있다.

기술을 기반으로 하는 수행 결과는 일반적으로 일관성 및 진행을 기반으로 그래프에서 정상 분포를 나타내는 종형 곡선 분포를 이룬다는 점을 주목하기 바란다. 예를 들어 핸드스탠드 연습을 시작할 때, 일반적으로 매번 실패할 것이다. 그런 다음 향상이 되면서 차츰 2초 유지를 달성하게 된다. 더욱 향상이 되면 일관성 있게 2초를 유지할 수 있을 뿐 아니라 약 9초까지도 유지할 수 있게 된다. 여기에서 두 가지 결론을 내릴 수 있다.

1. 유지 길이는 가장 일관성 있는 수행이 존재하는 종형 곡선의 중간에 있다. 수행능력은 일관성 있는 시도로 가장 잘 요약된다는 것을 의미한다. 유지가 중간 또는 평균이라는 것은 능력을 의미한다.
2. 정규적인 수행보다 좋거나 나쁜 경향이 있는 정상 분포를 벗어나는 극단치도 있다.

이러한 극단치에 중점을 두어서는 안 된다. 기술을 연습할 때 핵심은 기술을 일관성 있게 만드는 것이다. 항상 기술을 잘 수행하는 것을 목표로 하여 기술 유지 일관성을 향상시켜야 한다. 10초 핸드스탠드 유지를 목표로 하는 표본 집단에서 처음에는 0초, 두 번째는 2초, 그리고 4초, 6초, 8초 그리고 10초를 유지할 수도 있다. 혼합된 결과로 매번 10초 유지를 목표로 하기보다 4초 유지를 일관성 있게 수행한 다음 이를 개선하는 데 중점을 두는 것을 목표로 한다. 가장 좋았던 것에 집중하고 가장 나빴던 것을 마음에서 지운다. 대신, 일관성을 유지하는 데 집중한다. 일관성은 보다 정적이고 역동적인 신체 인식을 발달시키는 데 핵심이다. 피로해져서 일관성을 유지하지 못하면 휴식을 취해야 한다. 10초를 유지하는 것이 전체적인 일관성만큼 중요하지 않기 때문에 10초 유지에 너무 힘들게 집중하지 않도록 한다.

또한, 핸드스탠드 자세를 종료할 때 두 발을 아래로 내리면서 굴러 넘어지거나 급회전하는 자세를 최소화시키는 것이 필수적이다. 핸드스탠드 자세에서 굴러 떨어지는 것은 나쁜 습관을 강화시키는 경향이 있다. 그것은 "핸드스탠드를 안정적으로 유지할 수 없는 지점에 도달했을 때는 중단해야 한다"는 것을 신체에게 알려주는 것이다. 대신 핸드스탠드를 배우는 동안 모든 자세를 완전히 숙달하기 위해 분투해야 한다. 분명히 폼을 강조하고 싶겠지만, 핸드스탠드 자세를 위해 분투하는 방법을 배우지 않는다면, ① 분투에 동원되는 근육에 안정적인 근력을 기르지 못하고, ② 나쁜 자세를 기르게 된다.

요약하면, 핸드스탠드에서 초점은 다음과 같다.

- 가능하면 거의 매일 핸드스탠드를 연습한다.
- 항상 올바른 신체 자세에 집중한다.
- 전체적인 일관성에 초점을 맞춘다.
- 폼이 최우선이지만, 게을리하지 말고 항상 핸드스탠드와 분투해야 한다.
- 모든 연습이 완벽함을 만드는 것은 아니다. 완벽한 연습만이 완벽함을 만든다.

원하는 지점에 유지되지 않으면 초점을 유지하거나 좌절감을 극복해야 하는 심리적인 문제에 직면할 수도 있다. 그럴 경우, 한 단계 뒤로 물러나서 휴식을 취한 다음, 코로 들이마시고 입으로 내쉬는 심호흡을 하여 자신을 진정시킨다. 그렇게 하면 심박수가 느려지고 집중력이 향상된다. 일단 휴식을 취하고 진전된 다음 다시 시도하기 전에, 마음속으로 동작을 그려 보는 것이 좋다. 이것은 단지 핸드스탠드뿐만 아니라 모든 기술 운동 유형에 적용할 수 있다.

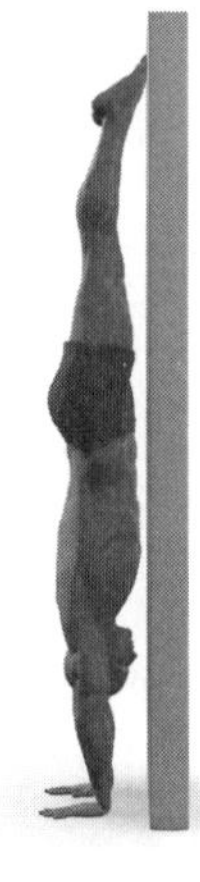

월 핸드스탠드: 레벨 1~4

핸드스탠드는 모든 체조 동작과 여러 가지 맨몸 운동 동작에 견고한 토대를 제공하기 때문에 맨몸 운동의 중요한 구성 요소이다. 핸드스탠드는 기술 운동의 첫 번째 구성 요소이기 때문에 이 동작을 적절히 기르는 것이 매우 중요하다. 월 핸드스탠드(벽물구나무서기)는 4개의 난이도로 구성된다. 월 핸드스탠드는 다음과 같은 기술을 염두에 두고 수행되어야 한다.

- 손을 어깨너비로 벌린다. 이것은 핸드스탠드 푸시업을 오래 수행하는 데 매우 중요하다. 그래서 시작 시 손 너비가 나쁘게 습관화되지 않게 주의해야 한다.
- 벽에 배를 붙인다.
- 넘어지지 않는 범위 내에서 최대한 벽 가까이 손을 위치시킨다. 자신의 신체에 따라 손목을 일반적으로 벽에서 2~6인치 정도 떨어뜨린다.
- 팔을 곧게 편다.
- 가능한 한 많이 밀어 올린다. 견갑골을 들어 올리면서 손으로부터 어깨를 최대한 밀어 올린다(어깨가 마치 방한용 귀마개처럼 두 귀에 붙게 한다).
- 흉추를 완전히 신장시킨다. 가슴을 똑바로 펴야 한다. 그렇게 해서 복부에 긴장이 생겨야 한다.
- 골반을 약간 뒤로 회전시킨다. 스탠딩했을 때, 허리가 자연스럽게 구부러지지만 핸드스탠드 자세에 들어갔을 때 부드럽게 바로잡혀야 한다. 이 동작에 맞추어 둔근을 약간 조여서 복부에 긴장을 유지한다(배꼽을 척추 쪽으로 가져가도록 시도한다). 그렇게 하면 핸드스탠드 연습에서 흔히 볼 수 있는 잘못된 아치형 자세를 교정하는 데 도움이 된다.
- 모든 각도에서 신체의 나머지 부분과 일치하도록 다리가 중립이 되도록 한다. 약간의 여유가 있다. 발가락이 벽에 닿을 수 있도록 고관절을 약간 구부려야 할 수도 있다. 손을 벽에 가까이 위치시킬수록, 고관절을 구부려야 하는 일이 줄어든다.
- 신체를 단단히 유지하기 위해 발가락에 주의를 집중해서 무릎을 곧게 유지한다. 다리를 조여 긴장을 유발해서 적절한 핸드스탠드 자세를 유지할 수 있다.
- 견갑골이 완전히 올라가야 한다. 견갑골이 올라간 높이에서 안정될 수 있도록 약간 내린다.

이는 핸드스탠드의 이상인 자세를 요약한 것이다. 신체 어느 곳도 구부러지지 않는 직선이다. 신체가 나무판자처럼 견고해지기 때문에 작은 움직임이 공중에 있는 부분을 제어한다. 팔뚝과 손은 이 모든 작은 움직임을 수행한다. 최대한 제어가 가능하도록, 손가락을 최대한 벌리고 손가락 끝에 힘을 주어서 균형을 유지한다. 바닥에 손을 대는 자세는 그립 섹션에서 자세히 설명된다.

상상할 수 있겠지만, 손목만 사용해서 핸드스탠드를 제어하는 것이 처음에는 어려울 것이다. 핸드스탠드를 배우는 신입 운동선수들은 종종 어깨와 고관절을 사용해서 신체 모양을 변형시켜 핸드스탠드 균형을 잡는다. 그렇게 하면 머리 및 신체의 나머지 부분과 어깨 정렬이 벗어나며 공중에서 발이 많이 움직이게 된다. 그러한 유혹을 떨쳐야 한다. 그렇게 되면 고치기 어려운 나쁜 습관이 형성된다. 팔뚝을 적절히 작동시켜야(팔뚝에 필요한 힘이 있는 경우) 1분 이상 적절한 핸드스탠드 자세를 유지할 수 있다. 어깨에서 약간의 지구력이 소모되는 것을 제외하면 신체의 나머지 부분은 비교적 사용되지 않는다.

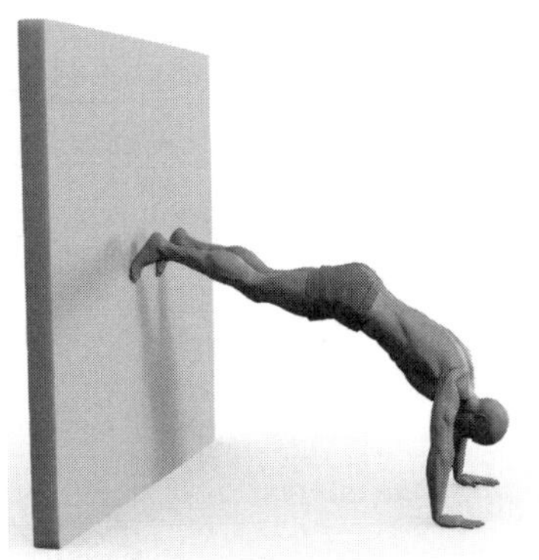
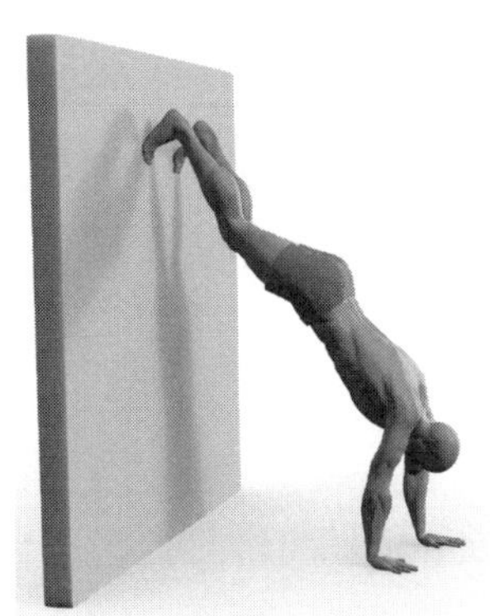
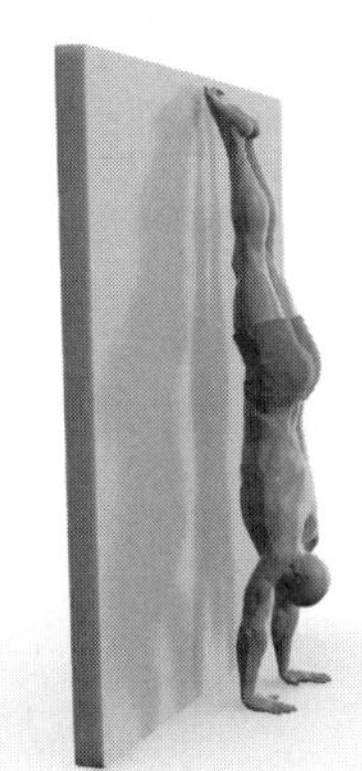

위 순서는 배벽 월 핸드스탠드로 이동하는 기술을 설명한다. 푸시업 자세로 시작해서 다리를 벽에 올려 한 걸음씩 위로 올리는 동시에 손으로 벽 가까이 걸어간다. 몸을 똑바로 유지하고 등이 아치형으로 구부러지지 않게 주의한다(아치형이 되면 정상 자세를 벗어나게 된다). 처음 월 핸드스탠드를 한다면, 배가 벽에 닿는 전체 동작 범위를 수행할 준비가 되어 있지 않을 수도 있다. 편안할 때까지만 벽 가까이 다가가는 것이 좋다. 초급자이면, 발가락 끝이 벽에 닿아야 한다. 시간이 지남에 따라 이 운동을 더 쉽게 할 수 있으며, 배를 벽에 가깝게 이동하는 두려움을 극복할 수 있게 된다.

월 핸드스탠드에 능숙해지면, 벽에서 발가락을 뗄 수 있게 된다. 손가락에 힘을 주어 손목으로 균형을 바로잡을 수 있게 된다. 그렇게 되면 넘어지는 것을 방지할 수 있다. 벽에서 발가락을 뗄 때 균형을 보상하려고 등을 구부려 아치형이 되는 것을 방지해야 한다. 손목으로 모든 조종을 해야 한다.

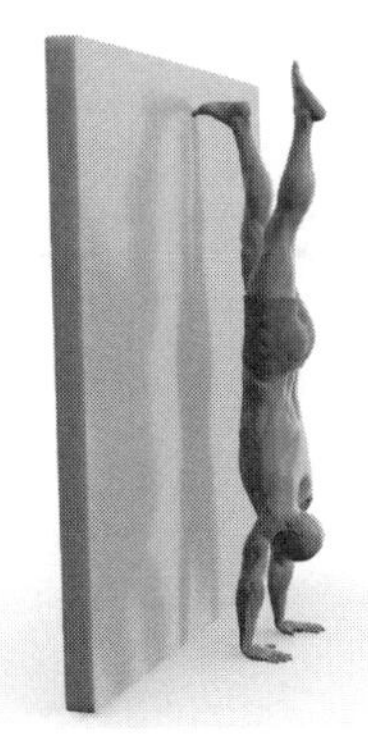
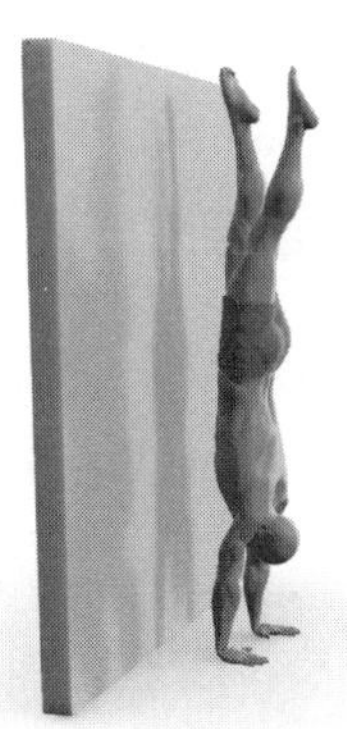

또한 위 그림과 같이 핸드스탠드 자세에서 발을 벽에서 차례대로 뗄 수도 있다. 그렇게 하려면 먼저 핸드스탠드 자세의 균형을 잡은 다음, 한 발을 벽에 고정시킨 채 나머지 한 발을 벽에서 뗀다. 그런 다음, 천천히 나머지 발을 벽에서 떼고 균형을 유지하면서 두 발을 함께 모은다. 이 자세를 최대한 유지한다.

이 자세에 능숙해지면, 두 발을 벽에서 떼고 오랫동안 균형을 유지할 수 있게 된다. 이 자세를 15~20초 이상 유지할 수 있으면, 핸드스탠드 트레이닝을 두 부분으로 나눌 수 있다. ① 프리스탠딩 핸드스탠드와 ② 프리스탠딩 월 핸드스탠드로 균형을 유지한다. 신체를 바르게 하여 적절한 균형을 유지하면서 30초 이상 이 자세를 유지할 수 있으면, 바닥에 두 손을 짚고 두 발로 차 올려서 핸드스탠드 동작으로 들어가는 데 집중한다.

롤링 아웃 및 급회전Rolling Out and Pirouetting

갑자기 핸드스탠드를 종료하는 두 가지 기본 기술은 롤링 아웃과 급회전이다. 벽을 이용해서 핸드스탠드를 하는 경우 롤링 아웃이 가장 좋은 방법이며, 신체 자세를 가장 잘 유지할 수 있다. 초급자가 핸드스탠드 자세를 종료하기 위해 급회전 동작을 사용하면 나쁜 습관으로 발달될 가능성이 높다. 초급자는 롤링 아웃을 고수해야 한다.

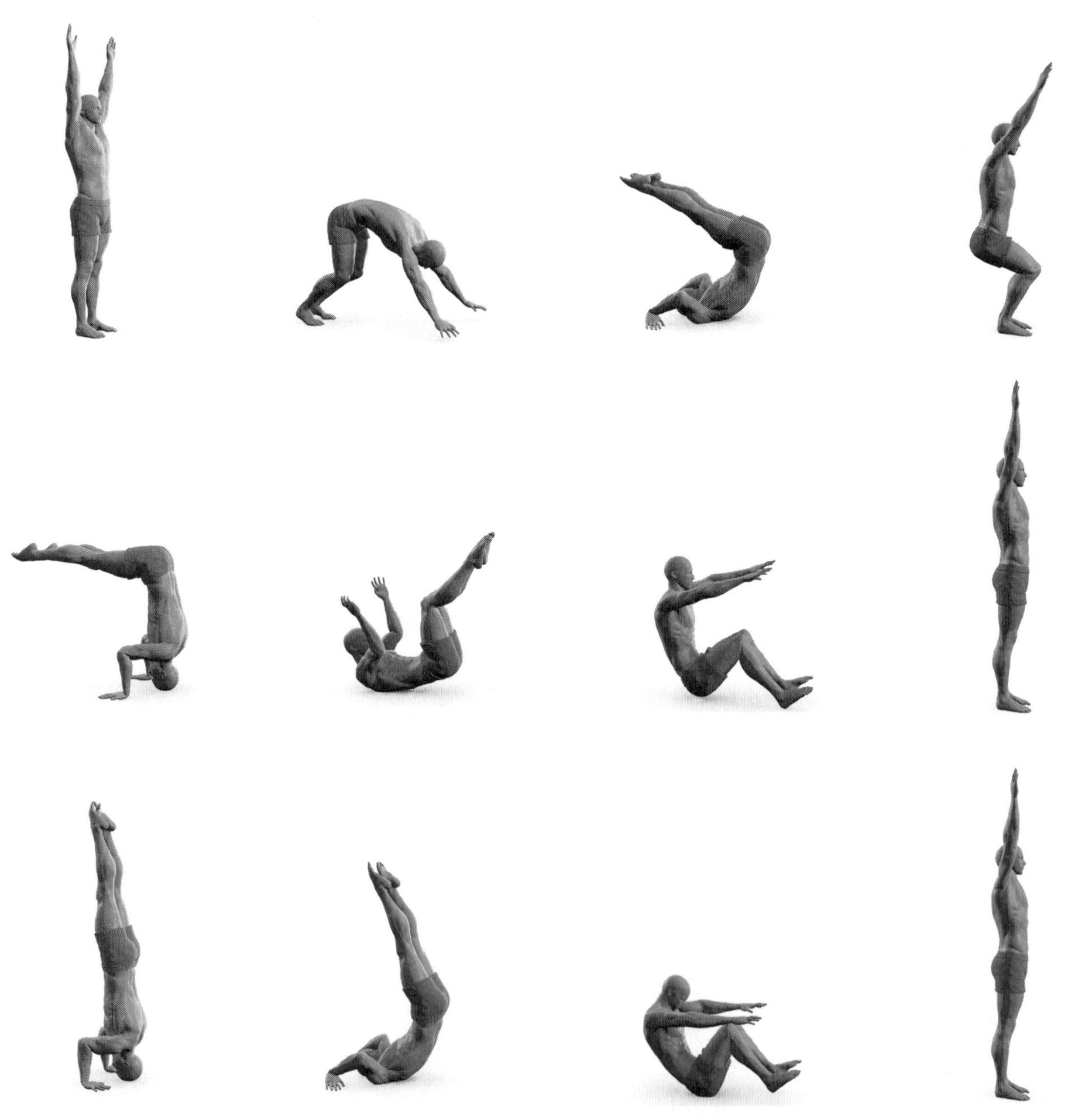

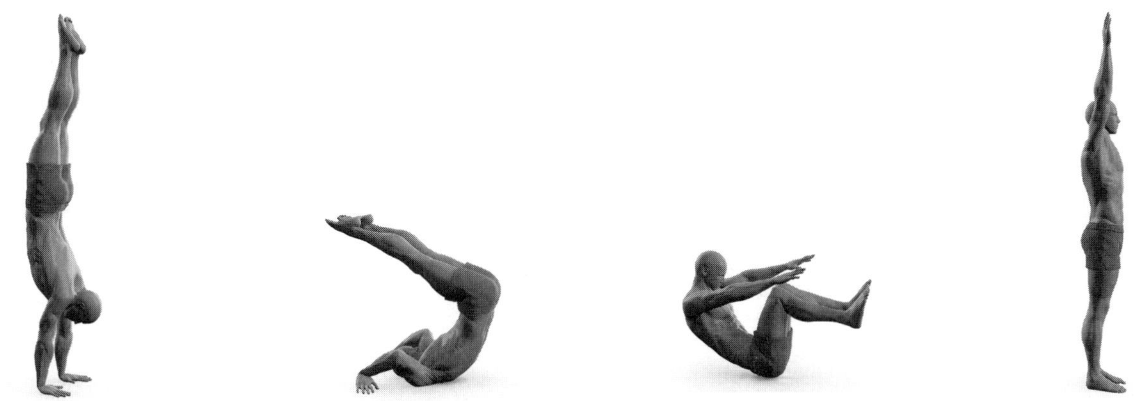

핸드스탠드에서 롤링 아웃은 지면에서 전방 롤링(앞 구르기)을 확장한 것이다. 전방 롤링에 능숙하지 않으면, 먼저 부드러운 매트 위에서 전방 롤링을 연습해야 한다. 턱을 가슴으로 당길 때 무게중심을 목 뒤에 두고 부드럽게 구르는 동작을 할 수 있을 정도로 손에 압력을 가해야 한다.

핸드스탠드 자세를 수행하면서 팔을 천천히 구부리면 제어된 방식으로 지면으로 내려갈 수 있다. 그 자세에서 턱을 목으로 당기고 몸을 태아처럼 구부려 구르기를 통해 중력이 이동될 수 있게 한다. 롤링 아웃에 더욱 능숙해지려면 몇 가지 연습 순서가 있다.

핸드스탠드 자세에서 정확하게 롤링 아웃하는 것이 어려우면, 두 가지 옵션이 있다. 첫 번째 옵션은 가장 선호되는 것으로 다른 사람에게 도움을 요청하는 것이다. 편안하게 느낄 때까지 그들은 다리나 발목을 잡고 느린 동작으로 롤링 아웃하는 것을 도와줄 것이다. 또 다른 옵션은 몸을 뒤틀어서 급회전 하는 동작 방법을 배우는 것이다.

발로 차 올리기Kicking Up

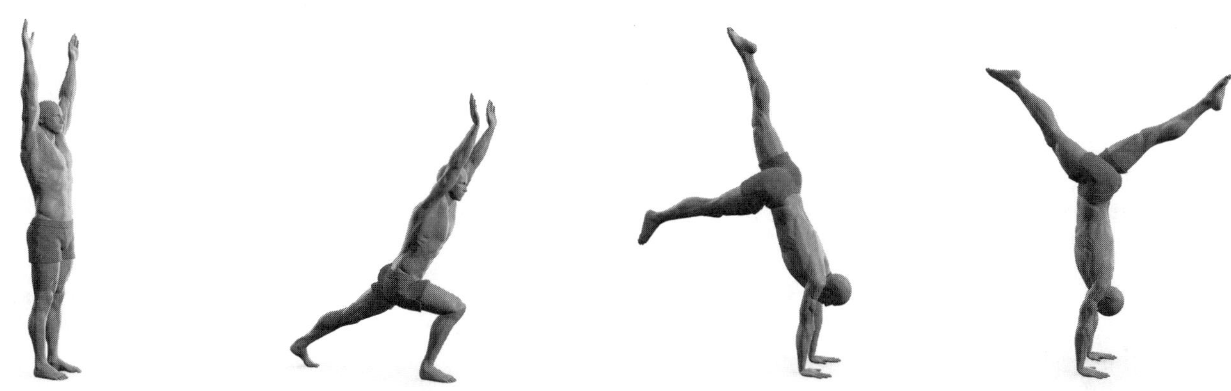

위 그림처럼 런지에서 핸드스탠드로 들어가는 동작은 종종 부적절하게 수행된다. 핸드스탠드 자세로 들어가기 위해 발로 차 올릴 때 얼마나 많은 힘이 들어가야 하는지 감을 잡으려면 등이 벽을 향하게 해서 벽을 이용해 연습을 시작한다. 동작은 최대한 일관성이 있어야 한다. 다음은 초급자가 기계적으로 따라야 하는 지침이다.

- 먼저 핸드스탠드 자세를 똑바로 취해야 한다. 몸을 똑바르게 하고 팔을 머리 위로 올려서 똑바로 선다. 그렇게 하면 동작 전반에 걸쳐 신체가 정렬 상태를 유지할 수 있기 때문에 발차기를 해서 핸드스탠드 자세로 쉽게 들어갈 수 있다. 이 자세를 취하지 않으면 신체가 견고해지지 않기 때문에 동작을 수행하는 동안 신체가 제어되지 않을 수도 있다. 다리를 모으고 팔을 머리 위로 올려서, 귀 부위에 어깨를 위치시키고, 가슴을 올린 다음, 코어/어깨를 견고하게 해서 동작으로 들어가야 한다.
- 발차기로 핸드스탠드 동작으로 들어가는 중에 유일한 한 가지 변화는 다리를 뻗는 것이다. 다리를 뻗는 것은 몸을 똑바로 유지하면서 회전하는 중심점이다. 다리가 정렬을 벗어나도록 뻗는 동작을 하는 이유는 미리 설정한 대로 신체가 똑바르고, 팔이 머리 위에 위치하는 것을 보장하기 위한 것이다.
- 뻗은 다리를 자신의 전방 높이 약 절반에 위치시킨다. 발차기로 핸드스탠드로 들어가기 위해 상체를 아래로 내리기 시작했을 때 차는 다리에 무게중심을 이동시킨다. 손으로 방향을 인도해야 한다. 뻗은 다리의 무릎을 최대한 똑바로 유지해서 햄스트링에 적절한 긴장을 유지해야 한다. 일단 손이 지면에 닿으면, 손가락 끝에 힘을 주어 발로 찼을 때 핸드스탠드를 안정시킨다. 햄스트링의 긴장을 이용해서 뻗은 다리를 차 올린다.
- 이 시점에 신체가 완벽하게 곧은 자세에서 다리는 공중에 함께 있어야 한다. 동작을 하는 동안 다리가 벌어지는 등 정렬에서 벗어나면, 적절한 보상이 필요하다. 핸드스탠드를 배우는 동안 이러한 일들이 일어난다. 잘못한 것을 판단하는 한 가지 방법은 동작 수행을 비디오로 찍거나 핸드스탠드에 숙련된 사람이 살펴보고 올바른 방향으로 지도해 주는 것이다.

다리를 뻗어서 핸드스탠드 자세로 정확하게 들어갈 수 있으면, 제대로 된 것이다. 그 자세에서 해야 할 것은 발차기를 하는 동안 올바른 자세를 취하고 손가락 끝에 압력을 가하는 데 필요한 힘을 주는 것이다. 처음에는 벽을 이용하여 걷어차는 힘이 어느 정도인지 알아내는 것이 유용할 수 있다. 발차기에 능숙해지면, 흔들림 없이 동작 범위 경계에서 완벽하게 핸드스탠드를 유지하는 것처럼 느껴야 한다.

월 핸드스탠드로 돌아가는 것은 적절한 핸드스탠드를 지도하는 데 사용될 수 있는 기술이다. 이 기술은 근력이나 기술이 부족해서 배벽 핸드스탠드를 제대로 수행하지 못하는 경우 특히 도움이 된다. 이 기술을 사용하는 경우 최대한 빨리 단계적으로 시도해야 한다.

그립Grip

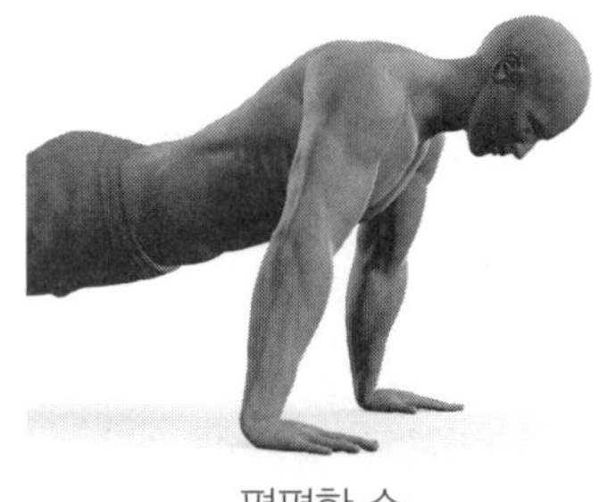
평평한 손

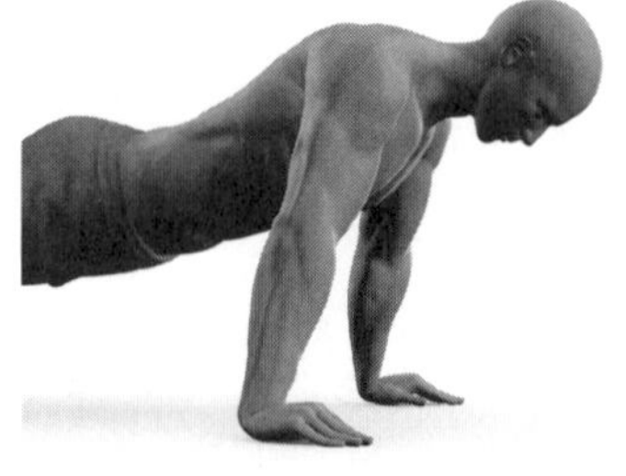
아치형 손

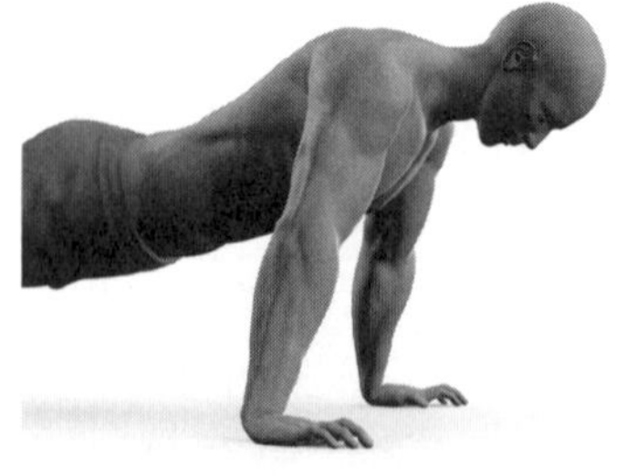
위로 휜 손

지면을 잡는 방법은 몇 가지가 있다. 평평한 손 모양, 아치형 손 모양, 위로 휜 손 모양. 평평한 모양과 아치 모양 중 어느 것도 나쁜 것은 없지만 고급 핸드스탠드 동작을 수행하는 경우 위로 휜 손 모양을 사용해야 한다. 이 손 모양을 하면 손에 더 많은 긴장을 줄 수 있어서 고급 동작에 적합하게 더 강력하고 정확하게 자세를 수정할 수 있다.

- 평평한 손 모양은 매우 간단하다. 손 전체가 지면에 평평하게 닿으면 된다. 손바닥과 손끝이 지면에 평평하게 닿으면, 핸드스탠드 균형을 맞추기가 어려울 수 있다.
- 아치형 손 모양(또는 돔 형)은 손목 쪽 손바닥 끝과 손가락 끝만 지면에 닿는다. 그렇게 하면 더 쉽게 핸드스탠드 균형을 완전하게 잡을 수 있다.
- 위로 휜 손 모양은 약간 다르다. 손바닥을 지면에 대고 시작한 다음, 돔을 이루는 형식으로 손가락을 구부리지만, 전체 손바닥은 지면에 닿은 채 손가락 끝만 구부려야 한다. 이 방법으로 잡으면, 손가락 끝, 손바닥 위쪽(손가락 쪽), 그리고 손바닥 아래쪽(손목 쪽) 등 세 지점이 지면에 닿는다. 이 잡기 방식이 제대로 되었는지 확인하려면, 물리치료사 숀 그로스Shon Grosse의 웹사이트를 참조하기 바란다. http://shongrosse.com/2011/08/the-cambered-hand-pushup/

전방으로 떨어지면, 손가락 끝으로 지면을 강하게 누른다. 후방으로 떨어지면, 손바닥으로 체중을 분산시킨다. 기술적으로 균형에 문제가 있는 사람은 위로 휜 손 모양 잡기를 부가적으로 조정하면 도움이 될 수도 있다. 새 자세에 익숙해지려면 많은 연습이 필요하다는 점을 명심해야 한다.

헤드스탠드: 레벨 N/A

이 동작은 차트에 없지만 알아두는 것이 좋다. 사용법이 있기는 하지만, 정확한 월 핸드스탠드를 수행해서 동일한 신체 자세를 철저하게 구축할 수 있다. 헤드스탠드는 목에 엄청난 압력을 가한다. 따라서 헤드스탠드는 초급자들에게 권장되는 자세가 아니며, 코치의 지도가 있어야 가장 완벽하게 수행된다.

헤드스탠드를 수행하기로 결정했으면, 다음과 같은 몇 가지 사항을 알아야 한다. 동작을 설정하는 방법을 제외하면 신체 자세는 핸드스탠드와 동일하다. 헤드스탠드를 하게 되면, 체중이 머리와 양손으로 분배되어 삼각형 자세가 된다. 이것은 지면에 삼각형을 그리고 머리와 손을 삼각형의 세 지점에 놓을 수 있다는 것을 의미한다. 그런 다음 다리를 머리 위로 올릴 때 머리와 핸드스탠드 자세를 이용해서 이들 지점 사이에 무게중심을 유지할 수 있다.

프리스탠딩 핸드스탠드: 레벨 5

프리스탠딩 핸드스탠드(약어: Free HS)는 본질적으로 벽을 이용하지 않을 뿐 월 핸드스탠드와 동일하다. 월 핸드스탠드에 사용되는 기술이 모두 적용된다. 월 핸드스탠드는 매우 쉽기 때문에, 대부분의 초급 운동선수들은 여기에서 시작해서 프리스탠딩 핸드스탠드로 넘어간다.

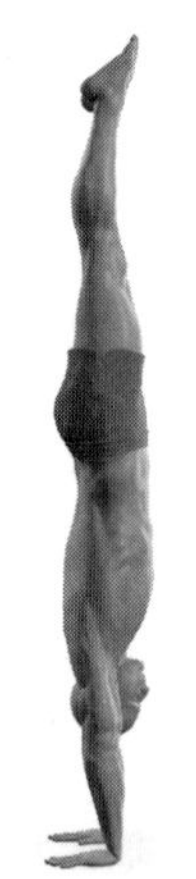
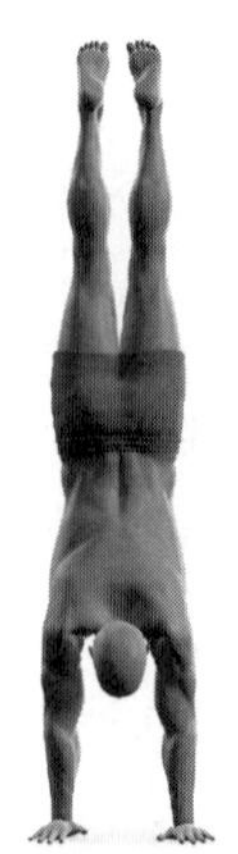
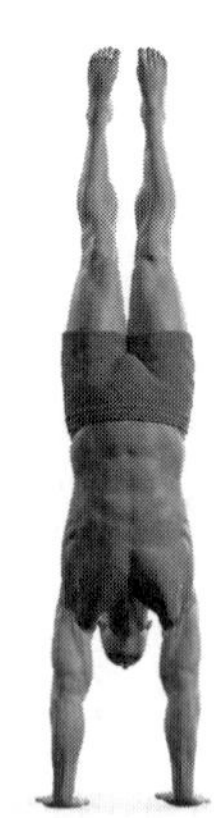

견갑골 자세: 견갑골이 완전히 올라가야 한다. 견갑골이 올라간 높이에서 안정될 수 있도록 약간 내린다.

체육관에 가서 누구에게든 발차기로 핸드스탠드를 수행해서 그대로 유지해 보라고 하면, 다음과 같은 모습을 보게 될 것이다. 자세가 가장 좋은 사람들은 전반적으로 가장 숙련되어 있는 반면, 자세가 나쁜 사람들은 전반적으로 숙련되지 않았다. 핸드스탠드는 체조와 맨몸 운동에서 가장 기본적인 동작 중 하나이다. 핸드스탠드에 능숙해지면, 직립과 역회전 사이에 발생되는 회전, 비틀기, 그리고 기타 신체 동작을 더욱 쉽게 수행할 수 있기 때문에, 핸드스탠드에 능숙해지는 것은 매우 중요하다. 핸드스탠드에 능숙해지면, 정상적인 신체 자세 감각과 반대되는 역자세에 대한 직관력과 운동 감각에 대한 개념을 이해하게 된다. 즉, 핸드스탠드는 습득해야 할 중요한 기술이다.

바닥에서 프리스탠딩 핸드스탠드 자세를 익힌 다음, 좀 더 능숙해지면 패럴렛과 링으로 이동한다. 링 핸드스탠드와 원 암 핸드스탠드는 핸드스탠드를 오랫동안 유지할 수 있는 진정한 능력을 실험하는 것이다. 패럴렛에서 핸드스탠드를 수행하는 것은 좋은 그립 감을 얻을 수 있기 때문에 실질적으로 수행하기가 쉽지만, 바닥에서 수행하는 것이 안전하며, 특히 단지 월 핸드스탠드에서 프리스탠딩 핸드스탠드로 진행하는 경우라면 더욱 바닥에서 시작할 것을 권장한다. 발차기, 종료 기술 및/또는 그립 기술을 연습해야 한다면, 이전 섹션을 다시 한 번 살펴보기 바란다.

동적 및 정적 감각 모두의 흔들림을 줄이도록 노력해야 한다. 동적 동작의 경우, 전혀 흔들리지 않고 똑바로 차 올려서 핸드스탠드 자세로 들어갈 수 있어야 한다. 차 올리는 힘을 조절하는 것은 대단히 어렵기 때문에 적절하게 제어하는 방법을 익히려면 많은 연습이 필요하다. 균형을 잃고 다시 내려오지 않도록 연습해야 한다. 균형을 잃어서 등을 굽히거나 손으로 이동해서 보상해서는 안 된다. 정적 동작의 경우, 견고한 핸드스탠드 자세를 달성해야만 손목을 사용하여 약간의 수정을 할 수 있다. 이와 같은 고급 제어 수준에 도달하면, 어떤 관찰자들에게도 양호하게 보이며, 앞뒤로 흔들리는 것보다 에너지가 훨씬 적게 소모된다.

월 핸드스탠드 트레이닝을 통해 자세를 달성해서 능숙해지면, 프리스탠딩 핸드스탠드를 달성하는 데 필요한 것은 일관된 연습뿐이다. 가능하면 매일 연습을 해야 한다. 이 기술은 체조 점수표에서 A등급 기술이다. 부가적인 정보나 더 많은 시각화 정보가 필요하면 다음과 같은 리소스를 참고하기 바란다.

- 발렌틴 우즈노브의 '핸드스탠드: 4단계 트레이닝 모델' - http://docslide.us/documents/the-handstand-a-four-stage-training-model.html
- GMB 핸드스탠드 지침서 - http://gmb.io/handstand

- 나탈리 레커츠의 핸드스탠드 지침서 - http://youtube.com/watch?v=Lz7a6eOb4Hs
- 안트라닉의 포괄적인 핸드스탠드 지침서 - http://antranik.org/comprehensive-handstandtutorial

한 팔 지지 프리스탠딩 핸드스탠드: 레벨 6~9

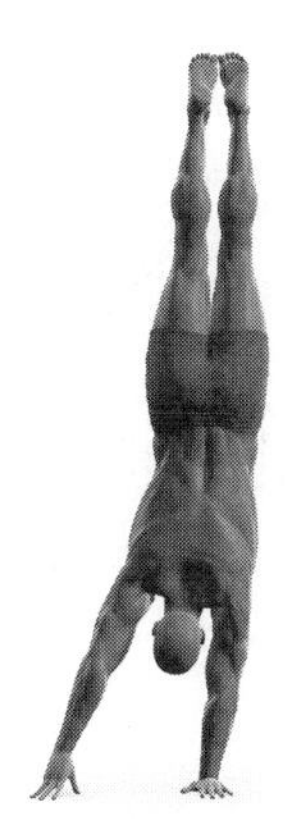
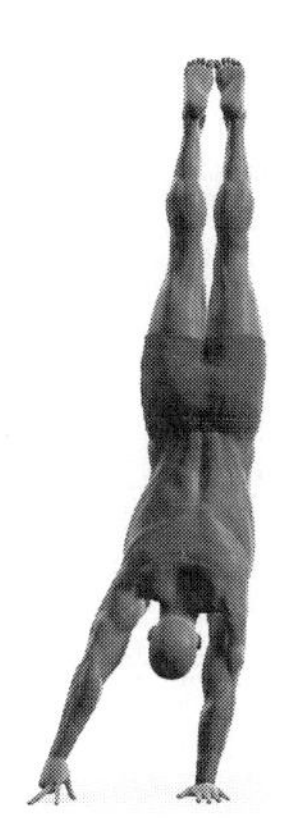
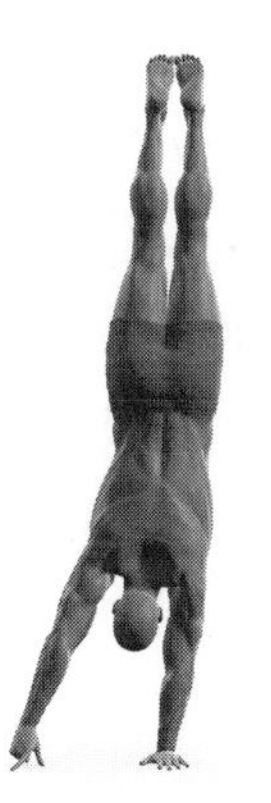
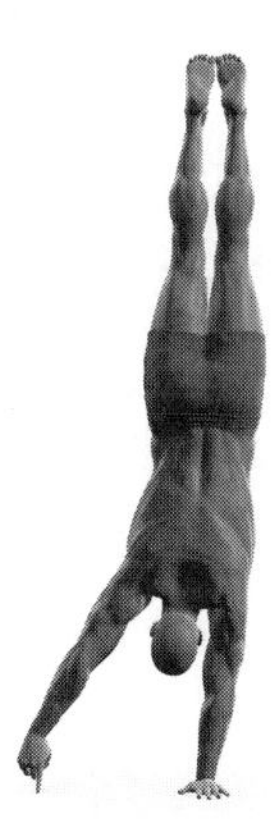

위 그림은 원 암 핸드스탠드에 사용할 수 있는 프리스탠딩 핸드스탠드의 네 가지 변형이다. 이들 변형 모두는 한 손으로 균형을 잡고 다른 손의 손가락 일부를 사용한다(각 변형에는 손가락 수가 다르게 사용된다). 좌측에서 우측으로: 손가락 4개를 사용한 프리스탠딩 핸드스탠드(6등급), 손가락 3개를 사용한 프리스탠딩 핸드스탠드(7등급), 손가락 2개를 사용한 프리스탠딩 핸드스탠드(8등급), 손가락 1개를 사용한 프리스탠딩 핸드스탠드(9등급).

원 암 핸드스탠드를 지지하기 위해 벽을 이용하는 것은 효과적이지 않다. 벽을 이용한 원 암 핸드스탠드에 대한 사진은 온라인에 수없이 많이 있다. 멋진 사진을 만들기 위해 벽을 이용하면 진정한 원 암 핸드스탠드에 필요한 기술을 개발하는 데 거의 도움이 되지 못한다. 그러나 벽을 이용하면 어깨와 손목에 필요한 근력과 컨디셔닝을 구축하는 데 도움이 될 수 있다. 벽을 이용하면 압력을 정면으로 맞게 되지만, 원 암 핸드스탠드를 달성하는 데 기초가 되는 균형에는 별 도움이 되지 않는다.

원 암 핸드스탠드를 배우기 전에 신체가 견고하고 똑바른 핸드스탠드를 달성해야 한다. 원 암 핸드스탠드를 달성하는 데 사용되는 변형은 한쪽으로 느리게 점진적으로 체중을 이동시키는 프리스탠딩 스트래들 핸드스탠드이다. 다리를 벌리면 중력 중심이 낮아져서 기술 수행이 더욱 쉬워지기 때문에 스트래들 핸드스탠드를 사용하는 것이다. 다리를 벌리면 양쪽으로 작용하는 힘이 증가되어 신체가 양쪽 방향으로 흔들리지 않게 만든다. 그렇게 되면 신체가 안정된다. 경험이 쌓이면 다리를 모으는 데 도전한다.

스트래들 핸드스탠드 자세에서 코어는 더욱 불안정해지기 쉽고, 손목의 정확한 균형을 파악하려면 견고한 신체 자세가 필요하기 때문에, 스트래들 핸드스탠드를 수행하려면 견고한 핸드스탠드를 수행할 수 있는 능력이 있어야 한다. 이 기술을 배우려면 손에서 정확한 균형 중심을 찾는 것이 중요하다. 기술 동작에서 천천히 손가락을 하나씩 제거하여 스트래들 핸드스탠드 지지를 줄일 수 있다. 제일 먼저 새끼손가락을 제거한다. 다음은 약지를 제거하고, 계속해서 엄지가 남을 때까지 하나씩 제거한다.

손목 균형은 기술을 배우는 데 매우 중요하기 때문에, 그립 힘이 커지면 발달 속도가 상당히 빨라진다. 원 암 핸드스탠드의 균형 중심은 약지 관절 주변 어딘가에 있기 때문에(체형에 따라 다를 수 있다), 전체적인 그립 힘을 키우는 것이 좋지만, 각 손의 엄지, 검지, 중지 등 세 손가락의 힘을 키우는 것이 더 좋은 결과를 얻을 수 있다.

모든 종류의 고급 핸드스탠드 연습에는 견고한 바닥이나 손 균형을 유지할 수 있는 도구를 사용해야 한다. 손가락으로 견고한 바닥을 누르거나, 손으로 도구나 패럴렛을 강하게 조여서 제어를 유지하는 것이 더욱 쉽다.

원 암 핸드스탠드의 핵심은 스트래들 핸드스탠드 균형을 잡은 후 귀를 덮는 위치에 어깨를 고정시키고 체중을 서서히 한쪽 팔로 이동시키는 것을 제외하면 정확히 프리스탠딩 핸드스탠드와 동일하다. 체중이 이동되기 때문에, 다른 팔에 가해지는 체중은 감소되면서 그 손의 손가락으로 이동될 수도 있다. 그렇게 되면 아주 좋은 것이다. 시간이 지나면서, 손 사용을 줄일 수 있다.

체중이 한 팔로 이동되면서 몸 전체가 흔들리는 것을 느끼면, 연습을 더 많이 해야 한다. 원 암 핸드스탠드를 배우는 핵심적인 요소는 손목을 통해 동작 균형을 잡는 것이다. 코어나 다리를 통해 신체가 흔들리면, 정확한 균형 패턴을 배우지 못한 것이며, 필요 이상으로 동작을 어렵게 만든다.

몸이 기울 때, 손에 가해지는 중력 중심도 약지 관절로 이동한다는 것을 느끼게 될 것이다. 지면을 짚고 있는 손으로 무게중심 이동이 진행되는 것은 정상이다. 따라서 그것을 느끼는 방식에 익숙해지게 된다. 특정 그립 운동으로 보완할 수도 있다. 약지와 새끼손가락은 이 작은 영역에서 균형을 유지하기 위해 긴장되기 때문에, 관절을 관리하는 것이 중요하다. 이 동작을 연습하는 동안 관절 중 하나에 현저하게 통증이 있는 것은 정상이다. 이 통증이 자연스럽게 사라지지 않는다면, 며칠 동안 휴식을 취해서 조직을 회복시켜야 한다. 그렇게 해야 과사용 부상을 예방할 수 있다.

이 장의 뒷부분에서 보겠지만 라스베가스에 본부를 둔 독학 전문 곡예사인 유리 마멀스타인은 『오버커밍 그라비티』의 원 암 핸드스탠드 섹션을 집필하는 데 동의했다. 그는 여기에 제공된 기본 사항을 토대로 집필했다.

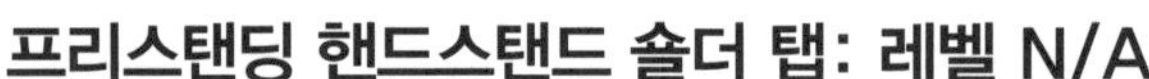

프리스탠딩 핸드스탠드 숄더 탭: 레벨 N/A

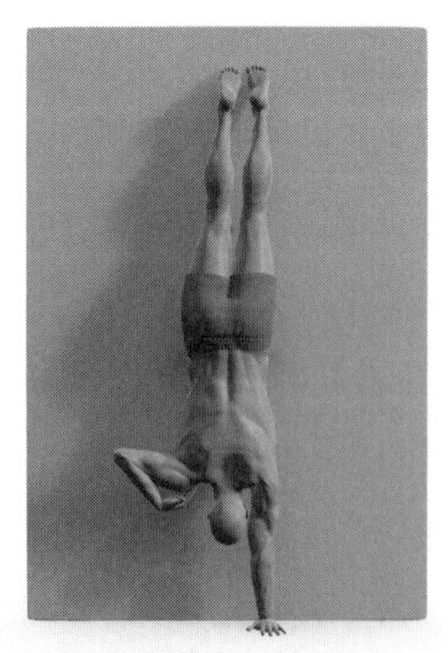

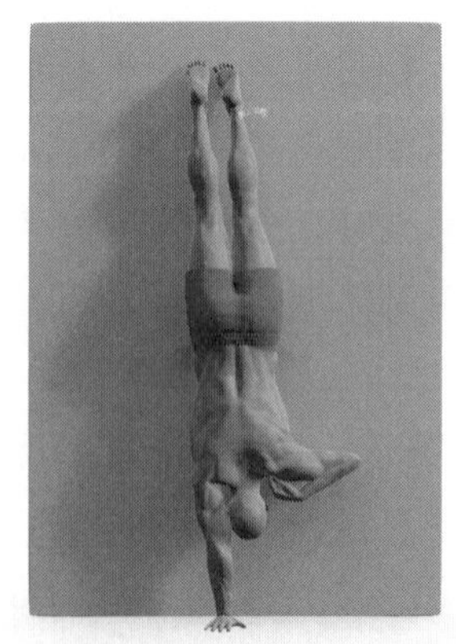

'프리스탠딩 핸드스탠드 숄더 탭'(약어: Free HS Shld Taps)은 차트에 포함되지 않았지만, 종종 나타난다. Free HS Shld Taps은 동적 기술이며 중급 균형 기술이다. 이 기술의 목표는 좌우 균형을 잡아서 각 시점에 반대편 손을 떼는 것이다. 이 기술은 훌륭한 컨디셔닝 운동으로 작용할 수 있으며, 적절한 신체 긴장을 유지하는 동시에 한 팔 자세에서 동적 안정성을 느끼게 한다.

핸드스탠드 컨디셔닝으로 벽을 이용해 이 기술을 수행할 수 있지만, 폼을 흩트리고 어깨 각도가 줄어들거나 등이 아치형을 이루지 않도록 주의를 기울여야 한다. 이 기술은 원 암 핸드스탠드를 배우는 데 중요한 구성요소이다. 이 기술은 또한 핸드스탠드 신체 자세 기전을 향상시키거나 향후 핸드스탠드 자세에서 멀리 걷고 싶은 경우, 동적 인식을 학습하는 데 좋은 보완 기술이다.

핸드스탠드 워킹: 레벨 N/A

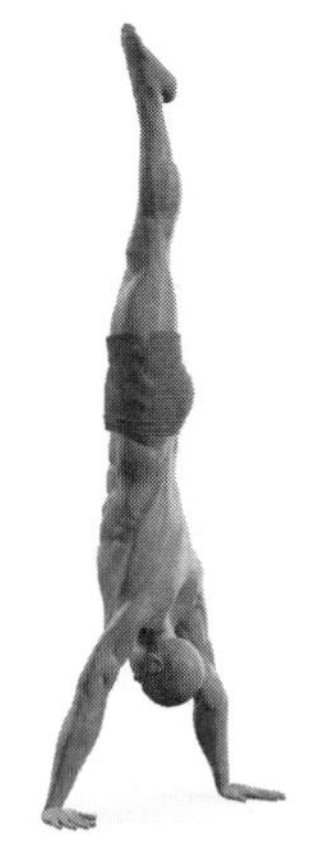
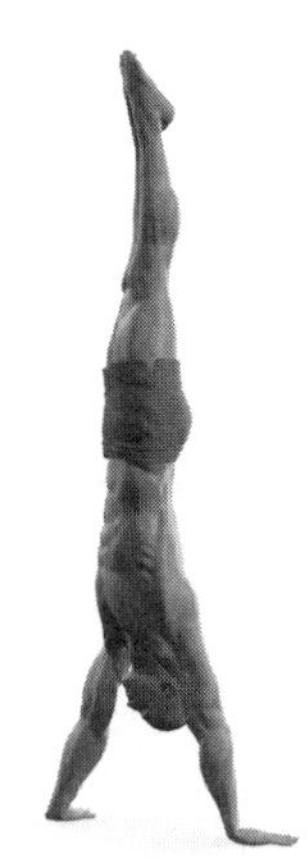

'핸드스탠드 워킹'은 원 암 핸드스탠드를 학습하는 데 좋은 보완 기술이다. 이 기술을 학습하려면 정확하게 견고한 신체 기술을 유지하는 것이 중요하다. 멀리 걸어갈 수 있으면, 아치형으로 핸드스탠드를 하지 않고도 핸드스탠드 걷기를 수행할 준비가 되어 있어야 한다. 이와 같은 동적 안정성을 갖추게 되면, 체중 이동에 도움이 될 수 있으며, 궁극적으로 원 암 핸드스탠드에 도움이 된다.

두 손을 근접한 핸드스탠드: 레벨 N/A

이 기술은 원 암 핸드스탠드를 향해 진행할 때 이용할 수 있는 또 다른 변형이다. 이 기술을 수행하는 동안 점진적으로 양손을 가까이 근접시키고 체중을 한 팔로 이동시키기 시작한다. 결국, 이 기술은 한 팔을 다른 팔 위로 올려 놓는 핸드스탠드로 이어지고, 천천히 팔을 들어 올려서 원 암 핸드스탠드 자세로 전환하게 된다. 이 운동은 다른 변형처럼 측정될 수 없기 때문에, 트레이닝에는 효과적이지 않지만, 좋은 보완 운동이 될 수 있다.

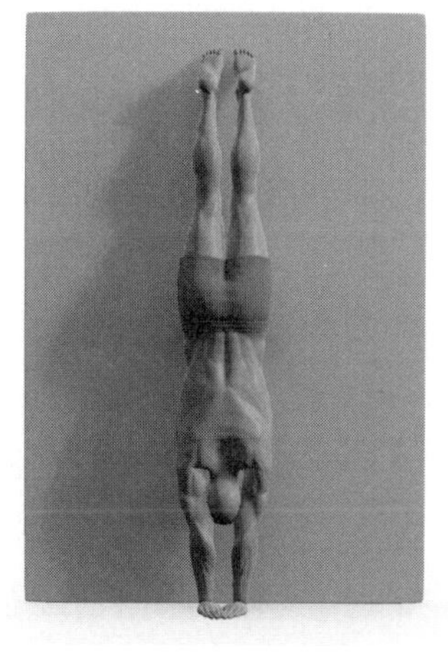

원 암 핸드스탠드: 레벨 10

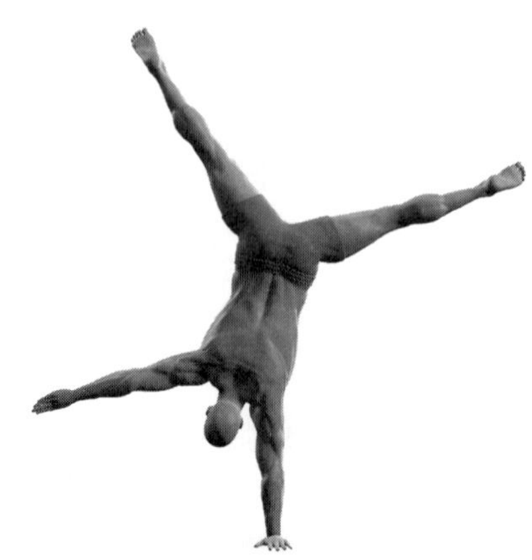

유리 마멀스타인은 라스베가스에 본부를 둔 독학 전문 곡예사이다. 그는 이 섹션에서 자신의 전문 지식을 제공한다.

원 암 핸드스탠드는 대단히 복잡한 기술이다. 이 기술을 배우려면 전통적인 핸드스탠드에 비해 많은 노력, 인내, 그리고 헌신이 필요하다. 이 기술에 필요한 균형과 정확성을 달성하려면 2~3년 동안 일주일에 5~6일을 훈련해야 한다.

균형은 지지 기반에 가해지는 중력 중심을 유지할 수 있는 동작을 달성하는 데 필요한 전부이다. 본질적으로 중심을 잡고 선다는 것은 끊임없이 자신이 떨어지지 않도록 유지하는 것이다. 두 팔을 사용하면 전방 또는 후방으로만 떨어진다. 그렇게 하면 수정은 매우 간단해진다. 그러나 한 팔을 사용하면 지지 기반이 절반 밖에 되지 않는다. 따라서 가로와 세로 축으로 균형이 이루어져야 한다. 이것은 손을 중심으로 360도 어느 방향으로도 떨어질 수 있다는 것을 의미한다. 따라서 상당한 어깨 근력과 안정성뿐만 아니라 신체 제어 및 인식을 요한다. 한 팔에 균형을 잡으면서 몸이 회전하지 않도록 유지하기 위한 상당한 제어가 필요하다.

이 기술에 대한 흥미를 잃게 하고 싶지는 않지만, 이 기술이 너무 어려운 것은 사실이다. 많은 사람들이 이 기술을 꿈꾸지만 거의 달성하지 못하는 이유가 있다. 이 기술은 일주일 몇 번 체육관에 간다고 달성할 수 있는 것이 아니다. 이 기술을 달성하려면, 이 기술 달성에 거의 전적으로 헌신해야 한다.

그래도 관심이 있는가?

다음은 원 암 핸드스탠드를 시도하기 전에 달성해야 하는 몇 가지 전제조건들이다.

- 두 팔을 이용한 프리스탠딩 균형은 최소 60초이다. 이것은 최소한이며 지속적으로 달성될 수 있어야 한다. 핸드스탠드에서 문제는 최소한의 가시적인 신체 움직임과 균형을 이루어야 한다는 것이다. 정렬이 양호하면 도움이 될 수 있으며, 손 위에 모든 체중을 싣기 때문에 자세를 유지하기 위해 최소한의 근력이 필요하다. 정렬이 양호하지 않아도 원 암 핸드스탠드를 수행할 수는 있지만 매우 어렵다.
- 투 암 핸드스탠드를 숙달한 후 다음 단계는 동작이다. 동작이라는 것은 균형을 유지하면서 통제된 방식으로 자세를 변경할 수 있다는 것을 의미한다. 자세를 변경하는 것은 머리, 어깨, 다리, 등, 그리고 생각할 수 있는 모든 동작을 포함할 수 있다. 한 번에 한 관절을 격리시키면서 시작한 다음, 동시에 여러 관절로 이동한다.

- 또한, 신체를 똑바로 하는 것 이외에도 여러 가지 다리 자세를 편안하게 사용하는 것이 좋다. 구부려서 당기는 자세, 다리를 벌리는 자세(다리를 몸에 정렬시킨다), 그리고 고관절을 닫은 채 다리를 벌리는 자세(다리가 수직선을 약간 벗어나지만 더 깊이 벌어진다)에 능숙해져야 한다.
- 이 외에도 또 다른 개념은 형태를 파괴하고 라인으로 돌아가는 것이다. 이것은 원 암 핸드스탠드를 할 때 명백하지 않기 때문에 정렬 인식에 매우 중요하다. 형태를 파괴한다는 것은 고관절을 뾰족하게 튀어 나오게 하고, 등을 아치형으로 만들며, 어깨를 움츠리는 등, 여러 가지 변형들을 포함할 수 있다.
- 실험이 가능한 또 다른 개념은 두 팔 위에서 고관절을 회전시키는 것이다. 좌에서 우로 다리를 비트는 것으로 시작해서 다리를 벌린 자세를 통과시킨다. 어떻게 느껴지는지 보다 잘 이해하기 위해, 신체를 당긴 자세와 똑바로 한 자세에서 고관절을 회전시켜 실험할 수도 있다. 한 팔로 이동할 때 신체 회전은 매우 중요한 문제이며, 감각을 인식하는 것이 자세를 바로잡는 첫 번째 단계이다.
- 종종 간과되고 있는 중요한 요소는 핸드스탠드 걷기이다. 필자는 첫 해 대부분을 서는 것보다 균형을 잡고 걷는 데 대부분의 시간을 보냈다. 그것이 이상적인 진행이라 생각하지 않고, 지도하는 학생들에게 정적 균형을 잡은 후 걷기를 하도록 가르친다. 그러나 원 암 핸드스탠드를 배우기 시작했을 때 기술적인 미묘함을 제외하면 별 다른 문제가 없었다. 필자는 최근에 두 팔 진행에는 우수한 균형을 갖추었지만 손으로 걷기를 별로 연습하지 않은 어떤 신사에게 한 팔 진행을 트레이닝 했다. 그러자 그의 체중이 볼품없이 변했다. 손으로 걸으면 균형을 유지하지 않고 한 손에서 다른 손으로 체중을 이동시키지만, 원 암 핸드스탠드를 할 시간이 되면 이와 같은 반복이 상당히 도움이 된다. 그 외에도 손으로 걷는 것은 탁월한 힘과 통제력을 발휘한다.
- 최소한 바닥에 앉은 자세에서 프레스 핸드스탠드를 수행하는 것이다. 이상적인 것은 앉은 자세에서 프레스 핸드스탠드를 달성할 수 있어야 한다는 것이다.
- 핸드스탠드 푸시업을 수행하면, 스트레이트 암 프레스만큼 원 암 핸드스탠드에 많은 도움이 되지는 않지만, 일반적인 상체 근력에는 매우 중요하다. 핸드스탠드 푸시업이 반드시 필요한 것은 아니지만, 크로크다일 및 에어 베이비와 같은 기본적인 한 팔 균형을 연습하면, 원 암 핸드스탠드에서 신체 제어 및 인식에 도움이 된다.
- 최종적인 전제 조건은 프레스 핸드스탠드와 핸드스탠드 푸시업에서의 숙련도이다. 가능한 한 여러 방법으로 핸드스탠드를 수행할 수 있으면 좋겠지만, 통제된 프레스를 사용하여 핸드스탠드를 수행할 수 있다면 어깨 근력, 활동적 유연성, 그리고 신체 인식에 매우 도움이 될 수 있다. 또한, 핸드스탠드에서 팔목 쪽 손바닥 끝으로 떨어지는 것은 프레스로 들어가면 개선될 수 있다. 핸드스탠드 푸시업에서도 마찬가지이다. 원 암 핸드스탠드가 근력 이동을 의미하는 것은 아니지만, 프레스에 필요한 근력과 유연성을 조합하는 방법을 배우면 훨씬 더 쉽다.

일단 전제 조건이 충족되면, 실제로 원 암 핸드스탠드를 위한 훈련을 시작할 수 있다. 첫 번째 순서는 한 팔 분배(한 팔에 도달하는 방법)이다. 이것은 그렇게 쉬운 것이 아니다. 체중을 한 팔로 이동시키는 기술은 여러 가지가 있다. 그러나 일반적으로 말해서, 그에 대해 많이 생각하지 않는 것이 더 좋다. 최소한의 요구 사항은 체중을 이동시키는 팔은 수직이 되어야 하는 것이다. 다른 것은 모두 가변적이다. 한 가지 예외는 완력이지만 그것이 이상적인 것은 아니다.

먼저 다른 것을 설명하기 전에 한 팔로 체중을 이동시키는 가장 쉬운 방법을 알아보기로 한다. 두 팔이 정확히 어깨너비라고 가정하면, 두 팔은 완전히 수직이 되어야 한다. 또한 핸드스탠드에서 어깨가 적절하게 열린 자세라고 가정한다. 두 팔이 이미 수직이라면, 체중을 이동시키는 팔로 어떤 것도 할 필요가 없다. 오히려 신체의 나머지를 움직여서 힘을 받는 팔의 자세를 유지한다. 푸시업 자세에서 이렇게 하면 자유로운 팔의 어깨가 위쪽으로 약간 기울어진 것을 느낄 것이다. 체중을 이동시키는 팔을 전혀 움직일 필요가 없다. 가능하면 많은 변수들을 최소화시킨다. 지지하는 팔에 긴장이 남아 있지만, 체중이 자유로운 팔로 이동될 때 긴장이 풀리기 시작한다. 손을 들어 올릴 시간이 되면 긴장이 풀리는 것이 매우 중요하다. 또한 체중이 이동되는 동안 머리는 기본적으로 동일한 위치에 있어야 한다.

실제로 체중을 어떻게 이동시키는가? 대답은 체중을 이동시키는 팔 위로 고관절을 이동시키는 것이다. 체중을 이동시키는 데는 두 가지 방법이 있지만, 둘 다 각각의 문제가 있다. 두 가지 방법을 좋아한다면 그들 모두를 실험하는 것이 좋을 것이다.

- 체중을 이동시키는 첫 번째 방법은 고전적인 '귀에서 어깨까지' 방식이다. 이 방식에는 지지하는 팔을 강하게 위로 올리는 것뿐만 아니라 머리를 체중 이동 방향으로 최대한 이동하는 것이 포함된다. 이 방식은 원 암 핸드스탠드 자세를 보다 직립적이고 세련된 모양으로 만들지만, 균형 찾기를 더욱 어렵게 만들 수 있다. 또한 더 이상 수직이 아닌 곳으로 팔을 이동하기 쉽다.
- 체중을 이동시키는 두 번째 방식은 첫 번째 방식과 정반대이다. 체중을 이동시키는 방향으로 기울어지는 고관절의 균형을 잡기 위해 지지하는 팔로부터 머리를 멀리 이동시킨다. 공식적인 훈련을 받지 않은 일반 운동선수들은 이 방식을 더 많이 사용하고 있다. 이 유형의 원 암 핸드스탠드 자세에서 균형을 찾는 것은 쉽지만, 유지하려면 더 많은 근력이 필요하다.

일반적으로 좋은 규칙에 따르면, 제거할 수 있는 변수가 많을수록 동작이 더욱 쉽다. 그러나 한 가지 일반적인 실수는 체중을 이동시키는 동안 지지하는 어깨에서 긴장감을 잃는 것이다. 그렇게 되면 분명히 균형 상실이 야기된다.

푸시업 자세에서 체중을 이동시키는 동작을 시작하는 것이 가장 쉽다. 이 동작을 수행할 수 있으면, 다음 단계는 가슴을 벽에 붙이는 핸드스탠드를 수행하는 것이다. 여기에서 수행 방법은 푸시업 자세에서의 수행 방법과 동일하다. 고관절을 한 손 위로 이동시킨다. 어깨 긴장을 유지한다. 체중을 이동시키는 동안 고관절이 틀어지지 않아야 하기 때문에 고관절을 벽에 직각이 되게 유지해야 한다. 원 암 핸드스탠드를 배우려면 그 느낌이 어떤지 반드시 알아야 한다. 균형을 잡기 전에 체중을 이동하는 개념을 파악하는 것이 중요하다.

다음 단계로 이동하려면, 프리스탠딩 핸드스탠드에 체중 이동을 적용한다. 천천히 통제된 동작으로 시작한다. 일반적으로 한 팔에 체중을 이동시키면 다른 팔이 가벼워지는 것을 느낀다. 이제 양쪽 팔 모두를 연습하고 손을 지면에 평평하게 유지한다. 다른 팔을 이완시키는 동시에 한 팔을 긴장시키면 발달하기 시작하는 것을 느낄 수 있다.

다리 위치 문제의 경우 스트래들 자세에서 원 암 핸드스탠드를 배우는 것이 훨씬 쉽다. 그러나 이 기술을 이용하려면 고관절이 상당히 유연해야 한다. 또한 각 다리를 다르게 적절한 신체 긴장을 유지하는 것은 매우 어려울 수 있다. 그 자세에는 더 정확한 균형이 필요한데도 불구하고, 많은 사람들은 먼저 몸을 똑바로 세우고 원 암 핸드스탠드를 배운다.

앞뒤로 체중을 이동시키기 위해 필요한 동작 이외에도 신체의 나머지 부분은 이 운동 중 일부로 남아 있어야 한다. 체중을 이동시키는 동안 신체 자세를 변화시키지 않도록 최대한 시도한다. 체중을 이동한 다음 한 번에 모든 것을 이동한다.

체중 이동이 한쪽 팔로 충분이 이동되었다고 느끼면, 다음 단계는 체중이 실리지 않은 팔의 손바닥을 지면에 붙인 채 손가락 끝으로 세워 올리는 것이다. 체중이 실리지 않은 팔에 더욱 체중을 줄이기 위해 체중이 실린 팔 방향으로 신체를 약간 기울여야 한다. 체중이 실린 팔은 항상 수직이 되어야 한다.

체중이 실리지 않은 팔의 손가락을 들어 올릴 수 있으면, 그 팔을 팔꿈치에서 굽히는 것이 좋다. 물론 이것이 유일한 방법은 아니지만, 팔을 이완시키는 유용한 신호일 수 있다. 체중이 실리지 않은 팔을 불필요하게 긴장시키면, 나중에 팔을 들어 올리는 동안 균형을 유지하기 어렵다.

체중이 실리지 않은 팔의 손가락 끝으로 균형을 잡는 것은 시간이 많이 걸리고 많은 실패를 경험하게 된다. 이 단계에서 게으른 사람들과 헌신적인 사람들이 분명히 구분된다. 이 단계에서 다음 단계로 이동하기 전에 손가락 끝으로 일관되게 적어도 30초 이상 유지할 수 있어야 한다. 이 동작을 수행하는 동안 다리 자세를 변경할 수 있다면 더욱 좋다.

매일 연습을 한다면 몇 달 이내에 이 단계를 달성할 수 있을 것이다. 바닥에서 손을 떼고 싶어도 지금은 그럴 단계가 아니다. 아직은 좋은 결과를 얻을 수 없다. 필요하다고 생각하는 것보다 더 오래 손가락 끝으로 유지하는 것이 좋다.

다음 단계로 넘어가기 전에 몸을 똑바로 한 자세와 다리를 벌린 자세 모두에서 손가락 끝과 한 팔 모두에 일관되게 30초 유지를 달성해야 한다. 한쪽 팔로 절대 균형이 쏠리지 않아야 한다. 이것은 의도적으로 발로 균형을 잡기 전에 두 팔로 균형을 잡으려는 것이다. 이 동작으로 균형 우위를 확인하는 것이 중요하다. 떨어졌기 때문이 아니라 원해서 내리는 것이다.

다음은 체중이 실리는 팔에 더 많이 체중을 이동시켜서 반대편 팔을 더 가볍게 만든다. 손과 손가락이 충분히 가볍게 느껴지면, 다음과 같은 두 가지 방법으로 처리할 수 있다 체중이 실리지 않은 팔의 손가락으로 지지를 이동시키거나 동일한 자세를 유지한다(모든 손가락 끝으로). 이때 체중이 실리지 않은 팔에는 전혀 체중을 느끼지 않는다. 체중이 실리지 않은 팔을 들어 올리기 전에 반대편 팔에 모든 체중을 싣는 것이 매우 중요하다. 그렇지 않으면, 몸이 떨어진다.

체중을 실은 팔이 매우 무겁다고 느끼면, 반대편 팔로 바닥을 가볍게 두드린다. 그렇게 하면, 몇 번의 가벼운 두드림만으로 한쪽 팔의 균형을 다시 잡을 수 있다. 체중이 실리지 않은 팔은 어떤 동작이든 느리고 신중하게 해야 한다. 동작이 흔들리면 균형이 쉽게 깨질 수 있다. 바닥을 두드릴 때 어깨 자세를 유지하면서 팔꿈치에서 들어 올리는 것이 좋다. 똑바로 뻗은 팔로 그렇게 하는 것은 괜찮지만, 체중이 실리지 않은 팔의 어깨에 너무 많은 긴장이 생기는 경향이 있다. 목표는 두드리는 사이의 시간을 늘리는 것이다. 즉, 한쪽 팔을 더 오래 유지하게 하는 것이다. 바닥을 두드리는 것은 한 팔로 균형을 유지하는 동안 안정망 역할을 한다. 즉, 몸이 떨어진다고 느끼는 경우 손이 바닥에 닿으면 신체를 안정시킨다.

손가락으로 바닥을 두드리는 방법에 익숙해지면, 다음 단계는 팔을 바닥에서 완전히 들어 올리고 원 암 핸드스탠드를 유지하는 것이다. 이것은 말처럼 쉬운 것이 아니다. 실제로 팔을 들어 올리려면 신체의 나머지 부분이 전혀 움직이지 않는 방식으로 수행되어야 한다. 체중이 실리지 않은 팔을 완전히 이완시켜서 들어 올리기 전에 전혀 체중이 느껴지지 않아야 한다.

팔을 들어 올리는 방법은 여러 가지가 있지만, 발레의 데벨로페développé(한쪽 발을 천천히 앞으로 올려 펴서 완벽한 균형을 이루는 동작) 동작이 좋다고 생각한다. 한 번에 팔 전체를 들어 올리기보다 부분적으로 들어 올린

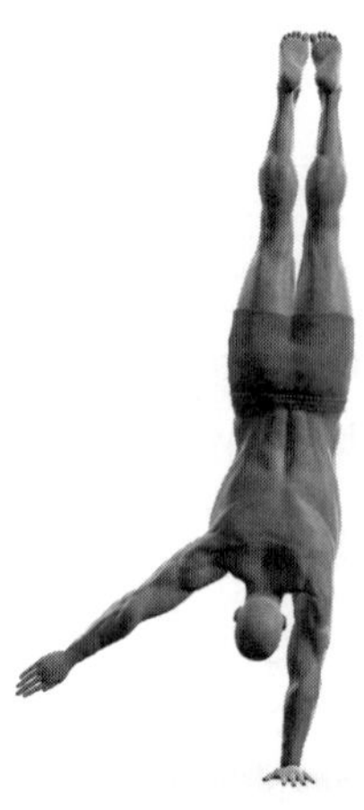

다. 그렇게 하면 신체의 나머지 부분에 미치는 영향이 줄어든다. 손가락 끝으로 지지하는 원 암 핸드스탠드에서, 먼저 체중이 실리지 않은 팔의 팔꿈치를 들어 올리고, 그다음은 팔뚝, 그러고 나서 손을 들어 올린다. 이 동작을 수행하는 동안 지지하는 팔과 균형을 유지하는 데 초점을 맞추어야 한다. 체중이 실리지 않은 팔을 들어 올리는 데 너무 집중하면 균형을 잃고 떨어질 수 있다. 그런 이유로 푸시업이나 가슴을 벽에 댄 핸드스탠드 자세에서 팔을 들어 올리는 연습을 해야 한다. 팔을 들어 올리는 연습을 하면 핸드스탠드 자세를 시도하기 전에 동작을 이해하는 동시에 자세의 균형을 잡으려고 시도할 수 있다.

처음에 원 암 핸드스탠드를 유지하는 동안 균형을 잃으면 즉시 안정시킬 수 있도록 체중이 실리지 않는 팔을 지면 가까이 유지하는 것이 가장 안전하다. 신체 균형 감각이 발달되고 유지 시간이 길어짐에 따라 수평 자세로 팔을 올릴 수 있으며, 결국 신체까지 들어 올릴 수 있게 된다. 많은 사람들은 기본적인 원 암 핸드스탠드 자세를 유지할 수 있는 것을 목표로 하지만, 그것은 단지 시작에 불과할 뿐이다. 일단 자세를 유지할 수 있으면, 전 세계 대다수 사람들이 경험하지 못하는 새로운 기회를 경험할 수 있다.

이 과정에 들어가면 상당한 인내심을 요한다. 기술을 달성하는 것과 관계 없이 자신에 대해 많은 것을 깨닫게 된다. 이 과정을 달성하려면 많은 헌신을 해야 한다. 새로운 기술이든 기존 기술을 더욱 가다듬든 항상 많은 노력을 기울여야 한다. 핸드스탠드로 균형을 잡으려면 많은 시간이 필요하다. 반드시 많은 노력을 기울여야 한다.

코치를 구해서 어느 시점에 그들로부터 평가를 받는 것이 좋다. 스스로 파악하거나 교정할 수 없는 여러 문제점들이 있다. 다른 사람들의 눈에는 자신이 파악하지 못하는 다양한 문제점들이 보일 것이다. 이미 알고 있는 것이라도 다른 사람들의 지적을 듣는 것이 도움이 된다.

스티븐의 주장: 이러한 기술 대부분은 2차원 영상보다 비디오에서 잘 나타난다. 유리 마멀스타인의 웹사이트와 유튜브, 그리고 〈원 암 핸드스탠드 달성을 위한 단계 및 준비〉 비디오에서 여러 팁과 기술들을 찾아볼 수 있다.

- 웹사이트: www.yuri-mar.com
- 유튜브: www.youtube.com/user/bar8nmunchausen
- 원 암 핸드스탠드 달성을 위한 단계 및 준비 비디오: www.youtube.com/watch?v=ytjIgIe5CVQ

링 숄더스탠드: 레벨 5

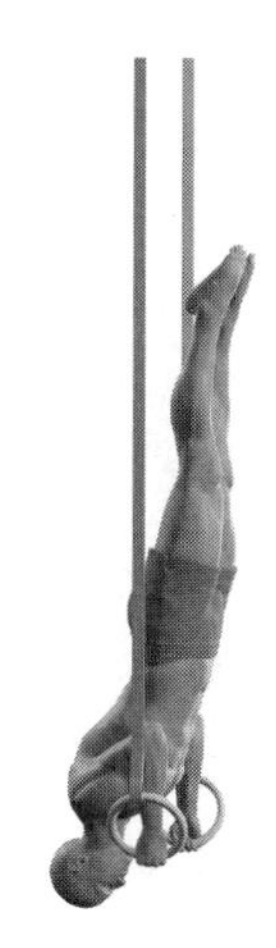

견갑골 자세: 견갑골을 아래로 내려서(그러나 앞이나 뒤로 수축되지 않아야 한다) 숄더스탠드를 위한 안정적인 기반을 만든다.
신체 자세: 팔꿈치를 약간 앞으로 내밀어 옆으로 당긴다. 팔을 완전히 접고 손은 어깨 전방에서 높이가 되어야 한다. 신체를 똑바로 유지한다. 그렇게 해서 신체 제어가 쉬워지면, 신체를 약간 우묵하게 만들 수 있다.

링 핸드스탠드는 차트 1페이지 두 번째 열에 있다. 두 번째 열 아래 첫 번째는 링 숄더스탠드(약어: R Shld Std)이다. 이 기본적인 링 기술은 링 위에서 수행되는 인버티트(거꾸로) 자세의 표준을 정한다. 이 기본적인 링 자세와 이 다음에 나오는 링 자세를 위한 균형은 모두 바닥, 패럴렛, 그리고 핸드 밸런서 위에서 핸드스탠드를 수행하는 것과 상당히 유사하게 오로지 손목에서만 이루어진다. 특정 신체 자세를 유지하는 능력은 전반적인 기술은 물론 종종 근력을 적용하는 능력을 보여 주기 때문에, 이와 같은 특정 신체 자세 연습을 결코 중단해서는 안 된다.

이 기술 트레이닝을 시작할 때, 링을 지면에 최대한 가까이 내리고 떨어지거나 굴러야 하는 경우를 대비해서 바닥에 매트를 깔아 둔다. 링을 높여서 사용해야 하는 경우, 어떤 경우든 링 위 인버티트 자세에서는 전방으로 구르는 것이 가장 좋다. 링 위 인버티드 기술을 시작하기 전에 적어도 10회 이상 구르는 연습을 해야 한다. 나는 법을 배우기 전에 착륙하는 법을 배워야 한다. 파트너나 코치가 뒷받침을 하면 가장 크게 진전을 이룰 수 있을 것이다.

숄더스탠드에서 구르는 방법은 바닥에서 수행하는 핸드스탠드에서 구르는 것처럼 태아 자세를 구현하는 것이다. 가슴으로 링을 가져와서 팔이 벌어지지 않게 힘을 주고 몸을 고리 쪽으로 당긴다. 그렇게 하면 지면에서 앞으로 구르는 것과 유사한 방식으로 회전할 수 있다. 회전 마지막에, 턱 자세에서 풀업 자세의 상단에 위치하게 된다.

링 숄더스탠드를 달성하려면 L-시트 자세로 시작한다. 그렇게 하면 추진력으로 스윙을 해서 둔부가 머리보다 위로 올라갈 수 있다. 결국 추진력 없이 이 자세를 배울 수 있게 된다. 둔부가 등쪽으로 올라 갔을 때, 몸이 앞으로 기울며 팔을 굽힌다. 이제 두 가지가 동시에 일어나야 한다. 팔을 굽히는 동작을 중단하는 동시에 스트랩 사이로 둔부가 올라가기 시작해야 한다. 팔이 너무 빠르게 굽혀져서 둔부가 뒤에 남게 되면, 결국 딥 자세의 끝부분 자세에 처하게 되기 때문에(초급자는 이 자세에서 절대 밀어내지 못한다), 이 동시 동작은 중요하다. 이 자세에서 실제로 일어서려면 둔부가 드라이브되고 팔이 굽혀지는 타이밍은 정확해야 한다. 이 기술을 배우기 전에 가장 중요한 것은 딥 링 딥deep ring dips을 잘 알고 있는 것이다.

둔부가 링 위와 사이에 있으면 손목으로 숄더스탠드 자세를 조절한다. 링은 가슴으로 단단히 압착되어야 하지만 너무 앞쪽으로 기울어지면 안 된다. 최대한 패럴렛에서처럼 링을 당겨서 안정시켜야 한다. 그렇게 하면, 흔들림을 최소화시켜서 기술을 수행할 수 있다. 발을 머리 위로 올릴 때 링을 최대한 견고하게 잡고 그립을 사용해서 자세를 제어해야 한다.

이 동작 실행을 배우는 동안은 파이크 자세가 좋다. 대부분의 사람들에게 턱 자세에서 발을 올리는 것은 쉽지만, 초급자들이 앞뒤로 비행할 때 손목을 이용해서 턱 균형을 제어하는 것은 매우 어렵다. 처음에는 약간 힘들지만, 파이크 자세를 하면 다리를 위로 올릴 때 균형을 잡는 지렛대 역할을 할 수 있다. 링은 본질적으로 불안정하다. 따라서 균형에 도움이 되는 요소를 추가하면 정확한 트레이닝을 더 많이 할 수 있기 때문에 진전 속도를 높일 수 있다.

발을 올리고 신체 자세를 똑바로 잡으면, 균형이 약간 떨어지게 된다. 링이 약간 가슴 앞쪽에 위치해 있기 때문에 발이 어깨 위치보다 높이 머리 위로 올라가면 안 된다. 이 자세에 익숙하지 않으면, 스트래들 자세로 다리를 벌려서 스트랩에 닿을 수 있게 한다. 안전한 트레이닝 방법에 익숙해졌다 하더라도, 핸드스탠드나 숄더스탠드를 수행하는 동안 넘어지면 적절한 학습에 도움이 되지 않는다.

다리를 벌려 스트랩에 닿은 후 천천히 함께 모은다. 더 많은 균형이 필요하면 처음에 다리를 스트랩 안쪽에 닿게 배치할 수 있지만, 최종 목표는 발을 모을 수 있는 것이다. 발을 모을 때 최대한 빨리 올바른 신체 자세(똑바른 신체 자세)를 취해야 한다는 점을 명심하기 바란다. 손목은 균형을 제어하는 수단이기 때문에, 스트랩에 다리를 붙여서 여분의 균형을 제거하는 데 적극적으로 관여한다.

이 동작의 핵심은 손목을 사용하여 동작을 조정하는 동안 최대한 신체를 유지하는 것이다. 핸드스탠드를 수행할 때보다 손이 몸에 더 가까이 있기 때문에, 손목으로 신체를 조정하는 기계적 이점이 있다. 이 점을 기억한다면 링 숄더스탠드는 배우기 간단한 자세가 될 것이다.

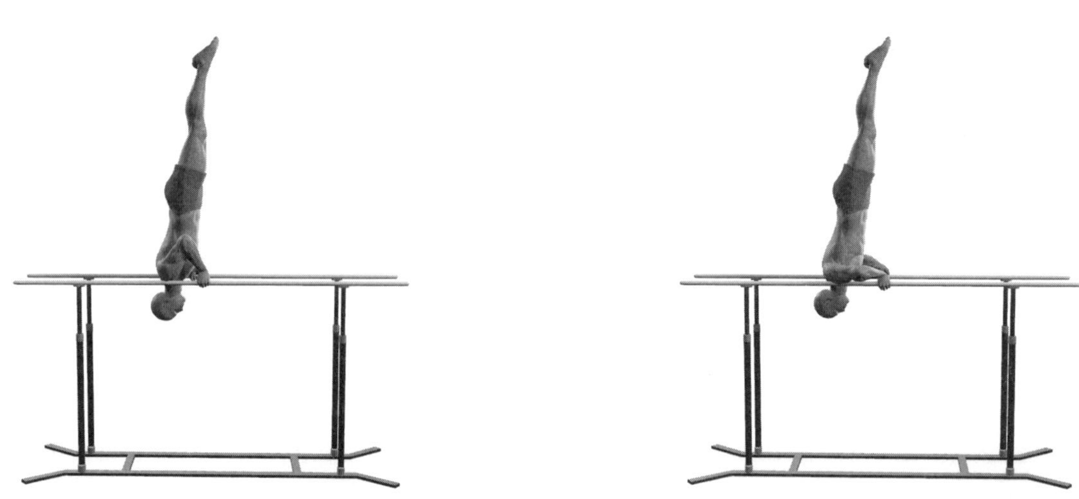

링 위에서 이 기술을 수행하지 못하는 경우, 적절한 장비가 있으면, 패럴렛이나 패러럴 바(위 그림)에서 이 자세를 수행한다. 링에 비해 패러럴 바에서 숄더스탠드를 수행하는 것과의 주요 차이점은 팔꿈치가 바깥쪽으로 더 벌어진다는 점이다. 신체를 똑바로 유지했을 때, 손으로 동작을 제어해서 자세에서 넘어지거나 떨어지는 것을 방지한다. 이 방법을 사용해서 프리스탠딩 핸드스탠드의 인버티드 자세를 배울 수 있다.

링 스트랩 핸드스탠드Rings Strap Handstand: 레벨 6

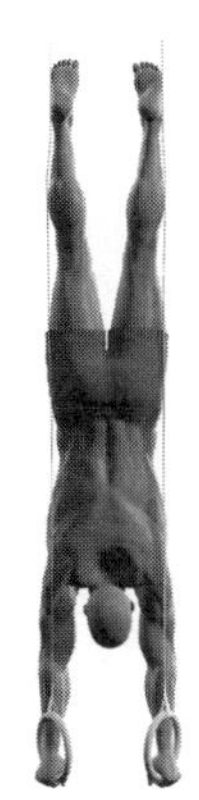
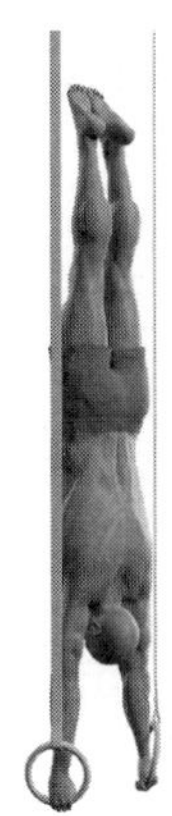

견갑골 자세: 견갑골을 최대한 위로 올려서 뒤로 약간 수축시켜야 자세를 고정시킬 수 있다. 근력이 부족하여 어깨 각도가 완전히 열리지 않으면(링에서 발생될 수 있다), 시작할 수 있다.
신체 자세: 손, 어깨 둔부, 무릎, 그리고 팔이 완전히 일직선이 되어야 한다. 처음에는 링을 안으로 돌려서 팔을 스트랩에 대고 유지한다. 이 자세에서 링을 평행이 되도록 돌린 다음 완전히 돌린다.

적절한 링 스트랩 핸드스탠드(R Strap HS) 자세를 찾는 가장 좋은 방법은 숄더스탠드를 이용하는 것이다. 시작할 때 팔이 더 많이 굽혀질수록 완전한 핸드스탠드 자세로 들어가기 어렵다는 점을 명심해야 한다. 다리가 굽혀져서 발이 케이블에 걸린 상태에서 굽혀진 팔을 밀어 반-핸드스탠드 자세를 취한다. 햄스트링을 사용해서 무릎을 굽히고 발을 케이블 위로 한 걸음씩 올리면서 케이블을 감아 최종 자세로 들어간다.

이 핸드스탠드 자세에서, 몇 가지 주요 특징을 볼 수 있다. 똑바른 신체 자세를 취하는 것은 필수적이다. 팔꿈치를 약간 굽히면 동작 수행을 쉽게 만들 수 있지만, 잘못된 습관을 만들 수 있다. 따라서 이 자세에서 가장 먼저 해야 할 일은 팔꿈치를 고정시키고 어깨를 귀 쪽으로 밀어 올리는 것이다. 그렇게 하면 주요 근력 요소들이 어깨로 집중되어 손목으로 균형이 집중된다. 어깨 근력은 모든 상체 근력의 기반이다. 어깨에서 적응되면 손 균형뿐 아니라 일반적인 근력을 지지한다. 원 암 핸드스탠드에서 바벨 오버헤드 프레스에 이르기까지, 모든 프레스 동작에 견갑대가 강한 것은 매우 중요하다. 어깨 근력과 컨디셔닝은 프레스 핸드스탠드, 핸드스탠드 푸시업, 플렌체, 딥, 그리고 이와 유사한 동작에 유용하다.

스트레이트 암 핸드스탠드를 달성하고 나서 다리에 집중해야 한다. 숄더스탠드와 마찬가지로, 케이블 바깥쪽으로 다리를 감는 대신, 케이블 안으로 다리를 넣어야 한다. 그렇게 하면 신체를 일직선으로 정렬하는 데 도움이 되며, 케이블에 균형을 의지하는 것보다 어깨에 더 많이 균형을 의지할 수 있다.

먼저 이 두 가지에 익숙해져야 한다. 이 시점까지 두 가지 모두를 연습했어야 한다. 두 가지를 모두 연습했다면, 이제 링 자세에 도전해 보기로 한다. 대부분의 초급자들의 경우 프레싱을 하는 동안 링이 회전하게 된다. 그렇게 되면 스트랩이 팔 위로 올라가서 핸드스탠드 난이도를 감하게 된다. 그렇게 되면 초급자들이 발을 위로 올리는 데 도움이 되지만, 발이 제일 위에 닿았을 때 실질적으로 동작을 더 어렵게 만든다. 따라서 표준 지지 자세와 거의 유사하게 프레싱을 하는 동안 링을 바깥으로 회전하는 방법을 배워야 한다. 처음에는 스트랩에서 팔을 떼는 것이 어려울 수 있다. 그러나 그렇게 하면 균형을 잡아 근력을 적응시킬 수 있으며, 장기적으로 큰 이득이 될 수 있다. 링이 서로 평행을 이루도록 하는 것을 목표로 해서 점차적으로 진행해 나가야 한다.

대부분의 체조 코치들이 강조하는 목표는 핸드스탠드에서 평행 링 자세를 지나 평행에서 45도 각도가 되도록, 링을 바깥으로 회전시키는 것이다. 그렇게 되면 가장 잘 제어할 수 있기 때문에 거인처럼 링 스윙 동작을 할 수 있다. 이와 같은 동작들은 이 책의 범위를 벗어나지만, 링을 외회전시켜서 최소한 평행 자세에서 트레이닝을 하는 것이 좋다. 그렇게 하면 보다 제어를 잘할 수 있게 되어 안정화 요소들의 부가적인 이점을 얻을 수 있다.

링 핸드스탠드: 레벨 7

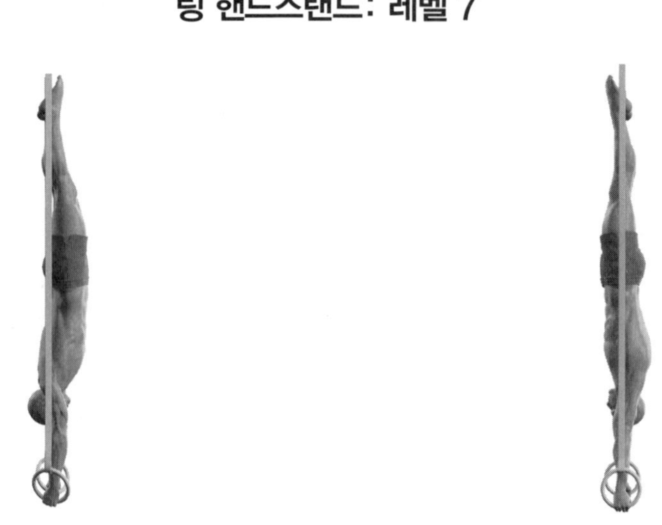

두 번째 그림에 비해 첫 번째 그림의 신체 자세가 일직선으로 보인다.

견갑골 자세: 견갑골을 최대한 위로 올려서 뒤로 약간 수축시켜야 자세를 고정시킬 수 있다. 링 스트랩 핸드스탠드에서 정확한 견갑골 자세를 취할 수 있다 하더라도, 프리스탠딩 링 핸드스탠드로 진행하면 팔이 약간 굽고 견갑골이 약간 처질 수도 있다. 이러한 자세를 바로잡아야 한다.

신체 자세: 손, 어깨 둔부, 무릎, 그리고 팔이 완전히 일직선이 되어야 한다. 처음에는 링을 안으로 돌려서 팔을 스트랩에 대고 유지한다. 이 자세에서 링을 평행이 되도록 돌린 다음 완전히 돌린다. 견갑골 자세와 거의 마찬가지로, 팔이 약간 굽고 견갑골이 약간 처져서 링이 회전하기 시작할 수도 있다. 링을 반대로 돌려서 핸드스탠드를 정확하게 정렬시켜야 한다. 필요한 경우 비디오를 촬영해서 검토해 보고 수정하면 도움이 될 수 있다.

링 핸드스탠드(R HS)는 링 스트랩 핸드스탠드를 확장하는 것으로 두 번째 새로운 목표이다. 숄더스탠드로 프레싱해서 최상단 위치로 조금씩 전진하는 대신, 완전한 핸드스탠드 자세로 프레싱하는 것이 가장 좋다. 프레스만으로 완전한 핸드스탠드 자세에 들어가지 못하더라도, 더 높은 위치에서 시작해서 완전한 핸드스탠드 자세를 달성할 수 있을 때까지 더 힘든 프레스를 강화시키는 것이 좋다. 실질적으로 이 두 번째 목표가 더 중요하다. 핸드스탠드 최상단 자세에서 프레스를 강화시키려면 스트랩을 이용하는 것이 좋다.

숄더스탠드 프레스에서와 마찬가지로, 파이크 또는 스트래들 자세가 좋으면 신체를 위로 올릴 때 둔부를 제어할 수 있다. 바닥에서 발로 차서 핸드스탠드 자세로 들어갈 때처럼, 기술적으로 최대한 빨리 신체가 바른 자세를 잡을 수 있도록 힘을 조절한다. 고급 단계로 넘어가면서 이전에 습득한 기술이 어떻게 함께 작용하는지 알 수 있는가?

특히 자세가 최상단 위치에 있을 때 손목으로 균형을 잡아서 동작을 제어해야 한다는 점을 명심하기 바란다. 케이블을 사용해서 지지를 받을 필요가 있을 때 사용해도 좋지만 사용을 점차 줄이도록 시도해야 한다. 진행을 하면서 다리로 케이블을 감싸기보다 발가락 안쪽으로 케이블을 두드려서 균형을 잡는 것이 좋다. 진행이 느릴수록 자세를 더욱 일관되게 유지할 수 있다. 자세 일관성이 높을수록 진행이 빨라진다.

링 핸드스탠드 자세에 들어가자마자, 링을 바깥으로 회전시켜서 어깨를 열고 복부와 둔근을 압착한다. 바닥에서 핸드스탠드를 수행하는 것보다 링에서 핸드스탠드를 수행하면 등이 약간 더 아치형을 이룰 수 있다. 신체가 일직선이 되는 자세를 취하는 것은 매우 어렵다. 따라서 어깨와 코어 근력을 향상시켜야 할 뿐만 아니라 많은 연습을 필요로 한다.

이 기술은 체조 점수표에서 A등급 기술이다.

핸드스탠드 푸시업: Page 1, Column 3

좋은 신체 자세는 핸드스탠드 푸시업 시리즈의 핵심이다. 자세가 흔들리거나 좋지 않으면, 발달이 어려워진다.

파이크 핸드스탠드 푸시업Pike Headstand Pushup: 레벨 1

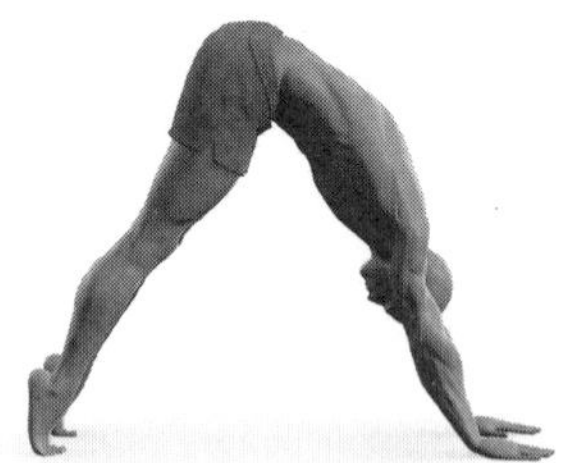
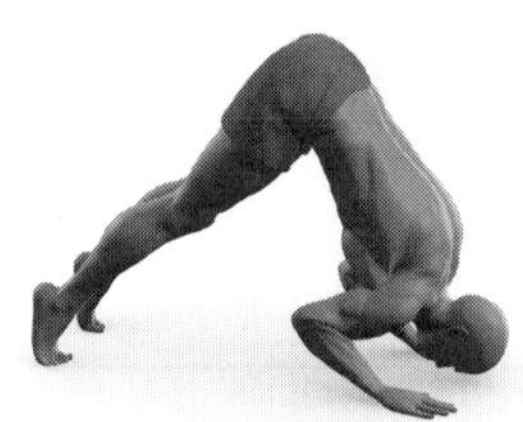
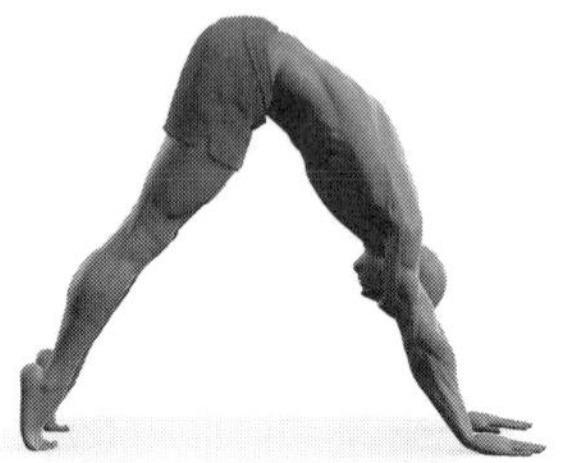

견갑골 자세: 견갑골을 올려서 시작한다. 머리가 지면을 향하게 되면 견갑골은 자연스럽게 내려가게 된다. 머리가 지면에 닿고 푸시업을 시작하면 더 이상 견갑골을 위로 올리지 않는다.
기법: 손과 발을 지면에 위치시키고 파이크 시작 자세로 들어간다. 팔을 구부리고 손에 최대한 많은 중량을 가한다. 팔을 굽혔을 때, 바깥으로 벌리지 말고 몸과 일직선이 되도록 팔꿈치를 당겨야 한다. 머리와 몸이 일직선이 되도록 유지해서 지면에 닿아야 한다. 머리가 지면에 닿으면, 동일한 과정을 역으로 반복해서 시작 자세로 돌아간다.

파이크 핸드스탠드 푸시업(Pike HeSPU)을 적절히 개발하는 핵심은 넘어지지 않게 최대한 손에 체중을 싣는 것이다. 그렇게 하면 전방 어깨, 삼두근, 그리고 가슴 윗부분으로 힘을 분산시킬 수 있다. 어깨 각도를 최대한 넓게 벌려야 한다. 마치 하늘에 닿는 것처럼 생각해야 한다.

프레싱 단계에 팔꿈치가 바깥으로 벌어지지 않아야 한다. 팔 윗부분은 신체와 평행을 유지해야 한다(즉, 팔꿈치는 측면으로 가상 평면으로 붙어 있어야 한다). 팔꿈치가 벌어지면 동작이 훨씬 쉽게 느껴지지만, 전/후방 안정성이 없어지고, 고급 기술 발달에 방해가 된다. 피곤하면 팔꿈치가 쉽게 벌어지기 때문에 주의해야 한다.

박스 핸드스탠드 푸시업: 레벨 2

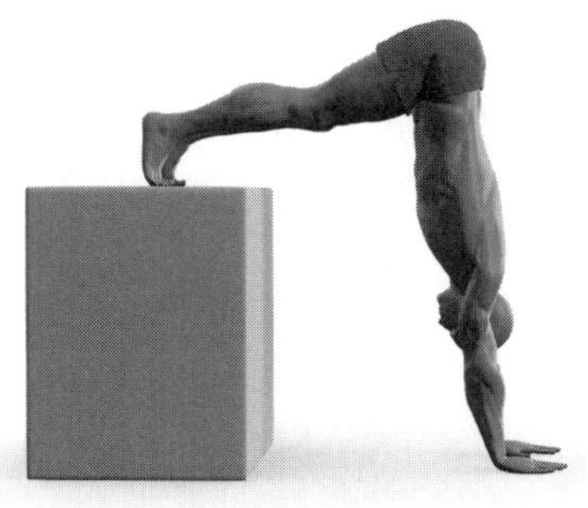
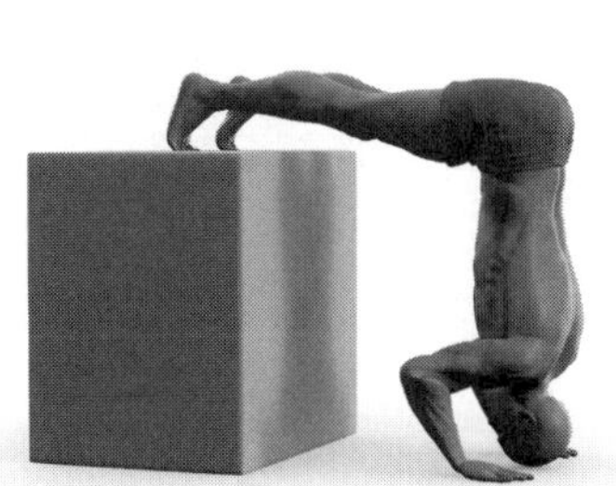
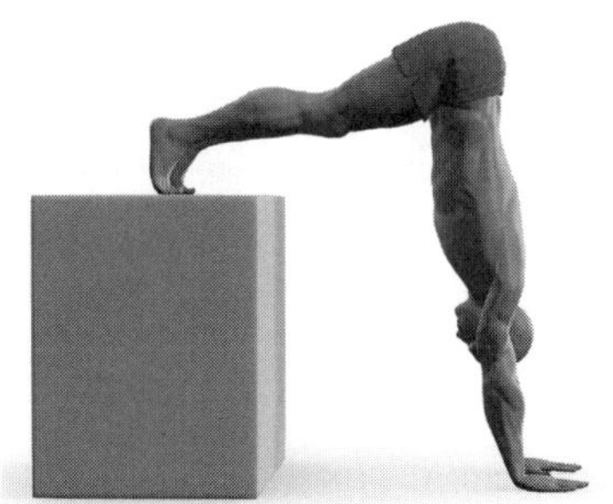

견갑골 자세: 견갑골을 올려서 시작한다. 머리가 지면을 향하게 되면 견갑골은 자연스럽게 내려가게 된다. 머리가 지면에 닿고 푸시업을 시작하면 더 이상 견갑골을 위로 올리지 않는다.

기법: 손과 발을 지면에 대고 블록, 상자, 의자, 또는 기타 견고한 표면에 발을 올려서 파이크 시작 자세로 들어간다. 팔을 구부리고 손에 최대한 많은 중량을 가한다. 팔을 굽혔을 때, 바깥으로 벌리지 말고 몸과 일직선이 되도록 팔꿈치를 당겨야 한다. 머리와 몸이 일직선이 되도록 유지해서 지면에 닿아야 한다. 머리가 지면에 닿으면, 동일한 과정을 역으로 반복해서 시작 자세로 돌아간다.

박스 핸드스탠드 푸시업(Box HeSPU)은 다양한 높이의 박스를 이용해서 한쪽 팔에 무게중심을 두고 어깨 각도를 개방한다. 이 동작의 나머지 실행 방법은 표준 핸드스탠드 푸시업과 동일하다.

이 동작을 수행하는 동안 어깨나 삼두근에 근력이 부족하면 신체가 전방으로 기울어진다. 반대로, 약간 균형이 잡히지 않으면, 팔에 가해지는 무게를 덜어 주기 위해 신체가 발 쪽으로 쏠린다. 최대한 이 두 가지 상황이 발생되지 않게 해야 한다. 또한, 머리가 너무 많이 앞으로 나오면 등이 아치형이 되어 추가적인 문제가 발생하기 때문에 앞으로 나오지 않게 해야 한다.

월 핸드스탠드 푸시업 원심성: 레벨 3

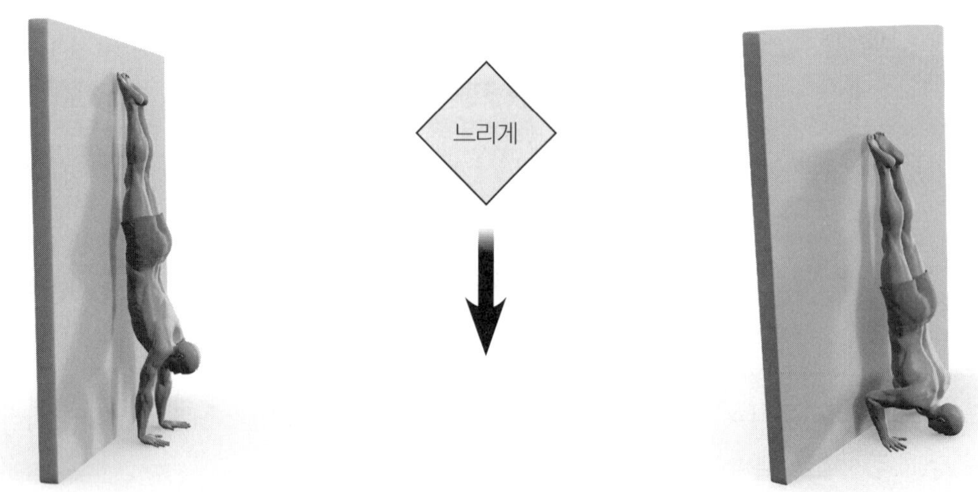

견갑골 자세: 견갑골을 올려서 시작한다. 머리가 지면을 향하게 되면, 자연스럽게 아래로 처지기 시작해서 팔꿈치가 그 방향으로 이동하게 된다.

기법: 신체가 완전히 일직선이 되게 하고 발이 벽에 겨우 닿게 해서 월 핸드스탠드 자세를 시작한다. 위 그림과 같이 팔을 굽혀 어깨 각도를 좁혀서 동작을 시작한다. 균일한 동작으로 천천히 지면으로 내린다. 머리가 지면으로 내려갈 때 신체는 일직선을 유지해야 한다. 신체가 아치형이 되어서는 안 된다.

월 핸드스탠드 푸시업 원심성 동작(Wall HeSPU Eccen)은 박스 핸드스탠드 푸시업에서 스텝 업step up 하는 것이다. 이 동작으로 전체적인 체중을 조절하지만 여전히 벽에 의지해서 균형을 잡는다.

적절한 신체 자세를 중시하려면, 핸드스탠드에 사용되는 배벽 자세를 사용한다. 이 자세에 아직 익숙하지 않으면, 등벽 변형을 사용할 수 있지만, 발뒤꿈치가 벽에 닿으면 등이 아치형으로 될 수 있다. 아래로 내릴 때 등이 더 이상 아치형으로 변하지 않도록 손을 최대한 벽 가까이 유지한다.

이것은 파이크 자세의 박스 핸드스탠드 푸시업과 완전한 월 핸드스탠드 푸시업의 중간쯤 되는 원심성 동작이기 때문에, 5~10초 원심성 단계를 사용한다. 동작을 수행하는 동안 일관성을 유지하면서 제어되어야 한다. 팔꿈치가 바깥으로 벌어져서는 안 된다.

월 핸드스탠드 푸시업: 레벨 4

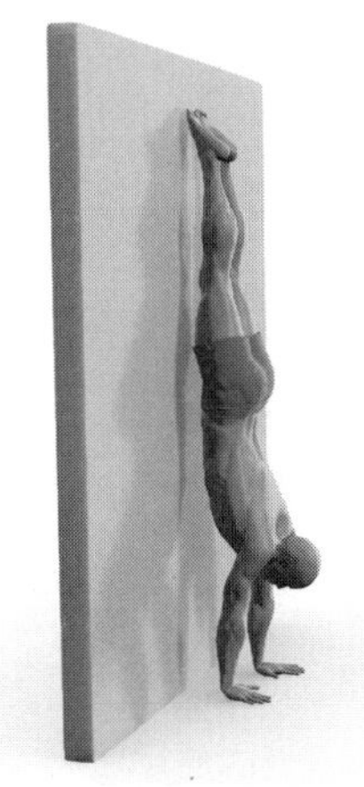

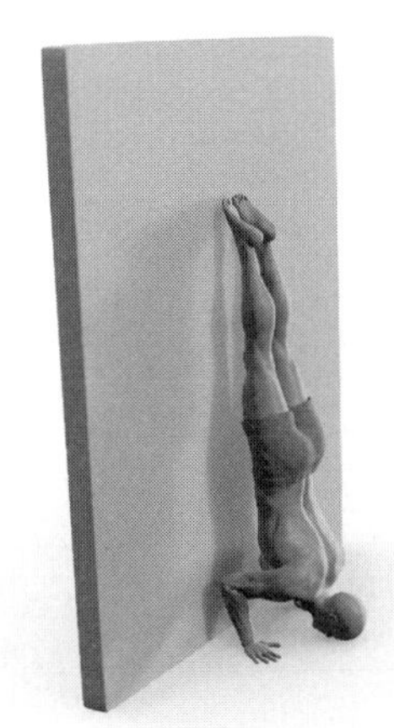

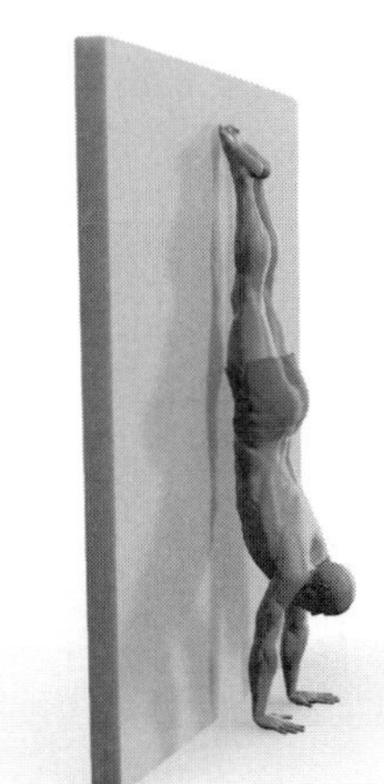

견갑골 자세: 견갑골을 올려서 시작한다. 머리가 지면을 향하게 되면, 자연스럽게 아래로 처지기 시작해서 팔꿈치가 그 방향으로 이동하게 된다. 머리가 지면에 닿고 푸시업을 시작하면 더 이상 견갑골을 위로 올리지 않는다.

기법: 신체가 완전히 일직선이 되게 하고 발이 벽에 겨우 닿게 해서 월 핸드스탠드 자세를 시작한다. 위 그림과 같이 팔을 굽혀 어깨 각도를 좁혀서 동작을 시작한다. 균일한 동작으로 천천히 지면으로 내린다. 머리가 지면으로 내려갈 때 신체는 일직선을 유지해야 한다. 신체가 아치형이 되어서는 안 된다. 머리가 지면에 가볍게 닿으면, 시작 자세로 돌아간다. 삼두근과 어깨로 밀어서 어깨가 마치 귀걸이처럼 귀를 덮어야 한다.

대부분의 사람들은 이것을 핸드스탠드 푸시업처럼 생각한다. 월 핸드스탠드 푸시업(Wall HeSPU)이 실제 핸드스탠드 푸시업은 아니지만(머리가 바닥에 닿을 때 동작 범위가 중단되기 때문에), 여전히 오버헤드 프레싱 근력과 신체 제어 효과가 있다.

월 핸드스탠드 푸시업 동작의 핵심은 신체 자세를 정확하게 제어해서 유지하는 원심성 동작 부분과 동일하다. 각 세트를 최대한 많이 반복하기보다, 주작용근primary mover(主作用筋)의 근력과 의식을 길러야 한다.

등이 아치형이 되는 것은 핸드스탠드 푸시업에서 매우 큰 문제이며, 여러 원인이 있다. 그중 피로가 가장 큰 원인이다. 신체가 피로할 때 동작을 지원하기 위해 다른 근육을 동원하려고 필요한 것을 행하는 것은 거의 자연스러운 현상이다. 다른 근육을 동원하는 일이 발생되면 부정확한 신경 근력 패턴이 형성된다. 이러한 현상을 반드시 피해야 한다.

핸드스탠드 푸시업과 변형은 어깨를 통한 적절한 자세, 제어, 그리고 근력을 통해 구축된다. 등이 아치형이 되면, 어깨 각도가 닫힐 때 승모근과 척추 흉근이 주작용근이 된다. 이것은 부정확한 신경 패턴뿐 아니라 일반적인 근력을 잘못된 근력으로 기르는 것이다. 또한, 등이 아치형을 이루면 코어와 고관절을 통해 긴장이 상실되기 때문에 신체가 공간에서 자세 인식을 제대로 하지 못하게 된다.

월 핸드스탠드 푸시업: 레벨 5

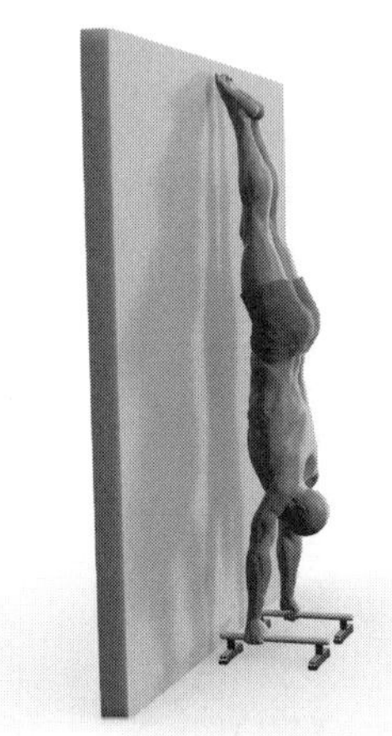
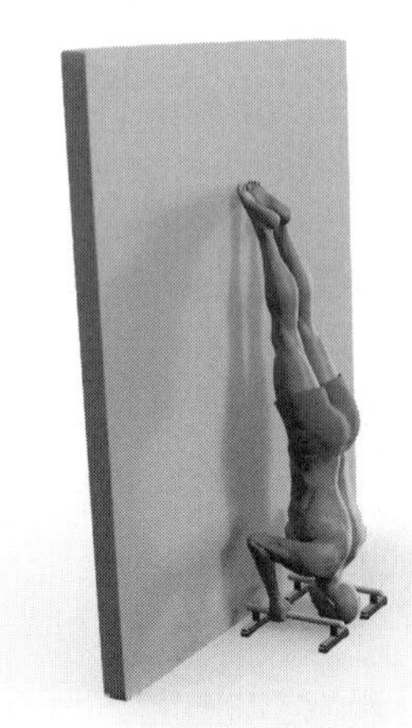
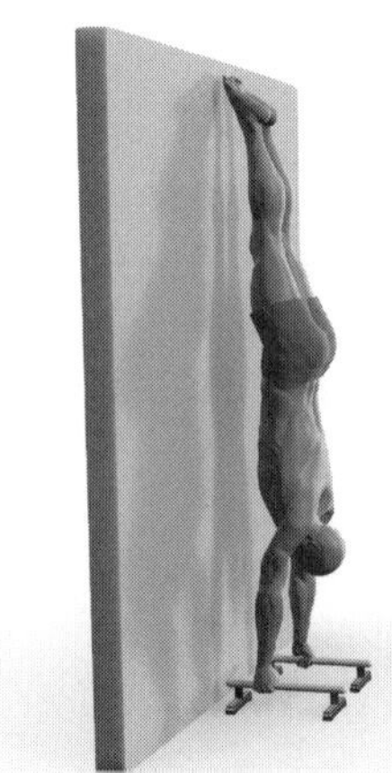

견갑골 자세: 견갑골을 올려서 시작한다. 머리가 지면을 향하게 되면, 자연스럽게 아래로 처지기 시작해서 팔꿈치가 그 방향으로 이동하게 된다. 지면에 닿을 때까지 이 자세가 이루어져야 한다. 견갑골은 중립에서 아래로 처지는 자세가 된다. 머리가 지면에 닿고 푸시업을 시작하면 더 이상 견갑골을 위로 올리지 않는다.

기법: 신체가 완전히 일직선이 되게 하고 발이 벽에 겨우 닿게 해서 월 핸드스탠드 자세를 시작한다. 위 그림과 같이 팔을 굽혀 어깨 각도를 좁혀서 동작을 시작한다. 균일한 동작으로 천천히 지면으로 내린다. 머리가 지면으로 내려갈 때 신체는 일직선을 유지해야 한다. 신체가 아치형이 되어서는 안 된다. 머리가 지면에 가볍게 닿으면, 시작 자세로 돌아간다. 삼두근과 어깨로 밀어서 어깨가 마치 귀걸이처럼 귀를 덮어야 한다.

월 핸드스탠드 푸시업(Wall HSPU)은 바닥보다 높은 물체 표면에 손을 올려 놓아야 동작 끝부분에 완전히 도달할 수 있다. 이 자세를 취하면 어깨 근육과 특히 삼두근이 결국 상당히 길어지기 때문에, 지나치게 기계적인 단점을 유발한다. 팔꿈치를 옆구리에 붙여서 벌어지지 않게 유지해야 한다.

거의 모든 것을 사용해서 손을 높이 올려 놓을 수 있지만, 안전과 일관성을 고려해야 한다. 대부분의 사람들은 기본적으로 패럴렛에서 수행하지만, 체육관을 이용한다면 매트나 패널 매트를 사용할 수도 있다. 나무 블록, 상자, 또는 의자를 사용할 수도 있지만 더 위험할 수 있다. 무엇을 사용하든 안전이 우선이며 일관성을 유지할 수 있어야 한다.

신체를 벽에 대고 이 동작을 수행한다. 이 동작은 본질적으로 위로 올려야 한다. 따라서 등을 벽에 대는 자세가 특히 초급자들의 경우 안전하게 내려오기 쉽기 때문에, 등벽 자세를 사용하는 것이다. 또한 급회전이나 굴러 넘어지는 방법을 연습해야 떨어질 때 안전할 수 있다.

월 핸드스탠드 푸시업의 핵심은 어깨와 삼두근에 완전한 긴장을 유지하는 동시에, 동작의 끝부분까지 내려가야 한다는 것이다. 동작 끝부분까지 내려갔을 때 긴장을 풀면, 자세를 유지하는 동안 다시 긴장을 만들기가 쉽지 않다. 이 동작은 핸드스탠드 푸시업에서 한 단계 더 도약한다. 많은 사람들이 처음에는 이 동작을 완전히 수행하지 못한다. 이 동작을 완전히 수행하려면 두 가지 옵션이 있다. 첫 번째(그리고 선호된다)는 네거티브/원심성을 이용하는 것이다. 이 동작의 끝부분까지 내려갈 수 없으면, 동작을 안전하게 끝낼 수 있을 때까지 최대한 천천히 내린다. 그렇게 하면, 동작 범위 전체에서 근력을 얻을 수 있다. 두 번째는 내려갈 수 있는 깊이까지 높이를 올린 표면 위에 머리를 위치시킨다. 그렇게 하면 몸을 낮추거나 밀어 올릴 수 있다. 이러한 높이는 부분적인 동작 범위가 되기 때문에, 완전을 동작을 할 수 있을 때까지 동작 범위가 깊어지도록 표면 높이를 올려야 한다.

프리스탠딩 핸드스탠드 푸시업: 레벨 6

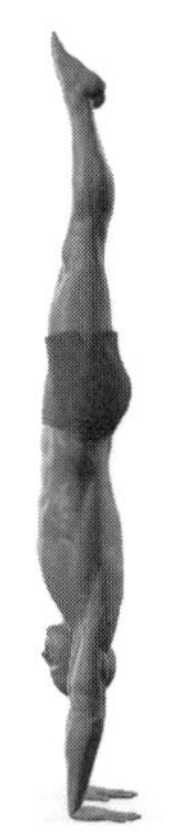
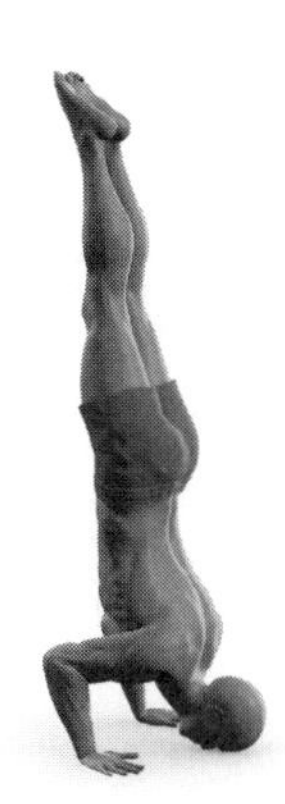
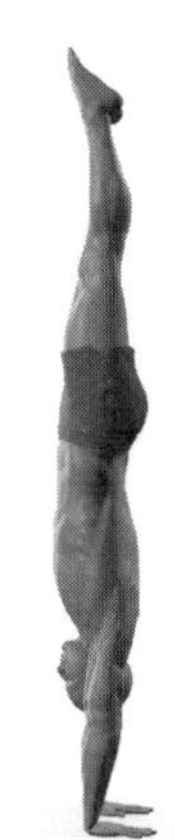

견갑골 자세: 견갑골을 올려서 시작한다. 머리가 지면을 향하게 되면, 자연스럽게 아래로 처지기 시작해서 팔꿈치가 그 방향으로 이동하게 된다. 지면에 닿을 때까지 내린다. 견갑골은 중립에서 아래로 처지는 자세가 된다. 머리가 지면에 닿으면 밀어 올리기 시작한다. 견갑골을 더 이상 위로 올리지 않는다.

기법: 신체를 완전히 일직선으로 해서 핸드스탠드 자세를 시작한다. 위 그림과 같이 팔을 굽혀 어깨 각도를 좁혀서 동작을 시작한다. 균일한 동작으로 천천히 지면으로 내린다. 머리가 지면으로 내려갈 때 신체는 일직선을 유지해야 한다. 신체가 아치형이 되어서는 안 된다. 머리가 지면에 가볍게 닿으면, 시작 자세로 돌아간다. 삼두근과 어깨로 밀어서 어깨가 마치 귀걸이처럼 귀를 덮어야 한다. 신체를 완전히 일직선으로 해서 동작을 종료한다.

다음 진행 단계는 프리스탠딩 핸드스탠드 푸시업(Free HeSPU)이다. 프리스탠딩 핸드스탠드 푸시업을 수행하려면 삼두근과 어깨 모두가 강해야 하기 때문에 동반되는 핸드스탠드 유지 없이 핸드스탠드 푸시업을 수행한다면 문제가 있을 것이다. 이것이 문제라면, 한 단계 뒤로 돌아가서 핸드스탠드를 연습해야 한다. 핸드스탠드는 기술 운동으로 분류되며 필요한 경우 매일 연습할 수 있다. 올바른 신체 자세를 중시한다면 매우 빨리 균형 감각을 길러야 한다. 이 기술의 기술적 고려 사항은 이전 변형과 동일하다. 여전히 올바른 신체 정렬이 가장 중요하다.

이 기술의 어려움은 동적 동작의 균형을 이루는 데 있다. 어깨 근육 및 삼두근이 동작을 하는 동안 이루어져야 하는 작은 수정을 다룰 수 있을 만큼 충분히 강하지 않으면 넘어질 수 있다. 동작을 실패하더라도, 동작 중 코어 긴장을 풀고 등을 아치형으로 굽히면 완만하게 완료할 수 있다. 동작 중 등을 아치형으로 만들면 어깨 및 삼두박근 근력의 부족을 보상해서 동작에 가슴과 승모근 근력을 추가할 수 있다. 그러나 이러한 상황을 피해야 한다. 엄격하게 신체 자세를 유지해야 장기적으로 이득이 있다.

똑같은 맥락에서 팔꿈치를 바깥으로 벌리면 전후방으로 잘 조절하지 못한다. 팔꿈치가 자주 벌어지는 원인을 찾으면, 모든 동작 중에 팔꿈치가 벌어지지 않도록 더욱 노력해야 한다. 팔꿈치가 벌어지지 않고 동작을 수행할 수 있을 때까지 진행을 한두 단계 뒤로 돌아가야 할 수도 있다.

머리가 지면에 닿을 때 머리에 체중이 실리지 않아야 한다. 밀어 올리기 전에 핸드스탠드 자세를 분명히 안정시키지만, 동작 끝부분에서 적절한 제어를 필요로 하지는 않는다. 적절한 동작을 익히지 않으면 나중에 수정에 많은 노력을 기울여야 한다. 적절한 동작은 팔, 팔꿈치, 그리고 신체 자세를 정확히 유지하면서 지면에 머리가 살짝 닿는 것이다.

이 동작에 필요한 근력과 균형을 달성하려면 많은 시간이 걸릴 수도 있다. 지지가 필요하면, 벽을 이용해 연습을 하고 동작을 수행하는 동안 다른 포인트에서 발을 떼어야 한다.

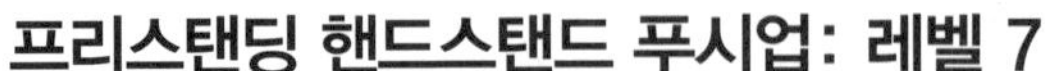

프리스탠딩 핸드스탠드 푸시업: 레벨 7

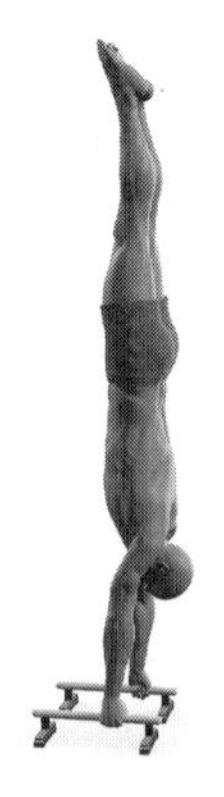

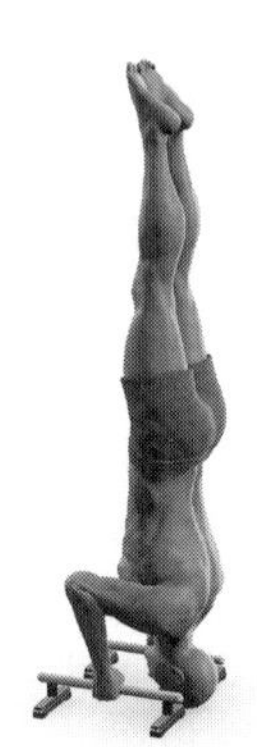

견갑골 자세: 견갑골을 올려서 시작한다. 머리가 지면을 향하게 되면, 자연스럽게 아래로 처지기 시작해서 팔꿈치가 그 방향으로 이동하게 된다. 지면에 닿을 때까지 내린다. 견갑골은 중립에서 아래로 처지는 자세가 된다. 머리가 지면에 닿고 푸시업을 시작하면 더 이상 견갑골을 위로 올리지 않는다.

기법: 신체를 완전히 일직선으로 해서 패럴렛과 같이 높이 올린 도구에서 핸드스탠드 자세를 시작한다. 위 그림과 같이 팔을 굽혀 어깨 각도를 좁혀서 동작을 시작한다. 균일한 동작으로 천천히 지면으로 내린다. 머리가 지면으로 내려갈 때 신체는 일직선을 유지해야 한다. 신체가 아치형이 되어서는 안 된다. 머리가 지면에 가볍게 닿으면, 시작 자세로 돌아간다. 삼두근과 어깨로 밀어서 어깨가 마치 귀걸이처럼 귀를 덮어야 한다. 신체를 완전히 일직선으로 해서 동작을 종료한다.

프리스탠딩 핸드스탠드 푸싱(Free HSPU)은 혹독하게 헌신해야 하는 기술이다. 월 핸드스탠드 푸시업과 마찬가지로, 이 동작은 손보다 높은 도구에서 수행되어야 한다. 패럴렛이 매우 좋다. 패럴렛은 표면이 매끄럽지 않아서 안정적이고 일관성이 있다. 또한, 이 동작을 수행하는 동안 그립을 통해 손에 힘을 줄 수 있어서 균형을 유지하는 데 도움이 될 수 있다.

이전 진행과 마찬가지로 가장 큰 문제는 등이 아치형을 이루고 팔꿈치가 벌어지는 것이다. 아래로 미는 강도가 너무 강하면, 핸드스탠드 푸시업에 사용했던 느린 원심성이나 점진적인 부분 반복을 위한 다양한 손 높이를 사용할 수 있다.

이제 자세와 동작이 매우 익숙해야 한다. 올바르게 훈련하는 일만 남았다. 여전히 신체 자세에 문제가 있으면, 전체 동작에서 적절한 자세를 유지할 수 있었던 이전 진행으로 돌아가야 한다.

신체 자세를 정확하게 배우는 것은 필수적이다. 신체 자세가 적절하지 않으면 고급 동작을 정확하게 수행할 수 없다. 그래서 신체 자세를 정확하게 배우는 것이 중요하다.

링 와이드 핸드스탠드 푸시업: 레벨 7

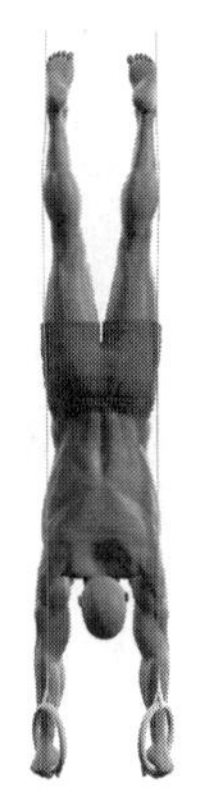
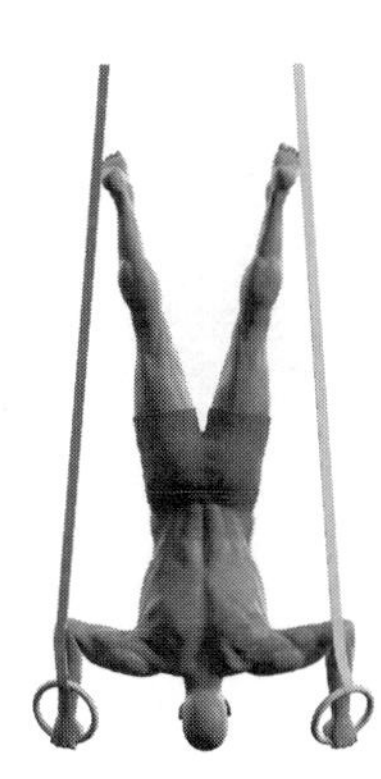
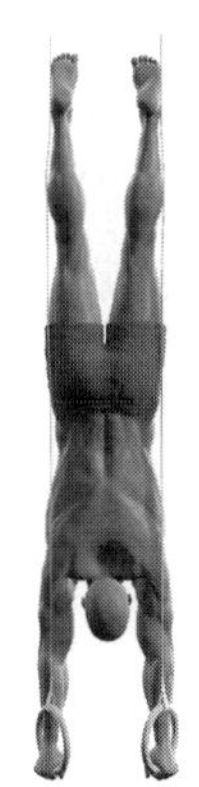

견갑골 자세: 견갑골을 위로 완전히 올리고 이 자세에서 아주 약간 뒤로 젖혀서 고정한다. 발을 스트랩에 대고 팔꿈치를 바깥으로 넓게 벌려서 굽힐 때 견갑골은 자연스럽게 아래로 내려가고 약간 앞으로 수축된다. 동작 끝부분에서 이 자세가 이루어져야 한다. 그런 다음, 아래에서 밀어 올릴 때 전 과정이 역으로 수행된다.
기법: 발을 스트랩에 대고 링 핸드스탠드 자세에서 시작한다. 전 동작 과정 중 발을 스트랩 위에 유지한다. 동작을 시작하려면 팔꿈치를 굽히는 동시에 손을 밖으로 움직이기 시작해야 한다. 그렇게 하면 링을 넓게 벌려서 힘이 승모근, 삼두박근, 그리고 어깨로 분산된다. 동작 끝부분에 이르면, 손으로 밀어서 어깨를 수축시키고, 케이블을 어깨 아래로 당겨서 발이 케이블을 따라 미끄러져 올라 가게 한다. 발을 스트랩에 대고 링 핸드스탠드 자세에서 시작한다. 이 동작에서 링은 평행 자세에서 스트랩 위에 팔뚝이 있는 자세로 회전될 수도 있다. 이렇게 시작하는 것은 괜찮지만, 결국 링이 평행으로 유지되어야 한다.

링을 넓게 벌린 핸드스탠드 푸시업(R Wide HSPU)을 수행할 때 신체가 적절하게 일직선이 되는 자세를 유지해야 한다. 이 자세와 링 핸드스탠드 자세 간의 주요 차이점은 발을 케이블 내부에 유지해서 단지 손목으로 동작을 안정시키는 것이다.

그렇게 하면 팔꿈치를 바깥으로 벌려서 적절한 형태를 유지하는 동안(특히 자세 상단에서) 부가적인 기계적 이점을 취할 수 있다. 여기에서 팔을 직선으로 펴고 일시 정지한 상태에서 링 외회전 핸드스탠드를 수행할 수 있다. 이때부터 모든 어깨 및 삼두박근이 강해야 한다. 그래서 이 동작을 시도하기 전에 또는 부상 위험이 높지만 다른 고급 운동에서 근력을 키워야 한다.

링 스트랩 핸드스탠드 푸시업: 레벨 8

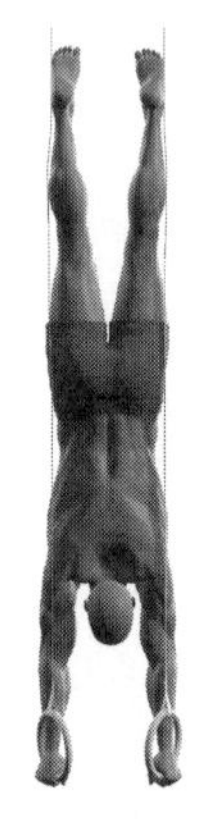
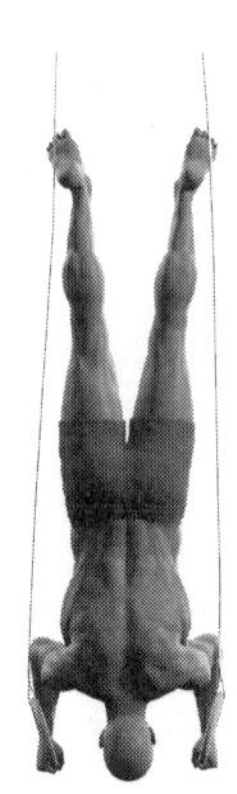
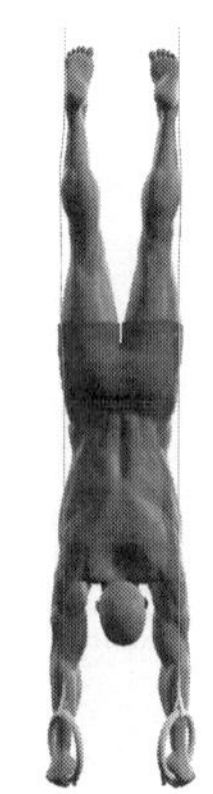

견갑골 자세: 견갑골을 위로 완전히 올리고 이 자세에서 아주 약간 뒤로 젖혀서 고정한다. 발을 스트랩에 대고 팔꿈치를 바깥으로 넓게 벌려서 굽힐 때 견갑골은 자연스럽게 아래로 내려가고 약간 앞으로 수축된다. 동작 끝부분에서 이 자세가 이루어져야 한다. 그런 다음, 아래에서 밀어 올릴 때 전 과정이 역으로 수행된다.

기법: 발을 스트랩에 대고 링 핸드스탠드 자세에서 시작한다. 전 동작 과정 중 발을 스트랩 위에 유지한다. 동작을 시작하려면 팔꿈치를 굽히는 동시에 손을 밖으로 움직이기 시작해야 한다. 그렇게 하면 링을 넓게 벌려서 힘이 승모근, 삼두박근, 그리고 어깨로 분산된다. 동작 끝부분에 이르면, 손으로 밀어서 어깨를 수축시키고, 케이블을 어깨 아래로 당겨서 발이 케이블을 따라 미끄러져 올라 가게 한다. 발을 스트랩에 대고 링 핸드스탠드 자세에서 시작한다. 이 동작에서 링은 평행 자세에서 스트랩 위에 팔뚝이 있는 자세로 회전될 수도 있다. 이렇게 시작하는 것은 괜찮지만, 결국 링이 평행으로 유지되어야 한다.

링 스트랩 핸드스탠드 푸시업(팔꿈치를 안으로 모은 자세)은 끈질긴 근성이 있어야만 한다. 이 동작은 R Strap HSPU이라는 약어로 표시될 수 있다. 이 동작을 더욱 도전적으로 만들려면, 동작 끝부분에서 어깨를 표준 자세로 유지하는 동시에 발을 케이블에서 뗀다. 그렇게 하려면 숄더스탠드 균형이 어긋나야 하는데, 이는 특히 동작의 끝부분에서 적절한 신체 자세를 유지하는 데 문제를 일으킨다. 신체 자세가 흐트러지지 않도록 최대한 조심스럽게 스트랩을 이용해야 한다. 위로 올릴 때 발은 자연스럽게 스트랩이나 케이블과 나란히 이동한다.

이 동작은 패럴렛이나 다른 높이 올린 물체에서 프리스탠딩 핸드스탠드 푸시업을 수행하는 것과 매우 유사하다. 동작 끝부분에서 긴장을 유지해야 하며, 그 자세 바로 아래쪽 위치에서 긴장을 풀어야 한다.

보다 정밀한 기술 요점은 팔꿈치를 안으로 모으고 코어를 견고하게 유지하는 것이다. 신체가 어느 정도 아치형을 이루면, 중력 중심을 등으로 보낸다. 그렇게 하면 넘어질 수도 있으므로 주의해야 한다. 넘어지는 경향이 있으면, 동작을 수행하는 동안 복부와 둔근을 압착하는 데 집중한다. 핸드스탠드 푸시업의 모든 측면에서 코어를 견고하게 유지하는 것은 중요하다.

링 프리스탠딩 핸드스탠드 푸시업: 레벨 9

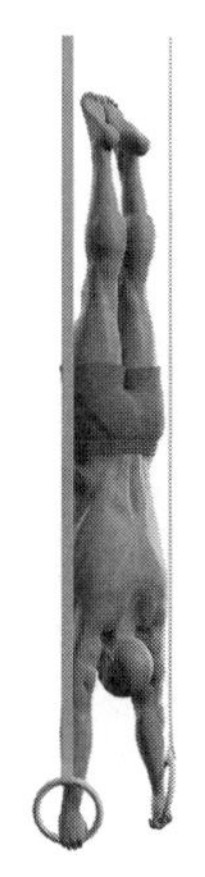
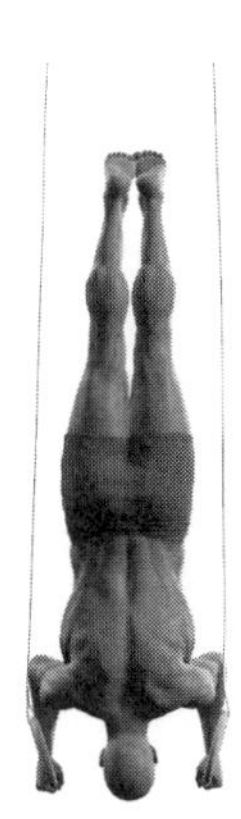
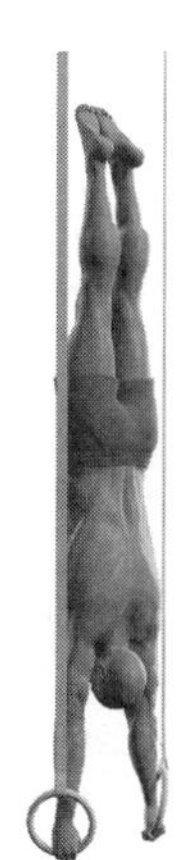

견갑골 자세: 견갑골을 위로 완전히 올리고 이 자세에서 아주 약간 뒤로 젖혀서 고정한다. 동작의 끝부분으로 이동했을 때, 팔꿈치를 안으로 모아야 한다. 그렇지 않으면, 견갑골이 아래로 처지게 된다. 동작 끝부분에서 이 자세가 이루어져야 한다. 그런 다음, 아래에서 밀어 올릴 때 전 과정이 역으로 수행된다.

기법: 발을 스트랩에 대고 링 핸드스탠드 자세에서 시작한다. 핸드스탠드 자세에서 균형을 잡은 다음 스트랩에서 발을 뗀다. 동작을 시작하려면 손을 앞으로 당겨서 어깨 전방을 향하게 한다. 동작 끝부분에 이르면(손이 어깨 높이에 위치), 손으로 밀어서 어깨를 수축시키고 머리 위로 이동시켜서 신체를 뒤로 정렬한다. 링 핸드스탠드 자세에서 종료한다. 이 동작에서 링은 평행 자세에서 스트랩 위에 팔뚝이 있는 자세로 회전될 수도 있다. 이렇게 시작하는 것은 괜찮지만, 결국 링이 평행으로 유지되어야 한다.

링 프리스탠딩 핸드스탠드 푸시업(R Free HSPU)은 대부분의 사람들에게 중요한 근력의 이정표이며, 차트에 B등급 기술로 표시되어 있다. 이전 핸드스탠드 진행에서 많은 시간과 노력, 그리고 에너지를 투자했을 때 이 동작을 수행할 수 있다. 항상 정확한 신체 자세에 집중해야 한다. 핸드스탠드 자세를 했을 때, 자세를 아래로 내린 다음, 동작 끝부분에서 폭발적으로 밀어 올려 신체 자세를 적절히 유지한다.

가장 큰 문제는 기술 동작 상단에서 팔꿈치를 안정되게 고정시키는 것이다. 이것이 링 프리스탠딩 핸드스탠드 푸시업을 수행하는 동안 가장 어려운 순간이다. 분명 링을 고정시키는 것은 매우 어렵다. 그래서 이전 진행에서 이 기술 부분에 집중해야 도움이 될 수 있다. 그렇지 않고 단지 링 핸드스탠드 푸시업을 위한 근력을 길렀다면, 동작 상단에서 팔꿈치가 굽을 수도 있다. 그럴 경우, 동작 상단에서 팔을 고정시키는 데 집중해야 한다. 핸드스탠드 푸시업 그 자체보다 어깨에 더 많은 근력을 키워야 한다.

대부분의 핸드스탠드 변형과 마찬가지로, 동작을 하는 동안 신체를 일직선이나 약간 우묵하게 유지하는 것이 어려울 수 있다. 종종 긴장으로 링이 회전을 하기 때문에, 링 평행이나 외회전에서 운동을 해야 할 수도 있다.

프레스/오버헤드 프레스/밀리터리 프레스: Page 1, Column 5

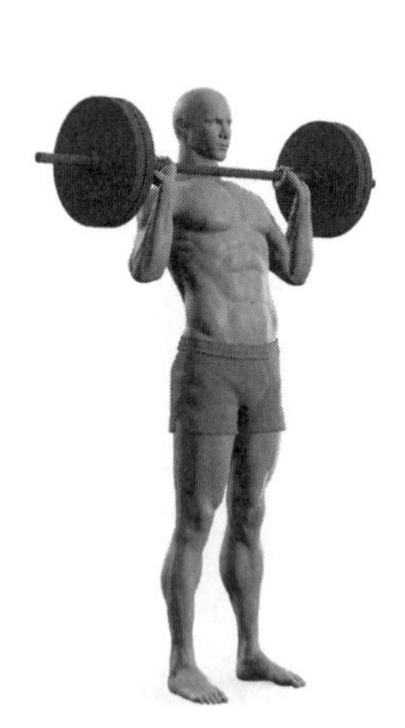
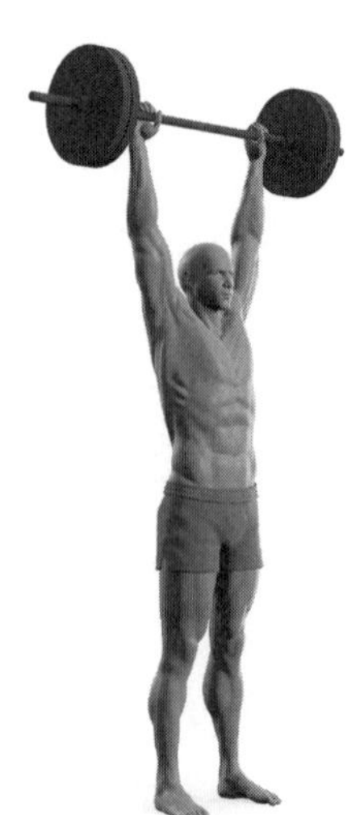

프레스는 핸드스탠드 푸시업 기술과 밀접하게 연관되어 있기 때문에, 핸드스탠드 푸시업 진행 직후 나타난다. 진정한 프리스탠딩 핸드스탠드 푸시업에서는 맨몸 운동의 약 85~95%가 프레스다. 그 이유는 팔의 무게가 핸드스탠드 푸시업 무게에 포함되지 않기 때문이다.

두 기술 모두 양호한 코어 근력과 제어를 필요로 하지만 둘은 약간 다르다. 분명, 인버티드 자세에 체중을 실으면 머리 위로 체중을 싣는 것보다 정확하지 않을 수도 있다. 연습을 많이 하면 무엇이든 좋아질 것이다. 이 기술들은 둘 다 머리 위로 체중을 싣는 것을 포함하고 있기 때문에 기술 간에 약간 겹치는 부분이 있다. 그러나 상호간에 연관된 곤란한 문제들은 없다. 차트와 근력 '연결'에 이것을 배치한 것은 두 기술을 동시에 훈련하는 경우 프레싱 근력과 관련해서 기대할 수 있는 아이디어를 제공하기 위한 것이다. 개인의 신체적 특징도 중요한 역할을 한다. 신체가 긴 사람들은 프리스탠딩 핸드스탠드 푸시업을 완성하는 데 많은 시간이 걸릴 수도 있다.

운동에 숙달되는 데 있어 가장 중요한 요인은 얼마나 연습을 많이 하는지이다. 이러한 관점에서 더욱 자주 많은 훈련을 한다면 훨씬 좋아질 것이다. 그러나 어떤 기술에 대해 보충적인 훈련이 필요하다면, 두 진행이 상호 관련이 있는 것이 좋다.

벤트 암 프레스에서 핸드스탠드: Page 1, Column 6

벤트 암, 벤트 바디 프레스 투 핸드스탠드: 레벨 5

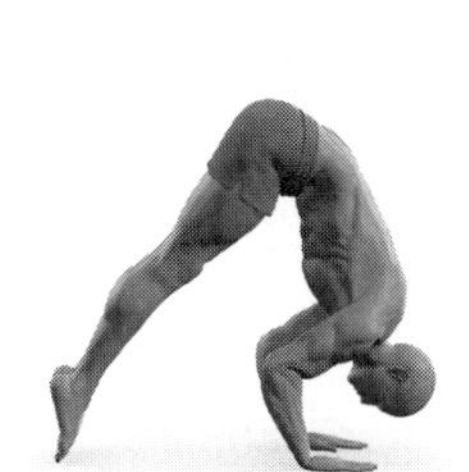

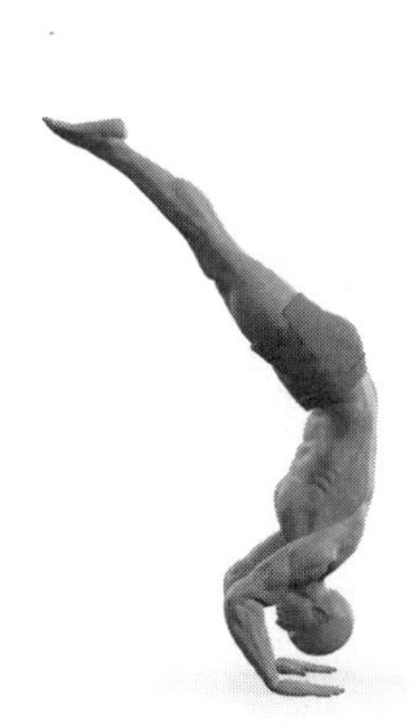

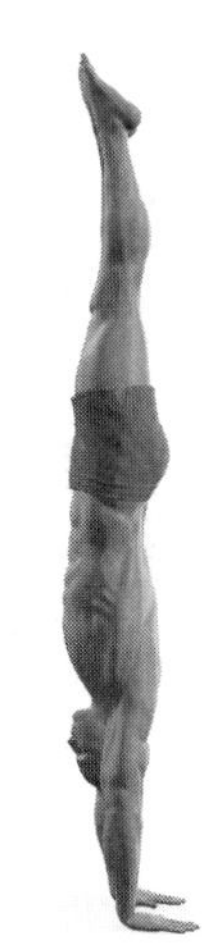

견갑골 자세: 처음에 지면에 손을 대고 견갑골을 최대한 위로 올리지만 시작 시에 중립에 가깝다. 동작이 진행됨에 따라 핸드스탠드 자세의 끝부분에서 최대로 올라갈 때까지 견갑골을 위로 올린다.
기법: 지면에 손을 대고 팔을 약간 굽히고 다리를 똑바로 세운다. 체중을 발에서 손으로 천천히 이동시킨다. 모든 체중이 손에 실리면, 발을 지면에서 들어 올린다. 어깨가 더 이상 아래로 처지지 않도록 주의해야 한다. 그렇지 않으면 프레스 핸드스탠드를 더욱 어렵게 만든다. 둔부를 어깨 위로 올린다. 둔부를 곧게 펴는 동시에 손으로 눌러서 팔꿈치와 어깨 각도를 곧게 편다. 프리스탠딩 핸드스탠드 자세에서 종료한다.

벤트 암, 벤트 바디 프레스 투 핸드스탠드BA BB Press를 배우려면 반드시 핸드스탠드에 능숙해져야 한다. 핸드스탠드를 능숙하게 수행하지 못하면 이 기술을 달성할 수 없다. 벤트 암 스트래들이나 벤트 암 파이크 자세에서 이 자세를 배우는 것이 가장 좋다. 구부려서 당기는 것은 바람직하지 않다. 그렇게 하면 동작을 시작하는 것이 약간 쉽지만, 다리가 확장되기 시작하면 다리를 곧게 편 것보다 불안정하다. 진행 및 일관성 맥락에서, 다리를 곧게 펴지 않으면 나중에 다시 배워야 한다. 그렇지 않으면 강도가 높아질 때 부상 위험이 커진다. 더 낮은 단계로 진행을 전환해야 한다면 지금 하지 말고 필요한 운동을 할 때 전환하면 된다.

손으로 균형을 조절하는 모든 운동에는 손목 조절이 매우 중요하며, 이 동작도 예외가 아니다. 손가락을 쭉 펴고 바닥 위에 손을 단단히 위치시켜서 시작한 다음 피드백과 제어를 제공할 준비를 한다. 처음에는 이 기술의 균형을 맞추는 것이 어렵지만, 이 기술을 숙달시켜야 다음 단계로 넘어갈 수 있다. 균형을 맞추는 것을 하고 싶지 않더라도 나중에 전방으로 균형을 잃는 경우가 발생되는 것을 대비해야 한다.

파이크나 스트래들 자세에서 시작할 수도 있다. 먼저 팔을 약간 구부린다(팔을 90도 이상 구부리지 않도록 주의해야 한다. 그렇지 않으면, 삼두근에 너무 많은 힘을 가하게 되어, 팔꿈치를 굽힌 자세에서 밀어 올릴 수 있는 힘이 충분하지 못할 수도 있다. 이것은 이 시점 이후 이 진행과 다른 모든 진행에 적용된다). 팔을 굽혔을 때, 손에서 어깨로 이어지는 긴장이 생긴다. 그래서 이 긴장이 둔부를 머리 위로 올릴 수 있는 안정적인 기반을 제공한다. 일단 둔부를 머리 위로 올려서 정렬이 되면, 다리를 올려서 핸드스탠드 자세에 들어간다. 난이도는 사용 위치에 따라 달라진다. 각 자세에는 극복하기 어려운 점이 있기 때문에 어느 것이 가장 어렵다고 말할 수 없다.

- 스트래들 자세에 대한 유연성이 요구되지만 인식이 부족해서 처음에는 이 자세가 매우 어렵다. 유연성과 인식 부족 문제를 해결하려면 이 자세를 사용하면 된다.
- 파이크 자세는 보다 깔끔하고 편안해 보이지만, 그 자체의 어려움이 있다. 일단 다리를 올리면, 스트래들보다 레버가 더 길어진다. 그래서 중력 중심이 손목에서 멀어져 발 가까이로 이동하게 된다. 중력 이동을 보상하기 위해 어깨는 더욱 전방으로 기울어지게 된다. 따라서 어깨 근육 조직의 영향력을 줄이고 어깨에 가해지는 힘의 강도를 효과적으로 늘려야 한다.

어느 자세를 선택하든, 이 기술을 수행하기 위한 적절한 근력을 갖추려면 많은 연습을 해야 한다. 핸드스탠드를 견고하게 달성했다면, 1~2개월 이내에 이 기술을 달성할 수 있다. 이 기술의 기본적인 특성과 대부분의 다른 동작에 적용할 수 있다는 점을 감안하면, 두 가지 변형을 모두 연습해야 할 것이다.

L-시트 벤트 암, 벤트 바디 프레스 투 핸드스탠드: 레벨 6

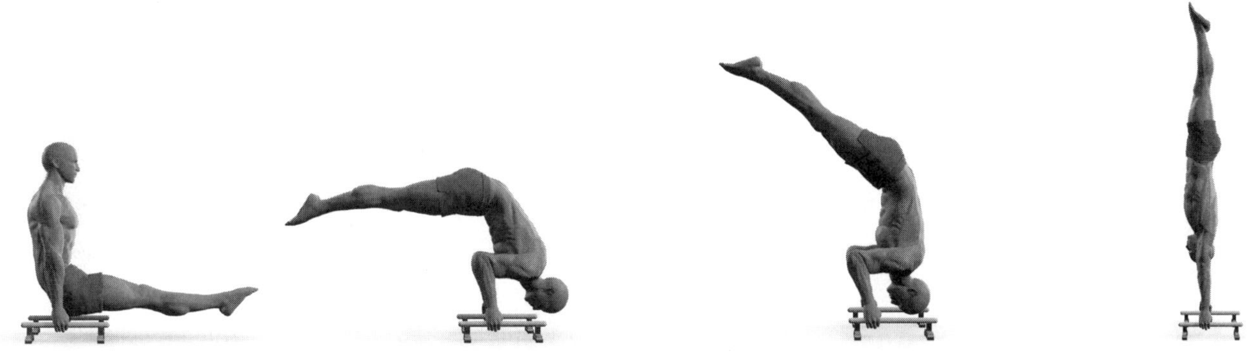

견갑골 자세: L-시트 자세에서 견갑골은 최대한 아래로 내려간다. 전방 아래로 머리를 내리기 시작할 때, 다리를 뒤로 뻗어서 둔부를 위로 올린다. 핸드스탠드 자세 끝까지 최대한 올라갈 때까지 동작이 진행됨에 따라 견갑골이 위로 올라간다.

기법: 손을 지면이나 패럴렛 위에 위치시키고 L-시트 자세를 유지하는 동안 밀어 올린다. 그런 다음, 전방으로 구부려서 다리를 아래로 내려서 후방으로 이동시킨다. 손으로 밀어 올릴 때 둔부가 뒤로 올라가기 시작한다. 어깨가 더 이상 아래로 처지지 않도록 주의해야 한다. 그렇지 않으면 프레스 핸드스탠드를 더욱 어렵게 만든다. 둔부를 어깨 위로 올린다. 둔부를 곧게 펴는 동시에 손으로 눌러서 팔꿈치와 어깨 각도를 곧게 편다. 프리스탠딩 핸드스탠드 자세에서 종료한다.

L-시트 벤트 암, 벤트 바디 프레스 투 핸드스탠드L-sit BA BB Press 진행은 벤트 바디 프레스가 한 단계 더 발전한 것이다. 신체가 팔보다 앞에 나오는 자세로 시작해서 상체 근력을 사용해서 팔을 통해 밀어 올리고 핸드스탠드 자세에서 종료한다.

바닥에서 수행하는 경우 팔을 통해 다리를 뻗을 수 있는 두 가지 방법이 있다. 구부려서 당기는 자세가 권장되지만, 어떤 사람들은 팔을 통해 다리를 뻗을 때 다리를 교차시키는 것을 좋아한다. 팔이 강하고 길면, 파이크 자세가 더욱 효과적일 수 있다. 팔을 통해 다리를 이동시키려면 어깨를 활성화시켜서 손으로 최대한 밀어 올려야 한다. 이것은 핸드스탠드 자세의 근력 구축에 도움이 될 수 있다. 일단 다리를 뻗으면 기술은 이전 진행과 비슷하다. 팔을 90도 이상 구부리지 않고 둔부를 머리 위로 밀어 올리는 데 집중해야 한다.

지면에서 신체를 위로 밀어 올릴 때 패럴렛을 사용하면 보다 쉽다. 이것은 권장되지 않지만, 단지 처음 이 기술을 배우기 시작해서 팔을 통해 다리를 뻗을 수 있는 기술이 없으면, 패럴렛을 사용해도 무방하다. 패럴렛 높이에 평면이 있다고 상상하고 이 기술을 수행할 때 그 평면을 깨트리지 않으려고 시도한다. 진전이 됨에 따라 바닥에서 이 기술을 수행한다.

체스트 롤, 스트레이트 바디 프레스 투 핸드스탠드: 레벨 7

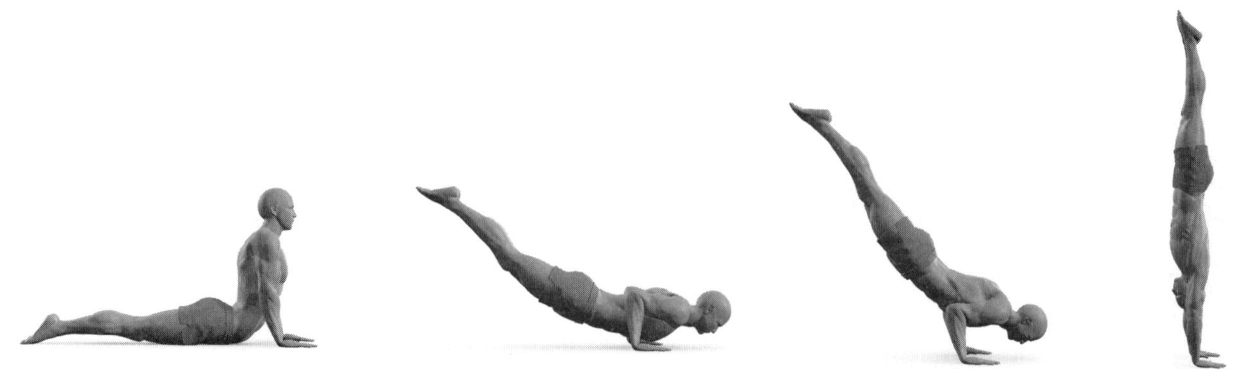

견갑골 자세: 견갑골을 앞으로 수축한 다음 아래로 내려서 시작한다. 동작을 진행하면서 견갑골을 위로 올린다. 동작을 진행하는 동안 견갑골을 앞으로 수축하더라도, 결국 핸드스탠드 자세로 들어갈 때 약간 뒤로 수축해서 위로 올려야 한다.

기법: 위 그림 왼쪽과 같이 손을 지면에 대고 몸을 아치형으로 만들어 씰 자세seal position로 시작한다. 팔을 굽혀서 지면 위에 구를 때 신체 전방이 약간 추진력을 얻을 수 있게 한다. 등을 아치형으로 만들어 발이 위로 올라가게 만든다. 체중이 손으로 더 많이 이동하게 됨에 따라 둔부가 위로 올라가기 시작한다. 머리가 지면에 닿을 때 손으로 강하게 밀어 준다. 어깨가 더 이상 아래로 처지지 않도록 주의해야 한다. 그렇지 않으면 프레스 핸드스탠드를 더욱 어렵게 만든다. 둔부를 어깨 위로 올린다. 둔부를 곧게 펴는 동시에 손으로 눌러서 팔꿈치와 어깨 각도를 곧게 편다. 프리스탠딩 핸드스탠드 자세에서 종료한다.

체스트 롤, 스트레이트 바디 프레스 투 핸드스탠드CR SB Press 기술을 시작할 때, 신체가 크게 아치형이 되지 않은 경우가 종종 있다. 점점 강해지면, 이 아치형을 취하지 않고 어깨와 팔 근력에 의존하는 스트레이트 바디 자세로 기술을 완료한다. 그렇게 하면 다음 진행을 준비하는 데 도움이 된다.

이 기술에는 견고한 등 유연성이 필요하기 때문에, 유연성이 부족한 사람에게는 매우 어려울 수 있다. 이 기술을 좋아하지 않는다 하더라도, 다른 기술과의 연결고리를 만드는 것은 트레이닝의 중요한 부분이다. 그러나 다음 프레스 진행으로 넘어갈 수 있을 때까지 이 기술을 피하고 다른 동작을 통해 근력을 기를 수도 있다.

또한, 이 동작을 두 부분으로 생각할 수도 있다. 첫째, 핸드스탠드 자세로 프레스 할 수 있는 것이다. 둘째, SAIDspecifc adaptation to inposed demands(부과된 요구에 대한 구체적 적응) 핸드스탠드 자세에서 핸드스탠드로 프레스를 할 수 있는 것이다. 이 방법으로 근력을 키우려고 생각한다면 이 운동이 훨씬 덜 두렵다. 하나의 연속 동작에서 둘 다를 수행하는 데 문제가 있으면 두 구성 요소를 개별적으로 훈련해서 하나로 합할 수 있다.

벤트 암, 스트레이트 바디 프레스 투 핸드스탠드: 레벨 8

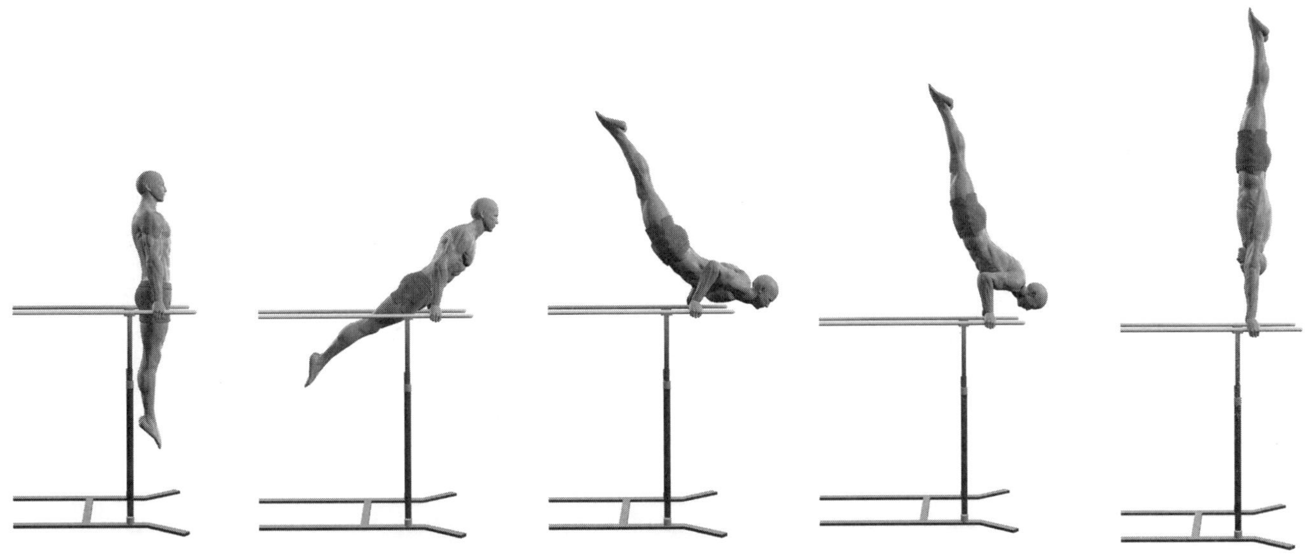

견갑골 자세: 견갑골을 내려서 시작한다. 동작을 하는 동안 견갑골을 앞으로 수축해서 시작한 다음 핸드스탠드로 들어갈 때 위로 올린다. 견갑골을 위로 올려서 약간 뒤로 수축해서 종료한다.
기법: 패러럴 바나 패럴렛 위에서 지지 자세로 시작한다. 팔을 굽혀서 앞으로 기울인 다음 등 뒤로 발을 올릴 때 어깨가 내려가는 것을 조절한다. 머리가 손 높이에 이를 때 손으로 강하게 밀어 준다. 어깨가 더 이상 아래로 처지지 않도록 주의해야 한다. 그렇지 않으면 프레스 핸드스탠드를 더욱 어렵게 만든다. 둔부를 어깨 위로 올린다. 둔부를 곧게 펴는 동시에 손으로 눌러서 팔꿈치와 어깨 각도를 곧게 편다. 프리스탠딩 핸드스탠드 자세에서 종료한다.

벤트 암, 스트레이트 바디 프레스 투 핸드스탠드BA SB Press는 할로백 프레스 핸드스탠드hollowback press handstand라고도 불린다. 이 동작의 난이도는 얼마나 많은 동작이 사용되느냐에 따라 상당히 달라질 수 있다. 근력을 기르는 것이 중요한 목표라면 최종 핸드스탠드를 달성하기 위해 필요한 추진력을 줄여야 한다.

이 기술은 패럴렛이나 패러럴 바에서 가장 쉽게 수행된다. 바닥에서도 이 기술을 수행할 수 있지만, 바닥에서는 지면보다 낮게 다리를 움직이지 못하기 때문에 상당히 어렵다. 패러럴 바를 이용할 수 없는 경우 패럴렛을 사용해서 무릎 위치에서 시작한다. 앞으로 몸을 숙이고 다리를 곧게 펴서 패러럴 바에서 할 때와 가장 가깝게 이 기술을 수행한다. 또는, L-시트 자세에서 시작할 수도 있다. 다리를 아래로 내려서 신체가 일직선이 되게 한다. 다리가 동작 끝부분을 통과할 때, 앞으로 기울이면서 동시에 팔을 굽힌다. 이 기술의 핵심은 너무 굽히거나 너무 빨리 기울이지 않는 것이다. 신체로 통제 진자(振子)를 만들어야 한다. 숄더스탠드 자세 끝부분으로부터 엘보우 레버, 숄더스탠드, 그리고 프리스탠딩 핸드스탠드 푸쉬업과 같은 세 가지 동작을 통해 진행된다.

동작이 유사하지만, 이 기술은 프리스탠딩 핸드스탠드 푸쉬업보다 더 많은 근력을 필요로 한다. 그래서 난이도가 한 단계 더 높기 때문에 프리스탠딩 핸드스탠드 푸쉬업을 숙달시킨 후에 진행되어야 한다.

위 그림은 이 기술이 아치형으로 수행되는 것을 보여 준다. 배울 때는 아치형이 괜찮지만, 기술이 발달되면 우묵한 자세로 수행되어야 한다. 그렇게 하면 견갑대 근력을 보다 효과적으로 향상시킬 수 있다.

핸드스탠드 투 엘보우 레버 투 핸드스탠드: 레벨 9

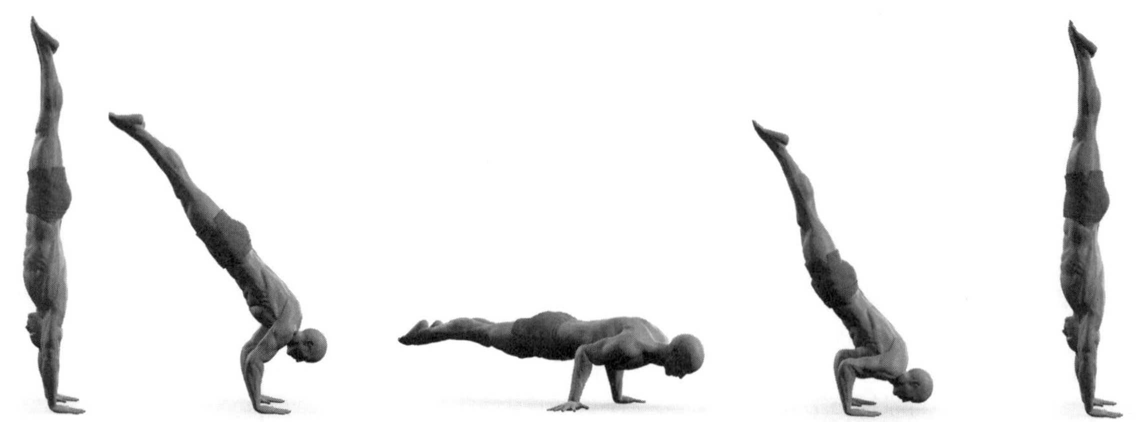

견갑골 자세: 핸드스탠드 자세 상단에서 견갑골이 올라간다. 아래로 내려오기 시작할 때 견갑골이 앞으로 수축되면서 내려오게 된다. 그렇게 되면 엘보우 레버 자세가 계속된다. 여기에서 핸드스탠드 자세로 들어갈 때 견갑골은 반대 방향으로 이동한다.

기법: 핸드스탠드 자세로 시작한다. 팔꿈치와 어깨를 구부려서 가슴과 머리가 앞으로 나오게 해서 발을 뒤로 젖힌다. 천천히 통제하면서 엘보우 레버 자세까지 낮춘다. 이 자세에서 앞으로 약간 기울여서 발을 위로 올린다. 그런 다음 손으로 어깨와 팔꿈치를 밀어 올려서 핸드스탠드 자세로 들어간다.

핸드스탠드 투 엘보우 레버 투 핸드스탠드HS, EL, Hs는 90도 푸시업으로 알려진 근력 이동이며, 프레싱 근력이 여러 방면에 작용한다. 신체를 일직선으로 해서 이 기술을 수행한다. 능숙한 핸드스탠드가 기본적인 전제조건이다. 프리스탠딩 핸드스탠드 푸시업과 벤트 암, 그리고 스트레이트 바디 프레스에 능숙해야 한다.

손을 지렛대처럼 생각해서 신체 균형을 이룬다. 팔꿈치를 옆구리에 딱 붙여서 신체 균형을 잡는다. 따라서 기술 균형을 잡기 위해 팔꿈치 각도는 열고 닫히고 해야 한다. 단지 어깨나 손으로 기술 균형을 잡으려 하면, 효과가 없다. 팔꿈치 각도는 정적 자세로 기술을 유지하는 데 도움이 된다. 따라서 팔꿈치가 열리거나 닫히면 올리는 기술과 내리는 기술에 도움에 될 수 있다.

이 동작에서 추진력이 부족하면 기술을 어렵게 만든다. 이전 기술을 사용하면 처음 기울일 때 L-시트 자세나 지지로부터 약간의 추진력을 얻을 수 있다. 그러나 이 기술에서 핸드스탠드 자세에서 내려올 때 신체를 제어해야 한다. 그래서 엘보우 레버 자세에서 정적으로 멈추어야 한다. 그런 다음, 이 정적 엘보우 레버 자세로 시작하여, 근력과 제어에서 자신의 동작을 만들어 핸드스탠드 자세로 돌아가야 한다.

다리를 굽히고 등을 아치형으로 만들어 이 기술을 쉽게 만들지 않아야 한다. 신체를 똑바로 유지한다. 엘보우 레버 자세를 바꾸면서 균형 감각을 길러야 한다. 어려우면, 이 자세의 균형을 잡는 방법에 대한 고급 엘보우 레버 정적 자세 섹션을 다시 참조하기 바란다.

패러럴 바 딥, 스트레이트 바디 프레스 투 핸드스탠드: 레벨 10

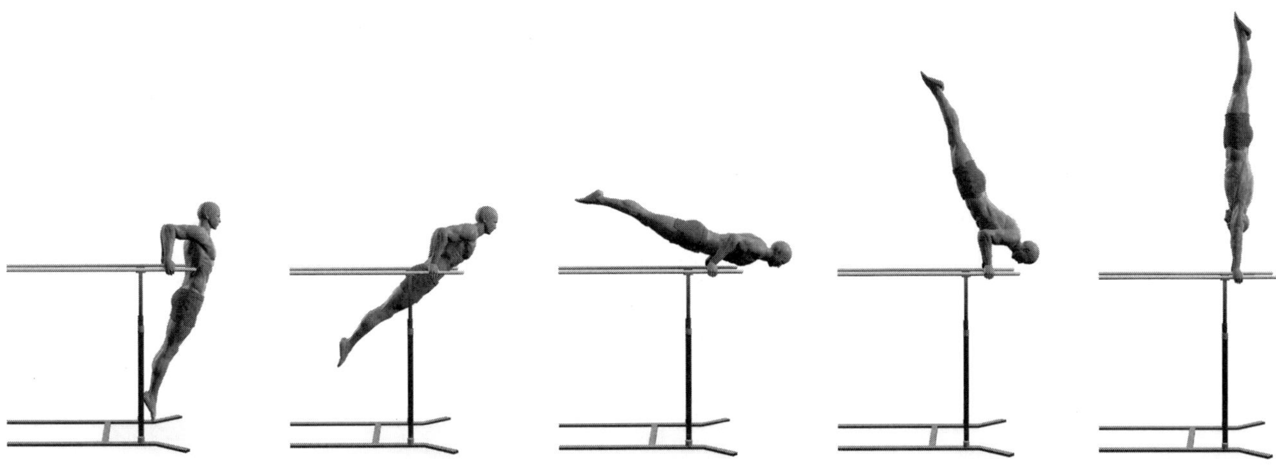

견갑골 자세: 딥 끝부분에서 견갑골을 올려 뒤로 수축시킨 이완된 자세에서 시작한다. 어깨를 활성화시키고 견갑골을 내려서 앞으로 수축시킨다. 다양한 자세로 이동할 때, 견갑골이 앞으로 수축된 상태로 위로 올리기 시작한다. 핸드스탠드 자세에 이를 때까지 계속 위로 올린다. 견갑골은 자연스럽게 앞으로 수축된 자세를 벗어난다.

기법: 지지 위치에서 시작해서 딥으로 낮춘다(또는 딥에서 시작할 수도 있다). 딥의 끝부분에서 어깨를 활성화시켜 앞으로 기울인다. 그럴 때 손으로 밀어 올린다. 신체가 회전하기 시작하고 발이 올라간다. 신체를 일직선으로 유지하고 계속 앞으로 기울인다. 그러면, 둔부와 발이 숄더스탠드 자세까지 올라간다. 여기에서 핸드스탠드 자세로 들어간다.

패러럴 바 딥, 스트레이트 바디 프레스 투 핸드스탠드PB Dip SB to Hs는 푸싱 동작 전체 범위를 통해 신체에 상당한 근력을 필요로 한다. 이 동작은 패러럴 바 세트가 필요하다. 딥 자세 끝부분에서 신체를 일직선으로 유지하고(등이 아치형이 되어선 안 된다), 전방으로 기울여서 핸드스탠드 자세로 들어간다.

이 순서에서 위 세 번째 그림부터 시작하면 패럴렛에서 이 동작을 수행할 수 있다. 근력을 기르는 데 필요한 완전한 동작 범위를 얻지 못하지만, 세 번째 그림에서 이 자세를 시작하면 근력을 얻기가 상당히 어렵다.

신체를 전방으로 기울이는 동시에 팔을 곧게 펴서 어깨가 레일을 따라 미끄러지게 해서 동작을 시작한다. 그렇게 하면 손을 둔부 가까이 배치해서, 신체 나머지를 앞으로 기울여서 강력한 딥 자세deep dip position에서 위로 밀어 올리는 데 도움이 된다.

신체가 패러럴 바와 평행을 이룰 때 딥 세미 엘보우 레버deep semi-elbow lever 자세가 된다. 이 자세에서 멈추면 안 된다. 그렇게 되면, 일반 엘보우 레버보다 훨씬 어렵게 된다. 앞으로 기울어진 상태를 유지하고 팔꿈치 각도를 열어야 한다. 그러면 패러럴 바에서 숄더스탠드 자세에 가까워질 때까지 발을 계속 올릴 수 있다. 이제 남아 있는 것은 프리스탠딩 핸드스탠드 푸쉬업 동작의 끝부분뿐이다.

첫 단계(딥 → 숄더스탠드)가 가장 어렵다. 이 단계에서 연수생들이 핸드스탠드 푸시업을 편안하게 한다면 문제가 적다. 그러나 핸드스탠드 푸시업을 하기 전에 첫 단계에 너무 많은 힘을 들였기 때문에 이 단계가 약간 더 어려울 수 있다. 다음 단계는 필요한 근력을 기르고 팔꿈치 각도를 조절해서 진행에 적합하게 신체 각도를 변경시키는 방법을 배우는 것이다.

링 벤트 암 프레스에서 핸드스탠드: Page 1, Column 7

최대한 진행 차트를 따르기 위해 체어 핸드스탠드chair handstands로 들어가기 전에 링 벤트 암 프레스 동작을 먼저 한다.

아래 그림과 같은 체어 핸드스탠드는 링 벤트 암 프레스 핸드스탠드 동작을 배울 때 필요한 안정성과 근력을 상당히 필요로 한다. 안정성과 근력은 링 핸드스탠드로 부드럽게 연결시킨다.

링 핸드스탠드 푸시업과 같은 링 위에서 하는 다른 운동은 더 유용할 수도 있지만 몇 가지 동작을 동시에 배우는 것이 가장 좋다. 링 벤트 암 프레스 핸드스탠드로 들어가기 전에, PB/FX에서 링 핸드스탠드, 링 핸드스탠드 푸시업, 그리고 스트레이트 암/벤트 암 프레스 핸드스탠드를 배우면 유익하다.

체어 핸드스탠드Chair Handstand: 레벨 6

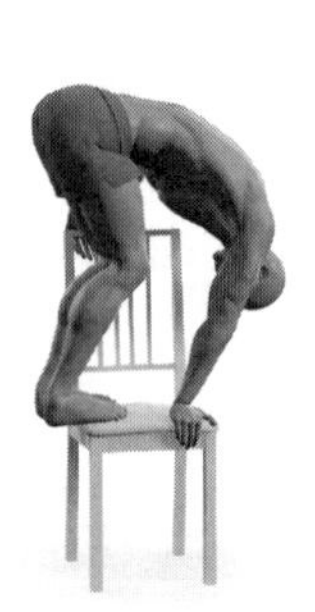
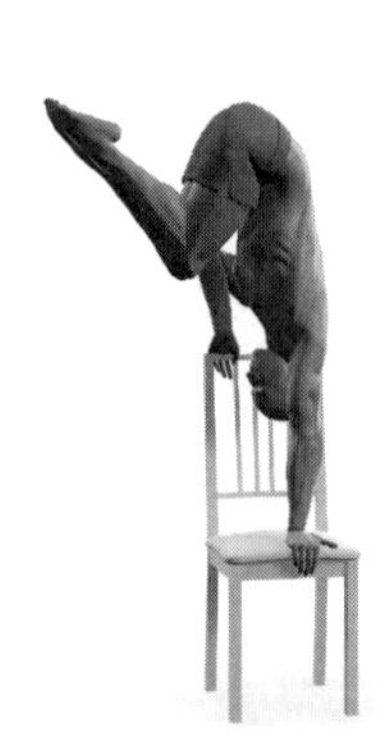
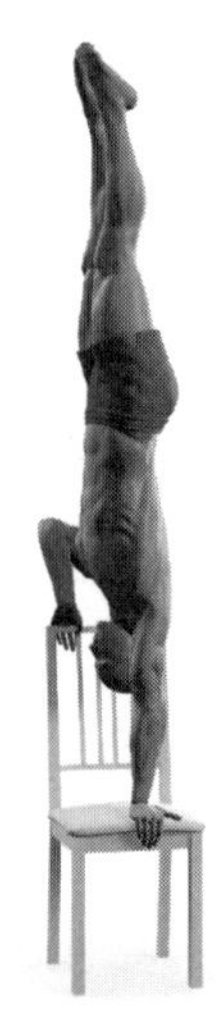

견갑골 자세: 이 동작을 시작할 때 팔을 아래로 내린 상태에서 견갑골은 앞으로 수축되어 위로 올라가지만, 팔을 위로 올린 상태에서 견갑골은 중립 위치에 있게 된다. 이 동작에서 팔을 아래로 내린 상태에서 견갑골은 최종 핸드스탠드 자세까지 위로 올라가지만, 팔을 올린 상태에서 견갑골은 그 자리에 그대로 유지된다.
기법: 먼저 의자에 앉는다. 올바른 손 위치를 찾는다. 내린 팔은 의자의 앉는 자리 코너 전방에, 다른 팔은 의자 등받이에 위치해야 한다. 동작을 시작하기 위해 둔부를 공중으로 들어 올려서 앞으로 기울이기 시작한다. 체어 핸드스탠드는 두 단계 과정으로 구성된다. 첫 번째 단계는 어깨, 머리 위로 둔부를 직접 이동하는 것이다. 두 번째는 어깨와 코어, 그리고 둔부를 안정되게 유지하면서 다리를 머리 위로 천천히 확장시키는 것이다. 그렇게 하면 전/후방으로 떨어지는 것을 방지할 수 있다.

프레스가 시작되면 아래로 내린 팔을 곧게 유지해야 한다(그래서 미리 스트레이트 암 프레스를 배우는 것이 유용한 것이다). 팔을 20~30도 이상으로 굽히면, 신체가 회전되어 프레스를 실패할 수 있다. 팔을 올리면 체중을 약간 지지할 수 있지만, 팔이 굽혀지기 때문에, 그 팔에 상당한 체중을 실을 만큼 지지할 수 있는 힘이 없다. 전방으로 계속 기울여서 아래로 내린 팔에 체중을 싣는다. 머리와 일직선이 되도록 밀어 올린다고 생각하면 된다. 이것은 전방으로 기울여서 둔부를 들어 올릴 때 힘에 저항하는 데 도움이 된다.

이 프레스를 시도할 때 다리는 턱이나 스트래들 자세가 될 수 있다. 많은 사람들은 턱 자세를 선호하지만, 스트래들 과정을 연습했다면 스트래들 자세가 쉬울 수 있다. 스트래들 자세를 사용한다면 발이 의자 등받이에 닿는 것을 인지해야 한다.

이제 둔부를 머리 위로 들어 올리면서 천천히 다리를 머리 위로 뻗어 올린다. 다리를 너무 빨리 올리면 등이 아치형을 이루어 균형을 잃을 수 있다. 아직 핸드스탠드의 급회전 방법을 모르면, 먼저 벽을 이용해서 이 급회전하는 방법을 배워야 한다. 절대 똑바로 떨어져서 지면에 등이 닿으면 안 된다.

핸드스탠드 자세에 들어가면 몸을 견고하게 유지해야 한다. 체중의 약 75%가 지면에 지지하고 있는 팔에 실려 있기 때문에 코어나 다리 동작은 어떤 것도 프레스를 쉽게 불안정하게 만들 수 있다. 아래로 내려올 때 지지하고 있는 팔에 힘을 싣고 위로 올렸던 팔을 의자 등받이에 올려 놓는다. 처음 이 동작을 배울 때 신체가 흔들릴 수도 있지만, 일단 기술을 익히면 흔들림이 없어진다.

체어 핸드스탠드를 시도하기 전에, 핸드스탠드 자세를 30초간 유지하고 벤트 암 프레스 핸드스탠드 또는 스트레이트 암 스트래들 프레스 핸드스탠드를 거의 수행할 수 있어야 한다. 이 기술을 수행하려면 핸드스탠드 자세로 들어가서 유지할 수 있어야 한다. 핸드스탠드 푸시업을 수행하는 것이 도움이 될 수도 있지만, 전제조건은 아니다.

체어 핸드스탠드는 인상적으로 보일 수도 있지만 매우 어려운 기술이다. 체어 핸드스탠드와 일반 핸드스탠드의 차이점을 염두에 두어야 한다. 체어 핸드스탠드를 정확히 실행하려면, 한 팔은 아래로 내려 의자 전면으로 기울어져야 하며 다른 팔은 위로 올려 의자 등받이 높이에 배치되어, 핸드스탠드 실행을 하려는 손 자세가 불안정하게 된다. 두 손 사이의 수평거리는 대략 어깨너비가 되어야 하지만, 수직 거리는 매우 다르다(그러나 일반적으로 팔꿈치에서 어깨까지의 공간 길이가 좋다). 핸드스탠드 체중의 대부분이 아래로 내린 팔에 실리며(약 70~80%), 위로 올린 팔로 주로 균형을 잡는다. 이상적인 것은 위로 올린 팔을 어깨와 팔꿈치에서 90도로 굽히는 것이다. 그렇게 되면 아래로 내린 팔에 체중을 싣는 데 도움이 된다.

아래로 내린 팔의 팔꿈치가 바깥으로 벌어지지 않도록 주의해야 하다. 핸드스탠드 자세로 들어가서 유지하는 동안 팔꿈치가 신체와 일직선을 유지해야 한다. 신체가 흔들린다면 팔꿈치가 바깥으로 벌어진 것이 원인일 수도 있다.

이 동작을 배우다가 체어 프레스에 흥미를 잃을 수도 있기 때문에, 벽을 이용해 이 동작을 배우는 것이 좋다. 벽에서 떨어지는 동작을 배울 때 앞으로 떨어지는 사고에 대비해서 바닥에 푹신한 매트를 깔아야 한다. 핸드스탠드에서 급회전하는 연습을 해야 한다.

체어 프레스에서 내려오는 동작은 올라가는 동작과 똑같다. 먼저, 둔부를 위로 올리고 스트래들이나 턱 자세가 될 때까지 다리를 천천히 내린다. 그런 다음 팔을 사용해서 천천히 다리를 구부린 다음 체중을 지지한다. 머리 위에서 둔부를 천천히 내린다. 이상적인 것은 흔들리지 않고 의자 위에 발을 올리거나 떨어지지 않고 실행할 수 있는 것이다. 계속 연습을 해야 한다!

체어 핸드스탠드를 달성하고 나면, 다음 목표는 오랫동안 유지하는 연습을 해서 안정성을 향상시켜 일반 핸드스탠드처럼 수행하는 것이다. 결국, L-시트 프레스 핸드스탠드 변형과 매우 유사하게, 의자 옆에 앉은 자세로 시작해서 이 동작을 수행할 수 있게 된다. 이 기술에서 가장 힘든 부분은 의자에 앉은 자세에서 하체를 머리 위로 올리는 것이다.

반드시 양쪽 면에서 모두 연습해야 한다. 이 동작을 수행하는 동안 종종 스트레이트 암과 벤트 암 근력이 균일하지 않다는 것을 보게 된다. 약한 팔을 먼저 훈련해야 한다.

일루션 체어 핸드스탠드Illusion Chair Handstand: 레벨 7

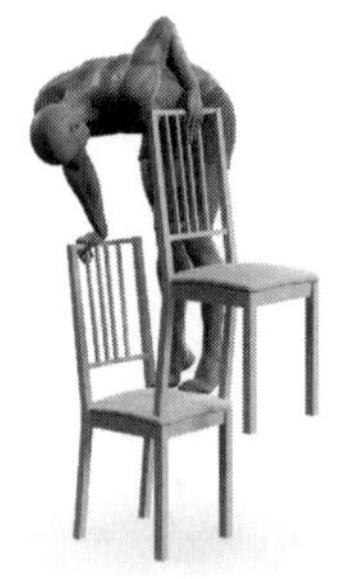
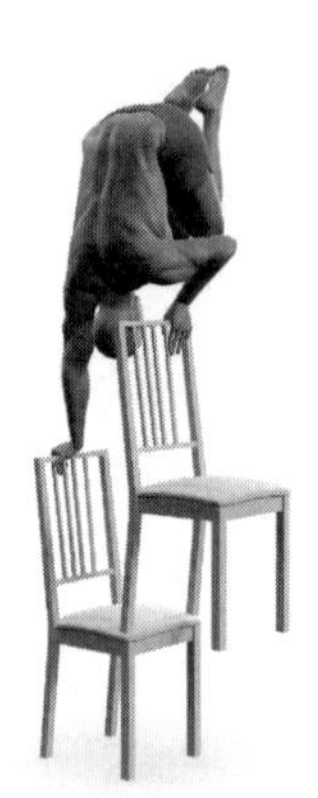
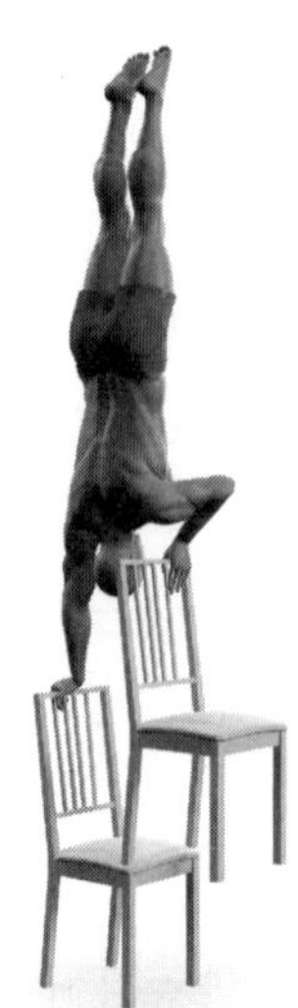

견갑골 자세: 체어 핸드스탠드와 동일하다.
기법: 위로 올린 팔이 다른 의자의 등받이에 놓이기 때문에 불안정한 것을 제외하면 체어 핸드스탠드와 동일하다.

일루션 체어 핸드스탠드는 두 개의 의자를 사용한다. 두 번째 의자 뒷다리에 체중이 실리는 팔을 배치하기 때문에 첫 번째 의자 위에는 손을 얹지 않는다. 대신 체중이 실리는 의자 뒤에 내린 팔을 배치하고 다른 의자 뒤에 올리는 팔을 배치한다. 이 프레스는 기본적으로 이전 체어 프레스 동작과 동일하지만, 다음과 같은 두 가지 이유로 더 어렵다.

- 위로 올린 팔은 모든 흔들림과 횡 방향 움직임을 제어해서 신체의 나머지 부분을 안정시켜야 한다. 이것은 그 팔에 체중이 덜 실린다는 것을 의미한다.
- 위로 올린 팔에 체중을 많이 싣지 못하기 때문에 아래로 내린 팔에 더 많은 체중이 실린다.

따라서 위로 올린 팔로 의자를 안정시킨다. 팔꿈치가 바깥으로 튀어나오지 않아야 한다. 팔꿈치가 튀어나오지 않게 유지하는 데 문제가 있다면, 바닥이나 패럴렛에서 프레스 동작을 더 많이 연습해야 한다.

프레스 핸드스탠드를 시작하면 아래로 내린 팔을 똑바로 유지해야 한다. 팔을 20~30도 이상으로 굽히면, 신체가 회전되어 동작을 실패할 수 있다. 위로 올린 팔이 약간의 체중을 지지하지만, 그 팔은 굽혀져 있기 때문에 지렛대 작용을 많이 하지 않아야 한다. 팔꿈치가 튀어 나오지 않게 하고 위로 올린 팔의 어깨를 등척성으로 압착해서 약간의 체중을 지지하고 흔들리는 것을 방지한다. 아래로 내린 팔에 대부분의 체중을 분배해서 밀어 올린다고 생각하고, 손은 머리와 직선을 이루게 한다. 앞으로 너무 기울지 않도록 주의해야 한다. 그렇지 않으면 균형을 잃게 된다. 그러면 머리 위로 둔부를 들어 올릴 수 있다.

이 프레스를 시도할 때 다리는 턱이나 스트래들 자세를 취할 수 있다. 어느 자세든 개인적인 취향이다. 체어 핸드스탠드와 마찬가지로 스트래들 자세를 취하면 발이 의자 등에 닿기 때문에 대부분의 사람들은 턱 자세를 선호한다.

둔부가 머리 위로 올라가면, 다리를 머리 위로 천천히 올린다. 다리를 너무 빨리 올리면 등이 아치형을 이루어 균형을 잃을 수 있다. 핸드스탠드 자세에 들어가면 몸을 견고하게 유지해야 한다. 체중의 약 75%가 지지하고 있는 팔에 실려 있기 때문에 코어나 다리 동작은 어떤 것도 프레스를 쉽게 불안정하게 만들 수 있다. 아래로 내려올 때 지지하고 있는 팔에 힘을 싣고 위에 올려 있는 팔을 의자 등받이에 올려 놓는다. 처음 이 동작을 배울 때 신체가 흔들릴 수도 있지만, 일단 기술을 익히면 흔들림을 없어진다.

이 기술을 연습하는 데 사용할 수 있는 중간 자세가 있다. 세 개의 의자를 사용하는 데, 두 개를 나란히 두고 하나를 그 위에 배치해서 시작한다. 체어 프레스 핸드스탠드를 수행한 후, 의자를 조절해서 위로 당겨 올리면 세 번째 의자 위에 얹히지 않게 된다. 주변에 다른 사람이 있으면 세 번째 의자를 빼낼 수도 있다. 세 번째 의자는 쓸모가 없기 때문에, '일루션(착각/환영)'이라는 말이 나왔다.

항상 그렇듯이 이 기술은 벽을 이용해 연습을 하거나 떨어질 것을 대비해서 부드러운 매트를 깔고 연습을 해야 한다. 일단 숙달이 되면, 지지하는 팔을 곧게 펴는 것과 같이 난이도를 더 높일 수 있다. 쌓아 놓은 의자에 닿을 수만 있다면 더 높일 수도 있다.

링 벤트 암, 벤트 바디 프레스 투 핸드스탠드: 레벨 8

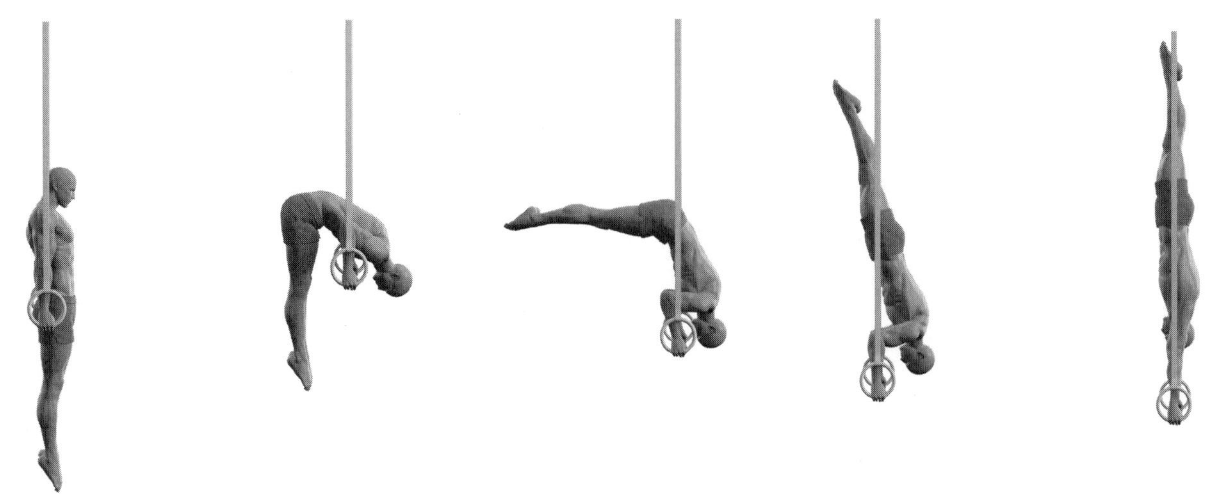

견갑골 자세: 견갑골을 내려서 지지 자세로 시작한다. 이 기술에 들어갈 때 견갑골이 위로 올라가서 앞으로 수축된다. 핸드스탠드 자세에 가까워질수록 앞으로 수축된 견갑골을 조금씩 펴면서 위로 올린다. 핸드스탠드 자세에 이르면, 견갑골이 완전히 위로 올라가서 약간 뒤로 수축된다.

기법: 이 기술은 링 숄더스탠드, 기타 벤트 암, 그리고 벤트 바디 프레스와 매우 유사하게 수행되어야 한다. 지지 자세나 L-시트 자세에서, 팔을 굽히고 몸통을 전방으로 회전시켜서 둔부를 머리 위로 올린다. 여기에서 스트래들이나 파이크 자세를 취해서 둔부를 완전히 머리 위로 올릴 수 있다. 마지막으로, 팔로 밀어 올리는 동시에 고관절을 똑바로 펴서 링 핸드스탠드 자세로 들어간다.

스윙으로 추진력을 얻지 않기 때문에 링 벤트 암, 벤트 바디 프레스 투 핸드스탠드R BA BB Press를 달성하는 것은 상당히 어렵다. 팔을 최대한 굽혀야 둔부를 머리 위로 올릴 수 있다. 이외에도 팔을 조금만 굽히면, 팔꿈치 각도가 닫히기 때문에 동작 끝까지 진행하기가 매우 어렵다. 둔부가 뒤로 올라갈 때, 필요한 만큼 링에 힘을 가해야만 팔꿈치 자세가 90도 이하로 떨어지지 않는다.

처음에는 스트랩을 이용해서 균형을 잡아야 할 수도 있다. 대부분의 초급자들은 지지 없이 완전한 동작 범위를 달성하는 데 필요한 안정성이 없다. 그러나 최대한 지지를 사용하지 않아야 하며, 동작을 진행할 때 지지를 사용하는 습관을 버려야 한다. 스트랩을 사용하지 않을 수 있을 때까지 노력을 해야 한다. 제어할 수 없는 경우에는 스트랩을 사용해서 균형을 잡을 수 있다.

일단 완전한 핸드스탠드 자세에 도달하면, 링 스트랩 핸드스탠드 섹션에서 설명했던 동일한 방식이 적용된다.

- 똑바른 신체 자세를 취하는 것은 필수적이다. 둔근과 코어를 압착하는 데 집중한다. 신체가 아치형이 되면 균형을 잃고 떨어질 수 있다.
- 팔꿈치를 똑바로 고정시키고 어깨를 움츠린다.
- 가급적이면 다리로 주변의 스트랩을 감싸지 않는 게 좋다. 진행하면서 다리를 케이블 안쪽으로 이동하고 결국 케이블에서 완전히 뗀다.
- 적어도 평행이 되는 지점까지 링을 바깥으로 회전시킨다.

링 딥 투 핸드스탠드: 레벨 9

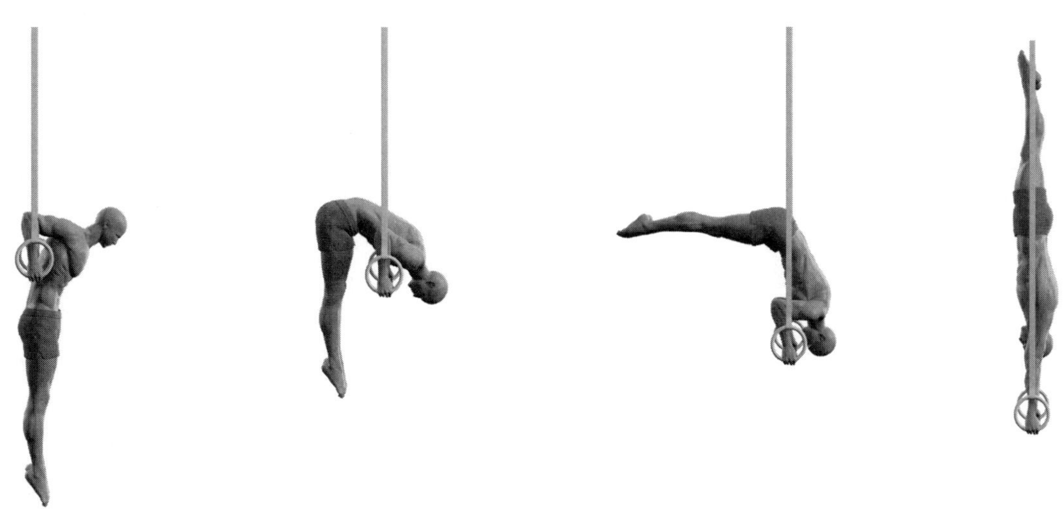

견갑골 자세: 견갑골을 올려서 딥 자세로 시작한다. 동작을 시작하기 위해 견갑골을 내린다. 이 기술에 들어갈 때 견갑골이 위로 올라가서 앞으로 수축된다. 핸드스탠드 자세에 가까워질수록 앞으로 수축된 견갑골을 조금씩 펴면서 위로 올린다. 핸드스탠드 자세에 이르면, 견갑골이 완전히 위로 올라가서 약간 뒤로 수축된다.
기법: 이 기술은 링 숄더스탠드, 기타 벤트 암, 그리고 벤트 바디 프레스와 매우 유사하게 수행되어야 한다. 딥 자세에서 몸통을 앞으로 기울이고 회전시켜서 둔부를 머리 위로 올린다. 마지막으로, 팔로 밀어 올리는 동시에 고관절을 똑바로 펴서 링 핸드스탠드 자세로 들어간다.

패럴렛에서와 마찬가지로, 링 딥 투 핸드스탠드R Dip to HS의 주요 차이점은 L-시트나 앞으로 기울여서 추진력을 발생시키지 않는다는 점이다. 딥에서 나오는 모든 근력을 적용하면 둔부를 머리 위로 올리는 데 도움이 될 수 있다.

딥 단계에 다리를 굽히거나 턱 자세를 사용하면 이 동작을 더욱 쉽게 만들 수 있다. 더욱 강해지는 데 초점을 둔다. 따라서 스트래들이나 파이크 자세를 사용하고 턱 자세를 사용하지 않아야 한다. 필요한 경우 중간 진행에 턱 자세를 사용할 수는 있지만, 일단 필요한 근력을 얻으면 스트래들이나 파이크 자세를 사용해야 한다.

여기에서 핵심은 딥 자세 마지막 부분에 전방으로 기울이는 것이다. 그렇게 하면 팔꿈치가 열리고 몸통을 전방으로 회전시킬 수 있다. 설명한 바와 같이 몸통을 회전시키면 둔부를 머리 위로 올리는 데 도움이 된다. 둔부에 강도를 추가하면 근력을 얻는 데 도움이 된다.

강도를 추가하는 것은 머슬업에 좋은 기술이며 프레스 핸드스탠드로 직접 들어가는 데 도움이 된다. 루틴에 기술이나 웨이트 트레이닝을 결합하는 데 관심이 있으면, 머슬업이나 다른 딥 변형을 조합해서 사용하면 더욱 효과적일 수 있다.

링 벤트 암, 스트레이트 바디 프레스 투 핸드스탠드: 레벨 10

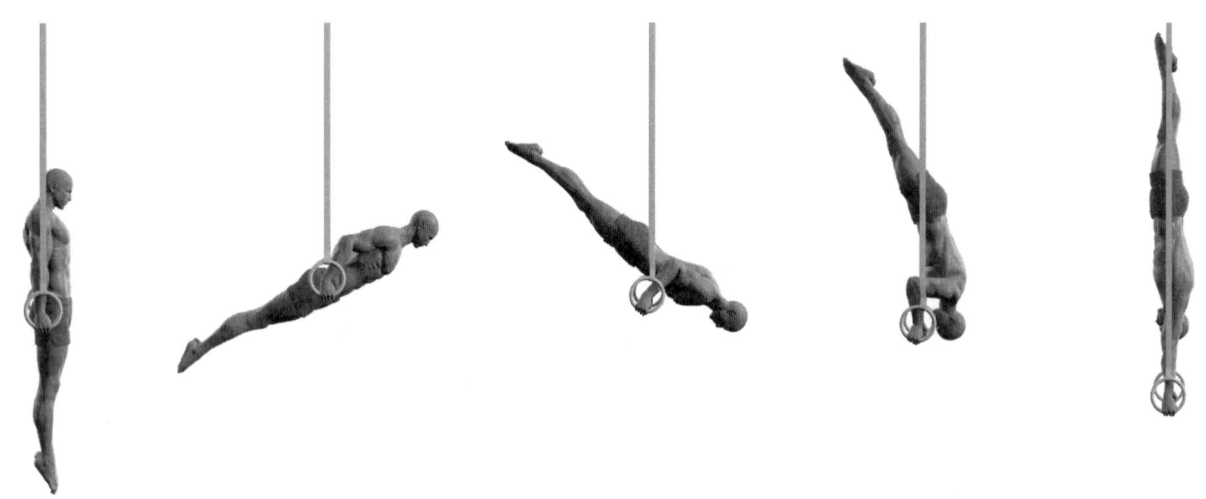

견갑골 자세: 견갑골을 내려서 지지 자세로 시작한다. 이 기술에 들어갈 때 견갑골이 위로 올라가서 앞으로 수축된다. 핸드스탠드 자세에 가까워질수록 앞으로 수축된 견갑골을 조금씩 펴면서 위로 올린다. 핸드스탠드 자세에 이르면, 견갑골이 완전히 위로 올라가서 약간 뒤로 수축된다.

기법: 지지 자세에서 전방으로 몸통을 기울인 다음 팔을 굽히고 손에 힘을 가해서 발을 들어 올린다. 이렇게 하는 동안 신체를 똑바로 유지한다. 머리가 링 아래로 내려갈 때 링을 당겨서 숄더스탠드 자세로 들어간다. 여기에서 손으로 밀어 올려 핸드스탠드 자세로 들어간다.

링 벤트 암, 스트레이트 바디 프레스 투 핸드스탠드R BA SB Press(또는 할로우백 프레스)는 손바닥을 링 외회전 자세가 되도록 전방으로 회전시키는 것이다. 엘보우 레버, 벤트 암 프레스 진행과 매우 유사하다. 그렇게 하면 기술을 보다 잘 제어할 수 있다. 전체 기술을 수행하는 동안, 심지어 핸드스탠드 자세에 들어가서도, 링을 바깥으로 회전시킨 채로 최대한 유지한다. 그렇게 하는 것은 매우 어려울 수 있다.

팔꿈치 각도가 빨리 닫히지 않으면, 너무 많이 회전해서 앞으로 구르거나 기술을 제대로 수행하지 못한다. 반드시 이 기술을 숙달시켜야 한다. 팔을 너무 빨리 굽히면 몸을 제대로 제어하지 못해서 회전시킬 수 없다. 이 기술을 달성하려면 세심한 통제력과 근력이 필요하다. 이 기술을 올바로 익히려면 많은 연습이 필요하다.

진행 차트를 살펴보면, 이 등급은 링 프리스탠딩 핸드스탠드 푸시업보다 한 단계 위라는 것을 알 수 있다. 아직 이 기술을 익히지 않았다면 이 기술을 익히는 것이 좋다. 진행 차트는 모든 단계의 기술 측면이 거의 동일한 난이도가 되도록 설계되었기 때문에, 이 기술은 프리스탠딩 핸드스탠드 푸시업의 연장선상에 있다고 보면 된다.

이 기술은 체조 점수표에서 B등급 기술이다.

링 핸드스탠드 투 엘보우 레버 투 핸드스탠드: 레벨 11

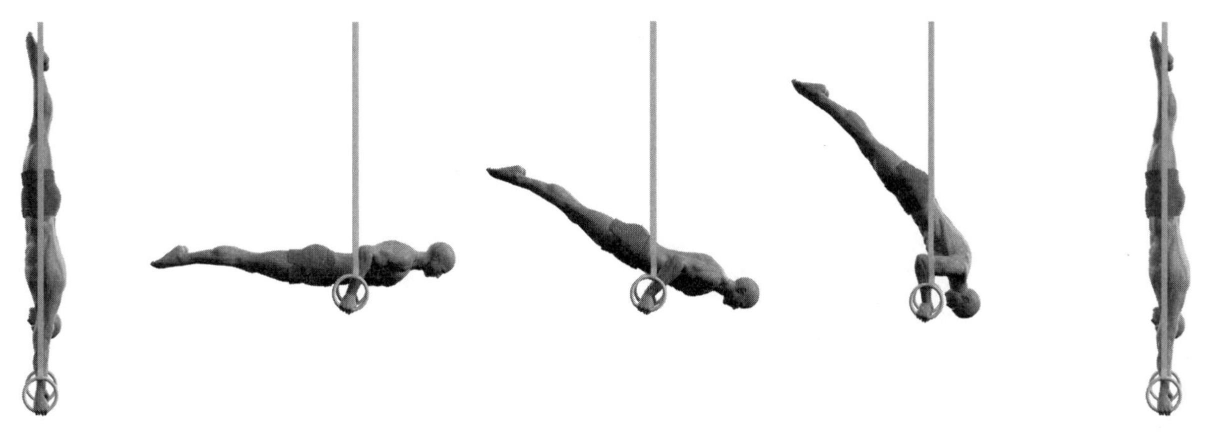

견갑골 자세: 견갑골을 완전히 올리고 약간 뒤로 수축시켜서 핸드스탠드 자세로 시작한다. 이 기술에 들어갈 때, 엘보우 레버 자세로 들어갈 때처럼 견갑골을 아래로 내리고 앞으로 수축시킨다. 이 자세에 들어가면, 견갑골은 완전히 내려가서 앞으로 수축된다. 핸드스탠드 자세로 들어갈 때 견갑골은 다시 위로 올라간다. 견갑골을 완전히 위로 올린 다음 뒤로 약간 수축해서 종료한다.

기법: 핸드스탠드 자세에서, 몸을 앞으로 기울이고 팔과 어깨를 구부린다. 스트레이트 바디 자세를 유지한다. 허리 쪽으로 팔꿈치를 천천히 내린 다음, 손으로 압력을 유지한다. 엘보우 레버 자세에 도달하면, 몸을 앞으로 기울이고 발과 둔부를 위로 올린다. 팔꿈치 각도를 닫아서 숄더스탠드 자세를 달성한다. 그런 다음, 숄더스탠드 자세에서 핸드스탠드 자세로 들어간다.

링 핸드스탠드 투 엘보우 레버 투 핸드스탠드R HS, EL, Hs 기술은 바닥, 패럴렛, 또는 패러럴 바에서 수행할 때와 완전히 동일하다. 이 기술을 달성하기 위한 핵심은 신체를 일직선으로 유지하는 것이다. 몸을 앞으로 기울이고 손목을 사용해서 통제하면서 핸드스탠드 자세에서 아래로 내려가는 것을 조절하는 데 집중한다. 어깨와 팔꿈치 각도는 신체 각도를 조절한다.

링의 넓이를 조정하는 경우 팔꿈치를 당기는 것이 어렵고, 팔꿈치를 당기는 동안 손은 안정되어 있어야 하기 때문에, 링에서 엘보우 레버 부분은 바닥에서보다 더 어렵다. 팔꿈치를 옆구리에 단단히 고정시키려고 시도해야 한다. 그러나 이 자세는 손목과 팔꿈치 각도를 개폐하면서 조절된다는 점을 명심해야 한다. 이 동작을 부드럽게 수행할 수 있으면, 나머지는 단순히 핸드스탠드에서 올리고 내리는 동작들이다.

핸드스탠드에서 엘보우 레버 자세로 돌아갈 때 링이 바깥으로 회전되어야 한다. 링 회전은 자동적으로 일어날 수도 있다. 머리가 아치형이 되면, 동작을 하는 동안 등이 아치형이 될 수 있다. 그렇게 되지 않도록 주의해야 한다. 상당한 수준으로 근력을 키우려면, 항상 양호한 할로우 바디 자세를 유지해야 한다. 엘보우 레버 자세를 안정시키고 핸드스탠드 자세로 들어가지 않으면 이 기술을 수행하기가 어렵다. 이 기술은 이전 진행보다 회전을 더 많이 제어해야 한다.

링 딥, 스트레이트 바디 프레스 투 핸드스탠드: 레벨 12

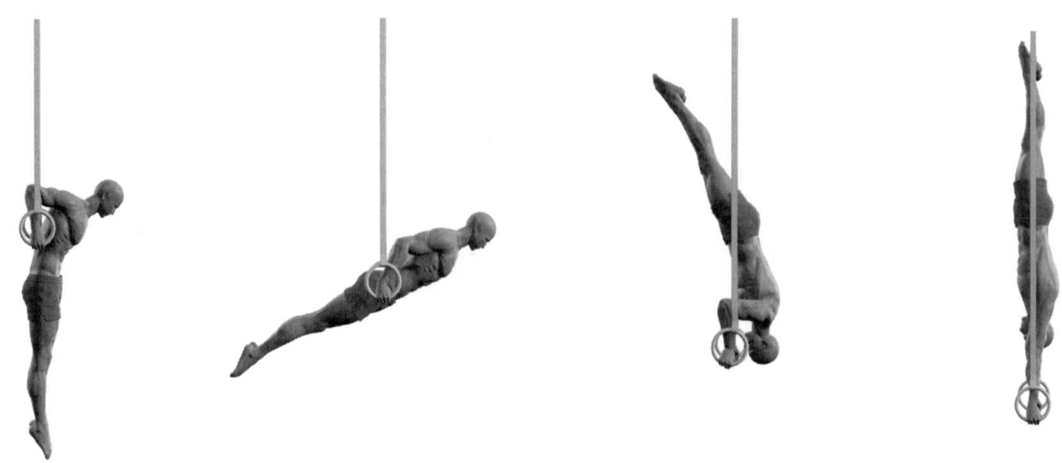

견갑골 자세: 견갑골을 올려서 딥 자세로 시작한다. 동작을 시작할 때 견갑골을 아래로 내린다. 이 동작에 들어갈 때 견갑골이 위로 올라가서 앞으로 수축된다. 핸드스탠드 자세에 가까워질수록 앞으로 수축된 견갑골을 조금씩 펴면서 위로 올린다. 핸드스탠드 자세에 이르면, 견갑골이 완전히 위로 올라가서 약간 뒤로 수축된다.
기법: 딥 자세에서 몸을 앞으로 기울여 팔을 굽히고 손에 압력을 가해서 다리를 위로 올린다. 신체를 똑바로 유지한다. 머리가 링 아래로 내려갈 때 링을 당겨서 숄더스탠드 자세로 들어간다. 여기에서 손으로 밀어 올려 핸드스탠드 자세로 들어간다.

링 딥, 스트레이트 바디 프레스 투 핸드스탠드R Dip SB to Hs 기술은 링에서 수행되는 점을 제외하면 이전 변형(딥, 스트레이트 바디 프레스 핸드스탠드)과 정확히 동일하다. 위로 올릴 때 통제를 할 수 있도록 링은 바깥으로 회전되어야 한다.

신체가 바와 평행을 이룰 때 딥 세미 엘보우 레버deep semi-elbow lever 자세가 된다. 이것은 플렌체 푸시업과 몰티즈 푸시업의 혼합이다. 이 시점에서 앞으로 기울어진 상태를 유지하고 팔꿈치 각도를 열어야 한다. 그러면 링에서 숄더스탠드 자세에 가까워질 때까지 발을 계속 올릴 수 있다. 여기에서 프리스탠딩 핸드스탠드 푸쉬업의 끝부분 동작으로 들어간다. 이것은 가장 어려운 기술 부분이기 때문에, 좋은 형태를 유지해야 한다.

이 기술의 기본을 익히고 나면, 근력을 키우고 팔꿈치 각도를 조절하는 데 집중해야 한다. 그러면 신체를 머리 위로 올릴 수 있다. 머리 위로 올릴 수 있으면, 중량조끼를 사용하여 기술 난이도를 높여서 더 많은 근력을 얻을 수 있다.

스트레이트 암 프레스 투 핸드스탠드: Page 1, Column 8

스트레이트 암 프레스 핸드스탠드 변형은 체조 이외에는 잘 사용되지 않는다. 누구나 플렌체와 같은 정적 유지 및 핸드스탠드 푸시업과 같은 멋진 기술을 달성하고 싶지만, 스트레이트 암 프레스 핸드스탠드 기술 진행을 위해 근력과 유연성을 달성하는 데 헌신하는 사람은 거의 없다.

이러한 기술에서 얻을 수 있는 근력과 제어 기술은 플렌체와 같은 다른 기술 발달에 상당히 도움이 되기 때문에 이 기술에 헌신하지 않는 점은 매우 유감스럽다.

플렌체와 벤트 암 프레스 기술을 달성하고자 하는 열망이 있으면, 먼저 이 기술을 익혀야 한다. 어깨에서 몸을 제어하는 방법을 배우는 것은 매우 중요하며, 숙련된 기술에서뿐 아니라 백 레버, 프론트 레버, 그리고 심지어 십자버티기와 같은 스트레이트 암 안정화를 필요로 하는 대부분의 풀링 기술에서 일련의 진행을 배우는 것은 이득이 될 수 있다.

월 스트래들 프레스 투 핸드스탠드 원심성: 레벨 5

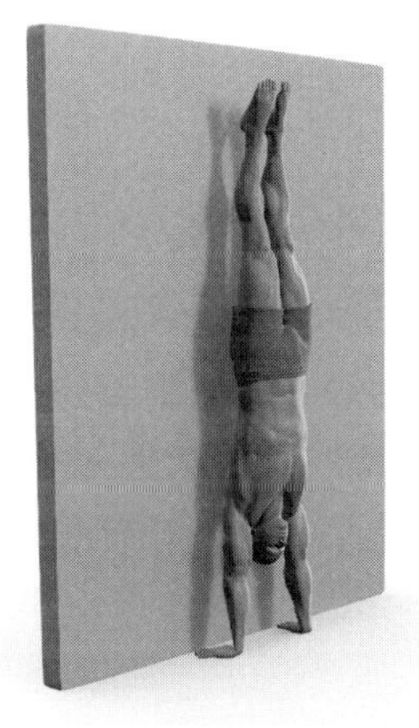
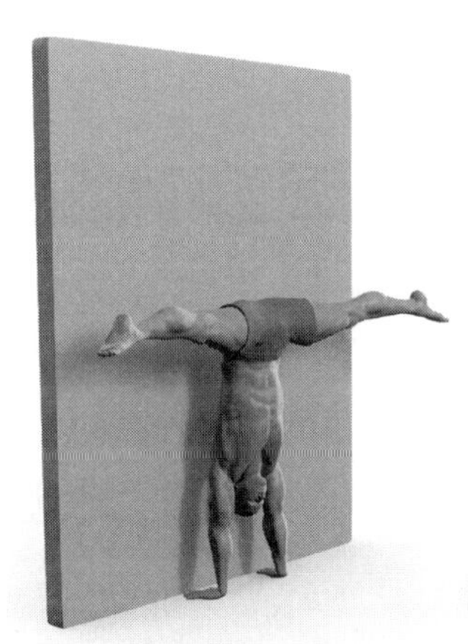
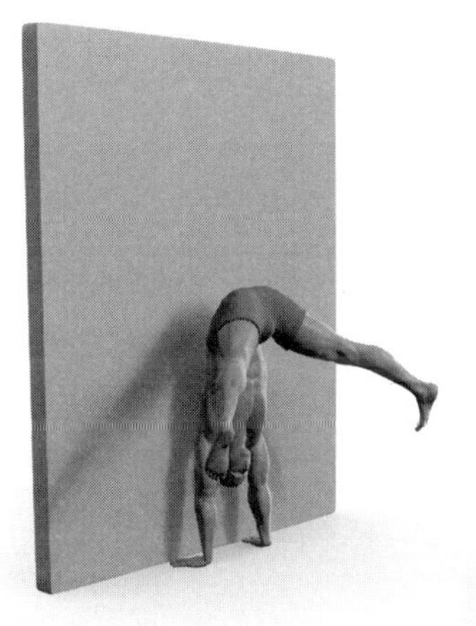
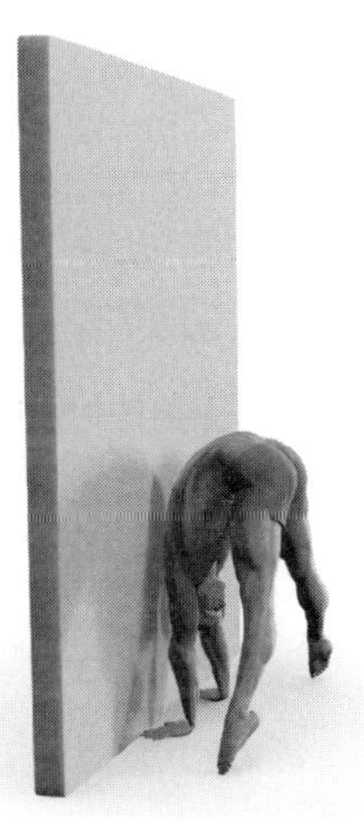

견갑골 자세: 핸드스탠드 자세일 때 견갑골이 올라간다. 이 동작 전 과정에 견갑골은 위로 올라간 채 유지된다. 모든 동작은 둔부에서 나온다.

기법: 벽에 등을 대고 손을 벽에서 일반적인 것보다 몇 인치 띄어서 핸드스탠드 자세에서 시작한다. 그런 다음 최대한 다리를 벌린다. 등과 둔부를 벽에 기댄 채 고관절에서 천천히 구부린다. 발을 지면에 가까이 내리고 둔부를 벽에 기댄 채 최대한 유지한다. 완전히 압축되지 않으면 발이 지면에 닿기 전에 둔부와 등이 벽에서 떨어질 가능성이 크다. 둔부와 등이 벽에서 떨어지는 것은 처음 시작할 때는 괜찮지만, 기술이 발달되려면 수정되어야 한다.

이 동작은 활동적 유연성과 어깨 근력을 크게 향상시키는 일련의 과정 중 첫 번째 진행이다. 월 스트래들 프레스 투 핸드스탠드 원심성Wall Str. Press Ecce.은 바닥이나 벽 앞에 설치된 패럴렛에서 수행될 수 있다. 손을 벽에서 더 멀리 띄어서 각도를 비스듬하게 하면, 이 동작을 더 쉽게 만들 수 있다. 손을 벽에 더 가까이 하면 이 동작을 더 어렵게 만들 수 있다.

이 기술은 2단계 진행으로 생각할 수 있다(실질적인 프레스 핸드스탠드는 3단계 진행이다). 다음은 이 동작의

2단계 진행이다.

- 벽에 등을 대고 핸드스탠드 자세에서 시작한다. 코어에 긴장을 유지해서 신체가 아치형이 되지 않도록 한다. 다리를 최대한 벌려서 동작을 시작한다.
- 둔부를 천천히 회전시켜서 발을 지면으로 내리고 서혜부를 복부 쪽으로 이동시킨다. 발이 지면에 닿을 때까지 천천히 계속한다. 동작을 마칠 때까지 벽에 등을 똑바로 유지한다. 그렇지 않으면 동작에서 벗어날 수 있다.

다음 기술로 진행하기 전에 이 두 가지 동작을 철저히 연습해야 한다. 이 기술은 비교적 쉬운 것처럼 보일 수 있지만 높은 집중력과 근력, 그리고 제어가 필요하다. 대부분의 연습생들은 단지 몇 번의 반복을 수행한 후 경련을 경험하고 많은 땀을 흘린다. 이것은 단지 5등급 기술이지만, 진행 차트에 있는 5등급 기술 중 가장 어려울 수도 있다. 스트레이트 암 근력을 기르는 데 가장 중요한 것 중 하나이다.

이 동작을 수행하는 동안 등을 벽에 기대어 유지하려면 상당한 코어 제어와 어깨 근력을 필요로 한다. 이 기술의 어려운 점은 다리를 벌려서 동작을 제어하는 동시에 이 자세에서 등을 유지하기 위해 어깨를 벽에 단단히 밀어 넣을 수 있는 충분한 활동적 유연성이 다리에 있어야 한다는 점이다. 다음은 기본 동작을 배웠다면 기술 품질을 향상시킬 수 있는 두 가지 방법이다.

- 일단 다리가 현재의 유연성 한계에 도달하면, 조금 전에 했던 것과 반대로 한다. 둔부를 회전시키고 다리를 위로 올려서 함께 모으기 전에 견고한 코어 자세를 만든다. 이 모든 것은 등을 굽히지 않고 수행되어야 한다.
- 유연성이 충분한 경우 패럴렛을 사용하면 바닥보다 다리를 더 낮게 내릴 수 있다. 여기에서 다리를 다시 올릴 수 있다. 다리를 내린 다음 다시 올리기 전에 제어하는 동작에서 다리를 아래로 내릴수록 기술이 더 어려워진다.

5~10도 정도로 팔꿈치를 약간만 굽혀도 동작이 10~30% 정도 쉬워진다. 그러나 근력 이득은 줄어든다. 따라서 팔꿈치가 굽혀지지 않도록 노력해야 한다. 그래서 대부분의 체조 코치들은 스트레이트 암 프레스를 배우기 전에 벤트 암 프레스를 가르치지 않는다.

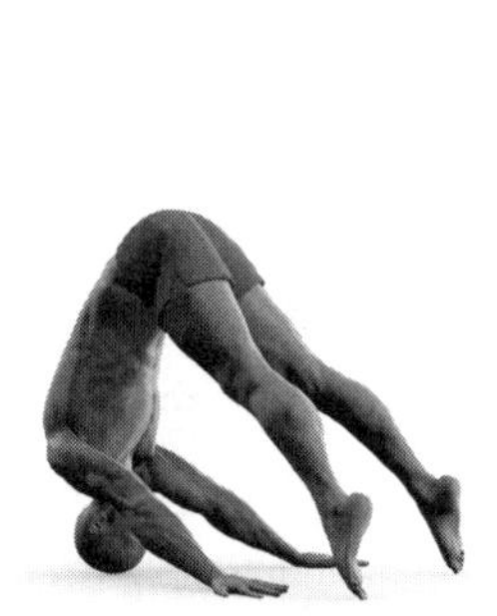
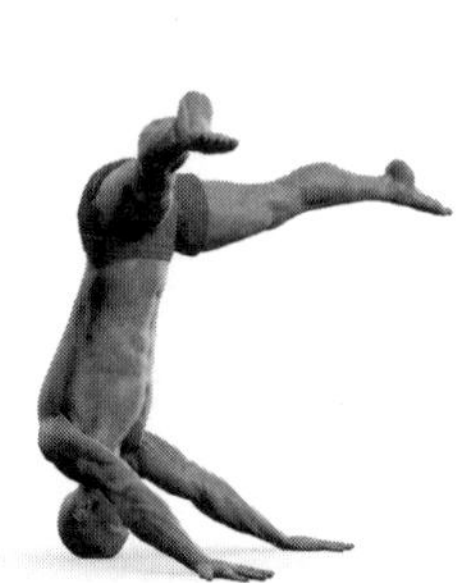
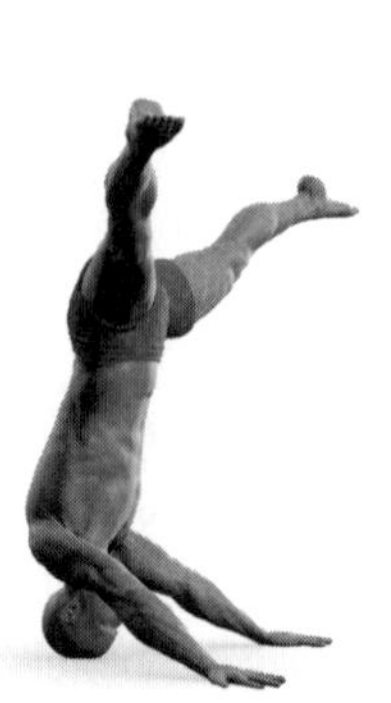
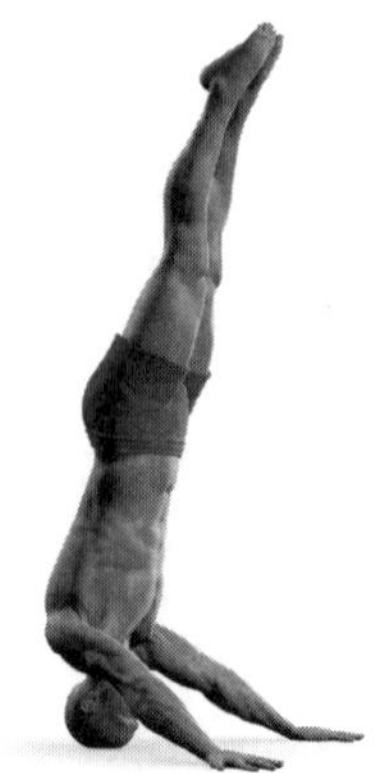

앞의 그림은 벽을 이용하지 않고 둔부 동작을 연습하는 방법을 보여 준다. 이 동작은 핸드스탠드 자세이기 때문에, 목 안전을 위한 예방 조치를 취해야 한다. 어떤 종류든 목 부상이 있거나 머리에 압력이 가해지는 문제가 있으면, 이 자세를 시도해서는 안 된다. 이 방법을 사용하기로 했으면, 위험을 감수해야 한다.

엘리베이트 스트래들 스탠드, 스트래들 프레스 투 핸드스탠드: 레벨 6

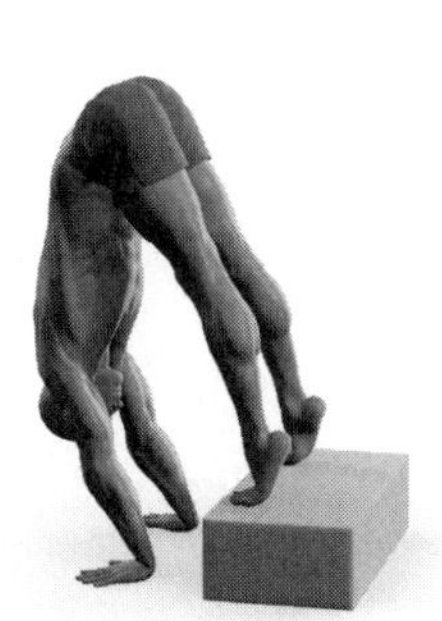
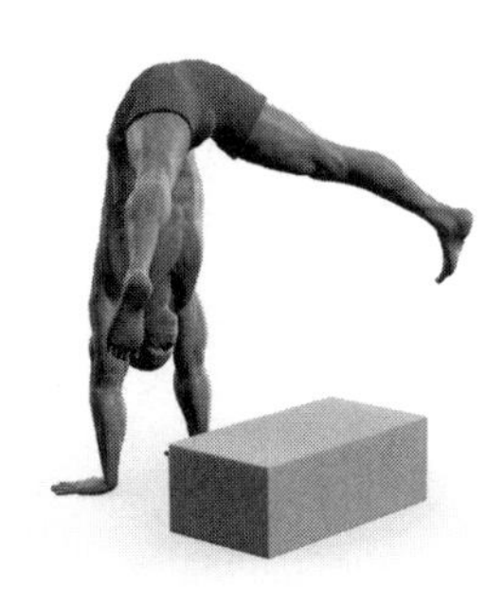
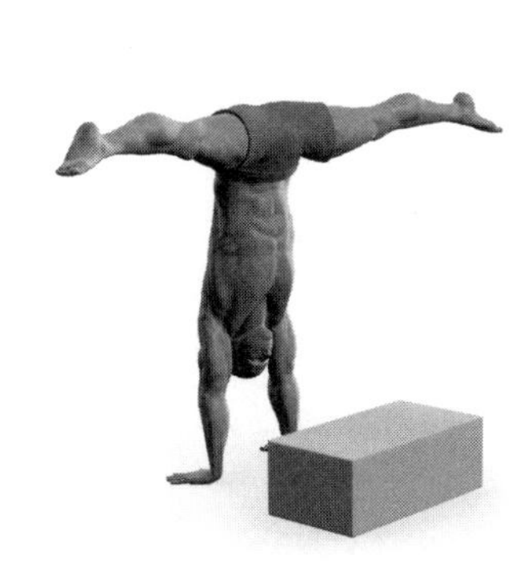
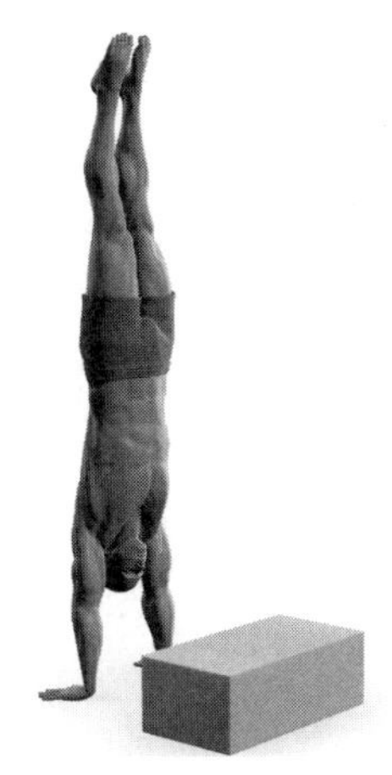

견갑골 자세: 견갑골을 위로 올려서 시작한다. 이 동작 전 과정에 견갑골은 위로 올라간 채 유지된다. 모든 동작은 둔부에서 나온다.

기법: 블록, 스툴, 체조 매트, 또는 약간 높은 도구를 잡는다. 도구가 높을수록 동작이 쉬워진다. 지면에 손을 대고 앞으로 기울여서 어깨 각도를 벌린 채 시작한다. 손에 체중이 실릴 때, 둔부를 머리 위로 올리다 발이 체중을 간신히 지탱하고 있다고 느끼면, 둔부를 천천히 회전시켜서 스트래들 핸드스탠드 자세로 들어간다. 다리를 한데 모으면 핸드스탠드 자세에 도달한다.

지면에서 시작하는 프레스 핸드스탠드 동작을 제어할 수 있어야 월 원심성에서 엘리베이트 스트래들 스탠드, 스트래들 프레스 투 핸드스탠드Ele Str Std Str Press라 불리는 이 자세로 전환할 수 있다. 이 기술을 수행하기 어려우면, 이 동작의 원심성 부분에 익숙해질 때까지 벽과 함께 다른 물체를 이용할 수 있다.

이 기술은 벤트 암, 벤트 바디 프레스 핸드스탠드와 동일한 등급으로 분류되지만, 본질적으로 더 어렵다. 스트레이트 암 기술이나 근력 운동 경험이 많지 않은 경우, 강도를 향상시키면 근육 적응력을 크게 향상시킬 수 있다. 도구 높이를 변경시켜서 난이도를 조정할 수 있기 때문에, 경험/기술 수준에 적합하게 블록의 높이를 선택할 수 있다. 대부분의 사람들은 높이가 12~17인치 정도되는 블록에서 시작한다. 접을 수 있는 체조 매트가 있으면, 진행에 따라 높이를 조정할 수 있다.

핵심은 고관절을 전혀 열지 않고 어깨를 최대한 여는 것이다. 그렇게 하면 둔부가 완전히 올라가기 전에 발을 들어 올리려는 일반적인 경향을 방지하는 데 도움이 된다. 둔부가 완전히 올라가기 전에 발을 올리면 플렌체 프레스 자세가 된다. 이는 미처 준비하지 못한 매우 어려운 기술이 될 수 있다.

이 새로운 자세의 난이도를 즉시 측정할 수 있다. 일단 발이 공중에 위치하게 되면, 운동 부담이 어깨로 전이된다. 어깨에 무거운 중량이 가해진 것처럼 느껴져서 어깨를 얼굴 쪽으로 내리고 싶어진다. 따라서 팔을 계속 밀어 올려야 어깨에 충분한 힘을 만들어 신체가 넘어지는 것을 방지할 수 있다. 손바닥과 손가락으로 지면을 깊게 파고드는 느낌을 가져야 한다.

대부분의 사람들은 이 진행 과정에서 얼마 동안 '정체'된다. 이 자세를 유지하려면 어깨가 매우 불리한 각도에 놓여지기 때문에 매우 강해야 한다. 다리와 서혜부에 상당히 활동적인 유연성이 있어야 중력 중심을 신체로 끌어당겨서 최대한의 기계적 이점을 어깨에 제공할 수 있다. 수년간 훈련을 해도 이 동작을 달성하기 어려울 수도 있다. 이 동작 훈련에 집중하면 고도의 미는 힘을 달성할 수 있는 토대를 구축할 수 있다. 꼭 필요하면, 뒤에서 기술을 정확히 관측할 수 있는 사람의 도움을 받는다. 그들은 무릎으로 어깨를 받치고 둔부를 움직여서 다리를 위로 올려 적절한 신체 자세를 유지하게 도움을 준다.

근력과 유연성이 허용하는 한 도구 높이를 계속 낮춘다. 바닥에서 발을 들어 올릴 수 있을 때 천천히 올려야 한다. 허리를 사용하면 다리를 올리는 데 도움이 된다. 가슴을 열고 복부를 견고하게 유지하도록 한다. 그렇게 하면 등을 올바르게 정렬할 수 있다.

몸통에 대한 팔의 각도가 몸통에 대한 허벅지 각도와 일치하면 동작의 상단에 근접하고 있는 것이다. 이 시점에서 어깨로 스트레이트 수직 스트래들 자세를 완성한다. 스트래들 자세에서 다리를 모으면 최종 자세가 된다.

모든 것이 제자리에 잡혔지만, 스트래들 핸드스탠드에서 완전한 핸드스탠드 자세로 들어가기 위해 다리를 모으지 못한다면, 도움이 되는 옵션이 있다. 벽에서 떨어져 이 동작을 반대로 수행하거나 스트래들 핸드스탠드를 연습하는 것이다.

5~10도 정도로 팔꿈치를 약간만 굽혀도 동작이 10~30% 정도 쉬워진다. 그러나 근력 이득은 줄어든다. 팔꿈치가 굽혀지지 않도록 노력해야 한다.

스트래들 또는 파이크 스탠드, 프레스 투 핸드스탠드: 레벨 7

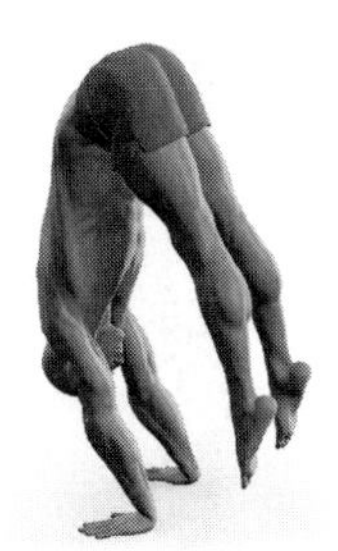
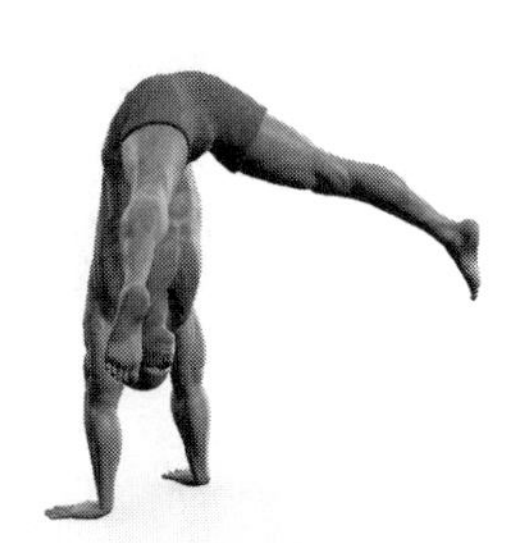
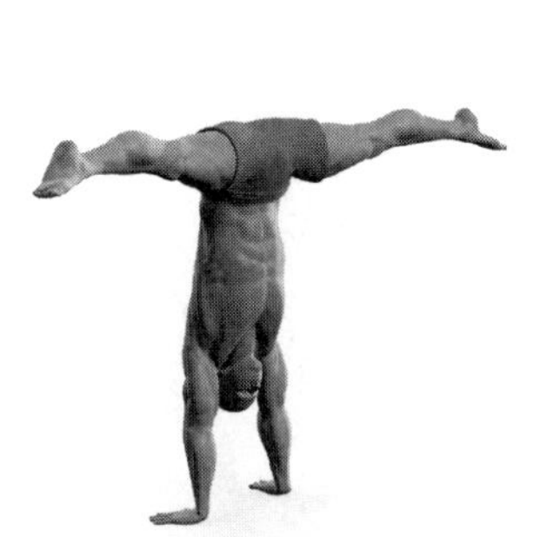
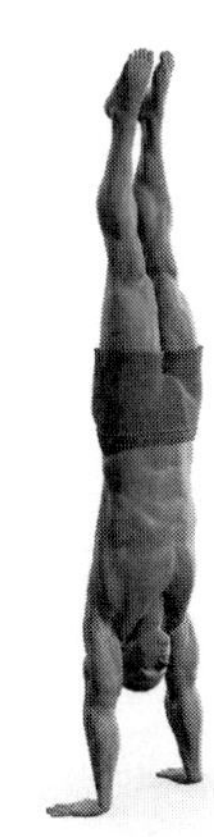

견갑골 자세: 견갑골을 위로 올려서 시작한다. 이 동작 전 과정에 견갑골은 위로 올라간 채 유지된다. 모든 동작은 둔부에서 나온다.

기법: 등을 벽에 대고 벽에서 평소보다 몇 인치 더 멀리 손을 떼고 핸드스탠드 자세에서 시작한다. 손에 체중이 실릴 때, 둔부를 머리 위로 올린다. 발이 체중을 간신히 지탱하고 있다고 느끼면, 둔부를 천천히 회전시켜서 스트래들 핸드스탠드 자세로 들어간다. 그런 다음 다리를 함께 모으면 핸드스탠드 자세에 도달하게 된다.

스트래들 또는 파이크 스탠드, 프레스 투 핸드스탠드Str./Pike Std. Press를 수행할 때 발 높이를 낮추면 동작이 훨씬 어려워진다. 종종 이 기술을 실행할 때 둔부를 어깨 위로 직접 올리지 않는다. 이 기술을 두 단계로 나눌 수 있다.

- 첫 단계에서 어깨를 앞으로 기울인다. 체중이 어깨에 완전히 실린 후, 어깨 각도가 닫히지 않아야 한다. 그렇게 되면 앞으로 더 기울어지거나 플렌체 자세가 되어 기술이 더 어려워진다. 그런 다음 다리를 아래로 내린 채 몸통과 둔부를 회전시켜서 최대한 어깨 위에 유지해야 한다. 이것을 압축(활동적 유연성)이라 부르며, 무게중심이 손에 집중된다.
- 두 번째 단계에서는 둔부를 이용해 다리를 위로 올리고 어깨를 몸통 아래로 누른다. 코어와 고관절을 조심스럽게 제어하면 올바른 형태를 잡아서 균형을 유지할 수 있다.

이들 단계를 구분해서 정확하게 수행해야 한다. 그렇지 않으면 대부분의 초급자들은 일반적으로 이들을 섞어서 수행할 수 있다. 다리를 너무 빨리 들어 올리면(즉, 둔부가 어깨 위로 올라가기 전에), 어깨가 너무 멀리 기울어져서 얼굴 쪽으로 떨어질 수 있다. 마찬가지로, 어깨와 코어를 통한 제어는 일정하게 유지되어야 한다. 흔들리면 앞으로 기울어질 수 있다.

파이크 변형은 중력 중심이 상체에서 멀어질 때 어깨를 앞으로 더 기울여야 하기 때문에 약간 더 어렵다. 스트래들 스트레이트 암 프레스 핸드스탠드를 완성하고 난 후 파이크를 업그레이드하면 강도를 향상시키는 데 좋다.

팔꿈치를 약간(5~10도)만 굽혀도 동작을 10~30%까지 쉽게 만들 수 있다. 이 동작에서 최대 효과를 얻으려면, 팔꿈치가 굽혀지지 않도록 노력해야 한다.

이 기술은 체조 점수표에서 A등급 기술이다.

L-시트/스트래들-L, 스트래들 프레스 투 핸드스탠드: 레벨 8

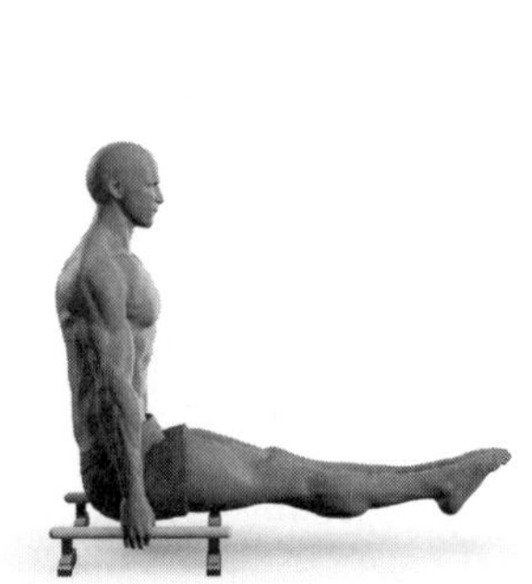
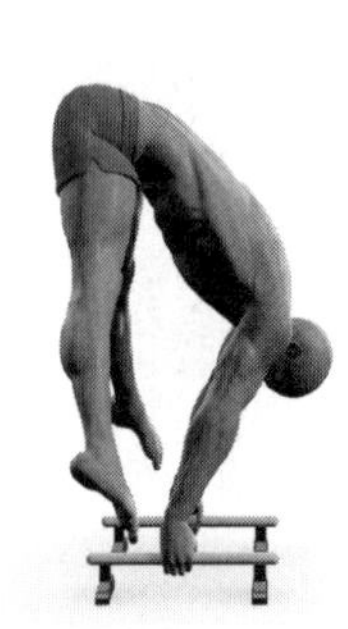
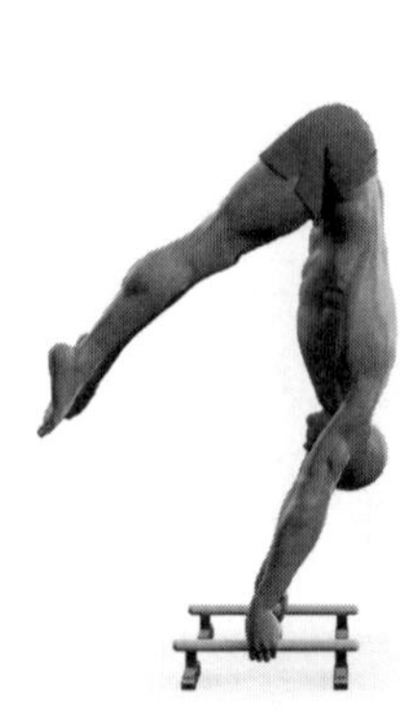
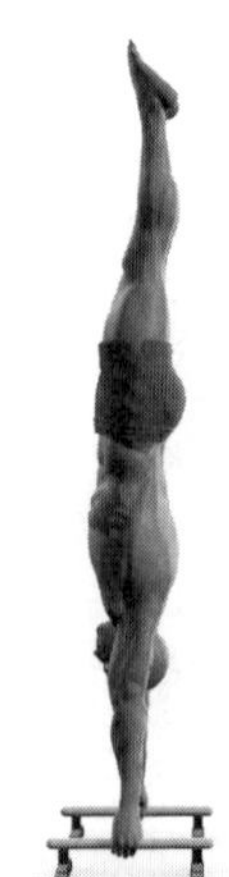

견갑골 자세: 견갑골을 내려서 L-시트 자세로 시작한다. 둔부를 머리 위로 이동시키기 시작할 때, 견갑골은 위로 올라가서 앞으로 수축된다. 둔부가 어깨 위로 수직으로 이동할 때 견갑골은 그곳에서 완전히 위로 올라가서 완전한 핸드스탠드 자세로 들어간다.
기법: 팔을 곧게 펴고 L-시트 자세로 시작한다. 다리를 내리고 어깨를 약간 앞으로 이동하면서 둔부를 들어 올린다. 팔을 똑바로 세우고 어깨를 수축시켜서 몸이 앞으로 떨어지지 않게 한다. 발가락이 바를 통과하자마자 다리를 벌린다. 둔부가 어깨 위로 수직으로 올라가면 다리를 올려서 다리를 벌린 핸드스탠드 자세로 들어간다. 마지막으로 다리를 모아서 완전한 핸드스탠드 자세를 완성한다.

낮은 자세로 L-시트/스트래들-L, 스트래들 프레스 투 핸드스탠드L-Sit/Str-L Str. Press를 시작하기 때문에, 동작 범위가 넓어지고 어깨에 더 많은 힘이 가해진다. 이것이 근력에 더 강하게 작용하여 더 강하게 만든다. 이 기법에서 압축이 핵심이다. 어깨가 너무 앞으로 플렌칭되지 않게 하려면 압축을 유지해야 한다. 이 자세는 둔부를 올리자마자 달성되어야 한다. 본질적으로 둔부가 뒤로 움직이기 시작하면 복부를 압착해서 최대한 얼굴 가까이 당겨야 한다.

숙달되면 스트래들 L-시트로 시작한다. 시작부터 이 자세를 취하면 두 가지 방법으로 동작을 더 어렵게 만든다. 하나는 L-시트 자세에서 다리를 뒤로 스윙해서 만들 수 있는 추진력 대부분을 무효로 만드는 것이며, 다른 하나는 활동적 유연성과 압축에 대해 더 많은 요구를 보장하는 것이다.

L-시트나 스트래들-L 변형 모두에는 세 가지 구성 요소가 있다.

1. 낮은 자세에서 어깨 위로 둔부를 올린다.
2. 스트래들 자세에서 머리 위까지 다리를 위로 올린다.
3. 어깨를 열고 고관절을 닫아서 다리를 모아 핸드스탠드 자세에서 마무리한다.

이 기술은 체조 점수표에서 A등급 기술이다.

L-시트/스트래들-L 파이크 프레스 투 핸드스탠드: 레벨 9

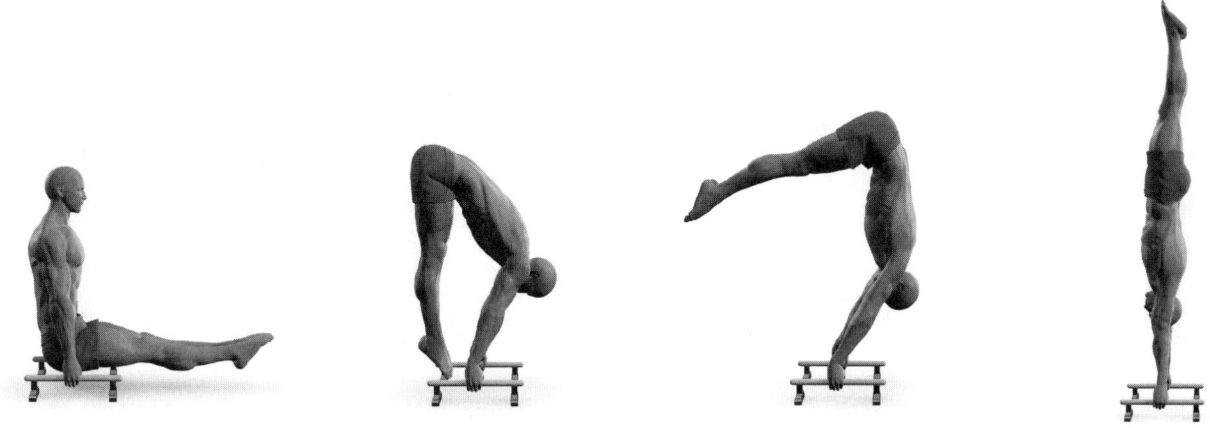

견갑골 자세: 견갑골을 내려서 L-시트 자세로 시작한다. 둔부를 머리 위로 이동시키기 시작할 때, 견갑골은 위로 올라가서 앞으로 수축된다. 둔부가 어깨 위로 수직으로 이동할 때 견갑골은 그곳에서 완전히 위로 올라가서 완전한 핸드스탠드 자세로 들어간다.

기법: 팔을 곧게 펴고 L-시트 자세로 시작한다. 다리를 내리고 어깨를 약간 앞으로 이동하면, 둔부를 들어 올릴 수 있다. 팔을 똑바로 세우고 어깨를 수축시켜서 몸이 앞으로 떨어지지 않게 한다. 다리를 벌리면 허리를 구부리고 발을 뻗는 파이크 자세를 더욱 압축할 수 있기 때문에 둔부가 올라갈 때 어깨를 앞으로 더욱 기울여야 한다. 둔부가 어깨 위로 수직으로 올라가면 고관절을 벌려서 두 다리 모두를 위로 올리기 시작한다. 마지막으로 핸드스탠드 자세로 마무리한다.

L-시트/스트래들-L 파이크 프레스 투 핸드스탠드L-Sit/Str-L Pike Press는 이전 과정의 연장이다. 이 동작을 하려면 다리를 모아서 똑바로 유지해야 하기 때문에, 앞으로 더 기울여야 한다. 그렇게 하려면 더 많은 근력을 필요로 한다. 이 동작을 수행하려면, 다리를 올려 핸드스탠드 자세에 들어가기 전에 L-자세에서 시작해서 둔부를 머리 위로 들어 올린다.

또는 스트래들-L 자세에서 시작할 수 있다. 다리가 팔을 통과하고 나면, 나머지 프레스 동작을 완료하기 전에 다리를 함께 모아서 파이크 자세로 들어가야 한다. 이 기술은 다른 프레스 기술과 정확히 똑같다. 각 단계는 최대한 분리되어야 과도한 플렌칭을 방지하고 활동적 압축을 더 발전시킬 수 있다.

이 기술은 체조 점수표에서 B등급 기술이다.

링 스트레이트 암, L-시트, 스트래들 프레스 투 핸드스탠드: 레벨 10

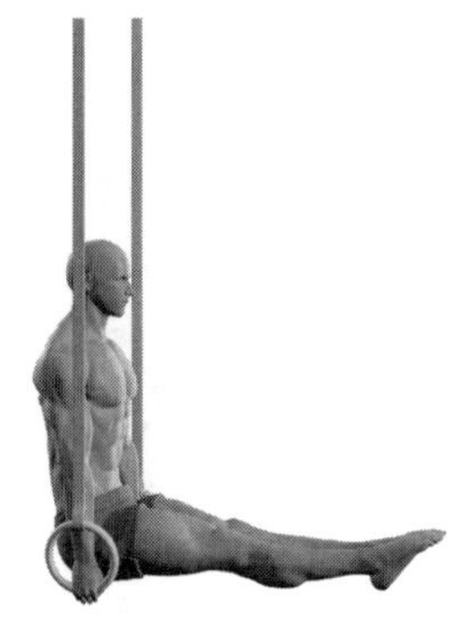
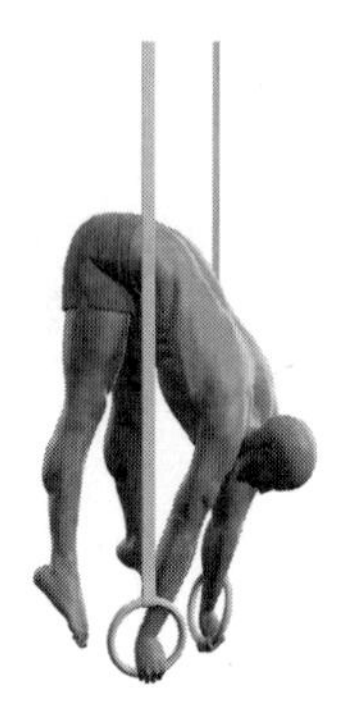
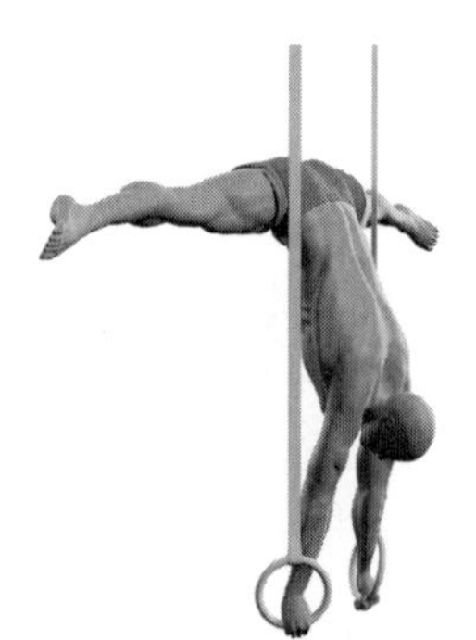
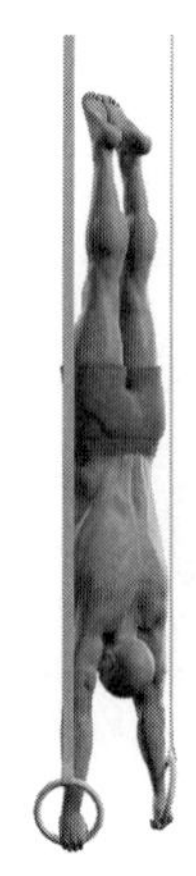

견갑골 자세: 견갑골을 내려서 L-시트 자세로 시작한다. 둔부를 머리 위로 이동시키기 시작할 때, 견갑골은 위로 올라가서 앞으로 수축된다. 둔부가 어깨 위로 수직으로 이동할 때 견갑골은 그곳에 완전히 위로 올려서 유지된 채 핸드스탠드 자세로 마무리한다.

기법: 링 위에서 팔을 곧게 펴고 L-시트 자세로 시작한다. 링은 평행 또는 바깥으로 회전될 수 있다. 다리를 내리고 어깨를 약간 앞으로 이동하면서 둔부를 들어 올린다. 팔을 똑바로 세우고 어깨를 수축시켜서 몸이 앞으로 떨어지지 않게 한다. 다리를 벌리면 허리를 구부리고 발을 뻗는 파이크 자세를 더욱 압축할 수 있기 때문에 둔부가 올라갈 때 어깨를 앞으로 더욱 기울여야 한다. 둔부가 어깨 위로 수직으로 올라가면 고관절을 벌려서 두 다리 모두를 위로 올리기 시작한다. 마지막으로 핸드스탠드 자세로 마무리한다. 항상 시작 자세로 링을 유지한다(평행 또는 외회전).

링 스트레이트 암, L-시트, 스트래들 프레스 투 핸드스탠드R SA L-Sit Str. Press를 실행하려면 상당한 근력과 균형 감각이 필요하다. 이전에 다양한 변형의 링 벤트 암 프레스 핸드스탠드와 링 핸드스탠드 경험이 있으면 도움이 된다.

이 기술은 링을 바깥으로 회전시켜서 동작을 제어하는 데 중점을 둔다. 본질적으로 링 동작에 내재된 불안정 때문에, 링에서 팔을 똑바로 고정해야 하는 필요성이 이 기술을 더욱 어렵게 만든다. 이 동작을 수행하려면 충분한 근력과 제어로 링을 바깥으로 안정적으로 회전시킬 수 있어야 한다.

링을 바깥으로 회전시키자마자 둔부를 머리 위로 올려야 한다. 링의 내재적 불안정으로 인해 링을 즉시 바깥으로 회전시키는 것은 가장 어려운 동작 부분이다. 링의 불안정으로 인해 자연스럽게 몸이 앞으로 기울어지고 동작을 시도하지만 궁극적으로 동작을 더 어렵게 만든다. 복부를 견고하게 유지하면서 둔부를 위로 올려서 이 추력에 저항해야 한다.

둔부를 머리 위로 올려야 하는 이 첫 번째 단계가 대부분 가장 어렵다. 두 번째 단계는 다리를 모아서 위로 올리기 때문에 비교적 쉽다. 과잉 보상Overcompensation은 일반적이다. 과잉 보상은 앞으로 떨어질 수 있는 원인이 되기 때문에 가능하면 피해야 한다. 이 동작의 난이도가 상당히 높기 때문에, L-시트 자세에서 약간의 추진력을 이용할 수 있다. 다음 진행에서는 이 추진력이 사용되지 않는다.

이 기술은 체조 점수표에서 B등급 기술이다.

링 스트레이트 암, 스트래들-L, 스트래들 프레스 투 핸드스탠드: 레벨 11

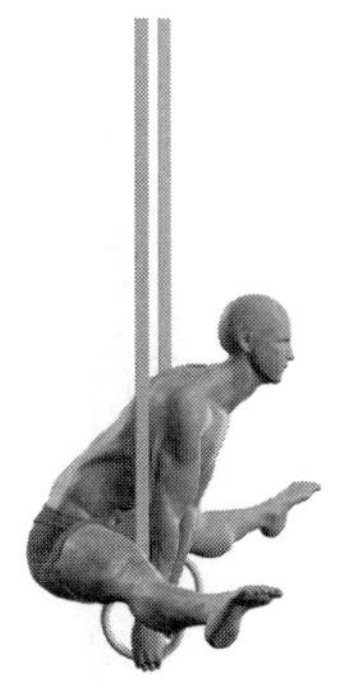
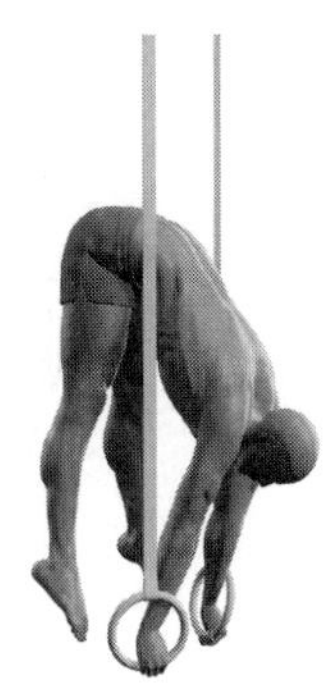
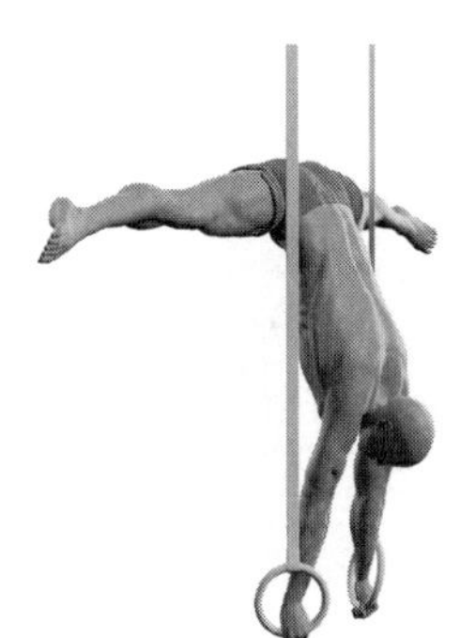
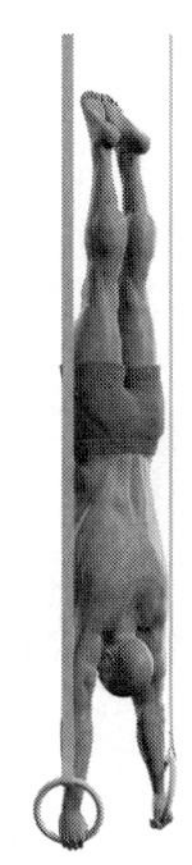

견갑골 자세: 견갑골을 내려서 약간 앞으로 수축시켜, 링 위에서 스트래들 L-시트 자세로 시작한다. 둔부를 머리 위로 이동시킬 때, 견갑골을 앞으로 수축시켜 위로 올린다. 둔부가 수직으로 어깨 위에 이르면, 견갑골은 완전히 올라간다. 견갑골이 완전히 올려진 채 핸드스탠드 자세로 들어간다.

기법: 팔을 곧게 뻗은 채 링 위에서 스트래들 L-시트 자세로 시작한다. 링은 평행 또는 바깥으로 회전될 수 있다. 다리를 내리고 어깨를 약간 앞으로 이동하면서 둔부를 들어 올린다. 팔을 똑바로 세우고 어깨를 수축시켜서 몸이 앞으로 떨어지지 않게 한다. 다리를 벌리면 허리를 구부리고 발을 뻗는 파이크 자세를 더욱 압축할 수 있기 때문에 둔부가 올라갈 때 어깨를 앞으로 더욱 기울여야 한다. 둔부가 어깨 위로 수직으로 올라가면 고관절을 벌려서 두 다리 모두를 위로 올리기 시작한다. 마지막으로 핸드스탠드 자세로 마무리한다. 항상 시작 자세로 링을 유지한다(평행 또는 외회전).

이전 기술에서 발생될 수 있는 추진력은 링 스트레이트-암, 스트래들-L, 스트래들 프레스 투 핸드스탠드 R SA Str-L Str. Press를 수행할 때 모두 제거된다. 이 동작을 정확히 수행하려면 누르는 힘이 엄청나게 강해야 한다. 이 기법은 시작 시 다리를 벌리는 것을 제외하면 이전 기술과 정확히 동일하다. 링은 이미 바깥으로 회전되었기 때문에 링 외회전 문제는 걱정하지 않아도 된다. 앞으로 약간 기울여서 둔부를 위로 올리는 데만 집중하면 된다. 여기에서 다리를 모은다.

추진력 없이 이 동작을 수행하는 것은 패럴렛이나 바닥에서 완전한 플렌체를 수행하는 것과 거의 동일하게 어렵다. 이 단계에 도달하면, 누르는 힘이 매우 강해진다.

이 기술은 체조 점수표에서 B등급 기술이다.

링 스트레이트 암, 파이크 프레스 투 핸드스탠드: 레벨 12

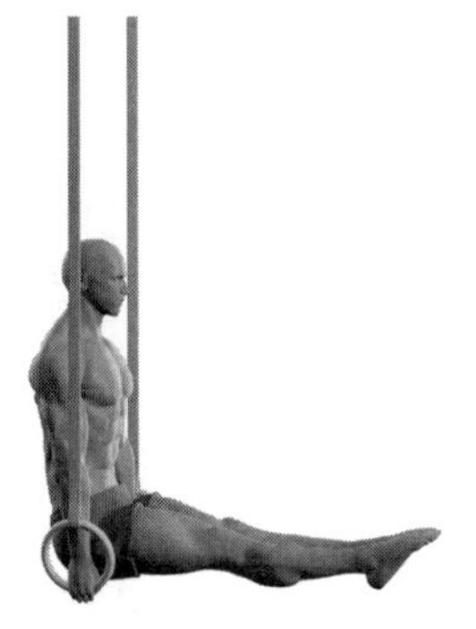
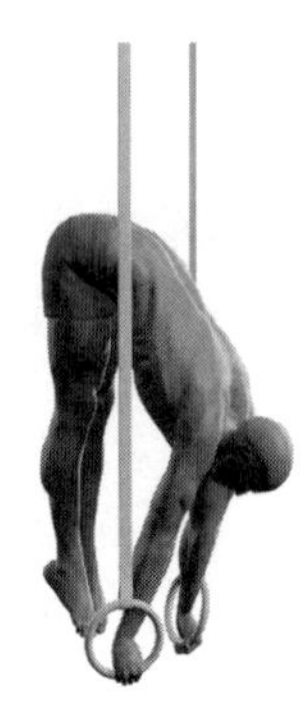
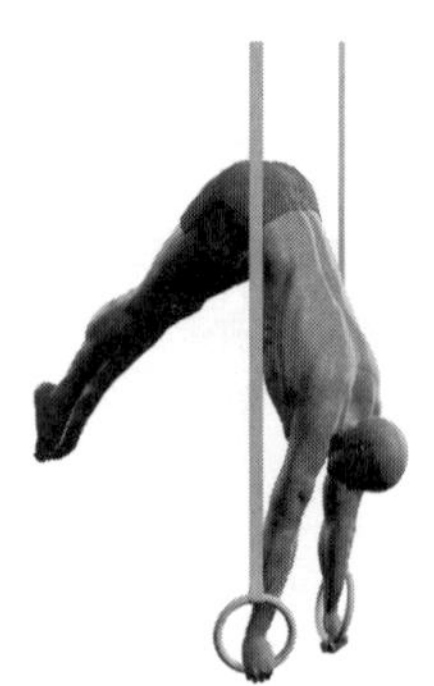
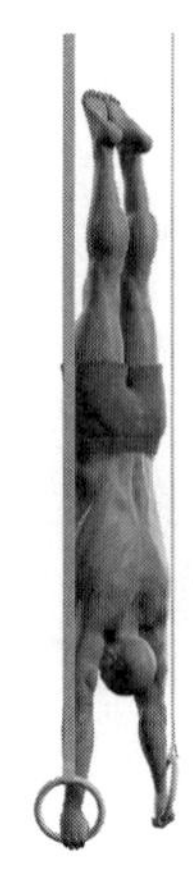

견갑골의 자세: 견갑골을 내려서 L-시트 자세로 시작한다. 둔부를 머리 위로 이동시키기 시작할 때, 견갑골은 위로 올라가서 앞으로 수축된다. 둔부가 수직으로 어깨 위에 이르면, 견갑골은 완전히 올라간다. 견갑골이 완전히 올려진 채 핸드스탠드 자세로 들어간다.

기법: 팔을 곧게 뻗은 채 링 위에서 스트래들 L-시트 자세로 시작한다. 링은 평행 또는 바깥으로 회전될 수 있다. 다리를 내리고 어깨를 약간 앞으로 이동하면서 둔부를 들어 올린다. 팔을 똑바로 세우고 어깨를 수축시켜서 몸이 앞으로 떨어지지 않게 한다. 둔부가 어깨 위로 수직으로 올라가면 고관절을 벌려서 두 다리 모두를 위로 올리기 시작한다. 마지막으로 핸드스탠드 자세로 마무리한다. 항상 시작 자세로 링을 유지한다(평행 또는 외회전).

링 스트레이트 암, 파이크 프레스 투 핸드스탠드R SA Pike Press는 스트레이트 암 프레스와 어느 정도 비슷하다. 이 기술은 링 위에서 플렌체 변형을 수행하는 것만큼 어렵지는 않지만, 정확히 수행되면 패럴렛이나 바닥에서 완전한 플렌체를 수행하는 것만큼 거의 비슷하게 어렵다. 이 기법은 파이크 자세로 이 동작을 수행한다는 점을 제외하면 이전 기술과 정확히 동일하다. 가장 어려운 부분은 동작을 하는 동안 팔을 똑바로 고정해서 유지하는 것이다.

파이크 자세를 취하면 무게중심이 뒤로 이동되기 때문에 이 기술을 수행할 때는 앞으로 기울여야 한다. 이 동작은 힘을 덜 필요로 하기 때문에 보상을 위해 팔을 앞으로 굽히는 경향이 있다. 그러나 팔을 앞으로 굽히지 않도록 주의해야 한다. 대신, 팔꿈치를 고정시키고 어깨로 힘에 저항해야 한다. 이 기술은 완전한 플렌체, 인버티드 크로스, 그리고 몰티즈와 같은 고급 링 근력 동작 대부분에 필요한 근력을 강화시킨다.

이 기술은 체조 점수표에서 B등급 기술이다.

- CHAPTER 25 -

풀링 운동

L-시트/스트래들-L/V-시트/만나L-Sit/Straddle-L/V-sit/Manna: Page 1, Column 9

V-시트와 만나 트레이닝에는 4단계가 있으며, 초점을 맞추는 개념은 각 단계마다 다르다. 단지 '더 위로 올려'와 같은 애매한 조언을 피하기 위해, 이 기술들은 진행 과정마다 단계별로 그룹화된다.

차트에는 다양한 각도가 다소 주관적으로 표시된다. 자신의 각도를 알면 자신의 발달 과정이 A~C등급 중 어디에 속하는지 알 수 있다. 체조 점수표에서 V-시트는 A등급 기술이고 만나는 C등급 기술이기 때문에 자신의 등급을 알면 도움이 될 수 있다. 진행 차트에서 난이도는 각 체조에서 기원되었으며 각 단계 사이에 진행 지표를 나타낸다. 이것은 단지 특정 진행에 적용되는 것이 아니라, 나열된 모든 운동에 적용된다.

차트를 보면 등급마다 각도에 많은 변형이 있다는 것을 알 수 있다. 처음에는 거의 100도까지 크게 상승하지만 그다음부터는 천천히 상승이 둔화된다. 그 이유는 각도가 감소됨에 따라 토크가 기하급수적으로 증가되기 때문이다. 근육이 동작의 최적 범위를 벗어나면 그 범위에서 근육의 힘 출력은 감소된다. 30도씩 증가될 때마다 실행 난이도는 2배가 증가된다. 이와 같은 난이도 증가는 십자버티기 및 플렌체와 같은 기술에서 특히 뚜렷하다.

진정한 맨몸 운동 트레이닝을 시작하고 싶은 사람은 누구든지 적어도 V-시트와 만나 진행을 배우려고 시도해야 한다. 이러한 기술들은 눈을 즐겁게 할 뿐만 아니라, 어깨 건강에 필요한 전방 어깨 및 견갑골 주변의 근육을 기르는 데 매우 효과적이다.

체조 기반 맨몸 운동은 신체 전방에서 손을 많이 사용해야 하기 때문에, 종종 어깨가 앞으로 구부러지고 목이 학처럼 되는 '원시인' 모양의 근육 불균형을 초래하게 된다. 이것을 상반신 증후군이라 부르며, 단지 외관만 나쁜 것이 아니라, 부상 위험을 높인다. 일련의 진행 과정을 훈련하면 어깨를 건강하게 유지하면서 장기간 훈련을 할 수 있어서 상당한 목표를 달성하는 데 도움이 될 수 있다.

이 모든 기술에서 손은 후방에 유지된다. 대부분의 초급자들은 손을 옆에 위치시키고 시작한다. 그러나 손을 후방에 두는 자세에 익숙해지려면 손을 후방에 두는 훈련을 시도해야 한다. V-시트 진행에서 만나 진행으로 전환될 때, 손을 후방에 유지하는 것이 반드시 필요하다. 그래서 L-시트보다 낮은 위치에 두고 연습하는 것이 좋다. 어느 시점에는 링이나 패럴렛에서 이 기술을 수행할 것이기 때문에 그 시기가 될 때까지, 손은 전방이 아니라 측면을 향해야 한다.

제1단계

턱 L-시트Tuck L-Sit: 레벨 1

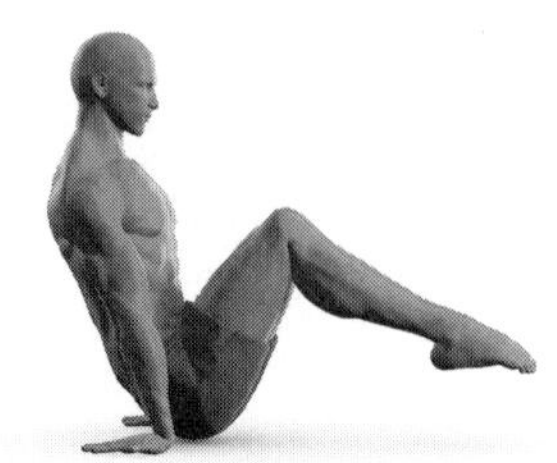

견갑골의 자세: 견갑골은 완전히 내려가서 중립 위치가 된다. 이 자세들 중 일부 때문에 어깨가 전방으로 밀려서 가슴이 둥글게 되거나 견갑골이 후방으로 수축되는 경향이 있다. 이러한 현상을 반드시 피해야 한다.
기법: 손을 후방에 위치시킨다. 그림과 같이 둔부를 지렛대로 하여 뒤로 기울이면서 손으로 체중을 이동시키고 천천히 들어 올린다.

턱 L-시트는 매우 간단하게 유지된다. 바닥에서 수행하면, 어깨를 적절히 활성화시킬 수 있다. 바닥에서 이 유지를 수행할 수 없으면, 패러럴 바, 패럴렛, 의자, 또는 매트와 같이 표면이 높은 것을 사용할 수 있다.

1. 팔을 똑바로 고정시켜야 한다.
2. 견갑골을 최대한 내려야 한다(어깨가 귀 쪽으로 기울어지지 않아야 한다).
3. 허벅지는 몸통과 45도 각도를 이루어야 하며 다리는 허벅지와 90도 각도가 되어야 한다.

다리를 확장시키면 운동을 더욱 도전적으로 만들 수 있다. 그러나 운동이 빨리 진행된다는 것을 느낀다면, 다음 단계로 즉시 넘어갈 수 있는 힘이 있을 수도 있다.

아직 다리를 그만큼 높이 올릴 수 있는 능력이 없다면, '의자' L-시트 유지를 위해 사용하는 표면보다 높은 도구를 이용해서 이 기술 변형을 수행할 수 있다. 이 기술 변형에서 허벅지는 몸통과 90도로 유지되고 다리는 허벅지와 90도로 유지된다. 손으로 지지를 하는 것을 제외하면 '의자에 앉은 자세'와 동일하다.

이 기술은 체조 점수표에서 A등급 기술이다.

원-레그-벤트 L-시트: 레벨 2

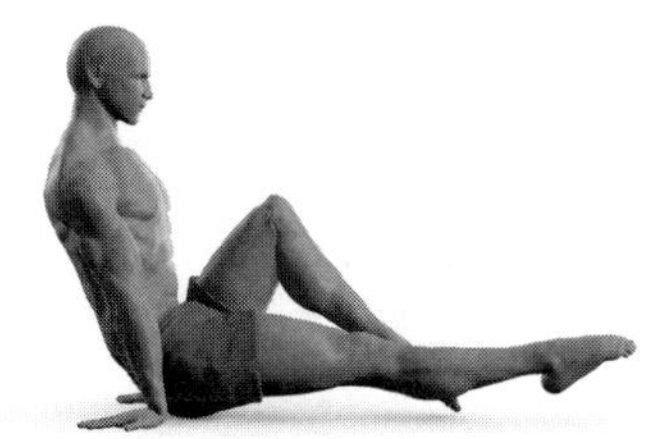

견갑골의 자세: 견갑골은 완전히 내려가서 중립 위치가 된다. 이 자세들 중 일부 때문에 어깨가 전방으로 밀려서 가슴이 둥글게 되거나 견갑골이 후방으로 수축되는 경향이 있다. 이러한 현상은 반드시 피해야 한다.
기법: 손을 후방에 위치시킨다. 한쪽 다리를 굽히고 앉은 자세에서 몸통을 뒤로 기울여서 체중을 손에 싣는다. 그런 다음 다리를 지면에서 완전히 들어 올린다.

이 진행은 턱 L-시트와 완전한 L-시트 간의 전환 순서이다. 완전한 L-시트를 한 번도 수행해 보지 않았다면, 다리를 확장시킬 때 복부, 고관절 굴곡근, 또는 대퇴사두근 집단에 경련이 일어날 수도 있다. 또한, 햄스트링에 이 기술을 하는 데 필요한 적절한 유연성이 부족하면, 햄스트링이 경직되어 다리 뒤로 당기는 느낌이 있을 수도 있다. 그럴 경우, 준비운동, 웨이트 트레이닝, 또는 사후 웨이트 트레이닝 루틴에 햄스트링 가동성 훈련을 포함시켜서 수행한다.

근육 경련은 불편하지만 정상적인 신체 반응이다. 21장에서 경련이 다루을 다루었는데, 이것은 일반적인 맨몸 운동 부상을 말한다. 대부분의 경우, 피로하고 산소가 부족한 근육에서 경련이 발생된다. 피로하고 운동이 거의 끝날 무렵에 경련이 종종 발생된다.

근육에 경련이 발생되면 근육을 마사지한 다음 영향을 받은 부분에 계속 운동을 한다. 이런 유형의 통증은 높은 훈련 빈도와 일관성으로 신속하게 사라지기 때문에 걱정하지 않아도 된다. 일주일 3회가 바람직하지만 2회씩 운동을 하면 경련 증상이 빨리 사라진다. 또한, L-시트 및 그와 관련된 기술 운동을 연습하면 상쾌하게 느껴질 것이다.

이 기술은 체조 점수표에서 A등급 기술이다.

L-시트: 레벨 3

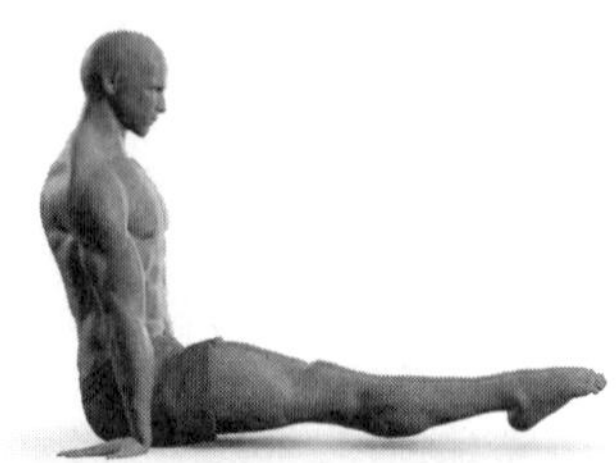

견갑골의 자세: 견갑골은 완전히 내려가서 중립 위치가 된다. 이 자세들 중 일부 때문에 어깨가 전방으로 밀려서 가슴이 둥글게 되거나 견갑골이 후방으로 수축되는 경향이 있다. 이러한 현상을 반드시 피해야 한다.
기법: 손을 후방에 위치시킨다. 두 다리를 곧게 펴고 앉은 자세에서 몸통을 뒤로 기울여서 체중을 손에 싣는다. 그런 다음 다리를 지면에서 완전히 들어 올린다.

팔을 곧게 펴고 지면에서 평행이 되게 다리를 들어 올린 자세로 몸통을 지지해서 L-시트를 수행한다. 견갑대를 내려서 어깨가 귀 가까이 올라가지 않게 해야 한다. 어깨를 아래로 내려서 스트레이트 암 프레스 핸드스탠드와 같은 L-시트에서 전환되는 다른 기법에 적합한 좋은 자세와 '활동적' 자세로 유지한다. 이전 진행에서 이 기술로 전환하려는 경우, 다리를 곧게 세우는 동시에 90도 각도로 유지하는 데 집중한다. 그렇게 하려면 두 방법이 있다.

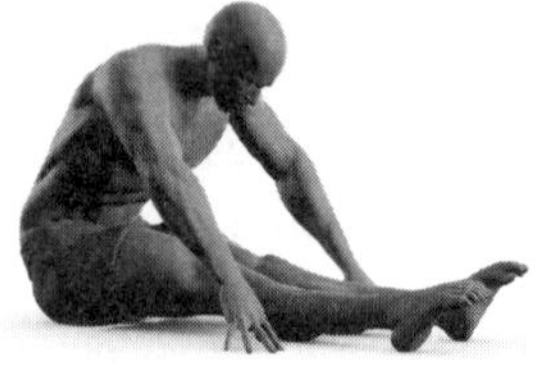
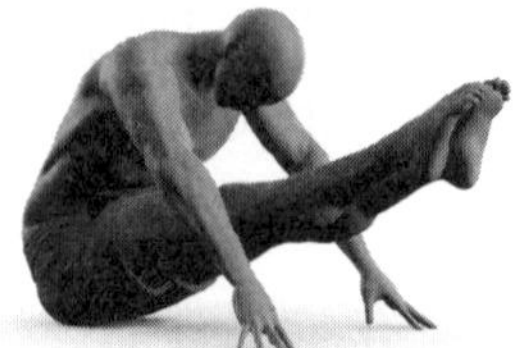
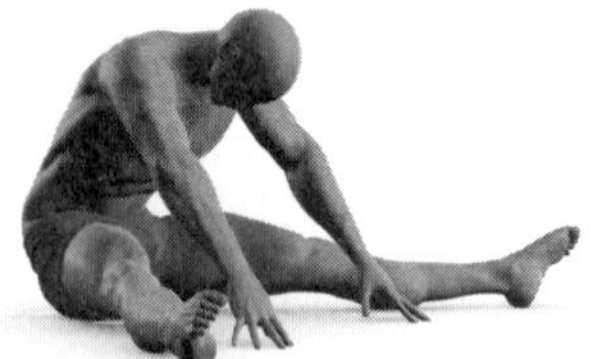
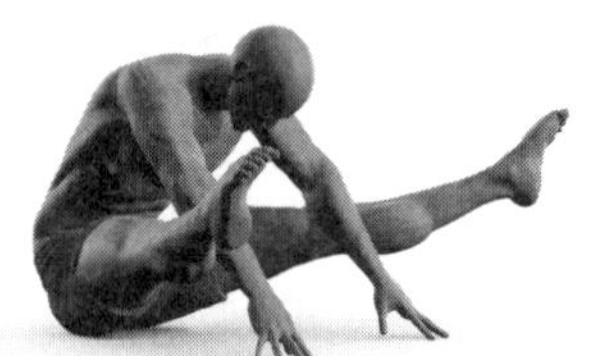

프레스. 발끝을 들어 올리려고 하는 대신(그러면 종종 몸통이 뒤로 기울어진다), 다리를 굽히지 않고 무릎을 가슴까지 들어 올리는 데 중점을 둔다. 그렇게 하려면, 대퇴사두근 집단을 견고하게 압착하고 고관절 굴곡근과 복근을 사용해서 최대한 강하게 당긴다. 특정 프레스(제9장, 특정 코어 운동 프로그래밍에서 다루어짐)를 통해 향상시킬 수도 있다. 이전 운동과 거의 마찬가지로 대퇴사두근, 고관절 굴곡근, 그리고 복근을 수축시키는 데 집중한다. 그러나 팔로 몸통을 지지하는 대신, 다리를 지면에 위치시키고 그 옆에 손을 둔다. 손을 통해 압력을 가하는 동시에 무릎이 얼굴을 향하게 다리를 올려서 해당 부위에서 특정 근육을 격리시킨다. 그렇게 하면, 더 강하게 수축시킬 수 있기 때문에, 더욱 효과적으로 압축할 수 있다. 프레스는 신체 근력을 발달시키는 데 중요하다. 팔을 바깥으로 이동시켜서 발 가까이로 가져가는 동시에 바닥에 대고 누르면 난이도를 높일 수 있다.

목표에 따라 L-시트 유지와 프레스를 50:50으로 나눈다. 장기적으로 봐서 기술 운동과 프레스 모두를 연습해야 한다. 더욱 향상되어 무릎이 가슴과 머리에 더 가까워지면, 더 많은 프레스와 햄스트링 유연성 운동을 시작할 수 있다. 달성하고 싶은 신체 자세와 정적 유지에 이미 능숙하면, 프레스 핸드스탠드 및 만나와 같은 극한의 압축을 요하는 기술을 더욱 진전시킬 수 있는 구체적인 프레스가 필요하다.

이 기술은 체조 점수표에서 A등급 기술이다.

스트래들 L-시트: 레벨 4

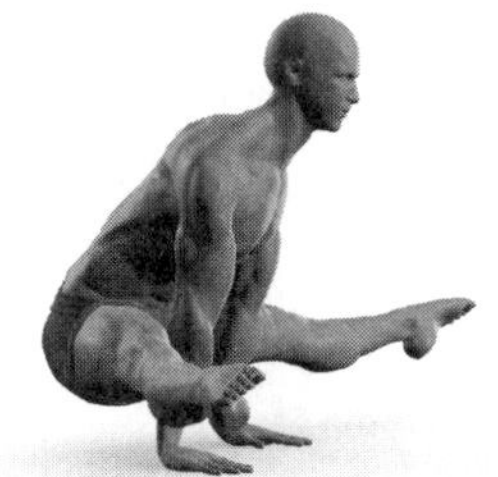
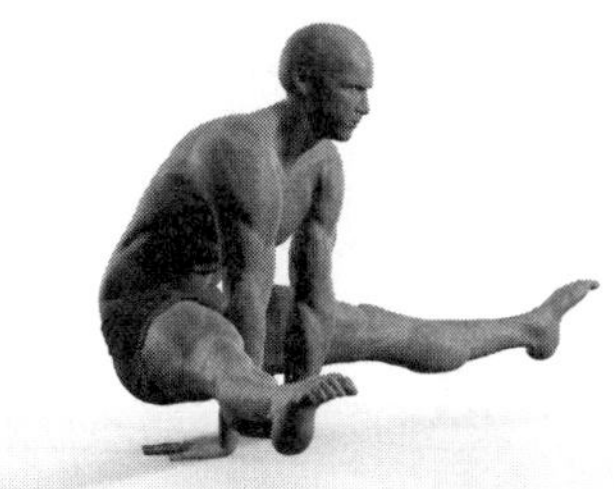

견갑골의 자세: 견갑골은 완전히 내려가서 중립 약간 앞으로 수축된다. L-시트와 달리 견갑골을 전방으로 약간 수축시켜서 앞으로 약간 기울인 스트래들 L-시트 자세로 시작한다.
기법: 다리를 벌리고 앉아서 손을 두 다리 사이에 두고 앉는다. 아래로 밀어서 몸통을 위로 올리고 동시에 복근과 고관절 굴곡근을 수축시켜서 바닥에서 다리를 들어 올린다.

스트래들 L-시트는 시각적으로 L-시트와 유사하지만 실제로는 완전히 다른 운동이다. 이 두 가지 기술 모두에 능숙해지려면, 이들 각각을 매우 많이 연습해야 하다. 스트래들 L-시트는 L-시트보다 훨씬 더 많은 연습이 필요하다.

바닥에 앉아서 90도 이상으로 다리를 벌리고 스트래들 L-시트를 시작한다. 그런 다음, 약 어깨너비로 다리 안쪽에 손을 위치시킨다. 그렇게 하면 둔부가 체중을 손에 싣는 것을 방해하기 때문에 L-시트보다 더 어려운 자세가 된다. 이것을 보완해서 기술을 실행하려면 어깨를 아래로 내리고 전방으로 기울여서 손에 더 많은 압력을 가한다. 그렇게 하면 팔을 다리 바깥에 위치시키는 것보다 좀 더 어렵다.

체중이 전방으로 이동하면 지면에서 다리를 들어 올린다. 그렇게 하면 다리가 몸통으로 비스듬히 기울기 때문에 더 어렵다. 복부는 골반을 당기는 좋은 자세가 아니다. 서혜부를 회전시켜서 복부 쪽으로 당기는 데 집중한다. 고관절 굴곡근은 당겨지는 라인에 위치하기 때문에 불리한 자세에 놓이게 된다. 그렇게 되면 모든 것을 더 어렵게 만들어, 경련이 쉽게 발생될 수 있으며, 특히 대퇴사두근과 고관절 굴곡근에서 경련이 심하다. 경련이 일어나면 흔들고 문질러서 경련을 중단시켜야 한다. 그런 다음 계속 운동을 한다. 지속적인 연습을 하면 결국 경련은 사라진다. 경련 때문에 상당한 어려움을 겪는다면 한 번에 한 다리씩 운동을 하거나 프레스를 할 수 있다. 경련을 다루는 더 많은 전략이 필요하면 21장을 참조하기 바란다.

보다 쉬운 기술 변형도 있다. 변형 기술은 한 손을 두 다리 안쪽에 두고 다른 한 손은 한쪽 다리 옆에 위치시킨다. 이 자세가 어려우면, 익숙해질 때까지 한 손은 안쪽에 다른 한 손은 바깥쪽에 두고 수행할 수 있다. 그런 다음 익숙해지면 다리 사이에 두 손을 위치시키고 수행한다.

이 기술은 체조 점수표에서 A등급 기술이다.

링 외회전 L-시트: 레벨 5

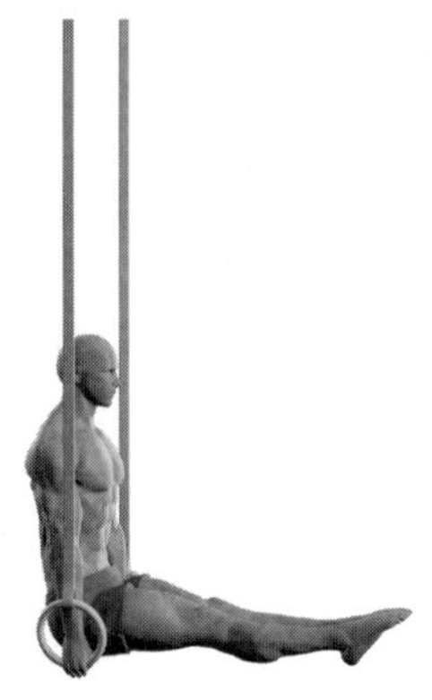

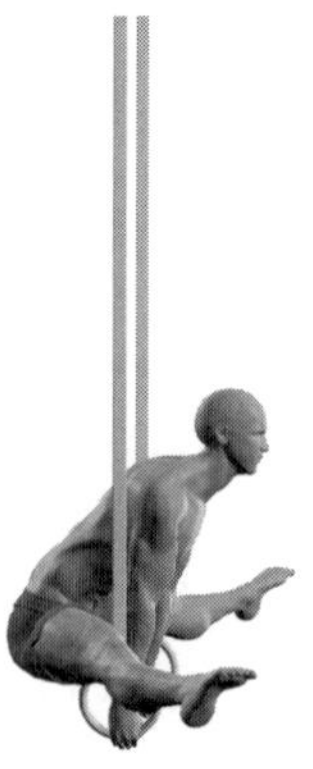

견갑골의 자세: 견갑골을 완전히 내려 중립 위치가 된다. 이 자세들 중 일부 때문에 어깨가 전방으로 밀려서 가슴이 둥글게 되거나 견갑골이 후방으로 수축되는 경향이 있다. 이러한 현상은 반드시 피해야 한다.
기법: 팔을 똑바로 세우고 링에서 신체를 들어 올린다. 그런 다음 다리를 올려서 L-시트 자세로 들어간다(스트래들 L-시트의 경우, 둔부를 손 뒤에 위치시키고 다리를 올려 스트래들 자세에 들어간다. 이때 손은 다리 사이에 위치시켜서 밀어 올린다). 내회전 자세에서 링을 턴다. 스트랩 위에 팔뚝을 대고 다리는 평행 자세가 된다. 다시 외회전 자세로 들어가며, 이때 손바닥은 전방을 향한다. 다리를 평행 또는 더 높게 유지한다.

안정된 표면에서 링으로 전환하면 안정성이 부족하기 때문에 어려움이 증가된다. L-시트와 스트래들 L-시트 모두, 최대한 견고하게 신체에 링을 압착시키는 것을 제외하면 바닥과 링에서 수행하는 기법은 모두 똑같다. 그 외에도 기술은 완전히 동일하다.

견갑대를 아래로 내린 채 복근, 고관절 굴곡근, 그리고 대퇴사두근을 압착시킨다. 신체의 모든 근육을 최대한 압착시켜야 한다. 더 많은 긴장은 링을 안정시키는 데 도움이 될 수 있다.

이 기술을 달성하려면 단순히 바닥에서 하는 연습을 병행해서 매주 몇 번씩 링에서 신체를 유지하도록 연습해야 한다. 경련이 일어나면, 흔들고 마사지를 한 뒤 다시 연습을 한다. 경련을 다루는 더 많은 전략이 필요하면 21장을 참조하기 바란다.

이 기술은 체조 점수표에서 A등급 기술이다.

제2단계

V-시트와 만나 트레이닝

초급자의 경우, 일반적으로 손이 전방이나 측면을 향하기 때문에 V-시트 운동을 지향하는 것은 시간 낭비이다. 대신, 만나에 집중한다. 그렇게 하면, 바람직한 V-시트 각도에 부합하게 된다. 그래서 손을 후방에 위치시키는 연습을 하는 것이다. 이 각도는 근사치이며, 참조 포인트는 다음과 같다.

45도 V-시트: 레벨 6
75도 V-시트: 레벨 7
링 외회전 스트래들-시트: 레벨 6
링 45도 V-시트: 레벨 7
링 75도 V-시트: 레벨 8
링 90도 V-시트: 레벨 9

참고: 링 V-시트는 차트에 없지만 링의 본질적인 불안정성 때문에 이 단계에서 평가된다. 링 외회전을 선택하면 둔부를 위로 올리는 데 도움이 되지만, 불안정하다.

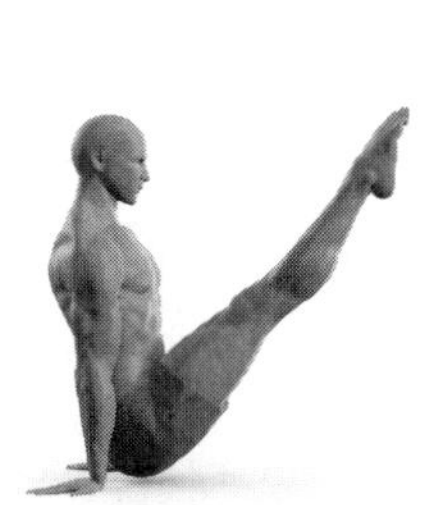
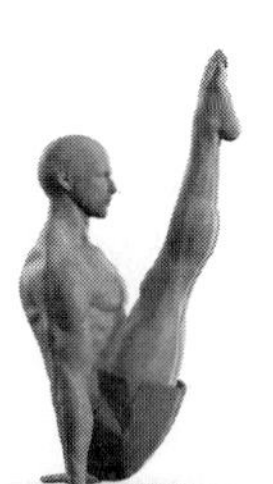
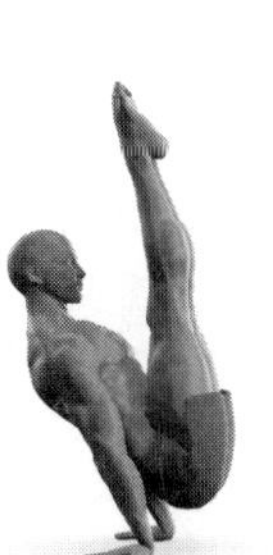
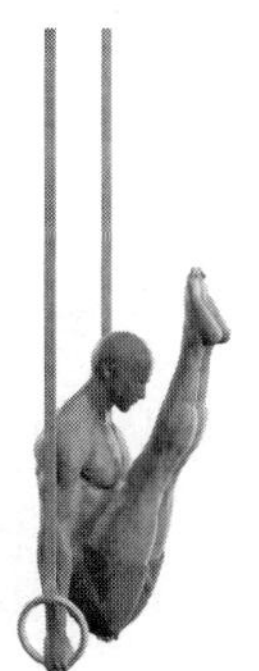

견갑골의 자세: 견갑골을 완전히 내려 중립 위치가 된다. 이 자세들 중 일부 때문에 어깨가 전방으로 밀려서 가슴이 둥글게 되거나 견갑골이 후방으로 수축되는 경향이 있다. 이러한 현상을 반드시 피해야 한다.
기법: 스트래들 자세에서 시작한다. 이때 손을 몸통 뒤 바닥에 위치시킨다. 손은 둔부 뒤를 가리켜야 한다. 이때 손가락은 신체에서 멀어진다. 첫째, 손에 최대한 체중을 싣는다. 둘째, 어깨를 내려서 견갑대를 최대한 아래로 내린다. 셋째, 마치 어깨에 발끝이 닿을 것처럼 골반을 말아서 복근을 긴장시킨다(둔부/서혜부가 최대한 위로 향하게 해야 한다). 팔에 의지해서 신체를 뒤로 기울이고 손으로 지면을 밀어준다. 최대한 다리를 벌리고 가장 큰 각도가 될 수 있도록 다리를 지면에서 들어 올린다. 최종적으로 수직에 가깝도록 다리를 올릴 수 있어야 한다. 지속적으로 견갑대를 아래로 내려서 등과 골반을 둥글게 유지한다.

이 사세에 익숙해져야 한다. 완전한 만나 자세를 달성하는 것이 중요하다.

처음에는 이러한 각도가 복부 압착 운동을 통해 달성되는 것처럼 보인다. 그렇게 볼 수도 있지만, 그것은 만나를 지향하는 핵심적인 요점을 놓치는 것이다. 후방에 손을 위치시키는 기법은 이 기술 발달에 중요한 역할을 한다. 일단 이 자세가 달성되고 숙달되면, 만나 진행은 둔부를 전방으로 밀어내는 문제가 남는다. 이 기술을 달성하기 위해 사용할 수 있는 두 가지가 방법이 있다.

- 단순히 전방으로 둔부를 밀어내는 데 중점을 둔다. 그러면, 팔뚝과 둔부 사이에 공간을 만들 수 있다. 그렇게 되면 자세를 더 높일 수 있다. 둔부를 위로 밀어 올리는 데 집중하지 않는다. 그렇게 하면 손에 의지해서 뒤로 기울어지는 경향이 있으며, 결국 둔부를 손 위에서 들어 올리지 못한다.
- 신체 나머지 부분을 앞쪽으로 추진시키기 위해 손바닥과 손가락으로 바닥을 후방으로 향하게 힘껏 밀어 준다. 동시에 최대한 신체를 압축하여 중력에 저항한다. 그렇게 하면 뒤로 기울어지는 것도 방지할 수 있다.

압축 능력에 따라 V-시트 자세가 되도록 다리를 45도에서 75도까지 들어 올릴 수 있다. 지금은 이 자세를 연습하지 않도록 한다. 대신, 다음 단계로 진행하는 데 집중한다. 아래 그림은 둔부를 전방으로 올리는 프레스이다. 다음과 같은 두 가지 관점에서 이 단계를 생각해 볼 수 있다. 이 동작 유지에 집중해서 둔부를 밀어 올리는 것을 강화시키고, 코어 압축을 향상시킨다. 이들 요소 모두는 V-시트와 만나뿐 아니라 코어 근력과 제어력을 발달시키는 데 중요하다.

이 기술은 본질적으로 어려운 진행이기 때문에 보충 운동을 하면 크게 도움이 된다. 다음은 만나 트레이닝을 할 때 사용할 수 있는 두 가지 보충 운동이다.

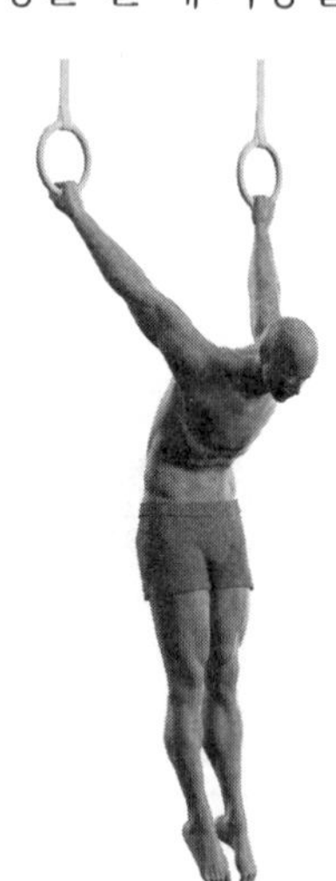

저먼행/스킨더캣: 이 운동은 어깨 스트레칭 운동에 매우 좋다. 이것은 어깨를 과신전시킨다. 만나는 동작 범위에서 뛰어난 어깨 가동성을 요한다. 만나를 시도하기 전에 저먼행도 매우 좋다. 저먼행으로 30초 이상 반대편 근육(척추 흉근, 넓은 등근, 그리고 전면 삼각근)을 스트레칭 하면 이 근육에서 힘이 생성되는 것을 억제시키는 데 도움이 된다. 저먼행을 수행한 후 다음 만나에서 10~15도 정도 각도를 향상시키는 것이 가능하다.

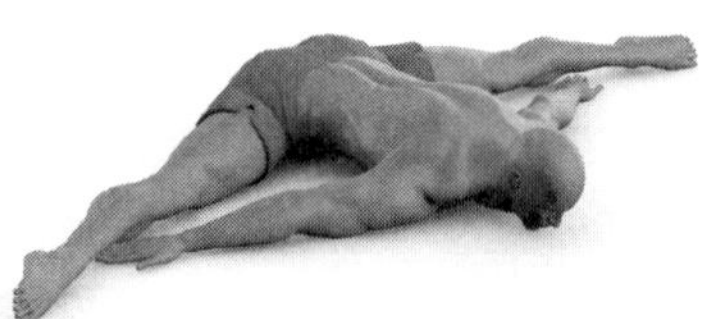

햄스트링 스트레칭: 만나는 압축된 스트래들 자세로 밀어야 하며, 스트래들 자세에서 스트레칭을 하는 것이 바람직하다. 따라서 모든 햄스트링 스트레칭은 도움이 된다. 둔부를 전방으로 밀어서 다음 만나 트레이닝 단계로 진행되었을 때, 햄스트링이 느슨해지면 큰 저항 없이 대퇴사두근, 고관절 굴곡근, 그리고 복근으로 무릎을 얼굴 가까이 당길 수 있기 때문에 깊이 압축할 수 있다. 그렇게 되면 높은 각도를 달성해서 기술 균형을 향상시킬 수 있다. 압축으로 무게중심을 손으로 이동시킨다. 그러면, 팔과 어깨에 가해지는 토크가 줄어든다.

제3단계

100도 V-시트: 레벨 8
120도 V-시트: 레벨 9
140도 V-시트: 레벨 10

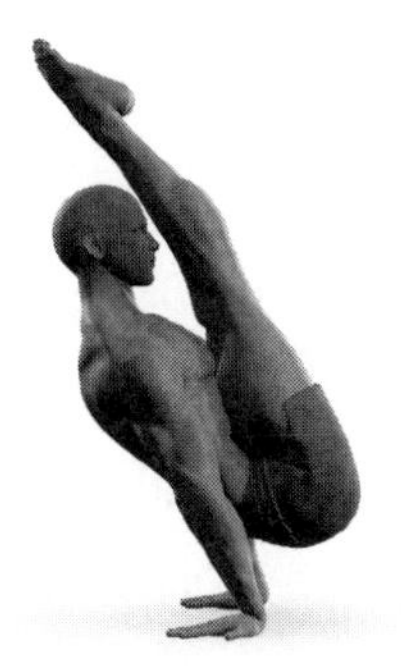
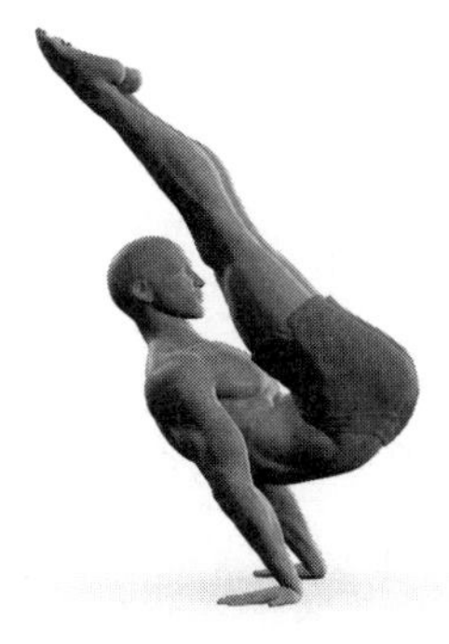
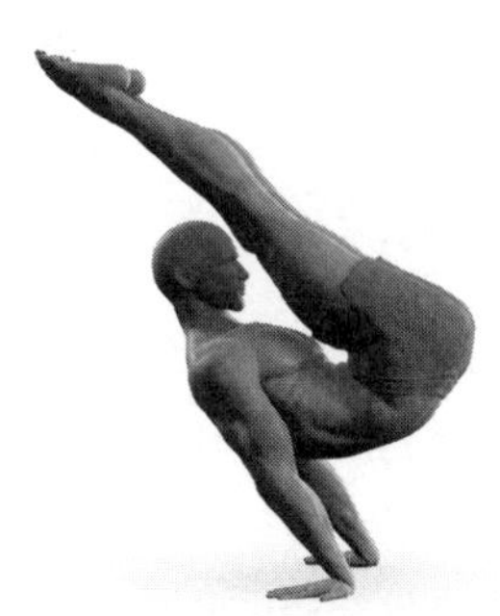

견갑골의 자세: 다리가 수직 자세를 지나 이동하고 둔부가 신체 전방으로 회전하기 시작할 때, 견갑골로 흉곽을 당겨 올린다. 양손이 가까워지고 어깨 유연성이 한계까지 밀렸기 때문에 견갑골은 약간 뒤로 수축된다. 그것이 정상이다.

기법: 스트래들 자세에서 시작한다. 이때 손을 몸통 뒤 바닥에 위치시킨다. 손끝은 둔부 뒤를 가리켜야 한다. 이때 손가락은 신체에서 멀어진다. 첫째, 손에 최대한 체중을 싣는다. 둘째, 어깨를 내려서 견갑대를 최대한 아래로 내린다. 셋째, 마치 어깨에 발끝이 닿을 것처럼 골반을 말아서 복근을 긴장시킨다(둔부/서혜부가 최대한 위로 향하게 해야 한다). 이제 팔에 의지해서 신체를 뒤로 기울이고 손으로 지면을 밀어 준다. 최대한 다리를 벌리고 가장 큰 각도가 될 수 있도록 다리를 지면에서 들어 올린다. 다리가 거의 수직이 되면, 둔부를 앞으로 밀어 준다. 이 동작은 둔부를 전방으로 밀거나 몸통 뒤에서 손으로 미는 것으로 생각될 수 있다.

세 번째 단계는 둔부를 어깨 높이로 밀어 올릴 수 있는 근력을 얻는 것이다. 능력을 모두 발휘해서 둔부를 전방으로 밀어 준다. 이 단계에서 어깨 뒤쪽에 있는 모든 근육이 매우 강해진다. 전체 후방 견갑대가 매우 강해졌을 때 이 단계에서 발달된 근력이 결실을 맺는다. 이 운동으로 얻게 되는 어깨 가동성과 근력으로 인해 어깨 불균형으로 인한 통증과 경직 문제는 결국 사라진다.

이 시점에 더욱 진전하기 위한 보충 운동으로 전환한다. 다음은 몇 가지 예이다.

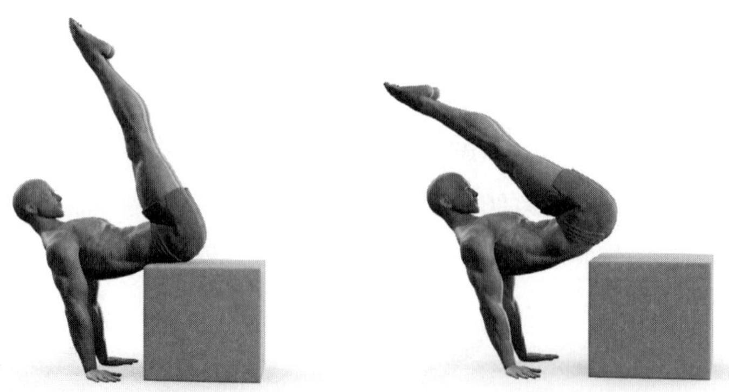

원심성 유무와 상관없이 높은 자세에서 유지: 단지 누르는 것만으로 달성될 수 없는 자세에 신체가 적응될 수 있도록 높은 자세에서 유지하는 방법 사용. 예를 들어, 120도 V-시트 마크에서 진행이 정체되면, 의자, 소파, 매트, 또는 다른 보조물을 사용하여 둔부와 허리 부분이 위로 올라가게 할 수 있다. 여기에서 손을 뒤로 밀고 몸을 뒤로 약간 기울여 높은 자세에서 유지한다. 올바른 자세까지 둔부를 올릴 수 있게 되면, 이 높은 자세를 이미 유지할 수 있는 자세까지 낮추어서 느린 원심성 동작을 수행할 수 있다(참고: 보조물을 사용하면, 높은 위치에서 균형을 잡는 데 도움이 될 수 있다).

스피드 푸시업: 스피드 푸시업을 전체 동작 범위를 통해 운동을 구축하는 파워로 사용한다. 느리고 통제된 방법으로 만나 진행으로 밀어 올릴 때, 오히려 자신의 능력보다 빨리 한계에 도달할 수도 있다. 느리게 밀어 올리는 것보다 강력하고 힘있게 밀어 올리면 높은 위치에 도달할 수 있지만, 이 속도와 높은 위치에서 자신을 제어하기 어렵다. 그래서 둔부가 뒤로 떨어질 가능성이 높다. 이것이 실제로 도움이 되는 이유는 파워와 근력의 관계 때문이다. 개척되지 않은 근력을 발달시키면 스피드 잠재력을 증대시킬 수 있지만, 동일한 조건에서 파워를 발달시키면 스피드와 근력 모두를 증대시킬 수 있다. 그러나 동작을 빨리하면 자세를 유지하는 데 보내는 시간이 줄어들기 때문에 정적 안정성을 기르는 것을 방해하고 전체 운동 시간을 줄어들게 만든다.

프레스, 높은 자세 유지, 그리고 스피드 푸시업을 조합하면 만나 달성에 큰 도움이 된다. 제일 높은 위치에서 자세를 유지하려면 운동량을 대부분 조정해야 한다. 동작 범위 경계에서 기술을 발달시키는 가장 좋은 방법은 그 동작 범위 경계에서 훈련하는 것이다. 그에 대한 세 가지 이유가 있다.

1. 동작 범위 경계에서 가장 잘 유연성을 얻을 수 있다.
2. 등척성 수축 근력은 특정 관절 각도의 30도 이내에서 최상이다.
3. 동작 범위의 경계에서 줄어든 버팀 자세에 힘을 가하면 상당한 근력을 발달시킨다.

제4단계

155도 V-시트: 레벨 11
170도 V-시트: 레벨 12
만나: 레벨 13

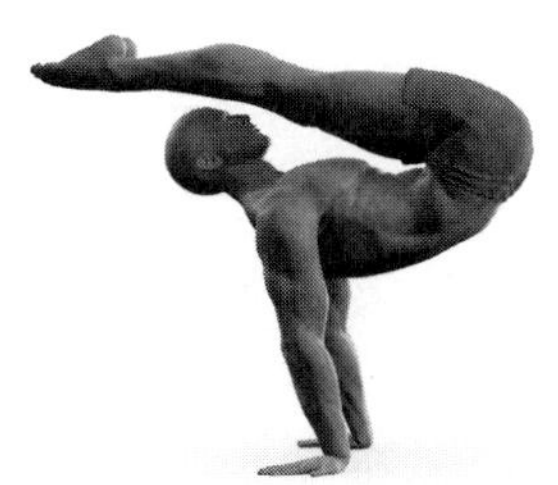

견갑골의 자세: 견갑골을 완전히 내려 중립 위치가 된다. 이 자세들 중 일부 때문에 어깨가 전방으로 밀려서 가슴이 둥글게 되거나 견갑골이 후방으로 수축되는 경향이 있다. 그러한 경향을 피해야 한다.
기법: 이전 기술을 수행한다. 스트래들 자세에서 시작한다. 이때 손을 몸통 뒤 바닥에 위치시킨다. 손끝은 둔부 뒤를 가리켜야 한다. 이때 손가락은 신체에서 멀어진다. 첫째, 손에 최대한 체중을 싣는다. 둘째, 어깨를 내려서 견갑대를 최대한 아래로 내린다. 셋째, 마치 어깨에 발끝이 닿을 것처럼 골반을 말아서 복근을 긴장시킨다(둔부/서혜부가 최대한 위로 향하게 해야 한다). 이제 팔에 의지해서 신체를 뒤로 기울이고 손으로 지면을 밀어 준다. 최대한 다리를 벌리고 가장 큰 각도가 될 수 있도록 다리를 지면에서 들어 올린다. 다리가 거의 수직이 되면, 둔부를 앞으로 밀어 준다. 이 동작은 둔부를 전방으로 밀거나 몸통 뒤에서 손으로 미는 것으로 생각될 수 있다. 이제 손가락으로 지면을 파듯이 누르고 둔부를 천정 쪽으로 밀어 올리면서 무릎을 얼굴 쪽으로 당겨서 최대한 압착시키는 데 집중한다.

만나에서 가장 어려운 부분은 둔부를 어깨 높이 위로 올리는 것이다. 만나 자세로 밀어 올릴 수 없는 경우조차도 만나 자세에 도전한다면, 만나 자세를 유지할 수도 있다. 프레스 및 햄스트링 유연성이 충분히 진전되어 유지 관리만 필요하다면, 이 포인트에서 다음 단계로 진전해도 된다.

만나를 숙달시킬 수 있도록 프레스 운동을 계속한다. 이 기법으로 근력을 기르면 부상 방지에 도움이 될 수 있고 근력을 지속적으로 향상시켜서 적절한 기본 자세를 강화시키고 이 단계를 넘어 발전하는 데 도움이 된다. 이 시점에서 대부분의 운동을 구성하는 것은 규칙적이고 느리게 제어된 푸시업과 스피드 푸시업이 되어야 한다. 좀 더 도움이 필요하면, 둔부를 더 올리거나 높은 자세에서 원심성 유지를 수행하는 데 도움이 될 수 있는 보조물을 사용할 수 있다.

최소 25도를 달성하면 다른 원심성 유지 운동에 비해 실망스러울 수도 있다. 꾸준히 유지한다. 달성한다면, 세상에서 가장 드문 정적 근력 기술 중 하나(그리고 건강한 어깨)를 보유하게 된다.

이 기술은 체조 점수표에서 C등급 기술이다.

백 레버Back Lever: Page 2, Column 1

그립

백 레버는 체조 기반 근력 트레이닝에서 배우게 될 첫 번째 정적 근력 기반 동작 중 하나이다. 견고한 백 레버를 지향하는 운동을 하면 십자버티기와 같은 고급 근력 진행에 적합하게 신체가 준비된다.

철봉이나 링에서 백 레버를 수행할 수 있다. 난이도는 거의 동일하기 때문에, 개인적인 취향과 장비 이용 여부를 기반으로 선택한다. 철봉을 사용하는 경우 손이 고정되기 때문에 처음부터 정확한 위치를 잡아야 한다. 권장되는 손의 위치는 친업(손등이 바깥을 향함) 자세이다. 필요한 경우 동작을 수행하는 중에 링 위에서 그립을 수정할 수 있다.

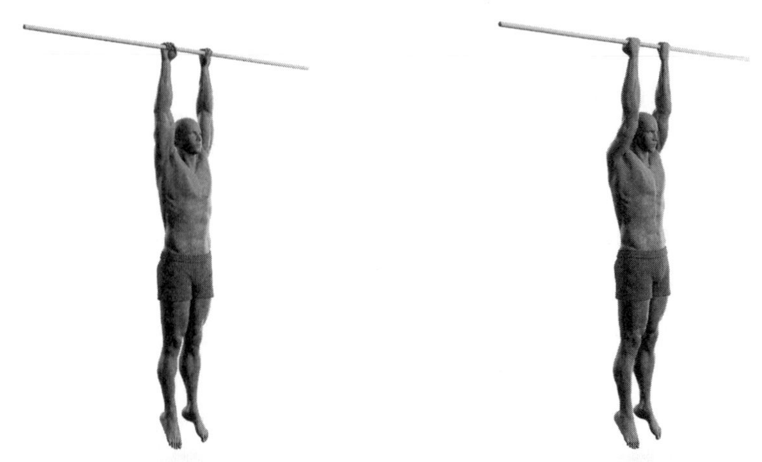

내전 그립(손등이 자신을 향함) 대 외전 그립(손등이 바깥을 향함)

고정된 봉을 이용하는 경우, 외전 그립으로 봉을 잡는다. 팔 사이로 몸을 올리고 내리기를 반복한다. 링을 이용하는 경우, 거꾸로 자세가 되기 전에는 손 자세가 중요하지 않다(손등이 자연스럽게 바깥을 향한다). 백 레버 자세로 낮추기 시작하면, 그립을 외전시켜서 손바닥이 자신을 향하게 한다.

외전 그립은 팔꿈치 결합 조직의 근력을 강화시키기 때문에 더 많은 이두박근을 동원할 수 있다. 팔꿈치 결합 조직의 근력과 이두박근 모두 후속 진행에 중요하다. 기존 부상이 없더라도 처음에는 팔꿈치에 불편함을 느낄 수도 있다. 그것이 정상이다. 자세를 유지하는 동안 이두박근을 강하게 긴장시키면 팔꿈치 불편함과 관절 보호에 도움이 된다.

이 등척성 동작으로 시작하면 위에서 언급한 팔꿈치 통증 문제가 예상되지만, 과도한 신전이나 이전 부상과 같은 팔꿈치 부상 문제가 악화될 수도 있다면, 한 단계 뒤로 물러나서 여분의 사전 재활 운동을 수행해야 한다.

사전 재활 및 과사용 부상의 경우, 항상 먼저 문제가 되는 운동을 제거하고 1~2주 동안 무통증 가동성 운동과 고립 운동으로 대체한다. 보통 1~2주면 이 문제를 해결하는 데 충분한 시간이며 그 후 다시 시작할 수 있다. 둘째, 자신의 마음가짐이 진행에 방해가 될 수도 있다는 것을 이해하고 진행 과정에서 단계별로 강도를 낮추어야 할 수도 있다. 외전 그립을 사용하지 않았거나, 진행이 너무 빠르면(이 경우 너무 많은 강도로 인해 통증이 유발될 수도 있다), 단계별로 강도를 낮추는 문제는 중요하다. 셋째, 일반적으로 바이셉 컬과 같은 고립 운동이 필요할 수도 있으며, 이 운동은 팔꿈치 결합 조직과 이두박근을 강화시킨다. 결합 조직에 통증이 있는 경우, 20~30회 정도의 많은 반복이 가장 유리한 것으로 보인다. 보충 운동으로 2~4세트를 목표로 한다.

부상의 염려가 크고 백 레버에서 얻는 이득이 목표에 크게 부합되지 않는다면, 외전 그립을 사용해서는 안 된다.

저먼행German Hang: 레벨 1

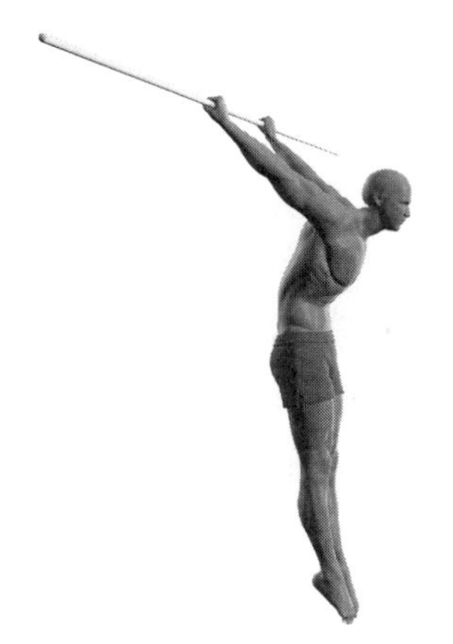
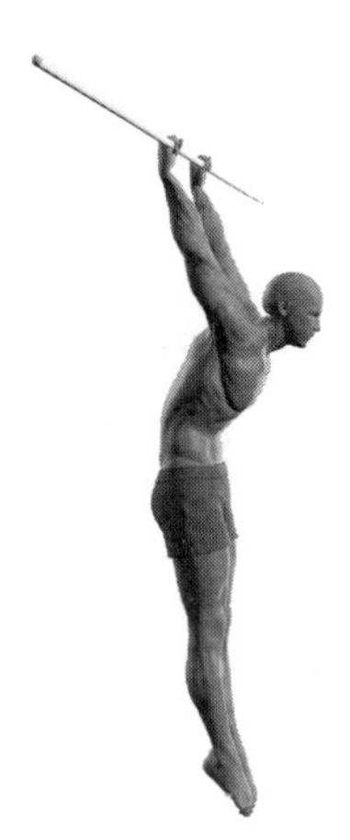
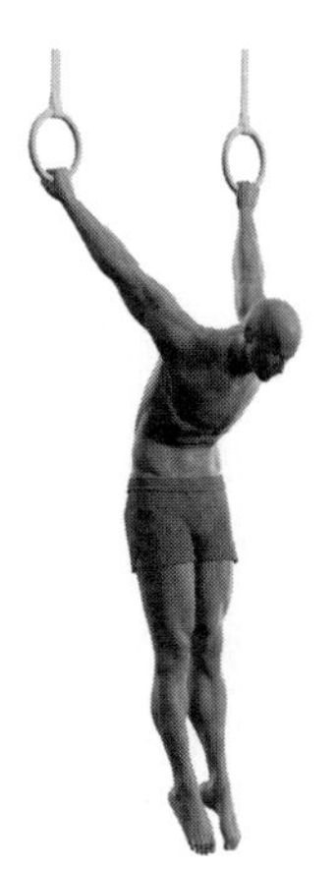

견갑골의 자세: 이완이 되면, 견갑골은 위로 올라가서 뒤로 수축된다. 어깨를 활성화하면 견갑골이 아래로 내려가고 중립이나 역간 뒤로 수축된다.

기법: 철봉이나 링을 이용하는 경우, 팔로 몸을 당겨서 천천히 저먼행 자세로 들어간다. 이상적인 것은 손이 항상 외전 그립을 이루는 것이다.

저먼행은 체조에서 기본적인 자세 중 하나이다. 저먼행은 만나와 같은 고급 기술을 위해 어깨를 신전시키는 데 주로 사용된다. 저먼행은 고급 링 및 철봉 기술을 위해 팔꿈치와 어깨 결합 조직을 조절하는 데 사용되는 시작 자세 중 하나이다. 외전 그립에 익숙해지면, 장기적으로 크게 도움이 된다. 저먼행은 어깨에 유연성이 부족한 경우에도 크게 도움이 된다.

가끔 저먼행은 초급자들의 어깨나 팔꿈치에 과도할 수도 있다. 그럴 경우, 발을 올려 놓을 수 있는 상자와 같은 지면보다 높은 도구를 사용해서 수행하는 것이 좋다. 또는 링을 사용한다면, 바닥에 발이 닿을 수 있도록 링을 낮춘다. 이 두 가지 옵션 모두 하체를 지지하여 상체에 가해지는 중량을 줄이는 데 효과적이다. 점차 하체 보조 장치 없이 완전한 저먼행 자세로 들어간다.

스킨더캣Skin the Cat: 레벨 2

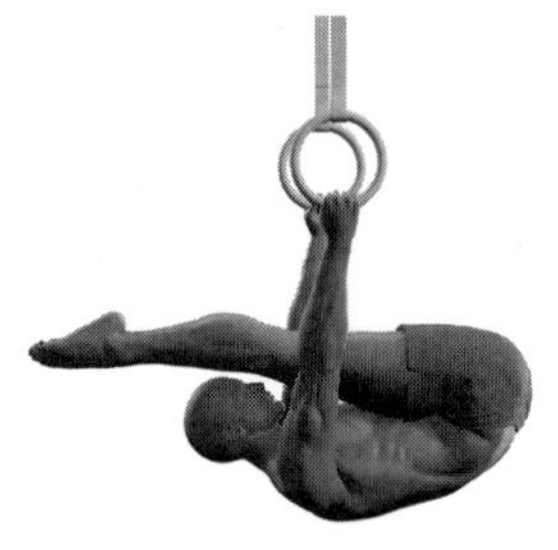
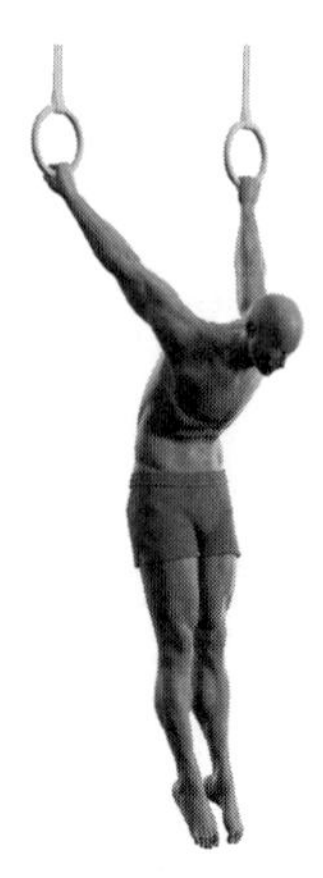
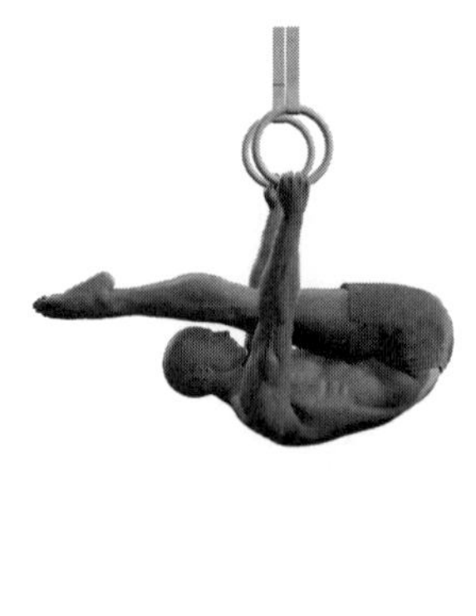

견갑골의 자세: 견갑골은 앞으로 수축되어 인버티드 파이크 자세가 되거나, 아래로 내려가서 인버티드 행 자세로 된다. 저면행 자세로 들어갈 때 견갑골이 위로 올라가지만 어깨를 활성 상태로 유지하면 항상 올라가지는 않는다. 인버티드 행이나 인버티드 파이크 자세로 다시 돌아갈 때, 견갑골도 다시 내려가기 시작한다.
기법: 링이나 철봉 위에서 인버티드 행 또는 인버티드 파이크 자세로 시작한다. 느리고 통제된 방식으로 둔부에서 굽혀 저면행 자세로 들어간다. 더 많이 제어하려면 무릎을 굽혀야 할 수도 있다. 동작 경계에 도달하면 이완되어 신장을 느낄 수 있다. 다음으로 어깨를 활성화시켜서 허리를 구부리고 다리를 뻗어서 인버티드 파이크 또는 인버티드 행 자세로 돌아간다. 움츠려 당겨서 이 동작을 더 쉽게 만들 수 있다.

스킨더캣은 체조에서 저면행으로 들어가고 돌아오는 데 사용되는 구어체 용어이다. 스킨더캣은 백 레버나 기타 고급 동작에 적합하게 어깨 유연성과 근력을 기른다. 저면행과 함께 스킨더캣을 백 레버 진행에 추가하면 백 레버가 초급자들에게 더 친숙해진다. 이 동작을 수행하면 어깨와 팔꿈치에 유연성과 근력을 기를 수 있으며, 결합 조직을 조절해서 백 레버와 고급 동작을 달성하는 데 도움이 될 수 있다.

턱 백 레버Tuck back lever: 레벨 3

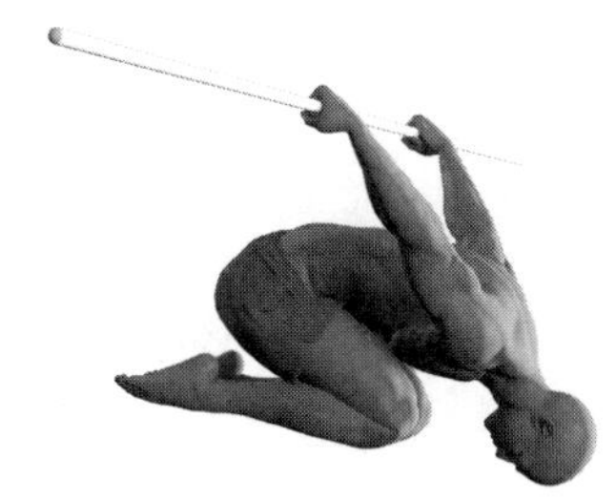

견갑골의 자세: 견갑골은 아래로 내려가서 중립 또는 앞/뒤로 수축하기 시작한다. 견갑골이 앞으로 수축되면 가슴이 둥글게 되는 반면 뒤로 수축되면 등이 아치형이 되는 경향이 있다. 이들 자세 둘 다 바람직하지 않다.
기법: 복근과 고관절 굴곡근을 이용해서 무릎을 가슴 쪽으로 당겨 올린다. 둔부(특히, 둔부 바깥쪽의 튼튼한 뼈/대퇴부 상부 돌기)가 정확하게 어깨 높이에 도달하면 그 자세를 유지한다. 다른 자세에서 턱 백 레버 자세로 들어가려면 자세를 낮추어 신체를 단단히 긴장시켜서 그 자세를 유지한다.

턱 백 레버는 백 레버 진행 중 가장 단순한 것이다. 이 등척성 유지는 근육 동작 범위를 운동하는 동작으로 전환될 수도 있다. 인버티드 자세에서 천천히 낮추어 턱 백 레버 자세로 들어갈 수 있다. 인버티드 턱 백 레버 자세에서 척추 흉근, 넓은 등근, 그리고 전방 어깨를 긴장시키기 시작한다. 그렇게 하면 신체를 제어해서 천천히 뒤로 내릴 수 있다. 또한, 동작을 하는 동안 제어 목적에 적합하게 중요한 근육에 긴장을 유지할 수 있다.

이 동작을 수행하는 동안 적절한 근력 발달을 방해하는 두 가지 잘못된 동작이 있다.

1. 팔을 신체 전반으로 당겨서 광배근을 압착해서 동작을 쉽게 만드는 것이다. 그렇게 하면 시작이 약하거나 자세를 제대로 유지할 수 없는 경우 도움이 될 수도 있다. 그러나 진행이 발달됨에 따라 이러한 습관을 제거해야 하다. 그렇지 않으면, 견갑골이 뒤로 수축되어 등이 아치형을 이룰 수 있다.
2. 가슴이 앞으로 둥글게 된다. 그렇게 되면 후속 진행에서 몸통이 말려서 기계적 이점이 발생되어 첫 단계에서 근력이 적절히 발달되는 것을 방해하게 된다. 또한, 원시인과 같은 자세는 외관상으로도 좋지 않다. 따라서 가슴이 앞으로 둥글게 되는 것을 제거해야 한다.

자세를 유지하는 데 문제가 있으면, 역으로 인버티드 행에서 저먼행 자세로 수행하거나, 역으로 저먼행 자세에서 인버티드 행 자세로 완전한 동작 범위를 수행할 수 있다. 풀업과 로우 진행을 수행하면 백 레버의 등척성 유지력을 쉽게 발달시킬 수도 있다. 근본적으로 정적 자세를 유지하는 데 문제가 있으면, 동적 자세를 연습해서 보충해야 한다.

상급 턱 백 레버: 레벨 4

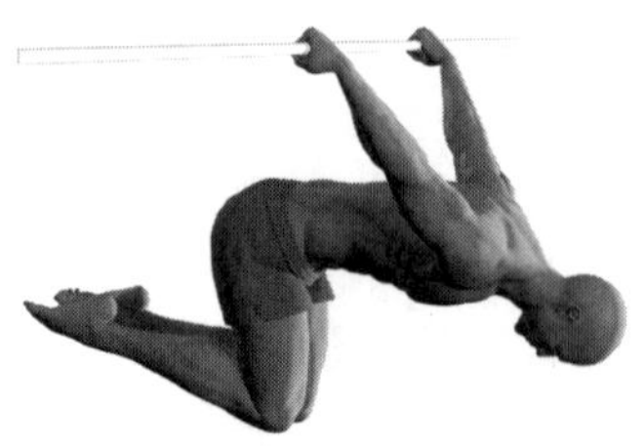

견갑골의 자세: 견갑골을 완전히 내려 중립 위치에서 시작한다. 견갑골은 앞/뒤로 수축되지 않는다. 견갑골이 앞으로 수축되면 가슴이 둥글게 되는 반면, 뒤로 수축되면 등이 아치형이 되는 경향이 있다. 이들 자세 둘 다 바람직하지 않다.

기법: 이 기술을 수행하면 등 근육을 수축시켜 둥글어진 몸통을 곧게 펼 수 있게 된다. 표준 턱 백 레버의 경우, 무릎을 가슴으로 당겨서 등을 둥글게 만든다. 그러나 상급 턱 백 레버의 경우 어깨, 몸통을 통해 둔부까지 코어를 곧게 펴야 한다. 몸통과 허벅지가 90도가 되는 것을 목표로 한다.

상급 턱 백 레버advanced tuck back lever는 'Adv. Tuck BL'이라는 약어로 표기된다. 몸통을 곧게 폈기 때문에, 중량 중심을 어깨에서 약간 멀어지게 해서 관절에 토크를 증가시키면 난이도가 증가된다. 이 진행을 유지하기 쉬워지면, 무릎을 가슴에서 더 멀리 이동시켜 둔부 각도를 늘린다. 둔부를 올려서 무릎 각도를 90도로 만들어 동작을 수행한다. 이 기술을 수행하는 기법은 턱 백 레버와 동일하다. 외전 그립을 유지해서 가슴을 둥글게 하고, 손이 서로 가깝게 압착하지 않아야 한다. 어깨에서 토크가 증가되면 팔꿈치에 더 많은 토크가 가해진다. 그러면 스트레스가 증가되어 근육통으로 이어질 수 있다. 이 문제를 해결하는 방법은 이전에 턱 백 레버에서 설명했던 것과 동일하다.

기술을 약간 쉽게 또는 어렵게 만들려면 모래주머니나 중량조끼를 사용하거나 허벅지 자세를 일직선으로 변경할 수 있다. 그러면, 늦추거나 빠르게 다음 진행 단계로 도달하는 데 도움이 될 수 있다.

스트래들 백 레버: 레벨 5

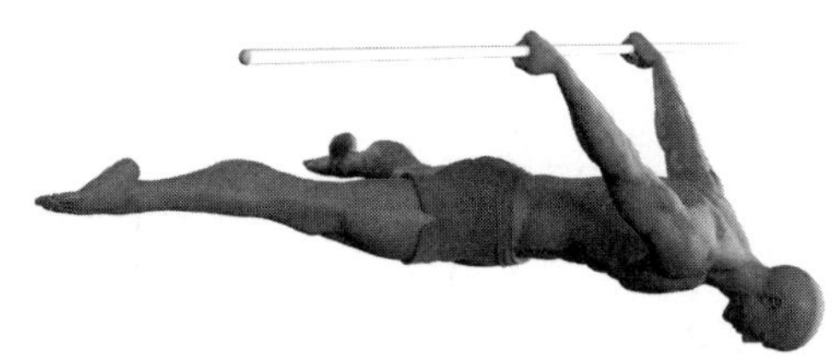

견갑골의 자세: 견갑골을 완전히 내려 중립 위치에서 시작한다. 견갑골은 앞/뒤로 수축되지 않는다. 견갑골이 앞으로 수축되면 가슴이 둥글게 되는 반면, 뒤로 수축되면 등이 아치형이 되는 경향이 있다. 이들 자세 둘 다 바람직하지 않다.

기법: 이 기술을 수행하려면 인버티드 행 자세에서 다리를 벌려 백 레버 자세로 낮춘다. 또는 턱 자세로 낮춘 다음 다리를 벌린 자세로 낮출 수도 있다. 이전 목표는 둔부를 어깨까지 올리는 것이었지만, 이제 목표는 둔부에서 무릎과 발끝까지 전신을 원활하게 정렬하는 것이다.

스트래들 백 레버Straddle BL 자세의 품질은 스트래들 품질에 상당히 좌우된다. 지금까지 압축, 스트래들 L, 그리고 상당한 유연성을 요하는 다양한 프레스 핸드스탠드 진행을 운동하고 있다.

스트레스를 받으면서 스트래들 자세를 연습하지 않았다면, 둔부 부위에 경련이 일어날 가능성이 높다. 떨어질 위험이 없는 지점에 도달할 때까지 유지 동작을 수행하는 동안 최대한 경련을 견뎌야 한다. 숙달이 되면 경련이 빨리 사라진다(더 자세한 것은 21장 근육 경련을 참조하기 바란다).

기법은 단순히 무게중심을 더 멀리 이동시키는 것과 동일하다. 그렇게 하면 어깨에서 토크가 증가되어 동작을 더 어렵게 만들고, 팔꿈치에서도 토크를 증가시켜 관절에 더 많은 압력을 가하게 된다. 이 문제를 해결하는 것은 이전의 처방과 동일하지만 스트레스가 증가되면 더 오래 걸릴 수 있다.

하프 레이아웃/원 레그 아웃 백 레버: 레벨 6

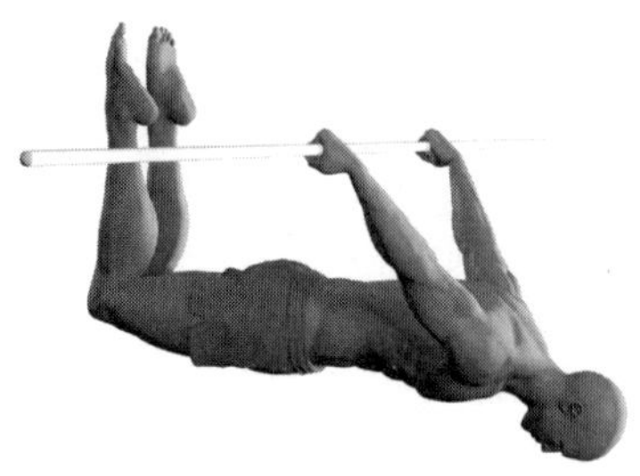
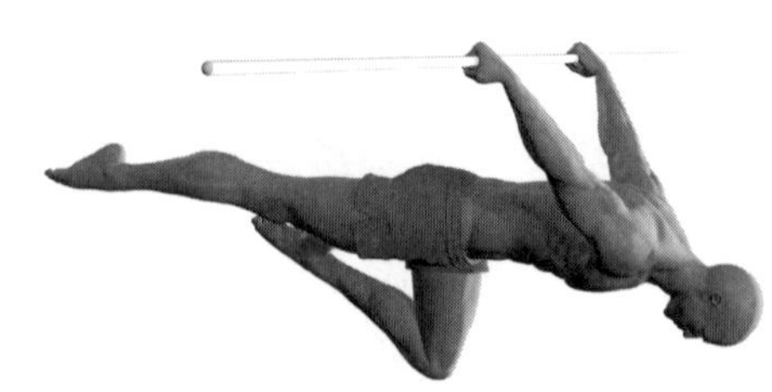

견갑골의 자세: 견갑골을 완전히 내려 중립 위치에서 시작한다. 견갑골은 앞/뒤로 수축되지 않는다. 견갑골이 앞으로 수축되면 가슴이 둥글게 되는 반면, 뒤로 수축되면 등이 아치형이 되는 경향이 있다. 이들 자세 둘 다 바람직하지 않다.

기법: 하프 레이아웃 자세에서, 90도 각도로 굽혀진 무릎을 제외하고 관절 모두가 정렬된다. 스트래들 자세와 달리, 다리를 당겨서 서로 닿게 한다. 한 다리를 뻗는 자세의 경우, 한쪽 다리를 뻗어서 둔부에서 발끝까지 완전히 일직선이 되게 하고 다른 한쪽 다리는 몸통 위치를 변화시키지 않고 최대한 견고하게 구부려서 당긴다. 굽혀진 다리의 발끝은 곧게 편 다리의 무릎에 닿아야 한다.

이들 자세 둘 다 스트래들 백 레버보다 더 거의 무게중심에 가깝다. 신체 인식에 따라, 완전한 백 레버로 전환하기 전에 이들 자세 중 하나를 사용해서 난이도를 증가시킬 수 있다. 양호한 신체 자세를 유지하려면 하프 레이아웃 자세가 바람직하다. 두 무릎을 둔부 높이로 올리는 것은 다른 기법에 유용한 양호한 신체 인식을 유지하는 데 중요하다. 이 자세는 유지가 어렵다. 따라서 대부분의 초급자들은 한 다리를 뻗는 자세를 사용한다. 가능하면, 두 운동을 모두 연습해서 완전한 백 레버 진행으로 들어가는 것이 좋다.

어깨에서 토크가 증가되면 동작을 더 어렵게 만들고, 팔꿈치에서 증가되면 관절에 더 많은 압력을 가하게 된다는 점을 명심하기 바란다. 이 문제를 해결하려면 이전 백 레버 섹션에서 설명한 권장 사항을 참조하기 바란다.

완전한 백 레버: 레벨 7

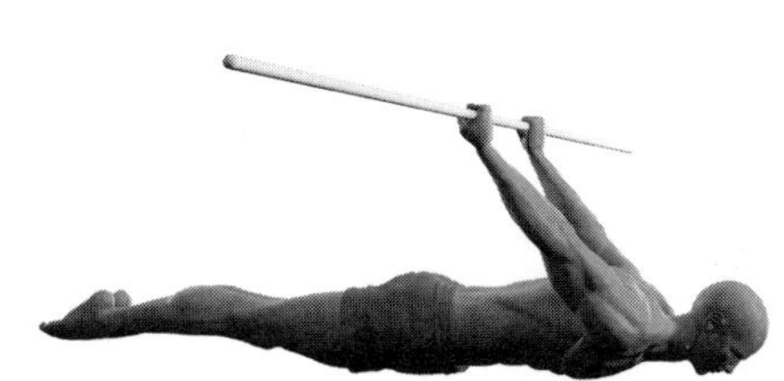

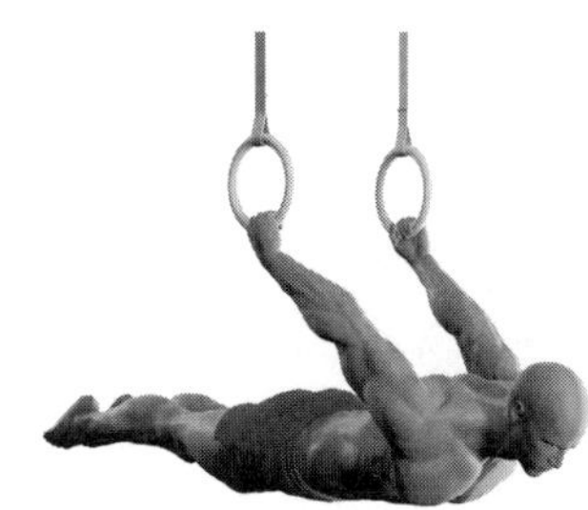

견갑골의 자세: 견갑골을 완전히 내려 중립 위치에서 시작한다. 견갑골은 앞/뒤로 수축되지 않는다. 견갑골이 앞으로 수축되면 가슴이 둥글게 되는 반면, 뒤로 수축되면 등이 아치형이 되는 경향이 있다. 이들 자세 둘 다 바람직하지 않다.

기법: 신체를 똑바로 유지하고 모든 근육(특히, 코어, 둔근, 대퇴사두근)을 압착해서 긴장을 유발한다. 견갑골을 제자리에 고정시키고 손을 둔부 쪽으로 당기는 동시에 머리를 중립 위치에 유지한다. 둔근을 너무 강하게 압착하면 약간 아치형을 이룰 수도 있다. 그렇게 되지 않도록 주의해야 한다.

완전한 백 레버Full BL 기술은 다리를 모아서 붙이는 것을 제외하면 스트래들 백 레버와 같다. 어깨는 둔부, 무릎, 발목, 그리고 발끝과 일직선이 되어야 한다. 신체는 지면과 완벽하게 평행이 되어야 한다.

이 시점에서, 가장 일반적인 기술 결함은 등을 둥글게 하고 어깨를 숙이는 것이다. 이상적인 것은 파트너의 도움을 받거나 비디오를 촬영해서 검토한 다음 수정을 하는 것이다. 거울을 사용할 수도 있다.

지금쯤은 충분히 진행되어 정적 자세를 유지해서 어깨 유연성을 건강하게 촉진시키고 불리한 신체 자세를 인식할 수 있다. 또한, 당기는 근력과 미는 근력 모두를 상당히 발달시켰다. 축하를 받을 일이다!

이 기술은 체조 점수표에서 A등급 기술이다.

백 레버 풀아웃: 레벨 8

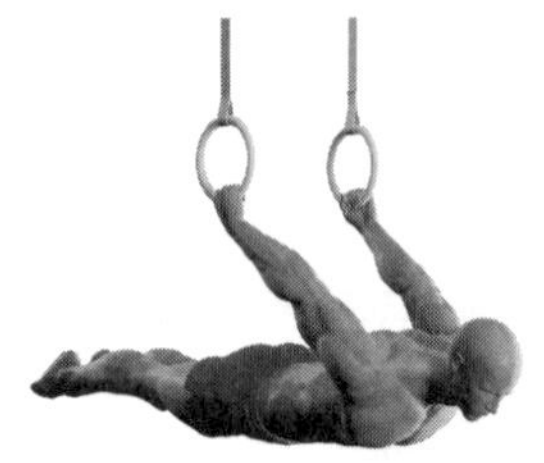
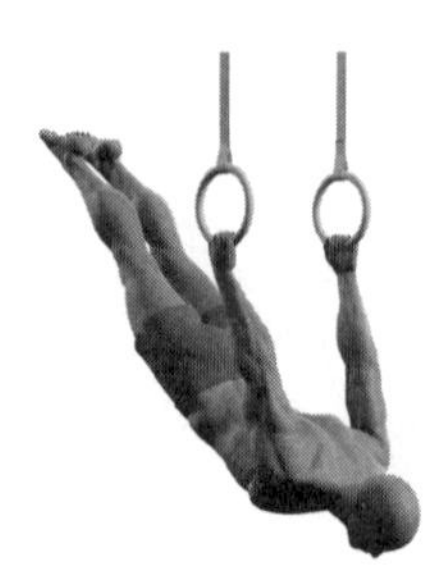
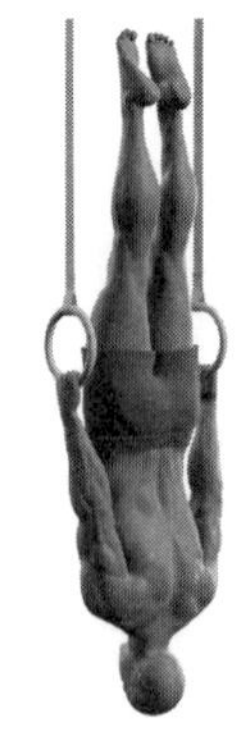

견갑골의 자세: 견갑골을 완전히 내려 중립 위치에서 시작한다. 견갑골은 앞/뒤로 수축되지 않는다. 견갑골이 앞으로 수축되면 가슴이 둥글게 되는 반면, 뒤로 수축되면 등이 아치형이 되는 경향이 있다. 이들 자세 둘 다 바람직하지 않다. 당기는 동작을 수행하는 동안 견갑골을 아래로 내린 채 중립 위치를 유지해야 한다.

기법: 저면행이나 이전 진행 중 하나에서 스트레이트 백 레버 자세로 낮추거나 이동해서 시작한다. 손을 둔부 쪽으로 당길 때 신체를 똑바로 유지한다. 발을 위로 올려 인버티드 행 자세로 들어간다. 인버티드 행 자세에 들어갈 때까지 계속 당긴다. 위 기법은 중립 그립을 보여 준다. 중립 그립으로 시작해서 인버티드 행이 완료되면 외전 그립으로 전환한다. 외전 그립은 이두박근과 팔꿈치 결합 조직에 좋다.

이제 자세 유지에서 동작으로 전환한다. 근육은 원심성 운동에서 가장 강하고 등척성 운동에서 약하며 원심성 운동에서 가장 약하다. 등척성 운동을 배운 후 동작의 원심성 부분을 트레이닝 하려면 더 많은 근력이 필요하며 나중에 더 많은 근력을 길러야 한다.

백 레버 풀아웃BL Pullout을 수행할 때, 등 근육 모두를 긴장시키지 않도록 해야 한다. 그렇지 않으면 척추가 아치형이 될 수도 있다. 이런 종류의 풀링을 지양하고 척추 흉근, 광배근, 그리고 전방 어깨 근력만으로 신체를 움직여야 한다. 무게중심(둔부 주변)을 머리로 이동시킨다고 생각하면 된다. 발끝을 머리 위로 이동하면 등이 아치형을 이루기 때문에 무게중심을 머리 위로 이동해야 한다.

저면행 풀아웃: 레벨 9

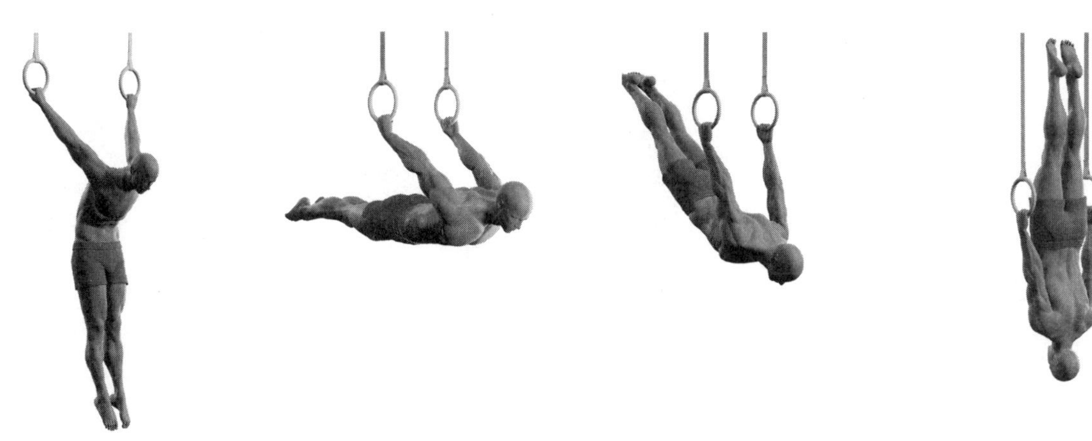

견갑골의 자세: 견갑골을 위로 올려서 시작한다. 근육을 수축해서 아래로 내리고 동작을 시작한다. 당기는 동작을 수행하는 동안 견갑골을 아래로 내린 채 중립 위치를 유지한다.

기법: 저면행 자세에서 시작한다. 그런 다음, 신체를 똑바로 펴서 등이 둥글게 되지 않도록 한다. 손을 둔부 쪽으로 당길 때 신체를 똑바로 유지한다. 발을 위로 올려 인버티드 행 자세로 들어간다. 인버티드 행 자세에 들어갈 때까지 계속 당긴다. 위 기법은 중립 그립을 보여 준다. 중립 그립으로 시작해서 인버티드 행을 완료할 수 있을 때 외전 그립으로 전환한다. 외전 그립은 이두박근과 팔꿈치 결합 조직에 좋다.

저면행 풀 아웃GH Pullout은 동작 범위를 넓혀서 백 레버 풀아웃을 또 다른 수준으로 전환시킨다. 이 기술은 어깨를 이완시켜서 완전한 저면행으로 시작한다. 이 시점에서 신체를 똑바로 세운 다음 이 기술의 근력 부분 운동을 시작한다. 신체가 바르고 견고해진 후, 불리한 어깨 각도를 사용해서 느리고 통제된 방식으로 완전히 당겨서 인버티드 행 자세로 들어간다.

처음에는 흔히 이 동작의 가장 아랫부분에서 가속을 지원하기 위해 신체를 곧게 펴서 약간의 추진력을 이용하는데, 그렇게 하면 동작을 쉽게 만들지만 근력 이득에 손실이 있다. 추진력을 이용하지 말고 어깨만으로 동작을 끌어당겨야 한다.

무게중심(둔부 주변)을 머리로 이동시킨다고 생각하면 된다. 발끝을 머리 위로 이동하면 일반적으로 등이 아치형을 이룬다.

벤트 암 풀업 투 백 레버: 레벨 10

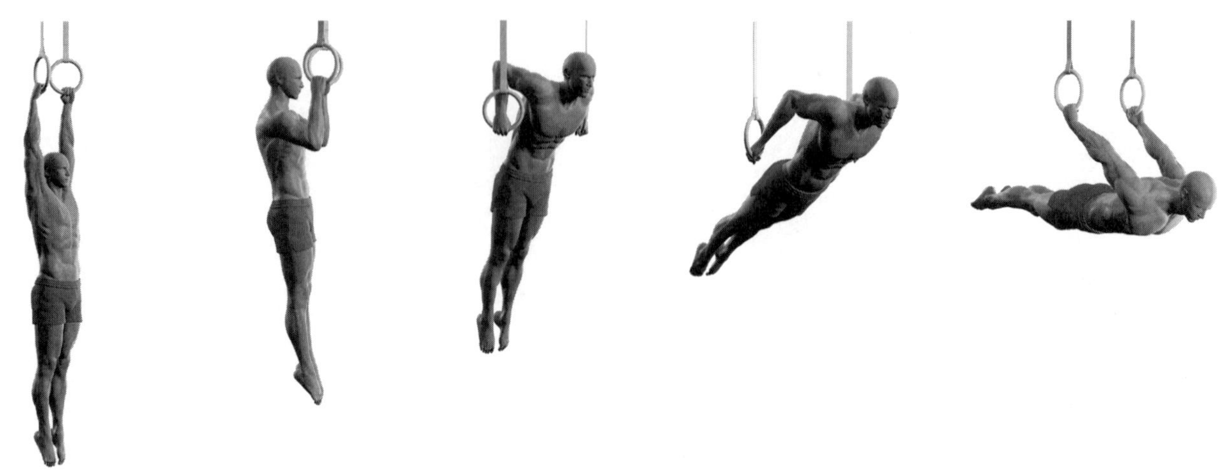

견갑골의 자세: 견갑골을 위로 올려 행 자세에서 시작한다. 풀업을 개시해서 회전을 시작할 때 견갑골은 아래로 내려가서 약간 뒤로 수축된다. 하프 머슬업 자세를 완료할 때, 견갑골은 자연스럽게 좀 더 뒤로 수축된다. 그러나 견갑골이 뒤로 수축되지 않도록 주의해야 한다. 백 레버 자세로 들어가면 견갑골은 아래로 내려가서 중립 위치가 된다.

기법: 링 위에서 행 자세로 시작한다. 팔꿈치를 뒤로 젖혀서 당기고 머슬업 전환을 수행한다. 백 레버 자세로 전환할 때 앞으로 기울여서 팔이 똑바로 될 때까지 천천히 확장한다.

벤트 암 풀업 투 백 레버BA Pull-up to BL는 일반적인 백 레버 진행과는 약간 다르지만, 백 레버 자세에서 마무리되며, 백 레버로 발달된 근력을 이용하는 진정한 풀링 기술 진행이다.

먼저, 풀업의 가장 높은 자세까지 당긴다(팔꿈치를 안으로 하든 바깥으로 하든 상관없다). 앞으로 기울여 머슬업으로 전환한다. 이 시점에서 손을 바깥으로 회전시켜 뒤를 향하게 한다. 손바닥은 몸 뒤에서 똑바로 마주본다. 손을 회전시키는 동안 발을 뒤로 이동시킨다. 그래서 신체는 지면과 평행이 된다. 여기에서 가슴과 광배근을 사용해서 기술을 조절한다. 이때 신체는 일직선이 되어 백 레버 자세로 들어간다.

이 기술은 이해나 수행이 특별히 어렵지는 않다. 이 기술과 관련된 주요 문제는 특히 링이 바깥쪽으로 회전하고 팔이 백 레버 위치로 곧게 움직이는 동안 어깨와 팔꿈치에 가해지는 힘의 수준이다. 심각한 불편함이나 통증이 있는 경우, 힘의 수준을 높이거나 관절과 결합 조직을 조절할 때까지 이 기술을 피해야 한다.

이 기술은 체조 점수표에서 B등급 기술이다.

핸드스탠드 로우 투 백 레버: 레벨 11

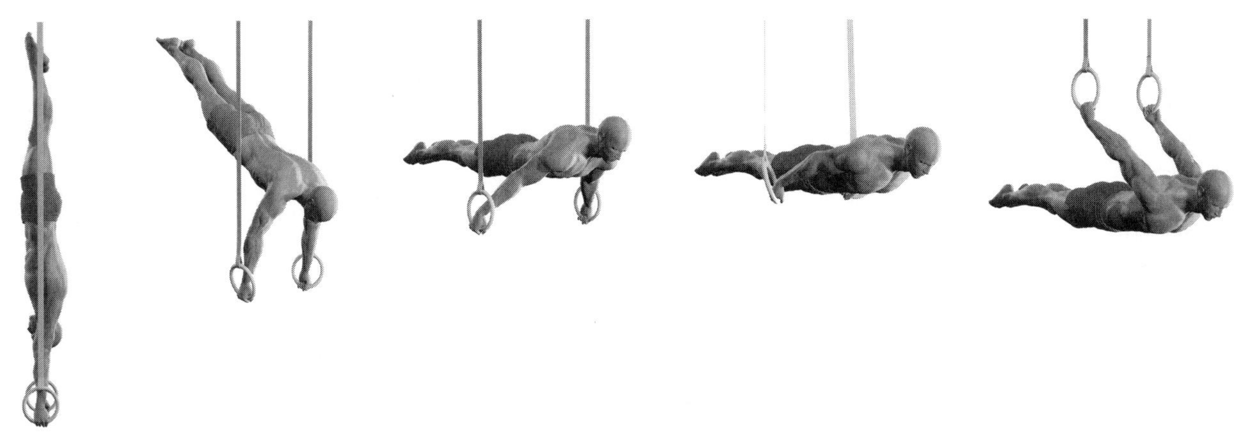

견갑골의 자세: 견갑골을 위로 올려 핸드스탠드 자세에서 시작한다. 플렌체 및 몰티즈 자세로 들어갈 때 견갑골은 아래로 내려가서 앞으로 수축된다. 백 레버에서 마무리될 때 견갑골은 아래로 내려가서 중립 위치가 된다.
기법: 이 기술은 링 핸드스탠드에서 시작된다. 신체를 낮출 때 어깨를 전방으로 밀어 준다. 그런 다음 링 위에서 세미 엘보우 레버semi-elbow lever 자세로 들어간다. 여기에서 지면과 평행이 되게 링 높이로 신체를 낮춘다. 그렇게 하는 동안 팔을 굽혀야 한다. 팔이 똑바로 될 때까지 천천히 확장해서 백 레버 자세로 들어간다. 본질적으로 이 기술은 엘보우 레버까지 신체를 낮춘 다음, 벤트 암 몰티즈 자세가 되도록 신체를 일직선으로 해서 백 레버로 들어간다.

핸드스탠드 로우 투 백 레버HS Lower to BL는 흥미로운 기술이다. 이 기술은 이중 푸싱/풀링 기술이지만, 백 레버 진행에 적합하다.

이전 기술과 마찬가지로 문제가 될 수 있는 것 중 하나는 '떨어지는 것'이다. 통제 수준까지 천천히 낮출 만큼 충분히 강하지 않으면, 백 레버 자세에 이르렀을 때 신체가 요동을 칠 수 있다. 이 동작은 어깨와 팔꿈치에 많은 부담을 줄 수 있다. 그럴 경우, 한 단계 뒤로 돌아가서 근력을 더욱 강화시키는 운동에 집중하고 보조 장비나 보조물을 사용하는 것이 좋다.

이 기술은 체조 점수표에서 B등급 기술이다.

프론트 레버Front Lever: Page 2, Column 2

프론트 레버는 제2위 정적 기술이다. 이 진행은 근력 진행 차트에 표시된 바와 같이 약간 어렵다. 그 이유는 정상보다 광배근이 약간 길어지고 척추 흉근이 약간 짧아지기 때문이다. 알다시피, 근육은 동작 범위의 중간 부분에서 가장 강하다.

프론트 레버는 백 레버와 함께 또는 후에 훈련되어야 한다. 이 기술은 고급 링 기술에 적합한 견고한 토대를 구축한다(보기에도 멋지다).

턱 프론트 레버: 레벨 4

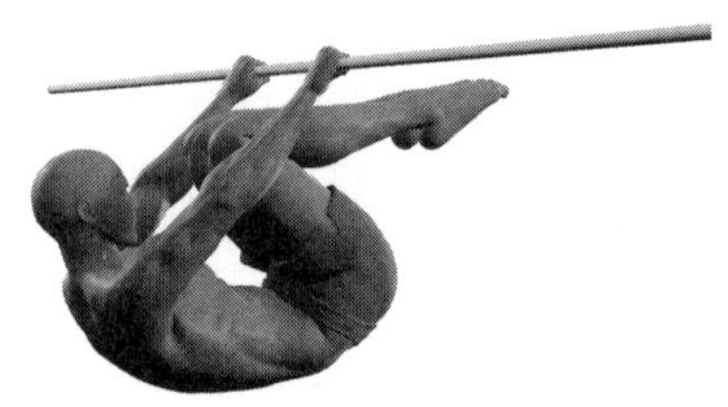

견갑골의 자세: 프론트 레버 견갑골 자세와 혼동을 할 수도 있다. 프론트 레버 자세에서 견갑골은 아래로 내려가서 중립 위치가 된다. 견갑골이 아래로 내려가서 앞으로 수축되는 것을 방지하려면, 아래로 내려가서 뒤로 수축될 때까지 세게 당겨야 한다. 그러면 견갑골이 아래로 내려가서 중립 위치가 된다.

기법: 행 자세로 시작해서 팔을 일직선이나 굽혀서 프론트 레버 자세로 들어간다. 둔부는 어깨와 수평을 유지하는 동시에 다리를 구부려서 무릎을 가슴까지 당긴다. 손을 둔부 쪽으로 밀어서 이 자세를 유지한다.

턱 프론트 레버Tuck FL를 수행할 때, 평행이나 내전 그립으로 압력을 가할 수 있다. 전적으로 개인 취향 이기는 하지만, 내전 그립을 사용하면 다양한 표면(봉, 계단, 문 기둥, 나무통 등)에서 연습을 할 수 있다. 그러면 어느 곳에서나 연습할 수 있는 장소를 찾기가 쉬워진다. 그래서 지속적으로 연습을 하는 데 도움이 될 수 있다.

기술 섹션에서 설명했듯이, 핵심 요점 중 하나는 견갑골을 아래로 내리는 동시에 링이나 봉 위에 압력을 가하는 것이다. 그러면 견고한 어깨 자세를 만들어서 몸통 전반의 근육 조직을 활성화시키기 때문에 지렛대 이점을 제공할 수 있다.

상급 턱 프론트 레버: 레벨 5

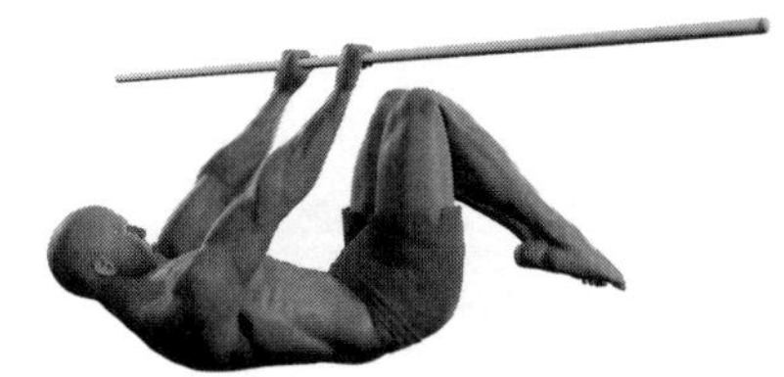

견갑골의 자세: 프론트 레버 견갑골 자세와 혼동을 할 수도 있다. 프론트 레버 자세에서 견갑골은 아래로 내려가서 중립 위치가 된다. 견갑골이 아래로 내려가서 앞으로 수축되는 것을 방지하려면, 아래로 내려가서 뒤로 수축될 때까지 세게 당겨야 한다. 그러면 견갑골이 아래로 내려가서 중립 위치가 된다.
기법: 상급 턱 프론트 레버는 표준 턱 프론트 레버처럼 수행되지만, 등을 똑바로 펴서 어깨의 토크를 늘려야 한다. 이 기술을 효과적으로 수행할 수 있으면, 가슴에서 무릎을 떼고 둔부가 90도 각도가 되게 한 다음, 무릎도 90도 각도가 되게 한다. 이 자세는 프론트 레버에 사용되는 동일한 몸통 자세이다.

다음 진행은 상급 턱 프론트 레버Adv. Tuck FL이다. 아직 이 기술을 수행할 정도로 강하지 않다면, 이전 동작으로 원심성 운동이나 원심성 풀아웃을 사용하면 이 등척성 운동을 위한 충분한 근력을 기르는 데 도움이 될 수 있다(어쩌면 불필요할 수도 있다). 당기는 것은 손으로 바를 둔부나 무릎에 억지로 밀어 넣는 느낌과 비슷하다. 견갑골을 압착하는 동시에 이 동작을 수행해야 한다.

그러나 특정 견갑골 운동이 도움이 될 수도 있다. 봉이나 링에 매달려서 어깨를 위아래로 움직여 견갑골을 압착하는 운동을 할 수 있다. 마찬가지로 견갑골을 당기는 것은 견갑골을 위아래로 움직이는 동작을 수행한 다음 가슴을 천장 쪽으로 기울이는 운동이다. 이러한 운동들은 프론트 레버를 위한 견갑골을 강화시키는 데 효과적이다.

스트래들 프론트 레버: 레벨 6

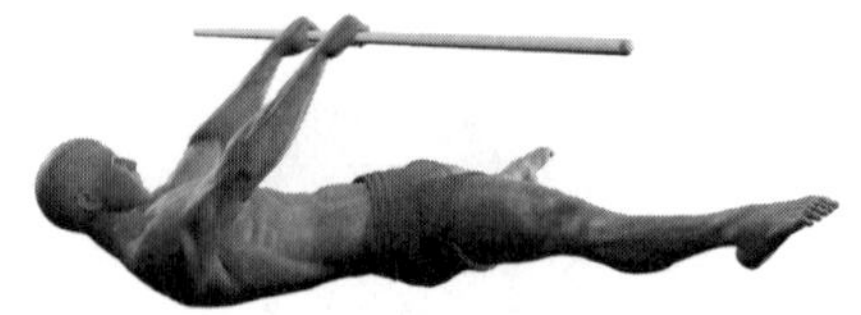

견갑골의 자세: 프론트 레버 견갑골 자세와 혼동을 할 수도 있다. 프론트 레버 자세에서 견갑골은 아래로 내려가서 중립 위치가 된다. 견갑골이 아래로 내려가서 앞으로 수축되는 것을 방지하려면, 아래로 내려가서 뒤로 수축될 때까지 세게 당겨야 한다. 그러면 견갑골이 아래로 내려가서 중립 위치가 된다.

기법: 이 기술은 최대한 다리를 벌리고 수행된다. 등을 곧게 유지하면서 어깨 관절은 고관절, 무릎, 발목과 일직선이 된다. 신체는 옆에서 보면 일직선으로 보인다. 초급자들은 몸통이 둥글게 되는 경향이 있으며, 이 자세는 유지 동작을 나쁘게 만든다. 몸통을 평평하게 유지해야 한다. 이 자세를 수행하기 어려우면, 이 기술을 수행할 수 있을 때까지 이전 진행에서 원심성이나 원심성 풀아웃을 더 연습하기 바란다.

스트래들 프론트 레버Straddle FL에 능숙해지는 것은 얼마나 잘 스트래들 L-시트를 수행할 수 있는지에 달려 있다. 아직 프레스와 스트래들 운동을 시작하지 않았다면, 지금 이 운동부터 시작하기 바란다. 아직 스트래들 자세를 연습하지 않았다면, 둔부 부위에서 경련이 일어날 가능성이 높다. 동작을 수행하는 동안 최대한 경련을 견뎌야 한다. 경련은 매우 성가시고 끔찍할 수도 있지만, 견디면 마침내 극복될 수 있다. 지속적으로 훈련을 하면 경련이 사라진다.

상급 턱 프론트 레버로 진행을 시도하는 사람들이 보이는 주요 약점은 일반적으로 그들의 주요 근육(척추 흉근과 광배근)에서 발견되지 않는다. 대신, 전방 어깨와 견갑골의 안정근에서 문제가 발견된다. 이러한 근육들이 약하면, 어깨에서 힘을 제대로 발휘하지 못할 수 있다. 여분의 힘이 관절을 불안정하게 만들 것으로 판단되면, 신체는 힘 생산을 억제시킨다.

이 문제를 해결하려면 어깨 뒷부분에 특별한 주의를 기울여야 한다(그러면 어떤 경우에도 어깨를 건강하게 유지하는 데 도움이 된다). 만나 진행은 훌륭한 훈련 수단이다. 만나 운동은 전방 어깨의 근육 조직을 강화시키고 압축을 훈련시킨다. 근육 조직과 압축은 모두 스트래들 프론트 레버와 다른 여러 동작/유지에도 필요하다. 만나 운동을 시작했지만 크게 관심을 두지 않았거나, 아직 시작하지 않았다면, 프론트 레버 운동으로 돌아가서 만나에 집중하기 바란다.

하프 레이아웃/원 레그 아웃 프론트 레버: 레벨 7

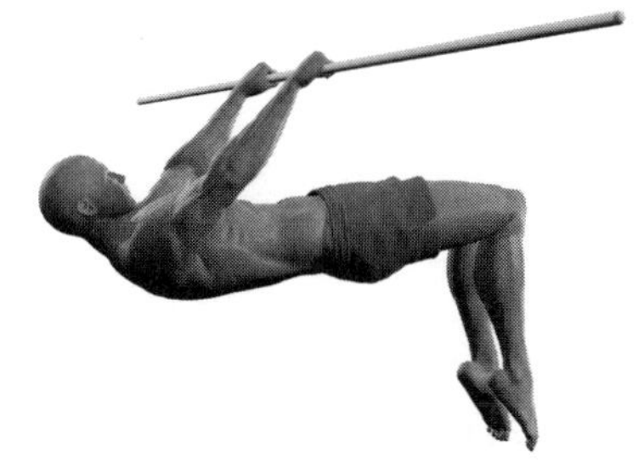
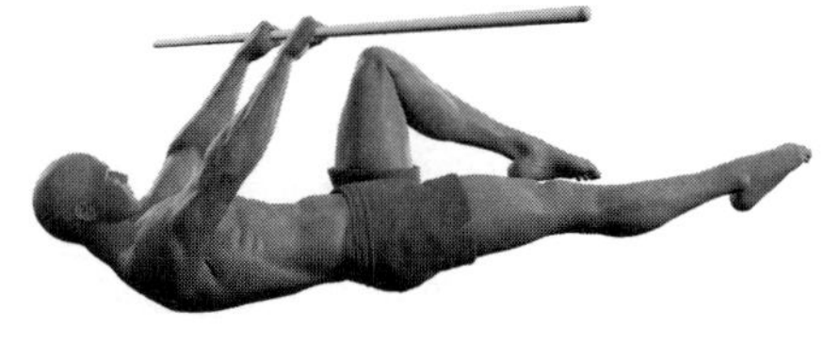

견갑골의 자세: 프론트 레버 견갑골 자세와 혼동을 할 수도 있다. 프론트 레버 자세에서 견갑골은 아래로 내려가서 중립 위치가 된다. 견갑골이 아래로 내려가서 앞으로 수축되는 것을 방지하려면, 아래로 내려가서 뒤로 수축될 때까지 세게 당겨야 한다. 그러면 견갑골이 아래로 내려가서 중립 위치가 된다.

기법: 하프 레이아웃 자세에서, 90도 각도로 굽혀진 무릎을 제외하고 관절 모두가 정렬된다. 스트래들 자세와 달리, 다리를 당겨서 서로 닿게 한다. 한 다리를 뻗는 자세의 경우, 한쪽 다리를 뻗어서 둔부에서 발끝까지 완전히 일직선이 되게 하고 다른 한쪽 다리는 몸통 위치를 변화시키지 않고 최대한 견고하게 구부려서 당긴다. 굽혀진 다리의 발끝은 곧게 편 다리의 무릎에 닿아야 한다.

이들 자세는 모두 스트래들 백 레버보다 무게중심을 더 밀어낸다. 그래서 신체 인식에 따라, 완전한 프론트 레버로 전환하기 전에 이들 자세 중 하나를 선택해서 난이도를 올릴 수 있다.

하프 레이아웃 자세가 선호된다. 무릎을 둔부와 정렬시키는 것은 양호한 신체 인식을 유지하는 데 중요하며 다른 기술에도 유용하게 사용될 수 있다. 이 자세는 유지가 어렵다. 그래서 대부분의 초급자들은 한 다리를 뻗는 자세를 사용한다. 가능하면, 두 운동을 모두 연습해서 완전한 백 레버 진행으로 들어가는 것이 좋다.

이 자세에서 가장 일반적인 기술의 결점은 스트래들 프론트 레버에서와 마찬가지로 둔부가 처지거나 굽는 문제, 등이 둥근 모양이 되는 문제, 또는 견갑골 주변 근육이 약한 문제 등이다. 약한 부분을 대상으로 훈련을 한 다음 트레이닝의 다음 단계로 진행해야 한다.

풀 프론트 레버: 레벨 8

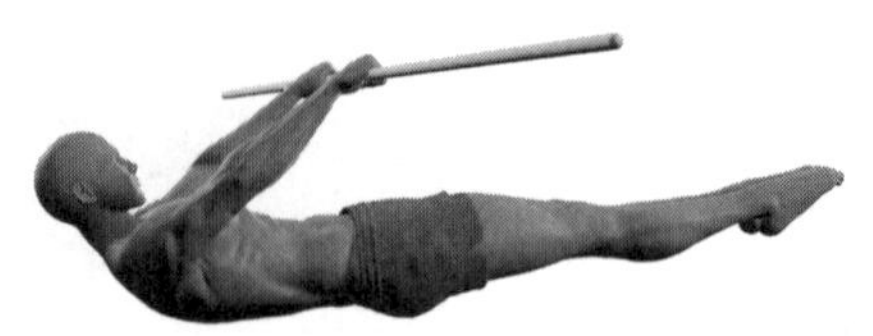

견갑골의 자세: 프론트 레버 견갑골 자세와 혼동을 할 수도 있다. 프론트 레버 자세에서 견갑골은 아래로 내려가서 중립 위치가 된다. 견갑골이 아래로 내려가서 앞으로 수축되는 것을 방지하려면, 아래로 내려가서 뒤로 수축될 때까지 세게 당겨야 한다. 그러면 견갑골이 아래로 내려가서 중립 위치가 된다.
기법: 이 유지 기법은 어깨에서 몸통, 둔부, 무릎, 발목, 그리고 발끝까지 신체가 일직선이 되어야 한다. 이 기술로 들어가기 전에 신체를 완전히 긴장시키는 것이 중요하다. 그러면 보다 쉽고 일관되게 신체를 유지할 수 있다.

이전 진행 상황과 마찬가지로, 풀 프론트 레버Full FL를 수행할 때 가장 일반적으로 발생하는 기술상의 결함은 무의식적으로 기계적인 이점을 얻으려고 등과 어깨를 회전시키는 것이다. 이상적인 것은 파트너의 도움을 받거나 비디오를 촬영해서 검토한 다음 자세를 수정하거나 거울을 이용하는 것이다. 다음은 몇 가지 유용한 팁이다.

- 원심성 동작 사용을 고려한다. 예를 들어 인버티드 행에서 원심성 동작으로 프론트 레버나 행 자세로 느리게 전환하면 프론트 레버를 위한 근력을 기를 수 있다.
- 프론트 레버는 전방 어깨 근육 강화 보충 운동뿐 아니라, 전반적인 근력 강화 운동의 다양한 조합에 특히 잘 반응한다. 조합 운동에는 견갑골과 회전근 운동이 포함될 수도 있다.
- 프론트 레버 풀업은 또 다른 훌륭한 보충 운동이다.
- 매우 무거운 데드리프트는 프론트 레버 동작에 매우 효과적이다. 봉을 정강이에 고정시킨 채 데드리프트를 수행하면 더욱 효과적이다. 다른 스포츠 분야의 아주 강한 선수들이 연습 없이 프론트 레버를 수행 할 수 있었다.
- 몸통이나 코어가 약한 경우 드래곤 플래그dragon flags가 도움이 될 수도 있다. 팔을 직선으로 유지한 채 드래곤 플래그를 수행하면 어깨 근력을 향상시키는 데 도움이 될 수 있다.

프론트 레버와 달리 완전한 프론트 레버를 발달시키는 데 도움이 되는 운동은 여러 가지가 있다. 그래서 여러 운동을 이용해서 성공할 수 있다.

이 기술은 체조 점수표에서 A등급 기술이다.

프론트 레버 풀 투 인버티드 행: 레벨 9

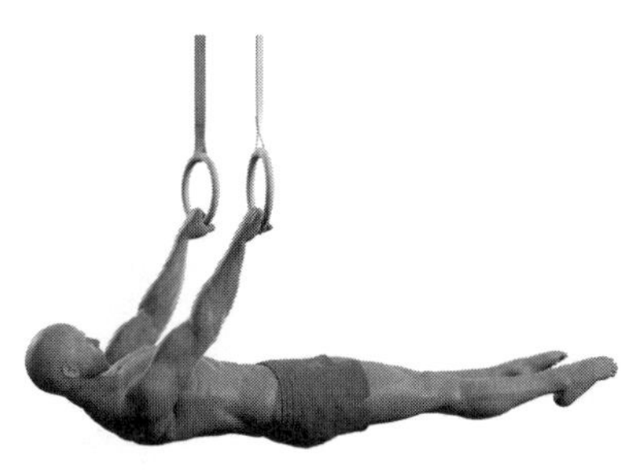

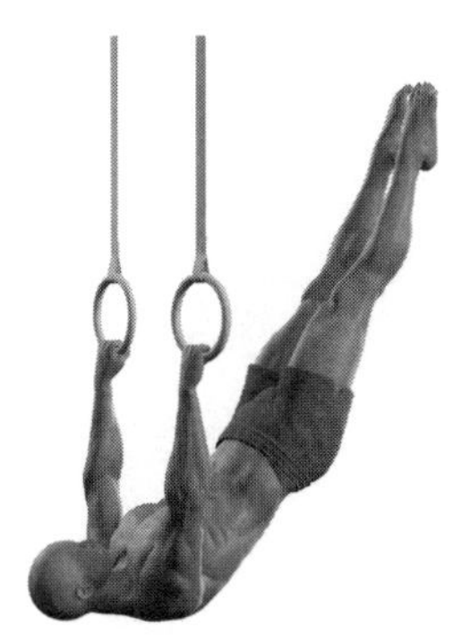

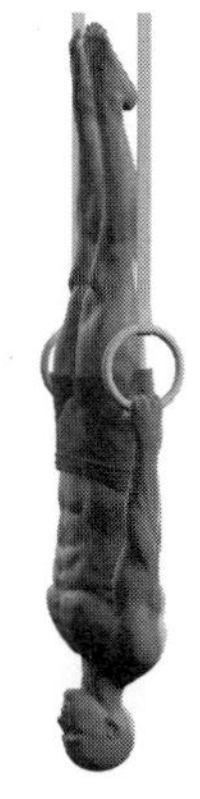

견갑골의 자세: 프론트 레버 견갑골 자세와 혼동을 할 수도 있다. 프론트 레버 자세에서 견갑골은 아래로 내려가서 중립 위치가 된다. 견갑골이 아래로 내려가서 앞으로 수축되는 것을 방지하려면, 아래로 내려가서 뒤로 수축될 때까지 세게 당겨야 한다. 그러면 견갑골이 아래로 내려가서 중립 위치가 된다. 인버티드 행 자세로 들어갈 때, 견갑골은 항상 아래로 내려 중립 위치에 유지되어야 한다. 어깨만 움직여야 한다.

기법: 프론트 레버 자세에서 시작한다. 몸 전체, 특히 코어, 둔근, 그리고 다리 근육을 압착한다. 그런 다음 손을 둔부 쪽으로 최대한 당겨서 신체가 일직선이 되는 자세를 유지한다. 인버티드 행 자세에서 마무리한다.

백 레버와는 달리, 프론트 레버 풀 투 인버티드 행$_{\text{FL to Inv.}}$의 어려움은 신체 앞 부분에서 근육이 긴장되는 경향을 극복하려고 시도하는 데 있다. 근육이 긴장되면 몸통이 둥글게 되어 둔부 각도가 좁아진다. 이런 종류의 풀링을 지양하고 척추 흉근, 광배근, 그리고 후면 어깨 근력에 의존해야 한다.

원심성 운동과 이 동작을 병행하면 프론트 레버 등척성을 달성한 후에도 더욱 수달시키는 데 도움이 될 수 있다. 원심성과 반대로 이 동작을 운동하면 원심성 부분이 강해진다. 프론트 레버 섹션의 또 다른 팁도 효과적이다.

행 풀 투 인버티드 행: 레벨 10

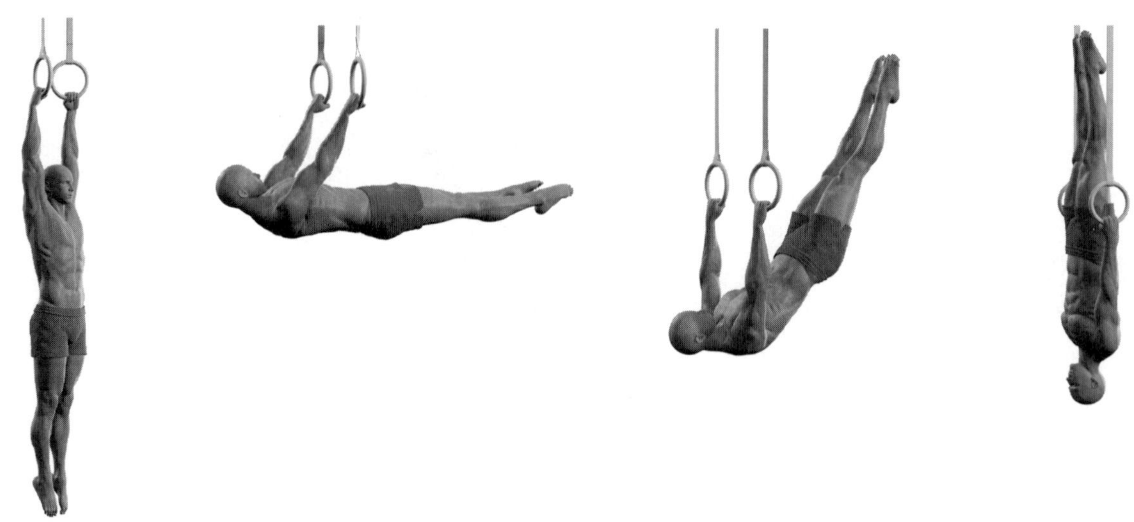

견갑골의 자세: 견갑골을 올려서 행 자세로 시작한다. 그런 다음 견갑골을 아래로 내려서 어깨를 활성화시킨다. 프론트 레버와 인버티드 행 자세로 들어가기 시작할 때 견갑골을 아래로 내리고 강하게 뒤로 수축시켜 유지하는 데 집중한다. 견갑골이 당겨져 있기 때문에 아래로 내려가서 중립 위치에 있는 것처럼 보일 수도 있는데, 그래도 괜찮다.

기법: 행 자세로 시작한다. 몸 전체, 특히 코어, 둔근, 그리고 다리 근육을 압착한다. 그런 다음 손을 둔부 쪽으로 최대한 당겨서 신체가 일직선이 되는 자세를 유지한다. 인버티드 행 자세에서 마무리한다.

행 풀 투 인버티드 행Hang Pull to Inv. 개시 동작을 약간 사용하면 동작 가장 아래 부분에서 가속화시키는 데 도움이 된다. 처음에는 필요하면 그렇게 해도 좋지만, 숙달된 후에는 사용하지 않는 것이 좋다. 추진력을 사용하지 않아도 되는 지점까지 어깨 근력을 강화시키는 것을 목표로 한다.

견갑골을 당기는 것은 올바른 자세로 어깨를 당기는 데 집중하기 때문에 이 운동을 트레이닝 할 때 매우 유용하다. 견갑골 근력이 부족하면 이 동작을 제대로 수행할 수 없기 때문에, 추진력 없이 이 동작을 제대로 수행하지 못하면 견갑골 근력을 보완해야 한다.

서클 프론트 레버Circle Front Lever: 레벨 11

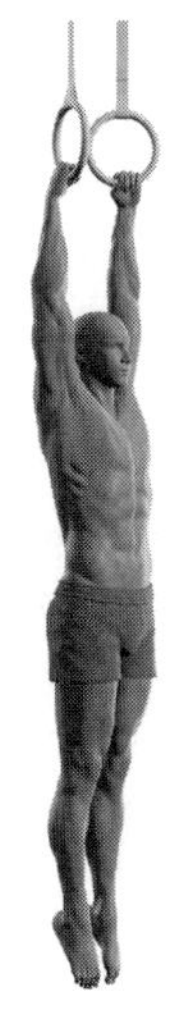
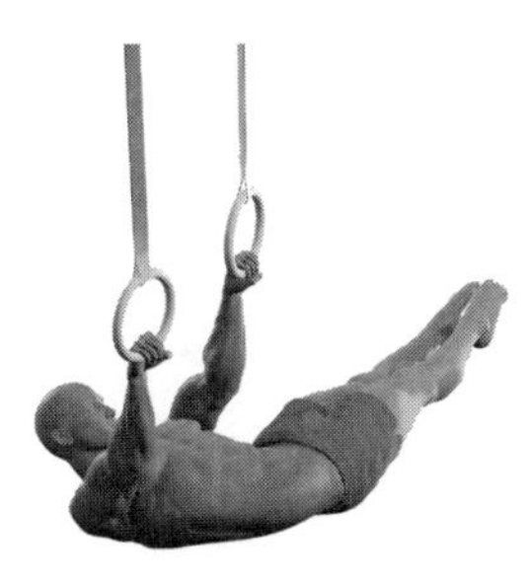
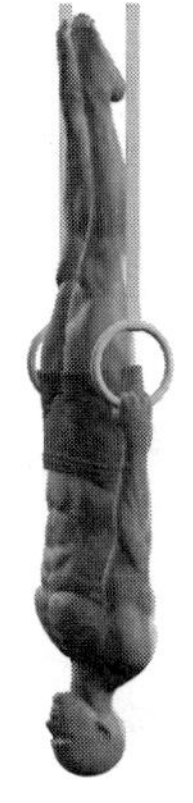
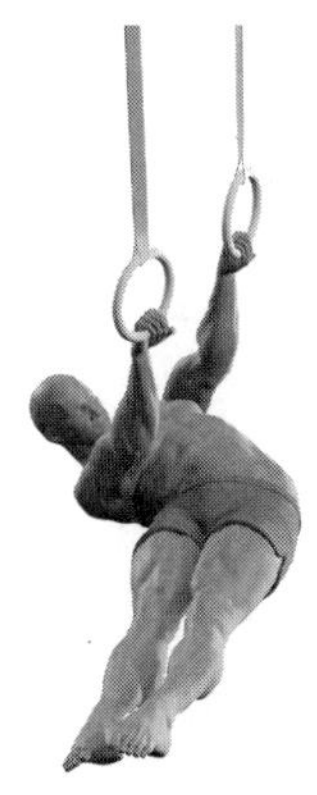

견갑골의 자세: 견갑골을 올려서 행 자세로 시작한다. 그런 다음 견갑골을 아래로 내려서 어깨를 활성화시킨다. 프론트 레버와 인버티드 행 자세로 들어가기 시작할 때 견갑골을 아래로 내리고 강하게 뒤로 수축시켜 유지하는 데 집중한다. 견갑골이 당겨져 있기 때문에 아래로 내려가서 중립 위치에 있는 것처럼 보일 수도 있는데, 그래도 괜찮다.

기법: 행 자세로 시작하며 사람 크기의 시계가 앞에 놓여 있다고 상상한다. 이 시계에서 발은 손과 같이 작동한다. 신체를 팔과 동일한 평면에 맞추고 다리를 한쪽으로 당긴다. 왼쪽으로 당기면 발은 신체와 일직선으로 7시 지점으로 이동한다. 계속해서 8시, 9시, 10, 11시로 이동하며 마지막에는 12시에서 거꾸로 된다. 그런 다음, 느리고 통제된 방식으로 6시로 완전히 내린다. 균형 있게 발달될 수 있도록 시계 양쪽 방향 모두를 수행한다.

서클 프론트 레버Circle FLs를 운동하기 전 중간 단계로 프론트 레버 자세에서 좌우로 이동하는 운동을 할 수 있다. 그러면 먼저 서클 프론트 레버로 들어가는 것보다 더 쉬울 수 있다. 본질적으로 발로 수평선을 그리게 된다.

이 동작은 전반적으로 완전한 프론트 레버 행 투 인버티드 행 풀로 더 진행될 때 가장 유용하다. 이 시점에서 더 이상 신체를 곧게 펴서 지렛대 역할을 줄일 수 없으며, 완전한 동작이 이미 가능하기 때문에, 다음에 난이도를 높일 때 가능하다. 이 동작은 낮은 진행 수준에서 수행될 수 있지만, 이 수준에서는 필요 없다.

향상됨에 따라 더 넓게 동작을 할 수 있다. 또는 중량조끼나 모래주머니를 사용해서 난이도를 높일 수 있다.

프론트 레버 로우: Page 2, Column 2

프론트 레버 로우는 매우 선호되는 수평 풀링 운동이며, 어깨 균형을 유지하는 데 적극 권장된다. 이 동작은 L-시트, V-시트/만나 진행과 조합해서 수행되며(수평 로우 운동에도 추가), 어깨 균형을 잘 유지할 수 있다.

턱 프론트 레버 로우: 레벨 5

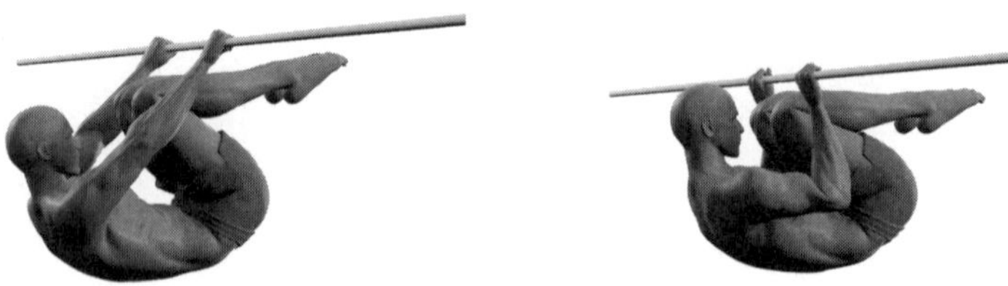

견갑골의 자세: 턱 프론트 레버 자세에서 시작하며, 이때 견갑골을 내려서 중립 위치에 유지한다. 견갑골을 중립 위치에 유지하려면 뒤로 수축시켜야 한다. 둔부를 봉으로 당길 때 견갑골을 아래로 내려서 더욱 뒤로 수축시켜서 완전히 뒤로 수축시킨 자세로 들어간다. 시작 자세로 낮출 때 견갑골을 완전히 내린 채 유지하지만 중립 자세가 되도록 다시 앞으로 수축시킬 수 있다.

기법: 턱 프론트 레버 로우 자세는 턱 프론트 레버 정적 자세와 동일하다. 둔부를 어깨 높이에 맞추고 지면과 평행이 되게 유지한다. 턱 자세에서 몸통을 둥글게 하고 무릎을 가슴까지 당긴다. 당기기 시작할 때 계속 둔부를 어깨 높이에 맞추어 지면과 평행이 되게 유지한다. 봉이 정강이에 닿을 때까지 팔꿈치를 내린 다음 통제된 방식으로 시작 자세로 돌아간다.

턱 프론트 레버 로우Tuck FL Row를 수행할 때, 정강이가 봉에 닿기 때문에 동작 범위가 짧아진다. 대신 패러럴 바에서 이 동작을 수행하면 동작 범위가 짧아지는 문제를 피할 수 있다. 둔부가 처지는 일반적인 실수를 범하지 않아야 하다. 어깨와 둔부를 일직선으로 유지해서 지면과 평행을 이루어야 한다. 두 번째 가장 일반적인 실수는 어깨가 완전히 앞으로 수축되는 것이다. 이것은 일반적으로 견갑골 수축근이 약하다는 것을 의미한다. 이러한 현상은 대부분의 사람들에게 발생되지만, 루틴 말미에 특정 견갑골 수축 운동을 배치하면 이 진행에 도움이 될 수 있다.

어떤 사람들은 풀링 동작을 둔부 쪽으로 또는 이 진행에서 정강이 쪽으로 손을 당기는 것으로 생각한다. 일반적인 실수는 둔부가 아래로 처져서 몸통이 더욱 똑바로 되는 것이기 때문에 팔꿈치를 비교 기준점으로 선호한다. 팔꿈치가 몸통을 지면과 평행이 되게 유지하는 힘을 가하는 것으로 생각한다. 기법을 올바르게 수행하는 방법을 고수하는 것이 가장 쉬운 길이다.

상급 턱 프론트 레버 로우: 레벨 6

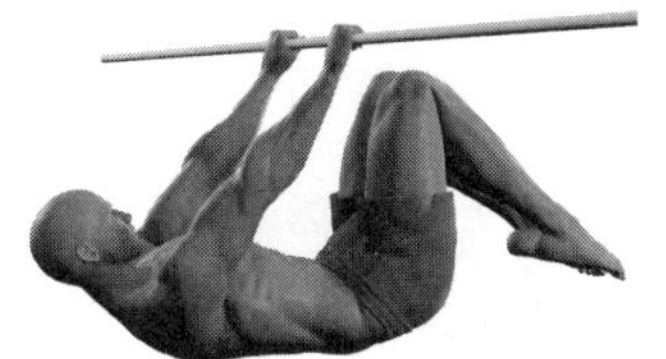
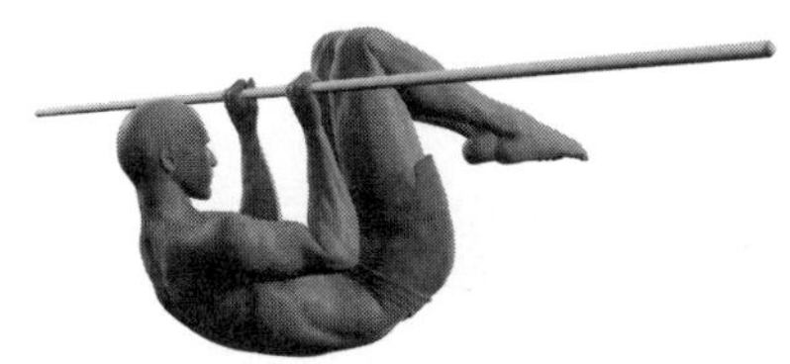

견갑골의 자세: 턱 프론트 레버 자세에서 시작하며, 이때 견갑골을 내려서 중립 위치에 유지한다. 견갑골을 중립 위치에 유지하려면 뒤로 수축시켜야 한다. 둔부를 봉으로 당길 때 견갑골을 아래로 내려서 더욱 뒤로 수축시켜서 완전히 뒤로 수축시킨 자세로 들어간다. 시작 자세로 낮출 때 견갑골을 완전히 내린 채 유지하지만 중립 자세가 되도록 다시 앞으로 수축시킬 수 있다.

기법: 고급 프론트 레버 자세에서 시작한다. 둔부를 어깨 높이에 맞추고 지면과 평행이 되게 유지한다. 상급 턱 자세에서, 몸통은 일직선이며 둔부는 90도로 굽는다. 여기에서 당기기 시작할 때 계속 둔부를 어깨 높이에 맞추어 지면과 평행이 되게 유지한다. 봉이 둔부에 닿을 때까지 팔꿈치를 내린 다음 통제된 방식으로 시작 자세로 돌아간다.

상급 턱 프론트 레버 로우Adv Tuck FL Row 진행을 하면 정강이가 당겨지는 경로에 놓이지 않기 때문에 이전의 턱 프론트 레버 로우 진행보다 동작 범위가 넓어진다. 이것은 이 진행에서 더 오래 유지할 수 있다는 것을 의미한다. 더욱 강해짐에 따라 이 기술에서 계속 동작 범위를 넓혀 갈 수 있다. 궁극적으로는 봉을 복부까지 당겨오는 것이다.

이 진행을 시작하면 일반적으로 전체 동작 범위를 달성하거나 유지하는 데 어려움이 있다. 봉에서 2인치 정도 떨어지면, 견갑골 근육이나 이두박근이 약해져서 근력이 부족해질 수 있다. 둔부를 높이 유지하는 데 문제가 있다면, 전체 동작에서 손을 둔부 쪽으로 일관되게 당기는 데 문제가 있는 것이다.

진행에 따라 높이 당겨서 일관되게 유지하는 능력이 천천히 향상된다. 이 동작을 지속적으로 운동한다. 10×0 운동 속도로 폭발적으로 당긴다. 특정 견갑골, 등, 또는 이두박근이 강해야 한다면, 로우 동작을 보충하는 운동을 하고 루틴 말미에 일부를 추가한다.

스트래들 프론트 레버 로우: 레벨 8

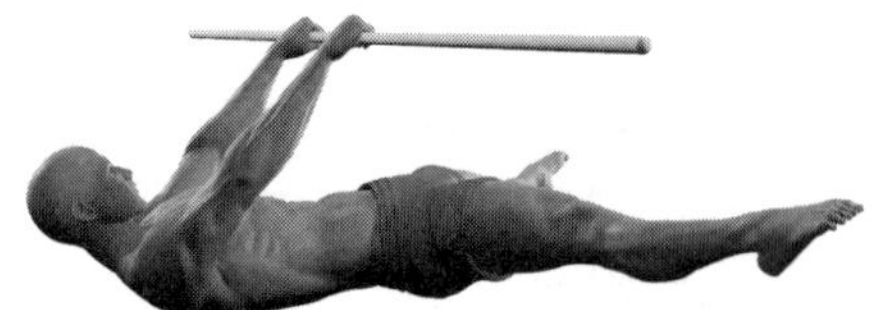
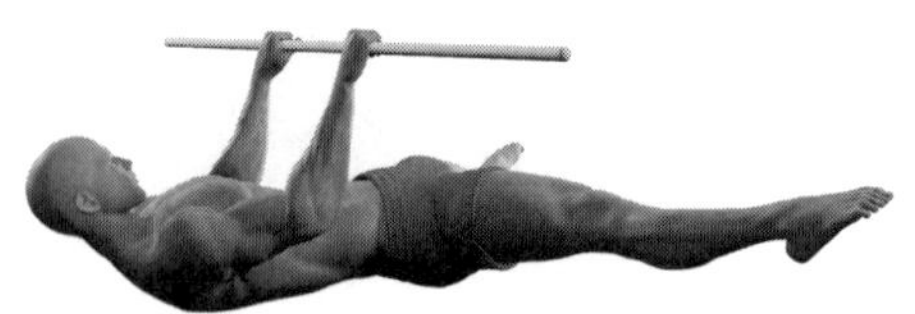

견갑골의 자세: 스트래들 프론트 레버 자세에서 시작하며, 이때 견갑골을 내려서 중립 위치에 유지한다. 견갑골을 중립 위치에 유지하려면 뒤로 수축시켜야 한다. 둔부를 봉으로 당길 때 견갑골을 아래로 내려서 더욱 뒤로 수축시켜서 완전히 뒤로 수축시킨 자세로 들어간다. 시작 자세로 낮출 때 견갑골을 완전히 내린 채 유지하지만 중립 자세가 되도록 다시 앞으로 수축시킬 수 있다.
기법: 스트래들 턱 프론트 레버 자세에서 시작한다. 둔부를 어깨 높이에 맞추고 지면과 평행이 되게 유지한다. 스트래들 자세에서 어깨는 둔부 및 무릎과 일직선이 되지만, 다리는 벌어지게 된다. 당기기 시작할 때 계속 둔부를 어깨 높이에 맞추어 지면과 평행이 되게 유지한다. 봉이 둔부에 닿을 때까지 팔꿈치를 내린 다음 통제된 방식으로 시작 자세로 돌아간다.

스트래들 프론트 레버 로우Straddle FL Row 자세를 시도할 때 일반적으로 범하는 두 가지 실수가 있다. 첫 번째는 이 기술을 수행하는 동안 등이 둥글게 되는 것이다. 두 번째는 다리를 신체와 일직선으로 유지하지 않는 것이다. 일직선으로 유지하지 않고 신체는 C 모양과 같이 더 많이 굽은 형태가 된다.

몸통과 다리를 지면과 평행이 되게 유지할 수 없으면 복부를 강화시킬 수 있는 코어 프레스나 L-시트/V-시트/만나와 같은 운동을 해야 한다. 이전에 적절한 운동을 완료했다면 문제가 되지 않을 수 있다.

이 동작으로 둔부까지 동작 범위가 미치는 것은 매우 어려울 수 있다. 매우 강해진 경우조차도, 손으로 둔부까지 당기는 이 운동을 수행하지 못할 수도 있다. 적어도 손으로 둔부까지 몇 회 정도는 당길 수 있는 시점까지 운동을 해야 한다. 이때 손은 나머지 반복을 하는 동안 둔부에서 몇 인치 이내에 닿아야 한다. 계속해서 견갑골 수축근을 운동해서 등 근육을 강하게 키워야 한다.

행 투 프론트 레버 로우: 레벨 9

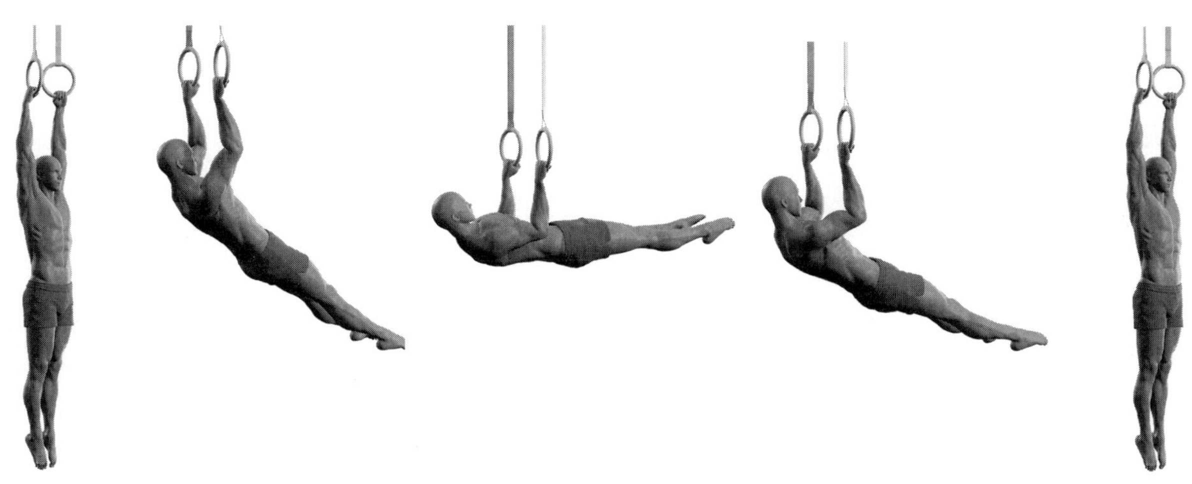

견갑골의 자세: 견갑골을 이완시켜 아래로 내려서 시작한다. 견갑골을 아래로 내려서 동작을 개시한다. 신체가 수평 자세에 도달하면, 견갑골을 아래로 내려서 뒤로 수축된 상태를 유지한다. 그런 다음, 행 자세로 돌아갈 때 앞으로 수축시킨 다음 중립 자세로 돌아간다. 그 자세 하단에서 견갑골을 이완시킨 다음 위로 올린다.

기법: 행 자세에서, 발끝과 둔부를 앞으로 회전시킨다. 이때 팔을 굽혀서 신체를 링 쪽으로 들어 올린다. 계속 뒤로 기울이면서 손을 둔부 쪽으로 당겨서 평행 자세를 달성한다. 역순으로 이 단계를 반복해서 통제된 방식으로 행 자세로 돌아간다.

행 투 프론트 레버 로우Hang to FL Row를 수행한다. 먼저 행 자세로 시작해서 풀업을 수행하는 동시에 완전한 프론트 레버 로우 자세로 들어가서 팔을 굽히고 손을 둔부 가까이 당겨서 마무리한다. 최대한 당기고 나면, 제어 가능한 행 지점까지 낮춘다.

일반적으로 어떤 동작에서든 추진력을 사용하지 않아야 한다. 그러나 그것은 몇 가지 예외 중 하나이다. 완전한 또는 거의 완전한 프론트 레버에서, 이전 진행에서만큼 당기는 것은 동작 범위가 거의 변하지 않은 것이다. 이 방식으로 하면 더욱 강력한 동작 범위를 사용할 수 있기 때문에, 등이 더 강해져서 추진력 없이 가능한 것 이상으로 높은 자세에서 마무리할 수 있다.

이 방식은 다양한 동작 면들을 사용하기 때문에 하프 레이아웃이나 원-레그-벤트 프론트 레버에서 선호된다. 이 방식은 좋은 프론트 레버 로우 마감 자세를 달성하기 위한 상당한 신체적 감각을 구축하고 전방 어깨 근력을 기를 수 있다.

풀 프론트 레버 로우: 레벨 10

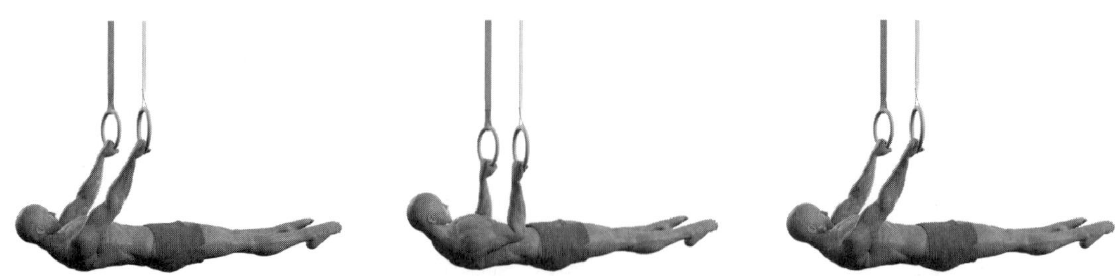

견갑골의 자세: 프론트 레버 자세에서 시작하며, 이때 견갑골을 내려서 중립 위치에 유지한다. 견갑골을 중립 위치에 유지하려면 뒤로 수축시켜야 한다. 둔부를 봉으로 당길 때 견갑골을 아래로 내려서 더욱 뒤로 수축시켜서 완전히 뒤로 수축시킨 자세로 들어간다. 시작 자세로 낮출 때 견갑골을 완전히 내린 채 유지하지만 중립 자세가 되도록 다시 앞으로 수축시킬 수 있다.
기법: 프론트 레버 자세에서 시작한다. 둔부를 어깨 높이에 맞추고 지면과 평행이 되게 유지한다. 완전한 프론트 레버 자세에서, 어깨는 둔부 및 무릎과 일직선이 되어야 한다. 여기에서 당기기 시작할 때 계속 둔부를 어깨 높이에 맞추어 지면과 평행이 되게 유지한다. 봉이 둔부에 닿을 때까지 팔꿈치를 내린 다음 통제된 방식으로 시작 자세로 돌아간다.

풀 프론트 레버 로우Full FL Row를 수행하는 동안, 가슴을 봉 쪽으로 올려서 몸통을 굽히거나 우묵하게 만든다. 이 동작에 더욱 강해지거나 능숙해지면 이 자세를 취하지 않아도 되지만, 초급자일 때는 어렵다. 동작 범위는 기껏 6~8인치 정도로 그리 좋은 것은 아닐 수도 있다. 그러나 등척성 프론트 레버 자세를 오랫동안 유지할 수 있는 근력이 있다면, 이 자세에서 당기는 것은 다음 단계에서도 작동될 수 있다.

최대한 동작 범위를 계속 진행하도록 한다. 또는 중량조끼를 사용해서 진행하거나 고급 근력 진행으로 넘어갈 수도 있다.

로프 클라임 프론트 레버 로우Rope Climb Front Lever Rows

로프 클라임(줄타기)은 그립 근력을 기르고 전반적인 풀링 근력을 발달시키는 데 매우 좋은 운동이다. 로프 클라임이 차트에 포함되어 있지만 대부분의 맨몸 운동 애호가들은 집에서 훈련을 하는 경향이 있기 때문에 로프를 구해서 설치할 장소를 찾는다. 이 운동은 프론트 레버 로우 진행에 속한다. 이것은 수평 당기기를 위한 많은 코어 운동 중 하나이다. 체육관, 크로스핏 체육관, 또는 로프를 이용할 수 있는 다른 장소에서 로프를 이용할 수 있다면, 근력과 컨디셔닝 트레이닝에 로프 클라임을 추가하는 것이 좋다. 이것은 L-시트 → 만나 진행을 제외하고 어떤 운동보다 전반적인 후방 견갑대 근력을 발달시키는 데 중요하다(로잉 투 원 암 로우rowing to one-arm row 진행은 세 번째이다).

로프 클라임 진행은 프론트 레버와 매우 잘 어울린다. 손을 앞으로 움직이고 부가적인 근력이 필요하다. 프론트 레버 로우가 프론트 레버 등척성보다 하나의 진행이 더 있어서 난이도가 한 단계 더 높다면, 로프 클라임 프론트 레버 로우 진행은 PB/SR 프론트 레버 로우 진행보다 난이도가 한 단계 더 높다.

차트에 턱 프론트 레버 로우를 위한 충분한 공간이 없기 때문에 상급 턱, 스트래들, 그리고 완전한 프론트 레버 로우 진행만 포함되었다.

다행히 로프 클라임 프론트 레버 로우 진행 기법은 그에 상응하는 기법들과 동일하다. 유일한 차이점은 로프의 위치이다. 일반적으로 전면으로 로프를 당겨서 다리를 통과하는 대신 신체 측면을 통과한다(다리를 통과하도록 시도하면 사타구니에 불쾌감을 느낄 수 있다).

다음은 대략적인 진행 난이도이다.

턱 프론트 레버 로우 로프 클라임: 레벨 6

그림은 보여 주지 않는다.

상급 턱 프론트 레버 로우 로프 클라임: 레벨 7

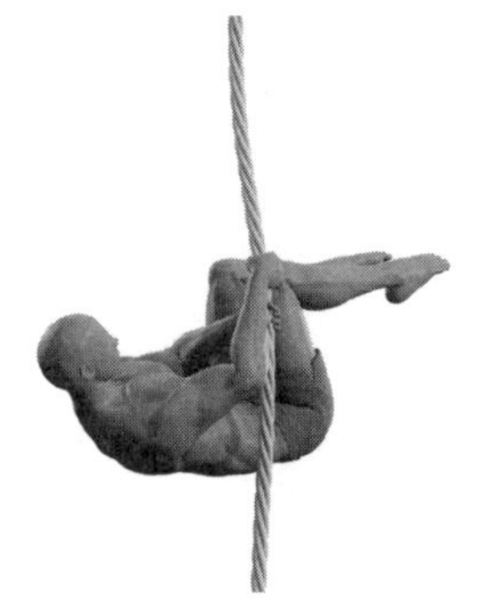
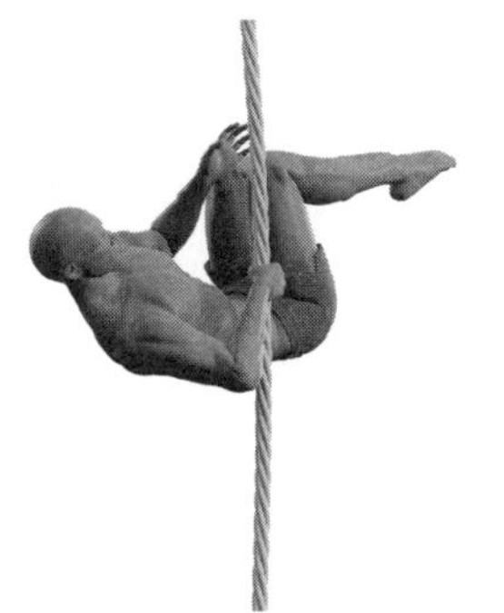
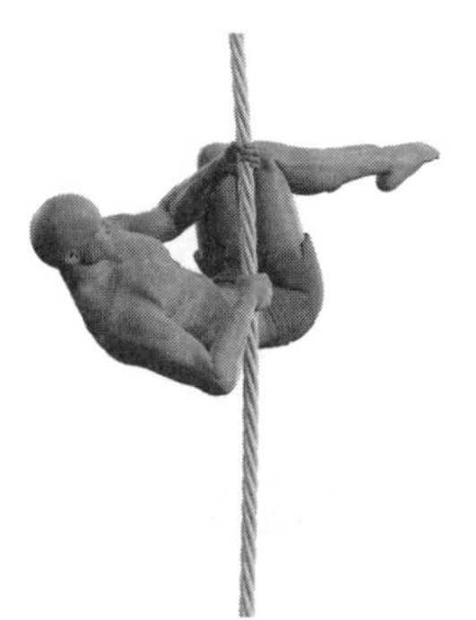

스트래들 프론트 레버 로우 로프 클라임: 레벨 9

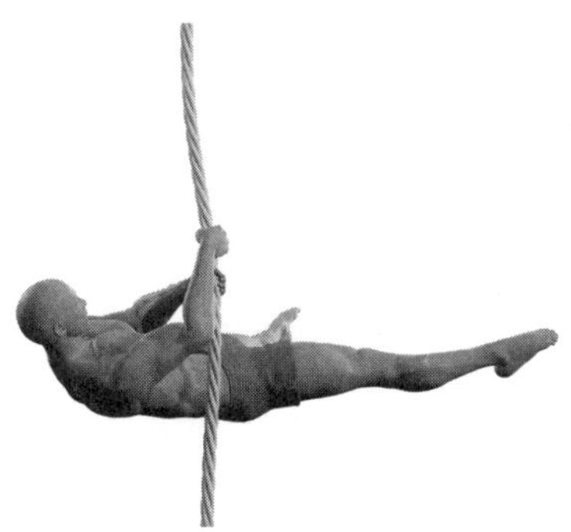
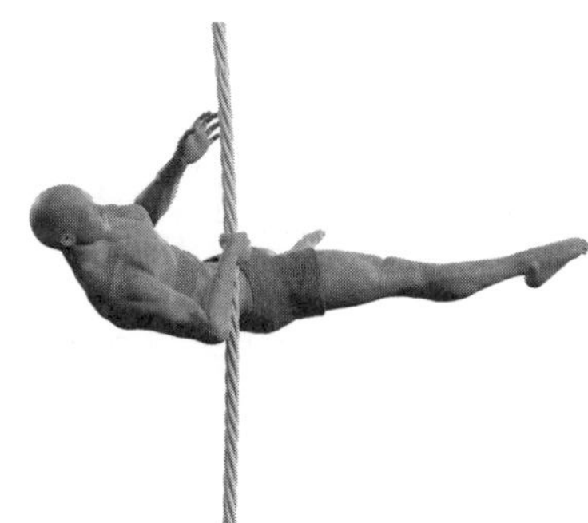
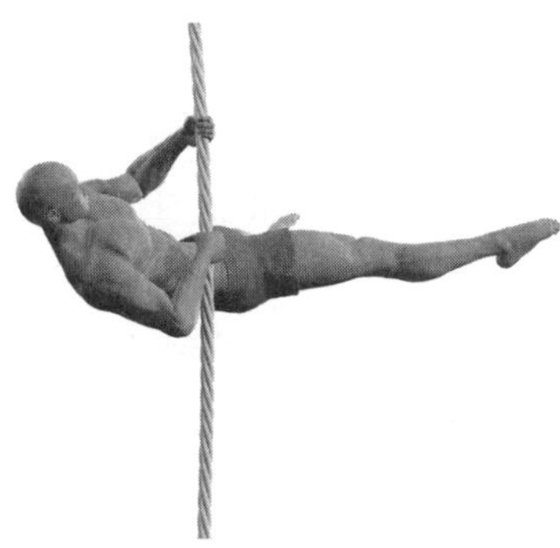

풀 프론트 레버 로우 로프 클라임: 레벨 11

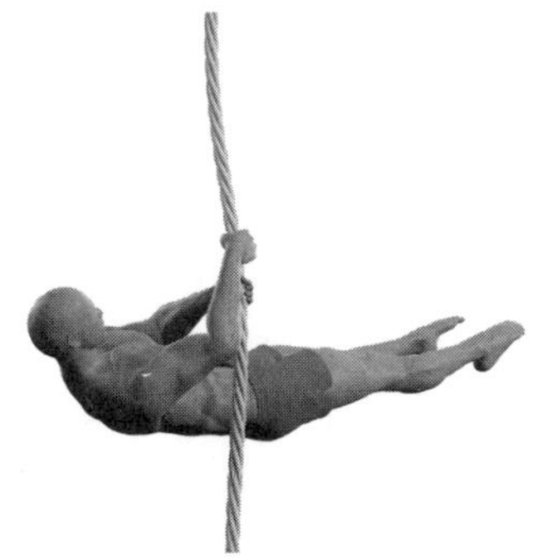
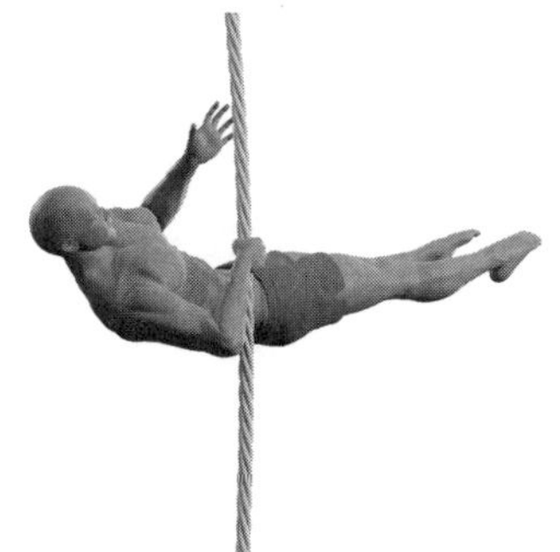
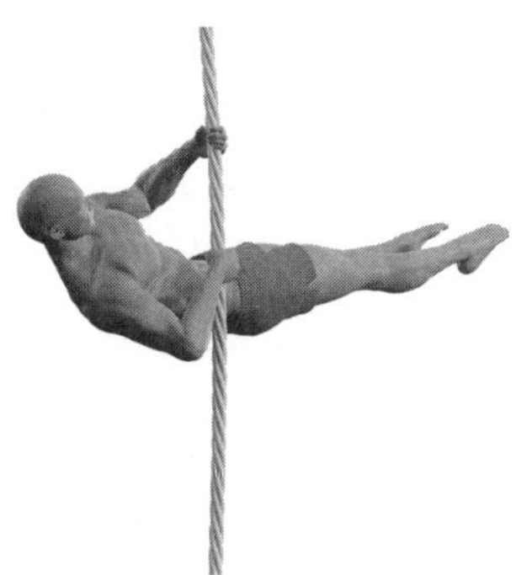

로잉Rowing: Page 2, Column 4

로잉 진행은 능력이 낮은 수준일 때 유용하다. 로잉은 당기는 근력을 쉽게 발달시켜서 견갑대 내 균형을 유지할 수 있다. 프론트 레버와 만나 진행이 달성될 때까지 근력을 향상시키는 데 좋은 운동이다. 또한, 어깨를 건강하게 유지하려면 수평으로 당기는 운동은 필수적이다.

참고: 어떤 유형이든 불균형이 있으면 손을 몸통으로 당기는 로우 자세의 윗부분에 집중해야 한다. 어깨 뒷부분이 약하면, 전방 삼각근, 능형근, 외회전근, 승모근을 자극해서 강하게 만들 수 있도록, 5~10초 동안 로우 자세 상단 부위에서 유지한다.

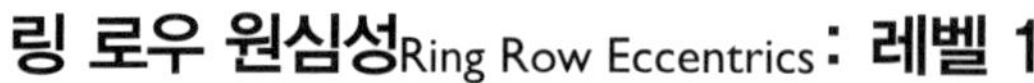

링 로우 원심성Ring Row Eccentrics: 레벨 1

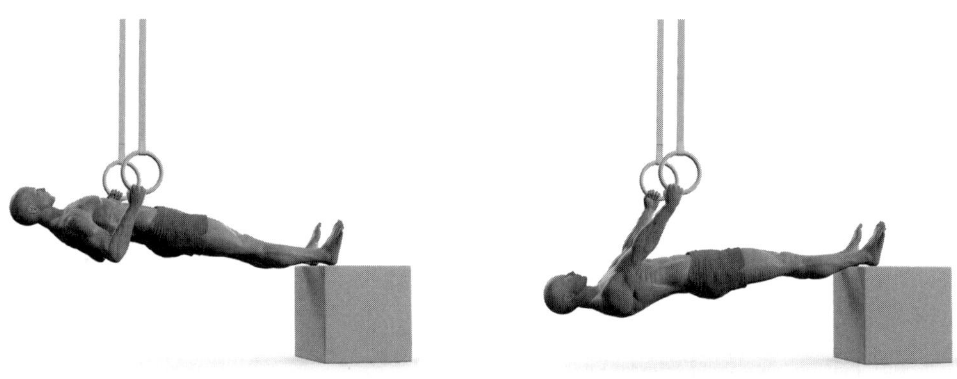

견갑골의 자세: 로우(복부 쪽으로 당기는 동작) 자세 상단 부위에서 시작한다. 이때 견갑골을 아래로 내려서 뒤로 수축시킨다. 로우 자세 하단 부위로 천천히 내려갈 때 견갑골을 앞으로 완전히 수축시킨다.
기법: 로우 자세 상단 부위에서 시작해서 자세 하단 부위로 천천히 내려간다.

이것이 로잉 진행의 시작이다. 대부분의 초급자들은 링 로우 원심성으로 시작할 수 있다. 이 동작을 수행하기 어려우면 다음과 같은 방법으로 동작을 쉽게 만들 수 있다.

- 신체를 지면과 평행으로 유지하는 대신, 더 세워서 발이 지면에 닿게 한다. 링이나 봉을 올려서 필요한 경우 이용했던 발판을 제거한다.
- 다리를 벌리거나 굽힌 자세에서 혹은 둔부에서 링 로우 원심성을 수행한다. 그러면 팔에 가해지는 중량을 줄여 주기 때문에 동작이 쉬워진다.
- 링이나 봉에 밴드를 걸어서 등을 받친다.
- 다른 사람의 도움을 받아 동작을 수행한다.

어떤 사람들은 동작 상단에서 양호한 동작 범위를 유지하지 못하거나 2단계 자세 하단에서 동작을 수행한다. 팔을 곧게 편 이 자세에서 견갑골을 당기는 데 집중해서 견갑골을 뒤로 수축시키는 특정 운동을 할 수 있다. 또한 루틴 말미에 특정 밴드, 또는 견갑골 수축근이나 이두박근 고립 운동을 추가할 수 있다.

로우 동작은 4~5세트에 잘 반응하는 경향이 있다. 진행이 제대로 되지 않으면, 루틴에 부가적인 세트를 추가한다.

링 로우: 레벨 2

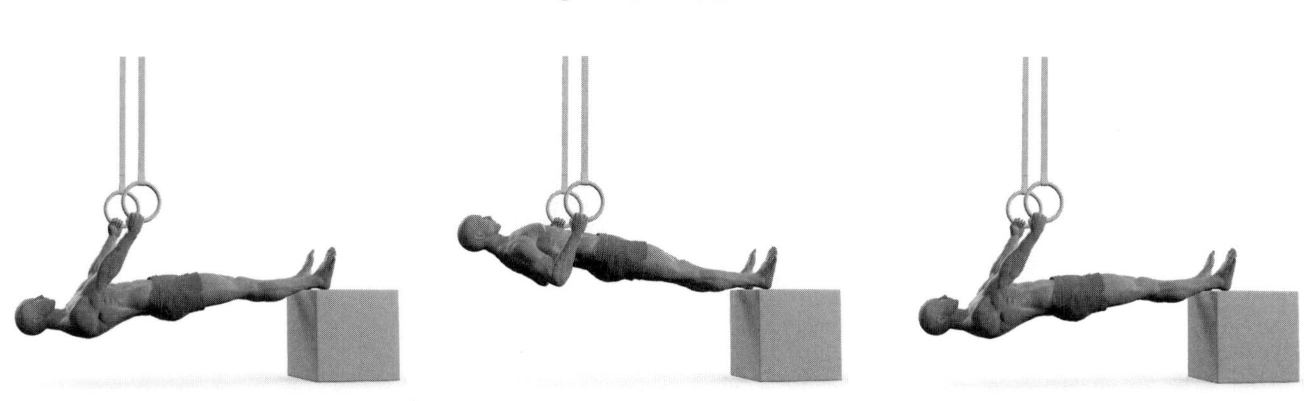

견갑골의 자세: 어깨를 이완시키고 앞으로 수축시켜서, 자세 하단에서 시작한다. 견갑골을 아래로 내려 뒤로 수축시켜서 동작을 시작하고 견갑골을 완전히 뒤로 수축시켜서 동작을 마무리한다.
기법: 링에 매달려서 발을 어깨 높이로 올리는 동시에 신체를 곧게 또는 약간 우묵하게 유지하고 링 로우를 수행한다. 옆구리 또는 겨드랑이의 30도 각도 이내에 팔꿈치를 유지한다. 동작을 하는 동안 링을 몸 쪽으로 당긴다. 동작이 최상 위치일 때 링을 가슴 높이로 당기는 것을 목표로 한다.

이 동작을 시작할 때 또는 전 동작 과정에 견갑골을 아래로 내려서 뒤로 수축시킬 수 있다. 초급자들은 동작을 시작할 때 견갑골을 아래로 내리고 뒤로 수축시켜서 동작 전 과정에 걸쳐 안정적인 기반을 제공하게 만들면 이 동작을 잘 수행하는 데 도움이 될 수 있다. 링 로우에 익숙해지면, 무의식적으로 수행할 수 있다. 그렇게 되면 전 동작에 걸쳐 견갑골을 움직일 수 있다.

견갑골 근력이 이 동작을 수행하는 데 문제가 있으면, 반복 사이에 동작 상단에서 몇 초간 유지한다. 견갑골을 아래로 내려 최대한 수축시켜서 동작 유지를 수행한다. 그러면 견갑골 수축근에 작용해서 전반적인 근력을 향상시킨다.

이 기술을 수행하는 동안 나타나는 가장 흔한 잘못은 신체가 일직선 자세를 유지하지 못하고 C 자형이 되거나 우묵하게 처지는 것이다. 둔근과 코어를 압착해서 신체를 일직선으로 유지하고 팔만 사용해서 동작을 수행하는 데 집중한다.

와이드 링 로우Wide Ring Row: 레벨 3

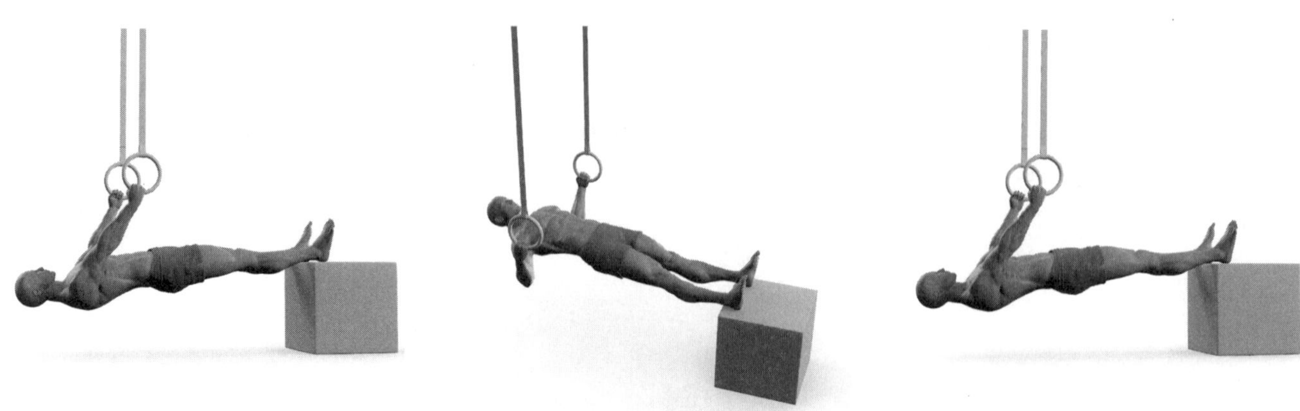

견갑골의 자세: 어깨를 이완시키고 앞으로 수축시켜서 자세 하단에서 시작한다. 견갑골을 아래로 내려 뒤로 수축시켜서 동작을 시작하고 견갑골을 완전히 뒤로 수축시키고 팔을 넓게 벌려서 동작을 마무리한다.

기법: 링에 매달려서 발을 어깨 높이로 올리는 동시에 신체를 곧게 또는 약간 우묵하게 유지하고 와이드 링 로우를 수행한다. 이 자세에서 몸통과 60~90도가 되도록 팔꿈치를 넓게 벌릴 수 있다. 위 그림과 같이 60도가 가장 쉽지만, 기술에 능숙해지면 90도까지 벌려서 수행할 수 있다. 동작을 수행하는 동안 신체에서 손을 멀리하고 신체와 일직선이 되도록 팔꿈치를 당긴다. 몸통을 손 높이까지 당겨 올리는 것이 바람직하다.

이 기술을 수행하는 동안 나타나는 가장 흔한 잘못은 신체가 일직선 자세를 유지하지 못하고 C 자형이나 우묵하게 처지는 것이다. 둔근과 코어를 압착해서 신체를 일직선으로 유지하고 팔만 사용해서 동작을 수행하는 데 집중한다.

어깨 후방 부분이 특히 약한 경우 와이드 링 로우를 수행하면(수행 가능한 경우) 팔꿈치가 바깥으로 상당히 당겨진다. 이것은 후부 삼각근에 영향을 미친다.

아처 링 로우Archer Ring Row: 레벨 4

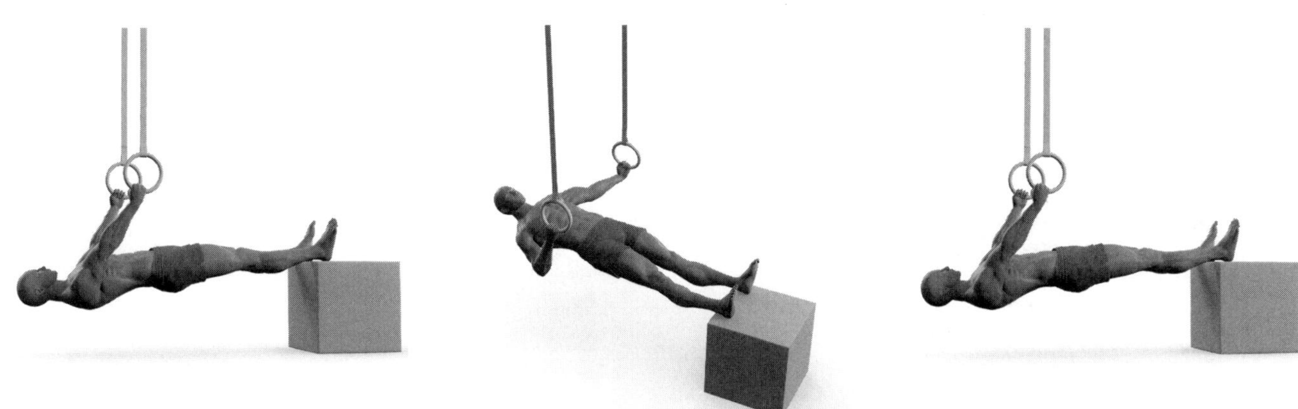

견갑골의 자세: 어깨를 이완시키고 앞으로 수축시켜서, 자세 하단에서 시작한다. 견갑골을 아래로 내려 뒤로 수축시켜서 동작을 시작하고 견갑골을 완전히 뒤로 수축시켜서 동작을 마무리한다. 팔로 다른 동작을 수행하더라도 양팔에 대해 견갑골 자세는 동일하다.

기법: 링에 매달려서 발을 어깨 높이로 올리는 동시에 신체를 곧게 유지해서 아처 링 로우를 수행한다. 이 자세에서 한 팔은 굽히고 다른 한 팔은 직선을 유지한다. 팔을 굽히면 팔꿈치 안이나 바깥으로 당겨지기 때문에 신체와 평행을 이루게 된다(팔꿈치를 신체 가까이 당기면 프론트 레버 로우에 더 가깝다). 팔을 똑바로 펴면 신체와 90도 이내로 당겨진다. 그러면 견갑골은 뒤로 수축되어 팔이 신체와 평행을 이루게 된다. 이 지점에서 통제된 방식으로 아래로 내리고 다른 팔로 동작을 반복한다.

이 기술을 수행하는 동안 나타나는 가장 흔한 잘못은 신체가 일직선 자세를 유지하지 못하고 C 자형이나 우묵하게 처지는 것이다. 둔근과 코어를 압착해서 신체를 일직선으로 유지하고 팔만 사용해서 동작을 수행하는 데 집중한다.

어떤 사람들은 와이드 링 로우에서 아처 링 로우로 진행하지 못한다. 그것은 일반적으로 견갑골이 약하기 때문이다. 팔을 똑바로 펴면 후방 어깨 근육과 견갑골 근육만으로 당길 수 있다. 후방 어깨 근육과 견갑골 근육에는 높이 당기지 못하는 약점이 있을 수도 있다. 약점 문제를 해결하려면 링 로우 원심성에 적용된 운동을 하면 해결에 도움이 될 수 있다.

- 동작 상단까지 와이드 링 로우를 수행한 다음, 동작 하단까지 스트래들 아처 로우 원심성을 수행한다. 이것은 두 동작을 조합하는 것이기 때문에 원심성 부분을 부분적으로 운동할 수 있다. 이 방법을 선택하면, 원심성은 적어도 5초 이상 유지될 수 있다.
- 신체를 지면과 평행으로 유지하는 대신, 더 세워서 발이 지면에 닿게 한다. 링이나 봉을 올려서 필요한 경우 이용했던 발판을 제거한다.
- 다리를 벌리거나 굽힌 자세에서 혹은 둔부에서 링 로우 원심성을 수행한다. 그러면 팔에 가해지는 중량을 줄여 주기 때문에 동작이 쉬워진다.
- 링이나 봉에 밴드를 걸어서 등을 받친다.
- 다른 사람의 도움을 받아 동작을 수행한다.

아처 암 인 링 로우Archer-Arm-In Ring Rows: 레벨 5

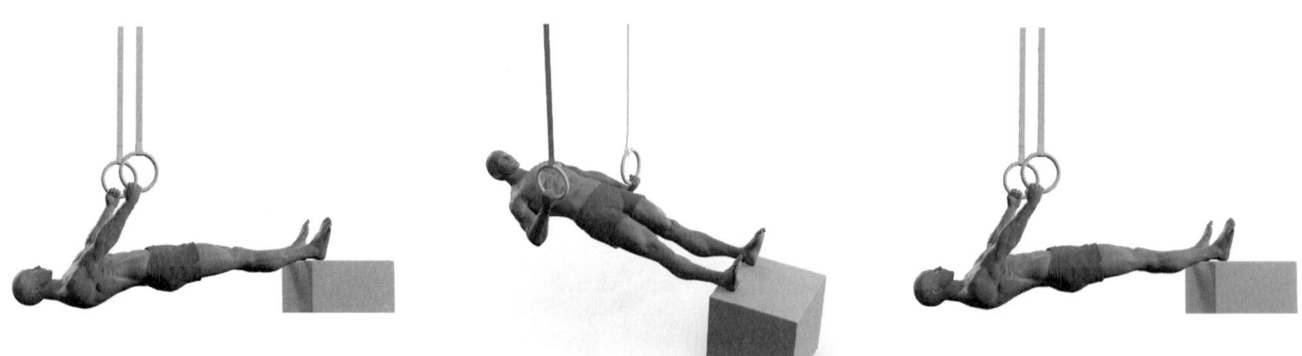

견갑골의 자세: 어깨를 이완시키고 앞으로 수축시켜서, 자세 하단에서 시작한다. 견갑골을 아래로 내려 뒤로 수축시켜서 동작을 시작하고 견갑골을 완전히 뒤로 수축시켜서 동작을 마무리한다. 팔로 다른 동작을 수행하더라도 양팔에 대해 견갑골 자세는 동일하다.

기법: 링에 매달려서 발을 어깨 높이로 올리는 동시에 신체를 곧게 유지해서 아처 암 인 링 로우를 수행한다. 이 자세에서 한 팔은 굽히고 다른 한 팔은 직선을 유지한다. 팔을 굽히면 팔꿈치 안이나 바깥으로 당겨지기 때문에 신체와 평행을 이루게 된다(팔꿈치를 신체 가까이 당기면 프론트 레버 로우에 더 가깝다). 팔을 똑바로 펴면 신체와 일직선으로 당겨지기 때문에 팔이 옆구리에 붙게 된다. 이 지점에서 통제된 방식으로 아래로 내리고 다른 팔로 동작을 반복한다.

곧게 뻗은 팔에서 후방 어깨 근육을 더욱 향상시키는 데 도움이 되어 원 암 로우로 더욱 쉽게 이동할 수 있다. 곧게 뻗은 팔로 더 적게 지지를 할 수 있기 때문에 굽힌 팔로 더 많은 작동을 할 수 있다. 이것은 아처 링 로우와 스트래들 원 암 로우 진행 사이의 격차를 줄이는 데 매우 도움이 된다. 아처 링 암 '인in' 자세는 또한 후방 어깨를 강하게 하는 데 도움이 되며, 어깨의 불균형을 막아 주는 이점이 있다.'

스트래들 원 암 로우Straddle one-arm rows: 레벨 6

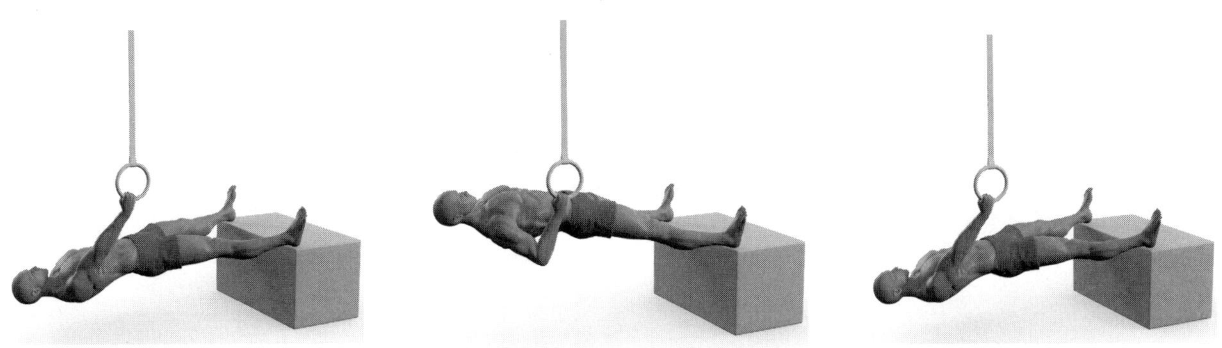

견갑골의 자세: 어깨를 이완시키고 앞으로 수축시켜서, 자세 하단에서 시작한다. 견갑골을 아래로 내려 뒤로 수축시켜서 동작을 시작하고 견갑골을 완전히 뒤로 수축시켜서 동작을 마무리한다.
기법: 다리를 벌린 자세에서 블록 위에 발을 올리고 한 팔로 링을 잡고 스트래들 원 암 로우를 수행한다. 발은 어깨 높이가 되어야 한다. 코어와 둔부를 단단히 조여서 신체를 일직선으로 유지해야 한다. 신체를 일직선으로 해서 한 팔로 링을 잡고 팔꿈치를 안으로 모으고 링을 당겨서 손이 최대한 신체 가까이 오게 당긴다. 한 팔로 신체 전체를 완전히 잡아당길 만큼 강하지 않을 수도 있지만 최대한 신체 가까이 당기도록 한다. 한 단계 더 나아가서 당기는 팔 쪽으로 신체를 회전시켜 반대편 어깨가 링이나 봉에 닿게 해서 이 동작을 '마무리'할 수도 있다.

스트래들 원 암 로우(Str OA rows)와 같이 한 팔, 또는 한 다리 동작을 수행할 때는 항상 약한 쪽으로 시작한다. 전환하기 전에 먼저 교대 반복(매번 반대편 팔에 대한 반복 균형을 유지하는 경우) 또는 전체 세트를 수행할 수 있다. 약한 팔을 먼저 시작해서 근력을 균등하게 만드는 것은 좋은 방법이다. 약한 팔에 맞추어 강한 팔의 반복횟수를 조정해야 한다.

이 동작의 원 암 로우 부분을 수행하는 동안 토크 또는 비틀리는 감을 느낄 수도 있다. 이것은 일반적인 문제이며 극복해야 한다. 일반적으로 동작을 하는 팔 뿐만 아니라 반대편 발에도 많은 압력이 가해질 수 있다. 신체가 회전, 비틀릴, 또는 정렬에서 벗어나려 할 수도 있지만, 코어와 둔부 근육을 조여서 저항해야 한다.

원 암 로우one-arm rows: 레벨 7

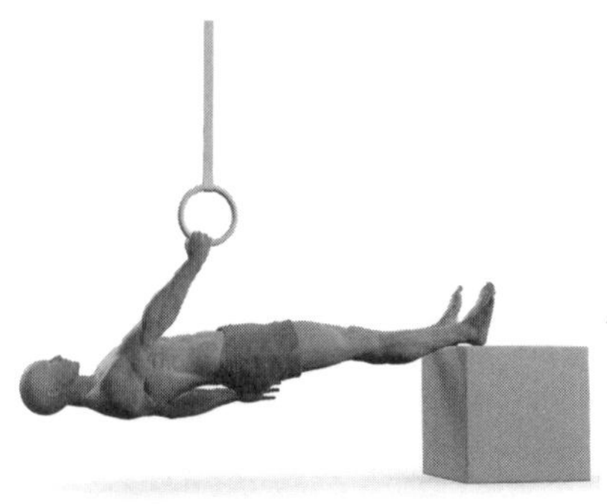
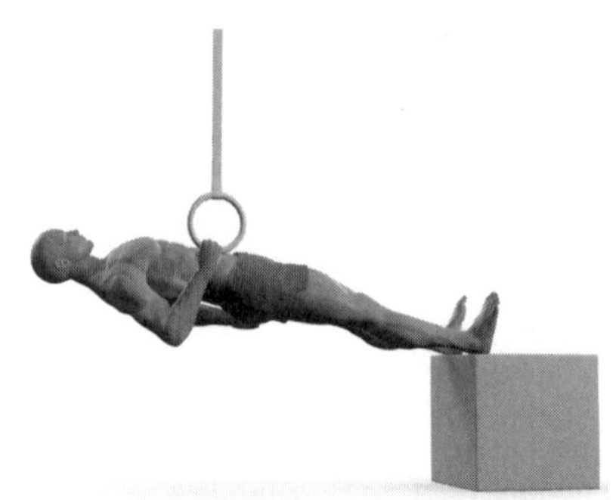
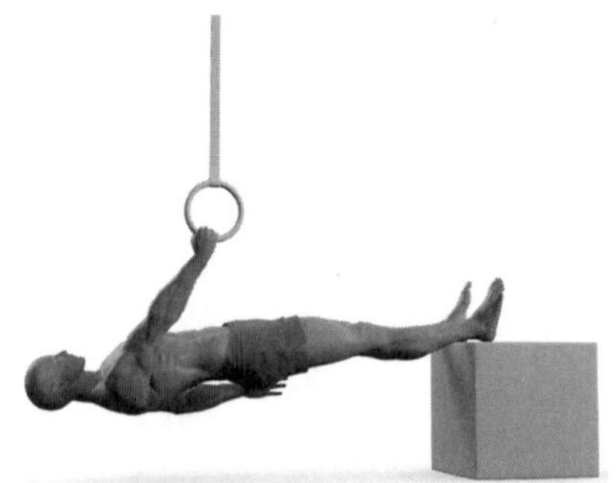

견갑골의 자세: 어깨를 이완시키고 앞으로 수축시켜서, 자세 하단에서 시작한다. 견갑골을 아래로 내려 뒤로 수축시켜서 동작을 시작하고 견갑골을 완전히 뒤로 수축시켜서 동작을 마무리한다.
기법: 다리를 모은 자세에서 블록 위에 발을 올리고 한 팔로 링을 잡고 원 암 로우를 수행한다. 발은 어깨 높이가 되어야 한다. 코어와 둔부를 단단히 조여서 신체를 일직선으로 유지해야 한다. 팔꿈치를 안으로 모으고 링을 당겨서 손이 최대한 신체 가까이 오게 당긴다. 한 팔로 신체 전체를 완전히 잡아당길 만큼 강하지 않을 수도 있지만 최대한 신체 가까이 당기도록 한다. 한 단계 더 나아가서 당기는 팔 쪽으로 신체를 회전시켜 반대편 어깨가 링이나 봉에 닿게 해서 이 동작을 '마무리'할 수도 있다.

이전 수행(스트래들 원 암 로우)에서 토크 또는 비틀리는 감을 느끼면 원 암 로우를 수행할 때 훨씬 더 많이 느낀다. 신체가 회전, 비틀림이 있고, 또는 정렬에서 벗어나려 할 수도 있지만, 그럴 때는 코어와 둔부 근육을 조여서 저항해야 한다.

이 일련의 진행에서 이것이 마지막 진행이다. 이 정도의 근력에 도달하면 이전 진행(프론트 레버 로우)으로 넘어가거나 이 진행(로잉)에 중량조끼를 추가하여 동작을 더욱 도전적으로 만든다.

풀업: Page 2, Column 5

풀업과 친업은 기본적인 수준의 근력을 개발하는 데 가장 효과가 있는 경향이 있기 때문에 이 책에서는 철봉 풀업을 광범위하게 다루지는 않는다. 근력이 발달되면, 중량 풀업이나 원 암 친업과 같은 더 어려운 동작으로 넘어가는 것이 일반적이다. 프론트 레버 진행 및 풀링 기반 정적 및 동적 운동은 전반적인, 진행을 끌어올리는 데 보다 효과적인 경향이 있다.

점핑 풀업Jumping Pull-ups: 레벨 1

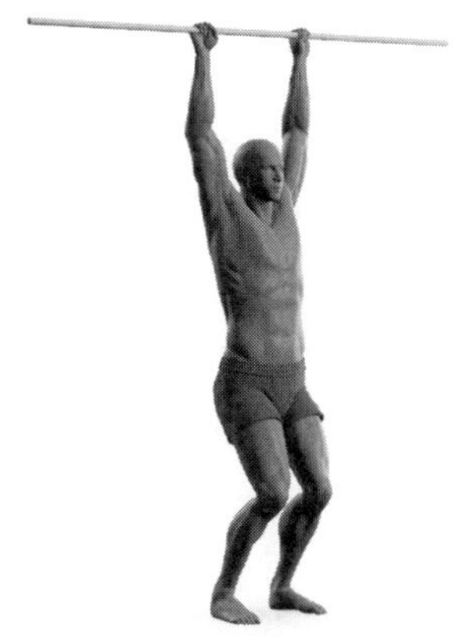

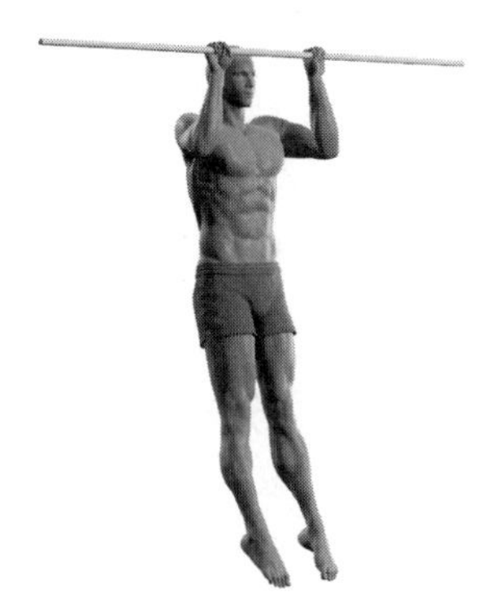

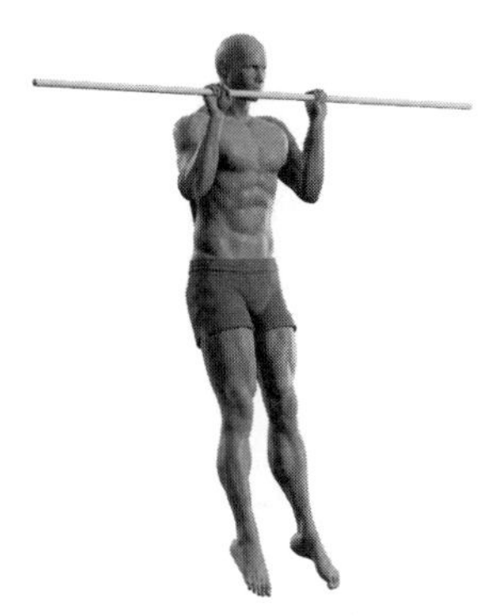

견갑골의 자세: 견갑골을 이완시켜 아래로 내려서 시작한다. 자세 상단을 올라갈 때 견갑골을 아래로 내려 동작을 개시하고 팔로 당겨서 봉 위로 턱걸이를 한다.

기법: 팔을 똑바로 펴서 어깨를 열고 무릎을 약간 굽혀서 시작한다. 철봉이나 링에서 이 동작을 수행할 수 있을 만큼 충분히 내려오지 못하면, 발 아래 상자나 물건을 놓고 수행할 수 있다. 최대한 적은 힘을 점프를 하기 때문에 봉 위로 턱을 당겨 올릴 때 대부분의 동작을 팔로 수행한다. 가능하면 가슴이나 쇄골이 봉에 닿을 수 있도록 동작을 수행해야 한다. 팔꿈치를 신체 앞쪽으로 모아서 유지해야 한다.

점핑 풀업Jumping pull-ups은 당기는 근력이 부족한 경우 다리를 이용해서 조정한다. 점프를 하는 힘이 당겨 올리고 내리는 동작을 수행하는 동안 풀업을 쉽게 만들지만, 팔을 이용해서 동작을 수행하고 다리가 기여하는 것을 최소화시켜야 한다. 팔의 당기는 근력을 향상시키는 것이 목적이다.

친업을 하는 경우 봉에 쇄골이 닿을 수 있도록 시도해야 한다. 봉 위로 턱을 올리는 데 집중하지 않는 이유는 대부분의 사람들이 턱을 올리려고 목을 학처럼 구부리기 때문이다. 성능 관점에서 이것은 좋지 못한 실행이다. 결국은 동작의 상당한 범위까지 기술을 연마하게 된다는 점을 명심하기 바란다. 최대한 동작 범위를 크게 해서 이 기술을 연습해야 한다.

목을 학처럼 구부리는 것도 힘을 생성하는 데 방해가 될 수 있다. 목을 학처럼 구부리면 신경이 지나가는 척추에서 통로가 좁아지기 때문에 풀업을 수행할 때 필요한 근육을 활성화시키는 신경을 꽉 조일 수 있다. 목에서 조이고 구부러지고 당기는 동작은 긴장성 두통과 근육 경직을 유발할 수 있다.

바 풀업 원심성: 레벨 2

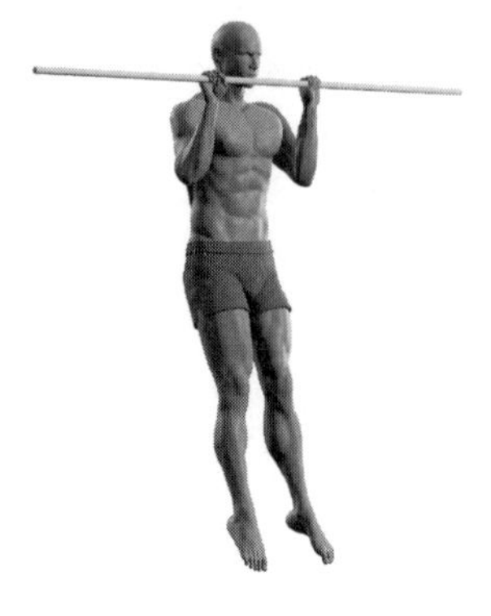
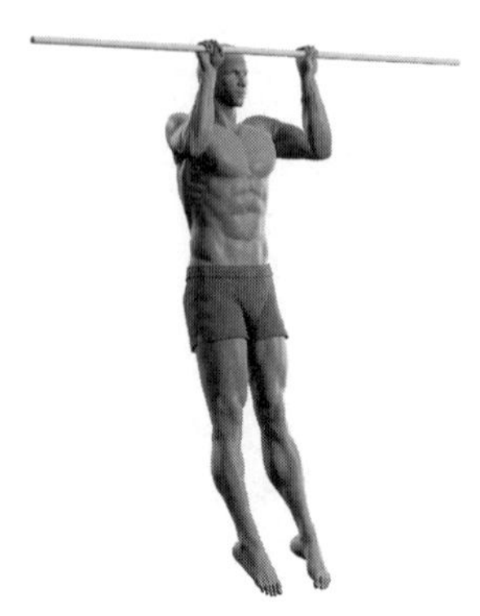
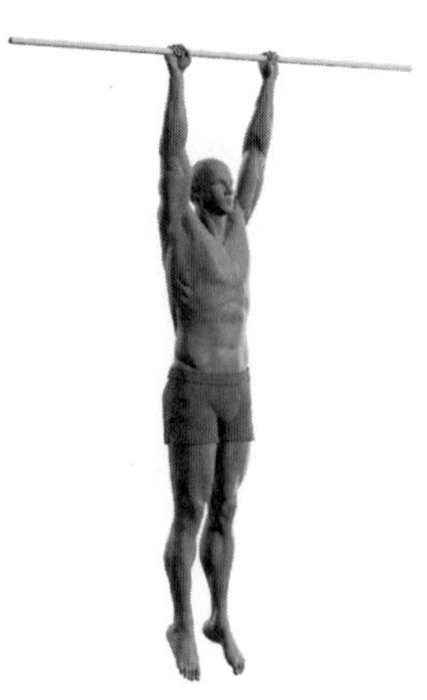

견갑골의 자세: 견갑골을 내려서 약간 뒤로 수축시켜, 봉 상단에서 시작한다. 천천히 아래로 내려가면 견갑골이 점진적으로 위로 올라가기 때문에 이완된 자세에서 마무리할 수 있다.
기법: 봉 상단에서 시작하여 완전히 매달린 자세가 될 때까지 천천히 내린다.

내려가는 자세를 제어할 수 있는 충분한 근력이 있을 때, 지금까지 수행할 수 없었던 동작을 위한 근력을 향상시키는 데 가장 좋은 방법 중 하나가 바로 원심성이다. 6~8초 동안 풀업 반대 자세를 유지하는 운동을 하고 세트당 2~3회 반복으로 2~3세트를 수행하는 것이 목표이다. 결국 전체 반복을 수행하려면 7~10초 풀업이 3~5세트가 필요하다. 광배근과 이두박근을 최대한 활성화시키는 데 중점을 둔다.

이 수준의 근력을 얻으려면 보조물을 사용할 수도 있다. 보조물은 중력 발생기Gravitron, 도르래, 둔부나 다리를 들어 올리는 지지대, 또는 발에 저항 밴드를 배치하는 형태로 동작 중 내려가는 부분에 대한 부하를 줄일 수 있다. 보조물을 사용하지 않는 느린 반대 동작과 보조물을 사용하는 바른 동작을 조합하면 풀업을 달성하는 데 매우 효과적이다.

바 풀업: 레벨 3

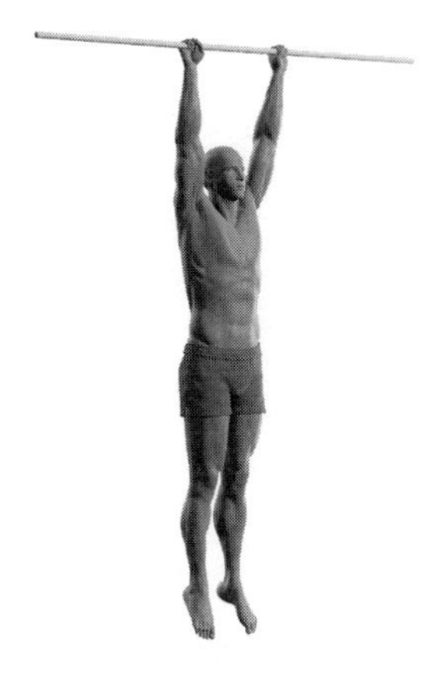
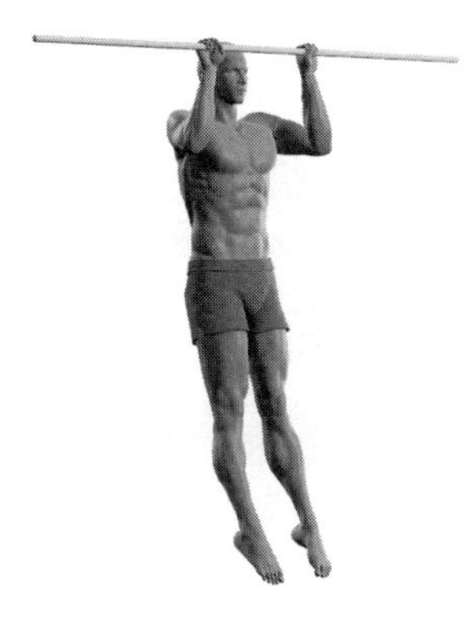
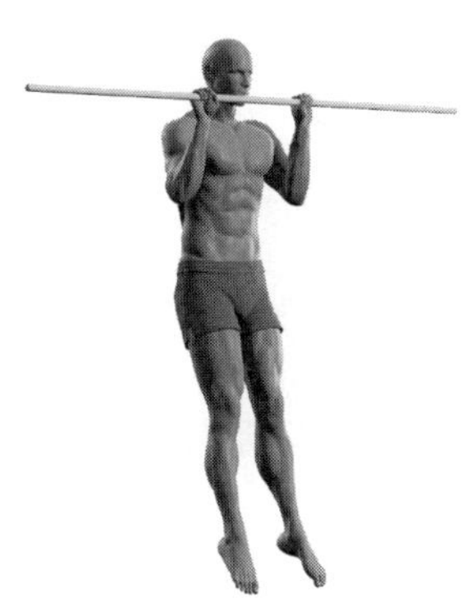

견갑골의 자세: 매달린 자세에서 시작한다. 이때 어깨는 완전히 이완되고 견갑골은 위로 올라간다. 견갑골을 아래로 내려서 동작을 개시한다. 이 자세를 통과할 때, 자세 상단에 도달할 때까지 견갑골은 자연스럽게 회전하고 약간 뒤로 수축된다.

기법: 행 자세에서 시작한다. 팔꿈치를 측면으로 이동시켜서 봉 위로 턱을 당겨 올린다. 목을 구부리지 않고 쇄골을 봉 높이까지 당겨 올린다. 그런 다음, 통제된 방식으로 내리면서 행 자세로 돌아간다. 팔꿈치를 벌리지 말고 신체와 일직선이 되도록 유지한다.

바 풀업bar pull-ups은 초등학교 체육 수업에서 볼 수 있는 전형적인 풀업이다. 이 동작을 수행하는 동안 팔꿈치가 바깥으로 벌어지면 안 된다. 그렇게 되면 어깨가 닫히게 되어 수직으로 당기는 힘이 줄어든다. 자세를 잘못 배우면 결국 후속 진행에서 가슴이 봉을 통과하는 동작을 어렵게 만든다. 팔꿈치가 벌어지지 않게 유지해야 한다.

문제가 있으면, 반대 동작, 보조물 사용 풀업, 또는 인근 체육관에서 사용이 가능하면 중력 발생기를 사용해서 운동할 수도 있다. 당기기 전에 코어와 견갑대를 긴장시켜야 한다. 그렇게 하면 신체를 올리는 데 필요한 힘을 전달하는 데 도움이 될 수 있다.

L-시트 풀업: 레벨 4

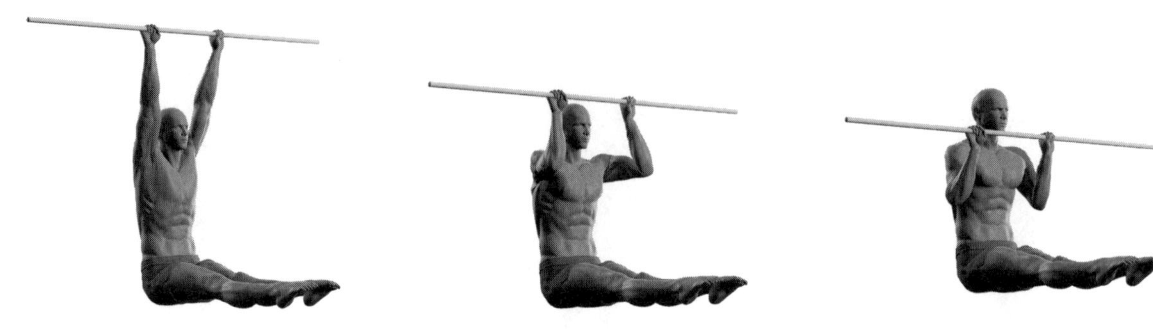

견갑골의 자세: 매달린 자세에서 시작한다. 이때 어깨는 완전히 이완되고 견갑골은 위로 올라간다. 견갑골을 아래로 내려서 동작을 개시한다. 이 자세를 통해 자세 상단에 도달할 때까지 견갑골은 자연스럽게 회전하고 약간 뒤로 수축된다.

기법: L-시트 자세로 봉에 매달린다. 신체 전방으로 4~6인치까지 손을 당겨서 턱이 쇄골을 지나 올라간다. 동작을 시작할 때 어깨를 연다. 프론트 레버 자세처럼 손을 앞쪽으로 밀고 팔을 어깨 관절와shoulder socket로 당기는 데 집중한다. 어깨가 안정되면, 신체 전방에 위치하고 있는 손으로 기술의 풀업 부분을 수행한다. L-시트 자세에서 다리는 지면과 평행이 되어야 하며 아래로 떨어지지 않아야 한다. 쇄골 또는 가슴을 봉에 대고 천천히 시작 자세로 내려서 동작을 마무리한다.

L-시트 풀업의 가장 어려운 부분은 시작할 때(어깨 관절 고정을 풀 때)와 상단(근육이 짧아지고 그에 따라 불리한 자세가 된다. 특히, 봉 위로 더 높이 올리려고 할 때)에 도달했을 때이다. L-시트 풀업은 어깨에 비틀림이 증가하기 때문에 표준 풀업보다 더 어렵다. 다리를 신체 전방으로 올리면 무게중심이 앞으로 밀리기 때문에, 어깨를 앞으로 밀어서 무게중심을 봉 밑에 유지해야 한다. 따라서 L-자세로 매달릴 때 손이 몸통 앞으로 약간 나와야 한다. 그런 자세가 단지 매달려 있는 동안에는 그렇게 어렵지 않을 수 있다. 그러나 풀업을 시작할 때 어려울 수 있다.

피로해지면 회전근개 근육에 문제가 생길 수도 있다(그런 문제는 와이드 그립 풀업에서도 마찬가지이다). 회전근개는 상완골두를 견봉으로 밀어 올려서 유지하는 데 도움이 되기 때문에 피로하면 근육이 힘을 발휘하는 능력을 상실하게 된다. L-시트 풀업은 어깨에서 토크를 증가시키기 때문에(이는 손을 전방으로 계속 밀기 때문이다), 회전근개 근육이 더욱 빨리 피로해진다. 그렇게 되면 어깨 충돌이 발생될 수 있다.

루틴 말미가 가장 피로할 때이다. 따라서 이 진행을 루틴 말미에 배치하지 않아야 한다. LYTPs, 옆으로 누운 자세에서 외회전, 쿠바 프레스 중간 부분, 또는 밴드 외회전과 같은 보충 회전근개 근육 운동을 수행하는 것이 좋다.

풀오버pullover: 레벨 5

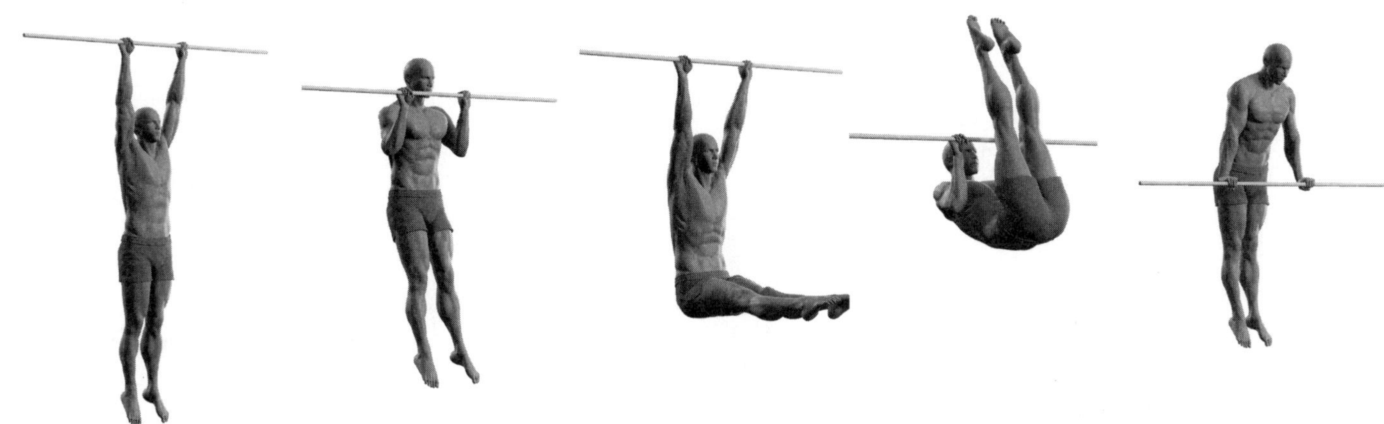

견갑골의 자세: 매달린 자세에서 시작한다. 이때 어깨는 완전히 이완되고 견갑골은 위로 올라간다. 견갑골을 아래로 내려서 동작을 개시한다. 이 자세를 통해 자세 상단에 도달할 때까지 견갑골은 자연스럽게 회전하고 약간 뒤로 수축된다. 다리가 L-시트 자세에서 머리 위로 통과할 때, 견갑골을 아래로 내려서 강하게 뒤로 수축시킨 다음 몸통을 봉에 가깝게 유지해서 봉 위로 회전시킨다.
기법: 풀오버는 봉 위에서 신체를 상하좌우로 조정하는 기본적인 체조 동작이다. 지도를 위해 이 동작을 세 가지 부분으로 분류할 수 있다.

1. 동작의 첫 번째 부분은 쇄골-봉 풀업이다. 가슴을 봉까지 당겨 올릴 수 있으면 가장 좋다. 그래서 최대한 높게 당겨야 한다.
2. 동작의 두 번째 부분은 몸을 뒤집어서 둔부를 봉으로 가져가는 것이다. 뒤로 기울여 팔을 곧게 펴서 이 동작을 수행한다. 팔을 일직선으로 펴서 둔부가 봉 위를 회전해야 한다. 턱이나 파이크 자세에서 수행하는 것이 더 쉽지만, 결국 몸을 일직선으로 한 자세로 수행되어야 한다.

둔부가 봉 위로 올라간 후 동작의 세 번째 단계는 부분적으로 인버티드 풀업일 뿐만 아니라 둔부와 다리를 봉 위로 밀어 주는 것이다. 여기에서 신체 질량은 봉의 반대편에 있기 때문에, 신체가 회전하기 시작한다. 결국 신체는 봉 상단에 올라가게 된다. 팔은 일직선이 되어야 한다. 그러면 봉 상단에 있을 때 신체는 지지 자세가 된다.

스스로 이 기술을 파악하기 어려울 수도 있다. 둔부 동작을 관측해 줄 수 있는 사람의 지원을 받으면 훨씬 더 쉽다. 또한 봉 상단에서 시작해서 이 동작을 역으로 수행할 수도 있다. 그러면 이 기술을 위한 근력과 신체 감각을 개발하는 데 도움이 될 수 있다.

이 기술은 체조 점수표에서 A등급 기술이다.

링 풀업 + 원 암 친업: Page 2, Column 6

링 L-시트 풀업: 레벨 4

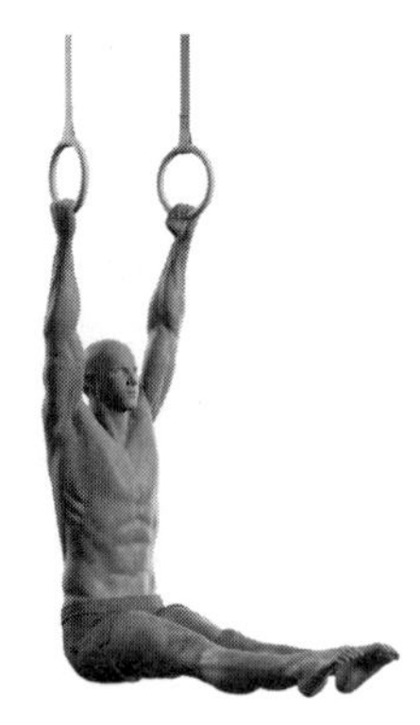
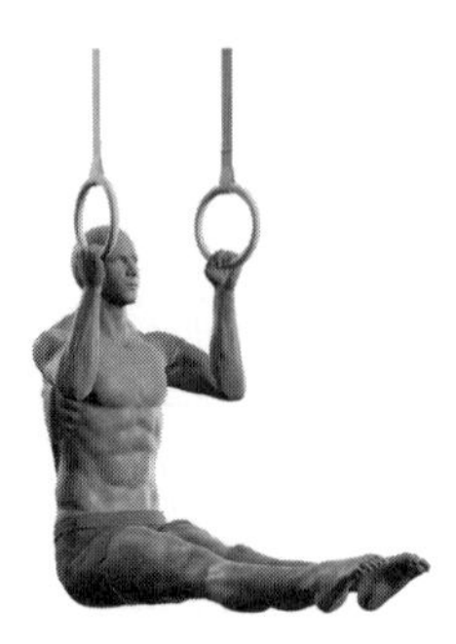
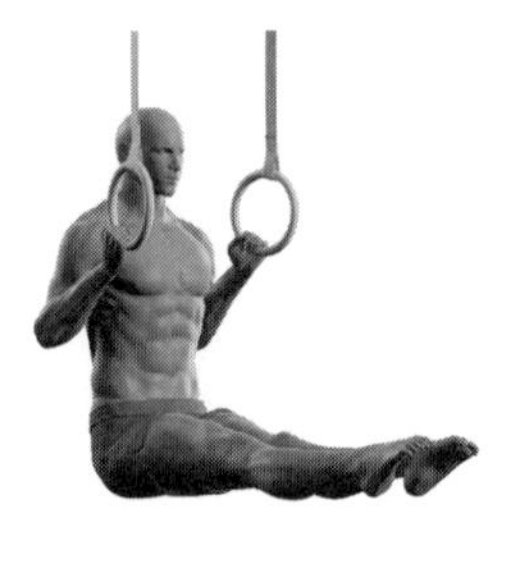

견갑골의 자세: 매달린 자세에서 시작한다. 이때 어깨는 완전히 이완되고 견갑골은 위로 올라간다. 견갑골을 아래로 내려서 동작을 개시한다. 이 자세를 통해 자세 상단에 도달할 때까지 견갑골은 자연스럽게 회전하고 약간 뒤로 수축된다.

기법: L-시트 자세로 봉에 매달린다. 손을 신체 전방으로 4~6인치까지 당긴다. 완전히 쇄골 높이까지 당기고, 결국 가슴 높이까지 당겨 올려서 더욱 강해진다. 이 동작의 가장 어려운 부분은 시작할 때(어깨 관절 고정을 풀 때)와 상단(근육이 짧아지고 그에 따라 불리한 자세가 된다. 특히, 봉 위로 더 높이 올리려고 할 때)에 도달했을 때이다.

링 L-시트 풀업은 봉에서 진행하는 다른 동작들보다 어렵지 않다. 링을 이용할 수 없으면, 봉을 이용하는 것이 좋다. 동작을 시작할 때 어깨를 연다. 프론트 레버 자세처럼 손을 앞쪽으로 밀고 팔을 어깨 관절와shoulder socket로 당기는 데 집중한다.

링 와이드 그립 풀업: 레벨 5

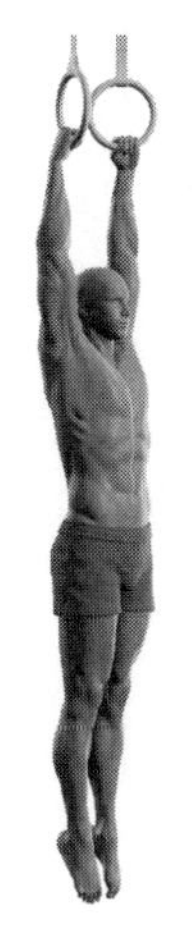
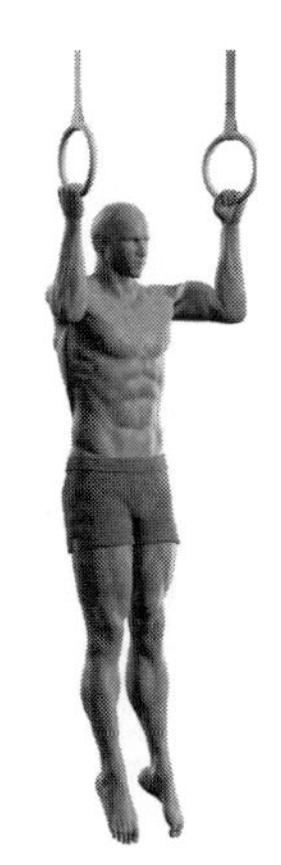
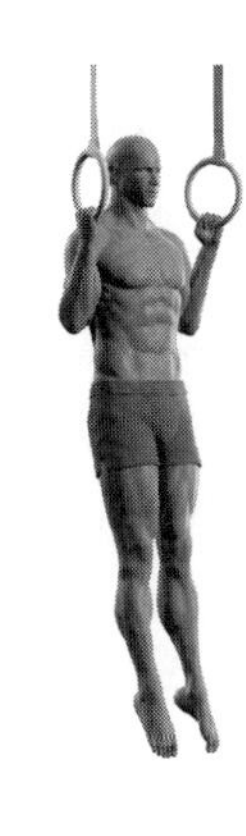

링 와이드 그립 L-시트 풀업: 레벨 6

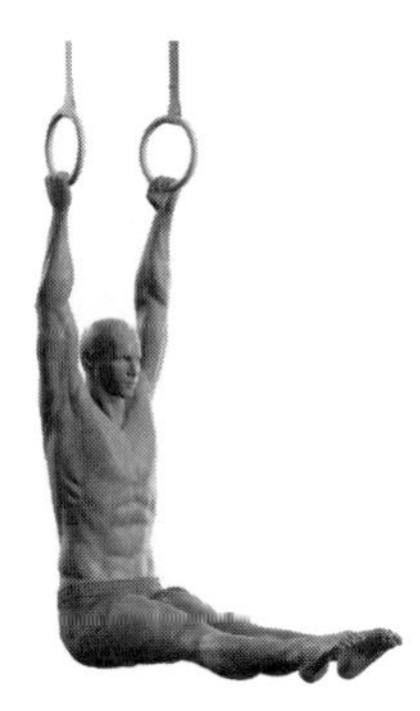
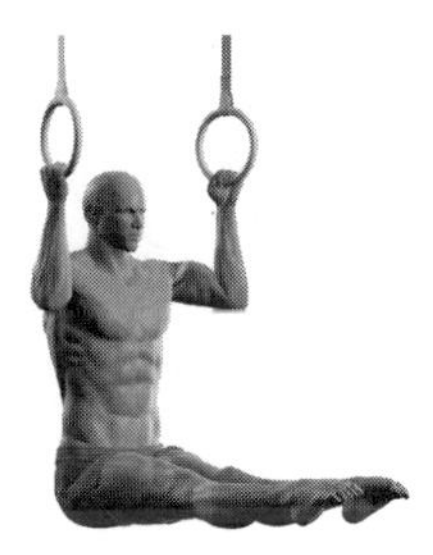
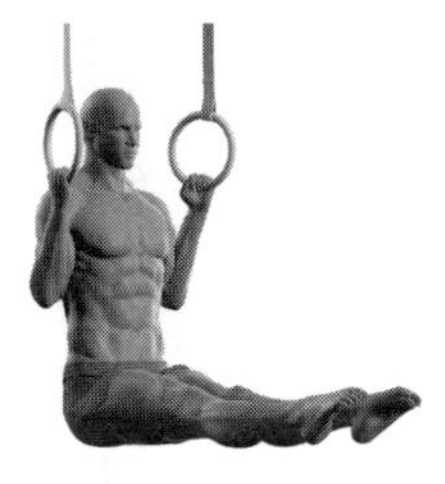

견갑골의 자세: 매달린 자세에서 시작한다. 이때 어깨는 완전히 이완되고 견갑골은 위로 올라간다. 견갑골을 아래로 내려서 동작을 개시한다. 이 자세를 통해 자세 상단에 도달할 때까지 견갑골은 자연스럽게 회전하고 약간 뒤로 수축된다.

기법: 손을 중립 또는 전방을 향하게 하고(내전 그립) 링에 매달린 자세로 시작한다. 여기에서 팔꿈치를 바깥으로 당긴다. 동작을 수행하는 동안 팔꿈치를 최대한 수직으로 유지한다.

링 와이드 그립 L-시트 풀업은 L-시트 자세와 동일하지만, L-시트 자세에서 동작을 시작해서 그 자세를 계속 유지한다. 이전 L-시트 동작과 마찬가지로, 이 동작은 먼저 링을 전방으로 약간 밀고 어깨를 긴장시켜서 동작을 개시하는 것이 좋다.

링을 쇄골이나 가슴까지 당겨 올리는 것이 가능하지만, 대부분의 사람들은 처음 이 동작을 시도할 때 그렇게 높이 당겨 올리지 않는다. 이 동작은 이두박근을 덜 사용하고 주로 광배근을 이용하는 운동이기 때문에, 여러 가지 링 진행에 유용하다.

와이드 그립 풀업과 아처 풀업은 어깨에 부담을 많이 주기 때문에 회전근개가 피로해지면 불편함이나 통증을 유발할 수 있다. 루틴 말미가 가장 피로할 때이다. 이 진행을 루틴 말미에 배치하지 않아야 한다. LYTPs, 옆으로 누운 자세에서 외회전, 쿠바 프레스 중간 부분, 또는 밴드 외회전과 같은 보충 회전근개 근육 운동을 수행하는 것이 좋다.

일반적으로 말해서, 피로할 때 와이드 그립 풀업을 주의해야 한다. 피로하면 풀업과 같이 힘이 분산되어 완전한 외회전 상태에서 어깨가 취약하다. 어깨 부분 탈구 또는 탈구 문제가 있으면 이 동작을 피해야 한다. 그러나 링에서 와이드 그립 풀업을 수행하면 저항이 낮은 자세로 어깨 동작을 할 수 있다. 그렇게 하면 연조직 손상이나 다른 부상을 피하는 데 도움이 될 수 있다.

링 아처 풀업: 레벨 7

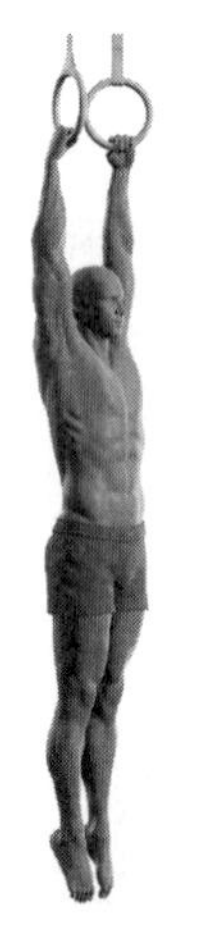
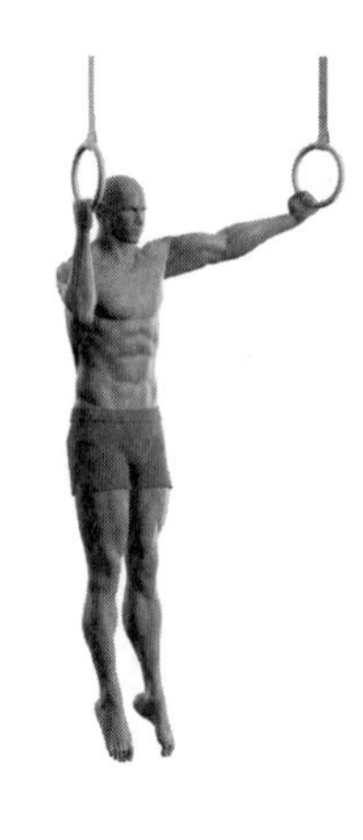
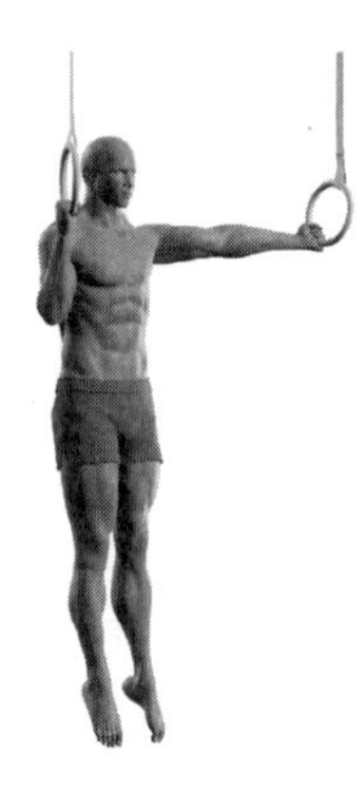

견갑골의 자세: 매달린 자세에서 시작한다. 이때 어깨는 완전히 이완되고 견갑골은 위로 올라간다. 견갑골을 아래로 내려서 동작을 개시한다. 이 자세를 통해 자세 상단에 도달할 때까지 견갑골은 자연스럽게 회전하고 약간 뒤로 수축된다.

기법: 매달린 자세에서 한 팔을 아래로 당기는 동시에(표준 풀업처럼), 다른 팔을 일직선으로 유지해서 교차 자세로 들어간다. 팔을 일직선으로 펴면 상당한 지지를 할 수 없기 때문에 굽혀진 팔에 상당한 중량이 가해진다. 그렇게 되면 원 암 풀업과 유사한 동작이 된다. 폴스 그립false grip을 사용해서 이 기술을 배울 수도 있지만, 결국 폴스 그립을 사용하지 않고 이 기술을 수행할 수 있어야 한다.

폴스 그립은 링(또는 봉)의 한 측면 위에 손을 올려서 링 또는 바에 올려 놓은 손의 소지 쪽으로 손목을 굽혀서 잡는 것이다. 그런 다음 링이나 봉을 손으로 감아서 최대한 견고하게 유지해야 한다. 여기에서 동작이 시작될 수 있다. 손목 유연성이 나쁘거나 그립력이 부족하면 폴스 그립 자세를 달성하거나, 하더라도 유지하기 어렵다. 그럴 경우 준비운동과 정리 운동에 문제를 해결하기 위한 보충 운동을 추가해야 한다.

이것은 원 암 스트레이트 머슬업의 첫 단계이며, 십자버티기와 원 암 친업뿐 아니라 근력을 키우기 위한 진행에 사용될 수 있다. 일직선으로 팔을 뻗는 것(십자버티기 보강)이나 팔을 굽히는 데(원 암 친업) 중점을 둔다.

이전 진행과 마찬가지로 이것은 어깨 문제를 유발할 수도 있다. 루틴 말미가 가장 피로할 때이다. 이 진행을 루틴 말미에 배치하지 않아야 한다. LYTPs, 옆으로 누운 자세에서 외회전, 쿠바 프레스 중간 부분, 또는 밴드 외회전과 같은 보충 회전근개 근육 운동을 수행하는 것이 좋다.

원 암 친업/풀업 원심성: 레벨 8

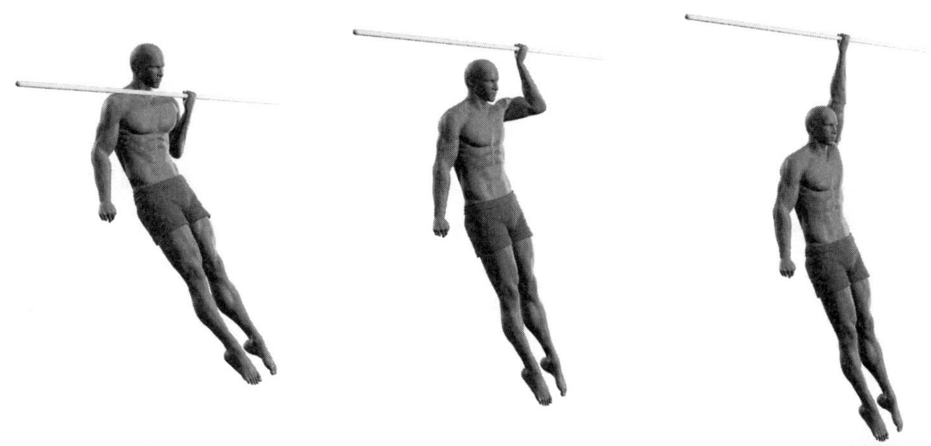

견갑골의 자세: 한 손으로 봉을 잡고 다른 팔의 견갑골을 내려서 동작 상단에서 시작한다. 견갑골을 내린 채 동작 하단으로 천천히 내려간다. 일단 동작 하단에 도달하면 팔이 일직선이 되어야 한다. 동작 끝부분에서 견갑골을 천천히 올려야 한다.
기법: 손을 가슴에 가까이 해서 한 팔 자세 상단을 유지하여 턱이 봉 위로 올라갈 때 근육 긴장을 극대화시킨다. 매달리는 자세로 천천히 내린다. 어깨뿐 아니라 팔뚝의 회내전과 외전으로 신체를 조절하면서 아래로 내린다.

원 암 친업이나 풀업에 가장 좋은 트레이닝은 원심성이나 반대 동작을 사용하는 것이다. 다음은 이 동작에 권장되는 몇 가지 전제조건이다.

- 체중의 50%를 추가한 친업 및/또는 풀업
- 가슴까지 최소 15회 이상 친업/풀업 반복
- 외전 그립으로 완전한 백 레버
- 링 턱 플렌체

체중의 50%를 추가하고 가슴까지 최소 15회 반복으로 중량 풀업 또는 친업을 수행할 수 있는 것이 중요하다. 그러면 적절한 근육 조직과 결합 조직을 강화시킬 수 있다. 또한 최소한 완전한 백 레버와 링 턱 플렌체를 수행할 수 있어야 한다. 이 운동들도 손에서 팔뚝, 팔꿈치, 그리고 이두박근 부위의 근육 조직과 결합 조직(모든 근육 및 결합 조직은 어깨와 가슴으로 통한다)을 강화시키는 데 도움이 된다.

이러한 전제조건을 갖추면 팔꿈치 및 어깨에서 건염과 같은 과사용 부상을 방지하는 데 도움이 된다. 이미 원 암 친업/원 암 풀업을 달성할 때 한 팔로 빈번하게 매달리기를 했기 때문에 최소 20초 동안 한 팔 매달리기를 수행할 수 있어야 한다. 그립 근력이 부족하면 양쪽에 물건을 들고 걷는 농부 걷기farmer's walks, 악력 운동기, 또는 다른 팔뚝 근력 운동으로 그립 근력을 기를 수 있다.

이 기술을 훈련하려면 두 방법이 있다. 이 책은 다른 사람을 훈련시키고 지도하는 수년간의 개인 경험을 기반으로 얻은 방법을 제시한다. 다른 자원을 찾고 싶으면 beastskills.com과 dragondoor.com에서 좋은 자료를 찾을 수 있다.

원 암 친업/원 암 풀업을 달성하는 방법:

- 주당 2~3세션의 원심성
- 주당 0~1세션의 중량을 추가한 풀업이나 보조물을 이용하는 원심성

주 4일 트레이닝 일정을 3주 동안 검토해 보자. 이 일정을 사용하면 보통 2일은 원심성, 1일은 중량을 추가한 풀업, 또는 1일은 보조물을 이용한 원심성이 된다. 주당 3일 일정으로 프로그래밍하는 것과 비슷하다. 단순히 4주 과정으로 운동을 늘리면, 주당 4일 일정으로 3주에 수행하는 것을 한 달에 완료하는 것이다.

원심성은 맨몸 운동, 특히 당기는 동작으로 하면 매우 효과적이다. 가능하면 다른 도움 없이 동작을 수행하려고 노력해야 한다. 한 팔로 보조물 없이 반대 동작을 수행하면 두 팔로 중량 풀업을 하는 것보다 낫다. 보조물이 있는 원심성은 어떤 여분의 연습에서 얻는 동작 전체에 효과적이지만, 여전히 외부 도움에 의존해서 완료된다. 트레이닝 일정을 진행하고 있는 이 시점은 적어도 1~2년 동안 트레이닝을 하고 있는 시점은 될 것이다. 그렇다 하더라도, 이와 같이 강력한 반대 동작은 주당 2회로 제한되어야 한다. 그렇지 않으면 중추신경계에 상당한 부담을 주게 된다.

원 암 친업은 보통 각 세트당 2~3회 반복으로 2~3세트의 6~10초 동안 반대 동작에 가장 잘 반응한다. 이러한 동작에서 아래로 내리는 부분은 일정해야 한다. 동작 상단은 가장 강한 부분이 된다. 근육은 유리한 위치에 있고 누구든지 처음 시작할 때 가장 원기가 있는 상태이기 때문에 먼저 가장 강한 부분을 운동하는 것을 피해야 한다. 그렇지 않으면 기술에서 불균형이 발생된다. 반대 동작의 끝부분은 종종 가장 어려운 부분이 된다. 완전히 확장된 원-암-행 자세에 도달하기 전에 원심성 동작으로 빠르게 진행하지 않도록 주의해야 한다.

참고로, 중량을 가한 풀업과 보조물을 이용하는 원심성은 5~8회 반복 3세트에 가장 잘 반응한다. 운동당 약 5파운드 또는 운동마다 다르게 진전이 이루어질 수 있다.

몇 가지 다른 방법으로 보조물을 이용하는 원심성에 접근할 수 있다. 도르래 시스템을 사용해서 다른 손이나 벨트에 유지될 수 있는 중량을 매달 수 있다. 또는 봉에 로프를 매달아 놓고 점차적으로 낮추어 잡고 반대 손에 힘을 가해서 점차 지지를 낮춘다. 어느 것을 선택하든, 보조물에 지나치게 의존하여 그러한 도움이 일관성이 없기 때문에, 이 기술에 도움이 되지 않는다.

다음은 기술 목록이다.

- 원심성: 보조물이 없는 전체 동작 범위를 차지하기 때문에 가장 효과적인 경향이 있다. 원심성은 풀링 운동에 특히 좋은데, 원 암 친업이 그중 하나이다.
- 보조물이 있는 도르래 원심성: 도르래를 사용해서 한쪽 끝에는 중량물을, 다른 쪽 끝은 손으로 잡는다. 1파운드가 될 때까지 15파운드, 14파운드, 13파운드 이런 식으로 줄여 나갈 수 있다. 그러면 상당한 도움이 된다. 이 방법은 매우 안정적이며 사용되는 원심성 양을 줄일수록 매우 효과적이다.
- 보조물이 있는 다른 원심성: 다른 사람이 돕거나 손가락을 이용할 수 있다. 이 방법은 효과적이기는 해도 위에 설명한 방법만큼 효과적이지 않다.
- 프렌치Frenchie: 가능한 근력 범위 내에서 위아래로 이동한다. 특정 동작 범위 내에서 근력을 강화시키는 데 좋지만, 종종 가장 약한 동작 범위에 효과가 없다.
- 등척성 유지: 동작에서 약한 범위에서 등척성을 유지하는 것은 고원 현상을 타파하는 데 효과적일 수 있지만, 트레이닝 방법으로서는 최소한의 효과만 있다.

- 중량을 가한 풀업: 이것은 등척성을 안전하게 시작할 수 있도록 근력을 키우기 위한 요건으로서는 좋지만, 원 암 풀링 동작을 구체적으로 수행하지 않기 때문에 한 팔 운동 트레이닝에는 전혀 도움이 되지 않는다.

마지막으로, 반대편 손의 손가락을 점차적으로 줄여서 보조물로 사용할 수 있다. 다음은 검지에서 소지로 점차 줄이면서 운동하는 방법이다.

- 네 손가락 모두
- 검지, 중지, 약지
- 중지, 약지, 소지
- 검지, 중지
- 검지, 약지
- 검지
- 중지
- 소지
- 약지

가끔 마지막 진행은 약지이고 그런 다음 소지가 되지만, 대부분 사람들의 경우 약지가 소지보다 약간 약하다. 또한 아처 진행에서 이 동작으로 넘어갈 수 있다.

원 암 친업 원심성과 보조물이 있는 원심성은 사람마다 다를 수도 있다. 동작 상단에서 정면으로 또는 길이 방향으로 봉을 향할 수 있다. 대다수 운동선수들은 봉을 아래(길이 방향)로 내려다보는 것을 편하게 느끼기 때문에 그들의 손은 내전과 외전 그립 사이의 '해머 그립hammer grip' 자세가 된다. 대부분의 사람들은 자연스럽게 이 자세로 끌린다. 해머 그립 자세는 신체가 활동적으로 비틀리는 것을 방지해서 신체가 한쪽 방향 또는 다른 방향으로 향하게 유지한다. 마찬가지로, 해머 그립 자세를 하면 팔을 가슴에 압착할 수 있으며, 동작을 수행하는 데 필요한 긴장감을 유발하는 데 도움이 된다.

장기 루틴을 선택하여 여러 유형을 동시에 운동할 수 없으면, 선호하는 것이 무엇이든, 선택 기법을 일관되게 연습해서 완전한 동작을 달성해야 한다. 암벽 등반가라면, 등반 지지대나 암벽에서 이 동작을 수행하려면 손을 내전시켜야 하기 때문에 원 암 풀업을 연습하는 것이 좋다. 특별한 것이 좋은 것이다.

동작의 상단, 중간, 하단에서 원심성을 유지하는 것도 도움이 될 수 있다. 이러한 것들은 강화되어야 할 필요가 있는 '끈덕진 문제'나 '힘든 부분'이 있는 경우 매우 좋다. 그런 부분들이 없으면 특별히 유용하지 않다. 예를 들어 '프렌체'(여기에서 운동선수는 운동을 반대로 수행하지만 그 길을 중단하고 등척성 자세를 유지한다)는 끈질긴 문제를 해결하기 위해 프로그램에서 견고한 위치를 차지할 수 있다.

그립 근력도 중요한 요소이다. 봉, 링, 또는 다른 표면에서 유지하는 힘이 강해질수록 당기는 근위 근육에 신경 분포가 더 많아질 수 있다. 그러면 더욱 강하고 협조적인 결과를 가져온다. 그립 근력이 제한적이면 문제를 해결할 수 있는 보충 운동을 추가해야 한다.

이전 진행과 마찬가지로, 원 암 친업/풀업은 어깨에 상당한 비틀림을 유발한다. L-풀업, 와이드 풀업, 그리고 아처 풀업 변형과 마찬가지로 원 암 친업/풀업은 어깨에 상당한 불편을 초래할 수도 있다. 루틴 말미가 가장 피로할 때이다. 이 진행을 루틴 말미에 배치하지 않아야 한다. LYTPs, 옆으로 누운 자세에서 외회전, 쿠바 프레스 중간 부분, 또는 밴드 외회전과 같은 보충 회전근개 근육 운동을 수행하는 것이 좋다.

원 암 친업: 레벨 9

원 암 친업 +15파운드: 레벨 10

원 암 친업 +25파운드: 레벨 11

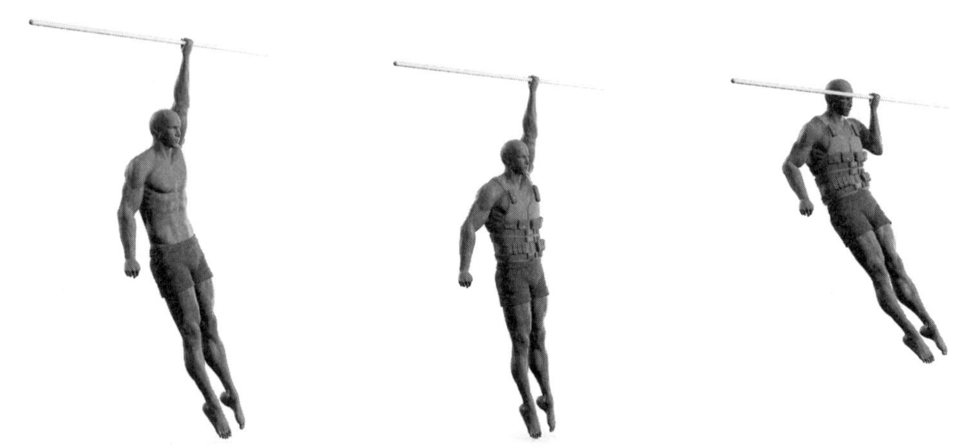

견갑골의 자세: 견갑골을 이완시켜서 한 팔 행 자세로 시작한다. 견갑골을 아래로 내리고 뒤로 약간 수축시켜서 동작을 개시한다. 신체를 봉까지 올릴 때 견갑골을 아래로 내린 채 유지한다. 견갑골을 내려서 중립 위치에 가깝게 마무리한다.

기법: 팔뚝을 외회전/내회전 하는 데 대한 감을 느낀다. 견갑골을 내려서 어깨를 활성화시킨다. 봉을 당겨서 위로 올라가기 시작한다. 팔꿈치가 가슴 쪽으로 향하여 봉으로 약간 회전하기 시작하는 것을 느낄 수도 있다. 그러면 가슴을 더 잘 수축시킬 수 있기 때문에 그렇게 느껴도 괜찮다. 손을 아래로 당기거나 팔꿈치를 옆구리 쪽으로 이동시키는 데 집중한다. 어느 것이든 효과가 좋다. 턱이나 가슴(더 바람직하다)이 봉 위로 올라가면 마무리한다.

한 팔로 봉을 잡고 행 자세로 시작한다. 원 암 친업의 경우 손바닥이 얼굴을 향한다. 실제 당기는 것이 시작되기 전에, 한 팔만 사용하면서 신체를 조절하는 느낌을 얻는 것이 중요하다. 팔뚝을 외전 또는 내전시켜서 회전을 시킬 수 있다. 동작을 수행하는 중 회전을 제어하는 시기와 방법을 알면 매우 유용하다. 동작을 하는 중 신체는 자연스럽게 회전(개인의 근력에 따라 다르다)하려고 한다.

다음 단계는 어깨를 긴장시켜 어깨 관절와로 당겨서 활성화시킨다. 여기에서 당기기 시작하는 것은 두 가지 방법 중 하나로 생각될 수 있다. 팔꿈치 관절을 둔부 쪽으로 당기거나, 바이셉 컬처럼 어깨 쪽으로 손을 당기려고 시도하는 것이다. 이러한 방식들은 주로 광배근과 이두박근을 활성화시킨다. 자연스럽고 안정적으로 느낄 수 있는 것이 사용하기 가장 좋은 것이다. 또한 이를 통해 부족한 부분을 알 수 있다. 강력한 방식으로 항상 원 암 친업을 훈련할 수 있지만, 약한 부위를 교정하려고 노력해야 한다.

내전 그립 자세(풀업 자세)로 시작했다면, 위로 올라갈 때 90도로 비틀어질 가능성이 있다. 왼손을 사용하는 경우 오른쪽으로 90도로 비틀어질 것이다. 오른손을 사용하는 경우 왼쪽으로 90도로 비틀어질 것이다. 이 동작으로 들어가면 팔꿈치를 옆구리로 압착해서 많은 긴장을 유발해서 전체적으로 당기는 근육을 향상시킨다. 코어를 강하게 긴장시킨다. 가끔 L-시트 또는 반 L-시트 자세에서 이 동작을 수행하거나 다리를 위로 올리면 코어에 부가적인 긴장이 생기기 때문에 동작을 쉽게 만든다. 외전 그립 자세(친업 자세)로 시작했으면, 올라가는 동안 항상 봉을 향한다.

특정 약점이 있으면 그 부분을 보완할 수 있는 보충 운동을 한다. 이 동작에서 어깨/광배근이 너무 지배적이라고 느낀다면 바이셉 컬을 추가해서 불균형을 교정할 수 있다. 반대로 이두박근이 강하고 광배근이 약하다면 프론트 레버 변형, 백 레버 변형과 같은 스트레이트 암 풀링 운동이나, 스트레이트 암 광배근 풀 다운과 덤벨 가중 풀오버와 같은 가중 운동이 더 많이 필요하다. 고립 운동은 일반적으로 부적절하게 사용되고 과도하게 사용하고 있다. 따라서 고립 운동을 사용한다면 이러한 불균형을 바로잡아야 한다.

원 암 친업이나 풀업에 중량이 추가되면 십자버티기에 필적하는 근력이 필요하다. 관찰 결과에 따르면, 원 암 친업, 원 암 풀업, 가중 풀업, 그리고 십자버티기의 근력 상관 관계에는 유사점이 있다. 이러한 기술이 다른 기술로 전이되는 것을 이해하면 더욱 유용하게 프로그램을 만들어서 목표를 최대한 효과적으로 달성하는 데 도움이 된다.

그와 같은 업적을 이루는 것을 축하한다!

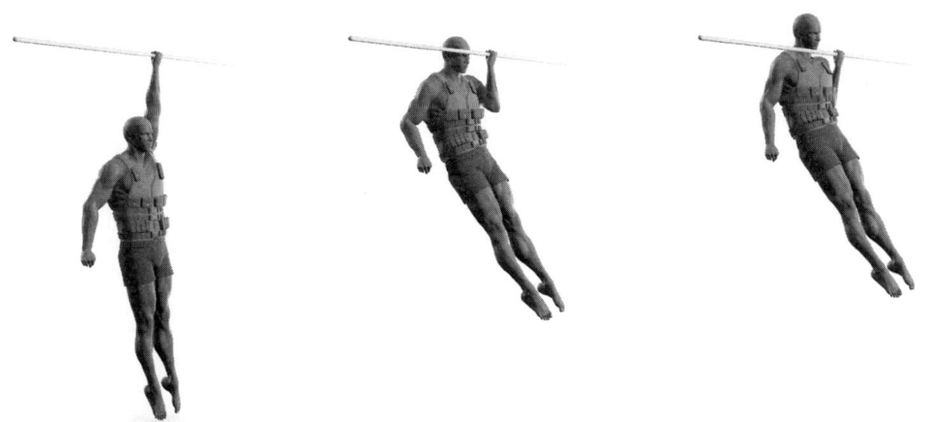

향상이 됨에 따라 중량을 추가할 수 있다. 중량조끼나 모래주머니를 사용하는 것이 가장 쉽다. 그러나 역시 가장 쉽게 사용할 수 있는 것은 덤벨이다.

좀 더 어렵게 만들어 도전을 하려면, 중량을 추가하는 대신, ① 당기는 손의 손가락을 적게 사용한다. ② 다른 변형(예: 원 암 친업을 달성했으면 원 암 풀업, 또는 그 반대)으로 운동한다. ③ 턱만 봉 위로 당기기보다 가슴을 봉까지 당겨 올리는 것과 같은 더 많은 동작 범위를 운동한다. 이들 중 어느 것이라도 관심이 있으면 어느 것이든 자유롭게 이용하면 된다.

가중 풀업Weighted Pull-ups: Page 2, Column 7

풀링 운동 사이에는 몇 가지 흥미로운 상관 관계가 있다. 백 레버, 프론트 레버, 원 암 친업/풀업, 크로스, 그리고 기타 여러 가지 풀링 운동은 근력 수준이 유사하다. 그래서 각 근력 진행 사이에 이어진다. 다음은 한 근력 진행에서 다른 진행으로 이어지는 어떤 예상치이다.

- 스트래들 프론트 레버 = 체중의 최대 50% 풀업 = 체중의 최대 50% 풀 백 레버
- 프론트 레버 = 체중의 최대 70~80% 풀업
- 원 암 친업 = 체중의 최대 80~90% 풀업
- 3회 반복 원 암 친업 = +15파운드. 원 암 친업 = 3~4초 십자버티기 유지
- 5회 반복 원 암 친업 = +25파운드. 원 암 친업 = 최대 10초 크로스 유지

진행 차트를 보면, 이들 중 일부는 기술 및 근력 차트에서 동일한 수준에 있다. 그래서 근력 및 기술 차트가 유용한 것이다. 이 차트를 보고 유사한 수준의 능력이 있는 기술을 식별할 수 있다.

풀 백 레버로의 전이는 약간 가변적이다. 풀 백 레버는 프론트 레버 진행으로 어느 정도 달성될 수 있다. 스트레이트 암 풀링 변형은 어깨 근력을 구축해서 원 암 친업을 실행하지만, 프론트 레버는 이두박근 스트레스 수준이 높아서 벤트 암 풀링 근력을 구축하지 못하는 반면 백 레버는 벤트 암 풀링 근력을 구축할 수 있다.

물론, 근력 수준이 비슷하더라도 이들 기술을 달성하는 데 필요한 어느 정도의 특수성은 여전히 존재한다. 달성하고자 하는 것을 연습하지만, 연습을 하는 동안 이러한 카테고리에 있는 모든 보충 운동이 어느 정도 상호 전이된다는 것을 알아야 한다.

폭발적 풀업Explosive Pull-ups: Page 2, Column 8

폭발적 풀업 변형은 재미있고 효과가 뛰어날 수 있다. 그러나 폭발적이고 강도 높은 운동에 많은 헌신을 해야만 고급 기술을 달성할 수 있다. 이러한 운동을 진행할 때는 매우 부지런해야 하며, 가장 중요한 것은 역시 안전이다. 항상 부드러운 바닥에서 연습해야 한다. 근력이 부족하면, 3~4단계에 도달할 때까지 이 진행을 피해야 한다.

키핑(반동) 풀업Kipping Pull-Ups: 레벨 2

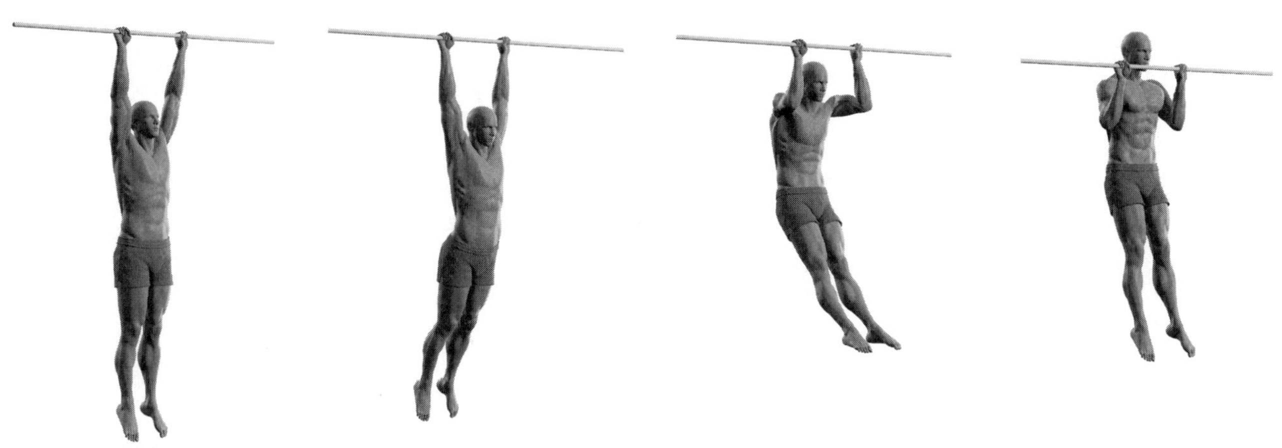

견갑골의 자세: 아치-할로우 동작을 수행하는 동안 견갑골은 이완되어 위로 올라가야 한다. 이 기술의 폭발적인 풀업 부분을 수행하는 동안 견갑골은 활성화되어 아래로 내려간다. 동작 상단에서 견갑골은 아래로 내려가서 약간 뒤로 수축된다. 내려갈 때는 진행을 반대로 한다.

기법: 행 자세에서 시작한다. 어깨와 둔부를 앞으로 밀어서 동작을 시작한다. 복부, 어깨, 그리고 둔부가 신장되기 시작할 때, 이완되고 수축되어야 신체를 뒤로 당겨서 할로우 자세로 들어갈 수 있다. 이 진행을 반복하면 더 많은 추진력을 얻을 수 있다. 그러고 나서 아치 단계가 끝나고 할로우 단계로 들어갈 때 풀업을 개시한다. 풀업 개시는 어깨 각도가 닫히는 것과 동시에 진행되어야 한다. 쇄골이 봉 높이에 도달하면, 긴장을 풀지 말고 즉시 아래로 내려간다(그렇게 할 수 있는 근력이 있으면, 가슴을 봉까지 올리는 것이 좋다). 아래로 내려갈 때는 근육을 사용해서 동작을 제어한다. 동작 상단에서 봉으로부터 멀리 밀어서 팔과 어깨가 원심성 동작으로 들어간다. 그러면 몸이 아치형 시작 자세로 된다.

키핑 풀업은 봉 아래에서 신체의 수평 추진력을 사용해서 그 추진력을 다시 수직 추진력으로 변환해서 풀링 동작을 지지하는 기본 동작이다.

많은 사람들은 키핑 풀업이 정통 방식을 벗어난 형태인 것으로 생각한다. 그러나 키핑 풀업은 실제로 그들만의 동작이 있으며, 그렇게 사용되어야 한다. 정규 풀업에 비해 키핑 풀업은 확실히 적은 근력으로 가능하다. 그래서 차트에서 낮은 등급으로 표시되어 있지만, 상당히 효과적인 컨디셔닝 동작으로 사용될 수 있다. 키핑 풀업은 또한 여러 가지 다른 기술로 설명되기 때문에, 체조에 적합하게 학습하는 것이 중요하다. 근력 부족을 보완하기 위해 추진력을 추가할 필요가 없는 경우조차도, 적어도 이 동작을 가끔 연습하는 것이 좋다.

완전한 데드 행 풀업을 수행할 수 있으면 이 동작을 배우려고 시도해야 한다. 또한, 어깨에 문제가 있으면, 해결한 후에 이 동작을 시도해야 한다. 피로한 상태에서 이 동작을 많이 반복하면 부상으로 이어질 수 있다. 부상에서 회복되어 충분히 강해졌는지에 대해 의심이 있으면, 이 동작을 시도해서는 안 된다.

이 동작을 수행하는 데 문제가 있거나 심지어 함께 묶어서 수행하는 경우에도, 체조선수 또는 이 기술을 수행하는 방법을 알고 있는 다른 사람의 지도를 받는 것이 좋다. 어깨가 이 동작으로 손상을 입기 시작하면 휴식을 취해야 한다. 마찬가지로, 동작이 많이 흔들리면 휴식을 취하고 아치에서 할로우로 넘어가는 단계를 연습한다.

어깨에 과부담을 주지 않고 이 운동을 배울 수 있는 방법 중 하나는 지면에 발을 대고 어깨 동작을 느끼면서 수행하는 것이다. 이 동작을 배우는 핵심은 단순히 연습을 하는 것이다. 이 동작은 근력을 필요로 하지만, 주로 주의를 요하는 조정 기법이 필요하다.

바 풀업: 레벨 3

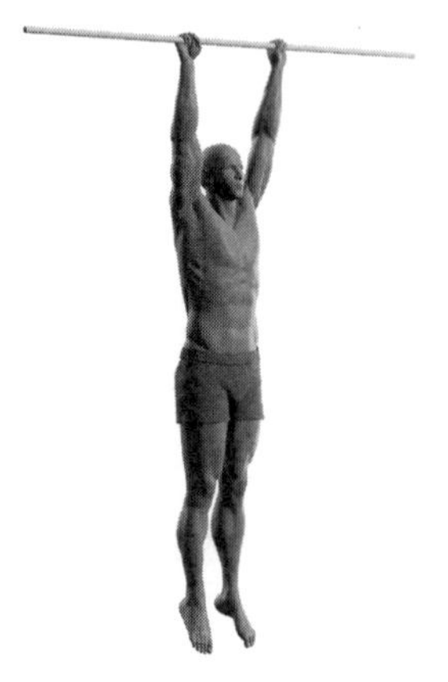
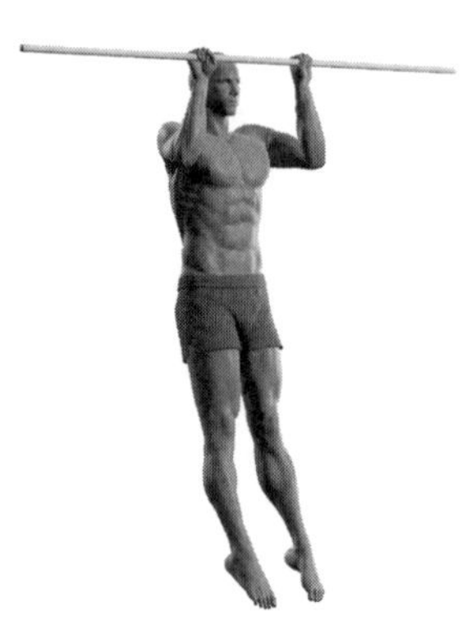
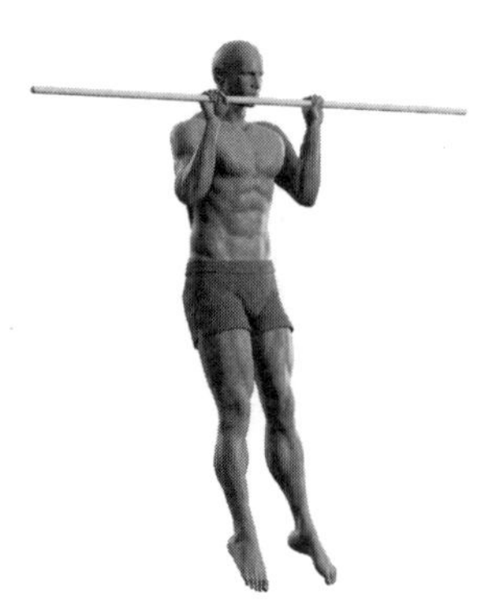

견갑골의 자세: 매달린 자세에서 시작한다. 이때 어깨는 완전히 이완되고 견갑골은 위로 올라간다. 견갑골을 아래로 내려서 동작을 개시한다. 이 자세를 통해 자세 상단에 도달할 때까지 견갑골은 자연스럽게 회전하고 약간 뒤로 수축된다.

기법: 행 자세에서 시작한다. 팔꿈치를 측면으로 이동시켜서 봉 위로 턱을 당겨 올린다. 목을 구부리지 않고 쇄골을 봉 높이까지 당겨 올린다. 그런 다음, 통제된 방식으로 내리면서 행 자세로 돌아간다. 팔꿈치를 벌리지 말고 신체와 일직선이 되도록 유지하는 것이 특별한 팔꿈치 기법이다.

바 풀업은 초등학교 체육 수업에서 볼 수 있는 전형적인 풀업이다. 이 동작을 수행하는 동안 팔꿈치가 바깥으로 벌어지면 안 된다. 그렇게 되면 어깨가 닫히게 되어 수직으로 당기는 힘이 줄어든다. 자세를 잘못 배우면 결국 후속 진행에서 가슴이 봉을 통과하는 동작을 어렵게 만든다. 따라서 팔꿈치가 벌어지지 않도록 해야 한다.

이 단계에 문제가 있으면, 반대 동작, 보조물 사용 풀업, 또는 인근 체육관에서 사용이 가능하다면 중력 발생기를 사용해서 운동할 수도 있다. 당기기 전에 코어와 견갑대를 긴장시켜야 한다. 그렇게 하면 신체를 올리는 데 필요한 힘을 전달하는 데 도움이 될 수 있다.

키핑 클래핑 풀업: 레벨 4

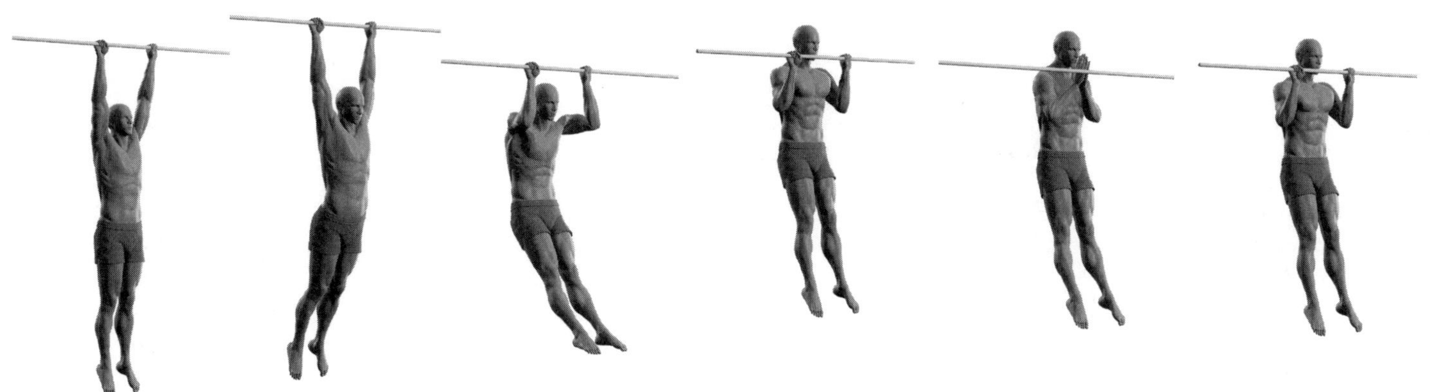

견갑골의 자세: 아치-할로우 동작을 수행하는 동안 견갑골은 이완되어 위로 올라가야 한다. 이 동작의 폭발적인 풀업 부분을 수행하는 동안 견갑골은 활성화되어 아래로 내려간다. 동작 상단에서 견갑골은 아래로 내려가서 약간 뒤로 수축된다. 견갑골은 봉을 치고 다시 잡은 후에도 여전히 아래로 내려가 있다. 동작 아래 부분으로 내려갈 때 견갑골은 다시 위로 올라간다.

기법: 이 키핑 기법은 '아치-할로우' 기법이 필요하다. 이 기술을 수행하는 동안 신체 진동은 손과 무릎을 중심으로 회전한다. 손과 무릎 사이에는 동작이 발생되는 두 개의 주요 받침대가 있다. 둔부와 어깨는 동시에 앞뒤로 밀려야 한다. 따라서 신체는 아치-할로우로 요동하는 동작이 된다. 신체가 아치에서 할로우 단계로 전환되는 동안(동작할 준비가 되어 있을 때), 손을 앞으로 당겨 어깨 각도를 닫는다. 어깨 각도가 닫히기 시작할 때, 손을 아래로 강하게 당겨 추진력으로 풀업을 시작한다. 턱이 봉 위로 올라갈 때 봉을 잡은 손을 놓고 최대한 빨리 박수치는 동작을 해야 한다. 마찬가지로 추락을 방지할 수 있도록 최대한 빨리 봉을 다시 잡아야 한다. 부가적인 반복을 원하면 통제된 방식으로 아래로 내린다.

키핑 동작을 하면 신체가 수평 추진력을 생성할 수 있다. 그런 다음 이 추진력은 폭발적인 전신 수축에 수직으로 적용되어 상향 동작을 쉽게 만들 수 있다. 많은 헬스클럽에서 키핑은 정통적인 방식을 벗어난 것으로 간주된다. 그러나 키핑도 전신 협응력과 폭발적인 동작을 발달시킬 수 있으며, 신진대사 조절 수단으로 사용될 수 있다. 여기에서 키핑은 폭발적 풀업과 논키핑 클래핑 풀업을 연결하는 폭발적 기법의 중간 단계로 사용된다.

이 운동을 처음 시도할 때, 미끄러지지 않도록 보조물을 단단히 잡고 부상을 방지해야 한다. 그립이 미끄러질 수 있는 표면에서 이 동작을 수행해서는 안 된다.

논키핑 클래핑 풀업Non-Kipping Clapping Pull-Ups: 레벨 5

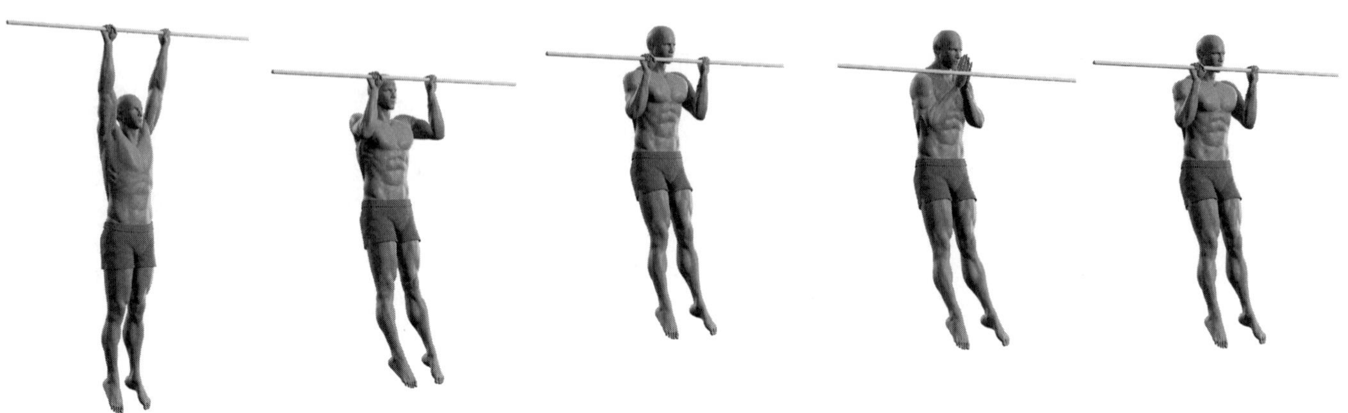

견갑골의 자세: 매달린 자세에서 시작한다. 이때 어깨는 완전히 이완되고 견갑골은 위로 올라간다. 견갑골을 아래로 내려서 동작을 개시한다. 이 자세를 통해 자세 상단에 도달할 때까지 견갑골은 자연스럽게 회전하고 약간 뒤로 수축된다. 다음 단계는 박수를 치고 봉을 다시 잡는 것이다. 내려갈 때는 이 진행을 반대로 한다.

기법: 행 자세에서 시작한다. 팔꿈치를 측면으로 이동시켜서 봉 위로 턱을 당겨 올린다. 목을 구부리지 않고 쇄골을 봉 높이까지 당겨 올린다. 가슴에서 3~6인치 정도까지 봉을 폭발적으로 당긴다. 약간 후방으로 움직이면 머리가 봉에 부딪히는 것을 피할 수 있다. 박수를 치고 봉을 다시 잡은 후 통제된 방식으로 다시 아래로 내려서 행 자세로 들어간다. 팔꿈치를 벌리지 말고 신체와 일직선이 되도록 유지하는 것이 특별한 팔꿈치 기법이다.

이 기술의 기법은 키핑 클래핑 풀업에 비해 훨씬 더 많이 당기는 힘이 필요하다. 키핑 클래핑 풀업과 마찬가지로, 턱이 봉을 통과했을 때 재빨리 박수를 쳐야 한다. 어떤 경우 매우 폭발적으로 당기면, 머리 또는 눈이 봉과 수평이 되는 지점에 도달하면 봉을 잡은 손을 놓는 일이 발생될 수 있다. 충분한 추진력이 있으면 턱이 봉보다 위에 위치해 있을 때 박수를 칠 수 있다. 봉을 재빨리 다시 잡아야 떨어지는 것을 방지할 수 있다. 부가적인 반복을 하려면 봉을 잡은 후 통제된 방식으로 아래로 내린다.

L-시트 클래핑 풀업: 레벨 6

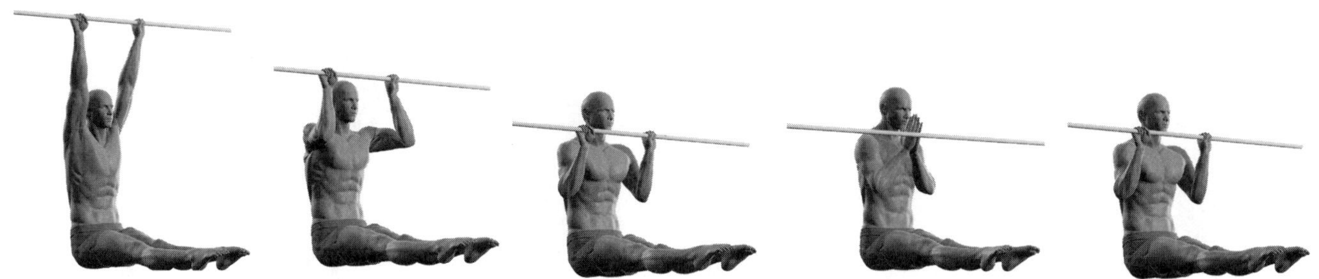

견갑골의 자세: L-시트 행 자세에서 시작한다. 이때 어깨는 완전히 이완되고 견갑골은 위로 올라간다. 견갑골을 아래로 내려서 동작을 개시한다. 이 자세를 통해 자세 상단에 도달할 때까지 견갑골은 자연스럽게 회전하고 약간 뒤로 수축된다. 다음 단계는 박수를 치고 봉을 다시 잡는 것이다. 내려갈 때는 이 진행을 반대로 한다.
기법: L-시트 행 자세에서 시작한다. 팔꿈치를 측면으로 이동시켜서 봉 위로 턱을 당겨 올린다. 목을 구부리지 않고 쇄골을 봉 높이까지 당겨 올린다. 가슴에서 3~6인치 정도까지 봉을 폭발적으로 당긴다. 약간 후방으로 움직이면 머리가 봉에 부딪히는 것을 피할 수 있다. 박수를 치고 봉을 다시 잡은 후 통제된 방식으로 다시 아래로 내려서 행 자세로 들어간다. 팔꿈치를 벌리지 말고 신체와 일직선이 되도록 유지하는 것이 특별한 팔꿈치 기법이다.

L-시트 클래핑 풀업은 L-시트를 추가해서 어깨가 하는 지렛대 역할을 줄였기 때문에 난이도가 증가된 폭발적 풀업이다. L-시트는 무게중심을 앞으로 이동시키기 때문에 어깨 각도가 증가된다. 그래서 신체를 위로 올리는 데 사용되는 동일한 추진력을 생성하려면 더 많은 힘을 필요로 한다.

이 특정 기법은 가슴 전방으로 몇 인치 당기는 데 집중할 필요가 없다. 손은 이미 가슴 전방에서 몇 인치 앞에 위치해 있다. 이것이 지렛대 역할을 감소시킨다. 최대한 복부를 수축시키고 손을 아래로 당겨서 옆구리에 팔꿈치를 붙이고 발끝을 L-시트 자세로 올려서 유지하는 것이 요점이다. 이전에 설명했던 폭발적 풀업 동작과는 매우 다른 동작이다. 따라서 더 많은 연습이 필요하다. 표준 풀업 이외에도 키핑이 없는 진행에서 첫 번째 동작이 바로 이 동작이다.

키핑 비하인드 더 백 클래핑 풀업: 레벨 7

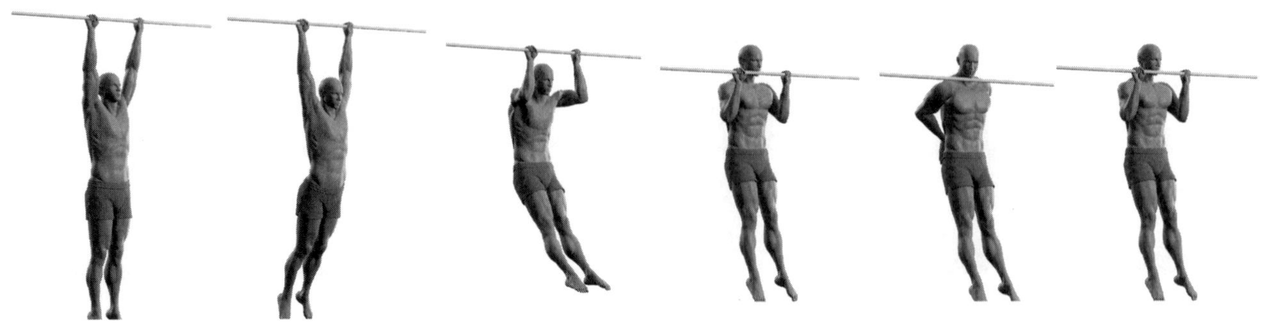

견갑골의 자세: 아치-할로우 동작을 수행하는 동안 견갑골은 이완되어 위로 올라가야 한다. 이 동작의 폭발적인 풀업 부분을 수행하는 동안 견갑골은 활성화되어 아래로 내려간다. 동작 상단에서 견갑골은 아래로 내려가서 약간 뒤로 수축된다. 견갑골은 봉을 치고 다시 잡은 후에도 여전히 아래로 내려가 있다. 동작 아래 부분으로 내려갈 때 견갑골은 다시 위로 올라간다.

기법: 키핑을 개시하는 기법은 동일하다. 최대한 편안하게 '아치-할로우' 요동 동작을 만들면 풀업으로 전이시킬 수 있다. 할로우 단계가 시작될 때 아래 방향으로 적극적으로 당긴다. 동작 상단(중력으로 천천히 내려가는 동작 상단에 있는 지점)에 도달하기 전에 4~6인치 정도 떨어질 때까지 당긴다. 이것은 상승 속도에서 측정되고, 숙달되려면 많은 연습이 필요하다. 박수치는 동작을 수행하려면 여분의 시간이 필요하다. 꼭짓점에 도달할 때까지 계속 신체를 끌어올려야 하며, 꼭짓점에서 다시 내리기 시작한다. 이것은 동작 상단에서 봉을 잡은 손을 놓고 즉시 아래로 내려오는 것보다 더 효과적이다. 일단 박수를 치고 봉을 다시 잡으면, 통제된 방식으로 아래로 내리고, 다시 부가적인 반복을 수행할 수도 있다.

키핑 비하인드 더 백 클래핑 풀업은 폭발적으로 반동을 이용할 수 있다. 상당히 큰 반동력을 이용하기 때문에, 이 동작은 이전 진행보다 수행하기가 더 쉽다. 그러나 키핑 경험이 거의 없는 사람들에게는 매우 어렵기 때문에 난이도가 매우 높게 평가되어 있다.

손을 놓은 후, 몸 뒤로 박수를 치고 재빨리 앞으로 가져온다. 그렇게 하려면 상당한 조정이 필요하다. 봉에서 손을 떼고 박수를 쳐야 하는 것뿐만 아니라 떨어지면서 봉을 다시 잡아야 한다. 이 기술을 배우기 시작할 때 반드시 밑에 부드러운 매트를 깔아야 한다.

L-시트 슬랩 더 앱도미널(복부) 풀업L-Sit, Slap-The-Abdominals Pull-Ups : 레벨 8

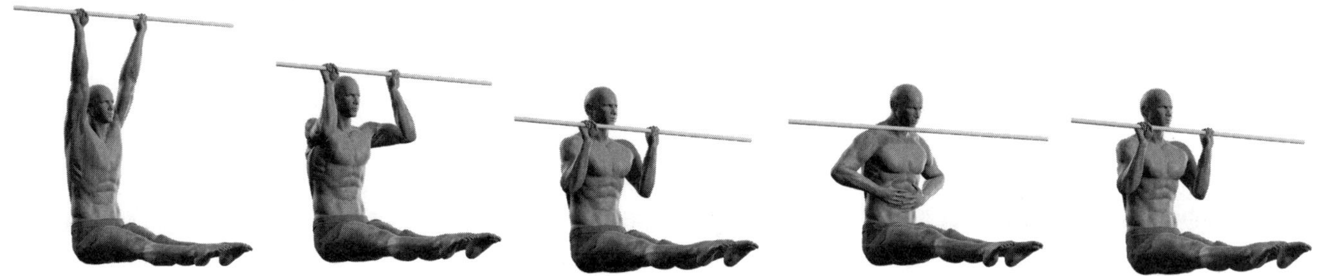

견갑골의 자세: L-시트 행 자세에서 시작한다. 이때 어깨는 완전히 이완되고 견갑골은 위로 올라간다. 견갑골을 아래로 내려서 동작을 개시한다. 이 자세를 통해 자세 상단에 도달할 때까지 견갑골은 자연스럽게 회전하고 약간 뒤로 수축된다. 다음 단계는 복부를 치고 봉을 다시 잡는 것이다. 내려갈 때는 이 진행을 반대로 한다. 동작 상단에서 복부를 치는 동안 견갑골이 완전히 내려가야 한다.

기법: L-시트 행 자세에서 시작한다. 팔꿈치를 측면으로 이동시켜서 봉 위로 턱을 당겨 올린다. 목을 구부리지 않고 쇄골을 봉 높이까지 당겨 올린다. 가슴에서 3~6인치 정도까지 봉을 폭발적으로 당긴다. 약간 후방으로 움직이면 머리가 봉에 부딪히는 것을 피할 수 있다. 복부를 치고 봉을 다시 잡은 후 통제된 방식으로 다시 아래로 내려서 L-시트 행 자세로 들어간다. 팔꿈치를 벌리지 말고 신체와 일직선이 되도록 유지한다.

L-시트에서 슬랩 더 앱도미널 풀업을 시작하면 손이 닿아야 하는 거리가 증가되기 시작한다. 그래서 더욱 폭발적으로 당기는 단계가 필요하다. 그래야만 공중에서 필요한 추가 시간을 늘려서 손이 복부에 닿은 다음 봉으로 돌아올 수 있다. 이 기술을 수행하려면 턱 높이보다 상당히 높게 당기는 능력이 필요하다. 그래서 높이 당길수록 손이 닿을 수 있는 대상물에 더 가까워질 수 있다. 일반적으로 이것은 정통적인 방식을 벗어나는 것으로 간주된다. 그러나 이 기술은 강하고 높게 당겨야 하기 때문에(결국 폭발적으로 당겨야 한다), 궁극적인 목표와 일치한다.

어쩌면 가슴의 젖꼭지 부위까지 당기는 것이 더 쉽다. 손이 이미 복부 가까이 갔으면, 재빨리 복부를 치고 다시 봉을 잡아야 한다. 이 동작을 수행하려면 당기는 능력이 매우 강해야 한다. 이 기술을 완료할 수 있는 초급자들은 체중의 약 60~75%를 가중한 풀업도 수행할 수 있다고 생각된다.

L-시트 슬랩 더 다이(넓적다리) 풀업L-Sit, Slap-The-Thighs Pull-Ups: 레벨 9

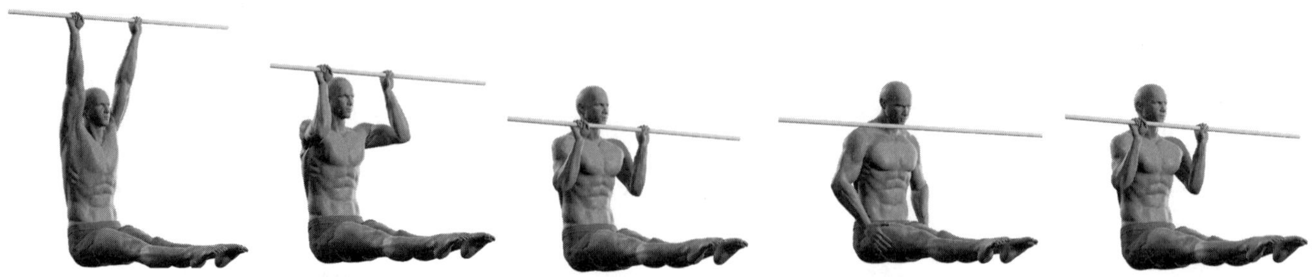

견갑골의 자세: L-시트 행 자세에서 시작한다. 이때 어깨는 완전히 이완되고 견갑골은 위로 올라간다. 견갑골을 아래로 내려서 동작을 개시한다. 이 자세를 통해 자세 상단에 도달할 때까지 견갑골은 자연스럽게 회전하고 약간 뒤로 수축된다. 다음 단계는 넓적다리를 치고 봉을 다시 잡는 것이다. 내려갈 때는 이 진행을 반대로 한다. 동작 상단에서 넓적다리를 치는 동안 견갑골이 완전히 내려가야 한다.

기법: L-시트 행 자세에서 시작한다. 팔꿈치를 측면으로 이동시켜서 봉 위로 턱을 당겨 올린다. 목을 구부리지 않고 쇄골을 봉 높이까지 당겨 올린다. 가슴에서 3~6인치 정도까지 봉을 폭발적으로 당긴다. 약간 후방으로 움직이면 머리가 봉에 부딪히는 것을 피할 수 있다. 넓적다리를 치고 봉을 다시 잡은 후 통제된 방식으로 다시 아래로 내려서 L-시트 행 자세로 들어간다. 팔꿈치를 벌리지 말고 신체와 일직선이 되도록 유지하는 것이 특별한 팔꿈치 기법이다.

L-시트, 슬랩 더 다이 풀업은 복부보다 한 단계 더 앞선 기술이며, 공중에서 4~6인치 정도의 여분의 손 동작이 필요하다. 이 시점에서 근력 수준은 체중의 75~90%를 가중한 풀업을 수행하는 것과 비슷하다. 원 암 풀업이나 친업도 대략 이 시점에 습득될 수 있다.

이 기법을 실행하는 데는 두 가지 방법이 있다. 자신이 선호하는 것을 선택하면 된다. 첫째, 이전의 복부를 치는 운동과 거의 비슷하게 더욱 폭발적으로 당겨서 가슴/젖꼭지 높이까지 올린다. 그런 다음 손을 재빨리 움직인다. 다른 방법은 더욱 폭발적으로 잡아당겨서 복부 중앙 부위가 봉에 닿을 때까지 봉을 잡고 있는다.

스트레이트 바디, 슬랩 더 다이(넓적다리) 풀업: 레벨 10

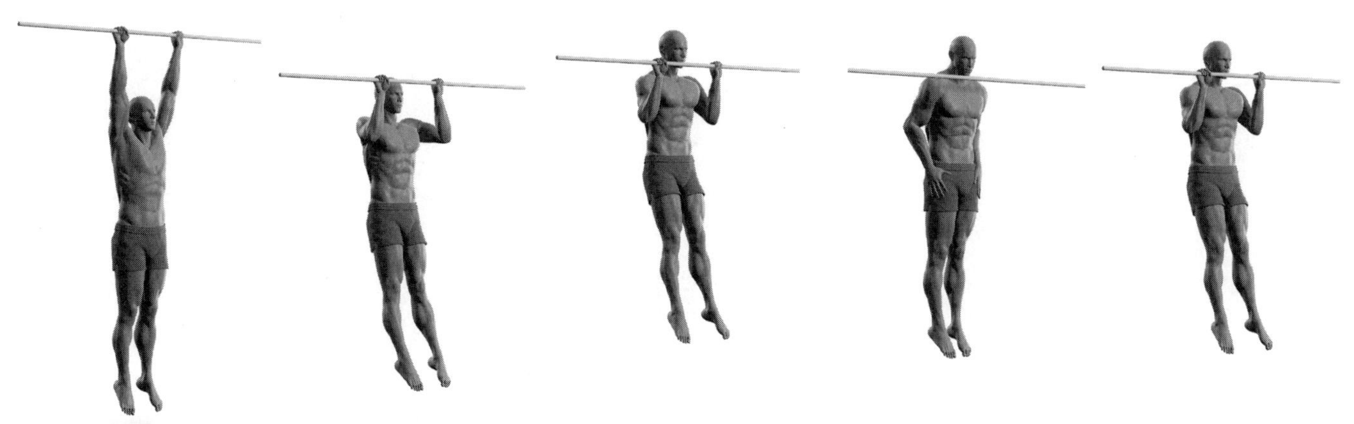

견갑골의 자세: 매달린 자세에서 시작한다. 이때 어깨는 완전히 이완되고 견갑골은 위로 올라간다. 견갑골을 아래로 내려서 동작을 개시한다. 이 자세를 통해 자세 상단에 도달할 때까지 견갑골은 자연스럽게 회전하고 약간 뒤로 수축된다. 다음 단계는 팔을 일직선으로 유지하면서 넓적다리를 치고 다시 봉을 잡는 것이다. 내려갈 때는 이 진행을 반대로 한다. 동작 상단에서 넓적다리를 치는 동안 견갑골이 완전히 내려가야 한다.
기법: 행 자세에서 시작한다. 팔꿈치를 측면으로 이동시켜서 봉 위로 턱을 당겨 올린다. 목을 구부리지 않고 쇄골을 봉 높이까지 당겨 올린다. 가슴에서 3~6인치 정도까지 봉을 폭발적으로 당긴다. 약간 후방으로 움직이면 머리가 봉에 부딪히는 것을 피할 수 있다. 다음은 팔을 일직선으로 유지한 채 넓적다리를 치고 봉을 다시 잡은 후 통제된 방식으로 다시 아래로 내려서 L-시트 행 자세로 들어간다. 팔꿈치를 벌리지 말고 신체와 일직선이 되도록 유지하는 것이 특별한 팔꿈치 기법이다.

스트레이트 바디, 슬랩 더 다이 풀업을 수행할 수 있는 두 가지 방법이 있다. 한 가지 방법은 최소한 복부 높이에서 폭발적으로 당기는 것이다. 다른 방법은 유효한 방법이기는 하지만 '시스템과 시합을 하는 것'이다. 기술적으로 완전히 근육을 끌어올려서 뛰어 오르면서 봉을 잡았던 손을 놓고 박수를 친 다음 다시 봉을 잡는 것이다. 이것은 실제로 매우 쉬우며, 특히 근육을 끌어올린 후 뛰어 오르기 전에 일시 중지하면 더욱 쉽다.

그러나 운동선수에게만 쉬운 것이다. 이 동작의 목표는 당기는 근력을 크게 발달시키는 것이며 정말 멋진 기술을 얻기 위해 '시스템과 시합을 하는 것'이 아니다. 때리거나 박수를 치기 위해 뛰어 오르기 전에 머슬업을 한 후 일시 중지하는 것이 폭발적으로 당기는 근육을 발달시키지는 않는다.

이 동작을 정확하게 수행할 수 있다면, 당기는 근력이 체중의 95~105%를 가중해서 풀업을 완료하는 데 필요한 정도가 될 수 있다. 그래서 이것은 눈속임이 아니라 진정한 근력이다.

논키핑 비하인드 더 백 클래핑 풀업Non-kipping, behind-the-back clapping pull-ups : 레벨 11

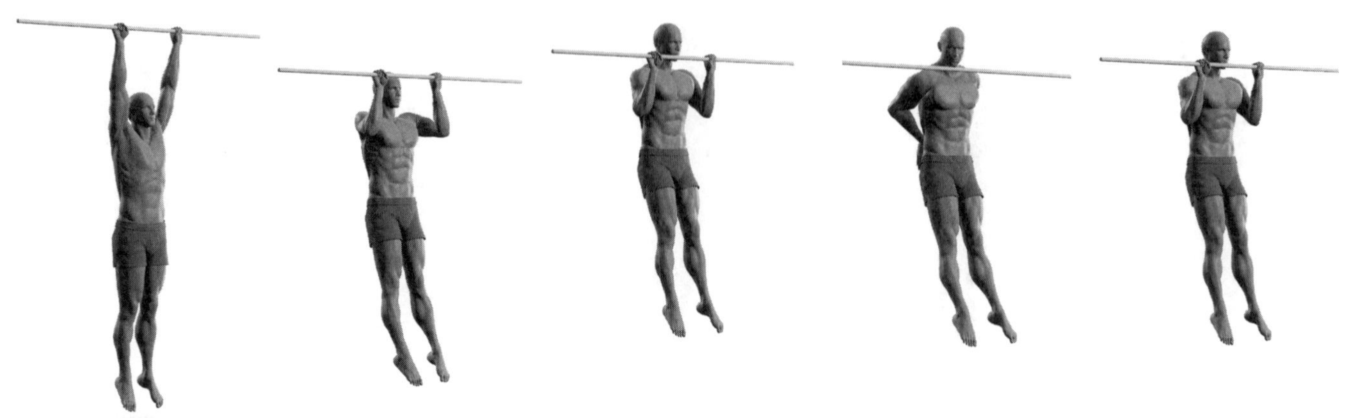

견갑골의 자세: 매달린 자세에서 시작한다. 이때 어깨는 완전히 이완되고 견갑골은 위로 올라간다. 견갑골을 아래로 내려서 동작을 개시한다. 이 자세를 통해 자세 상단에 도달할 때까지 견갑골은 자연스럽게 회전하고 약간 뒤로 수축된다. 다음 단계는 등 뒤로 박수를 치고 봉을 다시 잡는 것이다. 내려갈 때는 이 진행을 반대로 한다. 동작 상단에서 박수를 치는 동안 견갑골이 완전히 내려가야 한다.

기법: 행 자세에서 시작한다. 팔꿈치를 측면으로 이동시켜서 봉 위로 턱을 당겨 올린다. 목을 구부리지 않고 쇄골을 봉 높이까지 당겨 올린다. 가슴에서 3~6인치 정도까지 봉을 폭발적으로 당긴다. 약간 후방으로 움직이면 머리가 봉에 부딪히는 것을 피할 수 있다. 다음은 등 뒤에서 박수를 치고 봉을 다시 잡은 후 통제된 방식으로 다시 아래로 내려서 L-시트 행 자세로 들어간다. 팔꿈치를 벌리지 말고 신체와 일직선이 되도록 유지한다.

논키핑 비하인드 더 백 클래핑 풀업은 폭발적 풀링 근력을 궁극적으로 표현하는 것 중 하나이다. 이 글을 쓰는 시점에, 아무도 이 기술을 성공적으로 수행하지 못했다. 한 팔 줄타기와 7회 이상 원 암 친업/풀업을 한 것으로 알려진 시스코Cisco가 이 동작을 시도하는 것을 유튜브에 올렸다. 이 기술을 달성하면 분명히 상당한 평판을 얻을 것이다.

이전 진행과 어떤 합리적인 가정을 기반으로 하면, 여기에서 핵심은 대략 복부 중간 높이로 매우 공격적이고 폭발적으로 당겨 올리는 것이다. 지면으로 떨어지기 전에 박수를 치고 다시 봉을 잡으려면 손이 매우 빨라야 한다. 빠른 손동작이 절대적으로 필요하기 때문에 이 기술을 시도하기 전에 박수를 치기 위한 팔 동작도 연습해야 한다.

이 기술을 시도할 수 있는 수준에 도달해 있다면, 행운이 있기를 바란다. 이 수준에 도달해 있다면, 이미 폭발적으로 당기는 능력을 갖추고 있다! 이 놀라운 업적을 추구하는 귀하에게 행운이 있기를 바란다.

십자버티기Hold Iron Cross: Page 2, Column 9

십자버티기는 실제로 그 자체만을 위한 별도의 장이 필요하다. 이 자세의 기술과 요구 수준(특히, 결합 조직)은 매우 높고 제대로 접근하지 않으면 과사용 부상을 초래할 수 있다.

기술 진행 차트에서 십자버티기 트레이닝을 위한 적절한 결합 조직을 개발하고 관절을 준비하는 데 도움이 되는 권장되는 전제조건이 음영 처리되어 있다. 그러한 전제조건들은 다음과 같다.

1. 링 스트랩 핸드스탠드 푸시업
2. L-시트/스트래들-L 스트레이트 암 프레스 핸드스탠드
3. 풀 백 레버(외전 그립)
4. 하프 레이아웃/원 레그 아웃 익스텐드 프론트 레버
5. 링 상급 턱 플렌체
6. 링 딥스(평행에서 75도 링-외전)

위에 설명한 다른 어떤 동작들보다 매우 불리한 신체 자세로 십자버티기를 수행하기 때문에 기본적인 근력을 기르는 것은 매우 중요하다. 어떤 부상도 입지 않아야 한다. 그래서 십자버티기 진행을 안전하게 시작하기 위해 기본적인 근력을 충분히 갖추는 것이 핵심이다.

위에 나열된 모든 기술은 공통점이 있다. 링 핸드스탠드는 밀어 주는 근력(특히 전방 이깨: 이것은 십자버티기 트레이닝을 하는 동안 많은 힘을 쓴다)을 적절히 개발하는 데 도움이 된다. 스트레이트 암 프레스 핸드스탠드, 풀 백 레버, 프론트 레버, 그리고 플렌체에서 모든 스트레이트 암 운동은 어깨와 팔뚝의 결합 조직이 불리한 신체 자세에서 체중을 안전하게 지지할 수 있도록 보장한다.

특히 링 외회전 딥은 팔꿈치와 가슴에 스트레스를 주는 요소이다. 이 스트레스는 십자버티기 자세에서 겪게 되는 스트레스 중 상당 부분을 차지한다. 링 외회전 딥의 경우, 먼저 손바닥이 완전히 전방을 향하는 90도 자세로 외회전을 하는 동안 적어도 30초 동안 유지할 수 있어야 한다. 이것은 팔꿈치 안쪽, 이두박근, 그리고 가슴에 많은 부담을 준다. 이 스트레스는 십자버티기 트레이닝의 혹독한 부담으로부터 신체를 보호하는 데 필요한 적응 원동력이다.

십자버티기 진행: 레벨 9

트레이닝 방법

십자버티기를 트레이닝 하는 일반적인 네 가지 방법은 아래와 같다. 가장 효과적인 순서로 나열되어 있다. 링에서 유지하는 것을 포함해서 최대한 크로스 자세를 시뮬레이션하는 것이 바람직하다.

1. 파트너가 크로스 자세를 도와주는 것이 가장 좋다. 파트너는 근육이 항상 거의 최대로 힘을 발휘하도록 요구한다. 이것은 섭식 상태가 양호한 경우 근력과 근육 양을 기르는 데 매우 좋다. 또한 트레이닝 파트너는 격려와 우호적인 경쟁을 통해 트레이닝을 더욱 효과적으로 만든다.
2. 두 번째로 가장 좋은 방법은 세라밴드를 이용하는 가중 진행 크로스 풀아웃 또는 중량(또는 체중)과 연결된 도르래 시스템을 이용하는 드림 머신 장비dream machine device를 이용하는 것이다. 이 방법으로 크로스 자세를 시뮬레이션할 수 있으며, 지속적인 근력 발달을 중량으로 표시할 수 있다. 가중 진행의 경우, 덤벨, 중량조끼, 또는 기타 도구들을 이용해서 신체에 중량을 지속적으로 가감할 수 있다.
3. 블록 크로스 풀아웃Block cross pullouts은 가슴 근육보다 광배근에 약간 더 많은 스트레스를 가하는 경향이 있다. 단지 이러한 이유로, 이 방법은 세 번째로 순서로 평가되었다. 한편, 블록 위에 다리를 얼마나 올리는지 또는 블록 그 자체의 높이가 얼마나 되는지를 판단해서 진행을 측정할 수 있기 때문에, 블록 크로스 풀아웃이 효과적일 수 있다.

마지막 네 번째 방법은 세라밴드의 이용이다. 이것은 힘을 측정할 수 없고 진행에 일관성이 부족하기 때문에 네 번째로 평가되었다. 블록 사용이 자연스럽지 못하면, 다른 것으로 전환할 수 있지만, 무엇이든 일관되게 사용해야 꾸준히 진행될 수 있다. 이 방법을 사용하려면, 어려움을 겪지만 결국 그러한 수단을 통해 밀어낼 수 있는 것을 선택해야 한다.

링을 팔뚝으로 밀어서 지렛대 역할을 줄이는 것이 유효한 방법이다. 그러나 이 방법으로 십자버티기를 수행하는 것은 결합 조직을 충분히 준비시키지 못한다. 결합 조직이 스트레스에 적응하는 능력에 따라 십자버티기를 위한 근력 트레이닝은 제한될 수 있다. 가장 영향을 받는 결합 조직은 팔꿈치와 어깨(근육을 둘러싸고 있는 안정근과 회전근개)의 결합 조직이다.

운동에 적합한 또 다른 대안은 드림 머신을 사용하는 것이다.

보조물이 있는 크로스

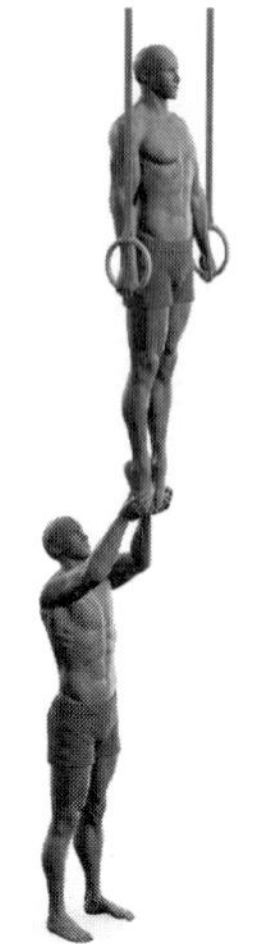

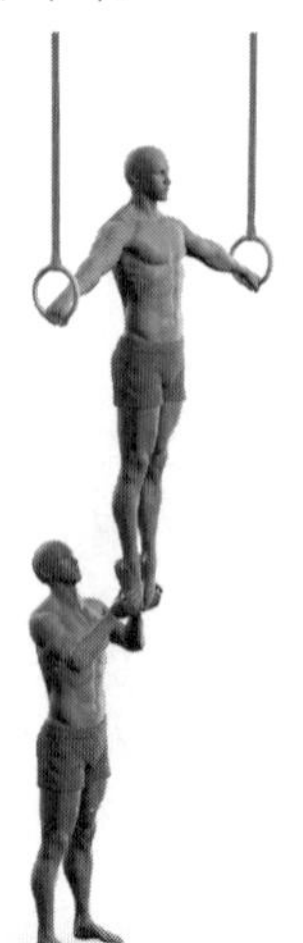

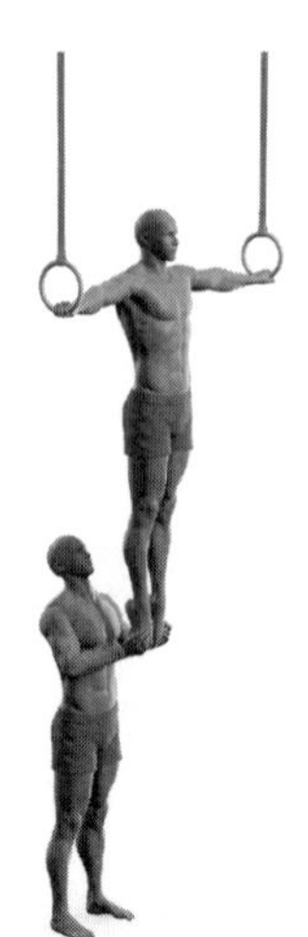

중량 조끼를 착용한 세라밴드 크로스 풀아웃

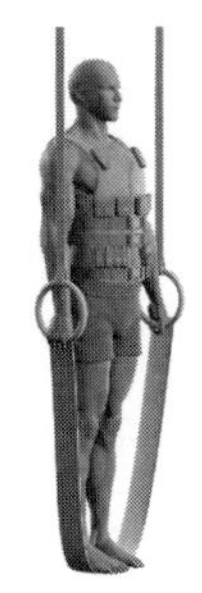
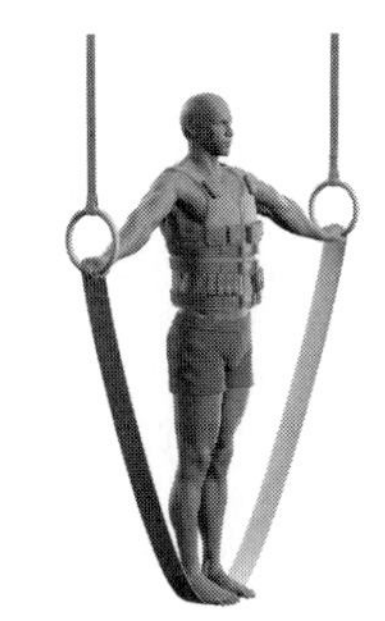
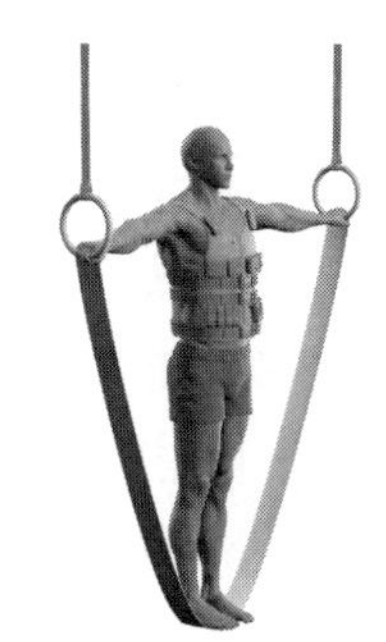

블록 크로스 풀아웃

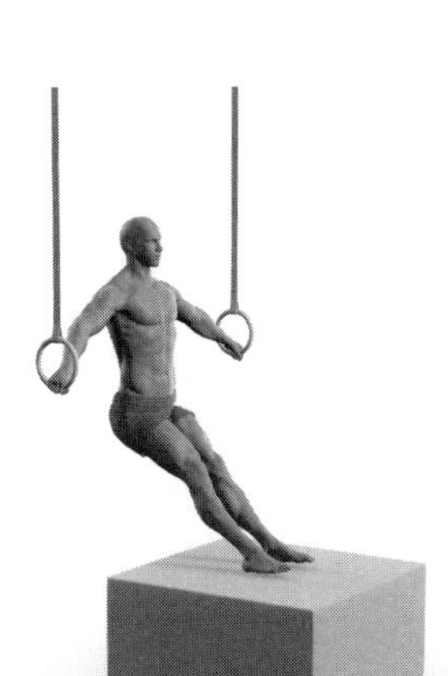
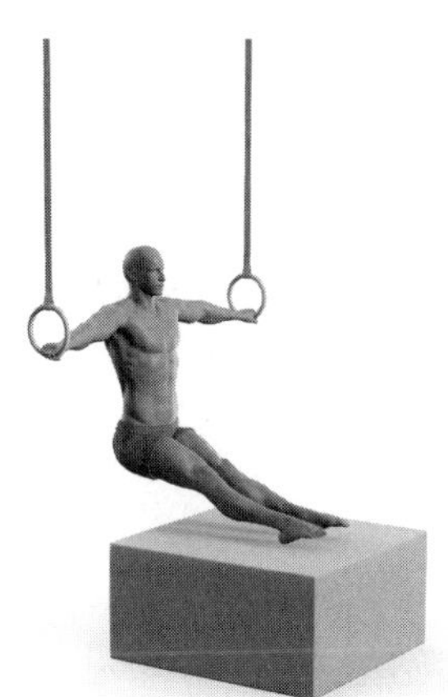

세라밴드 크로스 풀아웃

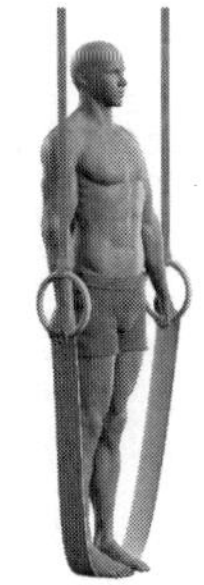
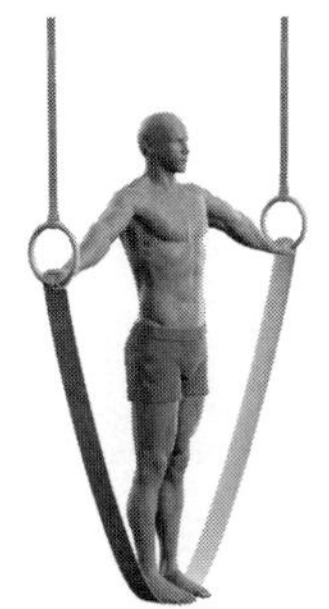
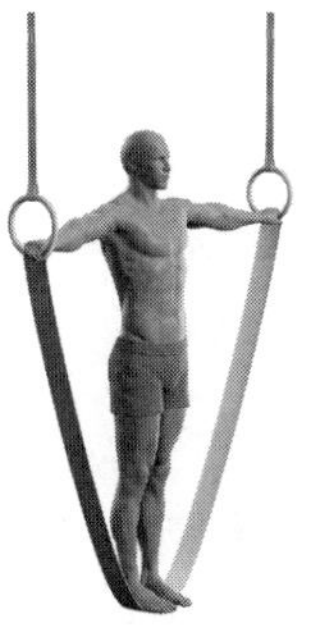

드림 머신

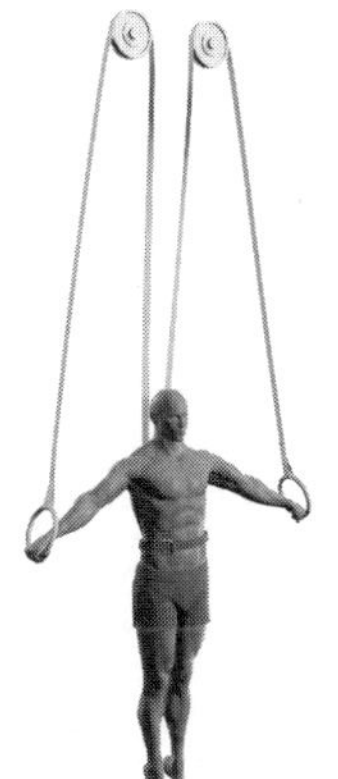
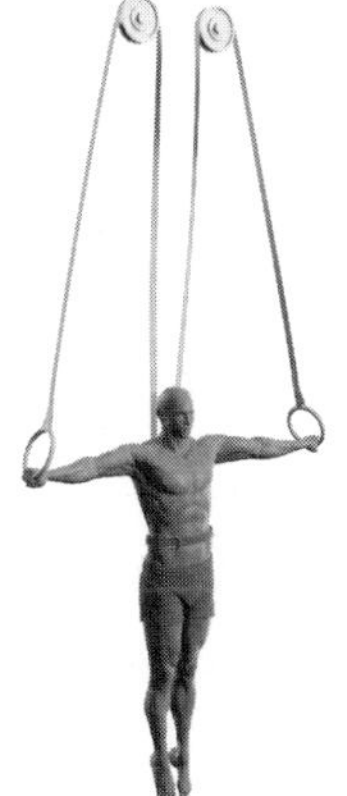

기법

- 팔꿈치를 고정시키고 견갑대를 아래로 내려서 지지 유지 자세로 시작한다.
- 링을 바깥으로 회전시킨다(RTO). 손바닥을 회전시켜서 완전히 전방을 향하게 한다.
- 아래로 내릴 때 어깨를 전방으로 회전시키는 동시에 팔꿈치가 전방을 향하게 유지한다. 어깨와 팔꿈치가 회전하기 시작해서 지면을 향할 수도 있다. 그렇게 해도 괜찮다.
- 아래로 내려서 크로스 자세로 들어갈 때, 견갑대를 일정하게 아래로 내려서 어깨 주변 근육들을 견고하게 고정시켜 견갑대가 불안정해지는 것을 방지해야 한다.

이 과정을 진행하는 동안 발생되는 두 가지의 가장 큰 결점을 제거해서 나쁜 습관으로 발달되지 않게 해야 한다.

- 항상 팔꿈치를 견고하게 고정시켜야 한다. 팔이 굽혀지면 어깨의 토크를 감하기 때문에 팔을 굽히는 것은 나쁜 습관이다. 또한 넓은 등근을 더 강하게 긴장시킨다. 이것은 척추 흉근 집단보다 더 강하다. 무슨 수를 써서라도 팔을 굽히는 나쁜 습관을 피해야 한다.
- 넓은 등근과 척추 흉근 집단이 피로해질 때, 흔히 견갑대가 위로 올라간다. 견갑대가 위로 올라가는 것은 근육 조직이 더 이상 안전하게 어깨를 지지할 수 없으며 어깨 부상 위험이 크게 증가한다는 신호이다. 어깨가 귀에 가까워진 것을 느끼면, 연조직을 악화시켜서 회전근개 건염, 염좌, 또는 어깨 충돌로 이어질 수 있기 때문에 즉시 세트를 중단해야 한다.

어깨를 전방으로 굴리면 연조직을 더욱 악화시키기 때문에, 견갑골을 아래로 내려서 어깨를 중립 위치에 유지할 수도 있지만, 팔꿈치에 약간 더 부담을 준다. 이전에 어깨에 문제가 있었던 사람들은 이 기술을 수행하는 것을 신중히 고려해야 한다. 이 기술을 시도하고 싶으면, 수행 전에 팔꿈치가 안전해야 한다. 그렇지 않으면 크로스 자세에서 어깨가 팔꿈치를 자연스럽게 고정시킬 수 있는 능력을 상실하게 된다.

실질적인 동작을 트레이닝 할 때, 준비운동을 철저히 해야 한다. 십자버티기를 위해 팔꿈치를 충분히 준비운동시켜야 한다. 이 책 22장 재활 섹션에서 설명한 것과 같은 특정 견갑골 훈련도 효과적이다. 기본적으로 이 동작은 어깨의 결합 조직에 상당한 부담을 줄 수 있기 때문에 이 동작을 훈련하려고 시도하기 전에 어깨의 모든 부분을 충분히 준비운동해야 한다. 루틴에 내/외전 회전을 하는 회전근개 트레이닝을 추가하지 않았다면, 지금 바로 추가해야 한다.

현재의 공식적인 체조 법규는 폴스 그립이 자세를 취하기 쉽게 만들기 때문에 크로스를 수행할 때 폴스 그립을 하지 못하게 규정하고 있다. 그러나 크로스를 배우는 동안, 링을 외회전시키면서 낮은 자세로 들어가는 동안 폴스 그립으로 미끄러져 들어가는 것은 허용된다.

주의: 근육과 결합 조직이 적절히 준비되지 않으면 크로스는 어깨와 팔꿈치에 손상을 초래할 수 있다. 차트에 나열된 전제조건을 모두 갖추지 못했으면, 이 섹션의 진행을 시도해서는 안 된다.

Catalyst Athletics에 처음 게시된 십자버티기에 관한 광범위한 기사는 다음 링크를 참조하기 바란다. stevenlow.org/ironcross

십자버티기: 레벨 10

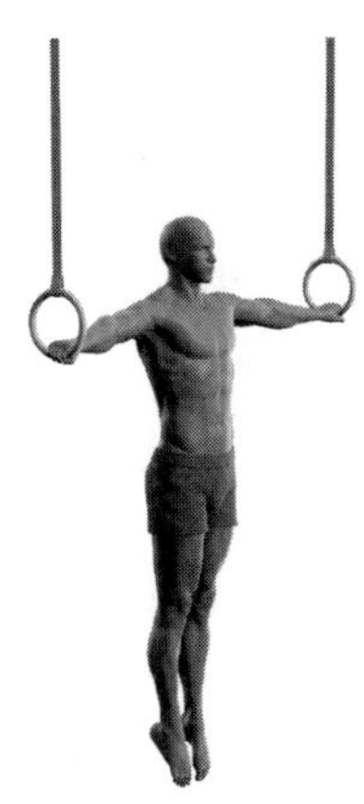

견갑골의 자세: 사용하는 기법에 따라, 십자버티기 자세로 들어갈 때 견갑골은 아래로 내려가서 약간 앞으로 수축되거나 아래로 내려가서 중립 위치가 된다.
기법: 90도 각도에서 신체와 일직선이 되도록 팔을 곧게 유지한다. 이 자세에서 팔을 고정시키고 어깨를 아래로 내려서 유지한다. 이 자세를 유지하기 위해 둔부 쪽으로 링을 아래로 당긴다.

이제 십자버티기에 매우 근접해졌거나 이 자세에서 즉시 중단할 수 있게 되었다. 그래서 지지 유지를 프로그램에 더 많이 추가하면 신경학적으로 신체를 준비해서 원하는 대로 정확하게 유지할 수 있다. 대부분 원심성/원심성 동작으로 트레이닝을 시작한다. 이 트레이닝으로 모든 동작 범위를 포함하는 근력의 기초를 구축할 수 있다.

혼자 이 자세를 트레이닝 한다면 신체를 어떤 지지 유형으로 이동시키거나 동작을 유지하는 것이 매우 어려울 수도 있다. 전체 동작을 강화시키면 백 레버, 프론트 레버, 원 암 친업과 같은 대부분의 당기는 동작을 하는 데 매우 도움이 될 수 있다.

권장 프로그램에 대한 더 자세한 내용은 온라인 사이트(stevenlow.org/ironcross)를 참조하기 바란다. 이 책의 표본 프로그래밍 섹션도 특정 프로그래밍을 설명한다. 전통적인 경량/중량 운동일도 포괄적인 프로그래밍에서 잘 작동한다. DUP 시스템도 잘 작동한다.

이 기술은 체조 점수표에서 B등급 기술이다.

십자버티기 → 백 레버: 레벨 11

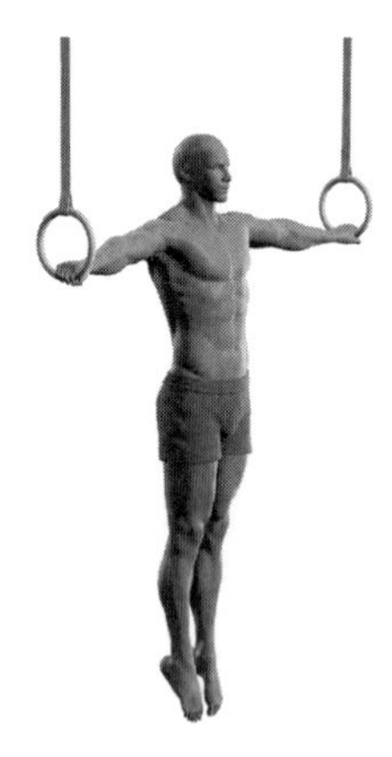
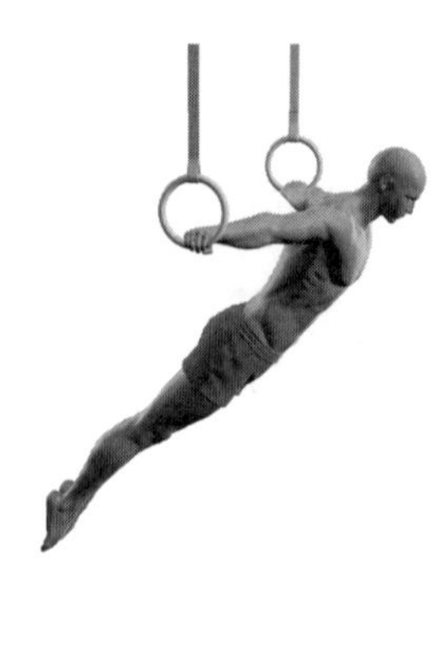
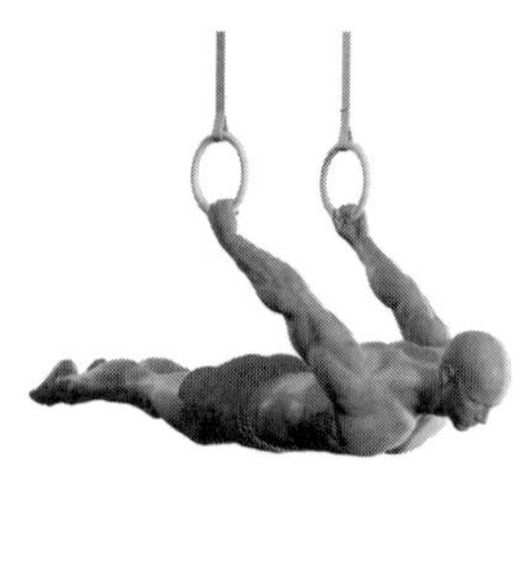

견갑골의 자세: 사용하는 기법에 따라, 십자버티기 자세로 들어갈 때 견갑골은 아래로 내려가서 약간 앞으로 수축되거나 아래로 내려가서 중립 위치가 된다. 백 레버 자세로 들어갈 때 견갑골은 자연스럽게 뒤로 수축되지만 중립 위치로 마무리된다.

기법: 십자버티기의 경우 90도 각도에서 신체와 일직선이 되도록 팔을 곧게 유지한다. 이 자세에서 팔을 고정시키고 어깨를 아래로 내려서 유지한다. 십자버티기 자세를 유지하기 위해 둔부 쪽으로 링을 아래로 당긴다. 아래로 기울이기 시작하면서 링을 약간 뒤로 당겨서 백 레버 자세에서 동작을 시작한다. 그러기 위해 계속해서 링에 힘을 가한다. 앞으로 기울이면 결국 중력이 발생되는 전환점에 도달하게 된다. 최대한 자세가 전환되는 것을 제어한다.

이 기술의 핵심은 백 레버로 전환될 때 크로스 상태에서 링에 내려 누르는 힘을 유지하는 것이다. 특히 상체가 앞으로 기울여질 때 계속해서 광배근을 수축시켜야 한다. 스스로 이 기술을 시도하기 전에 파트너와 함께 또는 드립 머신에서 이 기술에 대한 느낌을 얻도록 노력한다.

문제가 될 수 있는 것 중 하나는 '떨어지는 것'이다. 통제 수준까지 천천히 낮출 만큼 충분히 강하지 않으면, 백 레버 자세에 이르렀을 때 신체가 요동을 칠 수 있다. 이 기술은 어깨와 팔꿈치에 많은 부담을 줄 수 있다. 그럴 경우, 한 단계 뒤로 돌아가서 근력을 더욱 강화시키는 운동에 집중하는 것이 좋다. 또는 파트너나 드립 머신을 이용할 수 있다.

이 기술은 체조 점수표에서 B등급 기술이다.

십자버티기 풀아웃: 레벨 13

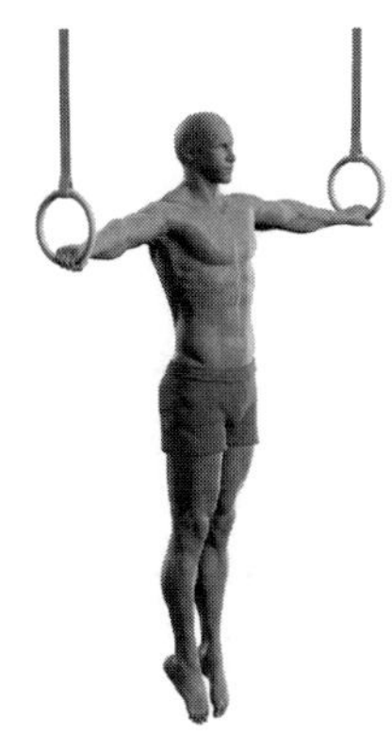
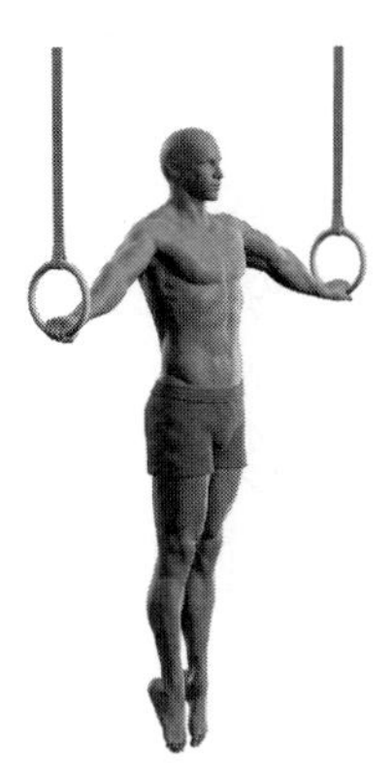
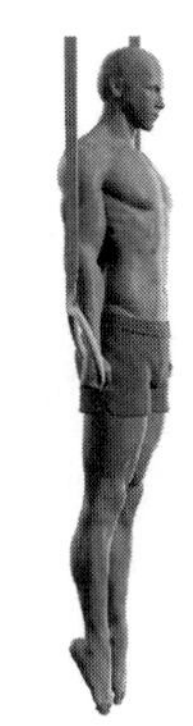

견갑골의 자세: 사용하는 기법에 따라, 십자버티기 자세로 들어갈 때 견갑골은 아래로 내려가서 약간 앞으로 수축되거나 아래로 내려가서 중립 위치가 된다. 위로 올리는 동안, 견갑골은 아래로 내려가서 약간 앞으로 수축되거나 중립 위치가 되어 유지된다.

기법: 90도 각도에서 신체와 일직선이 되도록 팔을 곧게 유지한다. 이 자세에서 팔을 고정시키고 어깨를 아래로 내려서 유지한다. 이 자세를 유지하기 위해 둔부 쪽으로 링을 아래로 당긴다. 다음은 팔을 매우 견고하게 아래로 밀어서 일직선으로 유지하면서 옆구리로 당기는 동시에 손은 외회전 자세가 된다.

정적 지세에서 십자비티기 자세로 들이가려면 상당한 양의 근력이 필요하다. 파드니와 함께 규칙적으로 크로스 풀아웃을 수행하고 지지 없이 크로스 풀아웃을 수행할 수 있을 때까지 조금씩 지지를 줄여 나가는 것이 좋다.

손을 움지이는 방범은 두 가지가 있다. 팔을 옆구리 쪽으로 당기거나 손을 아래로 밀 수 있다. 어느 것이든 집중하는 데 도움이 되는 것을 사용한다. 무게중심이 손으로 이동되고 이 동작은 가슴 근육과 광배근(둘 다 당기는 근육)을 운동하는 데 집중하기 때문에 이것은 당기는 운동으로 분류된다는 것을 명심하기 바란다.

바깥으로 당기는 것pullouts은 이 동작의 등척성 자세보다 훨씬 더 많은 근력을 필요로 한다. 가슴 근육과 광배근은 아드레날린과 1RM의 120%가 작용하는 곳이다.

이 기술은 체조 점수표에서 C등급 기술이다.

행 풀 → 백 레버: 레벨 14

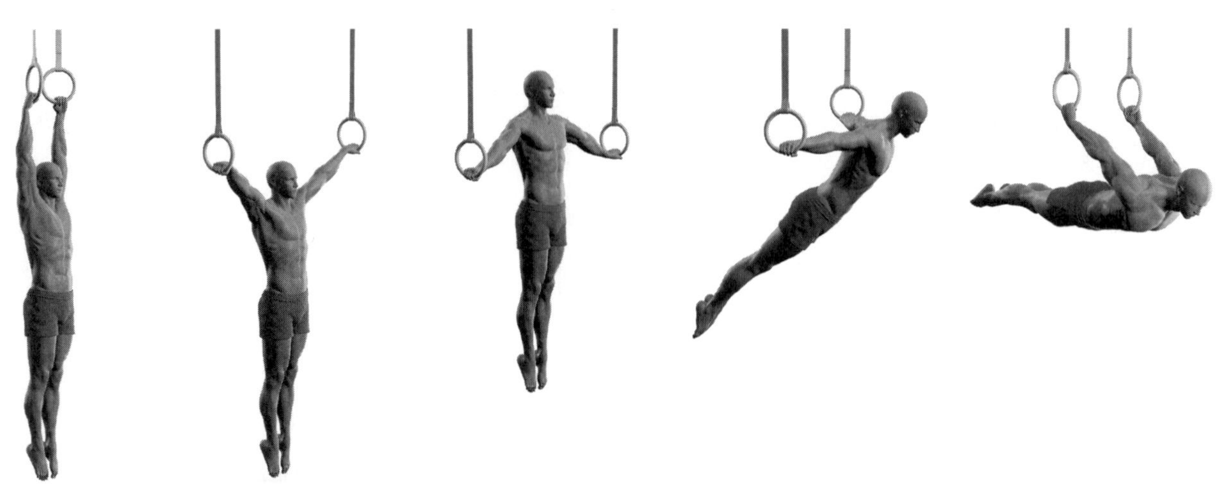

견갑골의 자세: 견갑골을 이완시켜 위로 올려서 이완시킨 채 시작한다. 어깨를 활성화시키고 견갑골을 아래로 내려서 동작을 시작한다. 크로스가 되도록 당기는 동안 견갑골은 약간 앞으로 수축된다. 크로스 자세를 지나서 전방으로 기울어지기 시작할 때 견갑골은 뒤로 수축된다. 백 레버 자세로 들어가면 견갑골은 중립 위치가 된다.

기법: 팔을 일직선으로 한 행 자세에서 폴스 그립으로 시작한다. 여기에서 손을 아래로 밀어서 스트레이트 암 풀을 수행한다. 더욱 지렛대 역할을 할 수 있도록 손을 신체보다 약간 전방에 유지한다. 크로스 자세에 근접하자마자 전방으로 기울이는 동시에 팔을 일직선으로 한 자세를 유지한다. 백 레버 자세로 들어갈 때, 광배근을 이용해서 아래로 내려가는 것을 느리게 유지한다. 그렇지 않으면 어깨와 팔꿈치에 손상을 줄 수 있다.

이 기술은 데드 행dead hang 자세에서 시작하기 때문에 어렵다. 기술 동작 하단에서 바깥으로 당기는 것이 어려우면, 이 동작을 시도하기 전에 링을 당기는 것을 포함한 추진력을 키우는 것이 좋은 방법 중 하나이다. 그러면 당기는 동작을 시작하기 전에 팔에 약간의 추진력이 생기게 된다. 다리를 반 L-시트 자세로 올리면 약간의 상향 힘을 생성해서 근력 동작을 하는데 도움이 될 수 있다. 그러나 결국 추진력 없이 이 기술을 수행할 수 있어야 한다.

이 기술은 체조 점수표에서 C등급 기술이다.

버터플라이 마운트Butterfly Mount: 레벨 15

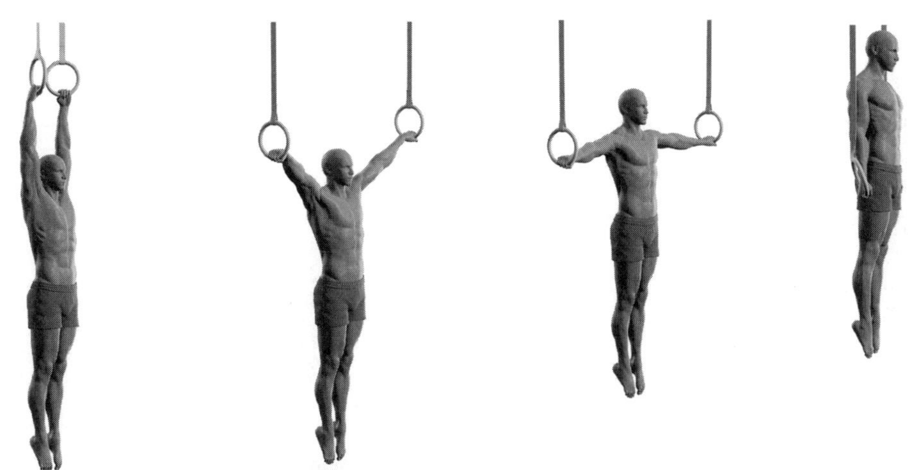

견갑골의 자세: 견갑골을 이완시켜 위로 올려서 이완시킨 채 시작한다. 어깨를 활성화시키고 견갑골을 아래로 내려서 동작을 시작한다. 크로스가 되도록 당기는 동안 견갑골은 약간 앞으로 수축된다. 크로스 자세를 지날 때, 견갑골은 아래로 내려가서 중립 위치가 되거나 약간 앞으로 수축된다.

기법: 팔을 일직선으로 한 행 자세에서 폴스 그립으로 시작한다. 여기에서 손을 아래로 밀어서 스트레이트 암 풀을 수행한다. 더욱 지렛대 역할을 할 수 있도록 손을 신체보다 약간 전방에 유지한다. 크로스 자세에 근접할 때, 링을 아래로 눌러서 추진력을 유지한다. 천천히 내리거나 일시 중지하면, 신체를 고정시킬 수는 있지만 그것이 기술을 완료하기 위한 충분한 힘을 기르는 것은 아니다.

이 기술은 본질적으로 스트레이트 암 머슬업 지지/유지 운동이다. 이 기술은 당기는 근력을 크게 향상시킬 수 있다. 이전 기술과 마찬가지로, 어려운 부분은 데드 행에서 시작하는 것이다. 기술 동작 하단에서 바깥으로 당기는 것이 어려우면, 이 동작을 시도하기 전에 링을 당기는 것을 포함한 추진력을 키우는 것이 좋은 방법 중 하나이다. 그러면 당기는 동작을 시작하기 전에 팔에 약간의 추진력이 생기게 된다. 다리를 반 L-시트 자세로 올리면 약간의 상향 힘을 생성해서 근력 동작을 하는데 도움이 될 수 있다. 그러나 결국 추진력 없이 이 기술을 수행할 수 있어야 한다.

이 기술은 체조 점수표에서 C등급 기술이다.

지지 유지 행 → 십자버티기: 레벨 16

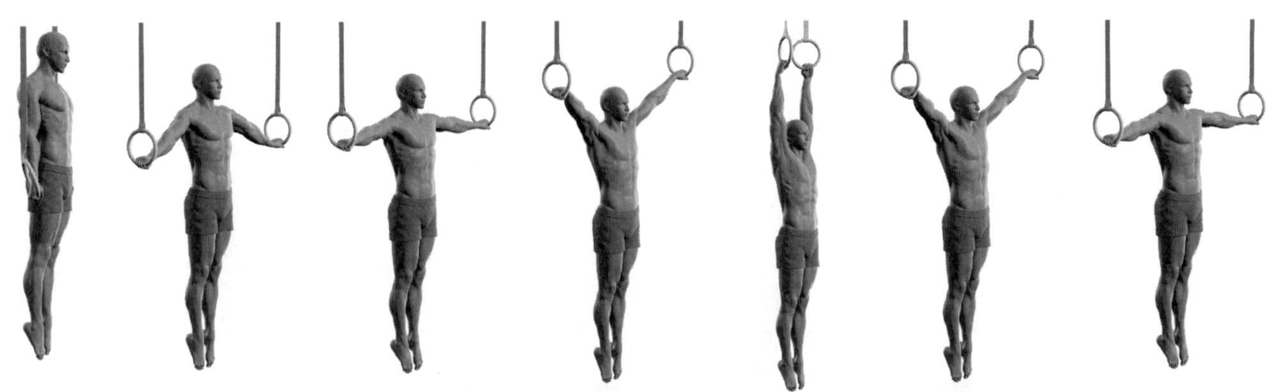

견갑골의 자세: 견갑골을 내려서 시작한다. 크로스 자세에서 행 자세로 낮추어서 동작을 개시한다. 일단 이 자세에 도달하면, 견갑골을 이완시켜서 올리고 다시 내린다. 크로스 자세로 들어갈 때, 견갑골은 아래로 내려가서 중립 위치가 되거나 약간 앞으로 수축된다.

기법: 지지 자세에서 시작해서 크로스 자세에서 행 자세로 천천히 내린다. 일단 동작 하단에 도달하면 똑바로 당겨서 그 자세를 벗어나기 때문에 폴스 그립을 사용한다. 행 자세에 도달하면 즉시 팔을 바깥쪽 아래로 당긴다. 그러면 신체가 지지 자세로 올라간다.

이것은 이전 기술의 확장이다. 버터플라이 마운트butterfly mount와 버터플라이 크로스butterfly cross 간의 격차를 해소하며, 이것이 행 풀 투 크로스hang pull to cross이다. 이 기술은 지지 유지에서 크로스를 통과해서 행 자세로 들어가는 동작을 제어하기 위한 상당한 에너지를 필요로 한다. 손으로 추진력을 얻을 수도 있다는 사실에도 불구하고, 이것은 동작 하단에서 바깥으로 당기는 것을 여전히 어렵게 만든다.

이전 기술과 마찬가지로, 이 추진력(또는 반 L-시트 자세에서 얻는 추진력)을 사용하면 이 근력 동작 하단에서 바깥으로 당기는 데 도움이 될 수 있다. 그러나 결국 추진력 없이 이 기술을 수행할 수 있어야 한다는 점을 명심하기 바란다.

이 기술은 체조 점수표에서 C등급 기술이다. 버터플라이 크로스(이것은 이 책에서 설명되지 않는다) 대략 17등급 기술이며, 체조 점수표에서 D등급이다. 이 기술은 행 자세에서 시작해서 크로스로 당긴다.

- CHAPTER 26 -

푸싱 변형

플렌체, 패러럴 바, 그리고 바닥: Page 3, Column 1

플렌체는 상당한 양의 스트레이트 암 푸싱 근력을 필요로 한다. 맨몸 운동을 하는 사람들은 누구든지 이 기술을 달성하려고 노력하지만, 이 기술을 잘 수행하는 사람들은 거의 없다.

지금은 인터넷에 많은 비디오들이 이 기술을 특징으로 하여 트레이닝 방법을 제안하고 있다. 그러나 대부분의 경우, 이러한 비디오에서 동작을 보여 주는 사람들의 척추가 아치형을 이루고 팔이 약간 굽혀져 있다. 이러한 형태상 오류는 기술을 심미적으로 매력이 없게 만들며, 수행을 쉽게 만든다. 따라서 전체적인 근력 이득을 손상시킨다. 1년 이내에 플렌체를 달성한 사람을 볼 수도 있지만, 이 기술의 순수한 변형이 아닐 가능성이 높다.

주요 목표 중 하나가 진정한 플렌체를 달성하는 것이라면, 형태상 오류를 피하고 적절한 근력을 발달시켜야 한다. 진정한 플렌체를 달성하려면 많은 시간이 걸리지만, 신체 자세와 전반적인 근력 수준은 상당히 좋아진다. 이것은 다른 체력 기술에도 전이될 수 있다.

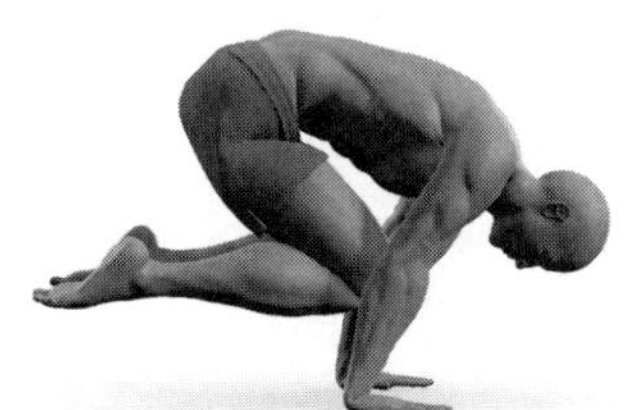
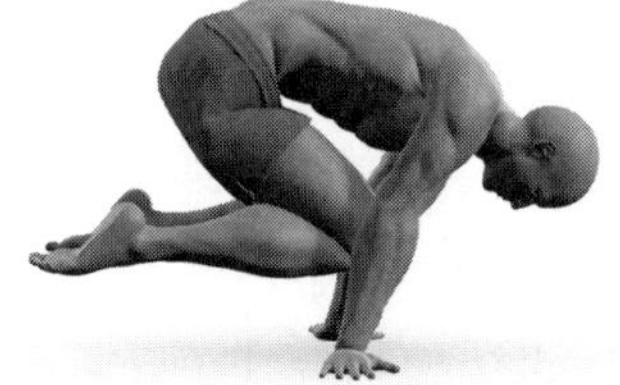
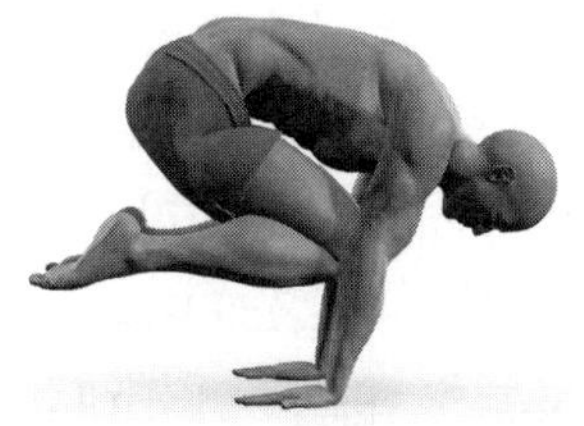

플렌체에 사용될 수 있는 몇 가지 손 자세가 있으며, 각 자세는 그 나름대로 장단점이 있다. 손이 전방을 향하는 자세는 손가락에 더 많은 레버리지를 실을 수 있기 때문에 기술 수행이 쉬워지지만, 그러나 동작은 손목에 더 많은 부담을 준다. 손이 측면을 향하는 자세는 바닥에서 패럴렛, 또는 패러럴 바에서 링으로 쉽게 이동되지만, 전방을 향하는 자세보다 기술을 더 어렵게 만든다. 손이 후방을 향하는 자세는 기술을 가장 어렵게 만들지만 이두박근에 작용을 해서 근육을 크게 키우고 결합 조직 근력을 강하게 키운다.

첫 번째나 세 번째 옵션을 선택할 다른 이유가 없으면, 측면을 향하는 자세가 가장 잘 적용될 수 있고 손목에 부담을 적게 주기 때문에 권장되기는 하지만, 이들 중 어느 자세를 하더라도 효과가 있다. 플렌체를 최대한 빨리 달성하고 싶은 사람에게는 손이 전방을 향하는 자세가 가장 좋지만, 링에서 특정 운동을 많이 수행하고 싶은 사람에게는 손이 후방을 향하는 자세가 좋다(손이 전방을 향하는 자세를 선택하면 루틴에 여분의 손목 운동을 포함시켜서 과사용 부상을 방지해야 한다).

플렌체를 달성하려면 너무 오래 걸리기 때문에 좌절감을 느낄 수도 있다. 짧은 시간 안에 플렌체를 달성할 수 있었다고 주장하는 사람들의 근력과 조건을 알 수는 없다. 그들은 5~10년 동안 다른 근력 트레이닝을 받았을 수도 있다. 따라서 진행 속도가 빨랐을 것이다. 플렌체 트레이닝의 핵심은 일관성이다. 심지어 보충 운동에서도 일관성은 중요하다. 루틴을 계속 변경한다면 이 기술을 제대로 달성할 것으로 기대할 수 없다.

플렌체 자세에서 어깨는 견고하고 활성되어야 하며 견갑골은 최대한 아래로 내려서 앞으로 수축되어야 한다. 플렌체는 손, 팔, 그리고 어깨를 하나의 단위로 지면을 강하게 눌러서 수행된다. 따라서 신체에 가해지는 모든 힘을 견뎌야 한다. 이 활성 자세는 어깨를 충격으로부터 보호하고 레버리지 역할을 향상시키며, 신체 자세를 정확히 유지하는 데 필수적이다. L-시트, 딥, 그리고 링 지지 운동과 같은 다른 여러 동작과 지지 자세에도 동일하게 이 자세가 사용된다.

프로그 스탠드Frog Stand: 레벨 3

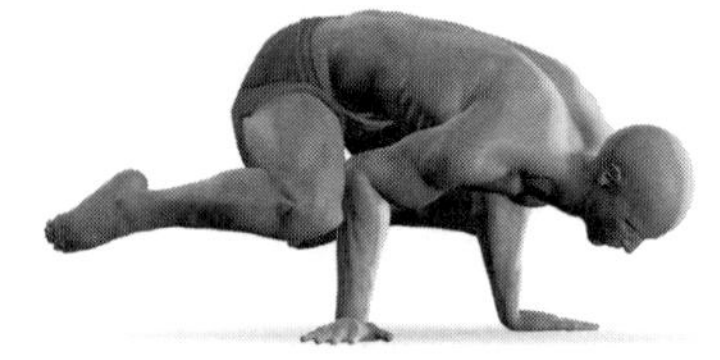

견갑골의 자세: 등 상부는 둥근 형태가 되지 않고 견갑골은 앞으로 수축되어 아래로 내려간다.
기법: 지면이나 패럴렛을 단단히 잡고 체중이 모두 손에 실릴 때까지 팔을 굽혀 전방으로 기울인다. 팔꿈치를 약간 굽혀서 마치 선반처럼 만들어 그 위에 천천히 무릎을 올린다. 이 자세에서 균형을 잡으면, 어깨와 둔부가 수평을 이룰 때까지 전방으로 기울인다.

프로그 스탠드(개구리 자세)는 근력 기술이 적고 균형 기술이 많다. 이는 어떤 근력이 필요하지 않다는 것을 말하는 것이 아니라, 자세에 대한 느낌을 얻는 데 집중해야 한다는 것이다. 이 자세로 들어가는 대안 방법 중 하나는 헤드스탠드headstand와 마찬가지로 지면 위에 손과 머리의 삼각 지점에서 시작하는 것이다. 그런 다음 무릎을 팔꿈치 위에 대고 천천히 체중을 손으로 이동시켜 균형을 잡는다.

이제부터 모든 플렌체 기술과 마찬가지로, "떨어질 때 얼굴이 바닥에 먼저 닿는다face plant"는 감각으로 신체가 준비되어야 한다. 그런 감각으로 신체를 준비하는 것은 한 진행에서 다음 진행으로 이동하는 데 큰 부분을 차지한다. 어깨로 이 감각을 익힐 수는 없다. 팔꿈치를 굽히지 않아야 한다(프로그 스탠드 제외). 팔꿈치를 굽히는 자세는 나쁜 습관으로 고치기 어려울 수 있다. 누르는 능력의 핵심은 어깨를 통해 나오는 일직선 팔의 근력이어야 한다.

스트레이트 암 프로그 스탠드: 레벨 4

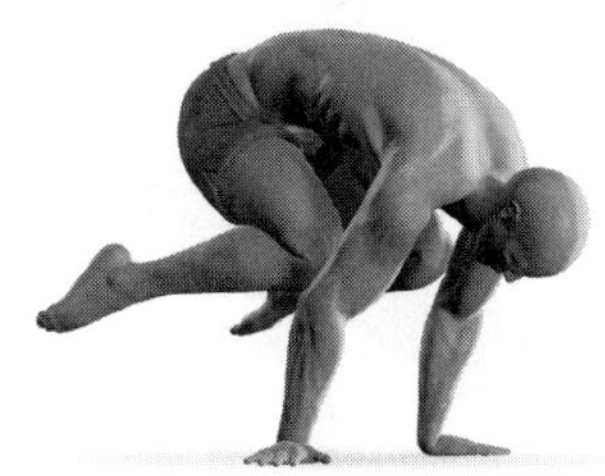

견갑골의 자세: 등 상부는 둥근 형태가 되지 않고 견갑골은 앞으로 수축되어 아래로 내려간다.
기법: 어깨를 활성화시키고 그립을 단단히 유지한 채 팔을 일직선으로 해서 전방으로 기울인다. 전방으로 기울일 때 무릎을 팔꿈치 위에 댄다. 이전 진행과 달리 무릎을 지지하는 팔꿈치 선반이 없다. 따라서 어깨와 복근에만 의존해야 한다.

스트레이트 암 프로그 스탠드를 시작할 때, 위 그림과 같이 팔을 약간 구부려야 할 수도 있다. 이 기술은 주로 균형에 관한 것이기 때문에 처음에는 팔을 약간 구부려도 괜찮다. 그러나 일단 팔을 직선으로 펴게 되면 자세는 어깨 근력에 관한 기술이 된다. 이전 진행에서보다 약간 더 앞으로 기울여야 한다. 그러면 난이도가 증가된다. "떨어질 때 얼굴이 바닥에 먼저 닿는다"는 감을 느끼면, 향후 기술을 준비하기 위해 그러한 느낌을 극복해야 한다.

이 기술은 프로그 스탠드(팔을 굽히고 수행된다)와 턱 플랜체의 중간 정도 자세가 된다. 이 기술은 플랜체를 위한 정확한 양의 근력을 구축하기 위해 기본적으로 팔을 곧게 펴고 수행된다. 팔꿈치를 조금도 굽히지 않고 이 기술을 수행할 수 있을 때까지 다음 진행으로 넘어가서는 안 된다.

턱 플렌체Tuck Planche: 레벨 5

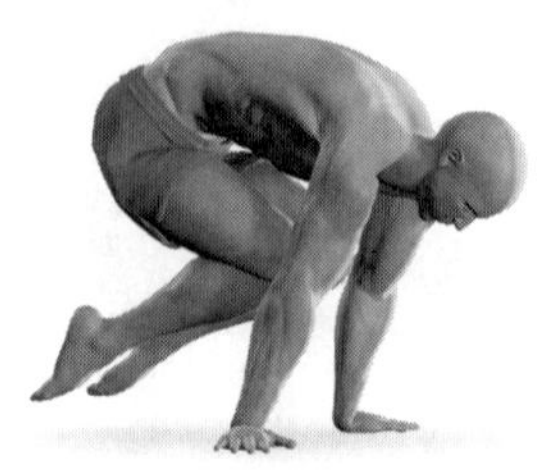

견갑골의 자세: 등 상부는 둥근 형태가 되지 않고 견갑골은 앞으로 수축되어 아래로 내려간다.
기법: 스쿼트 자세의 하단에서 시작한다. 손을 지면이나 패럴렛 위에 올리고 단단히 잡는다. 팔을 일직선으로 고정시키고 어깨를 견고하게 활성화시킨다. 전방으로 기울여서 발에서 팔로 체중을 이동시킨다. 여기에서 계속 전방으로 기울여서 어깨 높이까지 둔부를 올려서 턱 플렌체 자세로 들어간다. 최대한 견고하게 무릎을 가슴에 대고 발을 둔부 쪽으로 당긴다.

턱 플렌체는 이 진행 시리즈의 첫 번째 기술이며 오로지 어깨 근력만으로 신체를 지지한다. 떨어질 때 얼굴이 바닥에 먼저 닿는 느낌의 두려움은 초보자들에게 종종 문제가 된다. 이 두려움을 줄여야만 근력 기법을 적절히 수행하는 데 집중할 수 있다. 떨어지는 경우를 대비해서 바닥에 쿠션이 있는 부드러운 물건을 배치해야 한다.

이 기술을 바닥에서 수행할 때 또 다른 문제가 발생될 수 있다. 무릎과 발이 경직되면 좋은 턱 자세를 얻을 수 없다. 이것은 코어 압축 근력 문제이며 L-시트 트레이닝과 병행하면 코어 압축 근력을 향상시킬 수 있다. 패럴렛이나 튼튼한 의자 두 개와 같은 도구들을 사용해서 코어 프레스와 턱 플렌체를 동시에 트레이닝 한다. 단단히 구부려 당기고 최대한 무릎과 발을 가슴과 둔부에 가깝게 하는 것이 목표이다. 마지막으로, 어깨를 활성화시켜서 강하게 유지해야 한다.

상급 턱 플렌체: 레벨 6

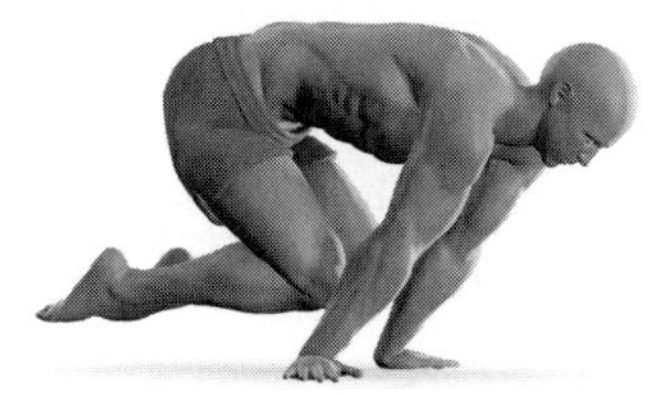

견갑골의 자세: 등 상부가 둥근 형태가 되지 않게 하고 견갑골은 앞으로 수축되어 아래로 내려간다.
기법: 스쿼트 자세의 하단에서 시작한다. 손을 지면이나 패럴렛 위에 올리고 단단히 잡는다. 팔을 일직선으로 고정시키고 어깨를 견고하게 활성화시킨다. 전방으로 기울여서 발에서 팔로 체중을 이동시킨다. 여기에서 계속 전방으로 기울여서 어깨 높이까지 둔부를 올려서 턱 플렌체 자세로 들어간다. 최대한 견고하게 무릎을 가슴에 대고 발을 둔부 쪽으로 당긴다. 천천히 허리를 펴고 둔부와 90도가 되도록 다리를 편다.

상급 턱 플렌체는 턱 플렌체 자세를 취해서 등을 평평하게 유지한 채 둔부와 어깨를 지면과 평행이 되게 유지하는 것이다. 이 시점에서 턱 자세를 자유로이 할 수 있어야 한다. 바닥에서 트레이닝을 할 때 발을 바닥에 끄는 것은 문제가 되지 않는다. 팔과 어깨를 고정시켜 전방으로 기울여서 체중을 손에 싣는 동시에 지면을 단단히 잡는다. 턱 플렌체 자세에서 상급 턱 플렌체 자세가 달성될 때까지 등을 똑바로 편다.

처음에는 등을 똑바로 펴는 방법을 찾는 데 어려움을 겪을 수 있다. 스트레이트 암 프레스 핸드스탠드 진행을 트레이닝 해서 등 제어 부족 문제를 해결할 수 있다. 플렌체와 스트레이트 암 프레스 핸드스탠드 둘 다 스트레이트 암 프레스 기술이다. 그래서 어깨 근력을 향상시키는 데 시너지 효과가 있다. 이 프레스 기술들은 또한 코어 근력과 신체적 감각을 촉진시킨다.

이 기술의 난이도를 높이려면 등을 곧게 편다. 그러면, 전방으로 더욱 기울어져서 어깨에서 토크가 증가된다. 등을 곧게 폈을 때 발이 바닥 쪽으로 처지기 시작하면 두 가지 문제 중 하나에 직면할 수 있다. 전방으로 더 많이 기울여야 하거나, 근력 수준이 부적절하기 때문에 이 상급 기술에 적합하게 근력을 기를 때까지 이전 기술로 돌아가야 한다.

피로를 관리해야 하는 경우 보충 운동을 추가하면 플렌체를 달성하는 데 필요한 근력을 기르는 데 매우 유용하다. 어깨를 기반으로 하는 다른 모든 누르는 동작도 어깨의 누르는 근력을 향상시키는 동인으로 작용할 수 있지만, 여기에서 이 기술에 맞는 전문 운동이 매우 유용하다. 따라서 유사 플렌체 푸시업과 플렌체 전방 기울기planche lean는 탁월한 선택이다. 그러나 이 기술들은 측정이 약간 어렵다. 그래서 진행 차트에 수록되지 않았다.

유사 플렌체 푸시업Pseudo Planche Pushup

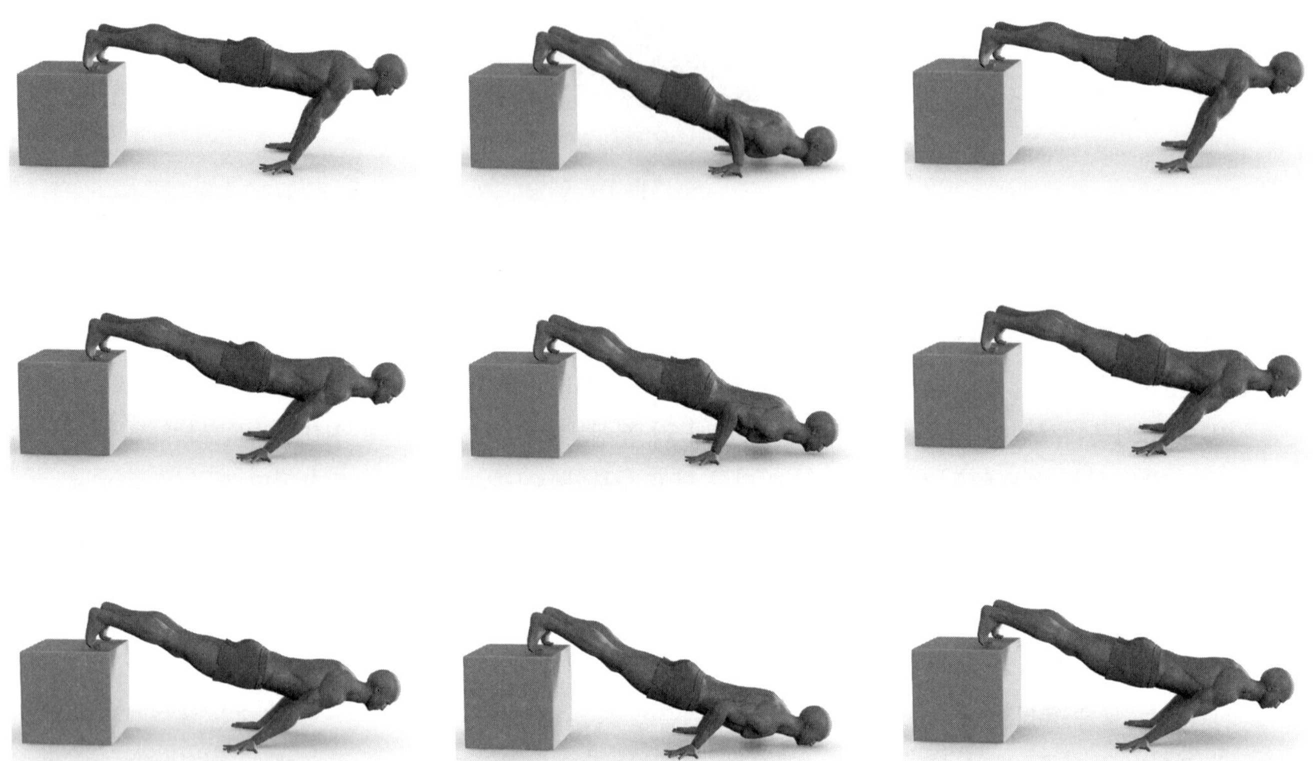

유사 플렌체 푸시업은 더 후방으로 손을 이동시킨다.

유사 플렌체 푸시업(PPPUs)은 본질적으로 플렌체 자세를 유지하고 그 자세에서 푸시업을 완료하는 것이 가장 좋지만 약간의 보조물을 사용할 수도 있다. 진행이 정체되면 보조물이 크게 도움이 될 수 있다.

표준 푸시업 자세에서 시작하지만, 지면 대신 보조물 위에 발을 올려 놓는다. 보조물은 상자, 매트, 의자 등 어깨와 발이 수평이 될 정도의 높이면 어떤 것이든 상관없다. 신체를 곧게 또는 약간 우묵하게 굽혀서 전방으로 최대한 기울여 플렌체 자세로 들어간다. 어깨가 최소한 팔꿈치만큼 되도록 자세를 낮춘다. 그런 다음, 발에 보조물을 사용하는 플렌체 자세로 밀어 올린다.

플렌체 전방 기울기planche lean는 말 그대로 플렌체 자세에서 앞으로 기울이는 것이다. 어깨 높이까지 발로 버티면서 넘어지지 않고 전방으로 최대한 기울인다. 정해진 시간 동안 이 자세를 유지한다.

이 진행부터 팔을 약간 굽히거나 어깨보다 둔부를 약간 높이는 경향이 있다. 이러한 잘못을 신중하게 피해야 한다. 근력 요건뿐 아니라 신체적 감각 때문에 올바른 자세를 유지하는 것이 어렵기는 하지만 자세를 올바르게 유지하는지 확인해야 한다. "떨어질 때 얼굴이 바닥에 먼저 닿는다"는 느낌을 경험할 수 있으며, 둔부가 실제보다 낮다고 느낄 수도 있다. 파트너의 도움을 받거나 비디오카메라를 이용해서 자신의 자세를 확인하고 교정해야 한다.

유사 플렌체 푸시업은 플렌체를 위한 보충 운동으로서 뛰어난 운동이다. 이러한 운동들을 측정 가능하게 만드는 방법은 동일한 장소에 표면보다 높은 물건, 의자, 또는 블록을 배치하는 것이다. 바닥에 처음 놓은 자리를 표시할 수 있다. 그런 다음 손이 뒤로 움직일 때마다 점진적인 이동 거리를 표시한다. 정기적으로 푸시업을 수행한 곳이나 발과의 총거리를 표시할 수 있다. 어떤 방법으로 표시를 하든 유사 플렌체 푸시업은 플렌체에 필요한 근력을 향상시킬 수 있는 훌륭한 방법이다.

밴드 보조 플렌체Band-Assisted Planche

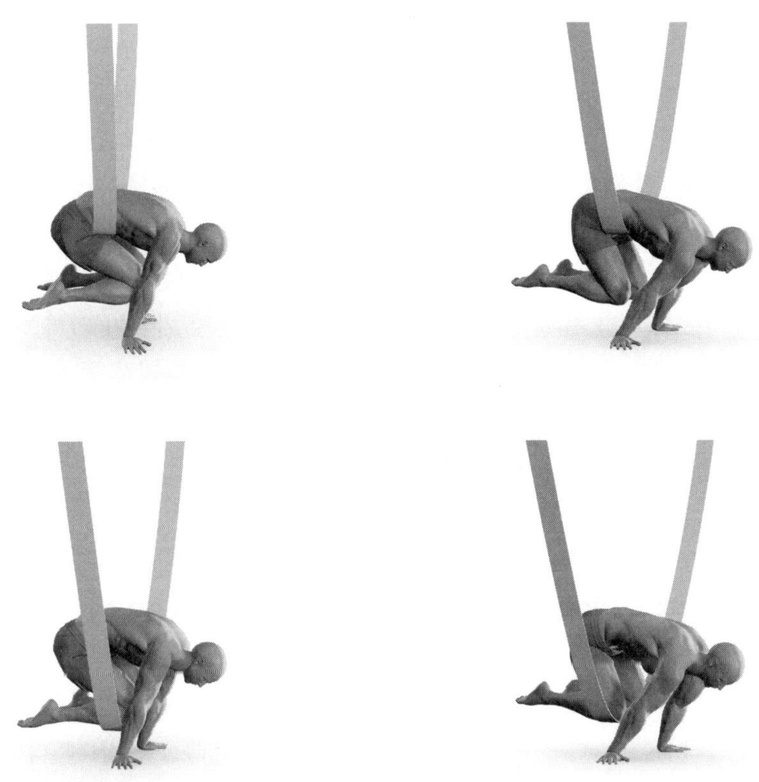

밴드 보조 플랜체는 최근에 인기를 얻고 있는 변형 중 하나이다. 이 변형을 사용하면 근력 요건이 감소되기 때문에 플렌체에서 다음 등척성 자세를 달성할 수 있다. 신체는 특정 각도에서 올바른 근력을 적용해서 재빨리 자세에 익숙해진다. 그래서 플렌체에 필요한 근력을 달성하는 시간을 줄일 수도 있다. 이 방법에는 유사 플렌체 푸시업이 선호되지만, 둘 다 시도해 보고 자신에게 가장 효과적인 것을 선택하는 것이 좋다.

스트래들 플렌체: 레벨 8

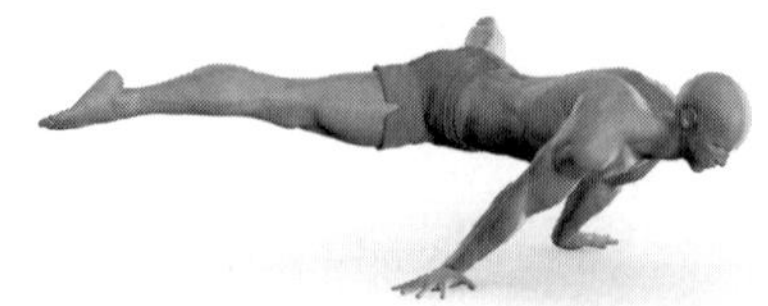

견갑골의 자세: 등 상부가 둥근 형태가 되지 않게 하고 견갑골은 앞으로 수축되어 아래로 내려간다.
기법: 스쿼트 자세의 하단에서 시작한다. 손을 지면이나 패럴렛 위에 올리고 단단히 잡는다. 팔을 일직선으로 고정시키고 어깨를 견고하게 활성화시킨다. 전방으로 기울여서 발에서 팔로 체중을 이동시킨다. 여기에서 계속 전방으로 기울여서 어깨 높이까지 둔부를 올려서 다리를 벌린 스트레이트 바디 자세에 들어간다. 어깨, 둔부, 무릎, 발목, 그리고 발끝까지 일직선을 유지해야 하지만, 다리를 최대한 벌려야 한다.

지면이나 패럴렛에서 스트래들 플렌체 자세를 달성하는 방법은 몇 가지가 있다. 가장 일반적인 방법은 둔부를 약간 굽히고 전방으로 기울인 다음 손으로 균형을 잡고 지면에서 다리를 들어 올리는 것이다. 또 다른 방법은 스트래들 자세로 들어가서 거기에서 자세 균형을 잡으려고 시도하는 것이다. 이 방법이 더 어렵기는 하지만 일부 사람들은 이 방법을 선호한다. 더욱 자연스럽게 느껴지는 것을 선택한 다음, 적절한 신체 자세를 유지한다.

지금까지 프레스 핸드스탠드, 복부 프레스, 그리고 백 레버와 프론트 레버에서 스트래들 자세를 연습했기 때문에 이제 이 자세에 익숙해져 있어야 한다. 스트래들 자세에 익숙하지 않으면, 이 기술을 시도하기 전에 스트래들 자세를 더 많이 연습해야 한다.

대부분의 경우, 스트래들 플렌체를 달성하려면 보충 운동이 필요하다. 일반적으로 세 가지 운동이 함께 사용된다. 첫째는 플렌체 등척성이며, 다른 두 가지는 보충적인 동적 프레싱 동작(예: 디핑dipping이나 핸드스탠드 프레스 변형과 병행하는 플렌체 진행 푸시업 및/또는 유사 플렌체 푸시업)이다.

상급 턱 자세와 스트래들 자세의 격차를 해소하기 위해, 고난이도 상급 턱 변형(예: 중량조끼나 모래주머니를 추가해서 상급 턱 자세 수행)이나 보조 스트래들 플렌체를 사용할 수 있다. 또는 세라밴드나 기타 탄력 밴드를 사용해서 스트래들 플렌체를 쉽게 만들 수 있다.

팔이 굽고 둔부가 너무 올라가지 않도록 주의해야 한다. 비디오카메라, 거울, 또는 파트너의 도움을 받아서 자세를 확인하고 교정해야 한다.

이 기술은 체조 점수표에서 A등급 기술이다.

하프 레이아웃/원 레그 아웃 플렌체: 레벨 9

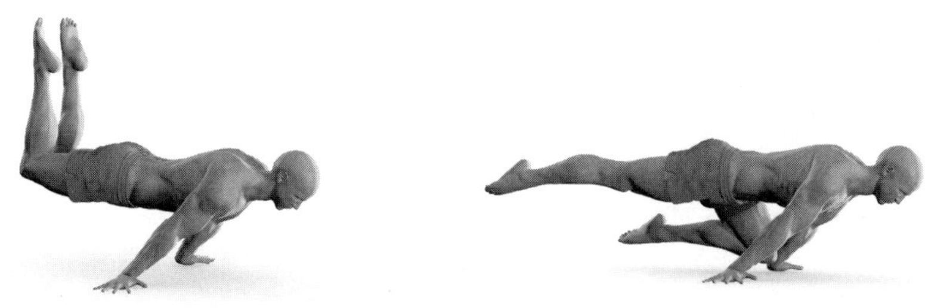

견갑골의 자세: 등 상부는 둥근 형태가 되지 않고 견갑골은 앞으로 수축되어 아래로 내려간다.
하프 레이아웃을 위한 기법: 스쿼트 자세의 하단에서 시작한다. 손을 지면이나 패럴렛 위에 올리고 단단히 잡는다. 팔을 일직선으로 고정시키고 어깨를 견고하게 활성화시킨다. 전방으로 기울여서 발에서 팔로 체중을 이동시킨다. 여기에서 계속 전방으로 기울여서 어깨 높이까지 둔부를 올려서 하프 레이아웃 자세에 들어간다. 무릎을 90도로 굽히는 것을 제외하고, 무릎과 다리를 모으고 어깨에서 둔부/무릎, 그리고 발끝까지 모든 관절을 일직선으로 정렬한다.
원 레그 아웃 플렌체 기법: 스쿼트 자세의 하단에서 시작한다. 이때 손으로 지면이나 패럴렛을 단단히 잡는다. 팔을 일직선으로 고정시키고 어깨를 견고하게 활성화시킨다. 전방으로 기울여서 발에서 팔로 체중을 이동시킨다. 여기에서 계속 전방으로 기울여서 둔부를 가슴 높이까지 올리고 원 레그 아웃 자세에 들어간다. 이것은 둔부와 무릎에서 한 다리를 굽혀서 상급 턱 자세와 유사한 자세가 되는 것을 제외하고 스트레이트 바디 자세와 동일하다.

하프 레이아웃 자세는 형태가 풀 레이아웃 자세로 쉽게 전환될 수 있기 때문에 선호된다. 그러나 더 자연스럽게 느껴지는 다른 자세가 있다면 그것을 사용하면 된다. 어떤 자세를 선택하든지 형태가 완벽해야 한다. 결점이 발견되면 즉시 수정해야 한다.

이 진행은 스트래들 플렌체와 풀 플렌체 사이에서 선택될 수 있는 중간 단계이다. 대부분의 사람들은 이 단계를 건너뛰고 곧바로 풀 플렌체로 들어가려고 한다. 바로 풀 플렌체를 달성할 수 있으면 그렇게 해도 좋다. 그렇지 않으면, 이 진행을 사용해서 두 기술 간의 난이도 격차를 줄여야 한다.

풀 플렌체: 레벨 11

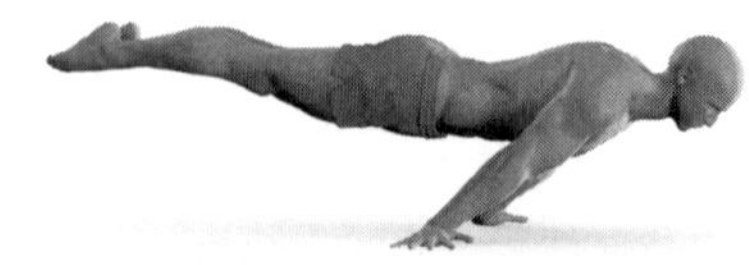

견갑골의 자세: 등 상부는 둥근 형태가 되지 않고 견갑골은 앞으로 수축되어 아래로 내려간다.
기법: 스쿼트 자세의 하단에서 시작한다. 손을 지면이나 패럴렛 위에 올리고 단단히 잡는다. 팔을 일직선으로 고정시키고 어깨를 견고하게 활성화시킨다. 전방으로 기울여서 발에서 팔로 체중을 이동시킨다. 여기에서 계속 전방으로 기울여서 어깨 높이까지 둔부를 올려서 몸통, 둔부, 무릎, 발목을 거쳐 발끝까지 어깨를 일직선으로 정렬해서 풀 플렌체 자세로 들어간다. 발끝은 수평이 되도록 뻗고 신체는 지면과 평행이 되어야 한다.

이 진행에서 다른 모든 기술과 마찬가지로 풀 플렌체의 핵심은 떨어질 때 얼굴이 바닥에 먼저 닿는다는 느낌을 극복하는 것이다. 얼굴이 지면에 닿을 듯이 지면과 매우 가깝게 느낄 만큼 기울여야 한다. 코어, 둔근, 그리고 다리의 모든 근육을 압착해서 전신에 긴장을 유발해야 한다. 이 기술에서 긴장을 유발하는 데 도움이 될 수 있는 것들 중 하나는 전방으로 누르는 동안 손으로 함께 압착을 하는 것이다. 척추 흉근과 전거근에서 여분의 긴장을 유발하면 견갑대 주변의 모든 근육 활동을 향상시키는 데 도움이 된다. 그러면 이 기술을 수행하는 데 필요한 마지막 힘까지 짜내는 데 도움이 된다.

스트래들 플렌체와 마찬가지로, 풀 플렌체는 약간의 보충 운동이 필요하다. 이 시점이 되면 자신에게 무엇이 가장 효과적인지 알아야 한다. 일반적으로 사람들이 진전이 없는 것은 근육이 부족하거나 잠재적인 불균형 때문이다. 당기는 동작과 등 근육이 약하면, 견갑골의 수축근, 후방 삼각근, 그리고 회전근개 근육을 강화시키는 운동을 해야 한다. 불균형이 없으면, 반복횟수가 많은 근비대 운동을 해서 근육량을 늘리는 것이 유익할 수도 있다. '근력=중립적인 적응×근육의 단면적'임을 명심하기 바란다. 더 많은 근육량을 얻기 위해 어깨에 약간의 가중을 하면 근력을 얻는 데 도움이 되며, 생각만큼 그렇게 진행에 방해가 되지 않는다.

깨끗하고 완벽한 일직선 자세를 달성하고 나면, 플렌체를 유지하고 있는 사진을 찍어 둔다. 축하를 받을 일이다! 이것은 결코 쉬운 업적이 아니다.

이 기술은 체조 점수표에서 B등급 기술이다.

스트레이트 암, 스트래들 플렌체 → 핸드스탠드: 레벨 12

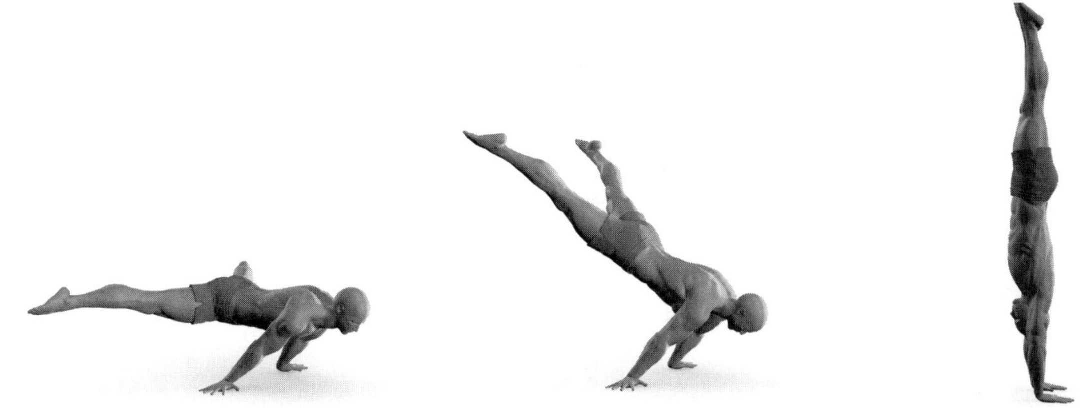

견갑골의 자세: 등 상부는 둥근 형태가 되지 않고 견갑골은 앞으로 수축되어 아래로 내려간다. 신체가 위로 올라갈 때 견갑골은 아래에서 위로 올라가고 앞으로 수축된 자세에서 중립 자세로 변한다. 핸드스탠드 자세에서 마무리할 때 견갑골은 최대한 위로 올라간다.

기법: 스트래들 플렌체 자세에서 시작한다. 몸을 앞으로 약간 기울이고 손에 힘을 주어 둔부를 올리면서 동작을 시작한다. 핸드스탠드 자세로 들어가서 어깨 토크가 줄어들면 기술이 약간 쉬워진다.

스트레이트 암 스트래들 → 핸드스탠드(SA Str PL to HS) 기술은 지면 또는 패러럴 바에서 수행될 수 있다. 위 그림은 지면에서 수행하는 것이다. 이 기술은 전방으로 기울여서 스트래들 플렌체 자세로 들어간 다음 핸드스탠드로 밀어 올려서 수행된다. 이 기법은 엄청난 근력을 필요로 한다. 그래서 플렌체와 핸드스탠드에 숙달되면 이 기술을 시도할 수 있다. 역순으로 이 기술을 수행하는 것이 가장 쉽다. 그런 다음, 더욱 강해지고 이 기술에 익숙해지면, 전체 동작을 수행할 수 있다.

어깨를 활성 상태로, 신체를 일직선으로 유지해야 한다는 점을 명심해야 한다. 앞으로 기울어지기 시작하면 일반 프레스 핸드스탠드와 매우 비슷하다. 손에 머리 위로 강하게 밀어 올릴 수 있는 힘이 있어야 한다. 자연스럽게 등이 아치형을 이루지만 이것을 피해야 한다.

팔이 굽혀지고 등이 아치형으로 되는 것은 반드시 피해야 한다(처음에는 약간 아치형이 되는 것이 허용되지만, 더욱 강해지면 반드시 교정되어야 한다).

이 기술은 체조 점수표에서 B등급 기술이다.

링 스트레이트 암, 스트래들 플렌체 → 핸드스탠드: 레벨 14

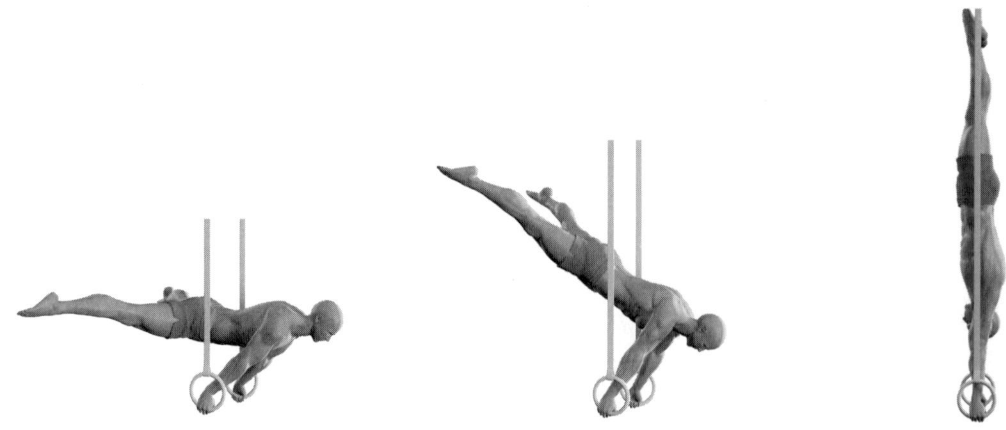

견갑골의 자세: 등 상부는 둥근 형태가 되지 않고 견갑골은 앞으로 수축되어 아래로 내려간다. 신체가 위로 올라갈 때 견갑골은 아래에서 위로 올라가고 앞으로 수축된 자세에서 중립 자세로 전환한다. 핸드스탠드 자세에서 마무리할 때 견갑골은 최대한 위로 올라간다.

기법: 링 위에서 수행된다는 점을 제외하면 이전 진행과 동일하다. 스트래들 플렌체 자세에서 시작한다. 몸을 앞으로 약간 기울이고 손에 힘을 주어 둔부를 올리면서 동작을 시작한다. 핸드스탠드 자세로 들어가면 어깨에서 토크가 줄어들기 때문에 기술이 약간 더 쉬워진다.

링 스트레이트 암 스트래들 플렌체 → 핸드스탠드(Rings SA Str PL to Hs)를 달성하려면 엄청난 근력이 필요하다. 플렌체와 핸드스탠드에 숙달되면 이 기술을 시도할 수 있다. 역순으로 이 기술을 수행하는 것이 가장 쉽다. 그런 다음, 더욱 강해지고 이 기술에 익숙해지면, 전체 동작을 수행할 수 있다.

어깨를 활성 상태로, 신체를 일직선으로 유지해야 한다는 점을 명심해야 한다. 앞으로 기울기 시작하면 머리 위로 강하게 밀어 올릴 수 있는 힘이 있어야 한다는 점에서 일반 프레스 핸드스탠드와 같다. 자연스럽게 등이 아치형을 이루지만 이것을 피해야 한다.

이 기술은 체조 점수표에서 B등급 기술이지만, 일반적인 12등급 기술보다 더 어렵다. 이전 기술과 진행을 기준으로 하면 체조 점수표에서 C등급에 해당하는 13~14등급은 되어야 한다.

스트레이트 암, 스트레이트 바디 → 플렌체 → 핸드스탠드: 레벨 15

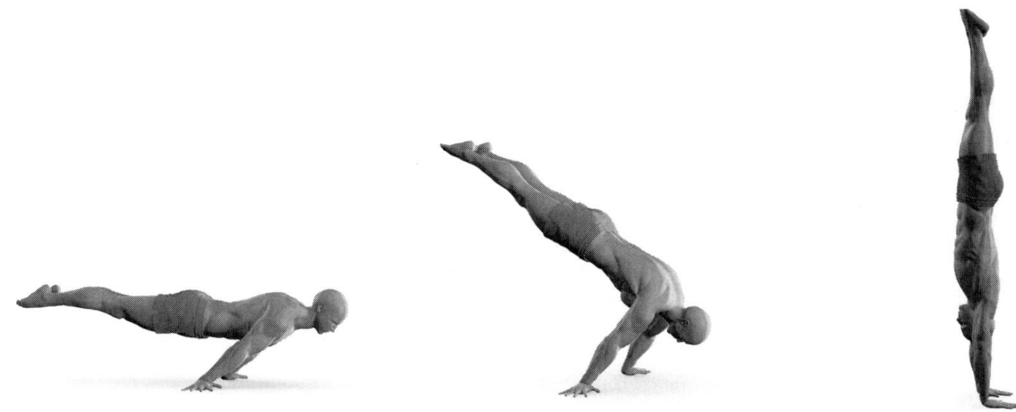

견갑골의 자세: 등 상부는 둥근 형태가 되지 않고 견갑골은 앞으로 수축되어 아래로 내려간다. 신체가 위로 올라갈 때 견갑골은 아래에서 위로 올라가고 앞으로 수축된 자세에서 중립 자세로 전환한다. 핸드스탠드 자세에서 마무리할 때 견갑골은 최대한 위로 올라간다.

기법: 풀 플렌체 자세에서 시작한다. 동작을 시작하려면, 몸을 앞으로 약간 기울이고 손에 힘을 주어 둔부를 올리기 시작한다. 핸드스탠드 자세로 들어가면 어깨에서 토크가 줄어들기 때문에 기술이 약간 더 쉬워진다.

여기에서 기법 및 방식은 스트래들 플렌체 → 핸드스탠드와 동일하다. 앞으로 기울여서 핸드스탠드 자세로 전환하는 동시에 어깨에 충분한 힘을 유지해서 앞으로 떨어지는 것을 방지한다. 원심성으로 이 기술을 수행한 다음 원심성으로 수행한다.

이 기술은 플렌체 자세에서 정적으로 시작하기 때문에 이전 두 기술보다 더 어렵다. 이것은 추진력 없이 핸드스탠드 자세를 달성해야 한다는 것을 의미한다. 이 기술을 달성하면 드물고 놀라운 수준의 근력을 얻는다.

이 기술은 체조 점수표에서 C등급 기술이다.

링 스트레이트 암, 스트레이트 바디 프레스 투 핸드스탠드: 레벨 16

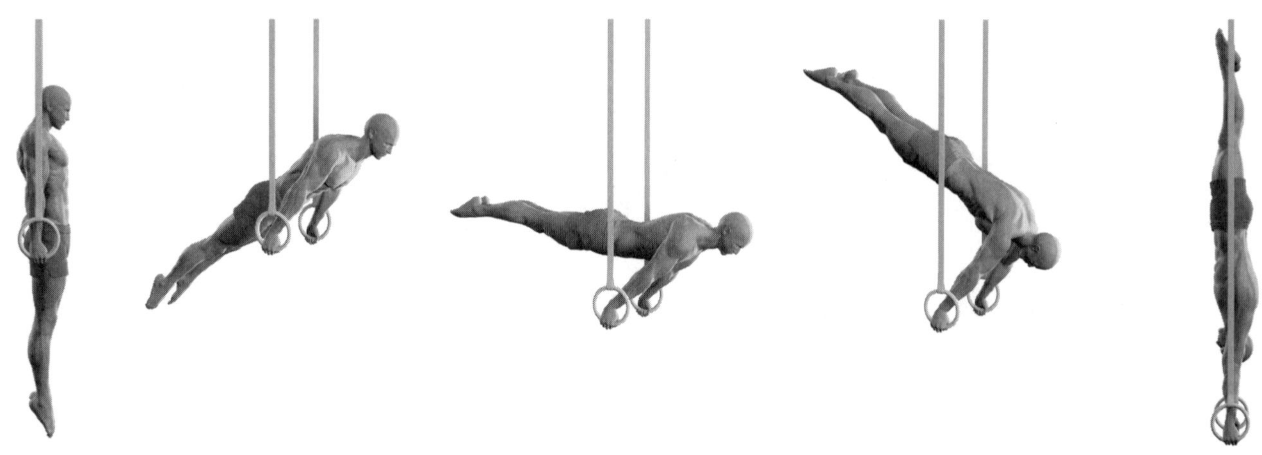

견갑골의 자세: 견갑골이 완전히 내려가서 중립 자세이거나 약간 앞으로 수축된 자세로 시작한다. 앞으로 기울이면서 신체가 올라갈 때 견갑골은 아래에서 위로 올라가고 앞으로 수축된 자세에서 중립 자세로 전환된다. 핸드스탠드 자세에서 마무리할 때 견갑골은 완전히 위로 올라간다.

기법: 이 기술은 링 위에서 완료된다. 지지 자세에서 시작한다. 몸을 앞으로 약간 기울이고 손에 힘을 주어 둔부를 올리면서 동작을 시작한다. 풀 플렌체 자세에서 핸드스탠드 자세로 들어가면 어깨에서 토크가 줄어들기 때문에 기술이 약간 더 쉬워진다. 링 핸드스탠드 자세에서 종료한다.

링 스트레이트 암, 스트레이트 바디 프레스 투 핸드스탠드Rings SA SB to Hs는 본질적으로 스트레이트 암 할로우 백 프레스이다. 플렌체와 할로우 백 프레스에 숙달되면 이 기술을 시도할 수 있다. 이것은 매우 어려운 기술이기 때문에, 처음 배울 때는 약간의 추진력이 필요하다. 근력이 향상됨에 따라 추진력 사용을 줄여 나간다.

핸드스탠드 자세에서 시작해서 이 기술을 역으로 연습할 수도 있다. 또는, 엄격한 자세로 이 기술을 달성할 수 없으면 동작을 시작하기 전에 링을 약간 흔들어서 시작할 수도 있다. 신체는 자연스럽게 아치형이 되지만, 동작을 수행하는 동안 신체를 일직선으로 유지해야 한다.

이 기술은 체조 점수표에서 C등급 기술이다.

링 스트레이트 암, 스트레이트 바디 → 플렌체 → 핸드스탠드: 레벨 16

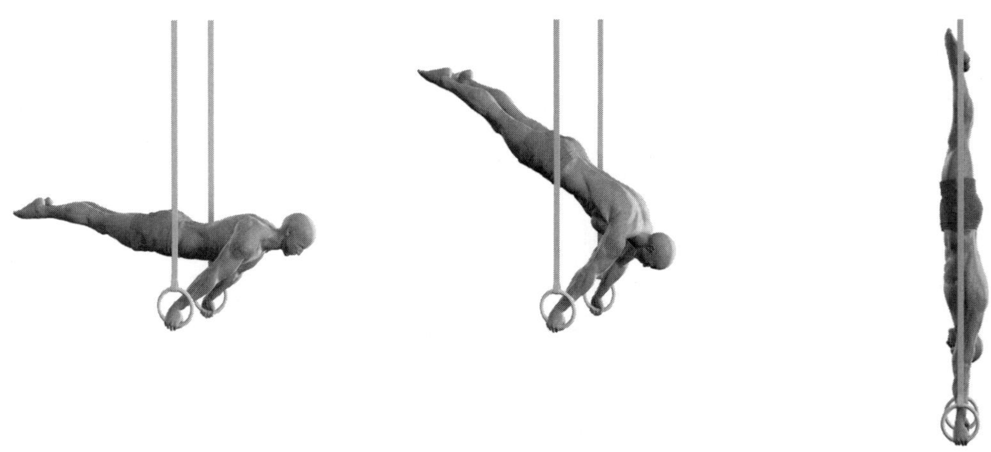

견갑골의 자세: 등 상부는 둥근 형태가 되지 않고 견갑골은 앞으로 수축되어 아래로 내려간다. 신체가 위로 올라갈 때 견갑골은 아래에서 위로 올라가고 앞으로 수축된 자세에서 중립 자세로 전환한다. 핸드스탠드 자세에서 마무리할 때 견갑골은 최대한 위로 올라간다.

기법: 이 기술은 링 위에서 완료된다. 플렌체 자세에서 시작한다. 몸을 앞으로 약간 기울이고 손에 힘을 주어 둔부를 올리면서 동작을 시작한다. 핸드스탠드 자세로 들어가면 어깨에서 토크가 줄어들기 때문에 기술이 약간 더 쉬워진다. 링 핸드스탠드 자세에서 종료한다.

이 기술은 링에서 완료한다는 점을 제외하면 이전 두 진행과 동일하다. 원심성으로 이 기술을 수행한 다음 원심성으로 수행한다.

이 기술은 체조 점수표에서 C등급 기술이다.

링 플렌체Rings Planche: Page 3, Column 2

링 플렌체 자세는 바닥 및 패럴렛 변형과 동일하다. 실질적인 차이점은 링 위에서 손으로 제어해서 안정성을 유지하는 것이다. 물론 이것은 어려운 부분이다. 그래서 바닥 및 패러럴 바와는 반대로 링 위에서는, 체조 점수표에서 플렌체 기술은 모두 한 문자 등급(C등급이 있음)이 더 어려운 것이다. 링에서 이 기술을 수행해서 얻게 되는 근력 이득은 놀라울 정도이며 바닥과 패럴렛에서 수행하는 운동에 광범위하게 적용된다.

링 프로그 스탠드Rings Frog Stand: 레벨 4

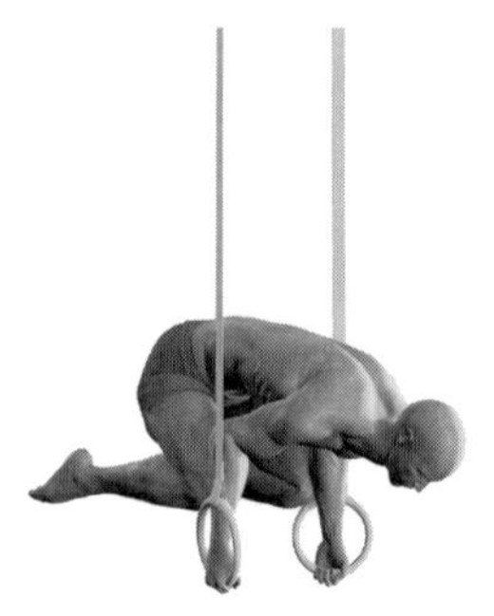

견갑골의 자세: 등 상부는 둥근 형태가 되지 않고 견갑골은 앞으로 수축되어 아래로 내려간다.
기법: 손으로 링을 단단히 잡는다. 팔꿈치를 약간 굽혀서 마치 선반처럼 만들어 그 위에 천천히 무릎을 올리고 팔을 굽혀서 앞으로 기울인다. 이 자세에서 균형을 잡으면, 어깨와 둔부가 수평을 이룰 때까지 전방으로 기울인다.

링이 평행이 되게 한다. 아직은 팔꿈치 부위를 다리를 얹을 수 있는 선반처럼 사용해야 하기 때문에 바깥으로 틀지 않아야 한다. 여기에서 접근 방식은 바닥이나 패럴렛에서 수행했던 프로그 스탠드와 동일하다.

이 기술을 시작하면 링이 매우 불안정해진다. 지금쯤은 외회전 지지 운동뿐 아니라 링 푸시업에도 능숙해져 있어야 한다. 이러한 두 동작은 링을 안정화시키는 방법을 배울 때 실질적으로 도움이 된다.

링 스트레이트 암 프로그 스탠드: 레벨 5

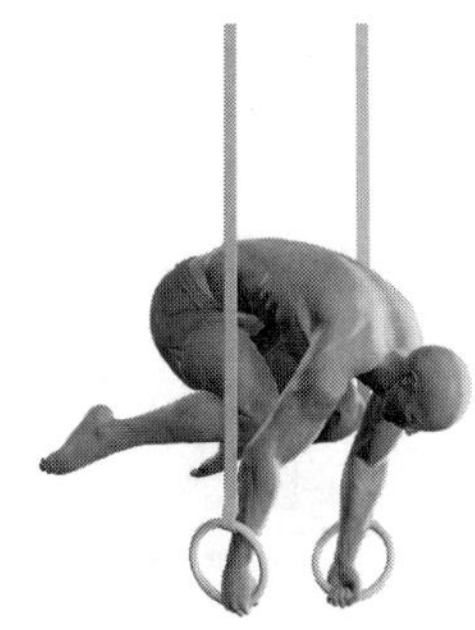

견갑골의 자세: 등 상부는 둥근 형태가 되지 않고 견갑골은 앞으로 수축되어 아래로 내려간다.

기법: 손으로 링을 단단히 잡는다. 이전 진행과 마찬가지로 팔을 똑바로 펴서 몸을 앞으로 기울이고 무릎을 팔꿈치 위에 올린다. 그러나 무릎을 지지하는 선반 역할을 하는 것이 없으며, 이것은 이 기술이 더 많은 어깨 근력을 필요로 한다는 것을 의미한다.

링 스트레이트 암 프로그 스탠드를 시작할 때, 위 그림과 같이 팔을 약간 구부려야 할 수도 있다. 이 기술은 주로 균형에 관한 것이기 때문에 처음에는 팔을 약간 구부려도 괜찮다. 그러나 일단 팔을 직선으로 펴게 되면 자세는 어깨 근력에 관한 기술이 된다. 이 동작에는 향후 진행에 필요한 근력을 기르기 위해 팔을 곧게 펴야 하는 것이 중요하다. 팔꿈치를 조금도 굽히지 않고 이 기술을 수행할 수 있을 때까지 다음 진행으로 넘어가서는 안 된다.

스트레이트 암 프로그 스탠드의 경우 링이 평행이 되게 한다. 아직은 팔꿈치 부위를 다리를 얹을 수 있는 선반처럼 사용해야 하기 때문에 바깥으로 틀지 않아야 한다. 여기에서 접근 방식은 바닥이나 패럴렛에서 수행했던 프로그 스탠드와 동일하다.

링 턱 플렌체: 레벨 6

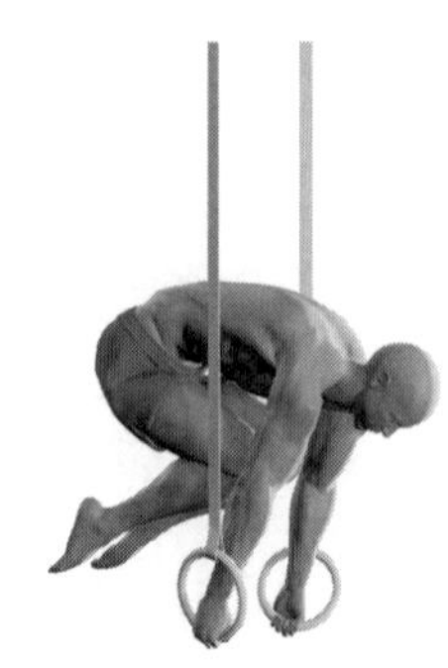

견갑골의 자세: 등 상부는 둥근 형태가 되지 않고 견갑골은 앞으로 수축되어 아래로 내려간다.
기법: 이 기술은 링 위에서 완료된다. 지지 자세로 시작해서 앞으로 기울인다. 발에서 모든 체중을 제거한다. 여기에서 계속 전방으로 기울여서 어깨 높이로 둔부를 올린다. 최대한 견고하게 무릎을 가슴에 대고 발을 둔부 쪽으로 당긴다.

이것은 기술이 다른 경우이다. 패럴렛에서와 마찬가지로 두 링이 평행 자세가 되도록 지향하는 대신 평행 자세를 지나 45도 바깥으로 링을 회전시킨다. 그렇게 하면 제어가 좀 더 쉬워진다. 코치는 평행선을 지날 때 45도에서 90도 사이에 어느 각도든 선호할 수도 있지만, 전문 체조 선수가 아니라면 굳이 필요하지 않다.

가장 어려운 점은 둔부를 어깨 높이로 유지하고 팔을 일직선 자세로 단단히 고정시키는 것이다. 이것은 다음 링 플렌체 진행 모두에 해당된다.

링 상급 턱 플렌체: 레벨 8

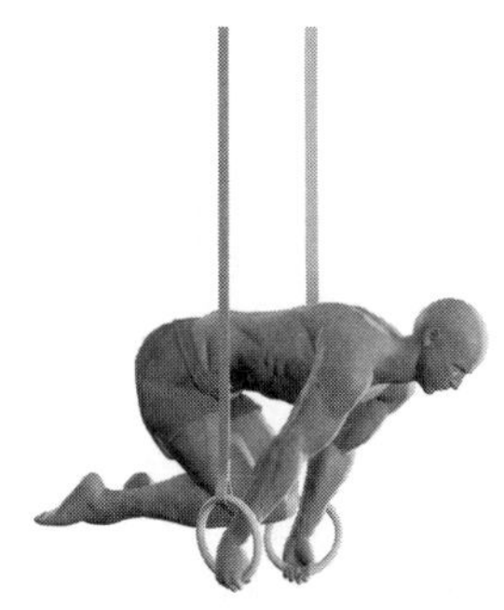

견갑골의 자세: 등 상부는 둥근 형태가 되지 않고 견갑골은 앞으로 수축되어 아래로 내려간다.
기법: 이 기술은 링 위에서 완료된다. 지지 자세로 시작해서 앞으로 기울인다. 발에서 모든 체중을 제거한다. 여기에서 계속 전방으로 기울여서 어깨 높이로 둔부를 올린다. 다음은 등을 곧게 펴고 90도 각도(둔부가 몸통과 만나는 지점)에서 둔부와 어깨를 지면과 평행으로 유지한다.

링은 최소 45도 각도로 외회전되어야 한다. 이 기술의 나머지 기법들은 바닥이나 패럴렛에서 수행되는 변형과 동일하다.

팔과 어깨를 고정시키고 전방으로 기울인다. 그러면 링을 견고하게 잡을 때 체중이 손에 실린다. 턱 플렌체 자세에서 상급 턱 플렌체 자세가 달성될 때까지 등을 똑바로 편다.

처음에는 등을 똑바로 펴는 방법을 찾는 데 어려움을 겪을 수 있다. 스트레이트 암 프레스 핸드스탠드 진행을 트레이닝 해서 등 통제 부족 문제를 해결할 수 있다. 플렌체와 스트레이트 암 프레스 핸드스탠드 둘 다 스트레이트 암 프레스 기술이다. 그래서 어깨 근력을 향상시키는 데 시너지 효과가 있다. 또한 플렌체와 스트레이트 암 프레스 핸드스탠드 둘 다 코어 인식 및 근력을 촉진시켜서 이 부분의 문제를 해결하는 데 도움이 된다.

등을 곧게 펴면 신체가 더욱 앞으로 기울어지기 때문에 어깨에서 토크가 증가된다. 그래서 기술 난이도가 높아진다. 등을 곧게 펼 때 발이 바닥 쪽으로 처지기 시작하면, 해결 방법은 두 가지 문제 중 하나일 수 있다. 단순히 앞으로 더 기울여야 하거나, 근력 수준이 충분하지 않기 때문에 이전 진행으로 돌아가야 한다.

링 스트래들 플렌체Rings Straddle Planche: 레벨 10

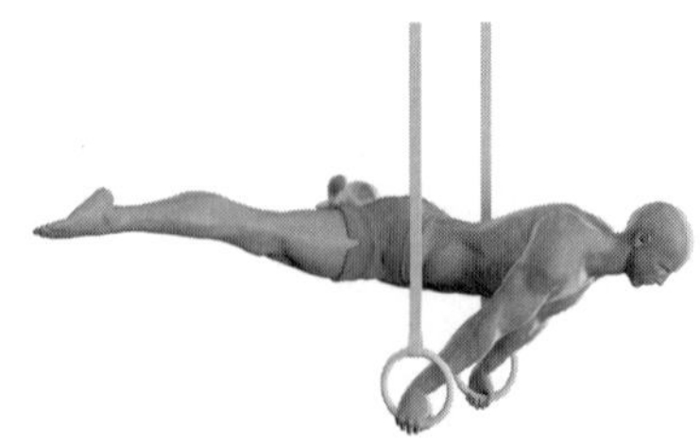

견갑골의 자세: 등 상부는 둥근 형태가 되지 않고 견갑골은 앞으로 수축되어 아래로 내려간다.

기법: 이 기술은 링 위에서 완료된다. 지지 자세로 시작해서 앞으로 기울인다. 발에서 모든 체중을 제거한다. 여기에서 계속 전방으로 기울여서 어깨 높이로 둔부를 올린다. 둔부에서 무릎과 발끝까지 지면과 평행이 되게 일직선이 되어야 한다. 다리를 최대한 벌려서 유지한다.

45도 이상으로 링을 외회전시켜야 한다. 이 기술의 나머지 기법들은 바닥이나 패럴렛에서 수행되는 변형과 동일하다. 지금까지 프레스 핸드스탠드, 복부 프레스, 그리고 백/프론트 레버 진행으로 연습을 했기 때문에 이제 스트래들 동작에 익숙해져 있어야 한다. 여전히 스트래들 기술이 부족하다면, 이 기술을 트레이닝 하기 전에 먼저 스트래들 기술을 완전히 연마를 해야 한다.

링 위에 올라가면 자세로 들어가는 방법은 두 가지가 있다. 전방으로 기울여서 지지 자세에서 이 기술 자세로 들어가거나 턱 플렌체 자세로 시작해서 다리를 확장시킬 수 있다. 바닥이나 패럴렛 진행과 유사한 자세로 기울여서 거의 링 높이의 매트나 바닥에서 이 기술을 수행할 수도 있다. 신체 자세를 적절히 유지하면 이들 중 어느 것도 잘 작동된다.

팔이 굽고 둔부가 너무 올라가지 않도록 주의해야 한다. 비디오카메라, 거울, 또는 파트너의 도움을 받아서 자세를 확인하고 교정해야 한다.

이 기술은 체조 점수표에서 B등급 기술이다.

링 하프 레이아웃/원 레그 아웃 플렌체: 레벨 12

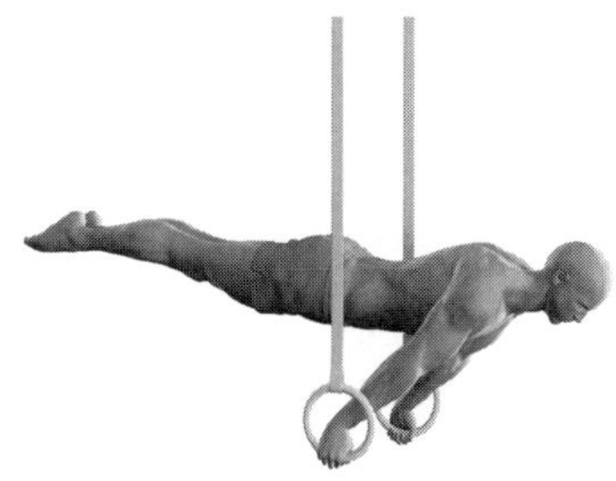

견갑골의 자세: 등 상부는 둥근 형태가 되지 않고 견갑골은 앞으로 수축되어 아래로 내려간다.
기법: 이 기술은 링 위에서 완료된다. 지지 자세로 시작해서 앞으로 기울인다. 발에서 모든 체중을 제거한다. 여기에서 계속 전방으로 기울여서 어깨 높이까지 둔부를 올려서 하프 레이아웃 자세에 들어간다. 무릎을 90도로 굽히는 것을 제외하고, 무릎을 모으고 어깨에서 둔부/무릎, 그리고 발끝까지 모든 관절을 일직선으로 정렬한다. 하프 레이아웃보다 원 레그 아웃 자세를 사용하려면, 상급 턱 자세와 비슷하게 둔부와 무릎에서 한 다리를 굽히는 것을 제외하고 동일한 스트레이트 바디 자세를 포함하면 된다.

이 시점에 이르면 링을 약간 바깥으로 틀어서 이두박근에 스트레스를 가하여 상체에 더 많은 긴장을 유발시켜서 안정성을 증가시킬 수 있다. 이 기술의 나머지 기법들은 바닥이나 패럴렛에서 수행되는 변형과 동일하다. 하프 레이아웃 자세 형태가 풀 레이아웃 자세로 빠르게 전환될 수 있지만 자신에게 가장 효과적인 자세를 사용하는 것이 좋다. 적절한 형태를 유지하고 어떤 결함이든 즉시 수정되어야 한다.

링 풀 플렌체: 레벨 14

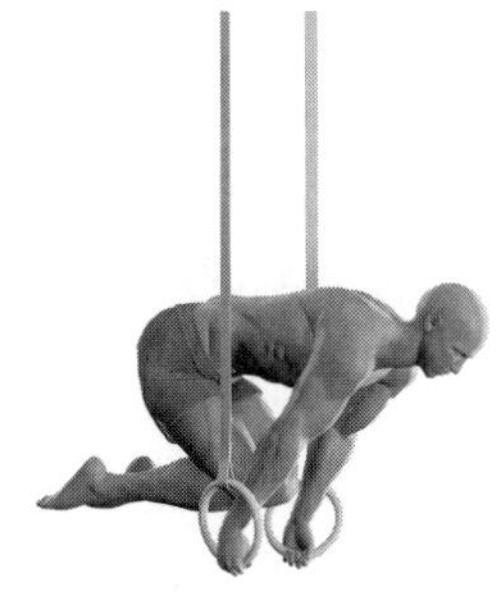

견갑골의 자세: 등 상부는 둥근 형태가 되지 않고 견갑골은 앞으로 수축되어 아래로 내려간다.
기법: 이 기술은 링 위에서 완료된다. 지지 자세로 시작해서 앞으로 기울인다. 발에서 모든 체중을 제거한다. 여기에서 계속 전방으로 기울여서 어깨 높이로 둔부를 올린다. 다음은 어깨를 둔부, 무릎, 발목까지 일직선으로 정렬해서 풀 플렌체 자세로 들어간다.

체조 점수표에서 링 풀 플렌체는 C등급 기술이다. 점수표에서 G등급이 가장 높지만, 이 시점까지 C등급에 도달했으면 상당한 근력을 달성한 것이다. 정확히 말해서 패러렐 바에서 수행되는 플렌체와 십자버티기는 둘 다 단지 B등급 기술이다. 이 수준에 도달하면 이 책의 조언이 더 이상 필요하지 않을 수도 있다.

플렌체 푸시업 – 패러럴 바 및 바닥Planche Pushups – Parallel Bars and Floor: Page 3, Column 3

플렌체 자세로 들어가서 마무리할 때 신체를 제어할 필요가 있을 때와, 동작 상단에서 등척성 유지에서 일시 중지해야 할 필요가 있을 때, 플렌체 푸시업 진행은 플렌체 등척성에 적합한 근력을 기를 수 있는 탁월한 보충 운동이다. 동작에 등척성 유지 자세가 없다 하더라도, 이 진행은 그 자체만으로도 전반적인 근력을 기르는 데 탁월하다. 일반적으로 말해서, 이러한 푸시업 변형은 이들의 등척성 변형보다 한 단계 뒤진다.

플렌체 푸시업(모든 변형)에서 일반적으로 범하게 되는 세 가지 결함은 다음과 같다.

1. 이 동작을 시작할 때 신체적 감각이 없어서 자신이 공간 어디에 위치하고 있는지 잊어버리기 쉬운 것이 일반적이다. 둔부가 처지거나 위로 올라가면 무게중심이 팔에 더 가까워진다. 그렇게 되면 어깨에 대한 레버리지가 감소되어 운동을 훨씬 더 쉽게 수행할 수 있게 된다. 신체는 약점을 보완하기 위해 자연스럽게 그렇게 되는 경향이 있다. 그러한 현상을 반드시 피해야 한다. 파트너의 도움을 받아서 자세가 너무 높거나 낮은 것을 판단하거나, 비디오를 촬영해서 자세를 확인하고 결점을 교정해야 한다.
2. 동작에서 가장 어려운 부분은 팔꿈치를 상단에 고정시킨 다음, 플렌체 등척성 자세에서 일시 중지하는 것이다. 앞서 언급했듯이 팔이 약간이라도 굽혀지면 등척성 유지를 더 쉽게 만들게 된다. 팔을 곧게 펴서 똑바로 고정시키는 것이 가장 어려운 자세이다. 비디오를 촬영해서 보게 되면 사람들은 팔을 고정시키지 않고 플렌체 푸시업을 수행하는 것이 일반적이다. 이 결점은 전반적인 근력 트레이닝에 치명적이다. 이 결점은 플렌체 등척성을 연습하는 동안 결함을 더 심하게 만들 뿐만 아니라, 벤트 암에서 스트레이트 암 근력으로 전환되면서 힘들게 얻은 과도기적 근력을 상실하게 만든다.
3. 마지막 결함은 어깨에 있다. 신규 연습생들의 경우 자신의 손에 스스로를 지탱하기 시작하면, 견갑골을 활성화시키지 못한다. 예를 들어, 연습생들이 플렌체를 시도하는 것을 보면, 전방으로 기울일 때 어깨를 사용하지만 견갑골이 이완되어 등에서 튀어 나온다. 이러한 현상이 일어나지 않도록 주의해야 한다. 항상 손이 몸통에서 최대한 떨어지도록 밀어 주는 데 집중해야 한다. 그렇게 하면 견갑골을 흉곽에 고정시켜서 유지할 수 있다. 그러면 견갑골과 흉곽의 일치성을 높여서 견갑대에 전반적인 안정감을 제공한다. 그렇게 되면 어깨 출력이 향상되어 기술을 안정화시키는 데 도움이 된다. 견갑골을 흉곽에 고정시키는 데 문제가 있으면 운동 루틴에 견갑골 푸시업을 추가해서 전거근을 운동하는 것이 좋다. 그러면 근육이 이 동작에 반응을 할 수 있다.

이 진행을 트레이닝 할 때 이러한 결함을 염두에 두어야 한다.

턱 플렌체 푸시업: 레벨 6

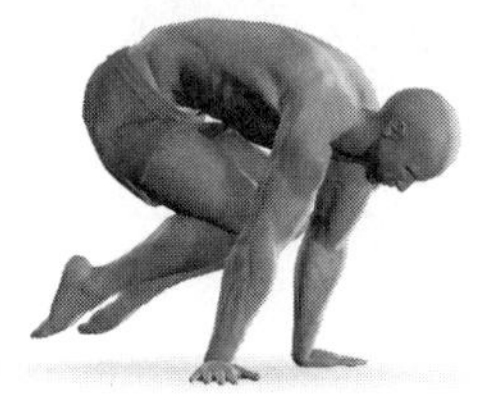
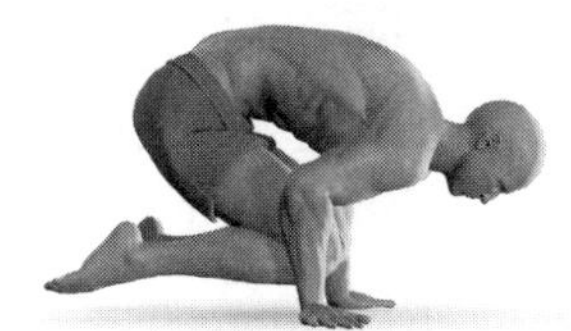
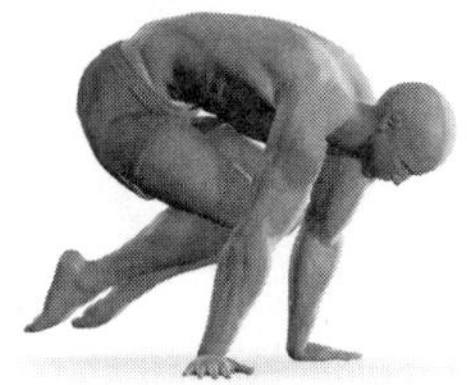

견갑골의 자세: 등 상부는 둥근 형태가 되지 않고 견갑골은 앞으로 수축되어 완전히 아래로 내려간다. 견갑골은 동작의 원심성 부분을 통해 뒤로 수축되고 동작 하단에서 완전히 뒤로 수축된다. 시작 자세로 돌아갈 때 견갑골은 앞으로 수축된다. 견갑골은 완전히 아래로 내려가서 앞으로 수축되어 마무리된다.

기법: 이 시점에 이르면 견고한 턱 플렌체를 수행할 수 있어야 한다. 이 기술은 등을 아치형으로 해서 둔부를 어깨 높이로 올려 턱 플렌체 등척성 유지 자세로 시작한다. 여기에서 느리고 통제된 방식으로 신체를 아래로 내린다. 이 자세는 팔이 완전히 굽혀지고 손이 어깨 가까이 가기 때문에 딥 자세로 보일 수도 있지만, 앞으로 기울여지고 둔부가 어깨 높이로 올라가기 때문에 상당한 차이가 있다. 동작 하단에 도달하면, 원하는 경우 일시 중지한 다음, 등척성 동작을 시작해서 스트레이트 암 턱 자세로 돌아간다. 다른 반복을 시도하기 전에 몇 초 동안 동작을 유지해서 시작 자세에 집중한다.

지면에서 이 동작을 수행할 수 있지만, 동작 범위를 늘리고 싶으면, 패럴렛, 의자, 또는 신체 높이를 올릴 수 있는 다른 도구를 사용해서 이 동작을 수행할 수 있다. 그러면 동작을 더욱 어렵게 만들지만, 근력과 근비대를 향상시킬 수 있다. 패럴렛을 사용할 수 있으면, 이것을 사용하는 것이 좋다.

이 동작을 수행하는 동안 항상 둔부를 어깨 높이로 유지하는 것이 이 기술의 가장 어려운 요소이다. 이 기술을 수행하는 동안 자세를 유지하기 위해 손을 전방 아래로 밀어야 한다. 이 기술을 수행할 만큼 충분한 근력을 갖추고 있는 경우조차도 일관성이 없을 수도 있다. 엄격한 형태를 연습해야 한다. 그러면 후속 진행에 도움이 된다.

상급 턱 플렌체 푸시업: 레벨 8

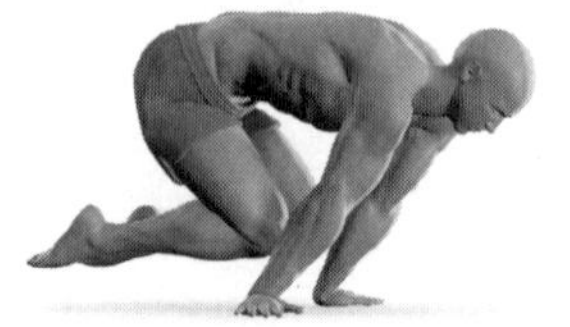
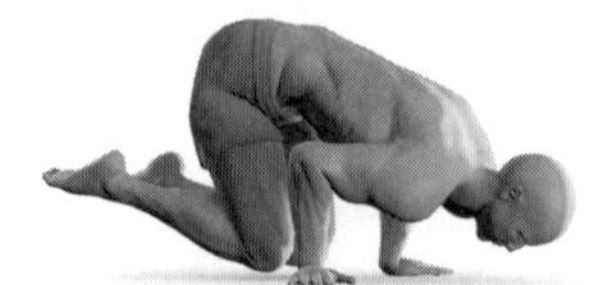
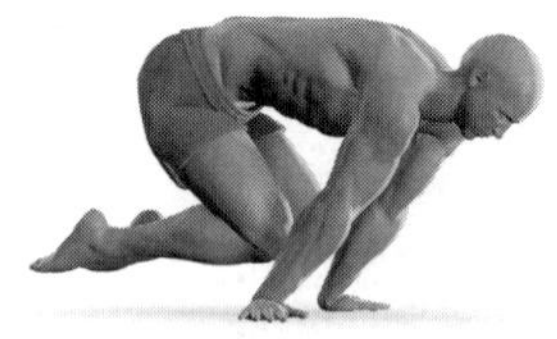

견갑골의 자세: 등 상부는 둥근 형태가 되지 않고 견갑골은 앞으로 수축되어 완전히 아래로 내려간다. 견갑골은 동작의 원심성 부분을 통해 뒤로 수축되고 동작 하단에서 완전히 뒤로 수축된다. 시작 자세로 돌아갈 때 견갑골은 앞으로 수축된다. 견갑골은 완전히 아래로 내려가서 앞으로 수축되어 마무리된다.
기법: 상급 턱 플렌체 자세의 경우, 등이 평평하게 유지되어야 하며, 어깨/둔부는 지면과 평행을 이루고 둔부/무릎은 90도로 굽혀져야 한다. 여기에서 느리고 통제된 방식으로 신체를 아래로 내린다. 이 자세는 팔이 완전히 굽혀지고 손이 어깨 가까이 가기 때문에 딥 자세로 보일 수도 있지만, 앞으로 기울여지고 둔부가 어깨 높이로 올라가기 때문에 상당한 차이가 있다. 동작 하단에 도달하면, 원하는 경우 일시 중지한 다음, 등척성 동작을 시작해서 스트레이트 암 턱 자세로 돌아간다. 다른 반복을 시도하기 전에 몇 초 동안 동작을 유지해서 시작 자세에 집중한다.

적절한 스트래들 플렌체를 수행할 수 있어야 이 수준에 도달할 수 있다. 이러한 진행을 신중히 생각해서 너무 조급하게 진행하지 않아야 한다. 너무 빨리 고급 진행으로 넘어가서 어깨와 둔부 각도가 흔들려서 끊임없이 변화하는 일이 없도록 완벽한 형태로 이 동작을 수행할 수 있어야 한다.

스트래들 플렌체 푸시업: 레벨 10

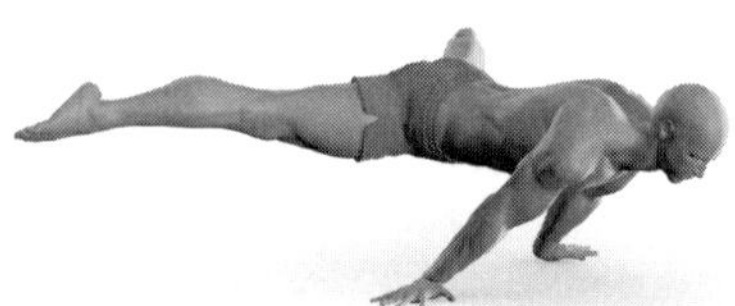
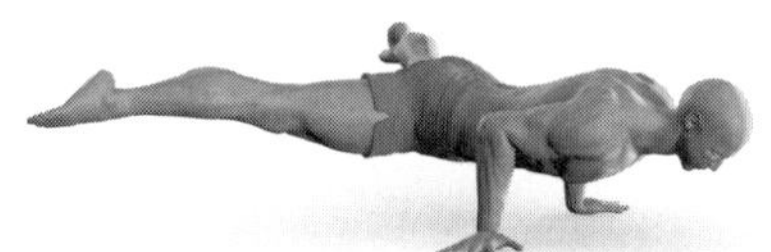
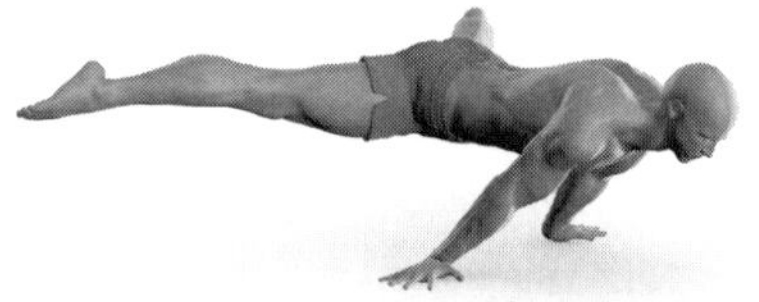

견갑골의 자세: 등 상부는 둥근 형태가 되지 않고 견갑골은 앞으로 수축되어 완전히 아래로 내려간다. 견갑골은 동작의 원심성 부분을 통해 뒤로 수축되고 동작 하단에서 완전히 뒤로 수축된다. 시작 자세로 돌아갈 때 견갑골은 앞으로 수축된다. 견갑골은 완전히 아래로 내려가서 앞으로 수축되어 마무리된다.
기법: 몸을 일직선으로 하고 다리를 벌린 자세로 스트래들 플렌체를 실행한다. 어깨, 둔부, 무릎, 발목, 그리고 발끝까지 일직선을 유지해야 하지만, 다리를 최대한 벌려야 한다. 여기에서 느리고 통제된 방식으로 신체를 아래로 내린다. 이 자세는 팔이 완전히 굽혀지고 손이 어깨 가까이 가기 때문에 딥 자세로 보일 수도 있지만, 앞으로 기울여지고 둔부가 어깨 높이로 올라간다. 동작 하단에 도달하면, 원하는 경우 일시 중지한 다음, 등척성 동작을 시작해서 스트레이트 암 턱 자세로 돌아간다. 다른 반복을 시도하기 전에 몇 초 동안 동작을 유지해서 시작 자세에 집중한다.

스트래들 플렌체 푸시업의 가장 어려운 부분은 이 동작 중 가장 어려운 동작의 하단과 상단에서 둔부 높이를 유지하는 것이다. 정통적인 방식을 벗어난 동작을 하지 않도록 신체를 견고히 유지해서 긴장을 증가시켜야 한다. 신체를 똑바로 세워서 몸을 우묵하거나 아치형으로 만들려는 유혹을 받을 수도 있다. 그러한 유혹을 뿌리쳐야 한다.

하프 레이아웃/원 레그 아웃 플렌체 푸시업: 레벨 12

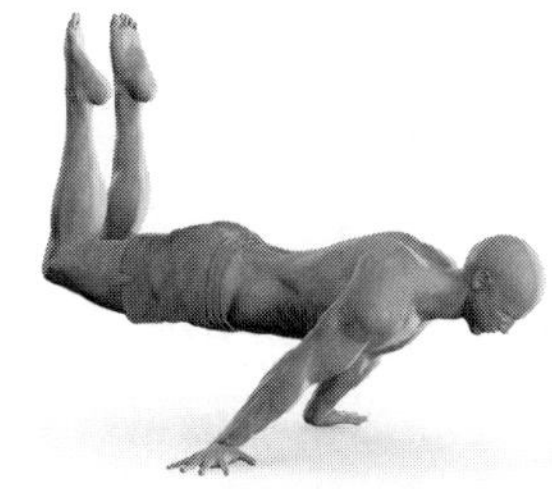

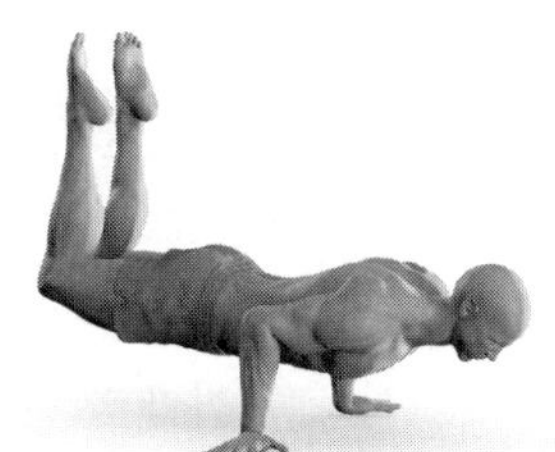

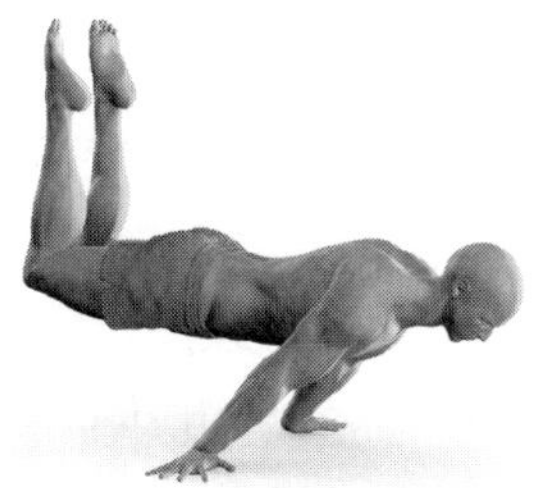

견갑골의 자세: 등 상부는 둥근 형태가 되지 않고 견갑골은 앞으로 수축되어 완전히 아래로 내려간다. 견갑골은 동작의 원심성 부분을 통해 뒤로 수축되고 동작 하단에서 완전히 뒤로 수축된다. 시작 자세로 돌아갈 때 견갑골은 앞으로 수축된다. 견갑골은 완전히 아래로 내려가서 앞으로 수축되어 마무리된다.

기법: 하프 레이아웃 자세에서, 어깨에서 둔부, 무릎, 그리고 다리까지 관절을 모두 일직선으로 정렬하고 무릎과 다리를 모은다. 다만 무릎을 90도로 굽힌다. 원 레그 아웃 자세는, 둔부와 무릎에서 한 다리를 굽히는 것을 제외하고 스트레이트 바디 자세와 동일하며 상급 턱 자세와 비슷하다. 원 레그 아웃 또는 하프 레이아웃을 수행한다면 느리고 통제된 방식으로 신체를 아래로 내린다. 이 자세는 팔이 완전히 굽혀지고 손이 어깨 가까이 가기 때문에 딥 자세로 보일 수도 있지만, 앞으로 기울여지고 둔부가 어깨 높이로 올라간다. 동작 하단에 도달하면, 원하는 경우 일시 중지한 다음, 등척성 동작을 시작해서 스트레이트 암 턱 자세로 돌아간다. 다른 반복을 시도하기 전에 몇 초 동안 동작을 유지해서 시작 자세에 집중한다.

지면에서 이 자세를 수행한다면 원 레그 아웃 자세는 플렌체 푸시업 변형을 수행하는 데 방해가 될 수 있다. 스트래들과 풀 플렌체 푸시업 중간 단계를 수행하려면 하프 레이아웃 자세를 사용한다.

풀 플렌체 푸시업: 레벨 14

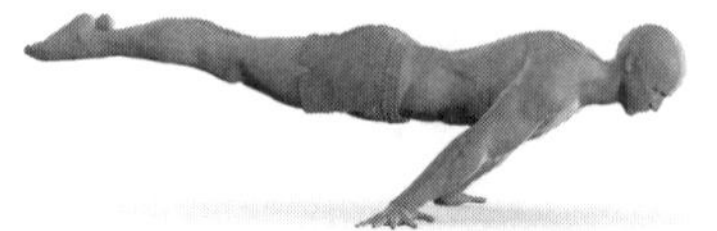
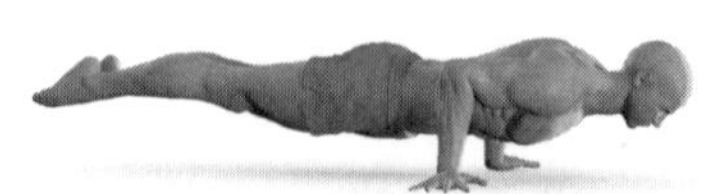
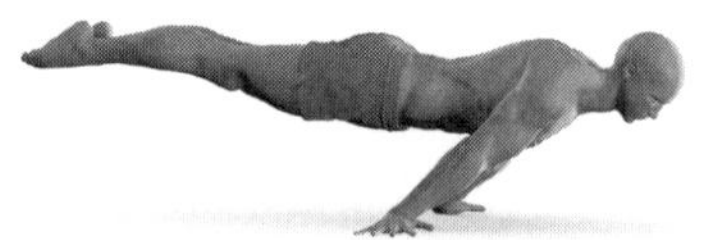

견갑골의 자세: 등 상부는 둥근 형태가 되지 않고 견갑골은 앞으로 수축되어 완전히 아래로 내려간다. 견갑골은 동작의 원심성 부분을 통해 뒤로 수축되고 동작 하단에서 완전히 뒤로 수축된다. 시작 자세로 돌아갈 때 견갑골은 앞으로 수축된다. 견갑골은 완전히 아래로 내려가서 앞으로 수축되어 마무리된다.

기법: 풀 플렌체의 경우, 어깨에서 몸통/둔부/무릎/발목을 지나 발끝까지 신체가 지면과 평행이 되게 일직선이 되어야 한다. 여기에서 느리고 통제된 방식으로 신체를 아래로 내린다. 이 자세는 팔이 완전히 굽혀지고 손이 어깨 가까이 가기 때문에 딥 자세와 유사하지만, 앞으로 기울여지고 둔부가 어깨 높이로 올라가야 한다. 동작 하단에 도달하면, 원하는 경우 일시 중지한 다음, 등척성 동작을 시작해서 스트레이트 암 턱 자세로 돌아간다. 다른 반복을 시도하기 전에 몇 초 동안 동작을 유지해서 시작 자세에 집중한다.

풀 플렌체 푸시업이 엄청나게 발전되었다. 풀 프론트 레버 로우와 마찬가지로 실질적인 완전한 동작 범위를 달성하는 것은 어려울 것이다. 이 기술의 완전한 변형을 사용하면 이 동작을 수행하는 동안 동작 범위가 단지 6~8인치 정도밖에 이동되지 못할 수도 있다. 그러나 상당한 동작 범위를 목적으로 계속해서 이 동작을 연습하면 상당한 근력을 기를 수 있을 것이다.

링 플렌체 푸시업: Page 3, Column 4

링 플렌체 푸시업은 매우 어렵지만 충분한 근력을 길러서 이 진행을 트레이닝 하기 시작하면 상당한 보람을 느낄 것이다. 상급 턱 또는 스트래들 수준에 도달하면, 이 책의 조언이 더 이상 필요 없을 수도 있다. 이러한 기술들 모두는 링 위에서 수행된다는 점을 제외하면 이전 진행과 동일하다. 다음 사항을 명심해야 한다.

- 기술을 수행하는 동안 최소한 평행에서 90도 각도로 링을 외회전해서 유지한다.
- 기술을 수행하는 동안 둔부(그리고 다른 모든 신체 부분)를 어깨 높이로 유지한다.
- 반복 사이에 등척성 자세 상단에서 팔꿈치를 완전히 고정시켜 유지한다.
- 링을 최대한 안정적으로 유지한다.

링 턱 플렌체 푸시업: 레벨 8

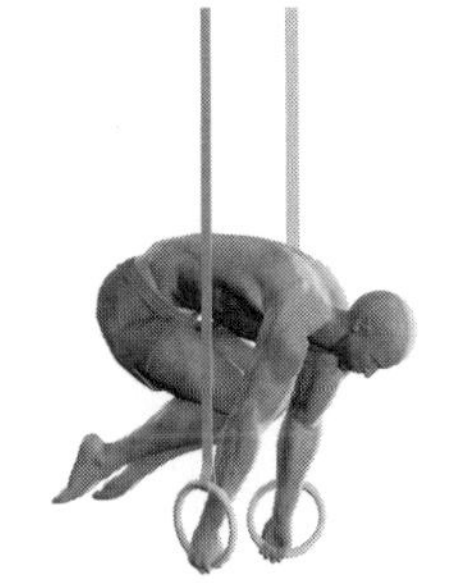
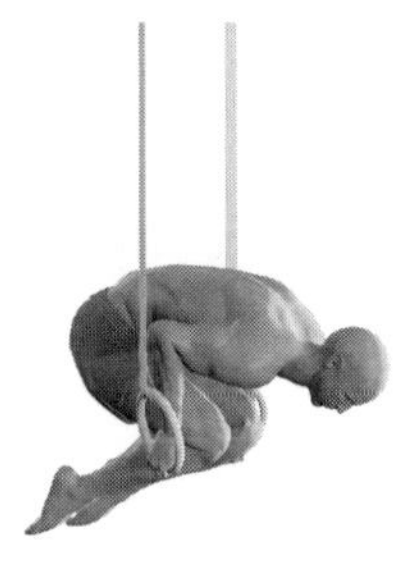
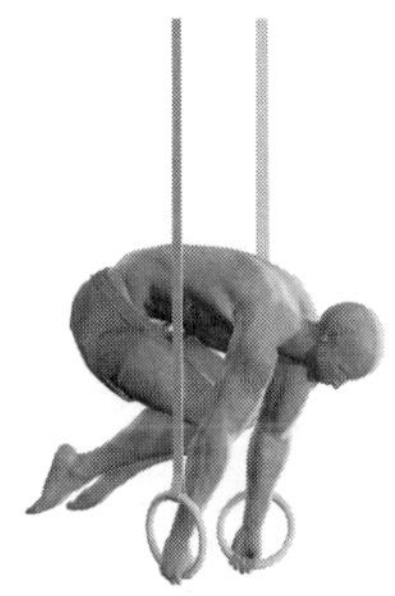

링 상급 턱 플렌체 푸시업: 레벨 10

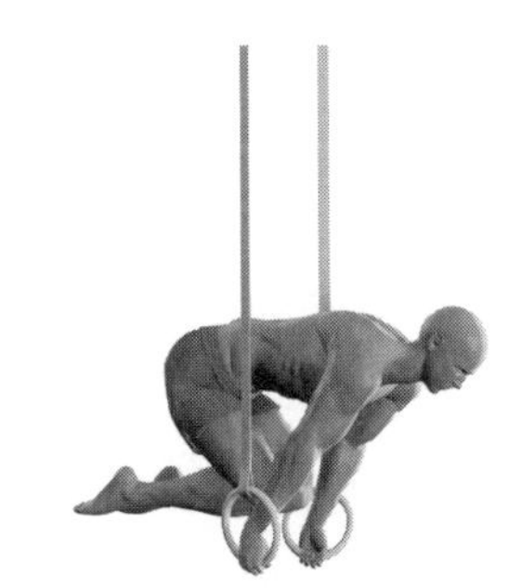
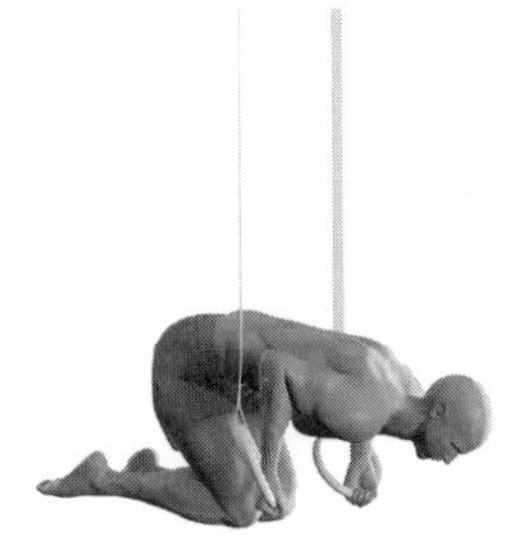
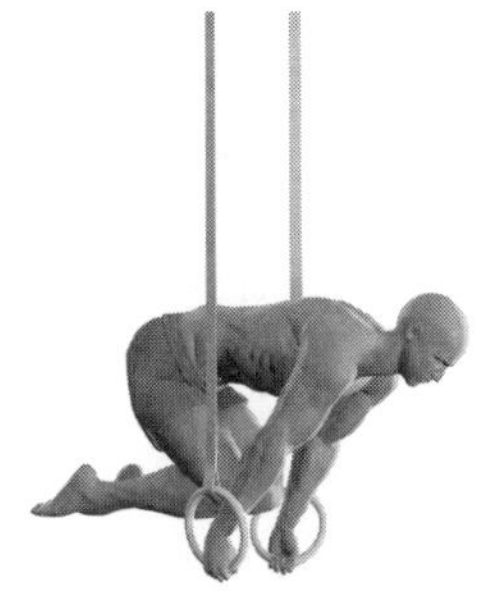

링 스트래들 플렌체 푸시업: 레벨 12

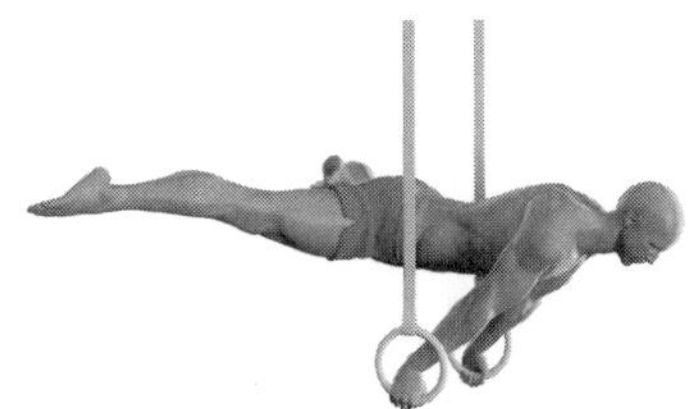
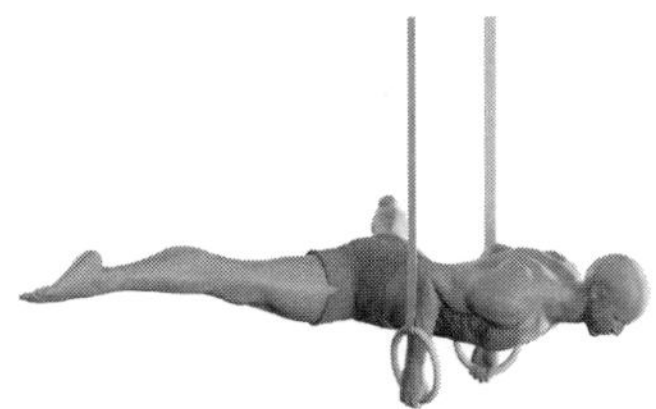
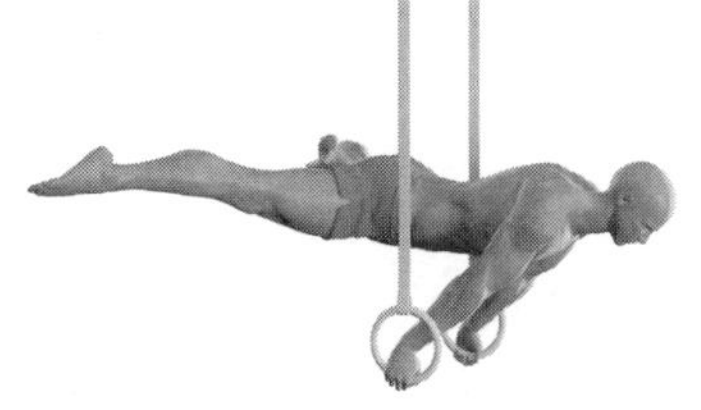

링 하프 레이아웃/원 레그 아웃 플렌체 푸시업: 레벨 14

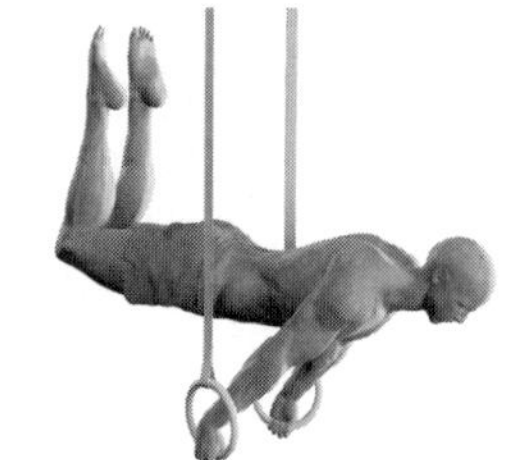
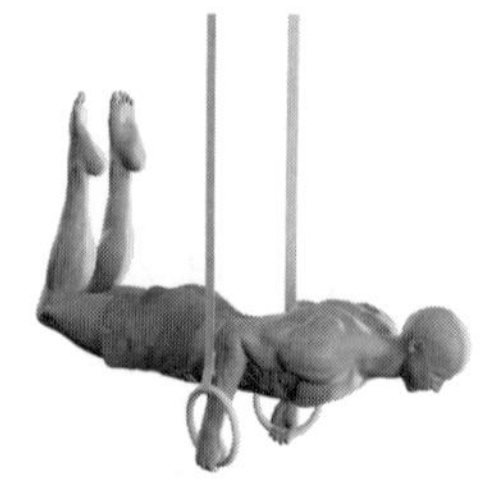
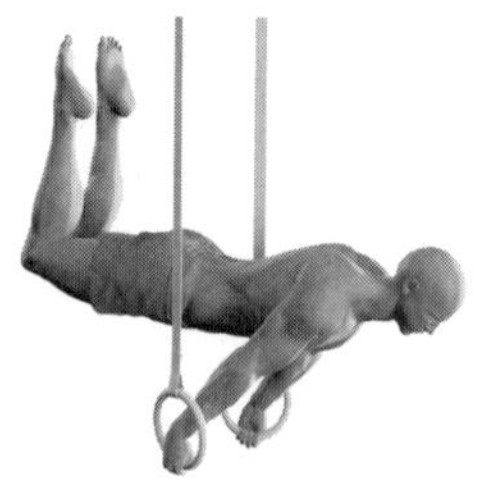

링 풀 플렌체 푸시업: 레벨 16

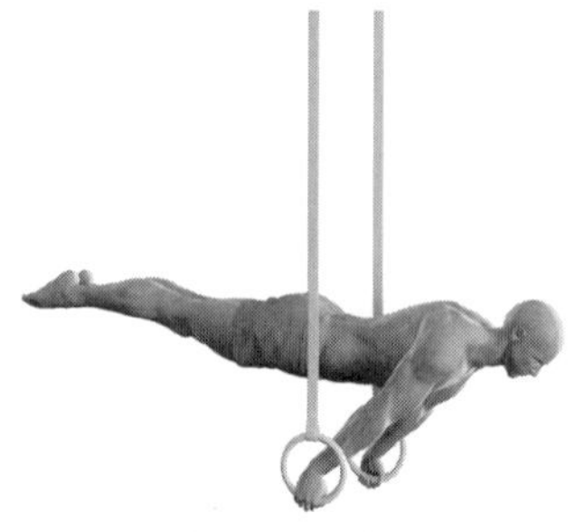
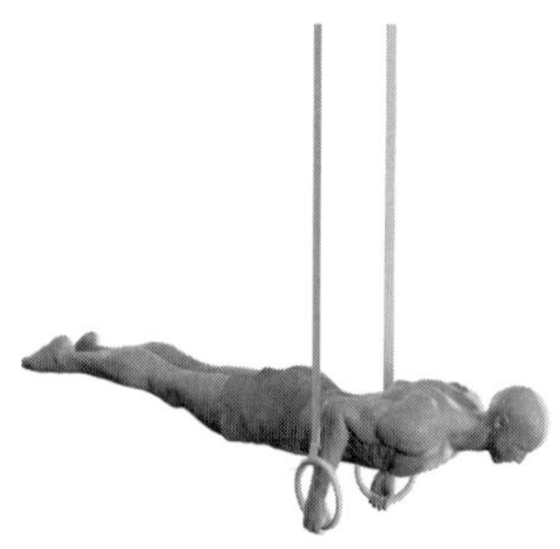
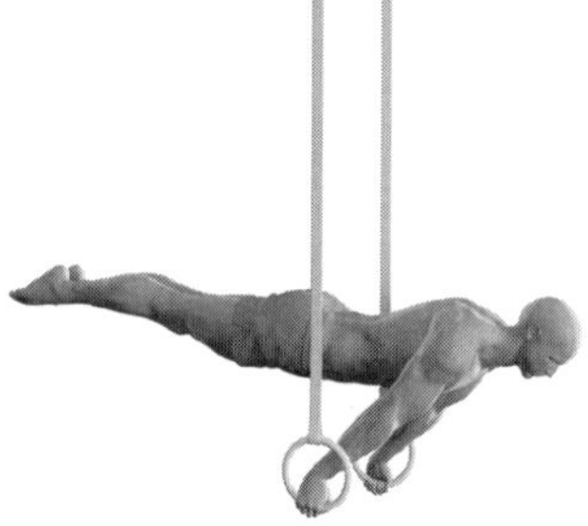

푸시업: Page 3, Column 5

표준 푸시업Standard Pushups: 레벨 1

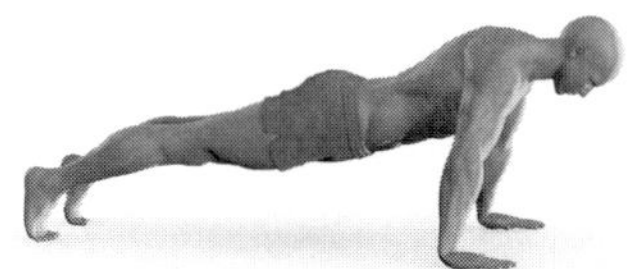
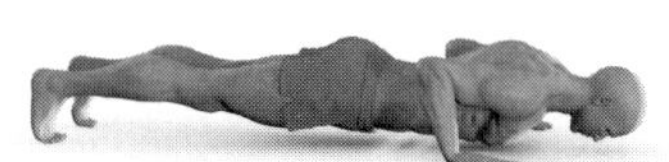
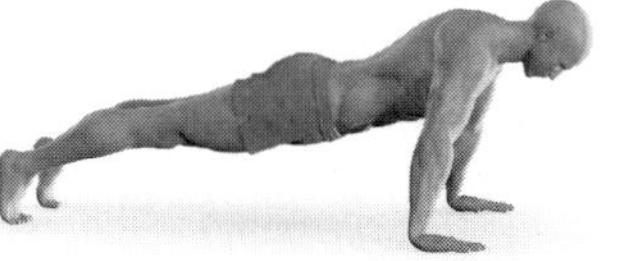

견갑골의 자세: 동작 상단에서 견갑골이 완전히 앞으로 수축되어 아래로 내려간다. 동작 중에 견갑골은 자연스럽게 뒤로 수축된다. 견갑골은 동작 하단에서 거의 완전히 뒤로 수축된다. 시작 자세로 돌아가면, 견갑골이 완전히 앞으로 수축되어 아래로 내린 채 마무리된다.
기법: 많은 서적들이 표준 푸시업에 대한 정확한 기법들을 설명하고 있다. 다음은 기본적인 것들이다. 빨리 진행되는 것이 문제가 아니라 더 어려운 기술로 진전되어야 한다.

고품질 푸시업을 수행하기 위한 몇 가지 요점들은 다음과 같다.

- 둔근을 압착하고 복부를 긴장시켜서 신체를 완벽한 일직선이나 약간 우묵한 자세로 유지한다. 신체의 모든 부분이 동시에 지면에 닿아야 한다.
- 동작 중에 팔꿈치가 바깥으로 벌어지지 않아야 한다. 팔꿈치가 신체 나머지 부분과 90도 각도로 벌어지면, 잘못된 푸시업 기술이 되며, 어깨 부상으로 이어질 수도 있다. 몇몇 고급 진행에서 팔꿈치를 바깥으로 벌려서 사용할 수 있지만, 이 기법은 장기적으로 위험할 수 있기 때문에 어떤 고급 진행에도 사용해서는 안 된다. 대신 팔꿈치를 구부려서 0~45도 사이로 몸 쪽으로 당긴다.
- 동작 범위를 단축시키지 않아야 한다. 이것은 모든 동작에 해당된다. 이 기법은 경주가 아니다. 가슴이 지면을 스치듯이 통제된 방식으로 원심성 단계를 수행하고 동작 상단에 팔꿈치를 고정한 채 강력한 원심성 단계로 마무리한다.

푸시업은 가끔 등에 통증을 유발한다. 푸시업을 수행하는 동안 등이 아치형을 이루면 복부보다 요근(이것은 둔부를 중립으로 유지하는 데 도움이 된다)을 활성화시킨다. 대요근은 요추에서 기원한다. 따라서 신체가 아치형을 이루면 요근이 허리를 당기게 되어 모든 변형 푸시업을 수행하는 동안 통증이 유발될 수 있다.

처음에 운동이 너무 어려우면 무릎을 벌리거나 움직이는 방법으로 운동을 확장시킬 수 있다. 계단이나 지면보다 높은 물체에 손을 올려서 신체를 기울일 수도 있다.

15~20회 반복을 수행할 수 있으면, 더 어려운 푸시업 진행으로 넘어간다.

다이아몬드 푸시업Diamond Pushups: 레벨 2

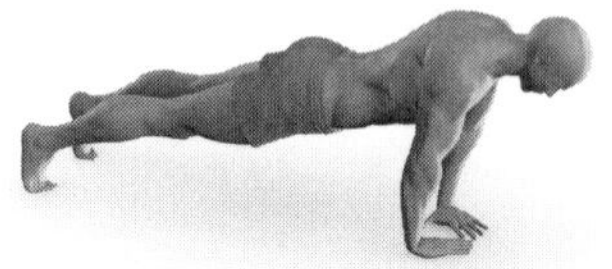
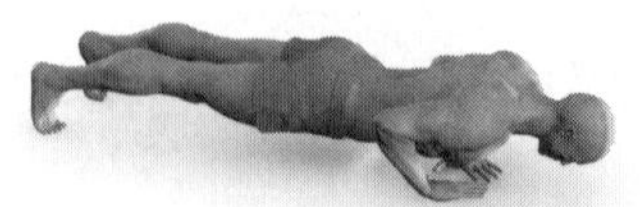
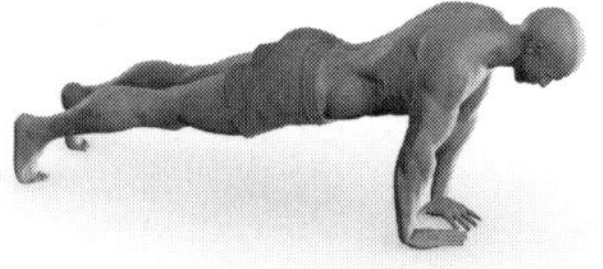

견갑골의 자세: 동작 상단에서 견갑골이 완전히 앞으로 수축되어 아래로 내려간다. 동작 중에 견갑골은 자연스럽게 뒤로 수축된다. 견갑골은 동작 하단에서 거의 완전히 뒤로 수축된다. 시작 자세로 돌아가면, 견갑골이 완전히 앞으로 수축되어 아래로 내린 채 마무리된다.

기법: 다이아몬드 푸시업은 표준 푸시업보다 한 단계 발전된 것이다. 이 동작은 손을 가까이 모아서 푸시업을 더 어렵게 만든다. 결국 양손의 중간에서 검지와 엄지가 만나 다이아몬드 모양을 만든다. 이 동작을 수행하는 동안, 가슴을 손 중간까지 내린 다음 원래 자세로 돌아온다. 삼두근으로 편향되는 대안은 검지와 엄지로 만든 다이아몬드 안에 코를 닿게 하는 것이다.

이 기법은 팔꿈치와 어깨에 토크를 증가시키기 때문에 삼두근과 가슴에 상당한 스트레스를 가한다. 특히, 운동 세션 사이에 관절에 통증이 있으면 주의해야 한다. 그러한 통증은 과사용 신호일 수도 있다. 그럴 경우 운동을 재개하기 전에 신체가 완전히 회복될 수 있도록 며칠 간 운동을 중단해야 한다. 운동을 더 어렵게 만들어 부상을 입어서는 안 된다.

링 와이드 푸시업Rings wide pushups: 레벨 3

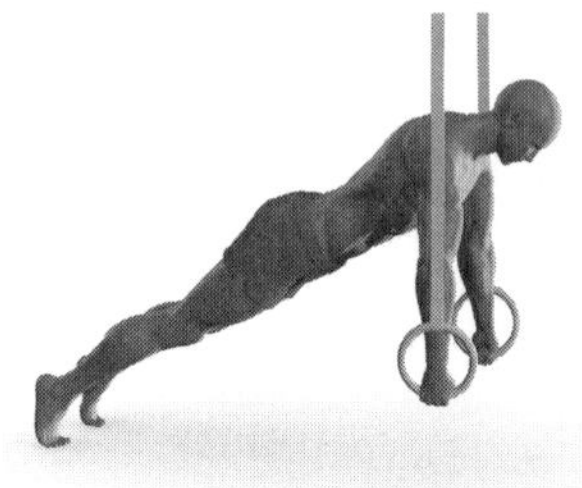
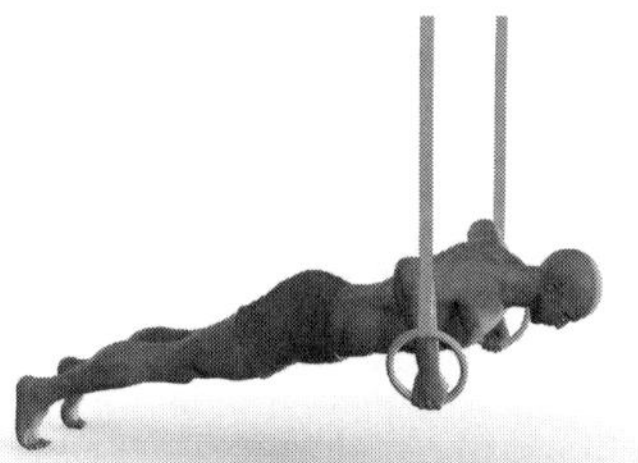
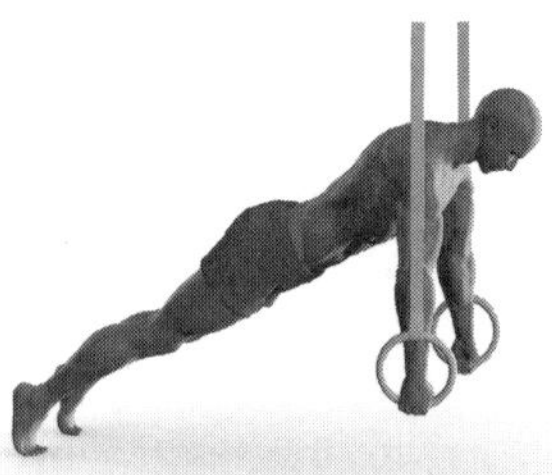

견갑골의 자세: 동작 상단에서 견갑골이 완전히 앞으로 수축되어 아래로 내려간다. 동작 중에 견갑골은 자연스럽게 뒤로 수축된다. 견갑골은 동작 하단에서 거의 완전히 뒤로 수축된다. 시작 자세로 돌아가면, 견갑골이 완전히 앞으로 수축되어 아래로 내린 채 마무리된다.

기법: 링 와이드 푸시업은 양 팔꿈치와 쇄골이 일직선이 되도록 유지해서 수행된다. 그러면, 자세 하단으로 내려갈 때 양손 사이의 거리가 늘어나서 쇄골이 양손 사이로 들어 올 수 있다. 여기에서 밀면서 손을 모은다.

이러한 푸시업은 가슴에 집중되며, 향후 훈련을 준비하는 데 매우 중요하다. 진행이 너무 앞서나가면, 척추 흉근 집단에서 기원하는 통증을 겪게 될 수도 있으며, 늑골연골염이나 티쩨 증후군tietze syndrome과 같은 부상을 초래할 수도 있다. 이러한 기법들 수행할 수 있을 만큼 강한 경우조차도, 준비운동에 이러한 운동을 추가해서 결합 조직을 준비시키는 것이 좋다. 관절에 통증이나 불편함이 느껴지면, 이 진행을 완전히 건너뛰어야 한다.

푸시업 진행은 팔꿈치를 굽혀 안으로 당겨서 시작되지만, 이 진행은 90도 각도로 팔꿈치를 넓게 벌린다. 각도를 넓히는 것이 종종 진행 방법으로 사용되기는 하지만, 팔꿈치를 굽혀 안으로 당겨서 시작하는 것이 어깨 안전에도 가장 좋다. 팔꿈치를 넓게 벌렸을 때 불편함이 느껴지면 이 진행을 건너뛰기 바란다.

링 푸시업Rings pushups : 레벨 4

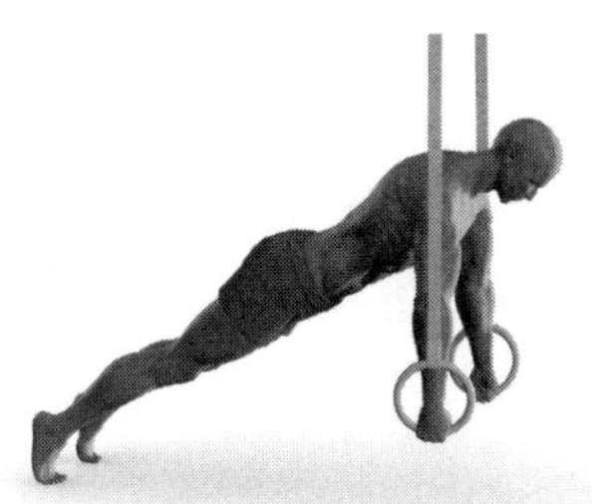
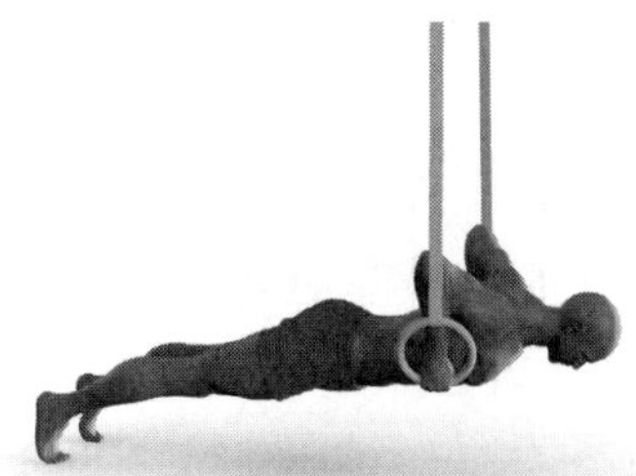
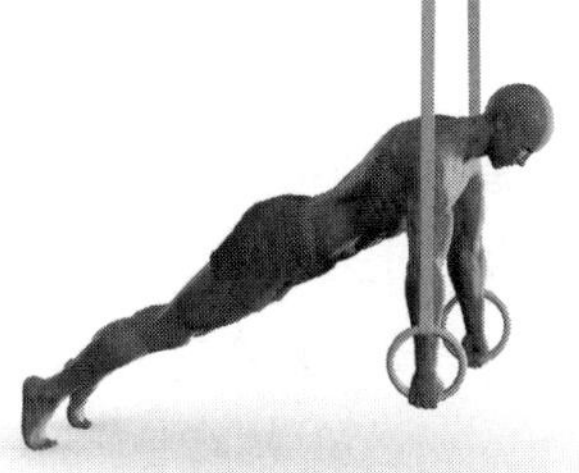

견갑골의 자세: 동작 상단에서 견갑골이 완전히 앞으로 수축되어 아래로 내려간다. 동작 중에 견갑골은 자연스럽게 뒤로 수축된다. 견갑골은 동작 하단에서 거의 완전히 뒤로 수축된다. 시작 자세로 돌아가면, 견갑골이 완전히 앞으로 수축되어 아래로 내린 채 마무리된다.

기법: 링 푸시업은 표준 푸시업과 같지만, 링 위에서 수행된다. 이 기법은 손이 발과 같은 높이로 수행되기 때문에 지면에 가깝게 링을 아래로 내려야 한다. 또는 상자나 블록 위에 발을 올려서 수행할 수도 있다. 링 푸시업의 경우 신체로부터 30도 각도(0도에서 30 각도 이내 가능)로 팔꿈치를 안으로 모아서 유지하는 데 집중해야 한다. 이 기법은 어깨와 삼두근의 근력을 발달시키는 데 가장 중점을 두는 것이다. 여기에서 동작은 표준 푸시업과 같은 것이다.

이러한 푸시업 진행은 모두 전체 동작 범위를 철저히 수행해야 한다. 많은 사람들은 끝까지 내리고 끝까지 올리지 않고 단축해서 푸시업을 하는 것이 일반적이다. 그렇게 하면 더 많은 반복을 할 수는 있지만, 목표로 하고 있는 근육을 완전히 강화시키지 못한다. 맨몸 운동은 근육을 여러 자세에 배치하기 때문에 전체 동작 범위를 철저히 수행하는 것이 중요하다. 이것은 링 위에서 푸시업을 트레이닝 할 때는 더욱 중요하다.

모든 푸시업의 경우 자세 하단에서 손이 몸통에 닿아야 하며 자세 상단에서 팔은 일직선이 되어야 하며, 신체 자세는 철저히 올바른 위치에 유지되어야 한다.

링 외회전 푸시업: 레벨 5

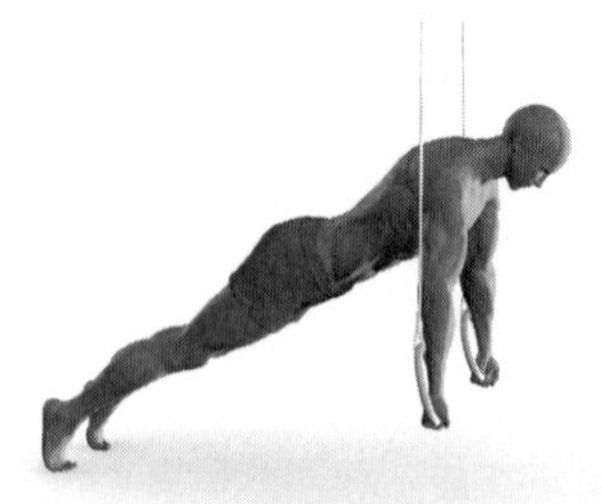
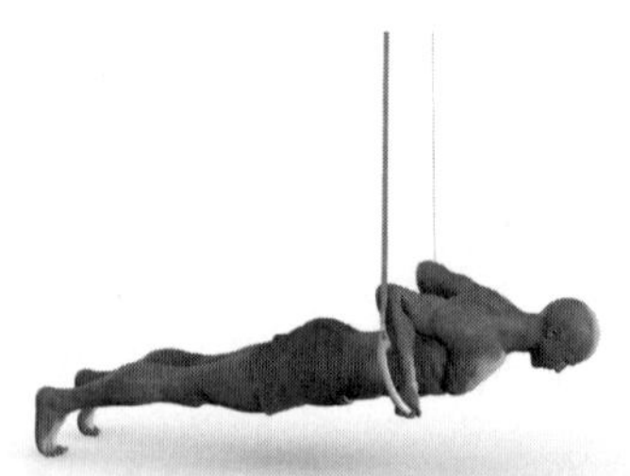
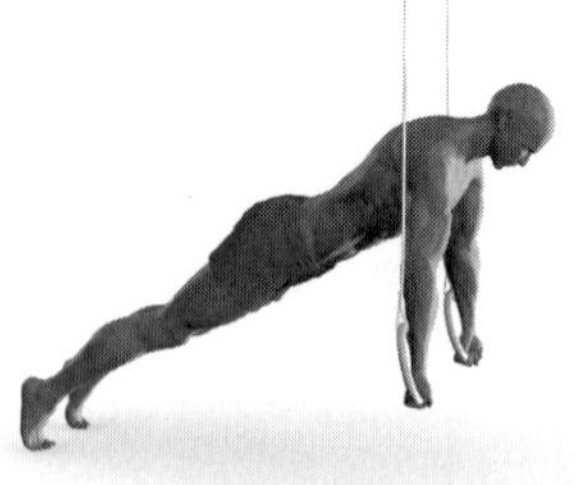

견갑골의 자세: 동작 상단에서 견갑골이 완전히 앞으로 수축되어 아래로 내려간다. 동작 중에 견갑골은 자연스럽게 뒤로 수축된다. 견갑골은 동작 하단에서 거의 완전히 뒤로 수축된다. 시작 자세로 돌아가면, 견갑골이 완전히 앞으로 수축되어 아래로 내린 채 마무리된다.

기법: 이러한 푸시업은 평행 자세에서 최소 45도로 손바닥이 전방을 향하게 하여 수행되어야 한다. 최적의 손바닥 자세는 평행에서 90도가 되도록 완전히 전방을 향하는 것이다. 처음으로 링을 바깥으로 회전시키려고 시도하는 경우 신체를 안정시키는 데 어려움을 겪을 수도 있다. 자세를 잡을 수 있을 때까지 많은 인내심이 필요하다. 자세를 잡은 다음부터 동작은 단순히 표준 푸시업과 같다. 손이 몸통과 같은 높이일 때, 가장 하단 자세가 된다. 다시 밀어 올려서 상단 자세에 들어가면 팔은 일직선이 되어야 한다.

링 외회전 푸시업RTOPU은 척추 흉근을 신장시키기 때문에 어깨에 레버리지를 감소시킨다. 가슴 근육은 동작 중에 안정근이기 때문에, 안정성이 감소되면 동작 수행에 필요한 근력이 증대되어야 한다. 이 자세에서 이두박근이 동원되어 도움이 되지만, 이들도 신장되어 비교적 약해진다. 이것은 모든 링 외회전 동작에 해당된다. 링을 바깥으로 회전시키면 결국 동작을 보다 잘 제어할 수 있다.

심지어 푸시업을 위한 지지 자세가 안정된 후에도, 처음에 푸시업 하단 자세로 내려갈 때 불안정해질 수도 있다. 링을 바깥으로 회전해서 최대한 안정적으로 유지해야 한다. 많은 연습을 하면 더 쉽게 안정적으로 유지할 수 있으며, 그로 인해 더욱 강해질 수 있다.

링 외회전 아처 푸시업: 레벨 6

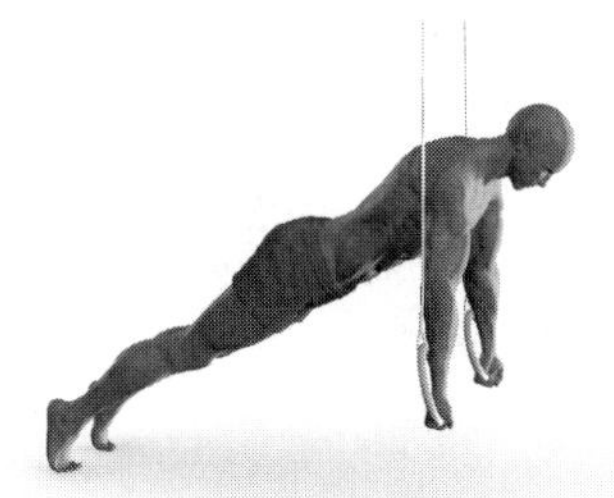
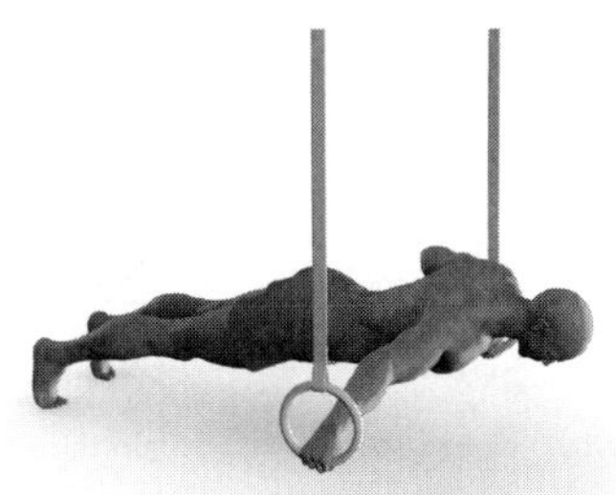
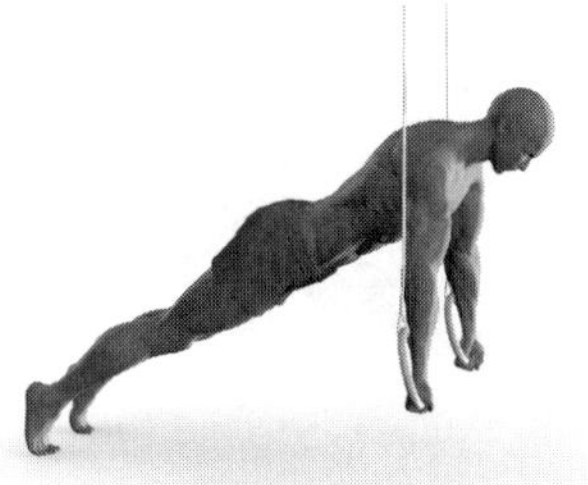

견갑골의 자세: 동작 상단에서 견갑골이 완전히 앞으로 수축되어 아래로 내려간다. 동작 중에 견갑골은 자연스럽게 뒤로 수축된다. 견갑골은 동작 하단에서 거의 완전히 뒤로 수축된다. 시작 자세로 돌아가면, 견갑골이 완전히 앞으로 수축되어 아래로 내린 채 마무리된다.

기법: 아처 푸시업은 표준 푸시업과 유사하지만, 동작을 수행하는 동안 한 팔을 일직선으로 유지한다. 일직선으로 유지할 팔을 선택하고 링을 바깥으로 회전시켜서 푸시업 지지 자세로 들어간다. 푸시업을 수행한다. 동작 하단에 도달할 때 일직선을 유지하던 팔을 바깥으로 넓게 벌린다. 그런 다음 굽힌 팔로 밀어 올린다. 다른 팔로 지지를 할 수 있지만, 항상 일직선을 그대로 유지해야 한다. 이 동작을 완료하면, 팔을 교대해서 완전한 트레이닝을 한다.

링 외회전 아처 푸시업RTO Archer PU을 수행할 때 즉시 팔을 일직선으로 유지할 수 없는 경우 그렇게 해도 된다. 점차적으로 팔을 강화시키면 풀 아처 푸시업에 효과를 발휘할 수 있다. 그러면 각 팔에 힘을 편중시키는 데 도움이 된다.

일직선 혹은 굽은 팔에 더 많은 체중을 가해서 양팔 중 어느 한쪽에 동작을 더욱 편중시키면 다양한 효과를 얻을 수 있다. 일직선 팔에 편중시키면 가슴과 어깨에 더 효과가 있고, 굽은 팔에 편중시키면 삼두근과 어깨에 더 효과가 있는 경향이 있다. 현재 근력을 보완하면서 자신의 역점을 개선시키는 데 집중한다.

링 외회전, 40도 기울인 유사 플렌체 푸시업: 레벨 7

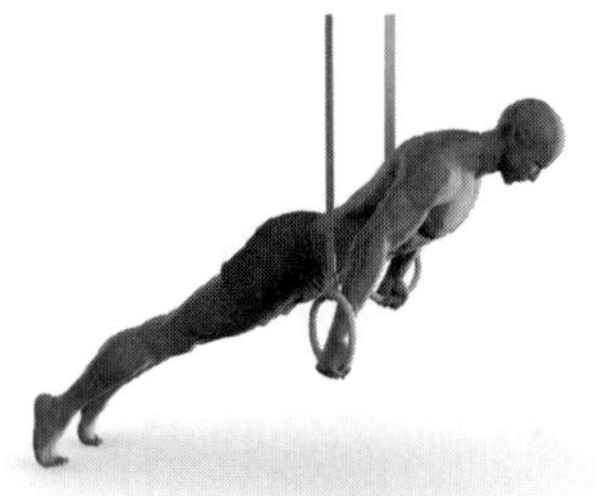
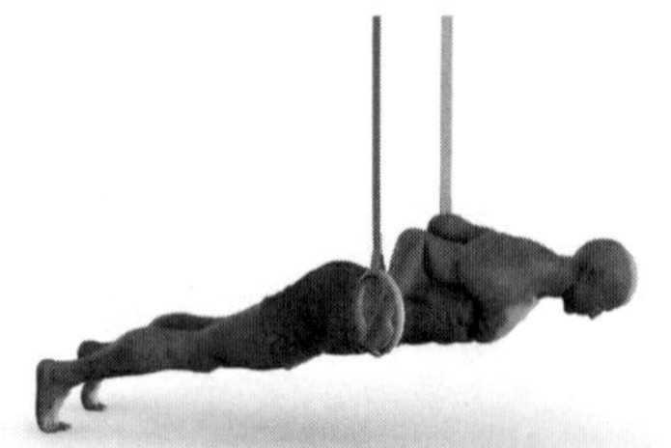
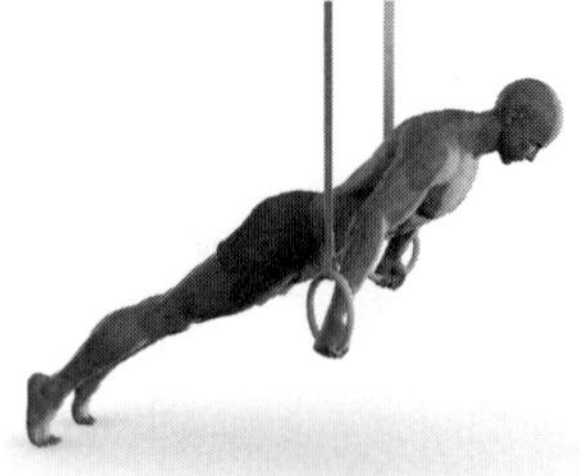

견갑골의 자세: 동작 상단에서 견갑골이 완전히 앞으로 수축되어 아래로 내려간다. 동작 중에 견갑골은 자연스럽게 뒤로 수축된다. 견갑골은 동작 하단에서 거의 완전히 뒤로 수축된다. 시작 자세로 돌아가면, 견갑골이 완전히 앞으로 수축되어 아래로 내린 채 마무리된다.
기법: 동작 상단에서 어깨와 40도 각도가 되도록 전방으로 기울인다. 40도 각도로 기울인 것은 손에서 지면으로 직각으로 이어지는 가상 선과 손에서 어깨로 이어지는 가상 선 사이에 생기는 각도를 나타낸다. 링은 바깥으로 회전되어야 한다. 거기에서 링이 안쪽으로 회전하지 않도록 유지해서 동작 하단(손이 복부/허리 부위에 닿아야 하다)으로 내려간다. 팔이 전방으로 40도 기울어져서 완전히 고정되기 전에 동작 하단에서 일지 정지한다. 다른 반복을 시도하기 전에 몇 초 동안 동작 상단에서 일시 정지한다.

이 기술은 약어로 RTO 40 Deg PPPU로 표시된다. 유사 플렌체 푸시업과 몰티즈 변형은 주로 레버리지를 줄이기 위해 전방으로 기울이는 데 중점을 둔다. 일반인들이 생각하는 것과 달리, 이 기술은 단지 특정 근육 집단이 아니라, 이 동작에 수반되는 모든 근육 조직의 상당한 근력을 필요로 한다.

신체는 일직선 또는 약간 우묵한 자세로 고정되어야 하며, 이때 둔부는 똑바로 아래로 향해야 한다. 모든 유형의 유사 플렌체 푸시업은 발이 어깨 높이로 올라갈 때 힘들기는 하지만 매우 효과적이다. 이 기술을 수행할 만큼 충분한 근력을 갖추고 있으면, 이 기술로 넘어가도 좋다.

모든 플렌체 동작의 경우, 가장 어려운 동작 부분은 동작 범위의 끝부분이다. 동작의 상단과 하단 모두에서 엄격한 자세로 일시 중지를 유지해야만 이 자세로 들어가고 나오는 동작에 필요한 근력을 효과적으로 발달시킬 수 있다. 이 기술을 수행하는 동안 신체를 일직선으로 유지해야 할 뿐 아니라 링 외회전을 유지해야 한다.

링 외회전, 60도 기울인 유사 플렌체 푸시업: 레벨 8

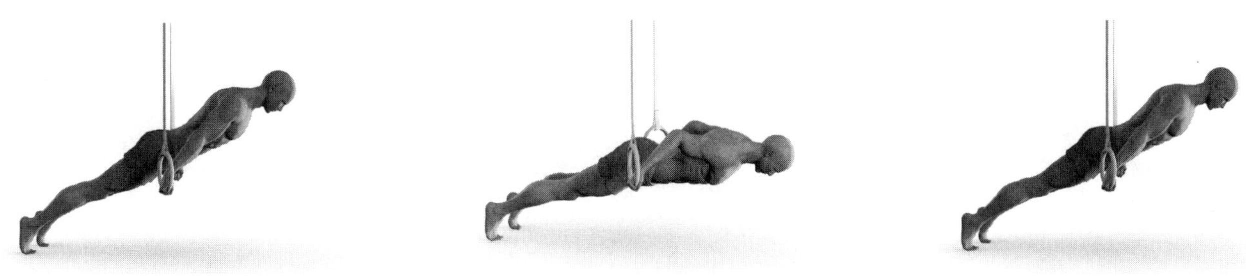

견갑골의 자세: 동작 상단에서 견갑골이 완전히 앞으로 수축되어 아래로 내려간다. 동작 중에 견갑골은 자연스럽게 뒤로 수축된다. 견갑골은 동작 하단에서 거의 완전히 뒤로 수축된다. 시작 자세로 돌아가면, 견갑골이 완전히 앞으로 수축되어 아래로 내린 채 마무리된다.

기법: 이 동작의 경우, 링 외회전으로 60도가 되도록 앞으로 기울여야 한다(각도 설명은 이전 섹션 참조). 거기에서 동작 하단으로 내려간다. 링이 안쪽으로 회전하지 않도록 유지해서 동작 하단(손이 복부/허리 부위에 닿아야 한다)으로 내려간다. 팔이 전방으로 45도 기울어져서 완전히 고정되기 전에 동작 하단에서 일지 정지한다. 다른 반복을 시도하기 전에 몇 초 동안 동작 상단에서 일시 정지한다.

이 기술은 약어로 RTO 60 Deg PPPU로 표시된다. 전방으로 60도를 기울이면 체중의 일부가 발에 실리는 것을 제외하면 실질적인 플렌체 자세에 가깝다. 이 운동을 정기적으로 수행하면, 특별한 플렌체 등척성 운동을 수행하지 않더라도, 바닥이나 패러렐 바에서 매우 양호한 스트래들 플렌체 자세를 달성할 수 있다. 이 기술은 수개월 또는 수년 동안 일관되게 적용되는 기술을 필요로 한다. 이 기술을 수행하는 동안 신체를 일직선으로 유지해야 할 뿐 아니라 링 외회전을 유지해야 한다.

링 외회전 몰티즈 푸시업: 레벨 9

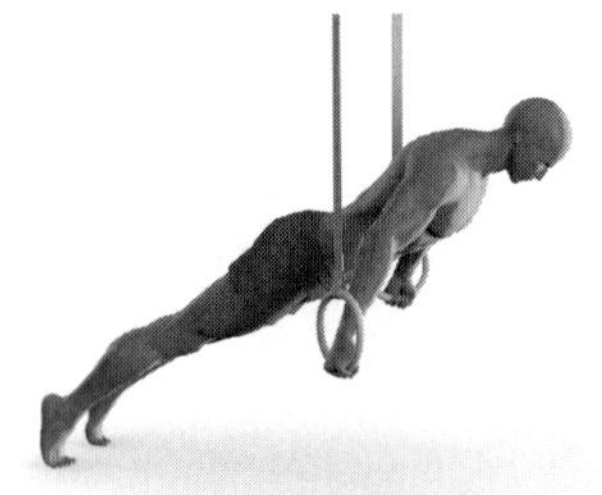
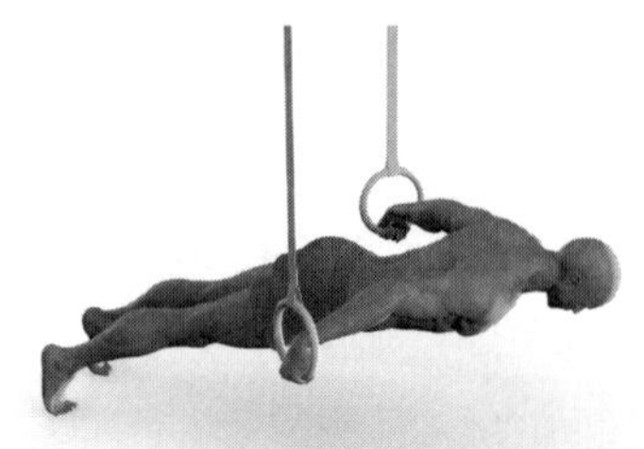
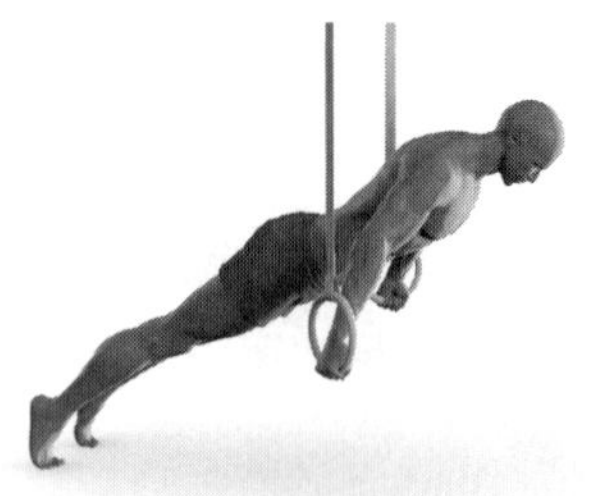

견갑골의 자세: 동작 상단에서 견갑골이 완전히 앞으로 수축되어 아래로 내려간다. 동작 중에 견갑골은 자연스럽게 뒤로 수축된다. 견갑골은 동작 하단에서 거의 완전히 뒤로 수축된다. 시작 자세로 돌아가면, 견갑골이 완전히 앞으로 수축되어 아래로 내린 채 마무리된다.

기법: 링 외회전 자세로 시작해서 최대한 굽히려고 시도하면서 동작 하단(손이 몸통 높이가 될 때까지)으로 내려간다. 내려갈 때, 양쪽 팔에서 약 30cm 정도 링을 바깥으로 밀어서 몸통에서 팔까지 약 30~45도 각도를 만든다.

이 기술은 약어로 RTO Maltese PU로 표시된다. 근력이 부족하면, 팔을 많이 굽혀서 이 기술을 수행하는 동안 떨어지지 않게 해야 한다. 더욱 숙달이 됨에 따라 팔을 점점 굽히지 않게 된다. 동작 하단에서 반 와이드 암 플랜체 자세로 들어간다.

몰티즈 푸시업으로 링을 바깥으로 밀어서 겨드랑이와 몸통 사이의 각도를 30~45도 정도로 만든다. 이 자세는 척추 흉근과 삼각근 집단의 레버리지를 줄여서 동작을 더욱 어렵게 만든다. 이 기술을 수행하는 동안 신체를 전방으로 기울여서 링 외회전을 유지한다. 신체는 일직선으로 유지되어야 한다.

월 유사 플렌체 푸시업: 레벨 10

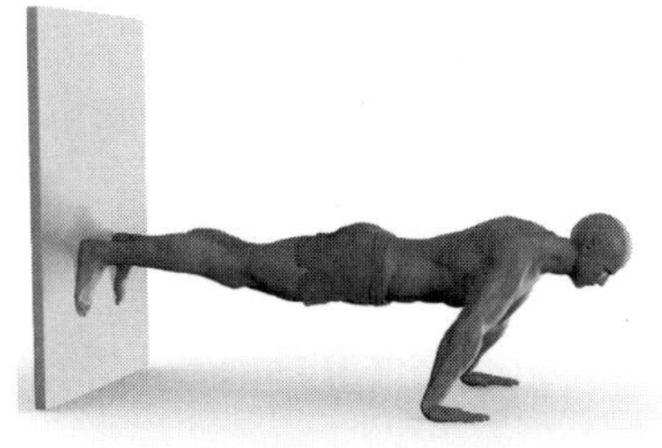
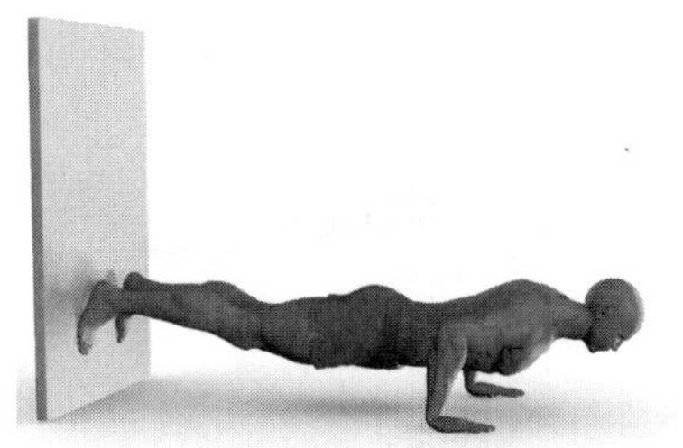
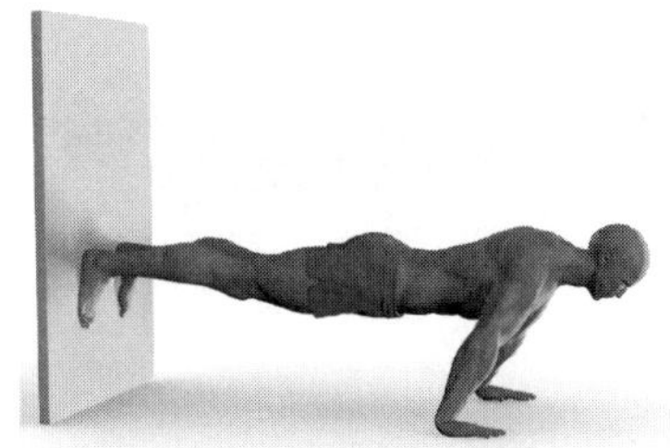

견갑골의 자세: 동작 상단에서 견갑골이 완전히 앞으로 수축되어 아래로 내려간다. 동작 중에 견갑골은 자연스럽게 뒤로 수축된다. 견갑골은 동작 하단에서 거의 완전히 뒤로 수축된다. 시작 자세로 돌아가면, 견갑골이 완전히 앞으로 수축되어 아래로 내린 채 마무리된다.

기법: 위 그림과 같이 발을 벽에 대고 몸을 전방으로 기울여서 적절한 플렌체 자세(어깨 높이로 몸을 일직선으로)에서 시작해야 한다. 손으로 신체 대부분을 지지해야 한다. 거기에서 푸시업으로 내려간다. 실제로 바닥에 닿지 않게 아래로 내려가며 발은 벽을 타고 함께 미끄러져 내려갈 수 있다. 동작 하단에서 일시 정지한 다음 다시 상단으로 밀어 올린다. 발을 다시 위로 미끄러지게 올리는 것이 힘들면 천천히 벽을 따라 걸어 올라갈 수 있다.

인터넷에는 여러 가지 변형 벽 플렌체 푸시업(Wall PPPU)이 있다. 그들 중 일부는 정확히 수행되고 있다. 먼저 기술을 올바르게 다루어야 한다. 등이 아치형이 되거나 둔부가 아래로 처지면, 운동 효과는 아치형의 형성 정도에 따라 거의 30%까지 감소된다. 근력을 얻는 것이 목표라면, 완벽한 기술을 수행할 수 있을 때, 이 진행을 수행해야 한다. 이전 진행에 충실하면 이 진행을 더욱 정확히 수행할 수 있다.

이 기술을 수행할 때 초점을 맞추어야 할 점은 벽을 이용해 발로 지지하는 것을 최소화시키는 것이다. 특히, 점점 강해짐에 따라 덧신을 교체하거나, 가능하면 벽 지지를 줄이는 것이 좋다. 예를 들어 벽이 매우 끈적이면, 부드러운 플라스틱이나 리놀륨 타일을 이용해서 벽 표면을 좀 더 매끄럽게 만들 수 있다. 마찬가지로 신발, 맨발, 그리고 양말이나 기타 매끄러운 재료를 사용해서 동작을 더욱 어렵게 만들 수 있다.

링 월 유사 플렌체 푸시업: 레벨 11

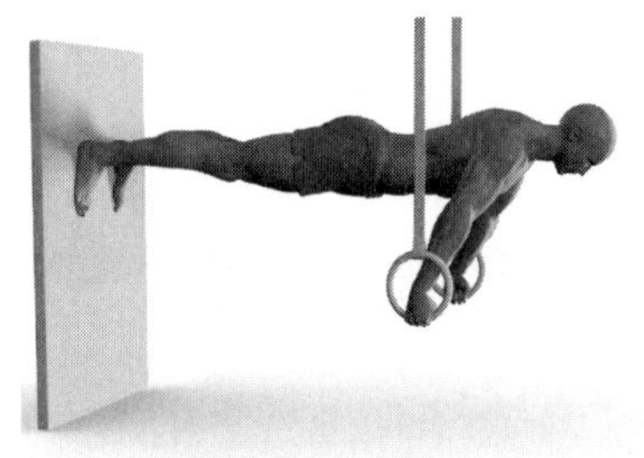
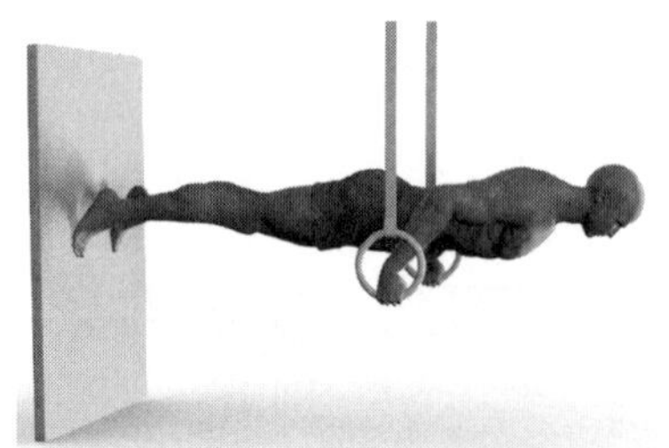
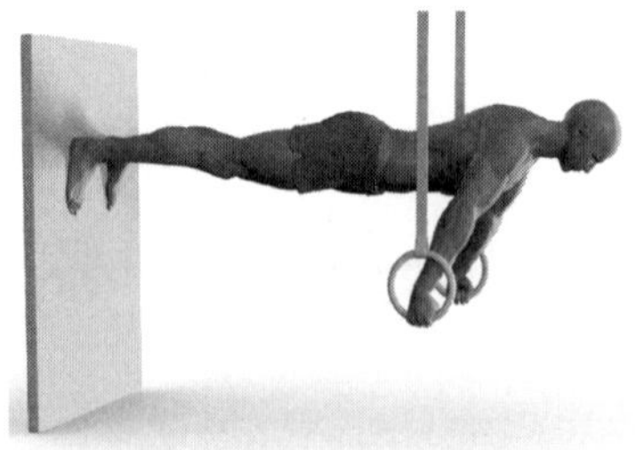

견갑골의 자세: 동작 상단에서 견갑골이 완전히 앞으로 수축되어 아래로 내려간다. 동작 중에 견갑골은 자연스럽게 뒤로 수축된다. 견갑골은 동작 하단에서 거의 완전히 뒤로 수축된다. 시작 자세로 돌아가면, 견갑골이 완전히 앞으로 수축되어 아래로 내린 채 마무리된다.

기법: 링을 벽에 가까이 세팅해서 이 기술을 수행한다. 그렇게 하면 발을 벽에 올려서 플렌체 자세를 지지할 수 있다. 거기에서 링을 바깥으로 회전시켜서 안정시킨다. 완벽한 형태를 유지해서 벽 플렌체 푸시업을 수행한다.

링을 이용하면 월 유사 플렌체 푸시업(R Wall PPPU)에 상당한 불안정성을 유발한다. 이 동작을 정확히 수행하려면 플렌체 등척성 근력이 필요하다는 점을 명심해야 한다. 이 기술을 수행하는 동안 신체를 일직선으로 유지해야 할 뿐 아니라 링 외회전을 유지해야 한다. 그러나 이 기술을 처음 배울 때, 위 첫 번째 그림과 같이 신체와 링을 평행으로 유지할 수 있다. 링을 벽에 가까이 설치해서 이용할 수 없는 경우, 이 진행뿐 아니라 레벨 13(링 월 몰티즈 푸시업) 진행을 건너뛸 수 있다.

이 기술을 수행할 때 초점을 맞추어야 할 점은 벽을 이용해 발로 지지하는 것을 최소화시키는 것이다. 특히, 점점 강해짐에 따라 덧신을 교체하거나, 가능하면 벽 지지를 줄이는 것이 좋다. 예를 들어 벽이 매우 끈적이면, 부드러운 플라스틱이나 리놀륨 타일을 이용해서 벽 표면을 좀 더 매끄럽게 만들 수 있다. 마찬가지로 신발, 맨발, 그리고 양말이나 기타 매끄러운 재료를 사용해서 동작을 더욱 어렵게 만들 수 있다.

월 몰티즈 푸시업: 레벨 12

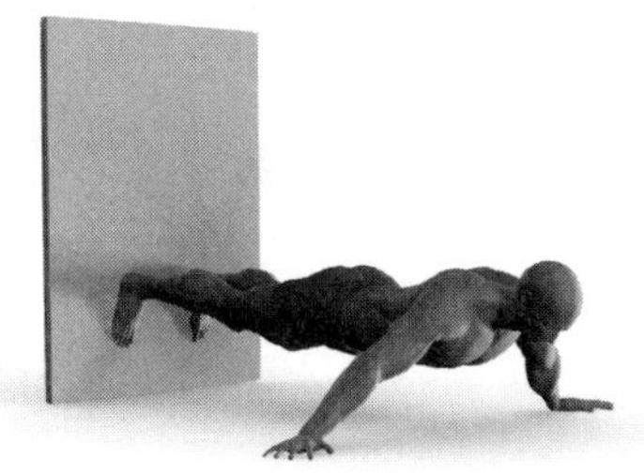
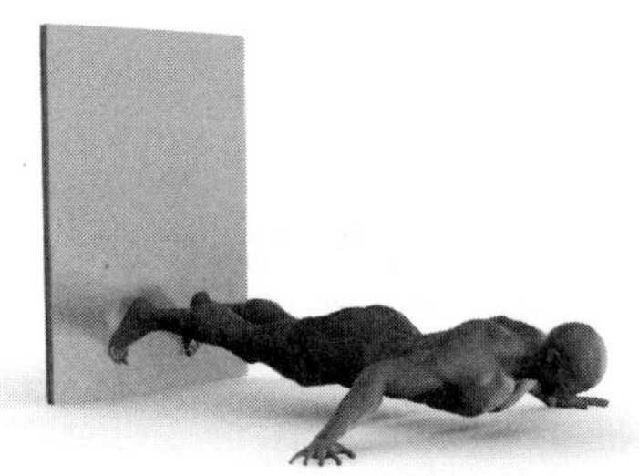
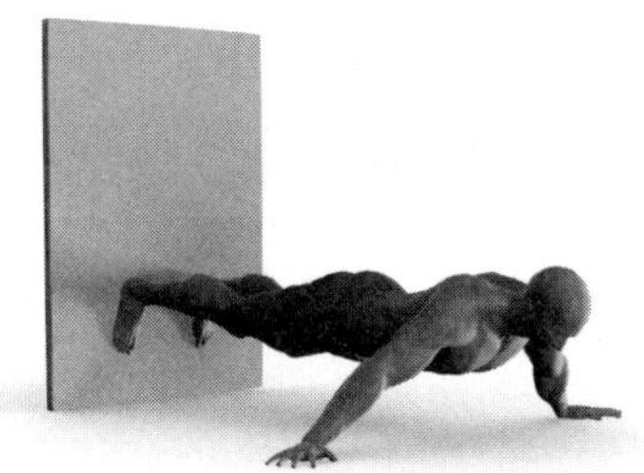

견갑골의 자세: 동작 상단에서 견갑골이 완전히 앞으로 수축되어 아래로 내려간다. 동작 중에 견갑골은 자연스럽게 뒤로 수축된다. 견갑골은 동작 하단에서 거의 완전히 뒤로 수축된다. 시작 자세로 돌아가면, 견갑골이 완전히 앞으로 수축되어 아래로 내린 채 마무리된다.

기법: 겨드랑이에서 30~45도가 될 때까지 지지 플렌체 자세에서 손을 멀리 뻗어서 월 몰티즈 푸시업을 수행한다. 거기에서 지면에 닿지 않을 만큼 아래로 내려서 다시 위로 밀어 올린다. 이 기술을 수행하는 동안 신체는 일직선을 유지해야 한다. 그러면 신체가 불리한 자세에 놓이기 때문에 기술이 어려워진다.

월 몰티즈 푸시업 기술을 수행할 때 초점을 맞추어야 할 점은 벽을 이용해 발로 지지하는 것을 최소화시키는 것이다. 점차 강해짐에 따라 덧신을 교체하거나 가능하면 벽 지지를 줄여서 동작을 더 어렵게 만들어야 한다. 예를 들어 벽이 매우 끈적이면, 부드러운 플라스틱이나 리놀륨 타일을 이용해서 벽 표면을 좀 더 매끄럽게 만들 수 있다.

링 월 몰티즈 푸시업: 레벨 13

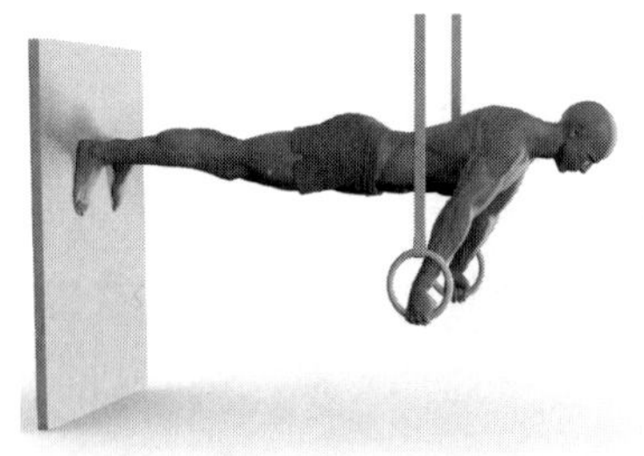
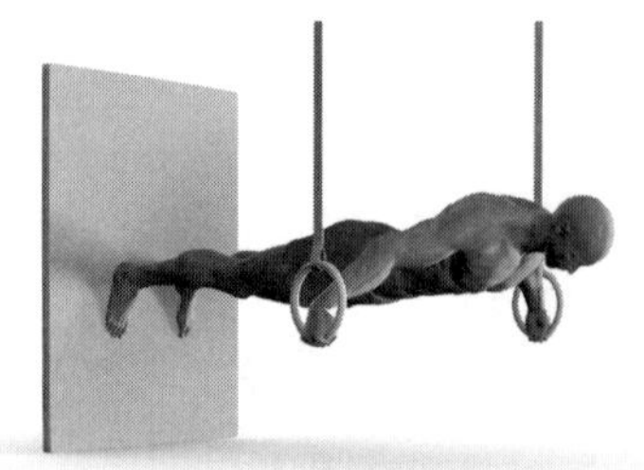
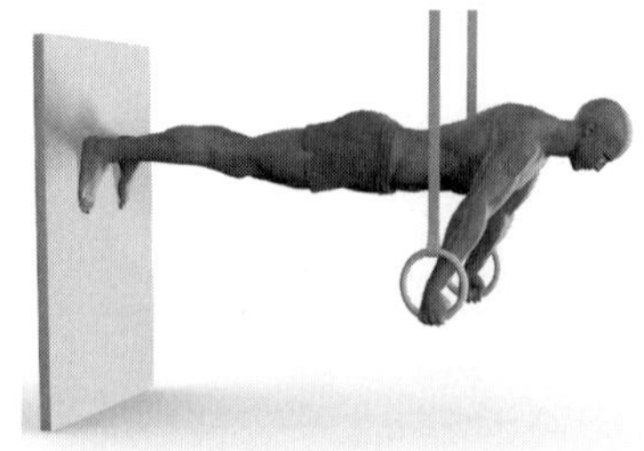

견갑골의 자세: 동작 상단에서 견갑골이 완전히 앞으로 수축되어 아래로 내려간다. 동작 중에 견갑골은 자연스럽게 뒤로 수축된다. 견갑골은 동작 하단에서 거의 완전히 뒤로 수축된다. 시작 자세로 돌아가면, 견갑골이 완전히 앞으로 수축되어 아래로 내린 채 마무리된다.
기법: 링 월 몰티즈 푸시업은 이전 두 가지 기술과 결합하여 만들어졌다. 겨드랑이에서 30~45도 각도로 손을 멀리 뻗어서 이 기술을 수행한다. 링을 바깥으로 회전해서 신체를 일직선으로 유지하고 지면과 완벽하게 평행을 이루어서 발을 벽에 붙인다. 거기에서 팔을 굽혀 지면에 닿지 않을 만큼 아래로 내려서 다시 위로 밀어 올린다. 동작 상단과 하단에서 일지 정지했다가 다른 반복을 시도한다.

링 월 몰티즈 푸시업 기술을 수행할 때 초점을 맞추어야 할 점은 벽을 이용해 발로 지지하는 것을 최소화시키는 것이다. 점차 강해짐에 따라 덧신을 교체하거나 가능하면 벽 지지를 줄여서 동작을 더 어렵게 만들어야 한다. 예를 들어 벽이 매우 끈적이면, 부드러운 플라스틱이나 리놀륨 타일을 이용해서 벽 표면을 좀 더 매끄럽게 만들 수 있다.

클래핑 푸시업 변형: 레벨 N/A

다음은 원하는 경우 수행할 수 있는 몇 가지 변형이다.

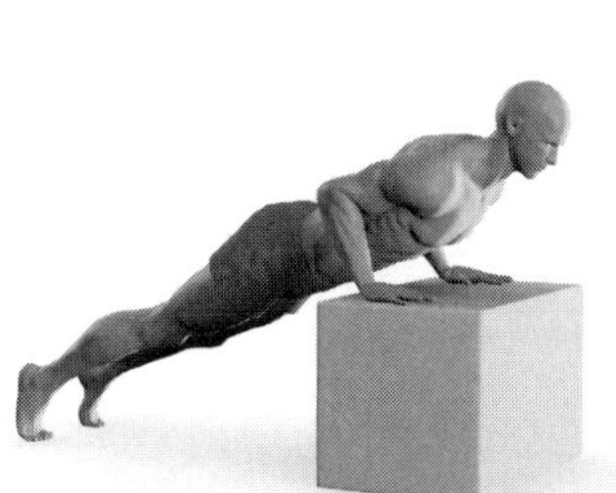
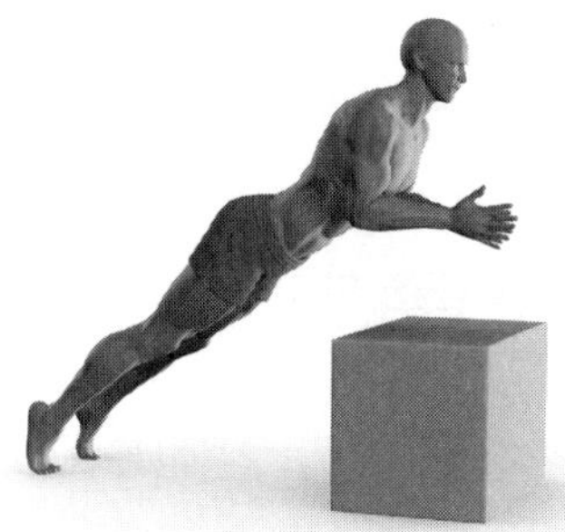

상자(또는 계단) 클래핑 푸시업

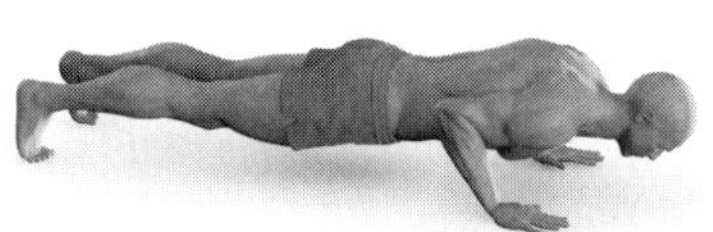
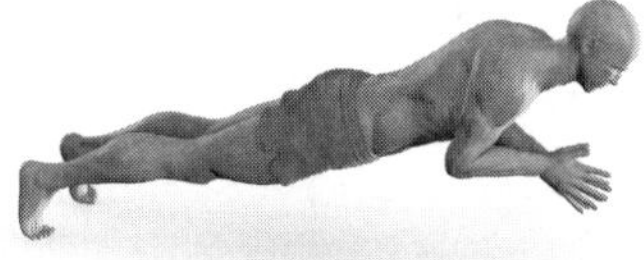

지면 클래핑 푸시업

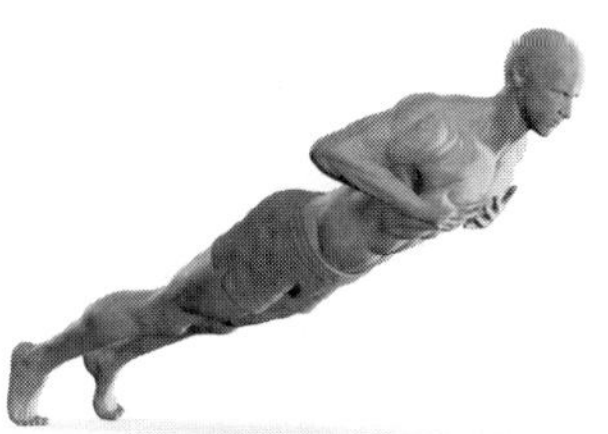

손바닥 가슴 치기

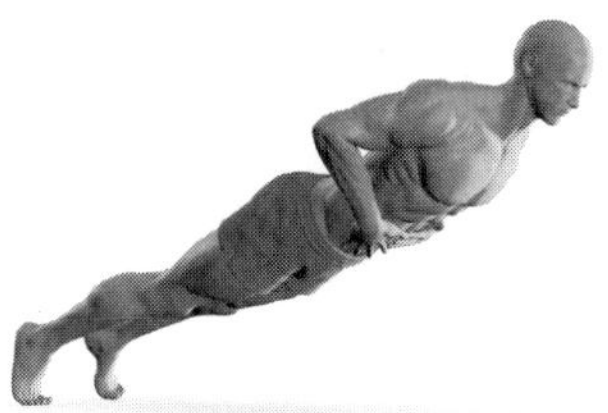

손바닥 복부 치기

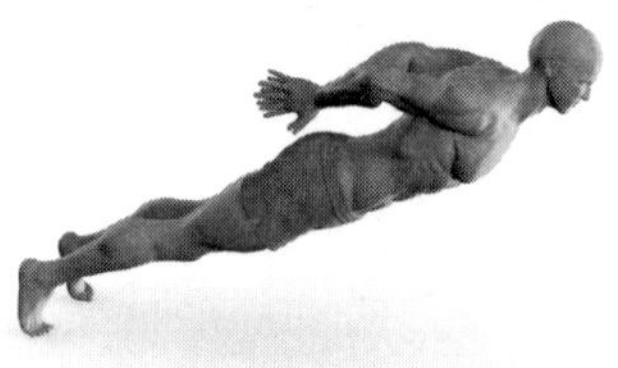

손바닥 뒤로 치기

신체 앞에서 손을 마주치는 단순한 변형은 위 그림에서 보여 주지 않지만, 그것은 가슴이나 복부를 치는 변형보다 쉽다.

이 진행은 전체 푸쉬업 진행(특히 링 위 진행)만큼 유용하지 않다. 그러나 이 진행은 근력과 근비대를 달성하는 데 효과적으로 사용될 수 있다. 많은 사람들이 지향하는 멋진 표준 진행 중 하나는 다음과 같은 3회 박수치기(트리플 클래핑) 변형이다.

푸시업을 하고 ① 신체 앞에서 박수를 친 다음 ② 신체 뒤에서 박수를 치고, ③ 그런 다음 푸시업 변형으로 돌아가기 전에 신체 앞에서 두 번째 박수를 친다.

둔부를 요동치지 않고 3회 박수치기를 깨끗하게 수행한 사람은 아직 없다. 그래서 이것은 레벨 10~12 근력보다 어려울 수도 있다. 이것이 목표라면, 다양한 변형을 연습한 후에 이 기술을 수행할 수 있다. 자신만의 진행을 구성하면 얼마나 진전되었는지 알 수 있는 좋은 지표가 될 수 있다.

원 암 푸시업: Page 3, Column 6

높은 표면을 이용한 원 암 푸시업: 레벨 5

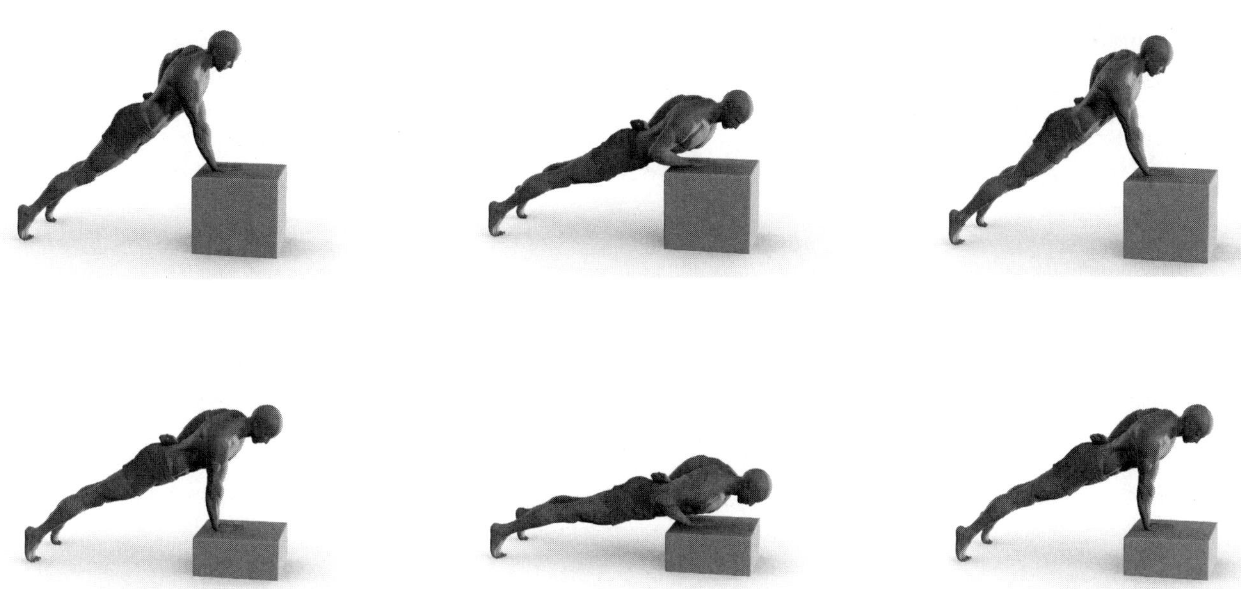

견갑골의 자세: 동작 상단에서 견갑골이 완전히 앞으로 수축되어 아래로 내려간다. 동작 중에 견갑골은 자연스럽게 뒤로 수축된다. 견갑골은 동작 하단에서 거의 완전히 뒤로 수축된다. 시작 자세로 돌아가면, 견갑골이 완전히 앞으로 수축되어 아래로 내린 채 마무리된다.

기법: 팔을 굽히고 가슴이 높이가 있는 물체 표면에 거의 닿을 때까지 동작 하단으로 내린다. 이때 팔을 굽힌 채 신체와 약 45도 각도로 유지한다. 다시 밀어 올려서 한 팔 지지 자세로 돌아간다.

손을 위치시키는 물체 높이를 변경해서 높은 표면을 이용한 원 암 푸시업Elevated OA PU을 다소 어렵게 만들 수 있다. 이 기술을 위한 핵심 기법은 신체를 일직선으로 유지해서 한 팔에 체중을 싣는 것이다. 다리를 벌리면 안정감을 높일 수 있다.

팔꿈치가 바깥으로 너무 벌어지면 토크가 증가되어 기술을 수행하기가 너무 어려워진다. 그러나 회전 토크가 증가되면 코어 근력을 발달시킬 수 있다. 마찬가지로 팔꿈치를 몸에 너무 가까이 붙이면 삼두근과 어깨에 상당한 스트레스가 가해지기 때문에 동작을 어렵게 만든다.

팔의 각도 이외에도 이 기술을 수행하는 동안 직면하게 되는 어려움은 손목과 팔꿈치에 가해지는 토크 양과 관련이 있다. 손목의 토크가 문제가 되는 경우 최적의 자세를 찾을 때까지 손목을 돌린다. 팔꿈치의 토크가 문제가 되는 경우, 바깥으로 벌려본다. 그래도 해결이 안 되면 팔꿈치 근력이 이 기술을 수행할 만큼 충분하지 않은 것이다. 팔꿈치 근력이 충분하지 못한 경우, 표면 높이를 올려서 기술을 쉽게 만들 수 있다.

이 진행이 처음이면, 신체와 지면 각도가 45도에서 시작한다. 지면에 닿을 때까지 블록 높이를 점진적으로 줄인다. 그 높이에서 다음 진행으로 넘어간다. 향상이 될 때마다 한 번에 10~15도씩 감소시킨다.

코어를 매우 견고하게 유지해야 한다. 심호흡을 하고 복부, 허리, 고관절 굴곡근, 둔근, 그리고 대퇴사두근을 강하게 압착하면서 아래로 내린다. 동작을 하는 동안 어깨 전체에 모든 힘을 집중시키고 신체 나머지를 그대로 유지한다. 그 이상으로 기술을 수행하는 것은 오로지 근력 문제이다.

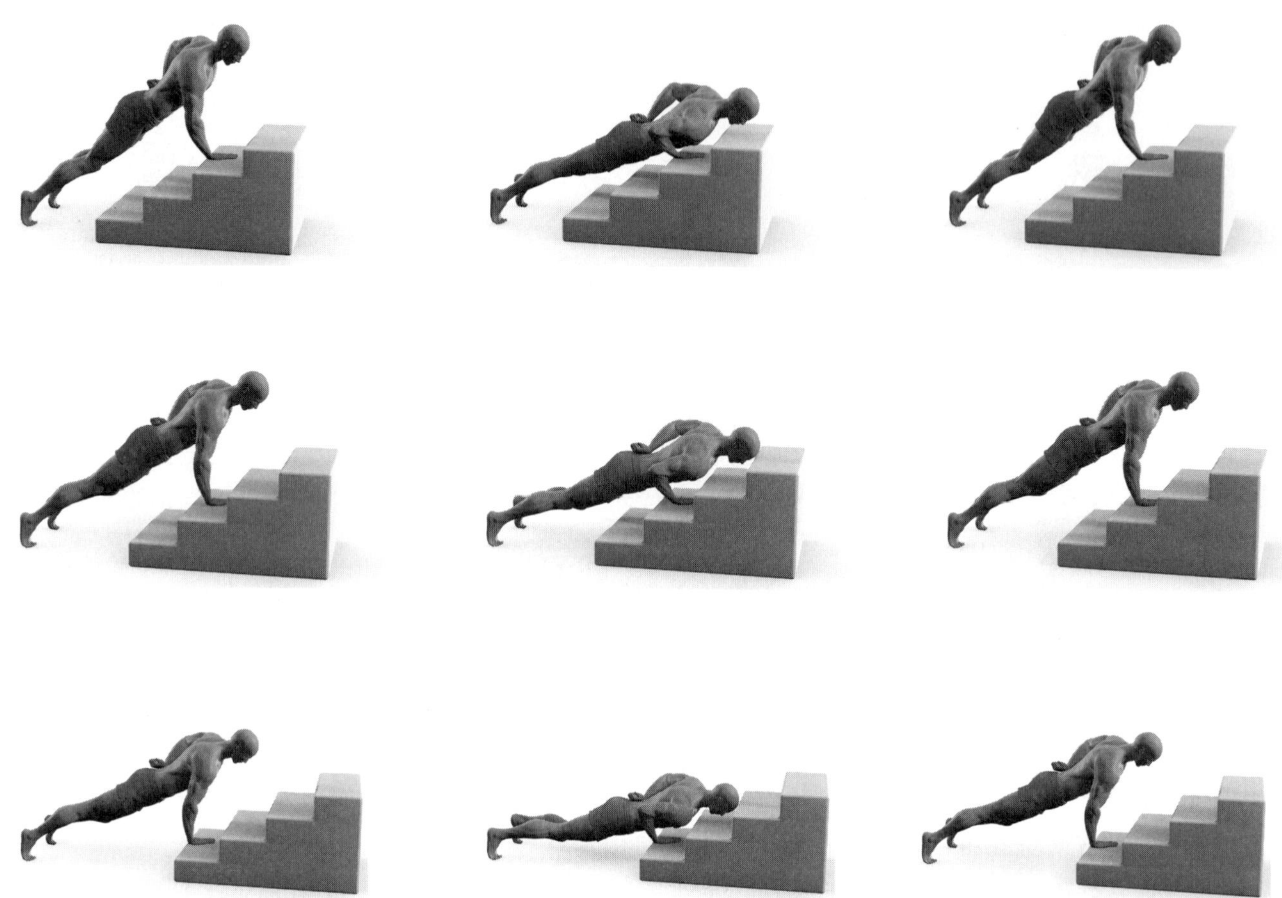

또 다른 대안은 위 그림과 같이 계단을 이용해서 점진적으로 원 암 푸시업으로 진행해 나가는 것이다.

스트래들 원 암 푸시업: 레벨 6

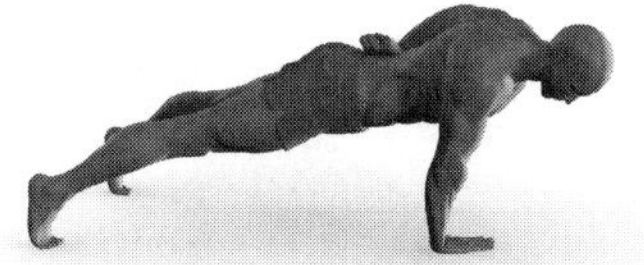
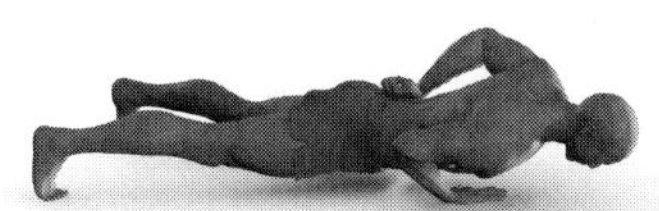
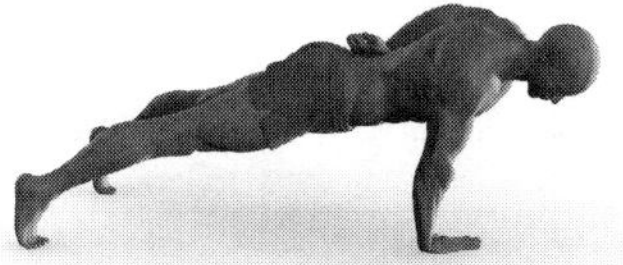

견갑골의 자세: 동작 상단에서 견갑골이 완전히 앞으로 수축되어 아래로 내려간다. 동작 중에 견갑골은 자연스럽게 뒤로 수축된다. 견갑골은 동작 하단에서 거의 완전히 뒤로 수축된다. 시작 자세로 돌아가면, 견갑골이 완전히 앞으로 수축되어 아래로 내린 채 마무리된다.

기법: 지면에서 원 암 푸시업 변형을 수행한다. 가슴이 지면에 거의 닿을 때까지 동작 하단으로 내려간 다음 밀어 올려서 시작 자세로 돌아온다. 처음에는 다리를 최대한 벌려서 동작을 쉽게 만들지만, 표준 형태로 동작을 수행할 수 있을 만큼 진전되면 다리를 모은다.

스트래들 원 암 푸시업Straddle OA PU을 수행할 때 겨드랑이와 45도 각도(또는 약간 작게)가 되도록 팔꿈치를 굽히면, 어깨를 보호하고 특정 관절에서 과도한 토크가 발생되는 것을 피할 수 있다. 이전 진행과 마찬가지로, 코어를 견고하게 유지하는 것이 이 기술의 핵심이다. 이 동작과 이 기술의 나머지를 수행하는 것은 오로지 근력을 기르는 것이다.

동작을 수행하는 동안 어떤 비틀림을 느낄 수도 있다. 그러한 비틀림이 신체를 약간 틀어 준다. 운동을 하는 팔과 그 반대편 다리에 압력이 가해진다. 이 압력을 최대한 견뎌야 한다. 그러면 그 힘이 골반을 흔들리게 해서 동작이 파동을 치는 것처럼 보이게 만든다.

대부분의 압력을 받는 발은 푸시업을 수행하는 팔의 반대편 발이다. 이것이 자연스러운 현상이지만, 이 압력을 균등하게 만들어야 한다.

링 스트래들 원 암 푸시업: 레벨 7

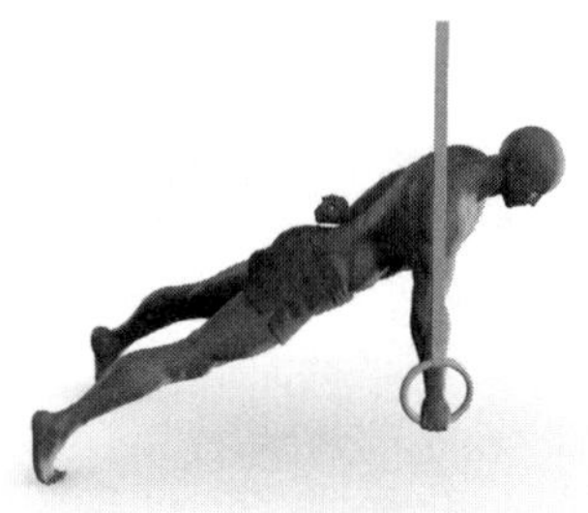
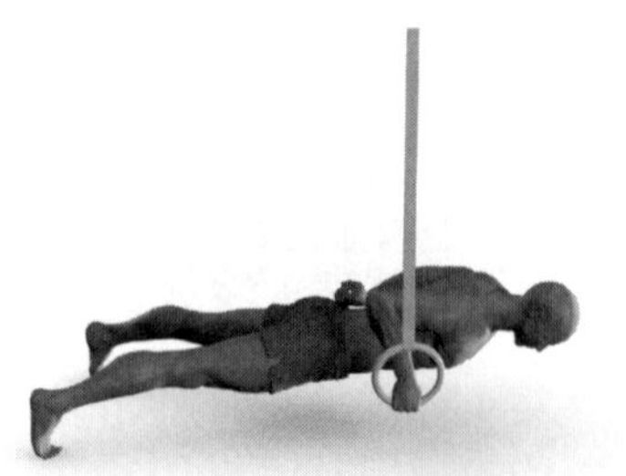
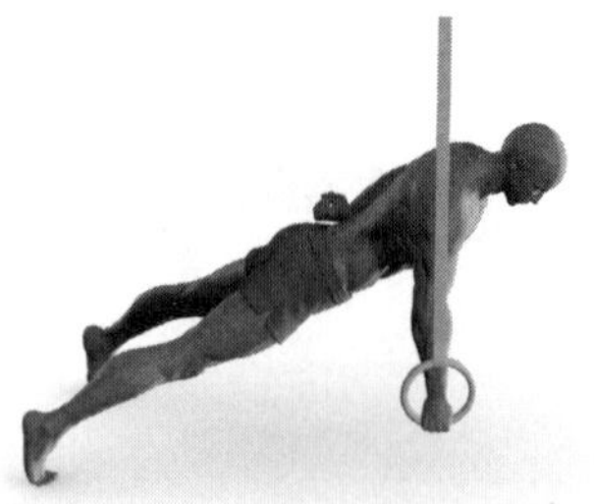

견갑골의 자세: 동작 상단에서 견갑골이 완전히 앞으로 수축되어 아래로 내려간다. 동작 중에 견갑골은 자연스럽게 뒤로 수축된다. 견갑골은 동작 하단에서 거의 완전히 뒤로 수축된다. 시작 자세로 돌아가면, 견갑골이 완전히 앞으로 수축되어 아래로 내린 채 마무리된다.

기법: 먼저 지면에서 2~4인치까지 링을 아래로 내린다. 또는 지면에서 링 높이로 발을 들어 올릴 수 있다(링을 아래로 내리는 방법이 안전하다). 다리를 벌린 푸시업 자세에서 시작한다. 가슴이 링 하단에 닿을 때까지 아래로 내린 다음 밀어 올려서 시작 자세로 돌아간다.

링의 구조는 스트래들 원 암 푸시업Rings Straddle OA PU 기술을 상당히 불안정하게 만들지만 지나치게 어렵지는 않다. 링이 측면으로 움직이는 것이 동작을 더 어렵게 만들기 때문에, 다리를 벌린 원 암 푸시업과 이 기술 사이에 가장 어려운 점은 팔꿈치 각도를 45도 이하로 유지하는 것이다. 팔을 옆구리에 최대한 가깝게 유지해야 한다.

팔을 옆구리에 최대한 가깝게 유지하면 발이 측면으로 벗어나지 않아서 균형을 유지하는 데 도움이 되기 때문에 몸을 일직선으로 해서 원 암 푸시업을 잘 수행할 수 있게 된다. 이 운동을 하면 삼두근과 어깨 근력을 상당히 향상시킨다.

스트레이트 바디, 원 암 푸시업: 레벨 8

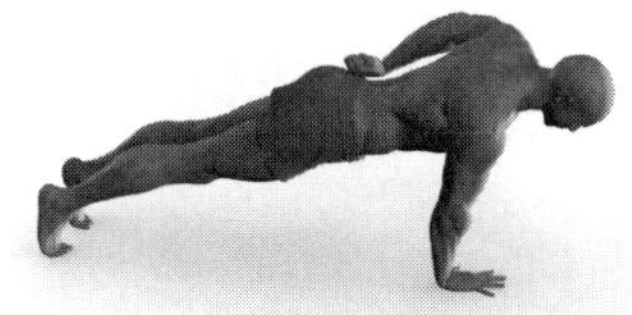
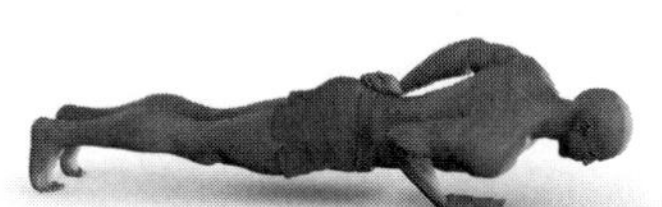
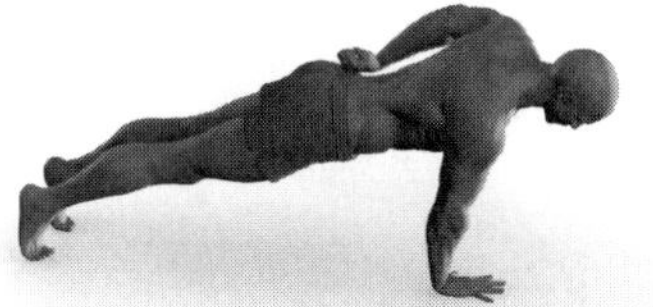

견갑골의 자세: 동작 상단에서 견갑골이 완전히 앞으로 수축되어 아래로 내려간다. 동작 중에 견갑골은 자연스럽게 뒤로 수축된다. 견갑골은 동작 하단에서 거의 완전히 뒤로 수축된다. 시작 자세로 돌아가면, 견갑골이 완전히 앞으로 수축되어 아래로 내린 채 마무리된다.

기법: 이 기술은 발을 함께 모으고, 팔꿈치를 몸과 가슴 가까이로 붙이고 코어를 견고하게 유지하는 것을 제외하면 이전 기술과 동일하다. 몸을 일직선으로 한 원 암 푸시업 자세로 시작한다. 가슴이 지면에 살짝 닿을 때까지 아래로 내린 다음 밀어 올려서 완전한 원 암 푸시업 시작 자세로 돌아간다.

스트레이트 바디, 원 암 푸시업Straight-Body OA PU은 달성한 사람이 거의 없을 정도로 매우 어려운 동작이다. 이 기술은 매우 뛰어난 균형 감각과 견갑대 및 팔꿈치의 상당한 근력 수준을 필요로 한다.

균형 감각 요소는 달성하기 가장 어려운 것이다. 푸시업을 하고 있는 팔 쪽으로 체중을 싣고, 내려갈 때 좌우로 체중을 이동시키는 방법을 배우는 것만이 최선이다. 내려가서 다시 올라가는 동안 약간 교정되어야 할 부분이 있기 때문에, 이 동작을 수행하기 전에 균형 감각을 익히기 위한 약간의 연습이 필요할 수도 있다.

링 스트레이트 바디, 원 암 푸시업: 레벨 9

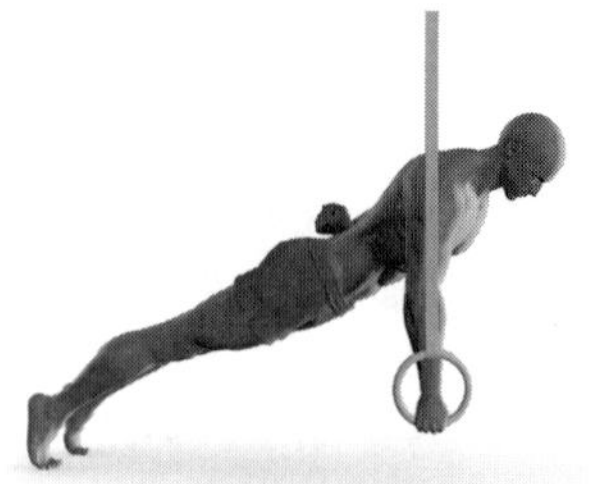
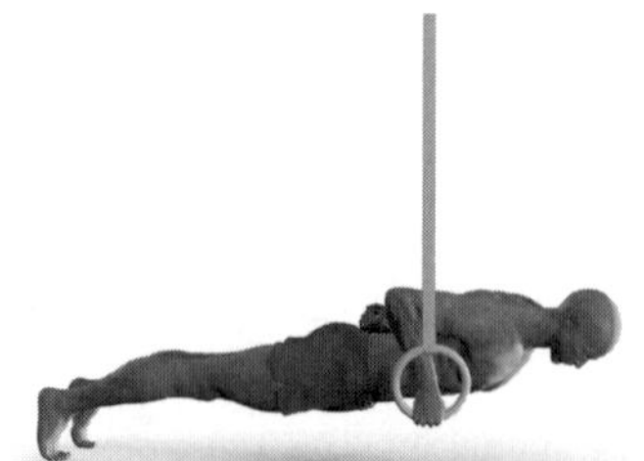
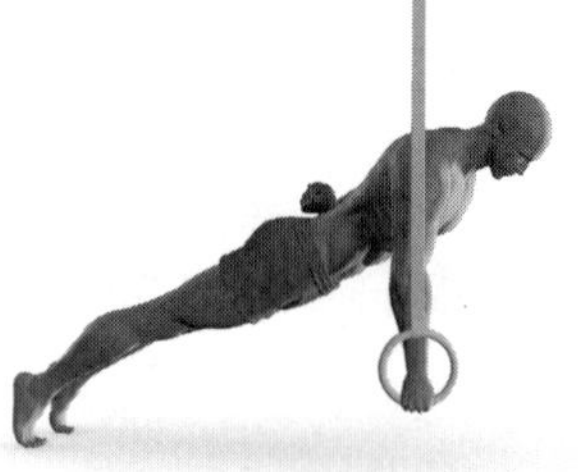

견갑골의 자세: 동작 상단에서 견갑골이 완전히 앞으로 수축되어 아래로 내려간다. 동작 중에 견갑골은 자연스럽게 뒤로 수축된다. 견갑골은 동작 하단에서 거의 완전히 뒤로 수축된다. 시작 자세로 돌아가면, 견갑골이 완전히 앞으로 수축되어 아래로 내린 채 마무리된다.

기법: 먼저 지면에서 2~4인치까지 링을 아래로 내린다. 또는 지면에서 링 높이로 발을 들어 올릴 수 있다(링을 아래로 내리는 방법이 안전하다). 몸을 일직선을 한 원 암 푸시업 자세에서 시작한다. 가슴이 지면에 살짝 닿을 때까지 아래로 내린 다음 밀어 올려서 완전한 원 암 푸시업 시작 자세로 돌아간다.

링에서 몸을 일직선으로 해서 원 암 푸시업Rings SB OA PU을 한다는 것은 엄청난 상체 및 코어 근력을 필요로 하기 때문에 매우 어려운 기술이다. 이전의 두 진행과 마찬가지로, 먼저 코어를 견고하게 유지해야 한다. 팔꿈치를 굽혀서 아래로 내린 다음 몸을 견고하게 유지해서 힘껏 위로 밀어 올린다. 신체를 스트랩으로 약간 기울이면 처음에는 도움이 되지만, 장기적으로 이러한 동작을 피해야 한다.

링 스트래들 원 암 푸시업과 마찬가지로, 이 기법은 링의 불안정과 한 팔만 사용하는 비틀림으로 인해 코어에 엄청난 영향을 미친다. 신체가 비틀리기 시작하면 기술을 쉽게 만들기 때문에 회전을 최소화시키려고 노력해야 한다.

원 암 푸시업 진행을 달성하는 것은 대단한 일이다. 이 시점에 동작에 중량을 가해서 더욱 도전적으로 만들어 계속 운동을 할 수 있다.

딥Dips: Page 3, Column 7

패러럴 바에서 수행하는 기본 딥 진행은 짧으며 기술 대부분은 초급자들을 대상으로 한다. 딥을 능가하는 약간의 다른 변형이 있지만, 여기에서는 원 암 딥만을 다룬다(딥 근력 운동에는 링이 선호된다).

링 운동은 일반 딥에 적합한 매우 양호한 근력을 발달시킨다. 또한, 링 운동은 플렌체와 같은 다른 카테고리의 고급 진행을 달성하는 데 도움이 된다. 패러럴 바 딥을 링에 적용한다. 한 가지 예외는 가중 딥이지만 여전히 유용할 수 있다.

패러럴 바 점핑 딥Parallel Bar Jumping Dips: 레벨 1

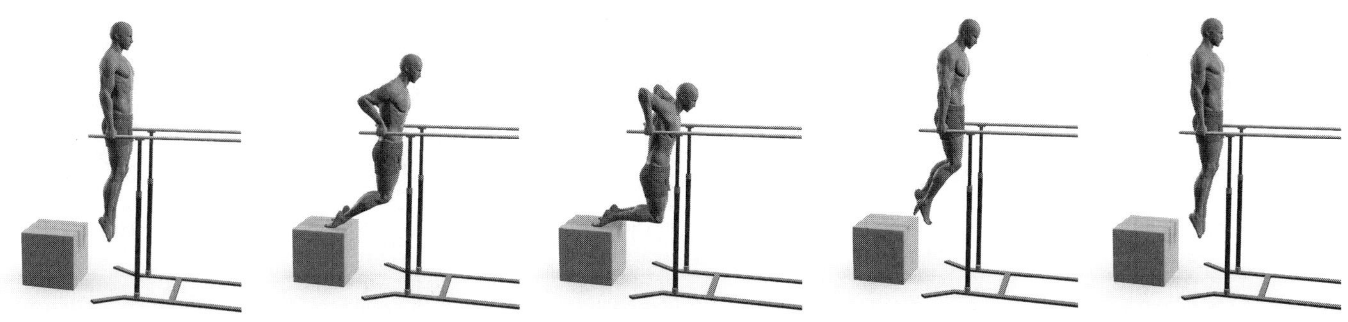

견갑골의 자세: 견갑골을 아래로 내려서 중립 자세로 시작한다. 신체를 아래로 내려서 이 동작으로 들어갈 때 견갑골을 아래로 내린 체 유지한다. 동작 하단에서, 견갑골을 이완시키거나 위로 올리는 것을 선택할 수 있다. 어느 것을 선택하든, 동작 상단으로 돌아가기 전에 다시 아래로 내려야 한다.

기법: 동작 하단에서 점프를 할 수 있도록 블록을 배치하거나 다리를 이용해서 지지를 할 수 있다. 어느 것을 선택하든, 지지 자세에서 시작한 다음 딥 동작 하단으로 천천히 내리고, 다리로 점프를 해서 지지 자세로 돌아간다. 손과 삼두근으로 밀어 올리고 다리를 최대한 적게 사용하도록 노력해야 한다.

전체 동작 범위를 철저히 수행해야 한다. 이것은 어깨를 아래로 내린(귀 쪽으로 올라가지 않아야 한다) 지지 자세에서 시작해야 한다는 것을 의미한다. 아래로 내려서 동작 하단 자세로 들어간다. 겨드랑이에서 손을 최대한 멀리 한다. 그런 다음 다리를 사용해서 신체가 동작 상단 자세로 들어가는 것을 지지한다.

신장되는 것을 느끼는 지점에서 가슴과 광배근이 견고해지는 것을 느끼는 것이 일반적이다. 신장되는 느낌이 너무 불편하게 느껴지면 다리를 이용해서 느낌을 완화시킬 수 있지만, 최대한 강하게 신장시켜서 어깨를 풀어 주는 것이 좋다. 이 유연성은 나중에 머슬업에 사용되기 때문에 지금 이 유연성을 발달시켜야 한다. 통증을 느끼고 그것이 지속적으로 악화되면, 이 기술을 보류하고 일반적인 체조 부상 챕터에서 소개하는 늑골연골염을 참고하기 바란다. 어깨 가동성을 향상시키는 데 집중하면 이 기술을 통증 없이 수행할 수 있다.

또는 체육관에서 중력 발생기를 사용하면 지지 없이 원심성 딥을 달성하는 데 도움이 된다. 이것은 이 진행과 다음 진행 모두에 적용된다.

패러럴 바 딥 원심성: 레벨 2

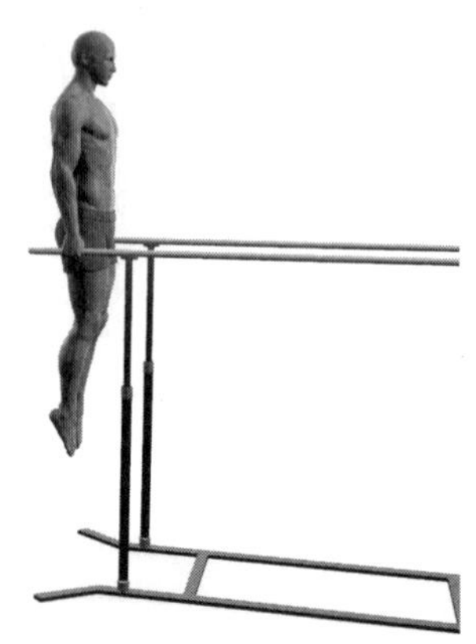
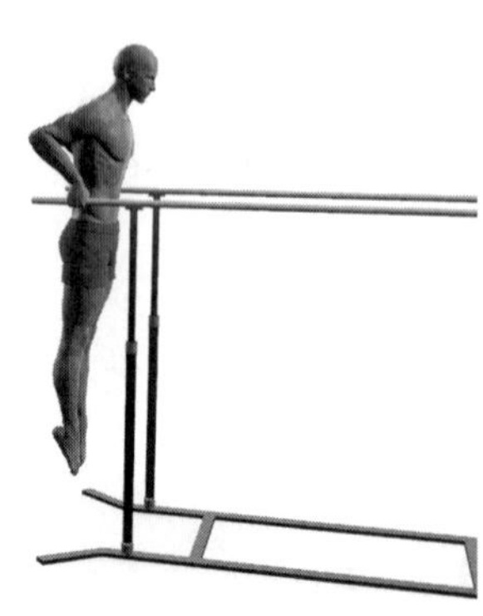
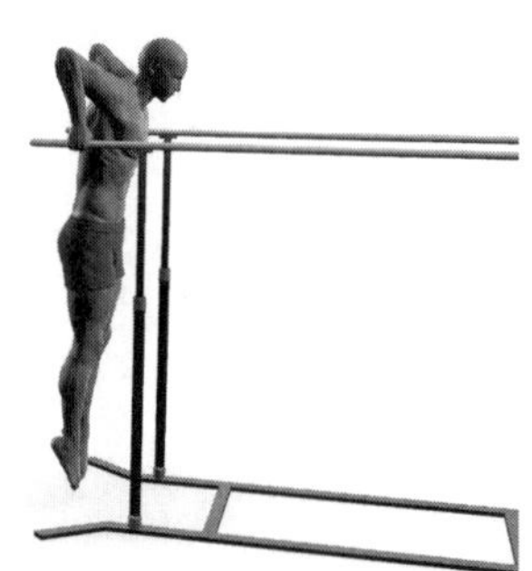

견갑골의 자세: 견갑골을 아래로 내려서 중립 자세로 시작한다. 신체를 아래로 내려서 이 동작으로 들어갈 때 견갑골을 아래로 내린 채 유지한다. 동작 하단에서, 견갑골을 이완시키거나 위로 올리는 것을 선택할 수 있다. 어느 것을 선택하든, 동작 상단으로 돌아가기 전에 다시 아래로 내려야 한다.

기법: 지지 자세에서 시작해서 딥 자세 하단 부위로 천천히 내려간다.

패러럴 바 딥 원심성 운동은 지지 자세 상단에서 하단으로 내려가는 이 동작의 반대 부분만 수행하는 것을 포함한다(여기에서 손은 겨드랑이 옆에 위치시킨다). 하나의 반복을 수행하는 데 6~8초가 걸리고(최대 7~10초), 세트당 2~3회 반복을 포함하고 있는 풀 세트를 2~3개 수행하는 것이 목표이다. 이것은 원심성 통제하에서 완전한 딥 동작 범위를 얻는 데 필요한 근력과 근육량을 기르는 데 충분한 시간이다.

이 기술의 핵심은 균일하게 아래로 내려가는 것이다. 동작 첫 부분에 너무 느리게 아래로 내리면 에너지가 너무 많이 소모된다. 그러면 동작 범위 경계 부분을 너무 빨리 지나가게 되어 모양이 나빠진다. 균일하게 아래로 내려갈 수 있도록 교정해야 나중에 이점을 얻을 수 있다. 통증이 느껴지면 이 기술을 뒤로 보류하고 어깨 가동성을 향상시키는 데 집중해야 이 운동을 통증 없이 수행할 수 있다.

또는 체육관에서 중력 발생기를 사용하면 지지 없이 원심성 딥을 달성하는 데 도움이 된다. 이것은 이 진행과 다음 진행 모두에 적용된다.

패러럴 바 딥: 레벨 3

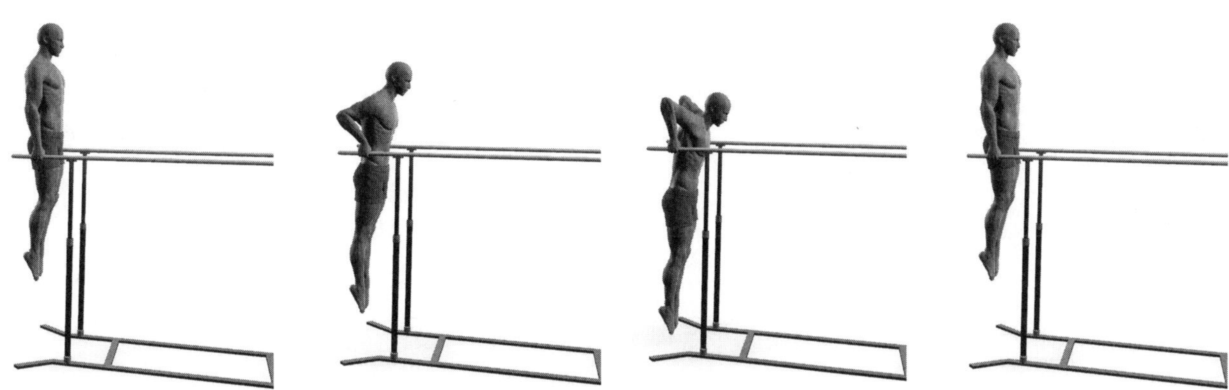

견갑골의 자세: 견갑골을 아래로 내려서 중립 자세로 시작한다. 신체를 아래로 내려서 이 동작으로 들어갈 때 견갑골을 아래로 내린 채 유지한다. 동작 하단에서, 견갑골을 이완시키거나 위로 올리는 것을 선택할 수 있다. 어느 것을 선택하든, 동작 상단으로 돌아가기 전에 다시 아래로 내려야 한다. 견갑골을 이완시키지 않고 딥 동작 전체 범위를 5~10초 동안 수행할 수 있으면, 머슬업을 위한 근력이 충분하지만, 이 기술을 숙달시키려면 약간의 시간이 걸릴 수도 있다.

기법: 지지 자세에서 시작해서 딥 자세 하단 부위로 천천히 내려간다. 손과 삼두근으로 밀어 올려서 시작 자세로 돌아간다.

패러럴 바 딥은 체조에서 근력 및 컨디셔닝의 필수 요소 중 하나이다. 이 기법은 신체를 아래로 내릴 때 보조물을 이용하지 않는다는 점을 제외하면 이전 진행과 유사하다. 이 기술을 수행할 때 견갑대를 아래로 내린 지지 자세에서 신체를 일직선으로 해서 고이를 견고하게 유지한다. 손이 겨드랑이에 닿을 수 있도록 동작 하단까지 내린 다음(또는 현재의 유연성 한계까지), 동작 상단까지 밀어 올린다.

머리 위치는 중요하지 않지만, 딥 자세로 들어가는 동안 목이 아치형이나 학처럼 되지 않아야 한다. 그렇게 되면 긴장성 두통뿐 아니라 목 뒤에 긴장과 통증을 유발할 수도 있다. 통증이 느껴지면 이 기술을 뒤로 보류하고 어깨 가동성을 향상시키는 데 집중해야 통증 없이 이 운동을 수행할 수 있다.

L-시트 딥: 레벨 4

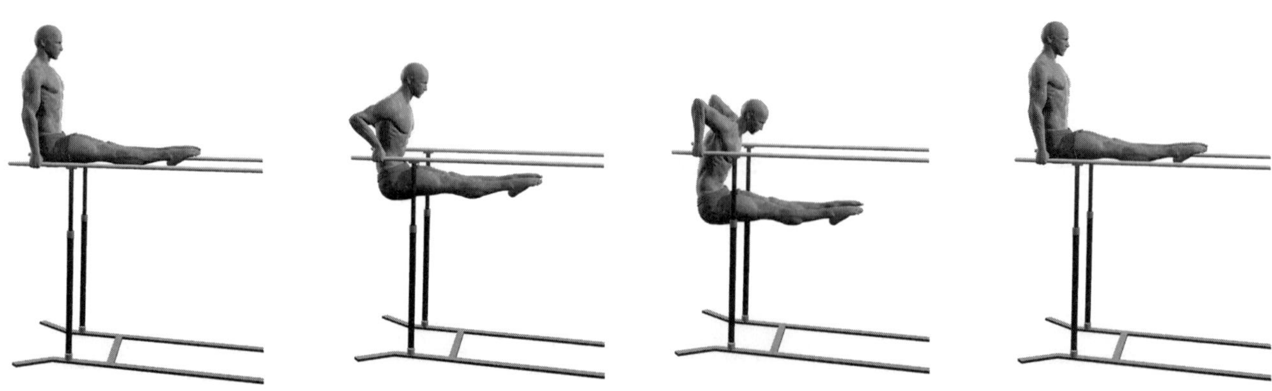

견갑골의 자세: 견갑골을 아래로 내려서 중립 자세로 시작한다. 신체를 아래로 내려서 이 동작으로 들어갈 때 견갑골을 아래로 내린 채 유지한다. 동작 하단에서, 견갑골을 이완시키거나 위로 올리는 것을 선택할 수 있다. 어느 것을 선택하든, 동작 상단으로 돌아가기 전에 다시 아래로 내려야 한다.

기법: L-시트 지지 자세에서 시작한다. L-시트 딥 자세 하단으로 천천히 내린다. 손과 삼두근으로 밀어 올려서 L-시트 지지 자세로 돌아간다. 동작의 어느 부분이든 수행하는 동안 다리가 아래로 처지면 안 된다. 팔꿈치는 바깥으로 약간 벌어질 수도 있다.

L-시트 딥은 L-시트 풀업과 마찬가지로 무게중심을 4~6인치 정도 뒤로 밀기 때문에, 삼두근과 어깨의 레버리지를 감소시킨다. 레버리지가 감소되면 삼두근과 어깨에 긴장을 증가시킬 때 기계적 단점이 발생되기 때문에 L-시트 딥을 더욱 어렵게 만든다. 균형 요소들이 늘어나기 때문에 전반적인 동작을 안정시키려면 더욱 어려워질 것으로 예상된다.

다리를 지면과 평행으로 유지해서 L-시트 자세를 유지하는 것이 중요하다. 최대한 완전한 딥 자세로 내려가야 이 근력 운동의 최대 이점을 누릴 수 있다. 또한, 머슬업 진행을 할 때 부드럽게 머슬업을 할 수 있다. 트레이닝을 시작할 때 균형 요소들이 늘어나서 이 기술을 위한 동작 범위가 제한적일 수도 있다. 지속적인 연습으로 더욱 강해지면 동작 범위 제한이 개선될 것이다.

45도 전방 기울임 딥: 레벨 5

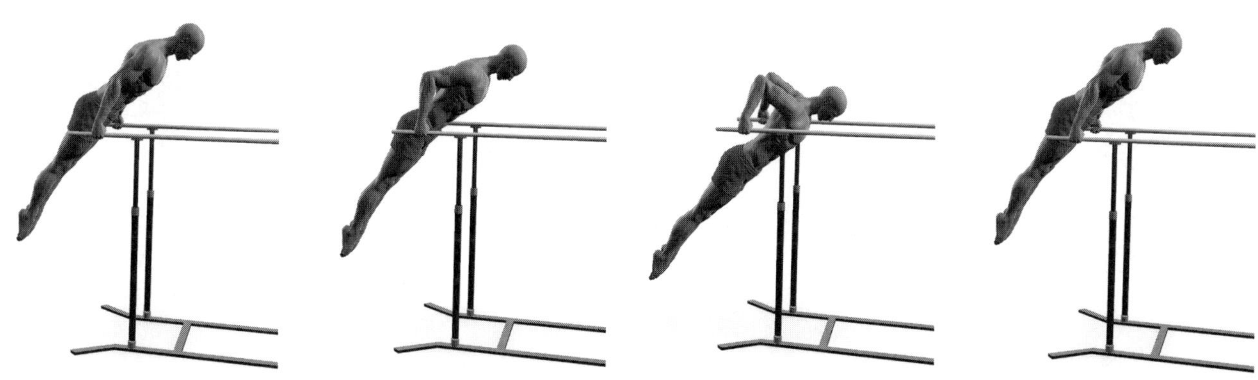

견갑골의 자세: 견갑골을 아래로 내려서 중립 자세로 시작한다. 신체를 아래로 내려서 이 동작으로 들어갈 때 견갑골을 아래로 내린 채 유지한다. 동작 하단에서, 견갑골을 이완시키거나 위로 올리는 것을 선택할 수 있다. 어느 것을 선택하든, 동작 상단으로 돌아가기 전에 다시 아래로 내려야 한다.
기법: 지지 자세로 시작해서, 신체가 45도 각도가 되도록 전방으로 기울인다. 45도 각도를 유지하면서 딥 자세 하단까지 내린 다음, 손과 어깨로 다시 밀어 올린다.

딥 자세를 수행하는 동안 앞으로 기울이는 것은(플렌체 변형) 기본 기술 수준을 더 어렵게 만드는 방법 중 하나이다. 이러한 변형은 신체 조절이 더 많이 필요하다. 딥을 어렵게 만드는 방법 중에서 이 방법이 선호된다.

동작을 수행하는 동안 신체를 완벽하게 일직선으로 유지하거나 약간 우묵한 자세를 유지해야 한다. 자연스럽게 아치 형태가 발생되지만, 그러면 기술을 쉽게 만들기 때문에 반드시 저항해야 한다. 45도로 기울인 딥 자세는 두 가지 방법으로 수행될 수 있으며, 그중 첫 번째 방법은 두 번째보다 쉽다.

- 표준 수직 지지 자세에서 시작한다. 딥 자세로 들어갈 때 전방으로 기울인다. 동작을 하는 동안 전방으로 기울이면 동작 하단에 도달할 때쯤 45도에 이르게 된다. 거기에서 밀어 올려서 지지 자세로 돌아간다.
- 45도 각도로 전방으로 기울기 시작하면 동작을 하는 동안 그 자세를 유지한다.

이 기술에서 가장 어려운 부분은 두 번째 방법을 사용하는 경우 동작 하단에서 밀어 올려서 상단에서 고정시키는 것이다. 이 자세에서 아치형으로 기울어지는 것을 피해야 한다.

원 암 딥: 레벨 8과 9

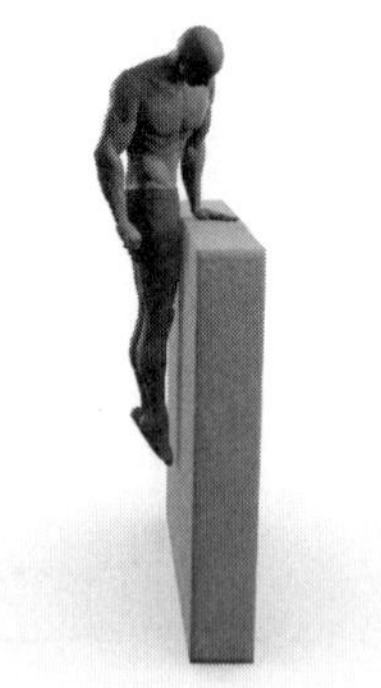
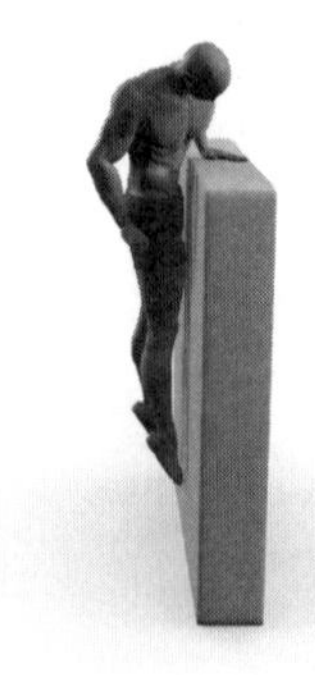
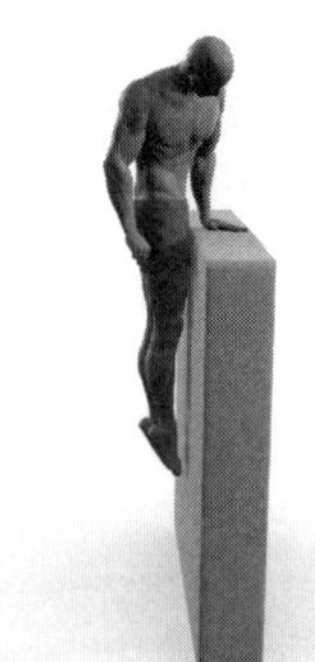

벽을 마주 보는 자세

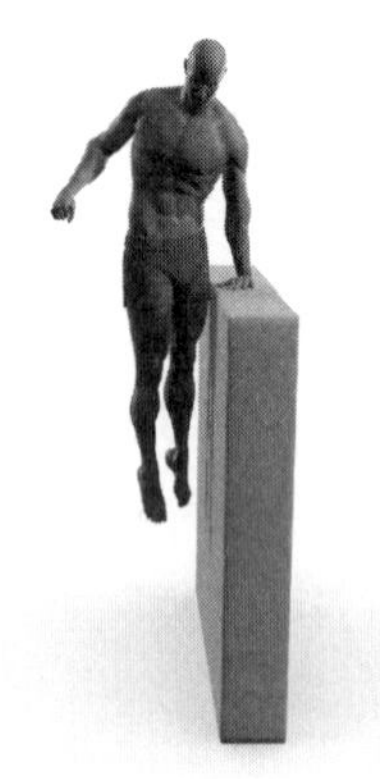
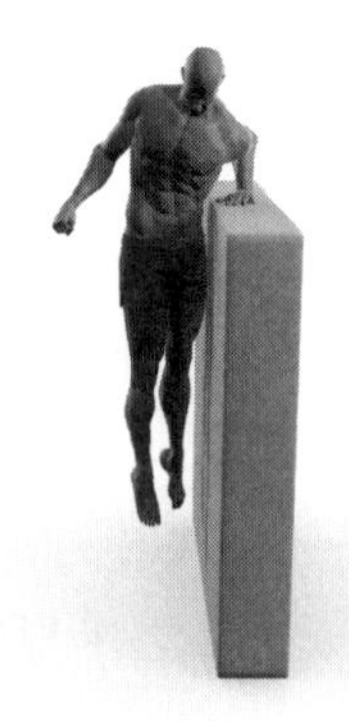
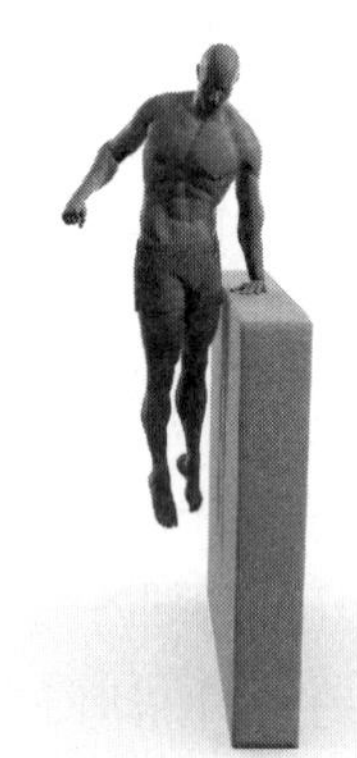

벽과 평행 자세

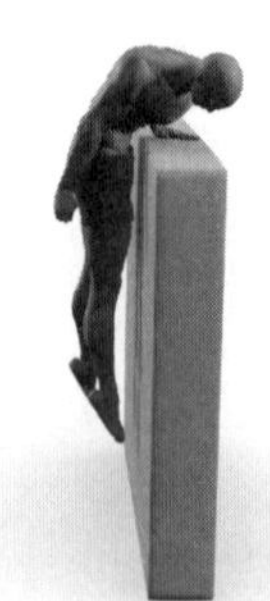

벽 위로 몸통을 굽히면 기술을 쉽게 만든다.

견갑골의 자세: 견갑골을 아래로 내려서 중립 자세로 시작한다. 신체를 아래로 내려서 이 동작으로 들어갈 때 견갑골을 아래로 내린 채 유지한다. 동작을 진행하는 동안 견갑골은 자연스럽게 뒤로 후퇴하며 , 그것이 좋은 것이다. 동작 하단에 도달한 후, 위로 올라갈 때 견갑골은 자연스럽게 중립 자세로 돌아간다.
기법: 원 암 딥 기술에는 두 가지 변형이 있으며, 그중 하나는 더 어렵다. 이러한 진행은 벽을 이용해서 수행되며 균형을 잡기 위해 다리로 힘껏 버틴다. 한 레일을 사용하는 것이 가능하지만 기술을 상당히 어렵게 만든다. 올라가고 내려가는 것은 몸을 일직선으로 한 원 암 푸시업 진행과 동일하다. 팔을 굽혀서 신체 가까이 당겨서 유지해야, 관절에서 토크와 회전하는 힘을 최소화시킬 수 있다. 코어와 다리도 견고하게 압착되어야 한다.

- 원 암 딥의 첫 번째 변형은 벽을 마주 보고 수행하는 것이다. 일반적으로 손을 신체 중간에 위치시키고 손가락은 전방을 가리킨다.
- 두 번째 변형은 벽과 평행으로 서서 신체 한쪽 면을 벽 옆에 두고 수행하는 것이다. 이 자세에서 손은 바라보는 방향과 일직선이 된다. 팔을 약간 기울여서 균형을 유지한다.

원 암 친업 또는 원 암 푸시업과 마찬가지로, 이 진행은 일방적인 근력 균형을 평가하는 데 유용하다. 이 진행은 코어 안정근을 잘 사용해야 한다. 또한, 이 유형의 기술을 수행할 수 있는지 알아보는 것도 재미있다.

단순히 몸통을 굽혀서 아래/위로 움직이면 이 기술을 쉽게 만들 수 있다. 그러면 다리 동작을 감소시켜서 밀어 올리는 팔에 가해지는 중량이 감해진다. 또한, 벽이 약간의 마찰을 발생시키기 때문에 다리를 사용해서 밀어 올리는 힘을 최소화시킬 수 있다. 궁극적으로 어떤 지지도 없이 몸을 일직선으로 유지하여 오직 한 팔로 밀어 올려서 이 기술을 수행해야 한다.

위에 설명한 바와 같이 몸통을 굽히거나 비틀면 기술을 6~7레벨 수준으로 떨어뜨려서 더욱 쉽게 만든다. 이것은 완전한 기술을 습득하는 방법으로 사용될 수 있으며, 또한 중량조끼, 중량 벨트, 페럴렛, 또는 기타 장비를 사용할 수 없을 때 근력 운동에 사용할 수 있는 대안 동작이다.

링 딥: Page 3, Column 8

링 딥은 상체 근력을 기르는 데 중요하다. 다른 진행과 마찬가지로, 이런 유형의 딥은 초급자들이 정확히 실행할 수 있다. 신체를 우묵한 자세로 유지해서 아치형으로 기울어지지 않도록 집중해야 한다.

지지 유지: 레벨 1

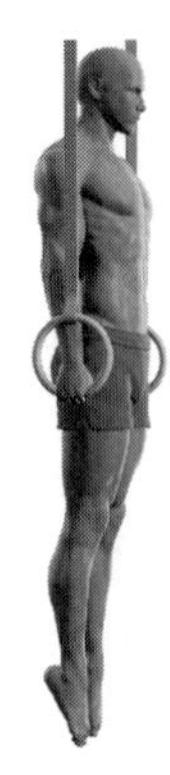

견갑골의 자세: 견갑골은 아래로 내려가서 중립 자세가 된다. 견갑골을 앞으로 수축시키는 것은 매우 쉽다. 따라서 가슴에서 함몰된다. 이러한 현상을 반드시 피해야 한다.

기법: 팔을 일직선으로 고정시켜서 링 지지 자세가 되어야 한다. 이 자세에서 팔을 일직선으로 고정시키고 견갑대를 아래로 내려야 한다(어깨가 귀까지 올라가면 안 된다). 초급자인 경우, 자세를 안정화시키기 위해 링을 옆구리에 바짝 붙이는 데 집중하여 동작을 간단하게 만들어야 한다. 이 동작을 하기가 어려우면, 먼저 패러럴 바나 패럴렛에서 연습한 다음 링으로 전환하는 것이 좋다.

옆구리에서 몇 인치 정도 떨어져서 링을 유지할 수 있어야 한다. 손바닥을 전방으로 향하게 해서 링 외회전을 달성하도록 시도하면 기술을 더 어렵게 만들 수 있다.

반드시 심호흡을 병행해야 한다. 각 동작을 30초 동안 유지할 수 있으면 기술 난이도를 높인다. 적절한 신체 자세를 유지하는 데 집중해야 다음 기술 수행에 상당히 도움이 될 수 있다. 이 기술은 초급자들에게 좋은 준비운동이다.

링 외회전 지지 유지: 레벨 2

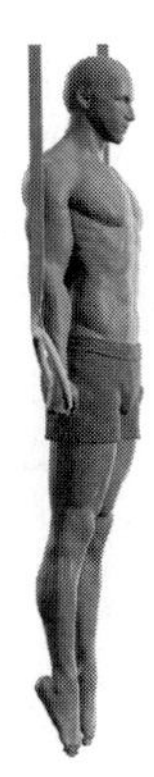

견갑골의 자세: 견갑골은 아래로 내려가서 중립 자세가 된다. 견갑골을 앞으로 수축시키는 것은 매우 쉽다. 그러면, 가슴이 함몰될 수 있다. 이러한 현상을 반드시 피해야 한다.
기법: 팔을 일직선으로 고정시켜서 링 지지 자세가 되어야 한다. 손바닥이 전방을 향하도록 천천히 회전시킨다.

대부분의 링 지지 자세에서, 손은 몸 쪽을 향해 시작된다. 결국 팔뚝과 손바닥이 자신을 향하고 링은 서로 평행하게 된다. 이 기술에 숙달되면 손바닥이 전방을 향하도록 링을 회전시킨다. 링 외회전 동작 범위는 0도에서 90도이다.

- 0도 자세: 링은 서로 평행이 되며 손바닥은 자신을 향한다.
- 90도 자세: 링은 신체와 일직선이며 손바닥은 전방을 향한다.

링 외회전 자세는 고급 근력 기술을 개발하는 데 필수적이며, 처음 시작할 때는 충분히 느끼지 못할 수도 있지만 균형감각과 안정감을 익히는 데 도움이 될 수 있다.

링 외회전 자세는 팔꿈치와 어깨 결합 조직을 강화시키는 데 도움이 되며 이로 인해 곧게 뻗은 팔의 근력이 이두박근을 자극한다. 이것은 향후 고급 링 동작을 운동할 때 도움이 된다.

이 자세의 핵심 개념은 손바닥을 전방으로 향하는 것이다. 그렇게 하면 팔꿈치 안쪽이 전방으로 회전되고 어깨는 바깥으로 회전된다. 생리학적으로 팔꿈치 안쪽이 전방을 향하는 것이 가장 안정적인 자세이다. 손바닥을 바깥으로 회전시키면, 상완골 헤드는 관절와상완골 관절에서 중앙에 위치하게 되며 관절을 안정시키기 위해 회전근개 근육이 좋은 위치에 놓이게 된다.

링 딥 원심성: 레벨 3

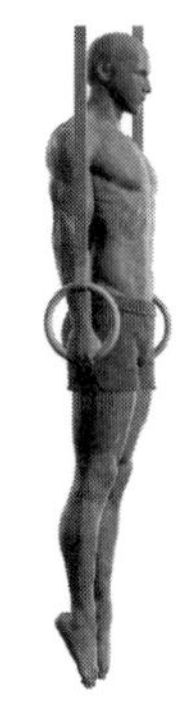

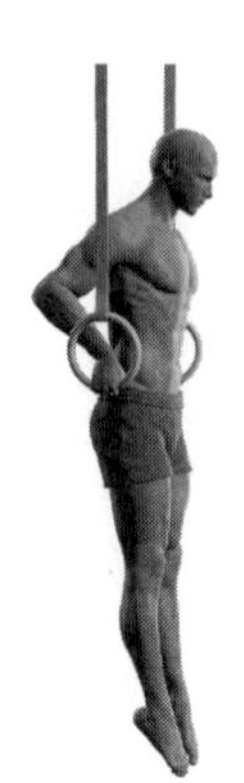

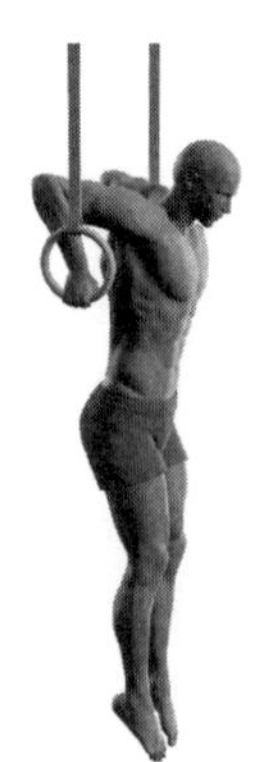

견갑골의 자세: 견갑골은 아래로 내려가서 중립 자세가 된다. 견갑골을 앞으로 수축시키는 것은 매우 쉽다. 그러면, 가슴이 함몰될 수 있다. 이러한 현상을 반드시 피해야 한다. 아래로 내려서 이 동작으로 들어갈 때, 동작 하단에 도달할 때까지 견갑골을 아래로 내려 중립 자세를 취한다. 일단 거기에서 견갑골을 이완시키고 다시 위로 올릴 수 있다.

기법: 팔을 일직선으로 고정시켜서 링 지지 자세가 되어야 한다. 지지 자세에서 딥 자세 하단으로 천천히 내린다.

링 딥 원심성은 봉 원심성과 동일하다. 하나의 반복을 수행하는 데 6~10초가 걸리고, 세트당 2~3회 반복을 포함하고 있는 풀 세트를 2~3개 수행하는 것이 목표이다. 이 길이로 설정하면 원심성 통제하에서 완전한 딥 동작 범위를 얻는 데 필요한 근력과 근육량을 기를 수 있다.

여기에서 이 기술의 핵심은 균일하게 아래로 내려가는 것이다. 특히 처음에 일반적으로 저지르는 실수는 동작 시작 부분에서 너무 느리게 아래로 내려가는 것이다. 그러면 모든 에너지를 소비하게 되어, 동작 경계를 너무 빨리 통과하게 되며 실행이 좋지 않게 된다.

링을 자신의 측면으로 눌러서 쉽게 안정시킬 수 있으며 특히 아래로 내려가는 동안 링이 흔들리는 것을 방지할 수 있다. 위로 올라가는 동안 팔이 자연스럽게 몸에서 멀리 떨어지려고 한다. 팔이 옆구리에서 떨어지지 않도록 견고하게 유지해야 한다.

그렇게 하는 것이 어려우면 부가적인 지지 유지 운동을 해야 한다. 최대 60초 지지 유지 운동을 수행한 다음 링 외회전 자세에서 다시 연습을 한다.

링 딥: 레벨 4

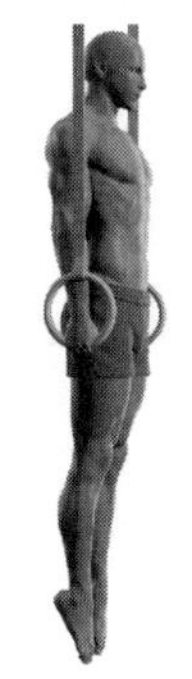 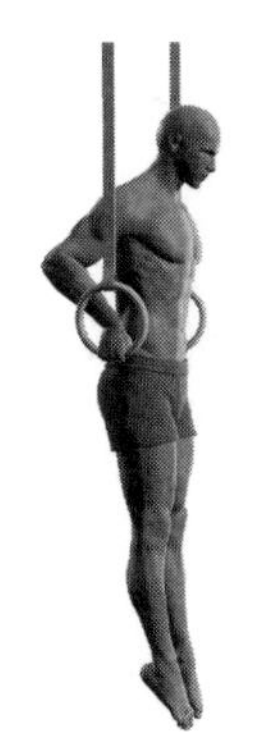 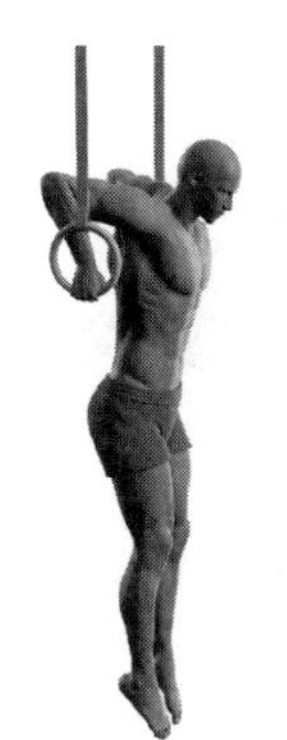 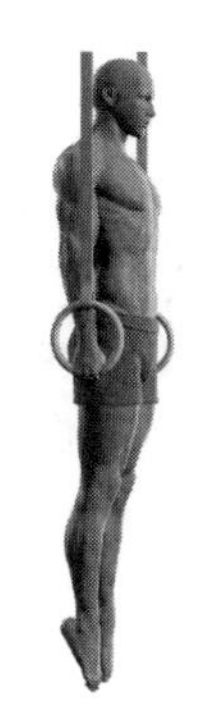

견갑골의 자세: 견갑골은 아래로 내려가서 중립 자세가 된다. 견갑골을 앞으로 수축시키는 것은 매우 쉽다. 그러면, 가슴이 함몰될 수 있다. 이러한 현상을 반드시 피해야 한다. 아래로 내려서 이 동작으로 들어갈 때, 동작 하단에 도달할 때까지 견갑골을 아래로 내려 중립 자세를 취한다. 일단 거기에서 견갑골을 이완시키고 다시 위로 올릴 수 있다.

기법: 지지 자세에서 링 외회전(또는 최소한 평행)으로 시작한다. 아래로 내려서 딥 자세로 들어갈 때, 손을 원하는 대로 회전시킬 수 있다. 손을 몸에 가까이 유지해야 안정감을 유지할 수 있다. 동작 하단에서 일시 정지한 다음 다시 상단으로 밀어 올린다.

링은 본질적으로 불안정하기 때문에 패러렐 바 딥 진행보다 근력 발달에 매우 효과적이다. 이 단계에서 링 딥을 수행하기 위해 링을 외회전시킬 필요가 없다. 최대한 빨리 링을 외회전시키면서 지지 자세를 운동하지만 전체 동작 과정에 링 외회전 자세를 유지할 필요는 없다.

이 기술의 핵심은 손을 옆구리에 붙이고 손바닥으로 힘을 가하는 것이다. 그러면 가슴과 광배근을 압착하는 데 집중할 수 있다.

링 L-시트 딥: 레벨 5

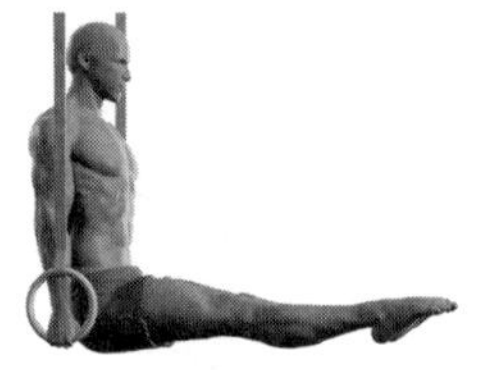
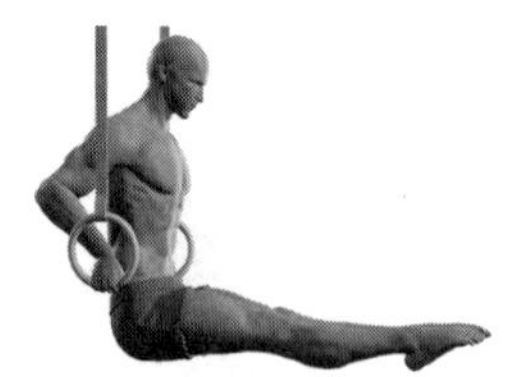
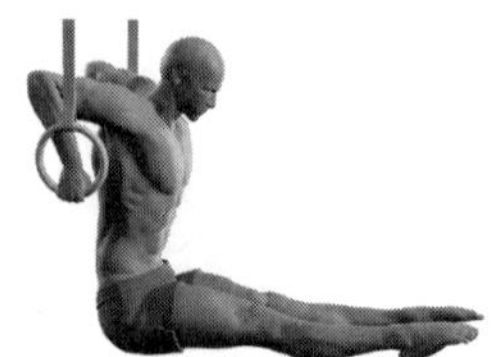
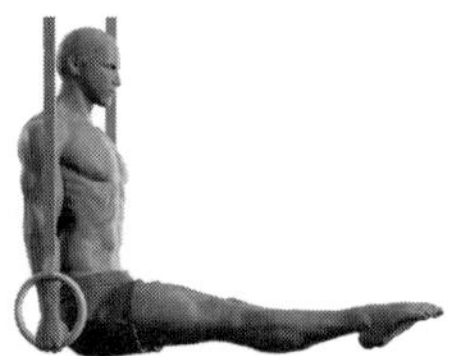

견갑골의 자세: 견갑골은 아래로 내려가서 중립 자세가 된다. 견갑골을 앞으로 수축시키는 것은 매우 쉽다. 그러면, 가슴이 함몰될 수 있다. 이러한 현상을 반드시 피해야 한다. 아래로 내려서 이 동작으로 들어갈 때, 동작 하단에 도달할 때까지 견갑골을 아래로 내려 중립 자세를 취한다. 일단 거기에서 견갑골을 이완시키고 다시 위로 올릴 수 있다.

기법: 링을 평행 또는 외회전해서 L-시트 자세로 시작해서 다리를 지면과 평행이 되게 유지하면서 아래로 내린다. 최대한 아래로 내려간 다음 다리를 수평으로 유지한 채 다시 밀어 올린다. 동작을 진행하는 동안 링을 측면에 바짝 붙여서 유지해야 한다. 동작 하단에서 일시 정지한 다음 다시 상단으로 밀어 올린다.

패러럴 바 변형과 마찬가지로 링 L-시트 딥은 삼두근을 발달시키고 링에 전방에 있을 때 안정시키는 데 중점을 둔다. 이 근력은 L-크로스 및 프론트 레버 진행과 같은 신체 전반에 손을 유지하는 향후 진행에 유용하다.

다리가 아래로 처지는 것이 가장 흔한 잘못된 자세이다. 동작을 수행하는 동안 다리를 90도 이상 높이로 유지해야 한다. 이러한 결함은 일반적으로 딥 자세 하단에서 밀어 올릴 때 분명히 나타난다. 손이 신체 전방으로 약간 나오게 유지해서 다리가 아래로 처지는 힘에 대항할 수도 있다.

링 와이드 딥: 레벨 6

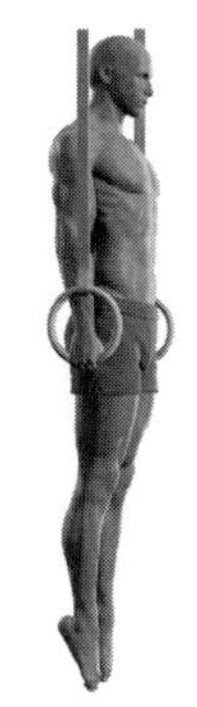
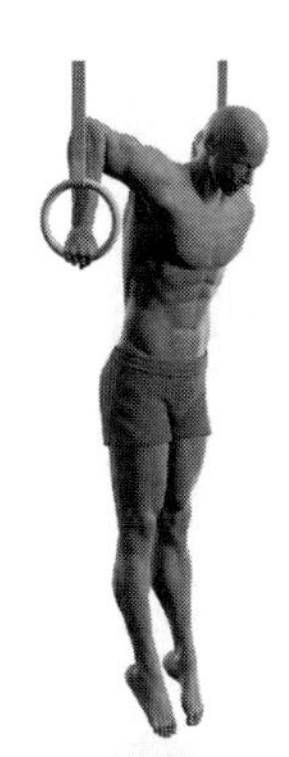
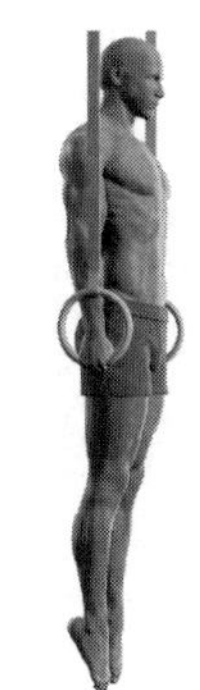

견갑골의 자세: 견갑골은 아래로 내려가서 중립 자세가 된다. 견갑골을 앞으로 수축시키는 것은 매우 쉽다. 그러면, 가슴이 함몰될 수 있다. 이러한 현상을 반드시 피해야 한다. 아래로 내려서 이 동작으로 들어갈 때, 동작 하단에 도달할 때까지 견갑골을 아래로 내려 중립 자세를 취한다. 일단 거기에서 견갑골을 이완시키고 다시 위로 올릴 수 있다.

기법: 링 와이드 딥에는 두 가지 변형이 있다.

- 그중 하나는 링 외회전 자세로 시작하는 것이다. 거기에서 팔을 바깥으로 넓게 벌린다. 손을 회전시키는 동시에 손바닥이 후방을 향하게 한다. 링 외회전 지지 자세에서 끝내도록 반대로 수행해서 동작을 마무리한다. 이 변형은 어깨를 내부적으로 회전시킨다. 그래서 가슴과 광배근에 더 많은 스트레스를 가한다. 이것은 십자버티기와 같은 고급 진행을 위해 어깨를 준비하는 데 유용하다.
- 또 다른 변형은 몸에서 6~12인치 정도 떨어지게 링을 밀어서 이 자세를 유지하면서 딥을 수행하는 것이다. 다른 변형과 마찬가지로, 이 동작은 어깨에 부담을 주며 안정성에 영향을 미치는 요인들을 증가시킨다.

둘 중 하나 또는 둘 다를 운동하면 된다. 그러나 이것은 단지 통과해야 할 하나의 과정일 뿐이다.

평행에서 45도 링 외회전 딥: 레벨 7

평행에서 75도 링 외회전 딥: 레벨 8

평행에서 90도 링 외회전 딥: 레벨 9

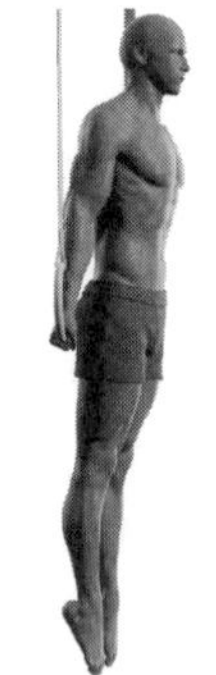 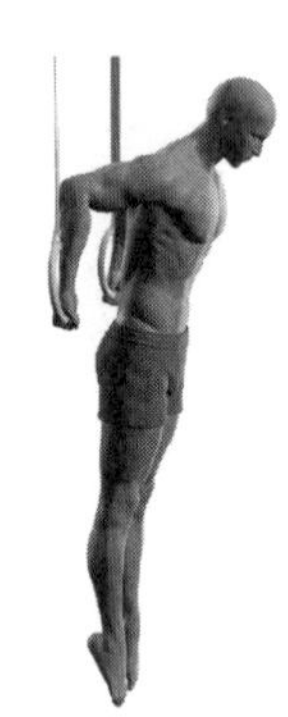 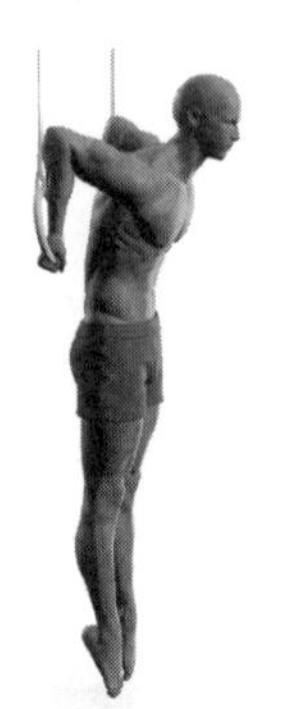 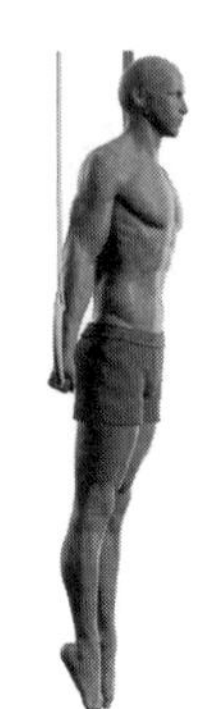

견갑골의 자세: 견갑골은 아래로 내려가서 중립 자세가 된다. 견갑골을 앞으로 수축시키는 것은 매우 쉽다. 그러면, 가슴이 함몰될 수 있다. 이러한 현상을 반드시 피해야 한다. 아래로 내려서 이 동작으로 들어갈 때, 동작 하단에 도달할 때까지 견갑골을 아래로 내려 중립 자세를 취한다. 일단 거기에서 견갑골을 이완시키고 다시 위로 올릴 수 있다. 동작 하단에서 상단으로 올라갈 때 다시 견갑골을 아래로 내린다.

기법: 링을 외회전해서 지지 자세로 시작한다. 신체를 일직선으로 유지한 채 딥 자세 하단까지 통제된 방식으로 내려간다. 손목이 구부러지지 않아야 한다. 링 자세 하단에서 링 외회전 자세로 밀어 올린다. 동작을 수행하는 동안 동일한 각도에서 링 외회전을 유지한다.

이러한 기술들은 각각 약어로 RTO 45 Deg Dips, RTO 75 Deg Dips, 그리고 RTO 90 Deg Dips로 표기될 수 있다. 평행 자세에서 바깥으로 링을 더 많이 회전시킬수록, 기술이 더 어려워진다. 이전에 언급한 바와 같이, 링을 바깥으로 회전시키면 링 자체의 안정성이 떨어지기 때문에 근력으로 링을 안정시켜야 한다. 일단 링이 바깥으로 회전되면 동작을 수행하는 동안 절대 되돌려서는 안 된다. 위 그림의 마지막 진행은 링이 평행을 지나 90도로 외회전되어 동작을 진행하는 동안 유지되었다는 것을 보여 준다.

이 기술은 딥 동작의 나머지와 동일하게 수행된다. 반드시 손을 측면에 바짝 붙여야 한다. 딥 동작 그 자체보다 불안정성을 제한시키는 데 집중해야 기법을 더 쉽게 만들 수 있다. 특히 원심성 단계를 진행하는 동안 링이 외회전되었을 때 동작 상단과 하단에서 원래 자리로 되돌아가지 않게 유지해야 한다. 팔뚝을 외전 자세로 고정시키면 링이 되돌아가지 않게 유지할 수 있다.

외회전 자세 중 상당수는 안정근(이 경우 가슴과 광배근)에 상당한 부담을 줄 뿐만 아니라 팔(특히, 이두박근과 그 힘줄)에 상당한 영향을 미친다. 이러한 이유로 루틴에서 이 시점에 링 외회전 기술을 구현하는 것이다. 이와 같이 딥에 난이도를 증가시키면 십자버티기 및 원 암 친업과 같은 고급 링 기술에 적합하도록 팔꿈치를 단련시킬 수 있다.

90도 + 30도 전방으로 기울인 링 외회전 딥: 레벨 10

90도 + 50도 전방으로 기울인 링 외회전 딥: 레벨 11

90도 + 65도 전방으로 기울인 링 외회전 딥: 레벨 12

90도 + 75도 전방으로 기울인 링 외회전 딥: 레벨 13

90도 + 82도 전방으로 기울인 링 외회전 딥: 레벨 14

90도 + 86도 전방으로 기울인 링 외회전 딥: 레벨 15

90도 + 88도 전방으로 기울인 링 외회전 딥: 레벨 16

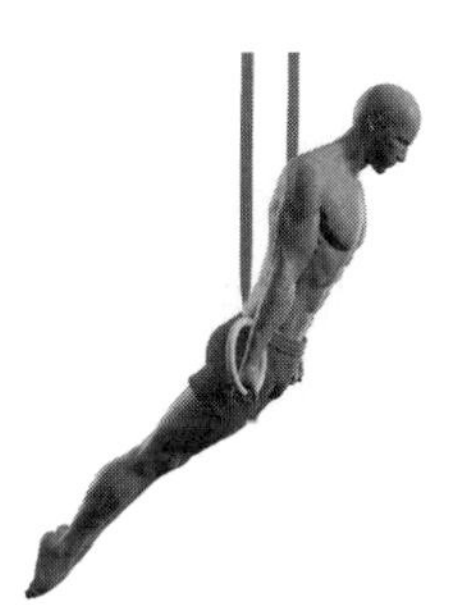
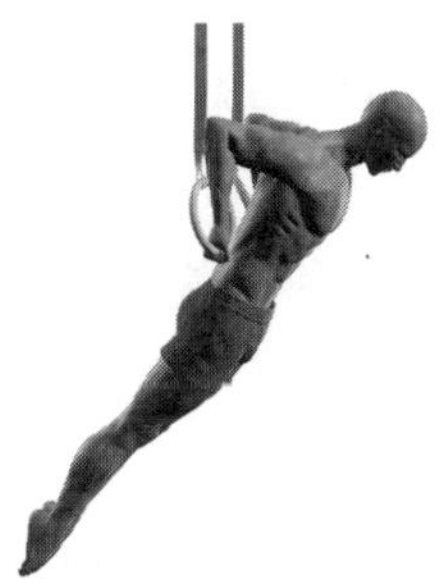
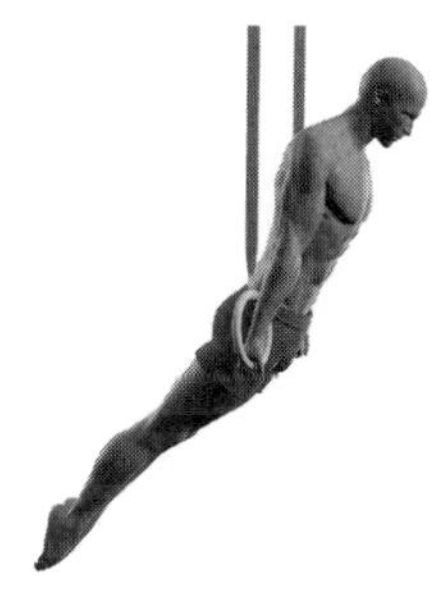

30도 진빙으로 기울인 링 외회전 딥

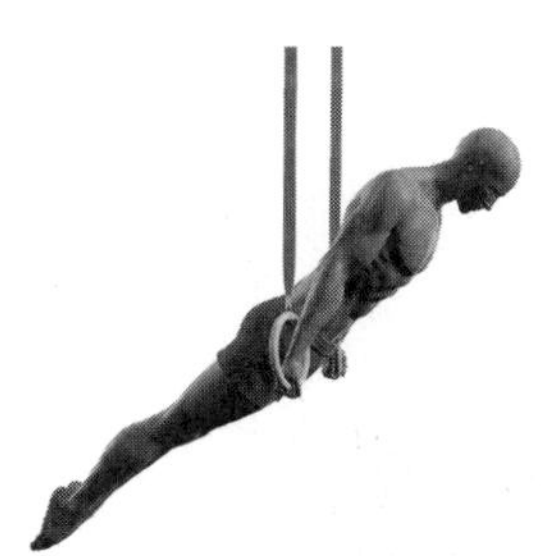
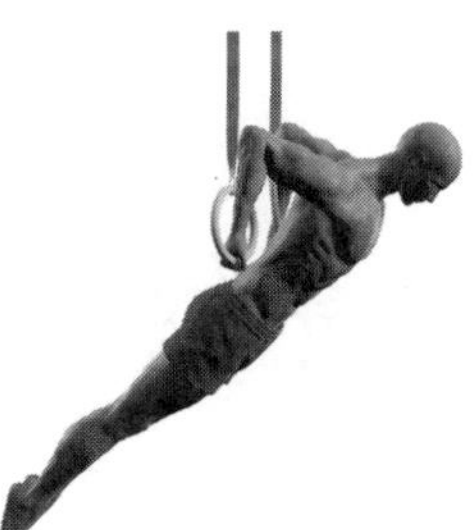
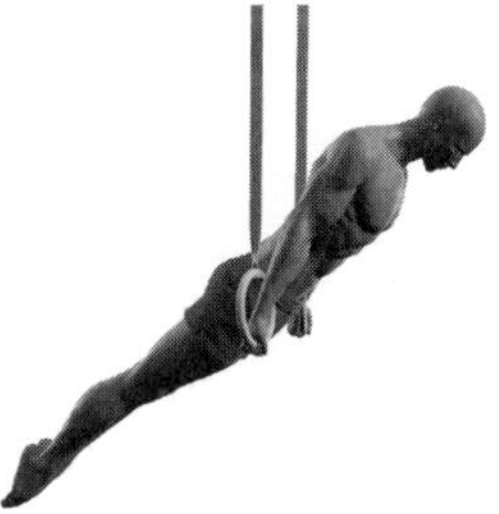

50도 전방으로 기울인 링 외회전 딥

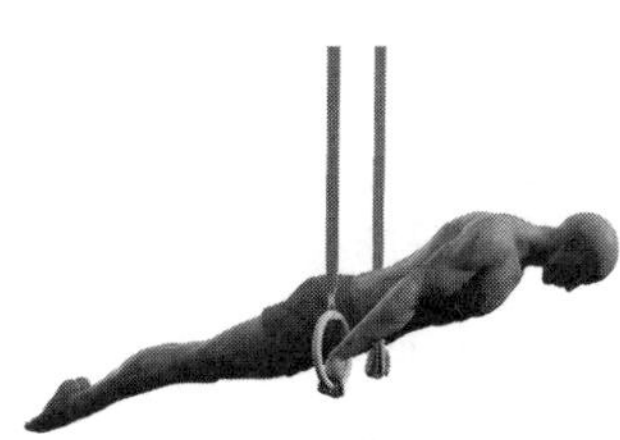
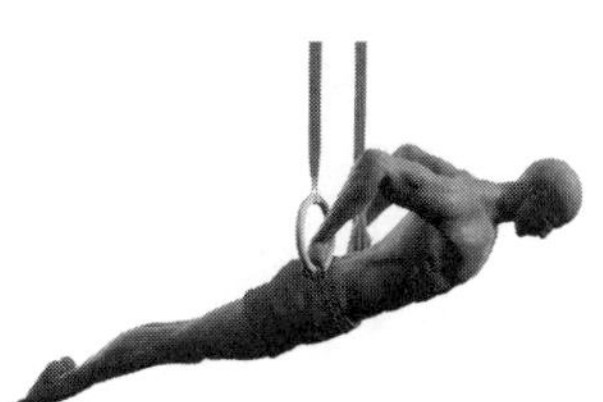
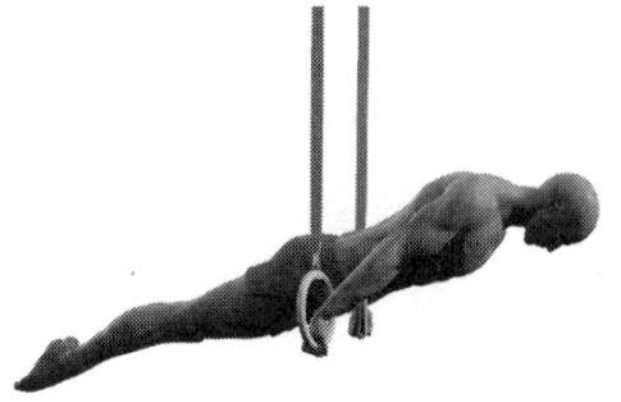

75도 전방으로 기울인 링 외회전 딥

견갑골의 자세: 견갑골은 아래로 내려가서 중립 자세가 된다. 견갑골을 앞으로 수축시키는 것은 매우 쉽다. 따라서 가슴에서 함몰된다. 이러한 현상을 반드시 피해야 한다. 아래로 내려서 이 동작으로 들어갈 때, 동작 하단에 도달할 때까지 견갑골을 아래로 내려 중립 자세를 취한다. 일단 거기에서 견갑골을 이완시키고 다시 위로 올릴 수 있다. 동작 하단에서 상단으로 올라갈 때 다시 견갑골을 아래로 내린다.
기법: 링을 외회전해서 지지 자세로 시작한다. 적절한 각도까지 전방으로 기울여서 딥 자세 하단까지 통제된 방식으로 내린다. 신체를 일직선으로 유지하고 손목을 굽지 않게 유지해야 한다. 딥 하단에서 시작 자세로 밀어 올려서 신체를 기울인 채 유지한다. 동작을 수행하는 동안 동일한 각도에서 링 외회전을 유지한다.

이러한 기술들은 각각 약어로 RTO 90+30Dips, RTO90+50Dips, RTO90+65Dips, 그리고 RTO90+75Dips로 표기될 수 있다. 전방으로 기울이는 것은 이미 이전 링 외회전 딥 진행에서 확립된 결합 조직 근력과 통제력을 기반으로 한다. 전방으로 기울이면 전방 근육 집단에 더 많은 스트레스가 가해진다. 전체 동작 범위가 감소되지만 토크는 증가된다. 전방으로 기울인 링 외회전 딥은 플렌체 푸시업과 전방으로 기울이는 몰티즈 진행을 혼합한 것과 유사하게 작동한다. 플렌체 푸시업과 전방으로 기울이는 몰티즈 진행을 혼합한 것은 전방으로 기울이는 링 외회전 딥을 지향하는 진행에서 훌륭한 역할을 한다.

신체 자세를 일직선이나 약간 우묵하게 유지해야 한다. 신체는 특히 복부 부분에서 자연스럽게 아치형이 되려고 한다. 아치형이 되면 운동을 매우 쉽게 만들기 때문에 반드시 피해야 한다.

시작과 끝부분에 팔을 일직선으로 해서 전방으로 기울이는 기술 부분은 매우 중요하다. 어떤 코치들은 전방으로 기울이는 것과 딥을 결합하는 것을 좋아하지 않을 수도 있지만, 적절한 형태가 유지된다면, 그러한 결합은 다른 자세로 들어가고 나오는 데 사용될 수 있는 뛰어난 통제력을 구축할 수 있다. 몰티즈를 지향한다면 2초 동안 누르고 유지하는 동작을 수행한다.

근력이 향상되면 각 단계에서 얻을 수 있는 각도가 십자버티기와 유사하게 줄어든다. 레벨 8의 근력을 가진 사람들이 전방 45도 각도로 기울여서 몇 초 동안 이 자세를 유지하는 것은 흔히 있는 일이다. 이것은 몰타를 절반 이상 수행할 수도 있다는 환상을 줄 수도 있다. 현실에서는 토크가 증가되고 근육 레버리지가 감소되기 때문에 절반이 아니라 1/4에 불과할 것이다.

몰티즈 유지: 레벨 17

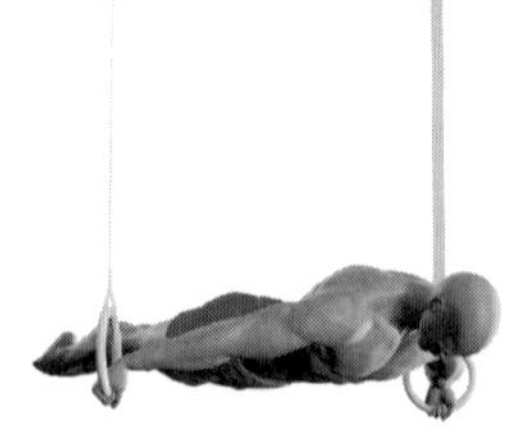

많은 체조선수들이 전방 기울기 진행을 이용해서 몰티즈 유지를 달성하고 있다. 몰티즈 유지는 딥에서 전방 기울기 진행이 없는 경우에 한해 달성될 수 있다. 마찬가지로 플렌체를 달성하기 위해 오로지 플렌체 전방 기울기만을 운동할 수 있다. 여기에서 유사 플렌체 푸시업과 마찬가지로 딥은 하나의 진행에 벤트 암과 스트레이트 암 근력 모두를 구축하기 때문에 전방 기울기와 결합된다. 전방 기울기 진행만을 사용하거나 딥과 병행해서 몰티즈 진행을 할 수 있다.

가중 딥Weighted Dips: Page 3, Column 9

가중 딥은 사용되는 근육량 때문에 종종 '상체 스쿼트'로 불린다. 가중 딥은 패러럴 바나 링에서 수행될 수 있다. 링에서 수행되는 가중 딥은 패러럴 바에서 수행되는 것보다 어렵다. 그러나 체중의 2배 가중 딥을 수행하기 시작하면 링에서도 쉬워진다. 링은 바깥쪽으로 벌어지는 경향이 있지만 신체에 상당한 중량을 추가하면 물리학적으로 링이 그 자리에 머물려는 성질이 있다. 링이 바깥으로 벌어질 때 위로도 움직인다. 따라서 중력, 체중, 그리고 부가적인 중량은 손에서 링에 적용되는 바깥으로 벌어지려는 힘을 방해한다. 그러한 방해는 링을 안정시키는 데 도움이 된다.

가중 딥 진행은 측정하기 쉽다. 그래서 트레이닝에 특히 유용하다. 가중 딥은 핸드스탠드 푸시업에 별로 유익하지 않지만 플렌체 기술에는 매우 유익하다. 가중 딥은 어깨 동작 범위를 확장시켜서 플렌체의 굴곡에 어느 정도 유익할 것으로 예상된다. 그러나 핸드스탠드 및 핸드스탠드 푸시업과 같이 완전히 굴곡된 어깨 자세에는 유익할 것으로 예상되지 않는다.

가중 딥은 일반적으로 부가적인 근육 조직이 수반되기 때문에 가중 풀업보다 한두 단계 더 힘들다. 또한, 이두근보다 삼두근이 크고 강해진다. 레벨 9에 도달하면 체중 2배 딥을 수행할 수 있어야 한다. 이것은 그 수준에서 달성되는 다른 기술 수준과 일치한다. 참고로 스트래들 플렌체는 레벨 8의 기술이며, 하프 레이아웃/원레그 아웃은 레벨 9의 기술이다.

- CHAPTER 27 -

다면 운동, 코어, 다리

머슬업과 인버티드 머슬업Muscle-ups and Inverted Muscle-ups : Page 4, Column 1

머슬업은 초급자가 배워야 할 매우 중요한 기본 동작이다. 머슬업은 링 위로 끌어올릴 뿐만 아니라 풀업과 딥 자세를 통해 전체 동작 범위에서 근력을 발달시킨다. 특정 지점에 도달하면, 엄격한 풀업 및 머슬업에서 머슬업과 함께 보다 더 어려운 풀링 기술, 푸싱 기술, 그리고 등척성으로 전환한다. 그렇게 하면 한 자세에서 다른 자세로 넘어갈 때마다 근력을 기를 수 있어서 그에 따라 근력 및 컨디셔닝에 이용될 수 있는 루틴과 순서를 구성할 수 있다. 중간 근력 수준 상한선에 도달할 때쯤이면, 머슬업의 유용성은 떨어지고 보다 어려운 동작에는 사용되지 않을 수도 있다.

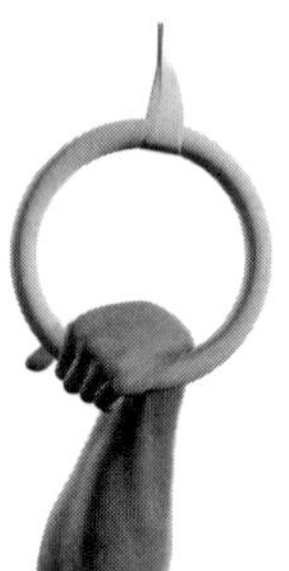
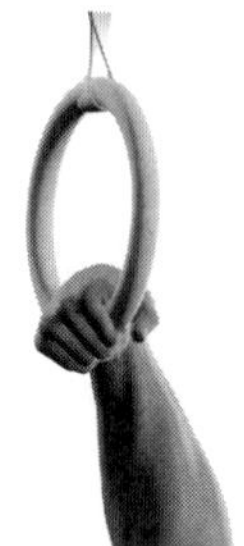
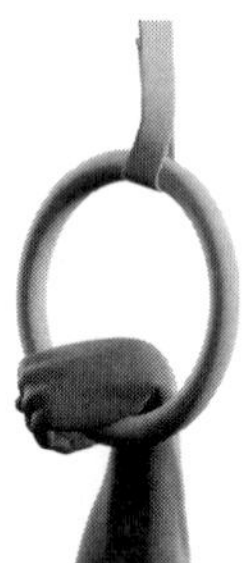

폴스 그립 손 위치

위 그림은 링에서 폴스 그립 손 위치를 보여 준다. 이 머슬업은 철봉이나 패러렐 바에서도 수행될 수 있다. 나중에는 사용하지 않을 수도 있지만, 폴스 그립은 처음 머슬업 트레이닝을 시작할 때 배워야 할 필수적인 것이다. 손목을 위로 올리면 동작을 전환할 때 더 많은 레버리지를 제공하는 자세가 된다. 달리 언급하지 않으면 모든 진행에 폴스 그립을 사용한다.

폴스 그립은 링(또는 봉)의 한 측면 위에 손을 올려서 링 또는 바에 올려 놓은 손의 소지 쪽으로 손목을 굽혀서 잡는 것이다. 그런 다음 손으로 링이나 봉을 감싸서 최대한 견고하게 유지하고 동작을 시작한다. 폴스 그립을 처음 시작할 때 직면할 수도 있는 일반적인 문제는 다음과 같다.

- 손목의 유연성 부족으로 인한 어려움이나 긴장 증가. 이 문제를 교정하려면 부가적인 손목 스트레칭과 가동성 운동을 추가한다.
- 폴스 그립을 사용하기 위한 악력이 부족하거나 무력함. 이 문제를 교정하려면, 준비운동 및 정리 운동에 손/손목 강화 운동(손목 컬, 손목 롤러, 라이스 버킷)과 같은 부가적인 운동을 추가한다.
- 약간의 위치 오류. 동작 전환 중에 손바닥이 링 바닥에 직접 올 수 있도록 손이 링 측면보다 약간 위로 올라가야 한다. 대부분의 사람들은 링 측면에서 너무 멀리 손을 올려 놓거나 바닥에 얹는다.

정확한 폴스 그립을 사용하는 경우, 전체 동작 범위로 5회의 딥과 5회의 가슴-봉 풀업을 달성할 수 있을 때 머슬업을 수행할 수 있다. 이보다 더 강해졌지만 여전히 머슬업을 수행하지 못하면, 폴스 그립 위치가 정확하지 않을 수도 있다. 또는 다른 기술적인 문제가 있을 수도 있다.

트레이닝을 하는 동안 손목에 열상이 있으면, 몇 가지 옵션이 있다. 첫째는 빈도를 줄이는 것이다. 그러면 장기 훈련을 했을 때 손에 굳은살이 생기듯이 피부가 치유되고 굳어질 수 있다. 또 다른 옵션은 손목 주위에 운동 테이프나 손목 밴드를 사용하여 마찰을 무디게 하는 것이다(그러나 이 방법은 폴스 그립을 어렵게 만든다). 장갑을 사용할 수도 있지만, 악력이 떨어지기 때문에 권장되지 않는다.

이 시점에 이르면 부상을 입은 채 운동을 하면 부상이 길어질 수 있다는 것을 알아야 한다. 손목 피부나 심지어 손에 상처를 입힐 이유가 없다. 손목 부상을 입으면서 트레이닝을 해야 하는지 고려해야 한다. 이 문제를 해결하는 데 권장되는 방법은 손목이 치료되어 다시 치료 전에 했던 머슬업 트레이닝을 할 수 있을 때까지 다른 기술이나 유사한 진행을 드레이닝 하는 깃이다.

역머슬업Muscle-up Negatives: 레벨 3

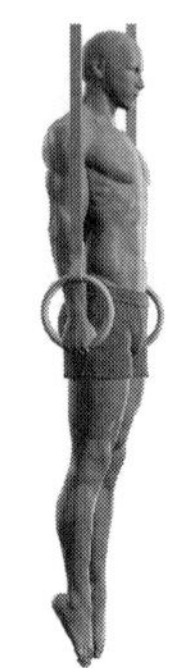
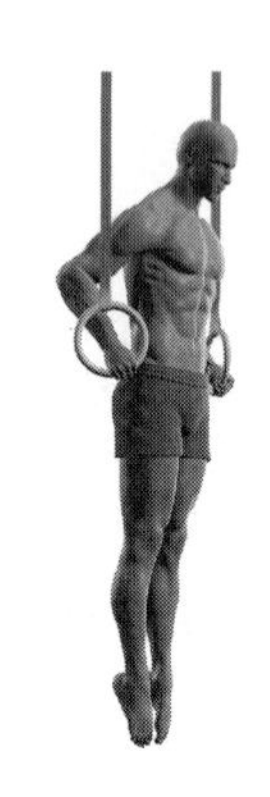
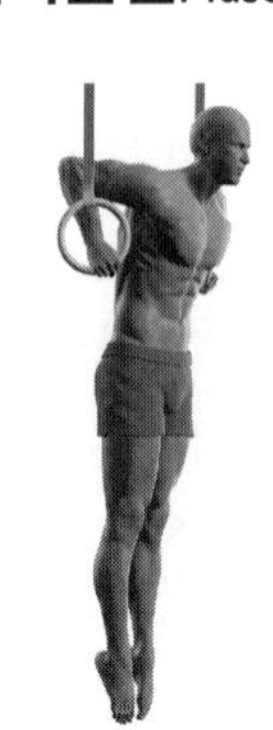
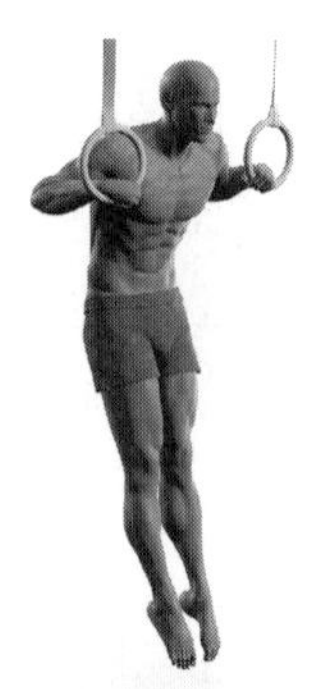
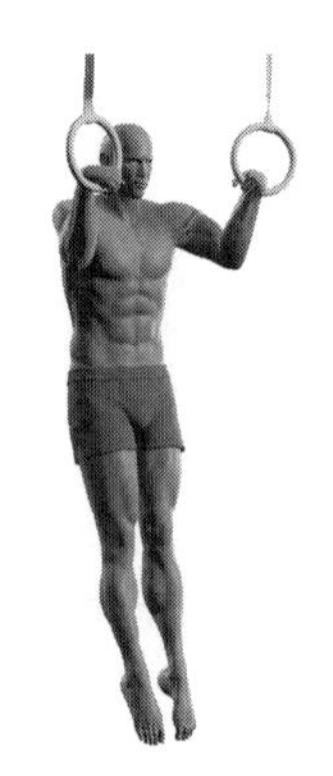
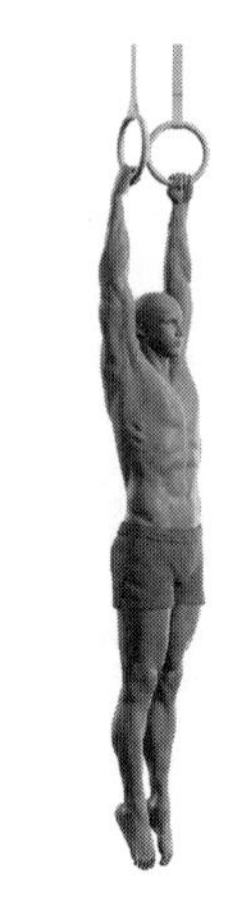

견갑골의 자세: 견갑골을 내려서 링 지지 자세로 시작한다. 딥 자세 하단까지 견갑골은 내려간 상태로 유지된다. 일단 거기에서 견갑골을 이완시키고 다시 위로 올릴 수 있다. 동작을 전환할 때, 견갑골을 다시 내려서 매달리는 자세까지 아래로 내려간다.

기법: 스트레이트 암 지지 자세에서, 천천히 딥 자세 하단으로 내려간다. 링을 옆구리 가까이에 유지해야 한다. 딥 자세 하단에 도달하면, 전환 단계 중 다음 동작이 동시에 발생되어야 한다.

- 후방으로 기울인다.
- 링 바닥이 손목의 안쪽 부분과 닿도록 손을 링 안으로 밀어 넣는다. 단단히 잡는다(폴스 그립 자세가 된다).
- 팔꿈치를 옆구리 가까이 유지한다. 이전 단계에서 손이 닿았던 것처럼 팔꿈치가 옆구리에 닿을 수도 있다.
- 거기에서 천천히 매달리는 자세로 내려간다.

역머슬업MU Negatives의 경우 머슬업 기법을 역으로 정확히 수행하는 데 집중해야 한다. 이것은 근력으로 머슬업을 완료할 수 있을 때까지 동작을 배우는 데 핵심이다. 또한, 역 동작을 통제하고 조작하는 것을 배우면 후속 머슬업 동작들을 빠르게 결합시킬 수 있다.

키핑 머슬업Kipping Muscle-up: 레벨 4

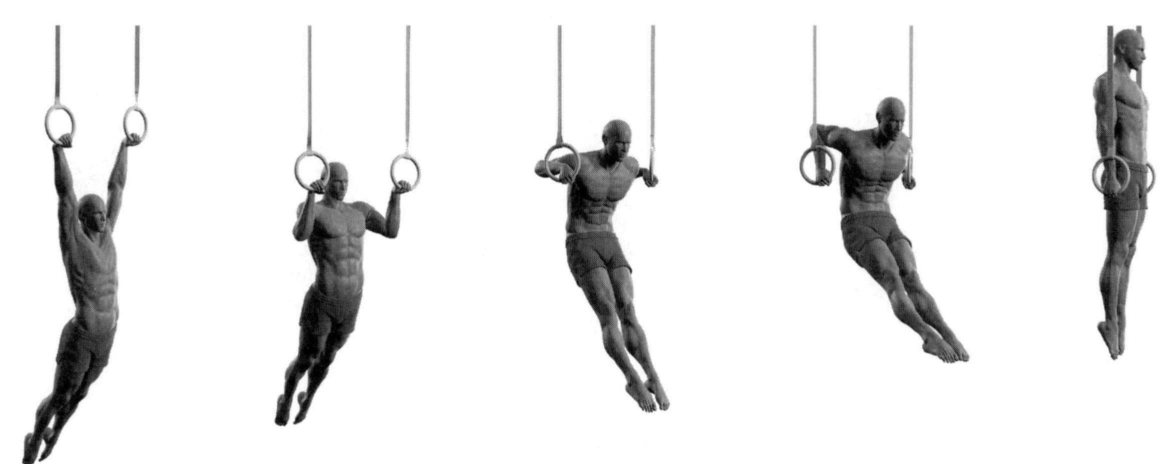

견갑골의 자세: 어깨를 이완시켜서 시작한다. 스윙으로 움직일 때, 견갑골을 아래로 내려서 어깨를 활성화시킨다. 동작 전환 단계에 들어갈 때 견갑골을 강하게 뒤로 수축시킨다. 딥 자세에서 밀고 나올 때 견갑골은 아래로 내려와야 한다.
기법: 둔부와 어깨를 전/후방으로 교대로 밀면서 아치-할로우arch-hollow 동작으로 시작한다. 최종 아치 자세에서 풀업을 시작한다. 턱 가까이에서 손을 당기기 시작해서 가슴에 닿을 때까지 계속 당긴다. 거기에서,

- 전방으로 기울이기 시작한다.
- 팔을 몸 가까이 유지한 채 손을 겨드랑이로 당겨서 팔꿈치를 똑바로 편다.
- 딥 자세 하단에서, 손을 옆구리 가까이 유지한 채 밀어낸다.

키핑(반동/차 올리기) 머슬업(Kipping MU)의 핵심은 저강도 키핑 방법을 사용하는 동안 적절한 동작 패턴을 강화시켜서 완전한 동작 범위를 통해 근력을 키우는 것이다. 보조물(파트너 또는 다리/밴드 보조물)을 사용하는 머슬업은 이 범주에 속하며, 키핑 머슬업 대안으로 사용될 수 있다.

대부분의 사람들은 머슬업 운동에 이 방법을 가장 먼저 사용한다. 키핑 머슬업이 효과가 없으면, 전환 단계에 들어가 있을 가능성이 높다. 링을 낮추어 로잉 자세로 전환해서 연습을 하거나, 보조물을 사용해서 부하를 줄이는 동시에 적절한 기법을 연습해서 전환 단계로 들어갈 수 있다. 도르래 시스템을 사용해서 부하를 줄일 수도 있다.

이 동작에서 가장 어려운 점은 대부분 두 가지에서 기원된다. 첫째, 대부분의 사람들은 전환 단계를 통과할 만큼 충분히 당기지 않는다. 위에 설명한 기법들을 사용한 연습을 포함해서 근력을 증가시키면 충분히 당기지 못하는 문제를 해결할 수 있다. 둘째, 대부분의 사람들은 링 위에서 자세를 안정시키는 데 어려움을 겪는다. 이것도 지지 유지 연습과 링 딥 연습으로 해결될 수 있는 문제이다. 링 위에서 링을 옆구리에 바짝 붙여서 흔들리거나 딥 자세 또는 지지 자세를 벗어나지 않도록 하는 데 집중해야 한다.

머슬업: 레벨 5

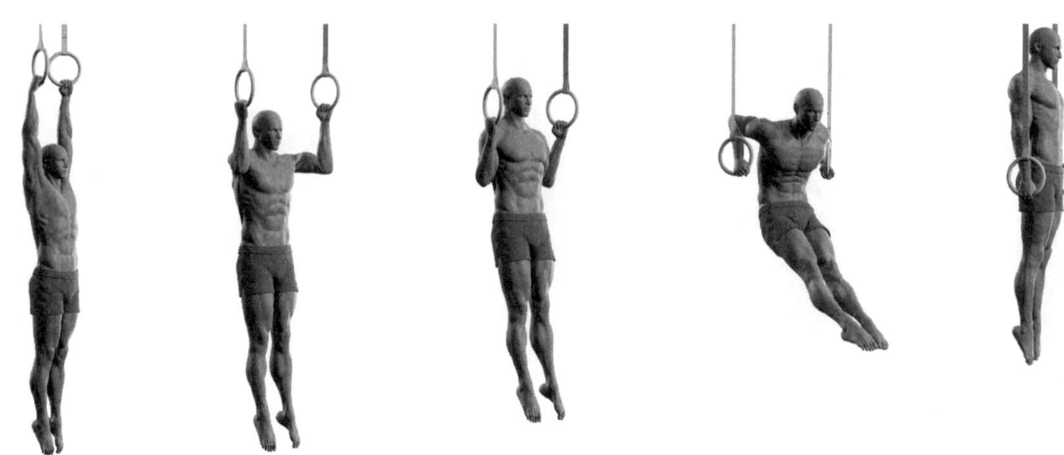

견갑골의 자세: 어깨를 올려서 행 자세로 시작한다. 견갑골을 아래로 내려서 동작을 개시한다. 풀업을 하는 동안 견갑골을 아래로 내린 채 회전이 될 수 있게 한다. 전환 단계에 들어갔을 때, 동작 하단에 이를 때까지 견갑골을 뒤로 수축시켜서 강하게 위로 올려야 한다. 거기에서 견갑골을 아래로 내리고 딥 자세에서 밀어낸다.
기법: 폴스 그립으로 매달린 자세로 시작한다. 풀업을 개시해서 전환 단계로 들어간다. 이것은 로우 자세의 윗부분으로 생각될 수 있다. 전방으로 기울여서 가슴 전방에 있는 손을 겨드랑이 아래로 이동시킨다. 팔꿈치를 뒤로 젖히면서 스트랩 사이에서 머리를 위로 올려서 앞으로 내민다. 그런 다음 딥 자세에서 밀어서 지지 자세로 들어간다.

이 시점이 되면, 머슬업 기법이 작동하는 방법을 잘 이해할 수 있어야 한다. 전환 단계는 엄격한 머슬업을 제한하는 요인이기 때문에 집중해야 할 중요한 사항은 미성숙한 근력을 발달시키는 것이다. 링 위에서 5회의 풀업(가슴이 링에 닿게)과 5회의 딥(손이 겨드랑이에 닿게)을 수행할 수 있는 경우, 적절한 기술 지도를 받으면 머슬업을 수행할 수 있어야 한다. 이 시점에 도달해 있다면, 이전 섹션에서 설명했던 것과 같은 전환-전문 운동을 하는 것이 좋다.

전환 단계를 보강 운동의 일종인 로잉 모션rowing motion으로 생각할 수 있다. 링과 수반하는 다른 모든 것들과 마찬가지로, 링의 특이성 때문에 링 위에서 하는 것이 가장 좋다. 덤벨 로우를 넘어 로우 머슬업, 인간 보조 머슬업, 그리고 도르래 이용 머슬업에 집중하는 것이 좋다. 그러나 덤벨이나 유사한 유형의 중량 기구를 사용할 수 있다면, 가벼운 중량으로 한 팔을 굽힌 로우 운동을 보강 운동으로 사용할 수 있다. 효과를 보려면, 로우를 수행하는 손의 동작 범위가 겨드랑이에 완전히 닿을 수 있어야 한다.

앞서 언급했던 진행 이외에도 사용할 수 있는 몇 가지 보강 운동이 있다. 첫 번째는 링을 아래로 낮추어서 딥 자세 하단에서 발이 지면에 거의 닿게 하는 것이다. 따라서 전환 단계를 통해 발로 동작을 약간 보조할 수 있다. 또는 링 사이에 세라밴드를 사용해서 손으로 유지할 수 있다. 그런 다음 밴드 위에 한쪽 또는 두 쪽 다리 모두 무릎을 꿇고 전환 단계를 보조할 수 있다.

이것이 한때는 A등급 기술이었지만 지금은 공식적인 등급이 없다. 이 기술의 근력 수준이 이 등급의 다른 기술 대부분을 필요로 하기 때문에 차트에는 A등급 섹션에 그대로 남아 있다.

와이드/노 폴스 그립 머슬업: 레벨 6

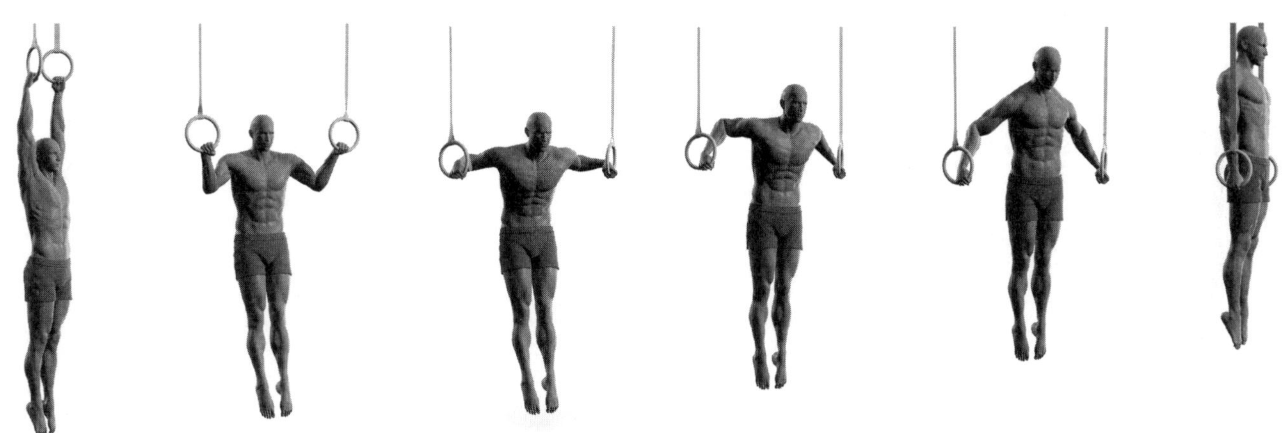

견갑골의 자세: 어깨를 올려서 행 자세로 시작한다. 견갑골을 아래로 내려서 동작을 개시한다. 풀업을 하는 동안 견갑골을 아래로 내린 채 회전이 될 수 있게 한다. 전환 단계에 들어갔을 때, 동작 하단에 이를 때까지 견갑골을 뒤로 수축시켜서 강하게 위로 올려야 한다. 거기에서 견갑골을 아래로 내리고 딥 자세에서 밀어낸다.
기법: 폴스 그립으로 매달린 자세로 시작한다. 와이드 그립 풀업을 수행해서 전환 단계로 들어간다. 이것은 로우 자세의 윗부분으로 생각될 수 있다. 이 단계를 수행한 다음 딥 자세에서 밀어서 지지 자세로 들어간다. 지지 자세에 도달할 때까지 전환 단계 동안 링은 넓게 유지되어야 한다.

와이드 머슬업에는 여전히 폴스 그립이 사용되고 있지만, 손과 팔꿈치가 어깨에서 떨어질 수 있다. 그렇게 되면, 어깨 레버리지가 감소되기 때문에 어깨가 보상되어야 한다. 그래서 여전히 손과 팔꿈치가 어깨에서 떨어지지 않고 수행되고 있다. 또는 폴스 그립을 사용하지 않고 머슬업을 수행할 수 있다.

머슬업에 폴스 그립을 사용하지 않으면 손목에서 레버리지를 감소시킨다. 그러면 팔꿈치와 어깨에 보상을 위한 더 많은 근력이 필요하게 된다. 링을 링 위에 유지하기 위해 손을 통제된 방식으로 움직여야 한다. 그렇지 않으면 불편함이나 통증을 유발할 수 있다.

이 기술들은 각각 MU와 No FG MU로 표시될 수 있다.

스트릭 바 머슬업Strict Bar Muscle-up: 레벨 7

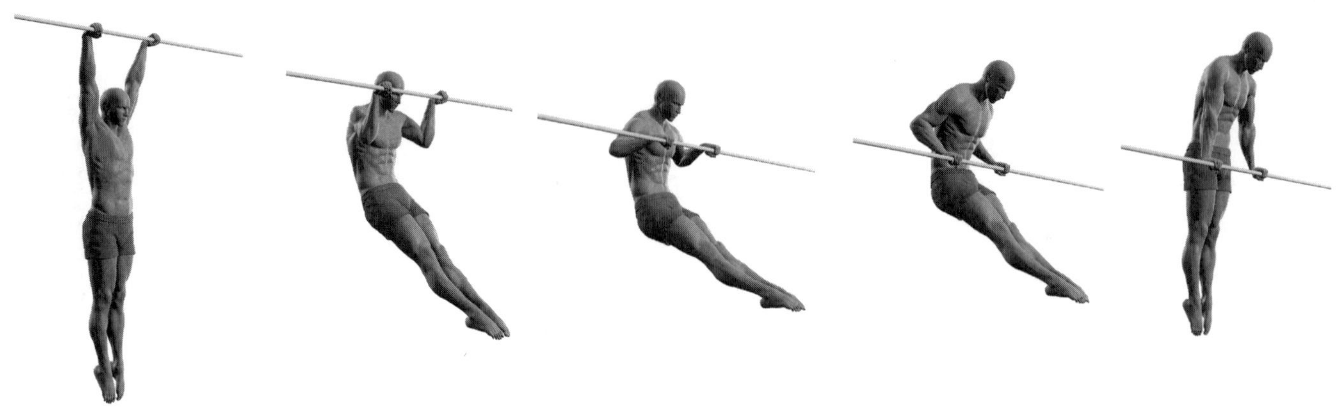

견갑골의 자세: 어깨를 올려서 행 자세로 시작한다. 견갑골을 아래로 내려서 동작을 개시한다. 풀업을 하는 동안 견갑골을 아래로 내린 채 회전이 될 수 있게 한다. 전환 단계에 들어갔을 때, 동작 하단에 이를 때까지 견갑골을 뒤로 수축시켜서 강하게 위로 올려야 한다. 거기에서 견갑골을 아래로 내리고 딥 자세에서 밀어낸다.

기법: 폴스 그립으로 매달린 자세로 시작한다. 가슴까지 당긴다. 팔꿈치를 뒤로 젖혀서 가슴을 봉 위로 올린다. 딥 자세에서 밀어서 봉 지지 자세로 들어간다.

반동 없이 스트릭 바 머슬업(Strict Bar MU)을 수행한다. 그러면 기술을 더욱 어렵게 만든다. 이 동작에 폴스 그립을 사용할 수도 있다. 링에서 하는 것처럼 신체가 봉을 넘어갈 수 없기 때문에, 손을 앞으로 해서 봉 뒤에서 움직여야 한다. 이와 같이 손을 앞으로 해서 봉 뒤에서 몸을 움직이는 것은 어깨와 팔꿈치 근력 증가로 반감되어야 하는 손의 토크가 오히려 증가된다.

반 L-시트 자세를 사용하면 몸통을 봉 뒤로 밀기 때문에 이 동작에 유용할 수도 있다. 머리가 봉을 지나 위로 올라갈 때 손과 손목에 지속적으로 압력이 가해져야 한다. 가슴이 손을 지나자마자 전방으로 기울여서 손을 복부 쪽으로 이동해서 보상한다. 이 시점에 L-시트 자세를 푼다. 그런 다음 봉 위에서 전환 단계로 들어간다. 딥에서 지지 자세로 밀어 올려서 봉 위로 올라간다.

위 그림에는 L-시트 자세를 보여 주지 않지만, 앞으로 운동해야 할 머슬업 종류를 보여 준다.

스트래들 프론트 레버 → 머슬업 → 상급 턱 플렌체: 레벨 8

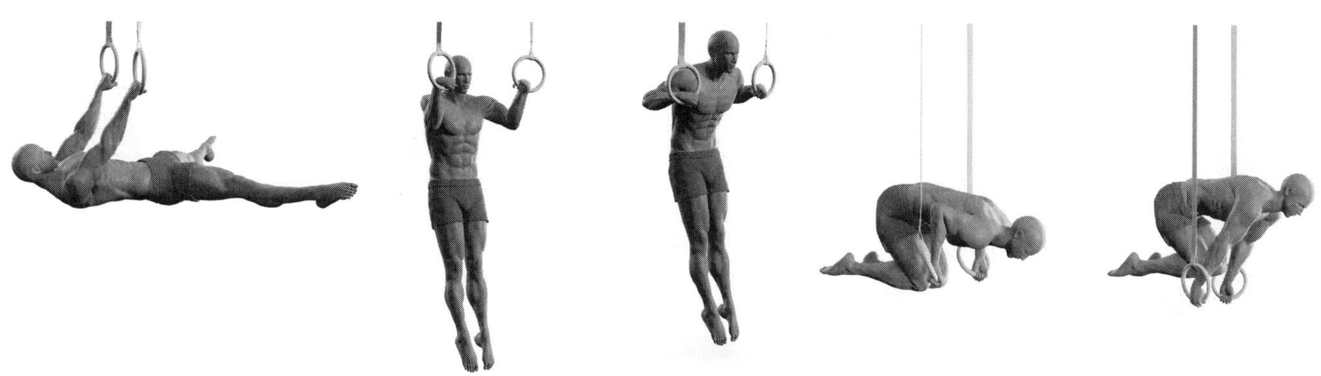

견갑골의 자세: 스트래들 프론트 레버 자세에서 시작하며, 이때 견갑골을 내려서 중립 위치에 유지한다. 풀업을 하는 동안 견갑골을 아래로 내린 채 회전이 될 수 있게 한다. 전환 단계에 들어갈 때 딥 자세 하단에 도달할 때까지, 견갑골을 뒤로 수축시켜서 강하게 위로 올려야 한다. 그런 다음 견갑골을 아래로 내려서 상급 턱 플렌체 자세로 들어간다. 이때 견갑골은 아래로 내려가서 앞으로 수축된다.
기법: 스트래들 프론트 레버에서 시작한다. 신체를 일직선으로 유지한 채 머슬업 자세로 들어간 다음 밀어서 상급 턱 자세로 들어간다.

이 기술은 약어로 SFL MU ATPL로 표시된다. 머슬업에 기술을 추가하면(이 경우 프론트 레버와 플렌체), 머슬업의 풀업과 딥 자세 난이도를 증가시킨다. 이 동작들이 전환 단계에 직접 영향을 미치지는 않지만, 레버리지가 감소된 자세에서 전환 단계로 이동하면 신체에 스트레스를 가해서 근력을 증대시킨다.

동작의 아래 부분에서 프론트 레버에서 전환 단계로 이동하게 된다. 전환 단계가 시작되는 지점에 도달하려면 근력 증대가 필요하다. 따라서 전환 단계 그 자체가 더욱 어려운 것으로 보일 수 있다. 딥에서 플렌체로 들어갈 때도 전환이 더욱 어렵게 느껴진다.

이 동작에 폴스 그립을 사용하면 전환을 쉽게 만든다. 그러나 이 근력 수준이 되면 폴스 그립이 필요하지 않아야 한다. 견고하게 다리를 벌린 프론트 레버 자세에서 시작한다. 프론트 레버 자세를 벗어날 때 몸통과 다리를 내릴 수 있으며, 풀업과 전환 단계를 개시한다. 거기에서 딥 자세를 통해 플렌체 수준까지 둔부를 밀어 올린다. 이때 팔은 고정되어야 한다. 최소 1~2초 동안 각 정적 자세를 유지한다.

L-시트 머슬업: 레벨 8

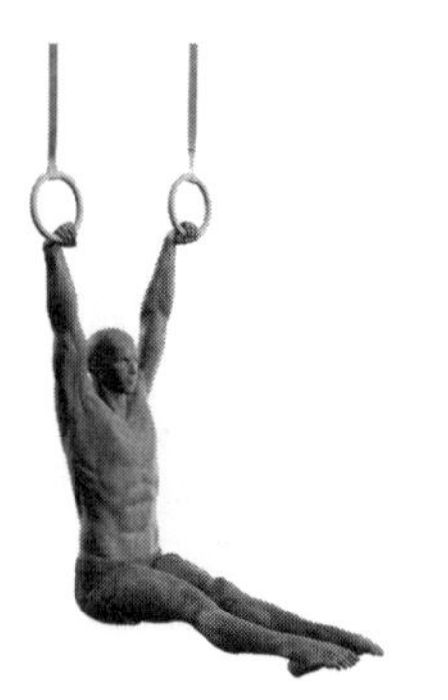
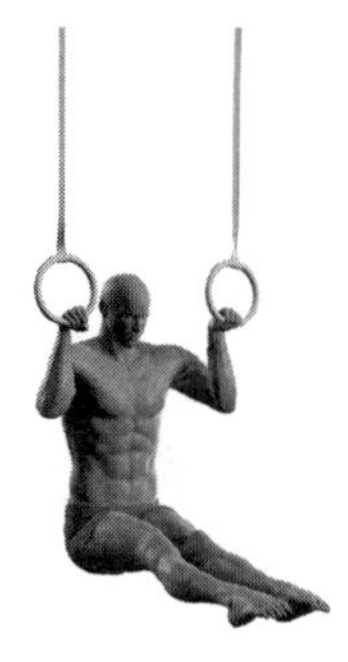
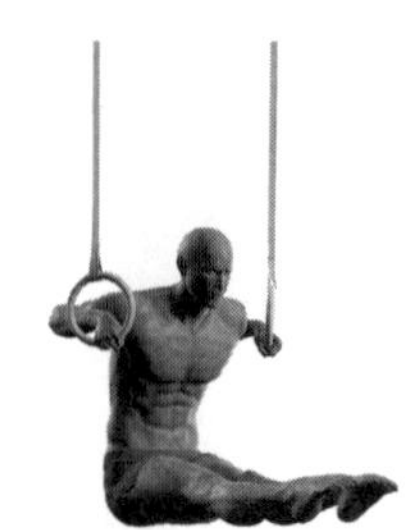
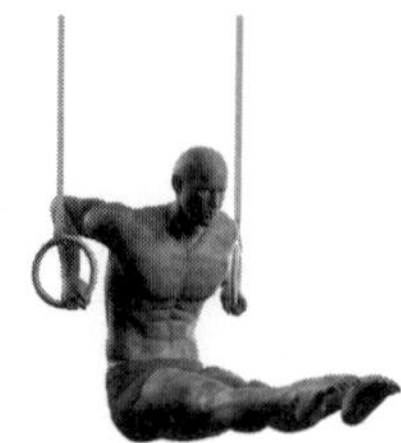
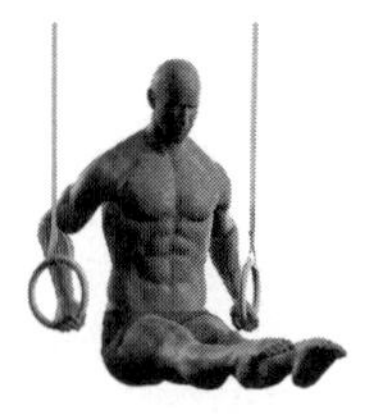

견갑골의 자세: 어깨를 올려서 L-시트 행 자세로 시작한다. 견갑골을 아래로 내려서 동작을 개시한다. L-시트 풀업을 하는 동안 견갑골을 아래로 내린 채 회전이 될 수 있게 한다. 전환 단계에 들어갈 때 딥 자세 하단에 도달할 때까지, 견갑골을 뒤로 수축시켜서 강하게 위로 올려야 한다. 거기에서 견갑골을 아래로 내리고 딥 자세에서 밀어 올린다.

기법: L-시트 행 및 풀업으로 시작해서 머슬업으로 전환한 다음 딥 자세로 들어가서 L-시트 지지 자세로 마무리한다. 이 동작을 수행하는 동안 다리를 90도로 유지한다.

이 기술은 전시회 기술을 수행하는 체조 교사 안드레아스 아길라르Andreas Aguilar가 유튜브에서 보여 주는 인상적인 머슬업 변형이다.

링에서 L-시트 폴스 그립으로 이 기술을 시작한다. 거기에서 동작을 수행하는 동안 다리를 L-시트 자세로 유지하면서 머슬업을 수행한다. 다른 L-시트 기술 변형과 마찬가지로 이 기술은 동작을 수행하는 동안 손이 몸에서 4~6인치 정도 떨어져야 하기 때문에 상당한 근력을 필요로 한다. 근력이 부족하면 L-시트 자세에서 다리가 아래로 떨어진다.

동작을 수행하는 동안 손을 신체 전방에 위치시키기 때문에 어깨의 토크를 증가시킨다. 그러면 기술이 직립 프론트 레버 자세로 불리는 것과 유사해진다. 실제로 난이도는 풀 프론트 레버를 수행하는 것과 비슷하다.

원 암 스트레이트 머슬업: 레벨 9

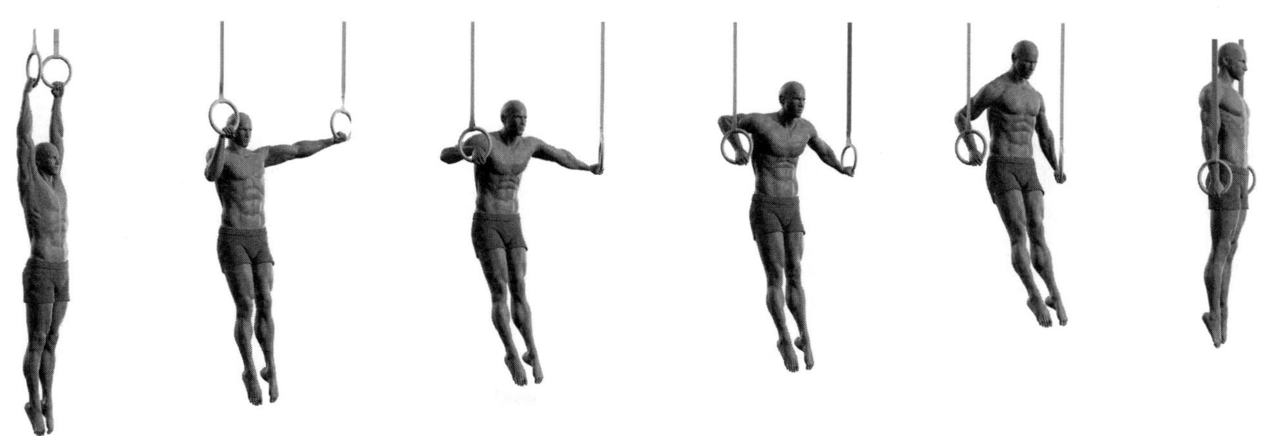

견갑골의 자세: 어깨를 올려서 행 자세로 시작한다. 견갑골을 아래로 내려서 동작을 개시한다. 일직선 팔과 굽힌 팔 모두 견갑골을 아래로 내려서 회전이 가능하다. 전환 단계에 들어가면 굽힌 팔의 경우 견갑골을 위로 올리고 뒤로 수축시켜서 딥 하단 부분으로 들어가는 반면 일직선 팔은 견갑골을 아래로 내린 채 그대로 유지한다. 그런 다음 굽힌 팔의 견갑골을 다시 아래로 내려서 딥 자세에서 밀어 올린다.

기법: 둘 다 폴스 그립으로 시작한다. 한 팔을 일직선으로 당기기 때문에, 링이 외회전해서 크로스 자세로 들어가는 동시에 다른 팔은 보조 원 암 풀업/친업을 수행한다. 원 암 풀업/친업을 하는 팔이 턱을 지날 때, 전방으로 기울인 몸에 손을 최대한 가까이 유지한 채 전환 단계를 개시한다. 이 시점에 일직선 팔에 더 많은 체중을 실어서 전환 단계에 있는 다른 팔을 움직이는 데 도움을 줄 수 있다. 이것은 보조하고 있는 팔을 일직선으로 유지하고 있는 한 가능한 것으로 예상된다. 거기에서 보조하는 팔은 크로스 풀아웃을 하고 다른 팔은 딥을 하는 것으로 동작을 결합할 수 있다. 팔을 교대로 수행한다. 한쪽이 다른 쪽보다 우수할 수도 있지만 양측의 근력 균형을 유지하도록 노력해야 한다.

원 암 스트레이트 머슬업(OA Straight Mu)은 한 팔의 손목과 팔꿈치에서 레버리지를 완전히 제거한다. 대신 곧게 뻗은 팔의 어깨 근육에 의존한다.

풀업과 딥을 분리한 이 기술의 변형은 가끔 십자버티기 자세를 강화시키는 데 사용된다. 이러한 변형들을 원하는 경우 십자버티기를 지향하는 진행으로 사용할 수 있다. 이러한 변형들은 또한 원 암 친업/원 암 풀업을 훈련하는 데 사용될 수 있다. 이 기술은 원 암 친업과 십자버티기를 포함한 여러 가지 고도의 기술들을 혼합한 것이다. 이러한 기술의 다른 변형을 지향해서 진행하는 데 관심이 있으면, 원 암 스트레이트 머슬업이 강력히 권장된다.

팔을 곧게 뻗어서 사용하면 어깨 관절에 상당한 스트레스가 가해진다는 사실을 명심해야 한다. 이 운동을 하는 동안 어깨가 피로해져서 회전근개에 염좌가 발생될 수도 있다. 불편함이 느껴지면 신중히 시도해야 한다.

후방 회전 스트레이트 바디 → 지지 자세: 레벨 10

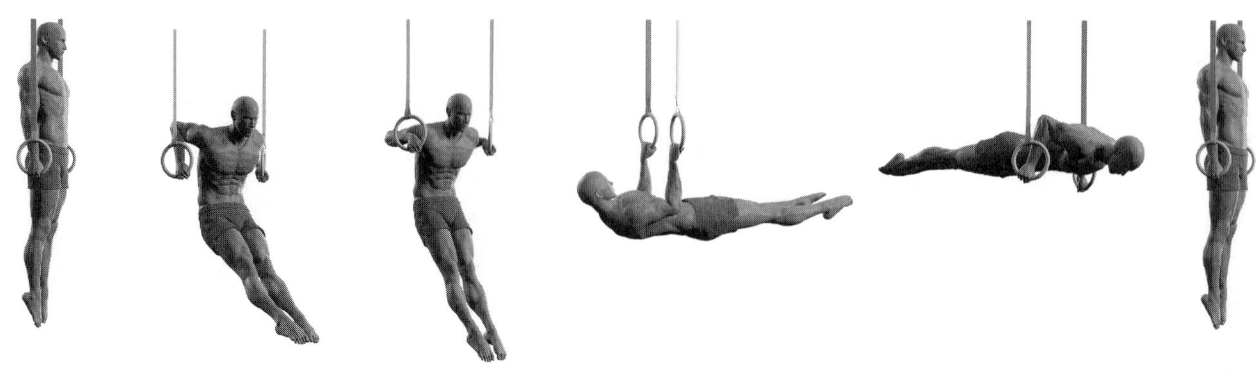

견갑골의 자세: 지지 자세에서는 견갑골을 아래로 내리고 딥 하단에서는 위로 올린다. 회전을 시작할 때 지지 자세로 회전하는 동안 견갑골을 아래로 내려서 강력하게 뒤로 수축시킨다. 지지 자세에서 견갑골을 아래로 내린 채 중립 위치를 유지한다.

기법: 지지 자세로 시작해서 뒤로 회전한다. 필요하면 추진력을 사용하고 이 기법에 숙달되면 단계적으로 제거한다. 두 번째 단계에 위로 올라갈 때 팔을 굽히고 다리를 이용해서 링 위로 상체를 뒤로 회전시킨다. 둔부를 링에 고정시키고 최대한 세게 전방으로 손을 누른다. 그러면, 신체가 손을 중심으로 뒤로 회전하면서 지지 자세로 들어갈 수 있다. 뒤로 회전한 후 지지 자세로 마무리한다.

이것은 인버티드 머슬업 진행에서 첫 번째 기술이다. 이 기술은 상당한 근력을 필요로 한다. 아래로 내려가는 시작 단계 및/또는 팔의 굴곡을 조정하는 데서 유일하게 추진력을 얻을 수 있다. 둔부가 완전히 확장되기 때문에 둔부로 이 기술을 보조할 방법이 없다. 이상적인 것은 어떤 추진력도 사용하지 않고 이 기술을 수행하는 것이다. 그래서 이 기술은 10등급으로 평가되었다. 지지를 위해 신속하게 후방으로 회전하는 것은 레벨 10보다 쉽다. 추진력을 사용하면 이 기술을 6~7등급서 쉽게 배울 수 있다. 그러나 추진력 없이 이 기술을 수행하려면 엄청난 통제력과 근력이 필요하다.

이 기술에서 가장 어려운 부분은 2단계인 거꾸로 하는 머슬업 부분이다. 거꾸로 하는 머슬업을 역으로 수행하면 진전에 도움이 될 수 있다. 예를 들어 숄더스탠드 자세로 들어가서 거꾸로 매달리는 자세로 천천히 내린다.

이 기술은 체조 점수표에서 B등급 기술이다.

프론트 레버 머슬업 → 스트래들 플렌체: 레벨 11

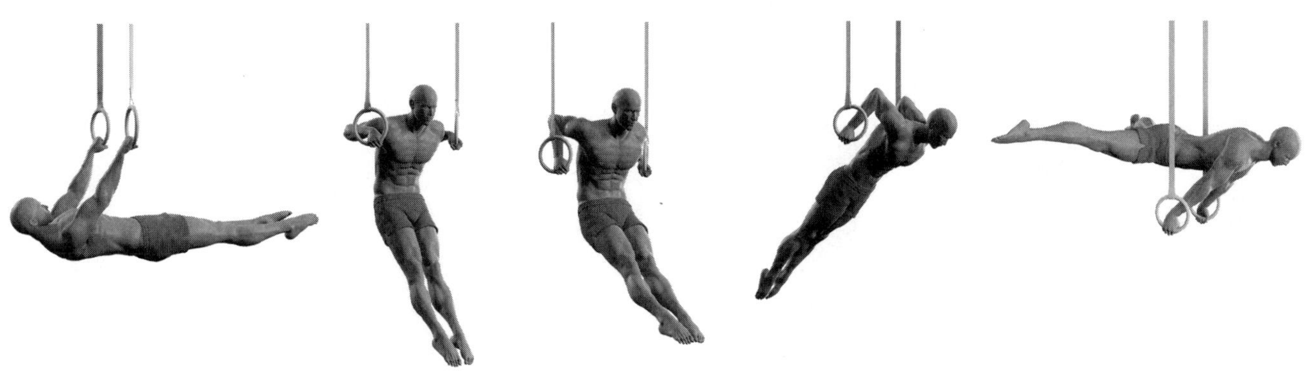

견갑골의 자세: 프론트 레버 자세에서 시작하며 이때 견갑골을 내려서 중립 위치에 유지한다. 풀업을 하는 동안 견갑골을 아래로 내린 채 회전이 될 수 있게 한다. 전환 단계에 들어갔을 때, 딥 자세 하단에 이를 때까지 견갑골을 강하게 뒤로 수축시켜서 위로 올려야 한다. 견갑골을 아래로 내려서 다시 스트래들 플렌체 자세로 밀어 올린다. 이때 견갑골은 아래로 내려가서 앞으로 수축된다.

기법: 프론트 레버 자세에서 시작한다. 신체를 일직선으로 유지한 채 머슬업 자세로 들어간 다음 밀어 올려서 스트래들 플렌체 자세로 들어간다.

앞서 언급한 바와 같이, 프론트 레버 머슬업 → 스트래들 플렌체(FL MU Str PL)를 수행할 때 훨씬 어려운 시작 및 마무리 자세를 추가하면 간접적으로 전환 단계를 더 어렵게 만들 수 있다. 이 기법은 더 고급 자세를 포함하는 것을 제외하면 프론트 레버 머슬업 → 상급 턱 플렌체와 정확히 동일하다.

폴스 그립이 전환 단계를 쉽게 만들기 때문에, 원한다면 이 동작에 폴스 그립을 사용할 수도 있다. 그러나 이 시점에 도달하면 폴스 그립이 필요 없는 근력 수준에 도달해야 한다. 프론트 레버 자세에서 시작한다. 프론트 레버 자세를 벗어날 때 다리와 몸통을 같이 내려서, 풀업과 전환 단계를 개시할 수 있다. 거기에서 딥 자세를 통해 플렌체 수준까지 둔부를 밀어 올린다. 이때 팔은 고정되어야 한다. 최소 1~2초 동안 각 정적 자세를 유지한다.

후방 회전 스트레이트 바디 → 핸드스탠드: 레벨 12

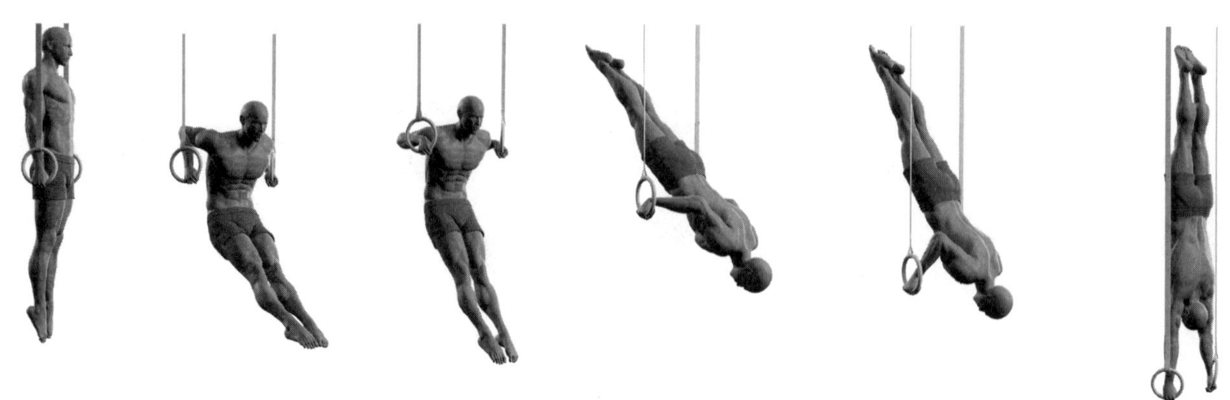

견갑골의 자세: 지지 자세에서는 견갑골을 아래로 내리고 딥 하단에서는 위로 올린다. 회전을 시작할 때 회전하는 동안 견갑골을 아래로 내려서 강력하게 뒤로 수축시킨다. 거꾸로 자세가 시작되면 견갑골을 강하게 위로 올려서 핸드스탠드 자세로 들어간다.

기법: 지지 자세에서 후방으로 기울이면 손이 미끄러져서 폴스 그립으로 전환할 수 있다. 거꾸로 매달린 자세로 들어갈 때 어깨로부터 손을 전방으로 강하게 당겨서 몸을 위로 올린다. 동시에 손을 어깨 쪽으로 강하게 당겨서 숄더스탠드 자세로 들어간다. 여기에서 밀어 올려서 핸드스탠드 자세로 들어간다.

이것은 인버티드 머슬업 진행에서 두 번째 기술이다. 후방 회전 스트레이트 바디 → 핸드스탠드는 한 단계 더 나아가 숄더스탠드에서 핸드스탠드로 들어간다.

이 두 번째 기술에서 가장 어려운 부분은 인버티드 머슬업이다. 이 거꾸로 하는 머슬업을 역으로 수행하면 진전에 도움이 될 수 있다. 예를 들어 숄더스탠드 자세로 들어가서 거꾸로 매달리는 자세로 천천히 내린다. 이두박근이 강력해야 손을 어깨로 가져가서 숄더스탠드 자세를 달성할 수 있다.

이 기술은 체조 점수표에서 B등급 기술이다.

스트레이트 바디 회전 → 핸드스탠드: 레벨 14

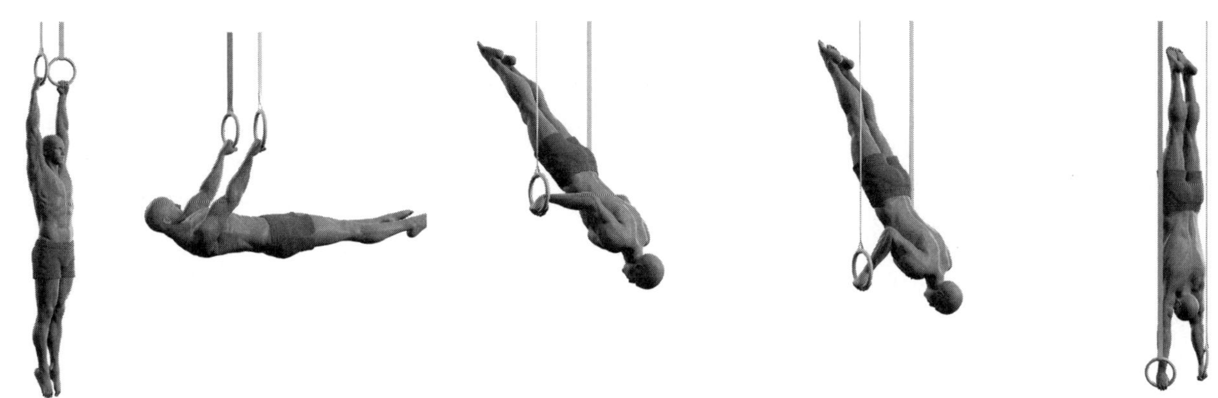

견갑골의 자세: 견갑골을 올려서 행 자세로 시작한다. 프론트 레버 자세를 취하는 동안 회전을 할 때 견갑골을 아래로 내려서 뒤로 수축시킨 다음 동작을 개시한다. 숄더스탠드 자세를 시작할 때, 견갑골을 강하게 위로 올려서 핸드스탠드 자세로 들어간다.

기법: 스트레이트 바디 회전 → 핸드스탠드의 경우 폴스 그립으로 매달려서 시작한다. 거기에서 신체를 일직선으로 유지한 채 당겨서 인버티드 행 자세로 들어간다. 이것은 프론트 레버 진행 중 하나와 동일하다. 거기에서 역머슬업 → 숄더스탠드를 수행한다. 컬링 동작으로 손을 어깨 쪽으로 당기는 동안 발을 수직으로 향하게 된다. 숄더스탠드에 도달하면 핸드스탠드로 들어간다.

신체를 일직선으로 회전해서 핸드스탠드로 들어가는 것이 체조 점수표에서는 제거되었지만, '신체를 일직선으로 해서 후방으로 회전하고 핸드스탠드 자세'로 자연스럽게 진행되는 것이기 때문에 여전히 배울 가치가 있으며, 이 장 후반에서 설명된다.

분명히 가장 어려운 부분은 이 기술의 중간 단계인, 인버티드 머슬업이다. 이 동작을 개시할 때 당겨서 거꾸로 매달리는 자세로 들어갈 때 생기는 추진력을 이용할 수 있다. 또는, 앞에서 언급한 회전 진행이나 이 동작의 원심성 부분을 운동할 수도 있다(숄더스탠드에서 역으로 천천히 거꾸로 매달리기 자세로 들어간다).

이 기술은 체조 점수표에서 C등급 기술이다.

버터플라이 마운트: 레벨 15

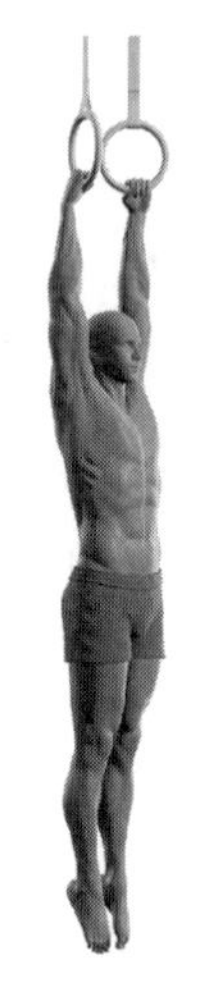
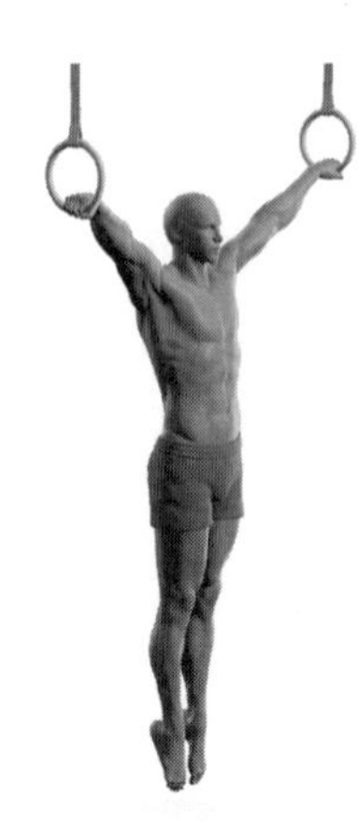
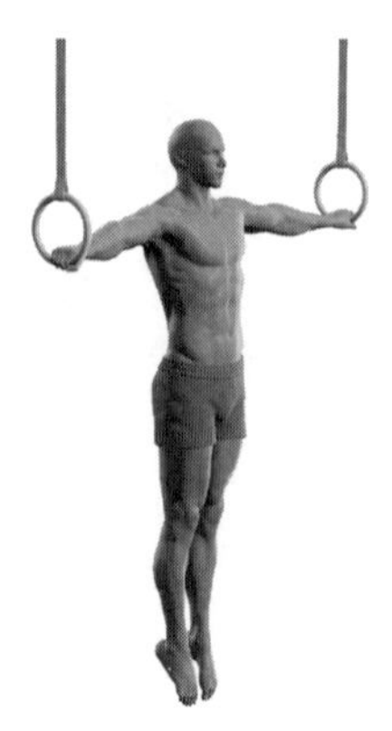
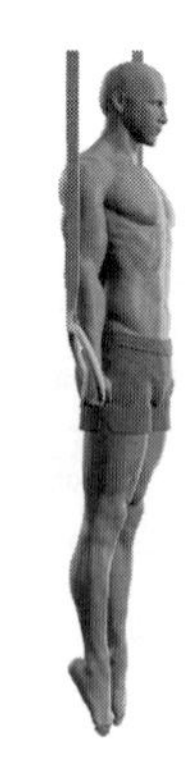

견갑골의 자세: 견갑골을 이완시켜 위로 올려서 이완시킨 채 시작한다. 어깨를 활성화시키고 견갑골을 아래로 내려서 동작을 시작한다. 크로스가 되도록 당기는 동안 견갑골은 약간 앞으로 수축된다. 크로스 자세를 지날 때, 견갑골은 아래로 내려가서 중립 위치가 되거나 약간 앞으로 수축된다.

기법: 팔을 일직선으로 한 행 자세에서 폴스 그립으로 시작한다. 여기에서 손을 아래로 밀어서 스트레이트 암 풀을 수행한다. 더욱 지렛대 역할을 할 수 있도록 손을 신체보다 약간 전방에 유지한다. 크로스 자세에 근접할 때, 링을 아래로 눌러서 잠재적인 추진력, 또는 동작 중 만들어진 속도를 유지한다. 천천히 내리거나 일시 중지하면, 신체를 고정시킬 수는 있지만 그것이 동작을 완료하기 위한 충분한 힘을 기르는 것은 아니다.

버터플라이 마운트는 본질적으로 스트레이트 암 머슬업 지지 운동이다. 여기까지 진행했으면 놀라운 수준의 당기는 근력을 얻었을 것이다. 이전 기술과 마찬가지로, 어려운 부분은 데드 행으로 시작하는 것이다. 기술 하단에서 밀어 올리는 것이 힘들면, 밀어 올리기 전에 링에 힘을 가해서 팔에 약간의 추진력이 생기게 만든다. 동일한 방법으로 다리를 반 L-시트 자세로 올려서 약간의 상향 힘을 생성해서 동작을 개시할 수 있다. 결국은 이 기술을 수행할 때 추진력 같은 어떤 보조도 없이 수행할 수 있어야 한다.

이 기술은 체조 점수표에서 C등급 기술이다.

엘리베이트/인버티드 머슬업 → 핸드스탠드: 레벨 17

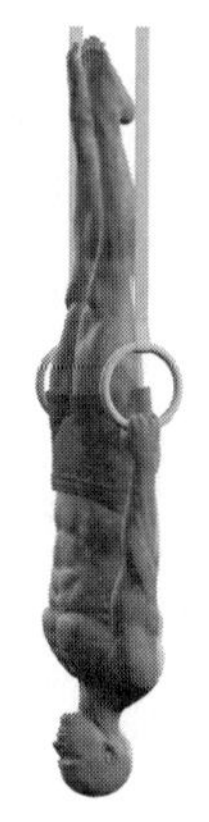
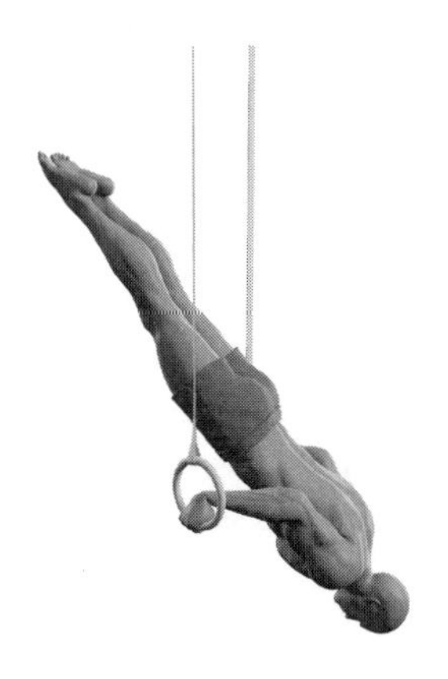
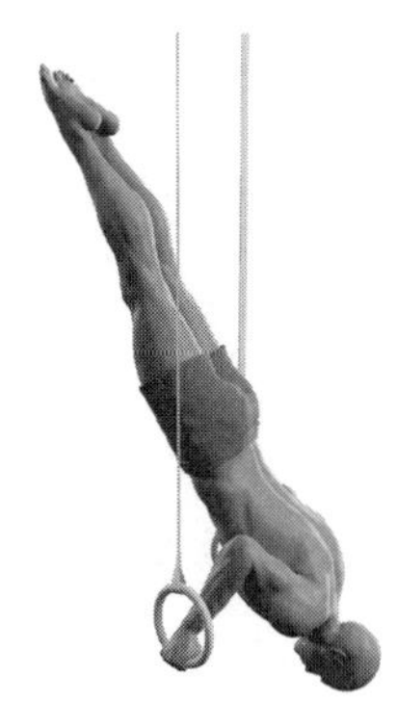
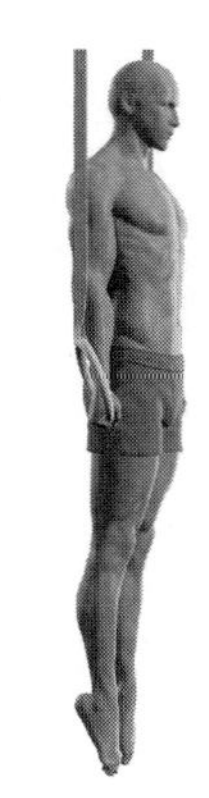

견갑골의 자세: 거꾸로 매달린 자세에서 견갑골은 아래로 내려간다. 거꾸로 당겨서 숄더스탠드로 들어간 후 견갑골을 강하게 위로 올려서 핸드스탠드로 들어간다.

기법: 폴스 그립으로 거꾸로 매달린 자세로 시작한다. 거기에서 바디웨이트 컬을 수행해서 숄더스탠드 자세로 들어간다. 이 동작을 수행할 때 손을 어깨너비로 유지하는 것이 아니라 넓게 벌어지기 시작하는 것이 정상이다. 숄더스탠드 자세에 가까워지면, 손이 다시 어깨너비로 모아지기 시작한다. 그런 다음, 숄더스탠드에서 핸드스탠드로 들어간다. 어려움이 있으면 폴스 그립을 제거한다.

머슬업 진행의 최종 기술은 '엘리베이터elevator'이다. 엘리베이터는 본질적으로 인버티드 머슬업에서 핸드스탠드로 들어가는 것이다. 분명히, 이 동작에서 가장 어려운 부분은 인버티드 머슬업 부분이다. 이것을 실행하려면 상당히 많은 이두박근과 어깨 근력을 필요로 한다.

이 기술을 훈련하는 효과적인 방법은 천천히 역으로 훈련하는 것이다. 또한, 후방으로 회전해서 핸드스탠드로 들어가는 것과 신체를 일직선으로 회전해서 핸드스탠드로 들어가는 이전 진행도 이 기술을 훈련하는 데 도움이 된다. 이러한 기술들은 모두 동일한 동작을 훈련한다. 약간의 추진력을 이용하지만, 모두 동작의 인버티드 머슬업 부분에 도움이 된다.

이 기술은 이전에 체조 점수표에 D등급 기술로 수록되었지만 2004년에 없어졌다.

엘보우 레버Elbow Levers: Page 4, Column 2

엘보우 레버 진행은 주로 균형 능력을 기반으로 한다. 자세를 유지하려면 어느 정도의 근력이 필요하지만, 이 기술을 달성하려면 연습이 중요하다. 따라서 이 기술의 등급 증가는 차트에 있는 다른 기술 및 근력과 일치하지 않는다.

투 암 엘보우 레버: 레벨 5

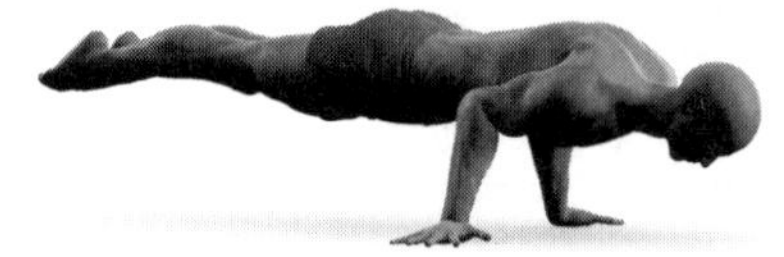

견갑골의 자세: 견갑골은 내려가서 약간 앞으로 수축된다. 등이 둥글게 되는 지점까지 견갑골이 앞으로 수축되어서는 안 된다.

기법: 양손은 어깨너비보다 약간 좁아야 한다. 손가락은 전방이나 측면으로 향할 수 있다. 손 자세는 개인의 취향에 따른다. 측면을 향하는 것이 손목에 부담이 적기 때문에, 대부분의 사람들은 측면을 향하는 것을 선호한다. 배꼽과 장골 능선 사이 복부에 팔꿈치를 위치시킨다. 그런 다음, 신체를 곧게 해서 전방으로 기울인다.

투 암 엘보우 레버(Two-Arm EL)는 낮은 강도의 힘으로도 달성하기 매우 쉽다. 팔꿈치와 손을 정확한 위치에 두고 균형을 잡는 방법을 배우는 것이 핵심이다. 이 팔꿈치 레버는 바닥/패럴렛/패러럴 바에서 수행될 수 있다. 마무리 자세는 지면과 완벽하게 평행이 되어야 한다.

일반적인 실수 중 하나는 전방으로 기울임과 동시에 팔꿈치를 열지 않는 것이다. 팔꿈치를 열지 않고 전방으로 기울이면 얼굴이 앞으로 떨어진다. 정확한 균형점을 찾으려면, 전방으로 기울일 때 팔꿈치를 약 120도까지 열어야 한다. 이 각도는 개인의 신체 조건에 따라 약간 달라질 수 있다.

또 다른 일반적인 실수는 신체가 아래로 처지거나 너무 아치형이 되는 것이다. 그럴 경우 이전 진행의 스트레이트 바디 자세를 다시 연습해야 한다. 거울, 카메라를 이용하거나 파트너가 신체 자세를 교정해 주면 유용하다. 심미적인 관점에서 신체가 아래로 처지는 것보다 아치형이 더 좋다.

링 투 암 엘보우 레버: 레벨 6

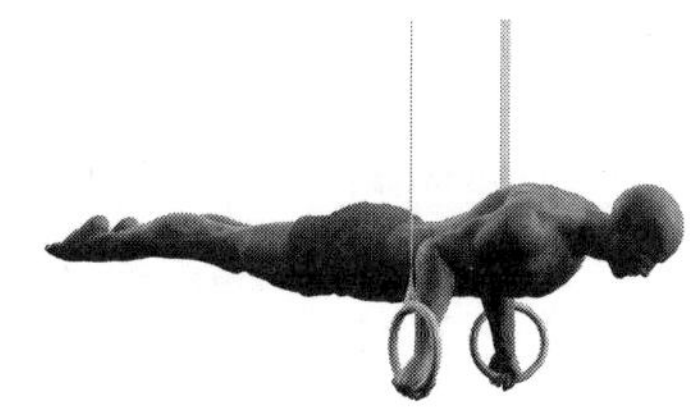

견갑골의 자세: 견갑골은 내려가서 약간 앞으로 수축된다. 등이 둥글게 되는 지점까지 견갑골이 앞으로 수축되어서는 안 된다.

기법: 양손은 어깨너비보다 약간 좁아야 한다. 개인의 취향에 따라 손가락은 전방이나 측면을 향할 수도 있지만, 측면이 손목에 부담을 적게 준다. 배꼽과 장골 능선 사이 복부에 팔꿈치를 위치시킨다. 그런 다음, 신체를 곧게 해서 전방으로 기울인다.

링 투 암 엘보우 레버(Rings Two-Arm EL)는 링의 본질적인 불안정 때문에 엘보우 레버의 매우 어려운 변형이다. 링의 본질적인 불안정을 제외하면, 이 기술은 패럴렛이나 바닥에서 수행되는 엘보우 레버와 정확히 동일한 방식으로 수행된다. 이 기술을 수행할 때는 마무리 자세에 들어갈 때 신체가 지면과 완벽하게 평행을 이루어야 한다. 링을 바깥으로 회전시키면 유지하기 위한 제어력을 향상시킬 수 있다.

이 레버는 일반적으로 두 가지 방법으로 수행된다. 첫 번째 방법은 L-시트로 시작하는 것이다. 전방으로 신체를 기울일 때, 링을 안으로 당겨서 팔꿈치가 복부에 닿게 한다. 거기에서 전방으로 기울여서 기술로 들어가는 동시에 팔꿈치를 여는 동시에 신체를 일직선으로 한다. 이것은 올바르게 수행하기 위한 연습을 필요로 한다.

두 번째 방법은 링 숄더스탠드 자세로 시작하는 것이다. 링을 몸 가까이 당겨서 그 자세를 유지하고 팔꿈치를 몸에 붙인다. 숄더스탠드에서 아래로 내려갈 때 팔꿈치 자세를 조절할 수 있다. 거기에서 다리를 낮추고 신체를 일직선으로 유지해서 팔을 열어 링 엘보우 레버 자세를 달성한다.

원 암 스트래들 엘보우 레버: 레벨 7

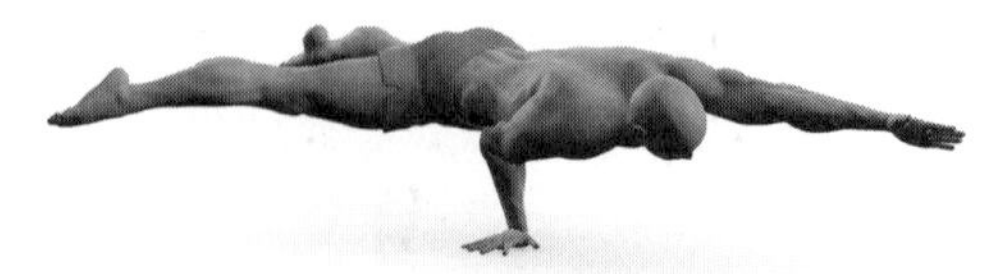

견갑골의 자세: 견갑골은 내려가서 약간 앞으로 수축된다. 등이 둥글게 되는 지점까지 견갑골이 앞으로 수축되어서는 안 된다.

기법: 투 암 엘보우 레버와 마찬가지로, 배꼽과 장골 사이 복부에 팔꿈치를 붙인다. 거기에서 전방으로 기울여 신체를 일직선으로 해서 다리를 벌린다. 손목으로 균형을 조절한다. 지지하는 팔을 교대한다. 한쪽이 다른 쪽보다 우수할 수도 있지만 양측의 근력 균형을 유지하도록 노력해야 한다.

원 암 스트래들 엘보우 레버(OA Straddle EL)는 팔의 균형을 잡기 위한 근력 기술만큼이나 높은 균형 기술이기 때문에 정확히 수행하려면 상당한 수준의 근력을 필요로 한다. 밀고 당기는 근육 모두가 강할수록 기술을 통제하기 쉽다. 그러기 위해서는 약간의 연습이 필요하다. 이 기술을 수행하기 어려우면 근력 트레이닝에 좀 더 집중해야 한다.

이 기술에서 손의 위치는 다양하다. 손을 전방, 측면, 후방 어느 위치에도 둘 수 있다. 균형 관점에서 가장 효과적인 손의 위치는 엄지손가락과 신체가 일직선이 되도록 정렬하는 것이다(이것은 본질적으로 손이 측면을 향하는 위치이다). 자신의 취향을 확인해 보기 바란다.

균형점은 오직 하나이기 때문에 이 기술은 본질적으로 불안정하다. 이 불안정성을 보완해야 한다. 초급자들의 경우 균형을 잡는 손 쪽으로 몸을 굽히면 정확히 균형을 잡는 데 도움이 된다. 그러나 결국 몸을 굽히지 않고 수행할 수 있어야 한다. 동작을 제대로 수행하려면 핸드스탠드처럼 오직 손목만 사용해서 균형을 잡아야 한다. 그렇게 하면 다리를 벌린 일직선 자세 이외에도 다른 모든 자세를 불안정을 유발하지 않고 수행할 수 있다.

다리를 벌리거나 모으는 변형만으로 팔의 균형을 잡는 데 도움이 될 수 있다. 스트레이트 바디 버전은 다리 변형을 허용하지 않으며, 균형을 잡을 때 이 방법에 장기적으로 의존하는 것은 권장되지 않는다. 스트레이트 바디 버전으로 이동하는 데 집중하려면 측면을 손에서 천장 쪽으로 약간 회전시킨다. 이것이 처음에는 어렵지만, 결국 더 효과적이다.

이 자세로 이동하기 시작할 때, 위에서 설명한 균형 기법을 명심해야 한다. 투 암 엘보우 레버와 동일하게 각도가 약 120도가 되도록 팔꿈치를 확장시켜야 한다. 팔뚝 근육과 잠재적으로는 팔꿈치를 조정해서 신체 균형을 유지해야 한다. 전반적인 안정을 위해 신체 동작을 최대한 제거한다. 팔뚝이 균형을 잡는 주 수단이 되어야 한다.

원 암 스트레이트 바디 엘보우 레버: 레벨 8

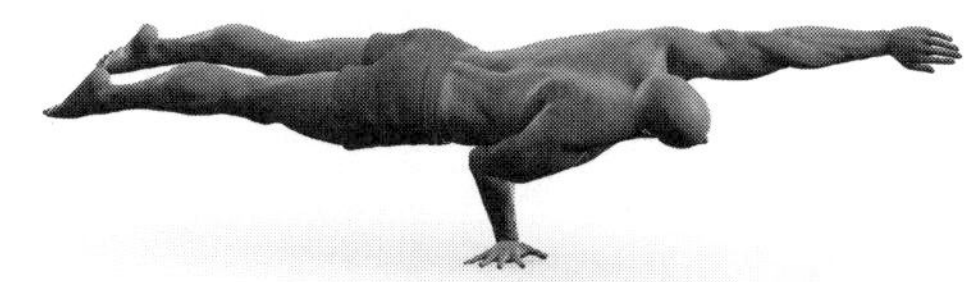

견갑골의 자세: 견갑골은 내려가서 약간 앞으로 수축된다. 등이 둥글게 되는 지점까지 견갑골이 앞으로 수축되어서는 안 된다.

기법: 투 암 엘보우 레버와 마찬가지로, 배꼽과 장골 사이 복부에 팔꿈치를 붙인다. 거기에서 전방으로 기울여 신체를 일직선으로 해서 다리를 벌린다. 손목으로 균형을 조절한다. 지지하는 팔을 교대한다. 한쪽이 다른 쪽보다 우수할 수도 있지만 양측의 근력 균형을 유지하도록 노력해야 한다.

원 암 스트레이트 바디 엘보우 레버OA Straight-Body EL의 팔꿈치와 손 자세는 다리를 벌리는 버전과 동일하다. 특정 자세가 이미 편안하게 느껴지면, 그 자세를 계속 훈련한다. 그러면, 손과 팔꿈치를 단단히 고정시킬 수 있다. 지지하는 팔을 교대한다. 지금쯤 한쪽이 다른 쪽보다 우수할 수도 있지만 양측의 근력 균형을 유지하도록 노력해야 한다.

이 기술은 다리를 함께 모아서 동작의 난이도를 올리기 때문에 균형을 향상시키는 것이다. 팔꿈치에 몸의 중심을 위치시키려면 15~20도 정도로 굽힌 팔 위에 몸을 기울이기 시작해야 한다. 이 동작은 다리를 벌린 변형에서 발을 모을 때 수행되어야 한다.

이 자세를 달성하려면 상당히 많은 연습이 필요하다. 그래서 지속성이 있어야 한다. 발을 빨리 모으면 균형이 깨지기 때문에 천천히 통제된 방식으로 모아야 한다. 다리를 벌린 원 암 엘보우 레버에서 다리를 모은 버전까지, 다리를 모으는 전 단계를 향상시키도록 훈련한다. 전 자세에 능숙해지면 한 팔 버전 운동이 크게 향상된다.

플래그Flags: Page 4, Column 3

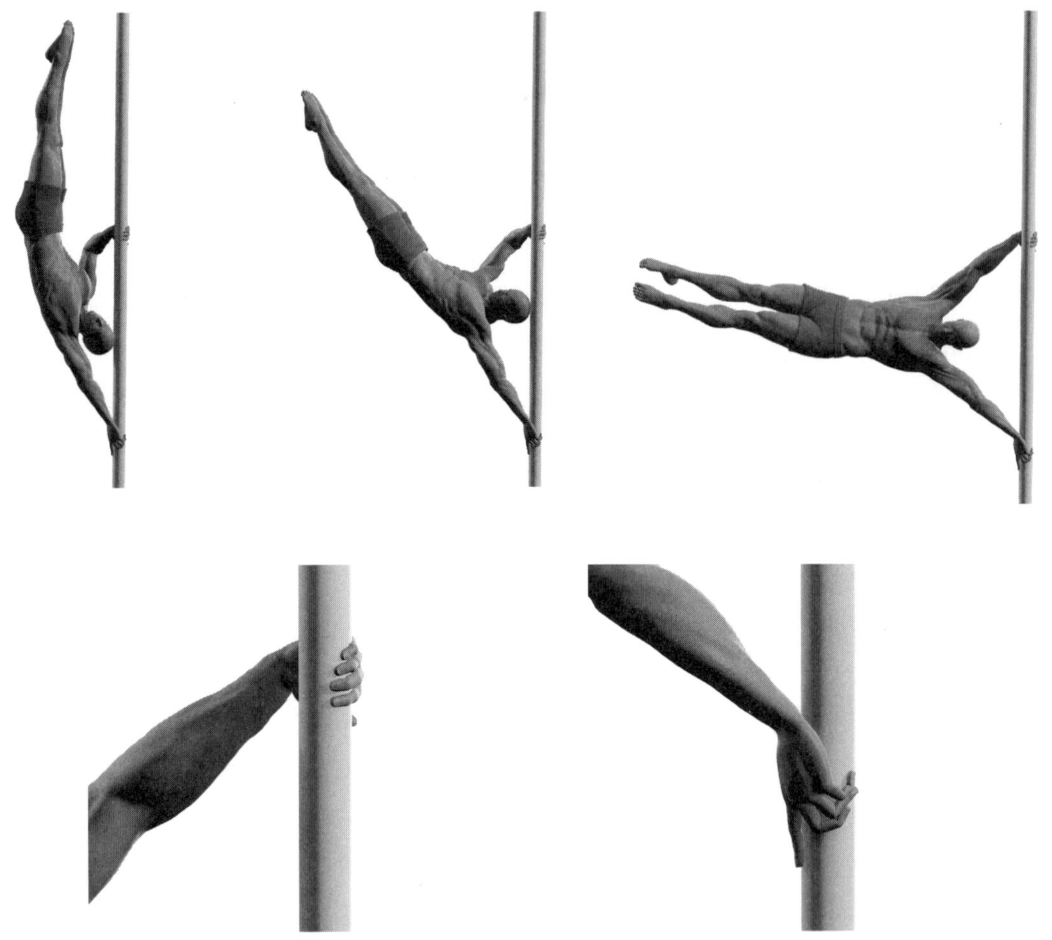

손의 상단 및 하단 위치

플렌체, L-시트/V-시트/만나, 그리고 핸드스탠드와 마찬가지로 플래그는 거의 모든 곳에서 수행될 수 있는 편리한 기술이다. 플래그는 막대나 나무와 같은 잡을 수 있는 수직 물건만 있으면 된다.

견갑골의 자세: 하단 쪽 팔의 견갑골은 중립 위치에서 위로 올라가야 한다. 또는 어떤 운동선수들은 하단 팔의 견갑골을 아래로 내려 뒤로 수축시켜서 사용한다. 그렇게 되면 근력 강도가 약간 떨어진다. 어느 것이 자신에게 가장 효과적인지 확인한다. 상단 팔의 견갑골은 중립 위치에서 아래로 내려간다.

기법: 플래그에서 하단 팔은 '버팀대' 역할을 하며, 마치 핸드스탠드 자세처럼 실질적으로 최대한 신체를 멀리 밀어낸다. 상단 팔은 '당기는 역할'을 하며, 어깨를 당겨서 신체 나머지 부분을 위로 올린 채 유지한다. 견갑대를 거의 수직으로 유지한다. 그래서 쇄골이 서로 수직이 되어 지면과 직각이 된다.

이 기술들 사이에 어깨 자세는 일정하게 유지된다. 한 진행에서 다음 진행으로 넘어가면서 유일하게 변화하는 것은 다리 자세이다. 플래그는 한쪽 어깨에서는 미는 능력이 좋아야 되고 다른 쪽 어깨에서는 당기는 능력이 좋아야 되기 때문에 절반이 반대되는 기술이다. 그래서 반드시 양쪽 모두 훈련해야 한다. 그렇지 않으면 불균형이 생기게 된다.

손은 어깨너비보다 넓게 벌려야 한다. 각 팔의 각도는 보통 수평에서 30~45도가 된다. 여러 각도를 시도해서 자신에게 가장 효과가 있는 각도를 찾아야 한다. 사람들은 저마다 다르기 때문에, 어떤 사람들은 약간 넓거나 좁은 것을 선호한다.

이 기술을 훈련하는 데 가장 효과적인 방법에는 두 가지가 있다. 선호도 및 장비 가용성을 기반으로 자신에게 가장 효과적인 것을 사용하면 된다.

- 첫 번째 방법은 적절한 플래그 자세로 기둥을 잡고 점프를 해서 거의 인버티드 행 자세로 들어가는 것이다. 여기에서 여러 가지 옵션을 사용할 수 있다. 완전한 원심성 동작을 훈련해서 전체 동작을 수행하는 동안 지면까지 내려간 다음 다시 상단까지 올라가기를 반복할 수 있다. 또는 부분적인 원심성 동작을 훈련해서 원심성으로 내려간 다음 인버티드 자세로 올라갈 수도 있다. 파트너의 도움을 받거나 도르래를 사용해서 더욱 완전한 동작 범위로 이러한 동작을 수행할 수 있다.
- 두 번째 방법은 백 레버, 프론트 레버, 그리고 플렌체와 같은 진행을 사용하는 것이다. 턱 자세로 동작을 시작해서 상급 턱, 스트래들, 하프 레이아웃 또는 원 레그 벤트, 그리고 플래그 자세로 진행한다. 등척성은 달성하고자 하는 올바른 자세를 학습하는 데 매우 도움이 되며, 시간이 지남에 따라 운동량을 늘려서 이러한 자세를 진행할 수 있다.

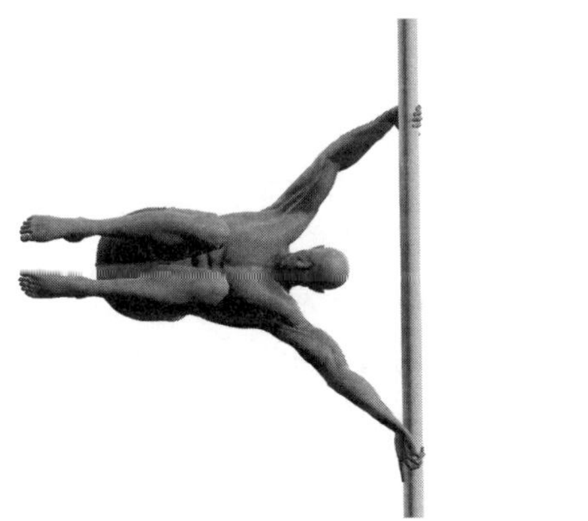
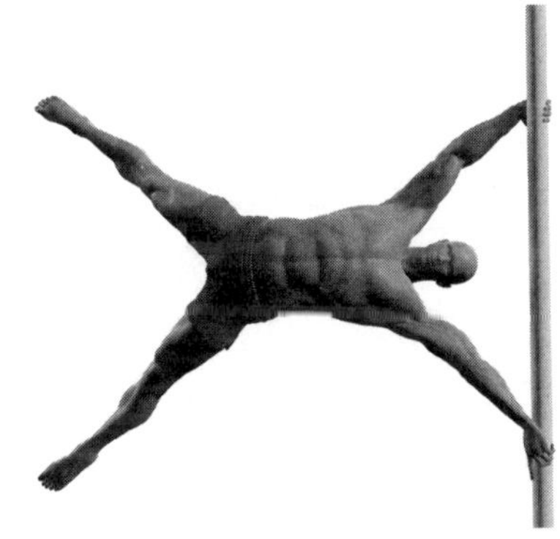

이러한 자세를 유지하는 데 따르는 문제점 중 하나는 몸이 회전하는 경향이 있다는 것이다. 내전/외전 제어력이 부족하기 때문에 그와 같은 회전이 원 암 친업과 매우 유사하다. 그러나 이 경우 회전은 어깨 제어력이 부족하고 잠재적으로는 악력이 부족하기 때문에 발생된다. 막대를 살짝 잡고 최대한 압착해야 한다. 어깨를 중립 위치로 밀어 올려서 복부나 등 쪽으로 치우치지 않게 해야 한다. 대신, 하단 어깨를 균일하게 바깥쪽으로 유지해야 한다. 상단 손으로 단단히 잡고 유지해야 한다. 그래서 모든 흔들림을 제거해야 한다.

턱 자세에서 측면으로 유지할 수 있으면 각각의 다른 다리 자세로 진행한다. 턱 자세는 신체에 부가적인 회전 토크를 가하기 때문에 다리를 벌린 자세를 수행할 수 있는 충분한 근력을 기를 때까지 턱 자세를 보류하는 것이 좋다.

일반적으로 플래그를 배우는 가장 좋은 방법은 파트너의 도움을 받는 것이다. 그들은 정확하게 어깨와 둔부를 정렬해서 유지하는 것을 도와줄 수 있으며 다양한 동작을 수행하는 동안 도움을 줄 수 있다. 파트너가 있으면, 그들은 인버티드 자세에서 플래그 자세로 들어가는 것을 보조할 수 있다.

AB 휠: Page 4, Column 4

25초 플랭크: 레벨 2

60초 플랭크: 레벨 3

원 암 원 레그 플랭크: 레벨 4

플랭크 자세

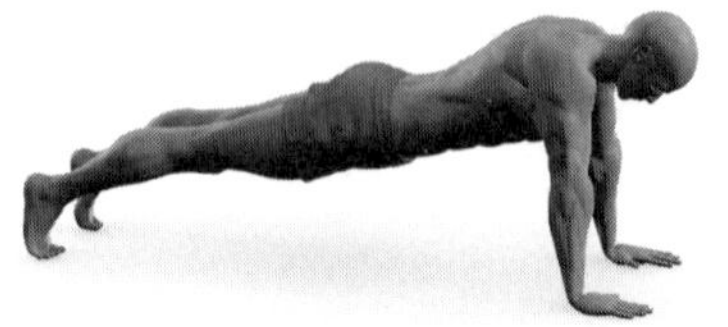

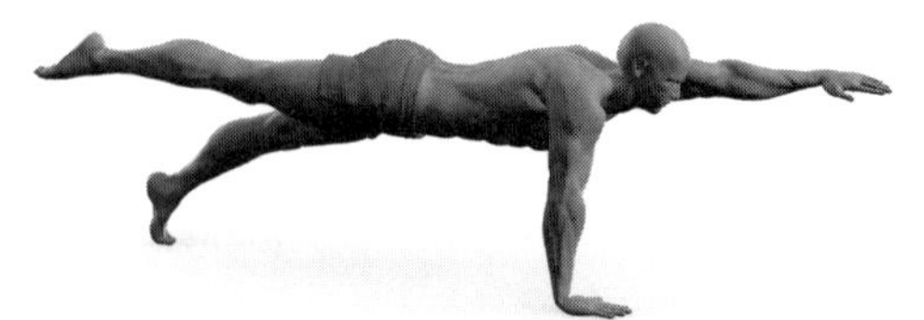

견갑골의 자세: 플랭크의 경우, 일반적으로 견갑골을 여러 자세로 이동하는 데 익숙해져야 한다. 그러면 다른 동작에 스트레이트 바디 자세를 사용할 때 정확한 견갑골 위치를 인식할 수 있다.

기법: 플랭크의 경우, 신체를 일직선 또는 약간 굽혀서 푸시업 자세로 시작하는 것이 좋다(복부를 단단히 압착해서 유지한다). 가능하면 손과 발 사이에서 등을 매우 섬세한 돔 형태로 만들어야 한다. 이 자세를 이탈하지 말고 유지해야 한다. 신체를 일직선으로 하는 자세가 정확하지만, 아치형보다 등을 약간 굽히면 더 좋은 자세를 찾는 데 도움이 된다.

이 운동을 정확하게 수행해야 한다. 고관절 굴곡근이 복부를 대신하면 안 된다. 그러면 올바른 자세를 찾는 데 방해가 된다. 일반적인 플랭크를 측면 위치에서 수행하면 다른 코어 안정근을 훈련할 수 있다. 많은 사람들은 공간에서 신체 자세를 잘 인식하지 못한다. 그래서 플랭크를 배우는 것이 중요할 수 있다. 이러한 동작들은 할로우hollow와 같은 코어 자세를 가르치는 데 매우 유용하다. 전신 운동으로 프레스, L-시트 → 만나 진행, 그리고 보조적인 코어 운동을 모두 할 수 있다. 2~4등급의 플랭크는 필요한 코어 근력량을 명시한다.

푸시업과 마찬가지로 플랭크는 가끔 등에 통증을 유발한다. 자세를 유지하는 동안 등이 아치형이나 아래로 처지면 통증이 발생될 가능성이 높다. 등이 아치형을 이루면 복부보다 요근(이것은 둔부를 중립으로 유지하는 데 도움이 된다 자세)을 활성화시킨다. 대요근은 요추에서 기원한다. 따라서 신체가 아치형이 되어 요근이 허리 쪽으로 당겨지면, 등에 통증이 나타날 수도 있다.

원 암, 원 레그 변형의 경우, 한 팔을 선택해서 들어 올린 다음, 반대편 다리를 위로 올린다. 그러면 지면에는 오직 두 지점만 접촉되기 때문에 자세가 불안정해진다. 지면 접촉 지점이 대각으로 신체를 가로지르기 때문에, 코어에 약간의 회전력이 가해진다. 그러한 회전력이 운동을 매우 어렵게 만든다. 최소 25초에서 최대 60초까지 유지한다.

무릎 AB 휠: 레벨 5

경사 AB 휠: 레벨 6

AB 휠 원심성: 레벨 7

풀 AB 휠: 레벨 8

AB 휠 + 20파운드: 레벨 9

한 팔 AB 휠: 레벨 10

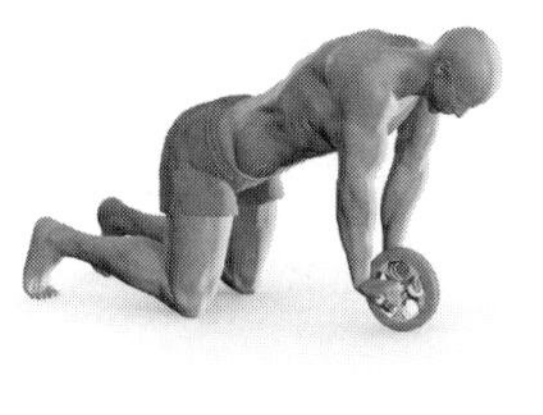
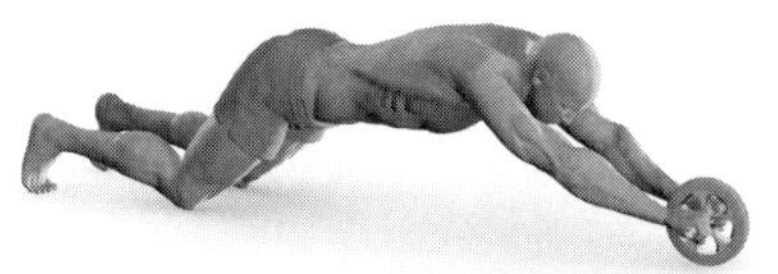
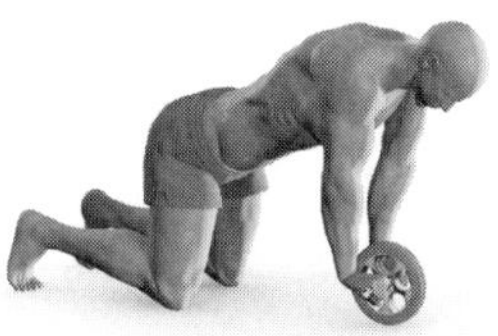

무릎 AB 휠

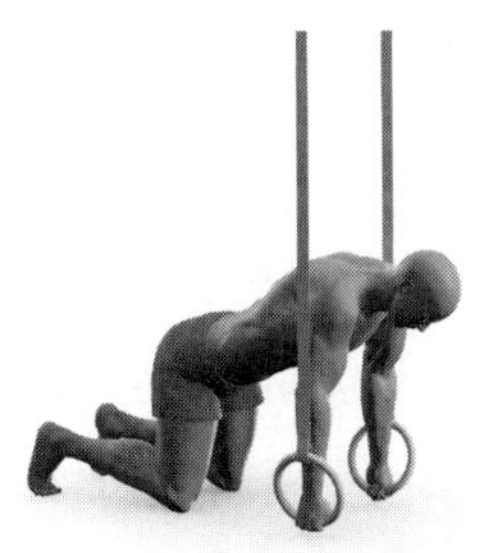
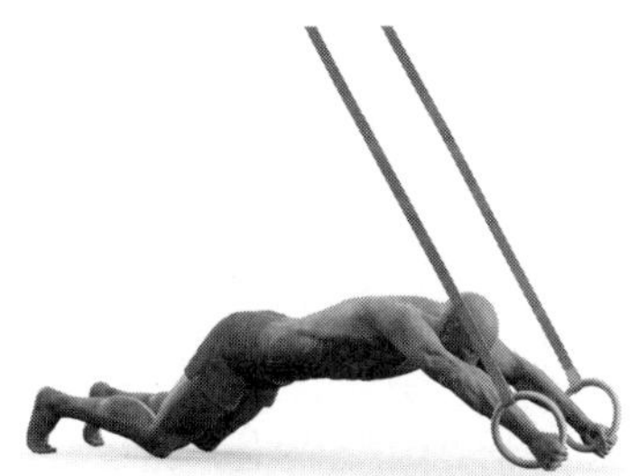
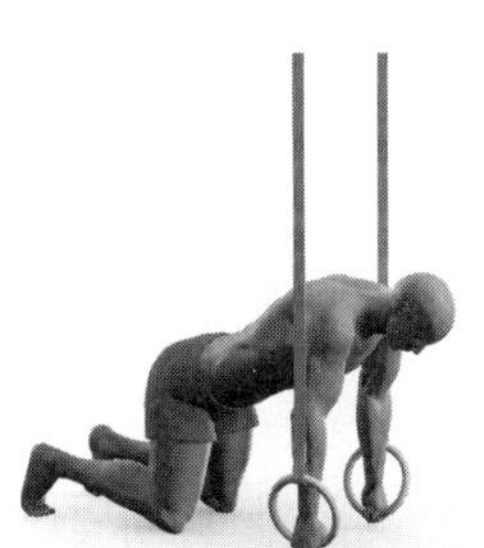

링을 이용한 무릎 AB 휠

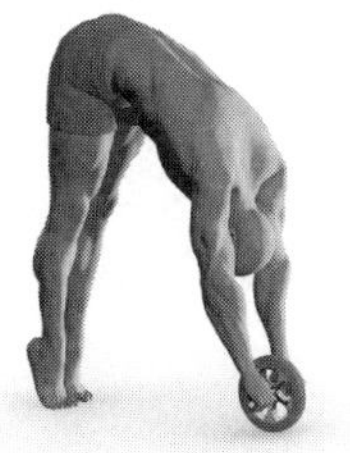
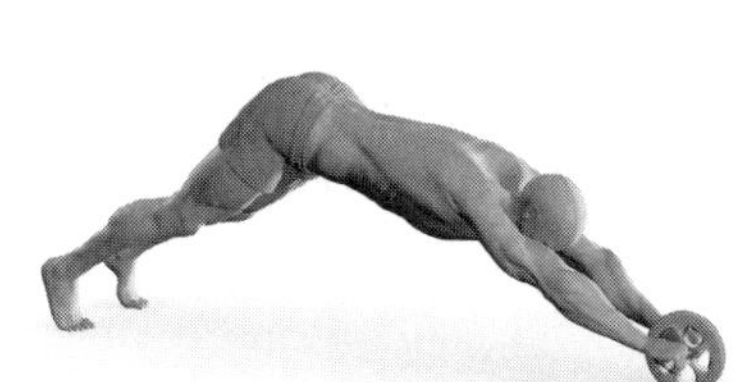
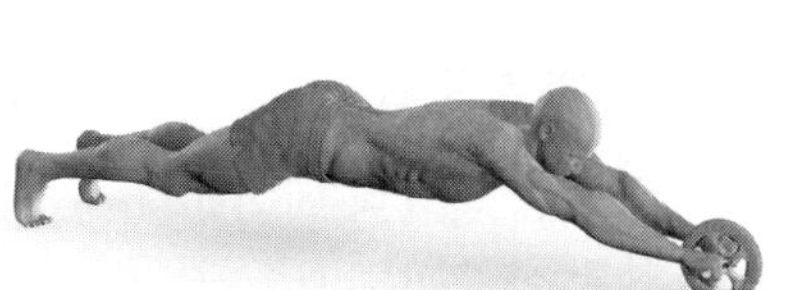
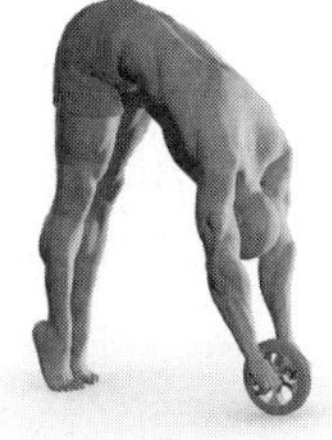

풀 AB 휠

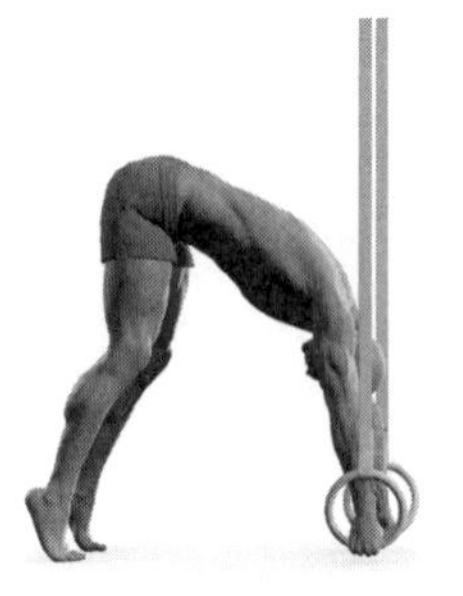
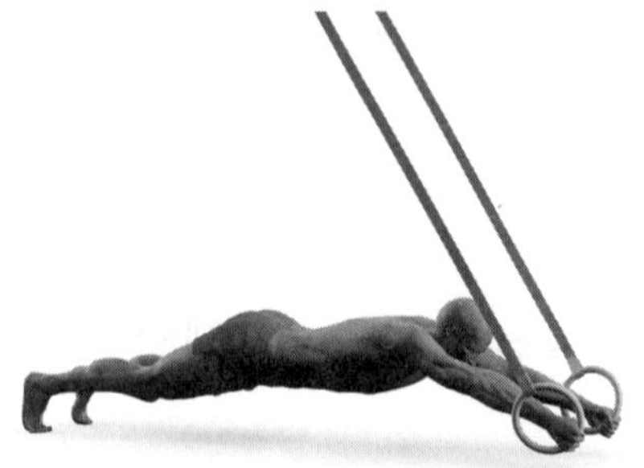
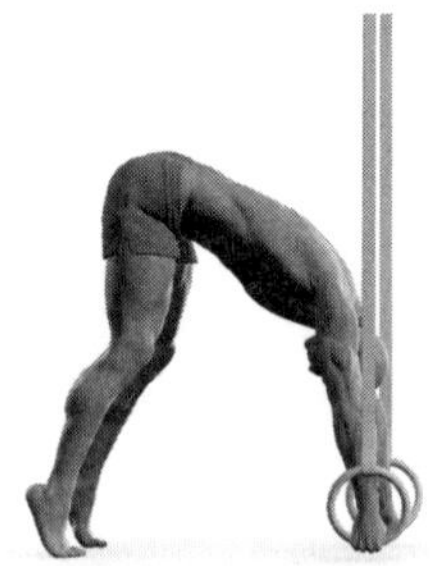

링을 이용한 풀 AB 휠

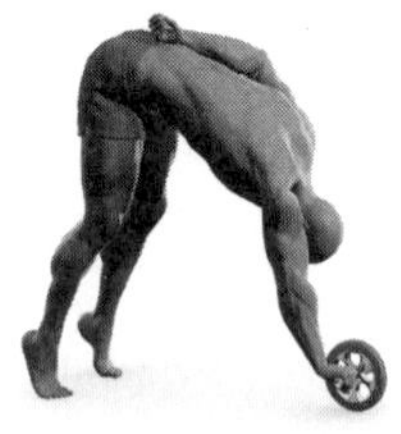
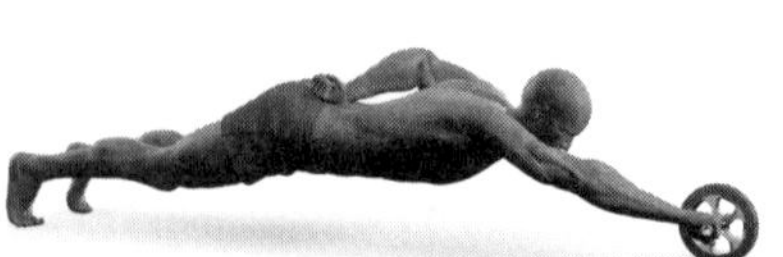

한 팔 AB 휠

견갑골의 자세: 견갑골을 아래로 내려서 앞으로 수축시킨 자세로 시작한다. 동작을 따라 움직일 때, 견갑골은 본질적으로 팔이 머리 위로 올라갈 때 위로 올라가기 시작한다. 그렇게 되는 것이 정상이다. 동작 끝부분에서 위로 올려서 앞으로 수축시킨 견갑골을 아래로 내려 앞으로 수축시켜서 동작을 완료한다.

기법: 어깨와 둔부 간의 각도를 균일하게 유지해야 한다. 손으로 AB 휠을 잡고 팔을 일직선으로 해서 파이크 자세로 시작한다. 동작 하단으로 내려갈 때 둔부를 한결같이 어깨와 같은 각도로 벌린다(어깨가 40도로 열리면, 둔부도 동일한 각도가 되어야 한다). 그러면 몸통이 지면과 평행을 이루며, 기술적으로 정확하고 난이도도 올바른 수준일 뿐만 아니라 미적으로 아름답게 보인다.

링은 AB 휠처럼 마찰이 없는 평면이기 때문에, AB 휠 대신 링을 사용해서 이 진행을 완료할 수도 있다. 링을 지면에서 더 멀리 설치하면 동작을 더 쉽게 만든다. 링을 지면에 가까이 설치하면 동작을 더 어렵게 만든다.

L-시트/V-시트/만나 진행 및 전신 운동을 병행하여 프레스를 하면 코어를 철저히 운동할 수 있다. 이 기술에 능숙한 사람들은 사전 연습 없이 AB 휠을 완료할 수 있는 것이 일반적이다. 그러나 이것은 맨몸 운동이며 직접 운동을 하면 매우 좋은 코어 운동이기 때문에 간단하게 다루는 것이 좋다.

여러 가지 진행을 사용할 수 있다. 무릎에서 올라가는 단계에 문제가 있으면, 다음 단계로 넘어가기 전에 최소 10회 반복 3세트를 수행해야 한다.

AB 휠을 사용할 때는 항상 어깨에서 기술을 시작해야 한다. 둔부와 어깨를 동시에 여는 데 초점을 맞추면 둔부를 위로 열기가 쉬워서 위로 올릴 수 있다. 어깨로 동작을 시작한다. 그래야만 둔부를 조절하여 어깨와 균일한 각도로 열 수 있다. 어깨가 동작을 개시해야 한다.

이 기술을 향상시키기 위한 여러 방법들이 있다. 그러한 방법들은 모두 효과가 있기 때문에 선호하는 것을 선택하면 된다.

- 첫 번째 방법은 발에서 이 기술을 운동하고 손으로 물체를 부딪히는 것이다. 굴러간 만큼 굴러올 수 있는 지점에 물체를 배치해야 한다. 예를 들어 동작 범위를 제한시키기 위해 벽을 사용할 수 있다. 그래서 이전에 실패하기 직전 동작 범위까지 내려갈 수 있다. 그렇게 하면 기술이 향상됨에 따라 발을 벽에서 더 멀리 떨어지게 할 수 있다.
- 차트에 6등급으로 명시되어 있는 두 번째 방법은 위쪽으로 경사진 곳에서 AB 휠을 운동하는 것이다. 그렇게 하면 위로 이동할 때 어떤 저항력이 생긴다. 경사면의 기울기는 동작 수행을 상당히 어렵게 만든다. 동작을 수행하기가 매우 힘들면, 경사도를 조정할 필요가 있다.
- 세 번째 방법은 느린 원심성 동작을 사용해서 원심성 동작을 위한 근력을 기르는 것이다. 이것은 차트에 7등급으로 명시되어 있다. 평평한 지면에서 동작을 시작해서 천천히 그리고 통제된 방식으로 차츰 확장해 나갈 수 있다. 붕괴 지점에 도달하면, 무릎으로 내려간 다음 다시 지면으로 내려가서 마무리한다. 완전히 뻗은 지점에서 다시 뒤로 당길 때, 자신을 지지할 수 있는 지점에 도달하면 무릎으로 튕겨 올려서 발로 이동해야 한다. 그렇게 하면 전체 동작을 수행할 수 있다.

부상을 주의해야 한다. AB 휠은 허리 운동이 아니다. 등에서는 어떤 영향력을 느끼지 않아야 한다. 등에서 어떤 것을 느끼면, 고관절 굴곡근(특히 대요근)은 너무 활성화되었다는 것을 나타내는 것이다. 대요근은 코어를 연결하는 체인의 일부이지만, 요추에서 기원한다. 따라서 허리에 통증이나 불편함을 느끼면, 대요근이 과다하게 활성화된 것이다. 허리에 통증이나 불편함을 느끼지 않고 진행할 수 있을 때까지 이전 진행으로 돌아가서 보강해야 한다. 마지막으로 해야 하는 것은 허리에 손상 없이 훈련을 끝내는 것이다.

AB 휠을 더욱 어렵게 만드는 방법은 여러 가지가 있다. 그러한 방법들 중 일부는 그림으로 보여 주지는 않지만 차트에는 포함되어 있다. 그중 하나는 중량조끼를 이용하는 것이다. 중량조끼가 코어 부분에 위치하기 때문에, 동작 중간에 아래로 작용하는 힘을 가한다. 따라서 코어 반대편에 너욱 많은 영향을 미친디. 20파운드를 추가하면 9등급 기술에 해당된다.

코어와 어깨의 회전과 안정성을 더 어렵게 하려면 평형 상태에서 사지를 하나씩 제거할 수 있다. 예를 들어 10등급의 AB 휠 변형은 오직 한 팔만 사용한다. 이 변형을 수행하려면 핸들 바깥쪽에 두 개의 휠이 있는 AB 휠이 필요하다. 오직 한 팔만 사용하기 때문에 원 암 푸시업과 마찬가지로 아래로 내릴 때 몸통을 따라 회전 토크가 발생된다. 체중은 한쪽 어깨에만 실린다. 그래서 동작이 더욱 어렵다. 벽, 경사, 원심성 등 두 팔로 휠을 굴리는 데 사용한 동일한 기법을 사용해서 한 팔로 휠을 굴린다.

이 기술을 수행하는 동안 중량조끼를 착용하거나 한쪽 다리를 올려서 한 팔로 휠을 구르는 동작을 더 어렵게 만들 수 있다.

특정 링 요소: Page 4, Column 5

링 정역학Rings Statics

'개인의 신체 조건에 따라 기준이 달라질 수도 있다.'

이 책 앞부분에서 이 기술의 기법을 설명했지만, 난이도 측면에서 상호 연관이 있는 부분을 여기에 다시 설명한다.

링 외회전 L-시트: 레벨 5

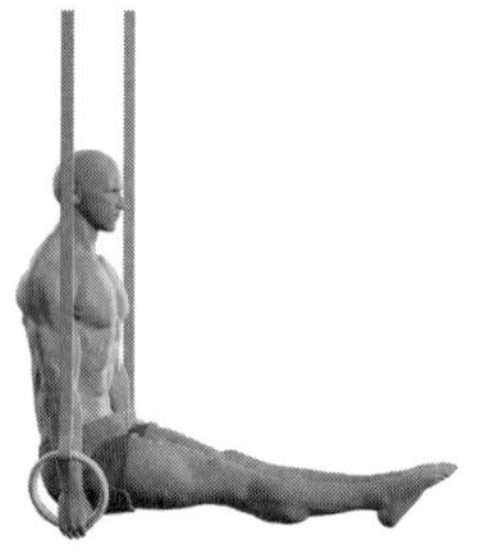

링 외회전 스트래들 L-시트: 레벨 6

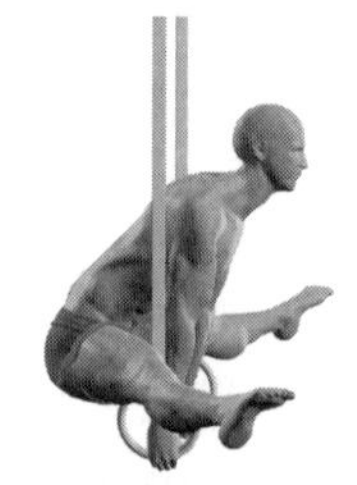

백 레버: 레벨 7

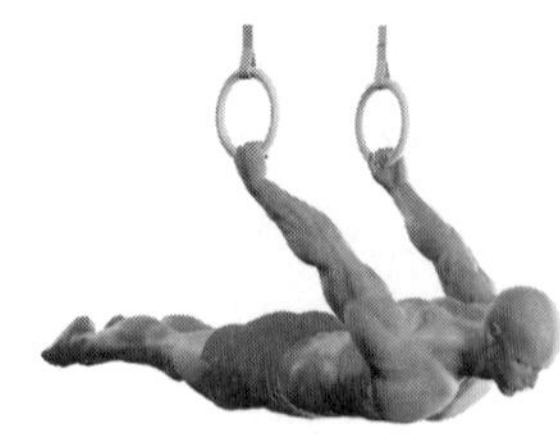

프론트 레버: 레벨 8

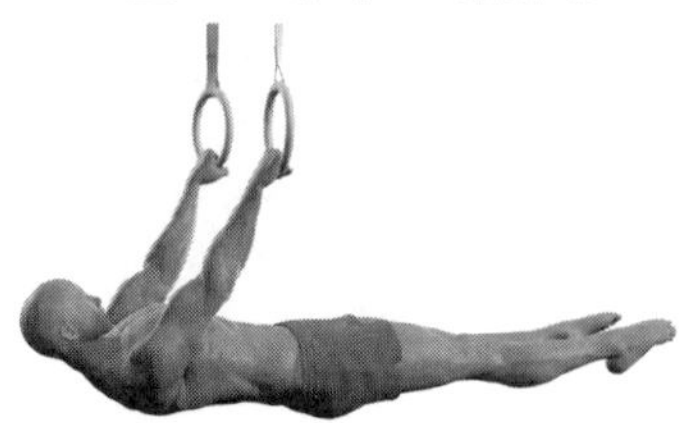

링 90-도 V-시트: 레벨 9

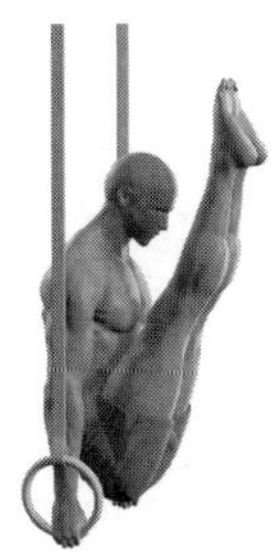

십자버티기/스트래들: 레벨 10

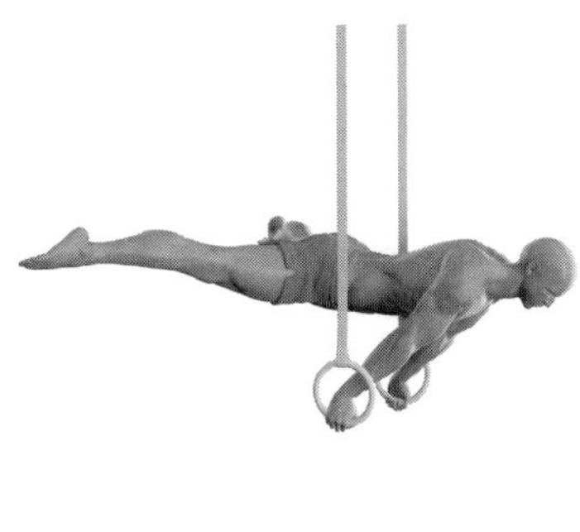

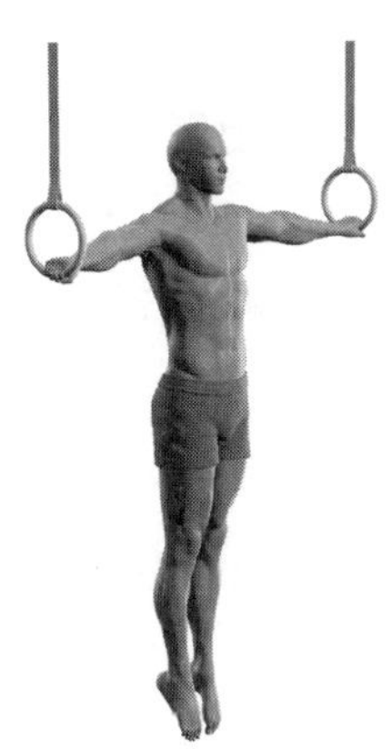

풀 플렌체: 레벨 14

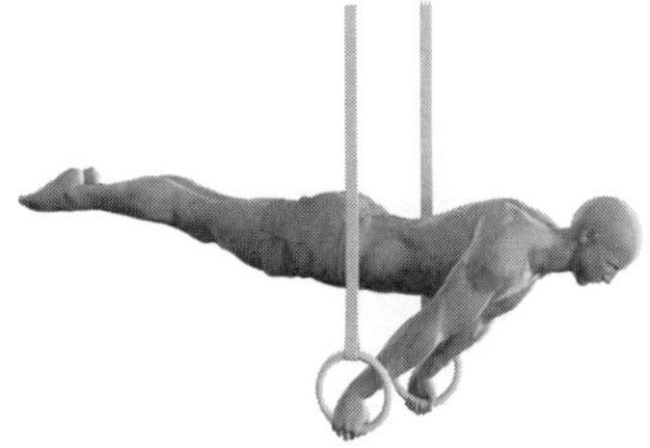

인버티드 크로스: 레벨 16

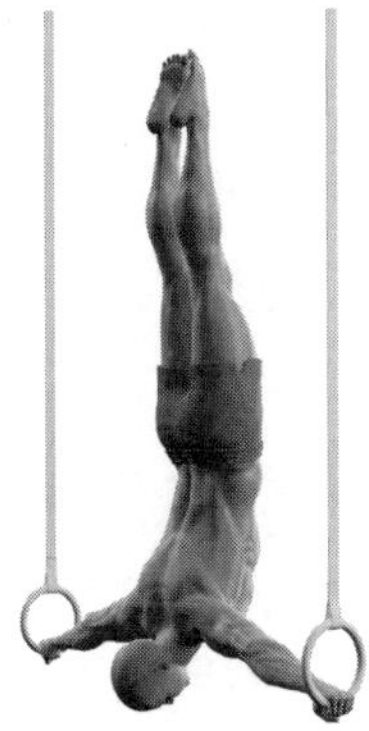

링 키핑Rings Kipping Skills: Page 4, Column 6

링 키핑 기술은 체조 점수표에서 직접 인용한 것이다. 키핑 진행은 근력 기반 기술이라기보다는 약간 기술 기반 기술에 가깝다. 몇 가지 이유로 『오버커밍 그라비티』에 이들을 포함시켰다.

- 첫째, 키핑 기술은 양호한 신체 자세와 그에 따른 신체적 감각을 필요로 한다. 최종 자세를 안정화시키려면 상당한 양의 근력이 필요하며, 이것이 근력을 기르는 데 도움이 된다. 이들 기술 중 일부는 직접 근력 운동으로 전환될 수 있다. 이것은 등척성 자세에서 근력을 발달시키지만 이러한 자세에 들어가고 나오는 운동으로도 근력을 발달시킨다는 것을 의미한다. 이것은 엘리트 수준의 링 근력 운동에 중요하다.
- 둘째, 루틴이나 순서에 이러한 기술들을 쉽게 통합할 수 있으며, 이것이 고급 근력을 발달시키는 방법이다.
- 셋째, 이러한 기술들을 배우는 것은 재미있다! 더 이상의 설명이 필요 없다.

이러한 기술들을 배우기 시작할 때, 링을 낮추어야 한다. 그래서 일어설 때 어깨 높이 또는 그보다 약간 낮아야 한다. 동적 동작으로 링 위에서 이러한 기술들을 수행할 때, 링은 본질적으로 불안정하다. 그렇기 때문에 지지 자세를 유지하지 못할 수 있다. 링이 너무 높으면, 지면에 발이 닿지 않아서 어깨 부상을 입기 쉽다.

키핑 → 지지 자세: 레벨 6

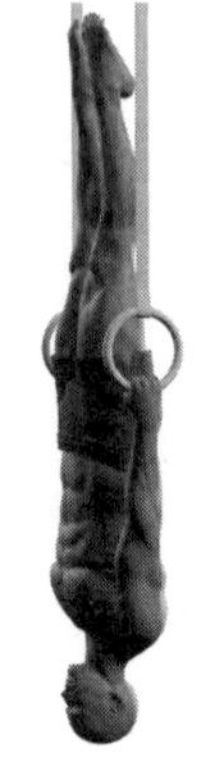
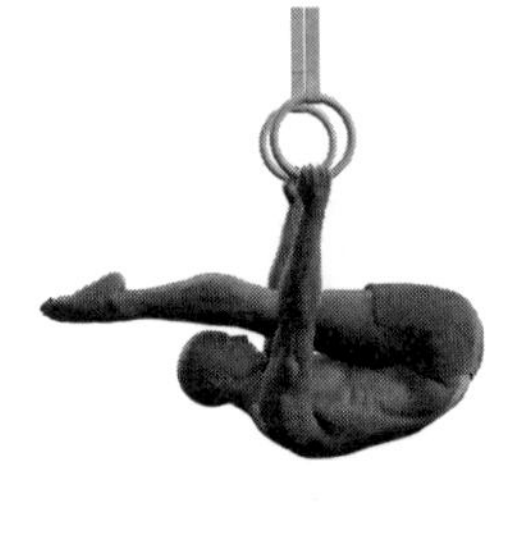
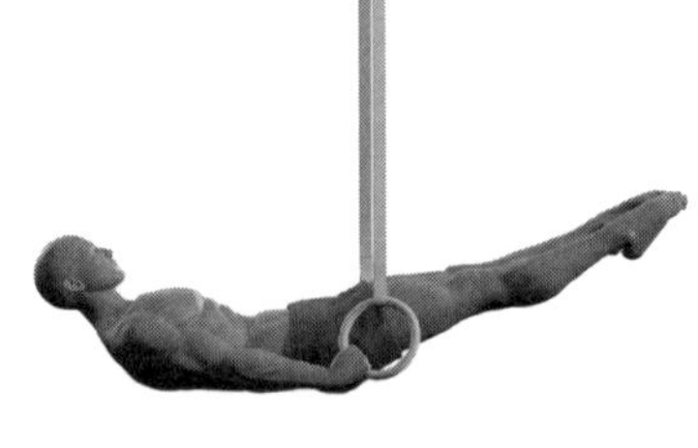
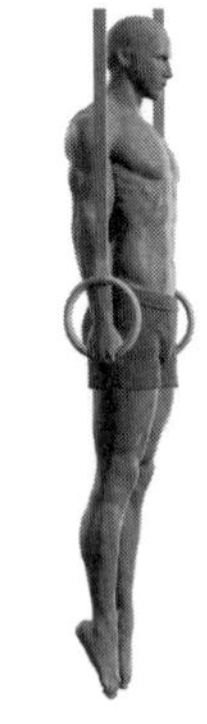

견갑골의 자세: 인버티드 행에서 견갑골은 아래로 내려오고 인버티드 파이크 자세로 들어갈 때 이완된다. 키핑 동작을 수행하는 동안 견갑골을 아래로 내려서 뒤로 수축시킨 채 지지 자세로 들어간다. 지지 자세에서 견갑골은 아래로 내려가서 중립 자세가 된다.

기법: 키핑 → 지지 자세는 링 위로 올라가는 기본 방법 중 하나이다. 이 기술을 시작하는 방법에는 두 가지가 있다. 고전적인 방법은 인버티드 행에서 시작해서 재빨리 인버티드 파이크 자세로 들어간 다음 이 기술을 수행한다. 대안 방법은 인버티드 자세에서 바로 차 올리는 것이다. 여기에서는 인버티드 파이크 자세에서 시작하는 것만 설명한다. 이 기술에서 매달리는 부분에 문제가 있으면, 거꾸로 매달린 자세로 시작해서 인버티드 파

이크로 전환하면 신체가 마치 스프링처럼 작동하기 때문에 폭발적인 파워를 발생시키는 데 도움이 된다. 이에 대한 대안은 다음과 같다.

- 폴스 그립을 사용할 수도 있다. 폴스 그립을 사용하면 동작이 더 쉽다. 동작을 수행하는 동안 손을 위로 올리면 폴스 그립을 하지 않고도 기술을 수행할 수 있다. 폴스 그립으로 시작해서 폴스 그립을 하지 않는 동작으로 진행한다.
- 인버티드 파이크에서 수직면과 수평면 사이에서 약 45도 전방으로 완전히 열릴 때까지 둔부를 빠르게 내민다. 그렇게 하면 신체에 상향 추진력이 발생되어 링 위로 올라갈 수 있다. 또한 회전력을 발생시켜서 신체를 지지 자세로 회전시킨다.
- 둔부가 열리기 시작하고 신체가 상향 추진력을 얻자마자 하향 및 후방으로 링에 힘을 가한다. 그렇게 하면 팔을 똑바로 유지한 채 링을 재빨리 밀어서 손바닥의 새끼손가락 쪽으로 완전히 힘을 가하는 것처럼 느낀다. 어깨를 확장시키면 링에 힘을 가하게 되는데, 이것은 신체의 회전축처럼 작용한다. 손을 회전축으로 하는 추진력에 의해 신체가 링 위로 올라간다. 손에 충분한 힘을 주지 않으면, 신체가 링 위로 올라갈 수 없다.
- 링 위로 회전할 때, 안쪽으로 힘을 가해서 링을 안정시키고 동작 상단에 도달할 때 링을 제어한다. 동작이 적절하게 실행되면, 팔을 똑바로 고정시킨 채 지지 자세를 취해야 한다.

처음에는 대부분의 사람들이 팔을 굽히게 되며, 링이 안정되면, 링 딥 중간 또는 하단 자세를 취한다. 이 문제를 교정하려면, 폭발적인 파워를 발생시키는 동시에 링을 미는 데 집중해야 하며, 위로 올라갈 때 팔을 굽히지 않아야 한다. 일단 이 기술의 매달리기 자세에 들어가기 시작하면, 일반적으로 머슬업 전환 단계나 딥 자세의 하단 부분에 들어가게 된다. 이것은 일반적으로 적어도 다음과 같은 문제가 있음을 의미한다. 첫째, 링을 통해 충분한 힘을 발휘하지 못했을 수도 있다. 둘째, 인버티드 파이크 자세로 들어가는 폭발력이 부족했을 수도 있다. 셋째, 이 동작에 수반되는 첫 번째와 두 번째 요소들이 결합되어 작용했을 수도 있다.

계속 연습을 해야 한다! 여전히 문제가 심각하면, 이 기술을 수행하는 방법을 잘 알고 있는 사람이나 지도 경험이 있는 사람들의 조언을 구하기 바란다. 충분히 연습하면 이 기술을 달성할 수 있을 것이다.

이 기술은 체조 점수표에서 A등급 기술이다.

백 키핑 → 지지 자세: 레벨 7

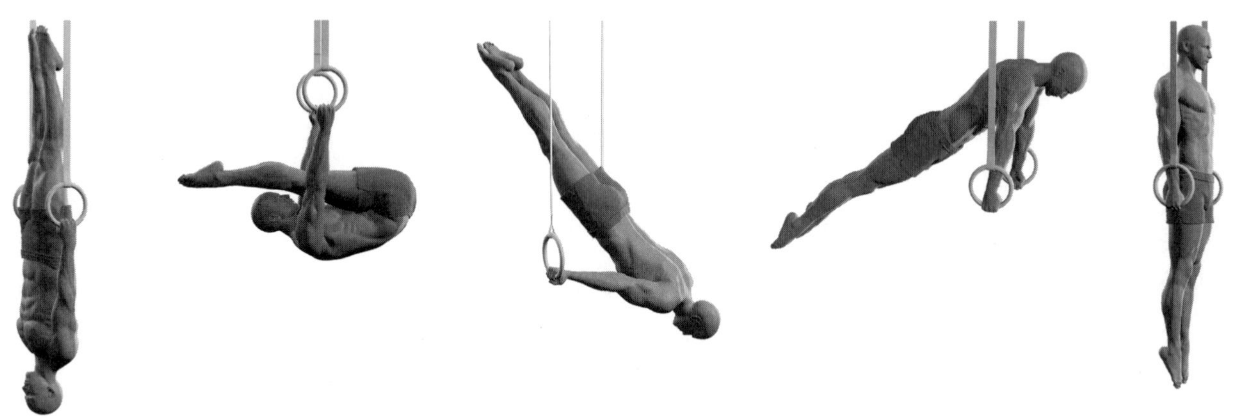

견갑골의 자세: 인버티드 행에서 견갑골은 아래로 내려오고 인버티드 파이크 자세로 들어갈 때 이완된다. 키핑 동작을 수행하는 동안 견갑골을 아래로 내려서 앞으로 수축시킨 채 지지 자세로 들어간다. 지지 자세에서 견갑골은 아래로 내려가서 중립 자세가 된다.

기법: 뒤로 차 올려서 지지 자세로 들어가는 것은 키핑 → 지지 자세의 반대 방향으로 움직인다. 45도 각도로 다리를 전방으로 차면서 신체를 위로 올려서 일직선이 되게 하는 대신, 45도 각도로 다리를 후방으로 차면서 발뒤꿈치가 머리 위로 회전해서 지지 자세로 들어간다.

- 폴스 그립으로 시작하는 것이 좋다. 폴스 그립을 사용하면 동작이 더 쉽다. 그러나 동작을 수행하는 동안 손을 위로 올리면 폴스 그립을 하지 않고도 기술을 수행할 수 있다.
- 인버티드 파이크에서 수직면과 수평면 사이에서 약 45도 전방으로 완전히 열릴 때까지 둔부를 빠르게 내민다. 그렇게 하면 신체에 상향 추진력이 발생되어 링 위로 올라갈 수 있을 뿐만 아니라 후방 추진력도 발생된다. 신체가 추진력을 얻고 둔부가 열리자마자 링 위에서 전진력(前進力)을 가한다.
- 이 시점에서 분명 거의 거꾸로 뒤집어진다. 빠르고 강하게 링을 전방으로 미는 동시에 둔부 쪽으로 당긴다. 이상적인 것은 바지 뒷주머니 부위에 링을 유지하는 것이다.
- 둔부가 열린 후 링을 안쪽 전방으로 당기면, 상향 및 후방 추진력을 얻을 수 있다. 거기에서 링을 유지한다(이 기술로 진행할 때, 팔을 일직선으로 유지하면서 손을 전방에서 둔부로 이동시킬 수 있다). L-시트 자세로 기술을 마무리한다. 이 기술은 체조 점수표에서 A등급 기술이다.

스트레이트 암, 키핑 → L-시트: 레벨 9

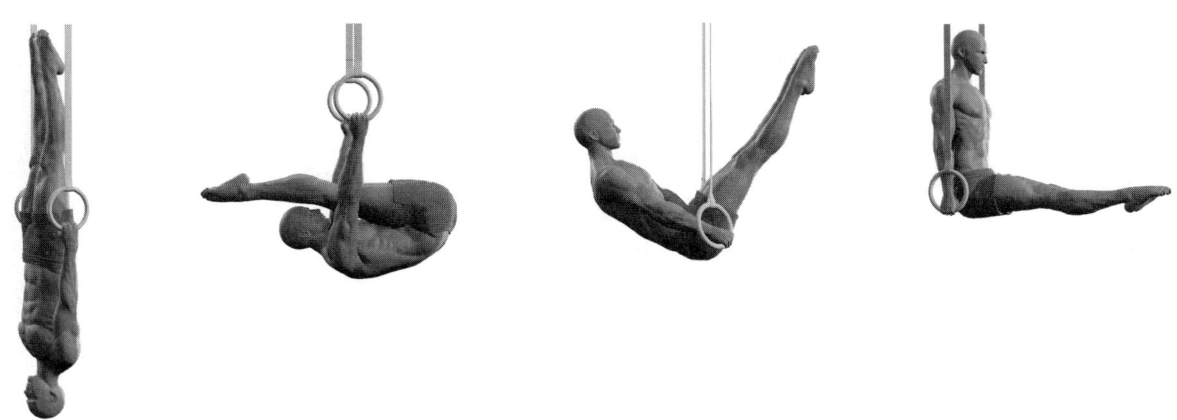

견갑골의 자세: 인버티드 행에서 견갑골은 아래로 내려오고 인버티드 파이크 자세로 들어갈 때 이완된다. 키핑 동작을 수행하는 동안 견갑골을 아래로 내려서 앞으로 수축시킨 채 지지 자세로 들어간다. 지지 자세에서 견갑골은 아래로 내려가서 중립 자세가 된다.

기법: 이 기법은 정확히 이전 기술과 동일하다. 인버티드 파이크 자세에서, 폭발적으로 둔부를 열어서(완전히 열지는 않는다) L-시트 자세를 유지한다. 이 동작이 빠를수록 기술이 더 쉬워진다. 동시에 링 위에서 후진력(後進力)을 가하면 손을 회전시켜서 L-시트 자세로 들어갈 수 있다.

스트레이트 암 키핑 투 L-시트SA Kip to L-Sit는 차올리는 추진력으로 지지 자세에 들어가며, 지지 자세에 도달하기 전에 L-시트 자세를 취하기 때문에 난이도가 높아진다. 기술이 L-시트 자세에서 마무리되기 때문에, 처음 인버티드 파이크 행에서 상당한 추진력을 만들어야 하며 팔을 직선으로 유지한 채 강력하게 뒤로 당겨서 링 위로 올라가야 한다.

이 기술에서 가장 어려운 부분은 팔을 일직선으로 해서 전체 동작을 수행하는 것이다. 또한, 다리가 지면과 평행선 아래로 떨어지지 않고 L-시트 자세로 마무리해야 한다. 그래서 비슷한 키핑 → 지지 자세 기술은 단지 6등급으로 평가되어 있지만, 이 기술은 9등급으로 평가되어 있다.

이 기술을 수행하는 데 상당한 근력이나 기술을 요하지 않기 때문에 체조 점수표에는 쉬운 B등급 기술 중 하나로 명시되어 있다. 두 기술을 잘 조합하면 이 기술을 정확하게 수행할 수 있다. 이것은 대부분의 연습생들이 달성하는 첫 번째 B등급 기술이다.

스트레이트 암 백 키핑 → 지지 자세: 레벨 10

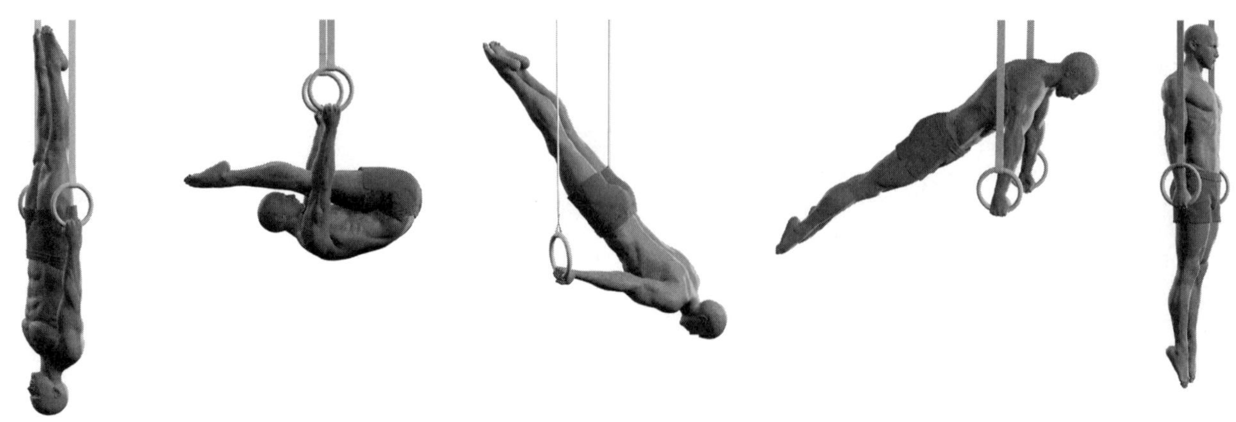

견갑골의 자세: 인버티드 행에서 견갑골은 아래로 내려오고 인버티드 파이크 자세로 들어갈 때 이완된다. 키핑 동작을 수행하는 동안 견갑골을 아래로 내려서 앞으로 수축시킨 채 지지 자세로 들어간다. 지지 자세에서 견갑골은 아래로 내려가서 중립 자세가 된다.

기법: 인버티드 파이크 자세에서 둔부가 완전히 열릴 때까지 재빨리 확장시킨다. 발가락이 후방으로 45도를 향해야, 상향 추진력을 발생시켜서 링 위로 올라갈 수 있다. 둔부가 열리기 시작하고 상향 추진력을 얻자마자 링 위에 전진력(前進力)을 가한다. 이 시점에서 분명 거의 거꾸로 뒤집어진다. 빠르고 강하게 링을 전방으로 미는 동시에 둔부 쪽으로 당긴다. 이상적인 것은 바지 뒷주머니 부위에 링을 유지하는 것이다(팔이 길면 링이 무릎에 더 가까워질 수도 있다).

스트레이트 암 백 키핑 → 지지 자세(SA Back Kip to Support) 기술은 팔을 일직선으로 유지하는 것을 제외하면 백 키핑 → 지지 자세와 유사한 방법으로 실행된다. 이 방법을 사용하면 신체를 회전시키는 횡력$_{lever\ arm}$이 늘어나기 때문에 기술 수행에 더 많은 파워를 필요로 한다. 이 기술에서 어려운 부분은 팔을 일직선으로 해서 전체 동작을 수행하는 것이다. 그래서 이 기술은 6등급의 키핑 → 지지 자세와 유사하지만 10등급으로 평가되어 있다.

이 기술은 체조 점수표에서 B등급 기술이다.

백 키핑 → 핸드스탠드: 레벨 11

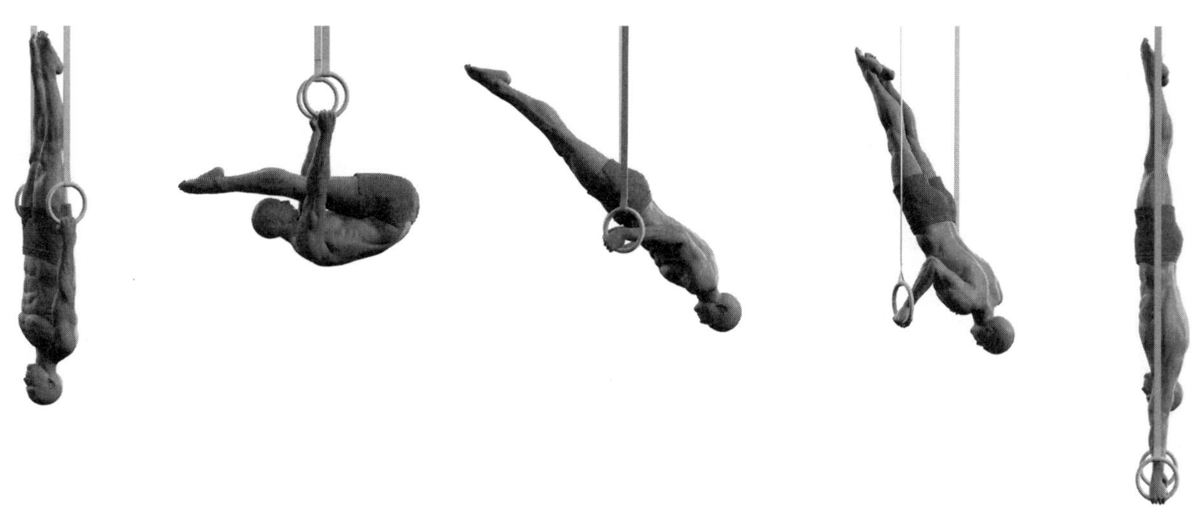

견갑골의 자세: 인버티드 행에서 견갑골은 아래로 내려오고 인버티드 파이크 자세로 들어갈 때 이완된다. 키핑 동작을 수행하는 동안 견갑골을 아래로 내려서 앞으로 수축시킨 다음 숄더스탠드 자세로 들어간다. 이 시점에 견갑골을 위로 올려서 핸드스탠드 자세로 들어간다.

기법: 백 키핑 → 핸드스탠드는 본질적으로 두 단계 기술이다. 첫 번째 단계(키핑)는 인버티트 파이크 또는 인버티드 행 자세로 시작해서 발로 차서 곧바로 숄더스탠드 자세로 들어간다. 거기에서 두 번째 단계(핸드스탠드)로 들어간다.

이 기술에서 발로 차는 한 가지 변화는 둔부 추진력이다. 이전의 전/후방 키핑 기술처럼 전/후방 45도 각도 대신, 둔부를 이용해서 상향으로 똑바로 추진력을 조정해야 한다.

또한, 팔은 숄더스탠드 자세가 되어야 한다. 다른 기술과 달리, 발차기를 시작한 직후 손을 겨드랑이로 당겨야 한다. 이것은 손을 둔부 쪽 전/후방으로 당기는 다른 진행과는 대조적이며, 숄더스탠드 자세로 들어가서 안정된 다음 밀어 올린다.

이 기술은 체조 점수표에서 B등급 기술이다.

스트레이트 암 키핑 → V-시트/키핑 → 크로스 또는 L-시트 크로스: 레벨 13

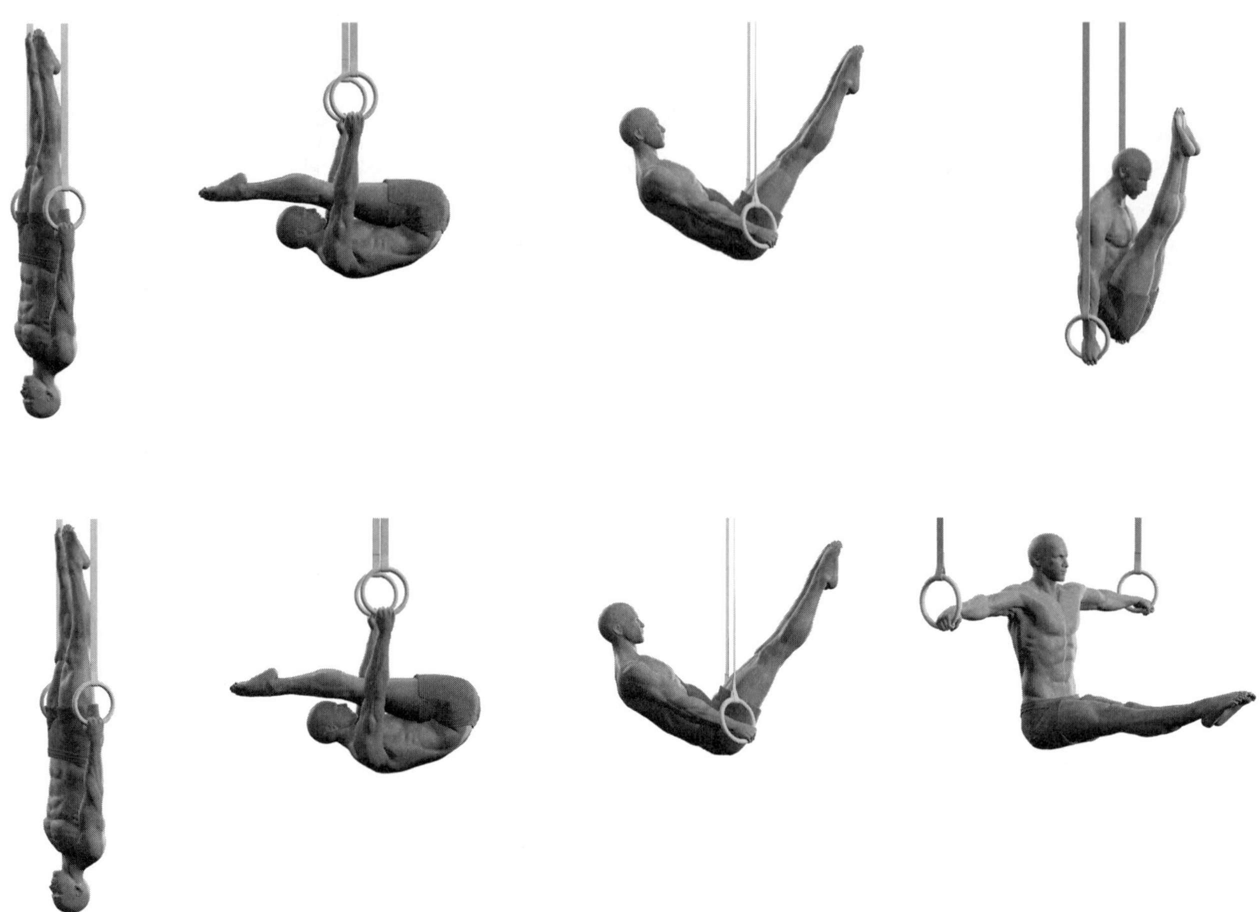

견갑골의 자세: 인버티드 행에서 견갑골은 아래로 내려오고 인버티드 파이크 자세로 들어갈 때 이완된다. 키핑 동작을 수행하는 동안, 견갑골을 아래로 내려서 뒤로 수축시킨 채 V-시트와 L-크로스 자세로 들어간다. 그런 다음 아래로 내려서 중립 자세에서 마무리한다.

스트레이트 암 키핑 → V-시트는 스트레이트 암 키핑 → L-시트보다 한 단계 위다. 짧은 시간에 둔부로 더 많은 파워를 만들어야 효과적으로 V-시트 자세로 들어갈 수 있다.

키핑에서 크로스나 L-시트로 들어가는 것은 이 기술의 동적 부분을 근력 유지 자세로 전환시키는 것이다. 처음에는 둔부를 폭발적으로 사용해서 기술로 들어간 다음 팔을 곧게 펴고 내리면서 크로스 자세로 들어갈 수 있다. 그러나 결국 매우 강해져서 발차기로 직접 크로스 자세로 들어가야 한다.

이 기술의 핵심은 단순히 크로스 자세로 회전시키는 데 필요한 힘을 가늠하는 방법을 배운 다음, 정확히 크로스 머슬(크로스를 먼저 달성한 것으로 가정한다)을 이용하는 것이다. 최소 5초 동안 크로스를 유지할 수 있을 때까지 이 기술을 시도해서는 안 된다. 크로스를 5초 이상 유지하지 못하면 기술에서 발생되는 추진력이 어깨를 손상시킬 수 있다.

이 기술은 체조 점수표에서 C등급 기술이다.

백 키핑 → 크로스 또는 L-시트 크로스: 레벨 14

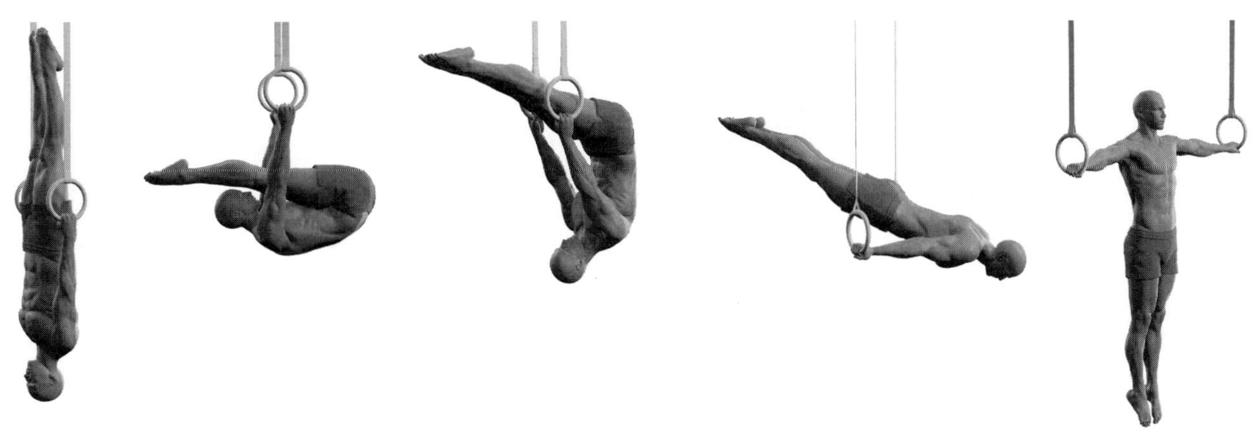

견갑골의 자세: 인버티드 행에서 견갑골은 아래로 내려오고 인버티드 파이크 자세로 들어갈 때 이완된다. 발차기 동작을 수행하는 동안 견갑골을 아래로 내리고 앞으로 수축시킨다. 그런 다음 위로 밀어서 크로스 자세로 들어갈 때 신속하게 견갑골을 아래로 내려서 중립 자세로 들어간다.

기법: 이 기술은 후방으로 발차기하는 것을 제외하면 후방 키핑 → 크로스 자세와 유사하다. 키핑에서 크로스나 L-크로스로 들어가는 것은 이 기술의 동적 부분을 근력 유지 자세로 전환시키는 것이다. 처음에는 둔부를 폭발적으로 사용해서 기술로 들어간 다음 팔을 곧게 펴고 내리면서 크로스 자세로 들어갈 수 있다. 그러나 결국 매우 강해져서 발차기로 직접 크로스 자세로 들어가야 하다.

이 기술의 핵심은 단순히 크로스 자세로 회전시키는 데 필요한 힘을 가늠하는 방법을 배운 다음, 정확히 크로스 버틀(크로스를 먼저 달성한 것으로 가정한다)을 이용하는 것이다. 최소 5초 동안 크로스를 유지할 수 있을 때까지 이 기술을 시도해서는 안 된다. 그렇지 않으면 이 기술에서 발생되는 추진력이 어깨나 팔꿈치에 손상을 줄 수 있다.

이 기술은 체조 점수표에서 C등급 기술이다.

백 키핑 → 스트래들 플렌체: 레벨 15

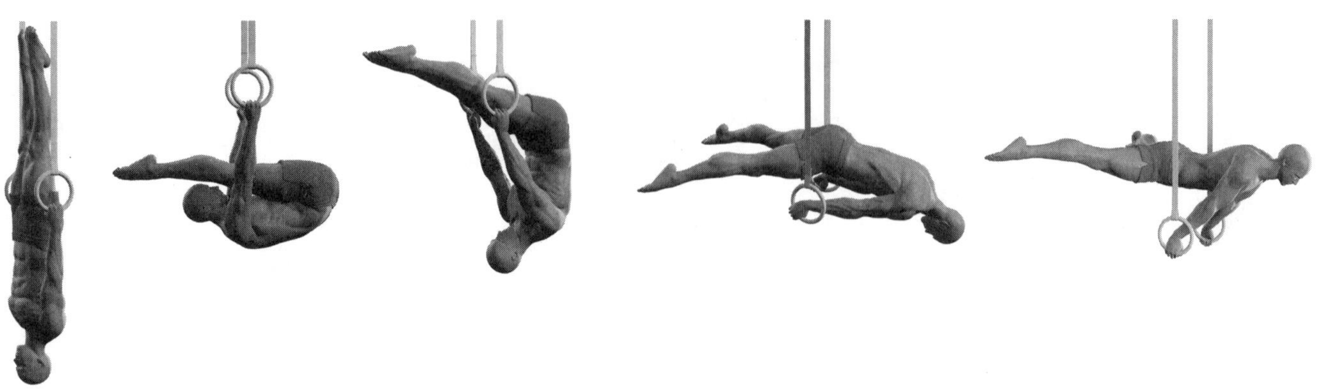

견갑골의 자세: 인버티드 행에서 견갑골은 아래로 내려오고 인버티드 파이크 자세로 들어갈 때 이완된다. 키핑 동작을 수행하는 동안 견갑골을 아래로 내려서 앞으로 수축시킨 다음 스트래들 플렌체 자세로 들어간다.

기법: 백 키핑으로 스트래들 플렌체 자세로 들어가는 것은 이전 키핑 기술보다 둔부를 수직으로 더 많이 열어 준다. 이를 염두에 두고 둔부를 링 위로 올려서 유지한 채 어깨로 스트래들 플렌체 자세로 들어간다. 발이 링을 통과한 후에 다리를 벌려야 한다. 그렇지 않으면 스트랩에 부딪혀서 떨어진다.

이 기술은 약간 회전시키는 것을 제외하면 백 키핑 → 핸드스탠드와 매우 유사하다. 이 기술은 먼저 숄더 스탠드 자세를 취한다고 생각하면 된다. 그런 다음 다리가 아래로 회전될 때 팔을 똑바로 밀어 올리고 근력을 사용해서 이 기술을 유지한다.

이 기술은 체조 점수표에서 C등급 기술이다.

링 펠지 기술Rings Felge Skills: Page 4, Column 7

링 펠지 기술은 링에서 수행되는 일련의 전/후방 회전으로 지지 자세나 다양한 근력 기술로 들어가는 것이다. 이 기술을 루틴에 포함시키면 단지 보여 주는 것 이상으로 수행이 매우 즐거워진다.

턱 자세를 사용하는 이 기술의 변형은 너무 쉽고 미적으로도 좋지 않기 때문에 여기에 포함되지 않았다. 그러나 파이크 자세로 진행하기 전에 턱 자세에서 이 기술들을 항상 배울 수 있다. 처음에 파이크나 스트레이트 바디 변형이 너무 어려우면 이 기술을 고려해 보기 바란다.

이러한 기술들을 시작할 때, 링을 낮추어야 한다. 그래서 일어설 때 어깨 높이가 되어야 한다. 이 동작들의 본질적인 특성 때문에, 링의 자연스러운 불안정으로 인해 지지 자세에서 이탈될 수 있다. 링이 너무 높으면, 지면에 발이 닿지 않아서 어깨 부상을 입기 쉽다.

링 펠지 기술은 키핑 기술이라기보다 근력 기반 운동이다. 전방 회전 및 후방 회전으로 지지 자세로 들어가는 턱 변형이 차트에는 포함되지 않았지만, 이에 해당하는 파이크보다는 한 단계 더 쉽다.

전방 회전 → 지지 자세: 레벨 6

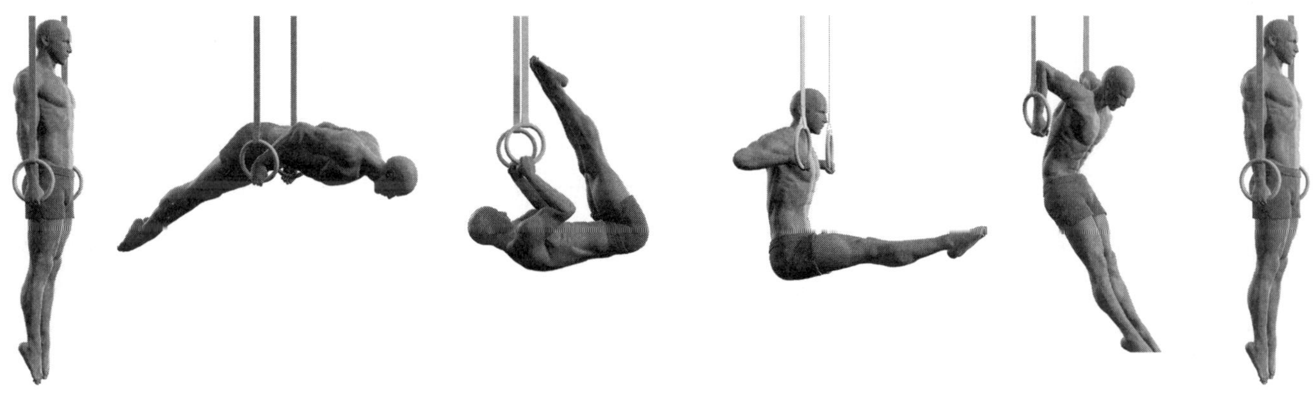

견갑골의 자세: 견갑골을 아래로 내려서 지지 자세로 들어간다. 회전을 할 때, 견갑골을 내린 채 유지하고 동작을 수행하면서 전방 수축에서 후방 수축으로 전환한다. 다시 지지 자세로 돌아갈 때 중립 자세로 전환한다.
기법: 지지 자세에서 이 기술을 시작한다. 지지 자세에서 둔부를 약간 올리고 전방으로 기울인다. 전방으로 회전할 때 파이크 자세를 유지하고, 손을 폴스 그립으로 전환해서 다시 잡는다. 둔부가 계속 머리 위에 유지되는 동안, 파이크 자세를 유지하며, 둔부를 아래로 내린다. 동시에 팔을 최대한 굽히고 링 사이로 상체를 내민다. 상체가 풀업 자세 상단에 도달하면, 둔부를 약간 아래로 내린다. 이 추진력으로 신체에 힘을 가해서 머슬업 단계의 전환 부분으로 들어간다. 둔부의 추진력을 이용해서 링을 열고 밀어서 지지 자세로 마무리한다.

이 기술에서 범하는 한 가지 일반적인 실수는 전방으로 회전할 때 폴스 그립으로 전환하지 못하는 것이다. 그럴 경우, 전방으로 천천히 회전하는 것을 연습하거나, 파트너의 도움을 받아서 폴스 그립으로 전환할 때 자세 교정을 한다.

또 다른 일반적인 실수는 회전할 때 파이크 자세를 취하지 못하는 것이다. 복부를 이용해서 파이크 자세를 유지해야 한다. 전환 단계를 통과하는 데 기술이 부족하면 도움을 받는 것은 중요하다. 정확하게 실행하면,

이 기술은 머슬업보다 적은 근력으로 수행될 수 있다.

이 기술은 체조 점수표에서 A등급 기술이다.

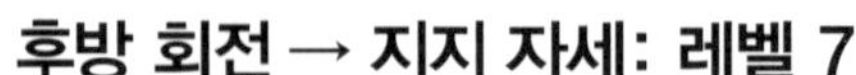

후방 회전 → 지지 자세: 레벨 7

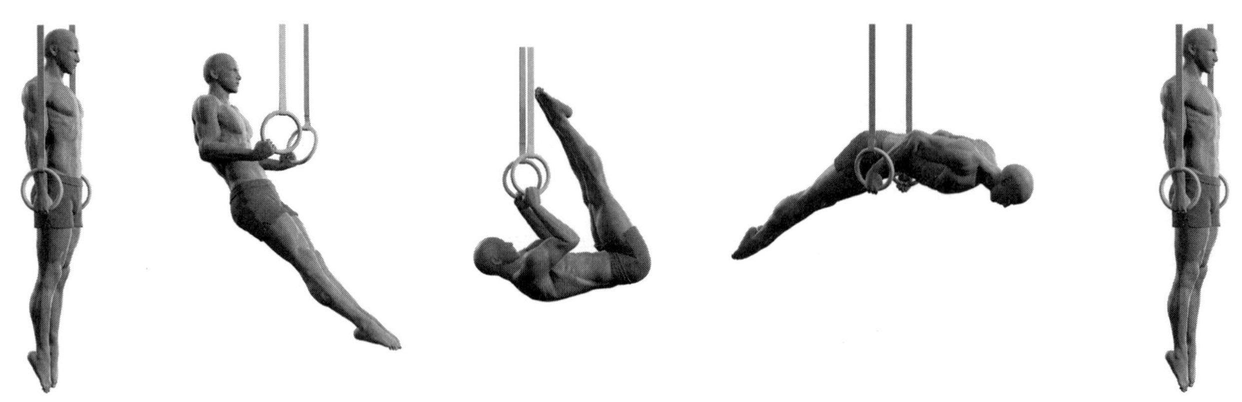

견갑골의 자세: 견갑골을 아래로 내려서 지지 자세로 들어간다. 회전을 할 때, 견갑골을 아래로 내린 채 유지하고 동작을 수행하면서 전방 수축에서 후방 수축으로 전환한다. 다시 지지 자세로 돌아갈 때 중립 자세로 전환한다.

기법: 지지 자세에서 이 기술을 시작한다. 이전 기술과 마찬가지로, 뒤로 회전해서 인버티드 행 자세로 들어갈 때, 손을 폴스 그립으로 전환해야 한다. 뒤로 떨어지기 시작할 때 파이크 자세를 취해야 한다. 파이크 인버티드 행 자세로 들어갈 때, 백 키핑과 유사하게 둔부로 추진력을 발생시켜서 지지 자세로 들어갈 수 있다. 이것이 바람직하지는 않지만, 처음 이 기술을 배울 때 정확한 기술로 들어가기 전에 사용할 수 있다. 이두근을 강하게 비틀어서 둔부를 높이 유지하고 위로 회전하면서 지지 자세로 들어간다.

이것은 회전 기술이기 때문에 후방으로 회전하면서 지지 자세로 들어갈 때 발생되는 추진력으로 수행되어야 한다. 회전을 하면서 인버티드 파이크 자세로 들어갈 때 둔부를 여는 동시에 손을 전방으로 밀어서 둔부 쪽으로 당긴다. 원하는 경우 신체를 일직선으로 해서 후방으로 회전할 수도 있다. 인버티드 파이크 자세로 바로 들어가면 회전 추진력이 좀 더 많이 발생된다.

회전 추진력이 이미 발생되었기 때문에, 둔부 쪽으로 손을 밀어서 상향 추진력만 추가하면 된다. 그렇게 하면 회전할 때 다시 링 위로 올라가고 똑바로 선 자세에서 마무리된다.

이 기술은 체조 점수표에서 A등급 기술이다.

전방 회전 → 지지 자세: 레벨 9

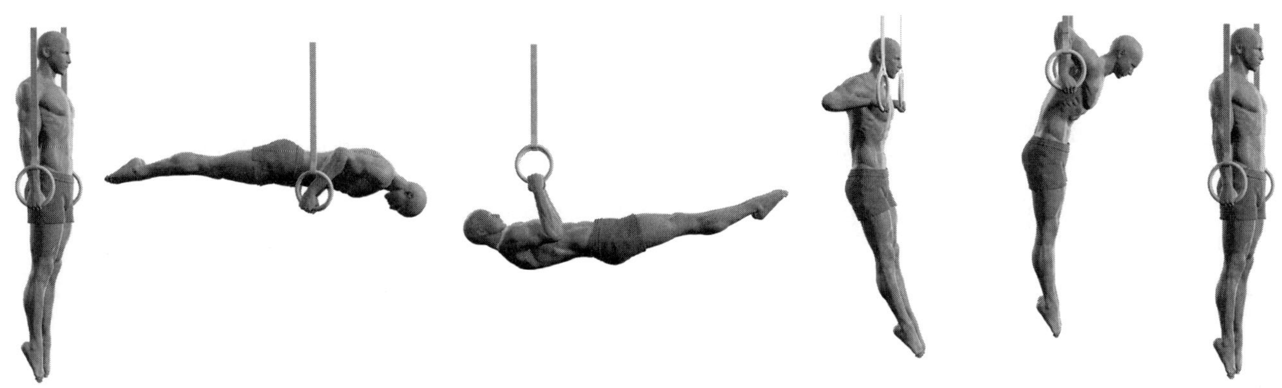

견갑골의 자세: 견갑골을 아래로 내려서 지지 자세로 들어간다. 회전을 할 때, 견갑골을 내린 채 유지하고 동작을 수행하면서 전방 수축에서 후방 수축으로 전환한다. 다시 지지 자세로 돌아갈 때 중립 자세로 전환한다.

기법: 이 기술의 경우, 신체를 일직선으로 해서 전방으로 회전한다. 숄더스탠드 자세로 들어가기 전에 어깨를 아래로 내리고 시작해야 한다. 그렇지 않으면 통제력을 상실해서 떨어질 수 있다. 신체가 링을 통과할 때 손은 폴스 그립 자세로 전환되어야 한다. 발이 링 높이를 지나 아래로 내려가기 시작할 때, 상체를 똑바로 세워서 통제된 방식으로 천천히 아래로 내려가야 한다. 링 아래에서 반프론트 레버 자세로 거의 넘어간다. 다리가 더 아래로 내려갈 때, 풀업을 한 다음, 근력을 이용해서 머슬업 전환 단계를 수행한다. 거기에서, 딥에서 밀어 올려 기술을 완료한다.

전방 회전으로 지지 자세로 들어갈 때 신체를 일직선으로 하면 난이도를 상당히 높일 수 있다. 이 방법을 사용하면 둔부가 아래로 내려갈 때 발생되는 역추진력을 사용할 수 없기 때문에 선환 단계를 통과하는 데 도움이 되지 않는다. 전환 단계를 통과할 때 역추진력으로 상체 균형을 잡아 주는 기술을 통해 자연스럽게 파이크 자세로 들어가기 때문에, 이 방법은 전환 단계를 더욱 어렵게 만든다.

신체를 일직선으로 해서 이 기술을 수행하는 것은 매우 어렵기 때문에 이 기술을 시도하기 전에 파이크 자세에 능숙해져야 한다. 이상적인 것은 느리고 통제된 방식으로 추진력 없이 이 기술을 완료하는 것이다(처음에는 추진력을 사용해서 이 기술을 수행할 수도 있지만 좀 더 강해지면 추진력 없이 수행할 수 있어야 한다).

이 기술은 체조 점수표에서 B등급 기술이다.

후방 회전 → 지지 자세: 레벨 10

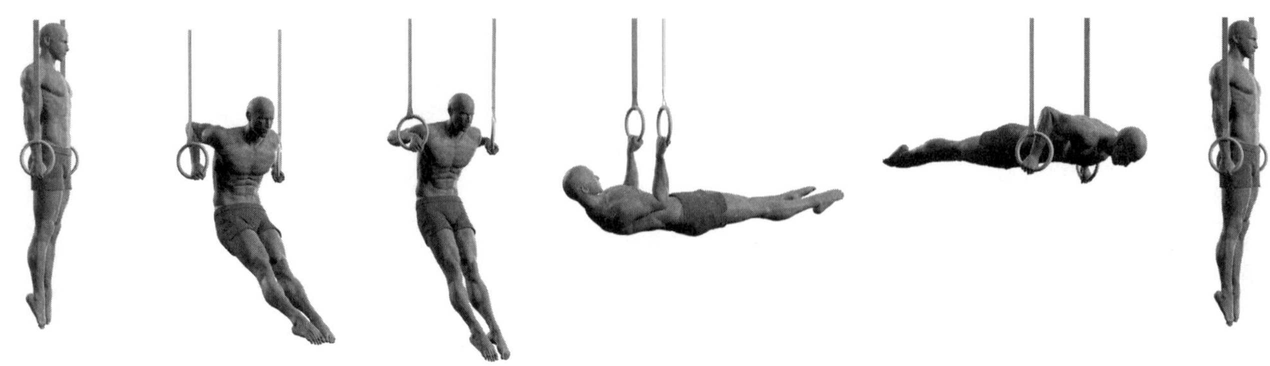

견갑골의 자세: 지지 자세에서는 견갑골을 아래로 내리고 딥 하단에서는 위로 올린다. 회전을 시작할 때 지지 자세로 회전하는 동안 견갑골을 아래로 내려서 강력하게 뒤로 수축시킨 다음 지지 자세로 들어간다. 지지 자세에서 견갑골을 아래로 내린 다음 중립 자세로 마무리한다.

기법: 지지 자세로 시작해서 통제된 방식으로 뒤로 회전한다. 필요하면 추진력을 사용하고 이 기법에 숙달됨에 따라 단계적으로 제거한다. 두 번째 단계에서 위로 올라갈 때 팔을 굽히고 다리를 이용해서 링 위로 상체를 뒤로 회전시킨다. 둔부를 링에 고정시키고 최대한 세게 전방으로 손을 밀어 준다. 그러면, 신체가 손을 중심으로 뒤로 회전하면서 지지 자세로 들어갈 수 있다. 뒤로 회전한 후 지지 자세로 마무리한다.

이것은 인버티드 머슬업 진행에서 첫 번째 기술이다. 이 기술은 상당한 근력을 필요로 한다. 아래로 내려가는 시작 단계 및/또는 팔의 굴곡을 조정하는 데서 유일하게 추진력을 얻을 수 있다. 둔부가 완전히 확장되기 때문에 둔부로 이 기술을 보조할 방법이 없다.

이상적인 것은 추진력을 사용하지 않고 이 기술을 수행하는 것이다. 그래서 이 기술은 10등급으로 평가되었다. 이 기술은 좋은 기술을 사용해서 빠르게 후방으로 회전해서 지지 자세로 들어가기 때문에 이 등급의 다른 기술보다 더 쉽다. 6~7등급에 도달했을 때 충분한 추진력을 사용해서 기술을 적절히 수행한다면 기본 기술을 배울 수 있다. 그러나 추진력 없이 적절하게 이 기술을 수행하려면 엄청난 통제력과 근력이 필요하다.

이 기술에서 가장 어려운 부분은 2단계인 인버티드 머슬업 부분이다. 인버티드 머슬업을 역으로 훈련하면 진행에 도움이 된다. 예를 들어 숄더스탠드 자세로 들어가서 거꾸로 매달리는 자세로 천천히 내려간다.

이 기술은 체조 점수표에서 B등급 기술이다.

후방 회전 → 핸드스탠드: 레벨 12

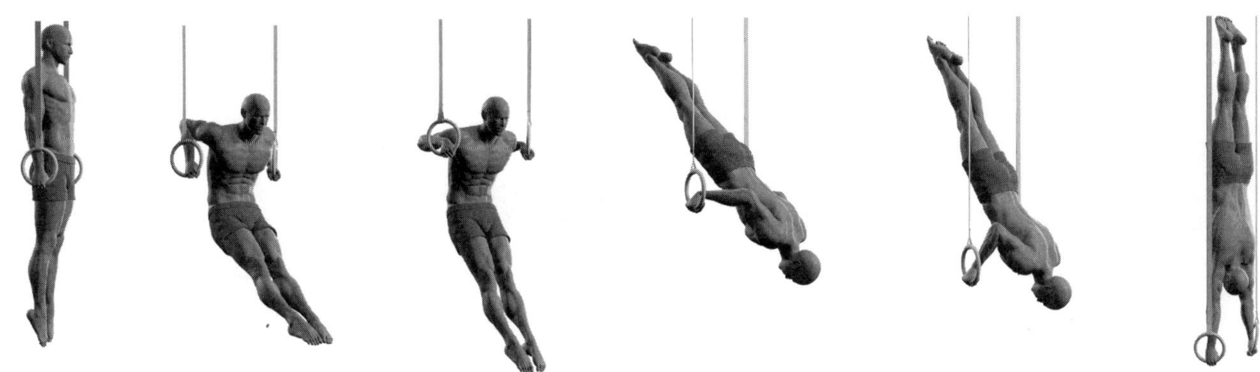

견갑골의 자세: 지지 자세에서는 견갑골을 아래로 내리고 딥 하단에서는 위로 올린다. 회전을 시작할 때 회전하는 동안 견갑골을 아래로 내려서 강력하게 뒤로 수축시킨다. 거꾸로 자세가 시작되면 견갑골을 강하게 머리 위로 올려서 핸드스탠드 자세로 들어간다.

기법: 지지 자세에서 시작한다. 지지 자세에서 후방으로 기울이면 손이 미끄러져서 폴스 그립으로 전환할 수 있다. 거꾸로 매달린 채로 들어갈 때 어깨로부터 손을 전방으로 강하게 당겨서 몸을 위로 올린다. 인버티드 바이셉 컬과 매우 유사하게 즉시 손을 어깨 쪽으로 강하게 당겨서 숄더스탠드 자세로 들어간다. 거기에서 숄더스탠드에서 핸드스탠드로 자세로 들어간다.

이것은 인버티드 머슬업 진행에서 두 번째 기술이다. 이것은 Felge Backward SB to HS 약어로 표현될 수 있다. '스트레이트 바디 후방 회전 → 지지 자세'는 한 단계 더 나아가 숄더스탠드에서 핸드스탠드로 들어간다.

이 기술에서 가장 어려운 부분은 2단계인 인버티드 머슬업 부분이다. 인버티드 머슬업으로 역으로 수행하면 진행에 도움이 된다. 예를 들어, 숄더스탠드 자세로 들어가서 천천히 아래로 내려서 인버티드 행 자세로 들어간다. 이두박근이 강력해야 손을 어깨로 당겨서 숄더스탠드 자세로 들어갈 수 있다. 이두박근이 약하면 이두박근에 대한 훈련을 한 뒤에 이 기술을 시도해야 한다.

이 기술은 체조 점수표에서 B등급 기술이다.

전방 회전 → 크로스: 레벨 13

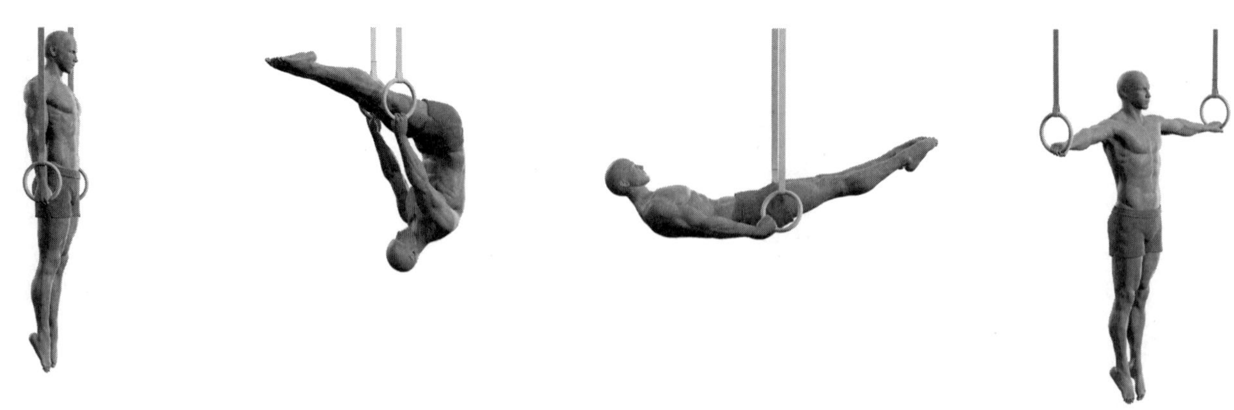

견갑골의 자세: 견갑골을 아래로 내려서 지지 자세로 들어간다. 회전을 할 때, 견갑골을 내린 채 유지하고 동작을 수행하면서 전방 수축에서 후방 수축으로 전환한다. 크로스 자세로 돌아갈 때 중립 자세로 전환한다.

기법: 이것은 전방 회전으로 파이크 자세로 들어간 다음 다시 크로스 자세로 들어가는 기술의 변형이다. 손을 폴스 그립 자세로 전환하며(폴스 그립 크로스를 수행하는 경우), 파이크 자세를 유지하면서 전방으로 떨어진다. 전방으로 떨어질 때 손은 둔부에서 6인치 이상 떨어져야 한다. 둔부가 떨어지기 시작할 때, 인버티드 파이크 자세로 들어가게 된다. 이 자세를 통과한 후 링에서 수행하는 와이드 프론트 레버 풀wide front lever pull과 유사한 자세로 들어간다. 직립이 되기 시작할 때, 이 자세는 크로스 홀드cross hold로 전환된다.

이 기술은 약어로 Felge Forward SA to Cross로 표시된다. 팔을 일직선으로 해서 크로스 자세로 들어가는 모든 전환은 상당한 연습이 필요하다. 그렇지 않으면 동작이 매우 부자연스럽게 느껴지게 된다. 드림 머신(벨트가 있는 도르래 시스템)으로 연습을 하거나 파트너의 도움을 받는 것이 가장 좋은 방법이다.

이 기술은 체조 점수표에서 C등급 기술이다.

전방 회전 → 스트래들 플렌체: 레벨 14

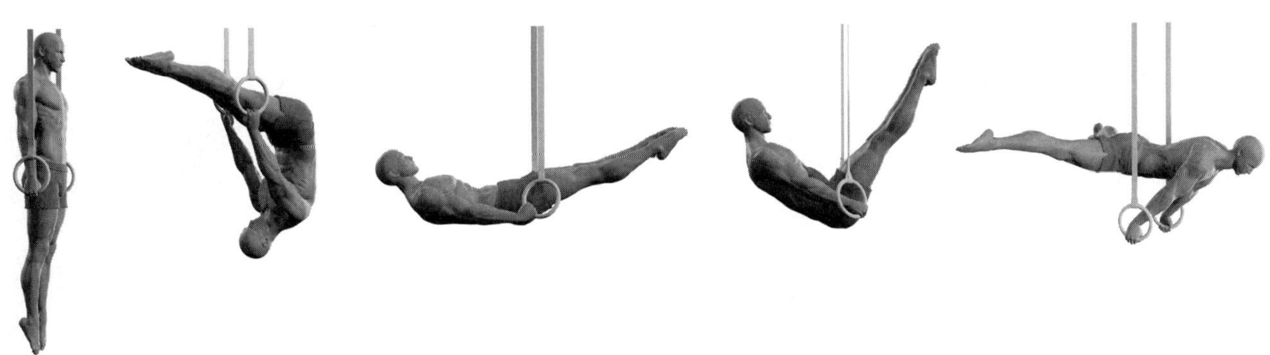

견갑골의 자세: 견갑골을 아래로 내려서 지지 자세로 들어간다. 회전을 할 때, 견갑골을 내린 채 유지하고 동작을 수행하면서 전방 수축에서 후방 수축으로 전환해서 지지 자세로 들어간다. 스트래들 플렌체로 들어갈 때 견갑골이 아래로 내려가서 앞으로 수축된다.

기법: 먼저 전방으로 기울여서 지지 자세로 들어간다. 선호하는 경우 폴스 그립으로 전환한다. 그런 다음 둔부를 구부려서 신체를 링 위로 올린다. 전환 단계와 상승 단계를 수행한다. 회전을 할 때 인버티드 행 자세로 들어간다. 링을 최대한 넓게 벌린다. 위로 올라가기 시작할 때 바깥으로 그리고 아래쪽으로 압력을 가해서 와이드 암 프론트 레버 자세로 들어간다. 크로스 자세에서 지지 자세로 들어가서 신체를 회전시키면서 둔부를 위로 올린다. 둔부를 계속 들어 올리면서 다리를 벌리고 스트래들 플렌체 자세로 들어간다.

이 기술은 약어로 Felge Forward SA to Str PL로 표시될 수 있다. 팔이 곧게 펴지기 때문에, 거의 크로스 자세에 가까워진다. 이 자세는 미는 동작에서 발생되며, 이 기술에서 가장 어려운 부분이다. 거기에서 계속 전방으로 기울여서 지지 자세에 도달하면 스트래들 플렌체로 들어간다.

이 기술은 체조 점수표에서 C등급 기술이다.

전방 회전 → 핸드스탠드: 레벨 15

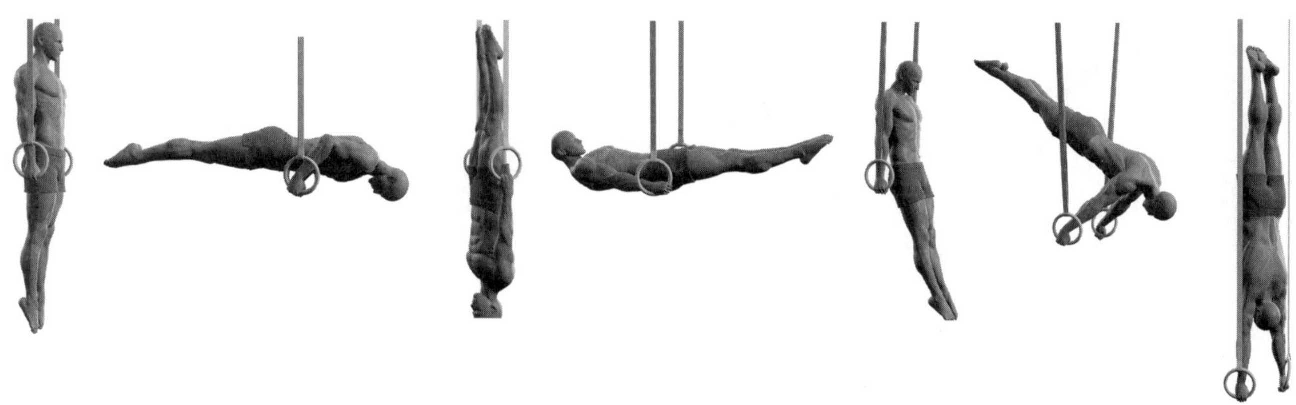

견갑골의 자세: 견갑골을 아래로 내려서 지지 자세로 들어간다. 회전을 할 때, 견갑골을 내린 채 유지하고 동작을 수행하면서 전방 수축에서 후방 수축으로 전환해서 지지 자세로 들어간다. 플렌체에서 핸드스탠드로 들어갈 때, 견갑골은 다시 앞으로 수축되어 완전히 상승된 자세 끝부분에 도달할 때까지 위로 올라가서 핸드스탠드 자세에서 중립이 된다.

기법: 손은 어깨에서 거의 30~45도 각도로 바깥으로 움직여야 한다. 통제된 방식으로 전방으로 회전해서 몰티즈 자세로 들어간다. 팔을 곧게 펴고 머리를 링 아래로 내리면서 링을 바깥으로 밀어낸다. 그러면 와이드 암 인버티드 행 자세로 들어가게 된다. 회전에서 발생된 약간의 추진력을 사용해서 신체를 회전시켜 반프론트 레버 자세로 들어간다. 발이 아래로 회전할 때, 손으로 아래로 누른다. 그러면 신체는 와이드 암 프론트 레버에서 크로스 자세로 들어간다.

이 기술은 약어로 Felge Forward SA SB to HS로 표시될 수 있다. 신체를 일직선으로 하면 상체를 제 위치로 끌어올리는 데 사용될 수 있는 추진력을 상당히 제한하기 때문에, 이 기술은 이전 스트레이트 암에서 크로스로 들어가는 기술보다 더 많은 근력을 필요로 한다. 따라서 이 기술의 두 단계에서 신체를 회전시킬 때 손에 더 많은 힘을 가해야 한다.

이 기술은 체조 점수표에서 C등급 기술이다.

비고: D등급 기술은 이 책의 범위를 벗어난다. D등급 기술 수준에 도달하면, 프로그래밍에 대한 충분한 지식과 약간의 훈련만으로도 고급 기술을 수행할 수 있는 기법을 갖추고 있다.

스쿼트: Page 4, Column 7

앞서 언급했듯이, 바벨 운동은 다리의 근력과 근비대에 매우 좋은 웨이트 트레이닝이다. 그러나 『오버커밍 그라비티』의 초점이 신체 근력 트레이닝에 있기 때문에, 여기에서는 가중 없이 근력과 근비대를 얻기 위해 사용할 수 있는 기본적인 진행을 설명한다(동네 체육관을 이용하거나, 중고 사이트인 Craigslist 또는 인터넷, 친구 및 가족을 통해 기구를 구입하든지 또는 심지어 직접 만들어서 사용한다).

맨몸 운동에 권장되는 기본 다리 운동 두 가지는 피스톨 진행pistol progression뿐 아니라 런지에서 강한 스텝업 진행으로 들어가는 것이다. 스쿼트 진행에서 피스톨 진행으로 들어가는 것을 설명하겠지만, 런지에서 강한 스텝업 진행으로 들어가는 것은 간략히 설명한다. 쉬림프 스쿼트shrimp squats, 킹 데드리프트king deadlifts 등과 같은 맨몸 다리 운동도 있으며, 이러한 운동이 바람직하지 않을 때 유용할 수 있는 다른 다리 운동도 있다.

더 폭발적인 다른 맨몸 다리 운동도 있다. 예를 들어 수직 도약, 보드 점핑, 상자 점프, 플라이오매트릭(콩콩 뛰기), 단거리 달리기, 언덕 달리기, 그리고 기타 여러 형태의 달리기, 또는 심지어 사이클링은 근력 및 근비대를 위한 하체 운동에 매우 효과적이다. 마찬가지로 이 섹션에 포함되어 있는 많은 운동들은 앞서 설명한 운동들의 대안으로 사용될 수 있다. 예를 들어 높이뛰기 또는 상자 점핑을 위해 피스톨 스쿼트Pistol squats를 훈련할 수 있다. 일반적으로 단거리 달리기와 같은 이들 운동에서 어려운 부분은 이들이 근력 및 근비대 효과 측면에서 정량적으로 가늠하기 어렵다는 것이다.

아시안 스쿼트Asian Squat: 레벨 N/A

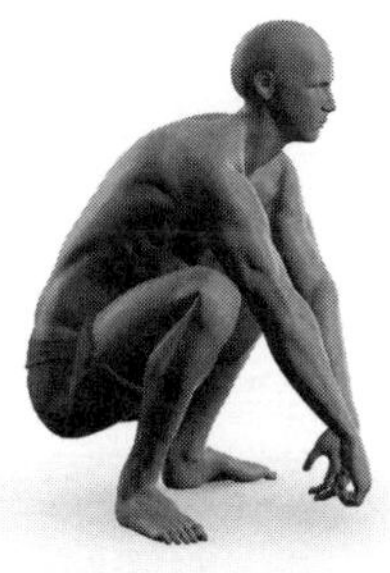

아시안 스쿼트는 쭈그리고 앉는 자세에 익숙하게 훈련시킨다. 많은 성인들은 쭈그리고 앉는 자세를 편안하게 취할 수 없지만 아이들은 쉽게 앉았다 일어설 수 있다. 이 자세는 가동성과 전반적인 유연성을 평가하는 데 사용될 수 있다. 이 자세에 편안하게 들어가고 나오는 것을 배우는 것은 유연성과 가동성을 유지하는 데 좋을 뿐만 아니라, 인간 동작을 다시 배우는 데도 좋으며, 이것은 오랫동안 활동하지 않았다면 도움이 된다.

패러럴 스쿼트Parallel Squat: 레벨 1

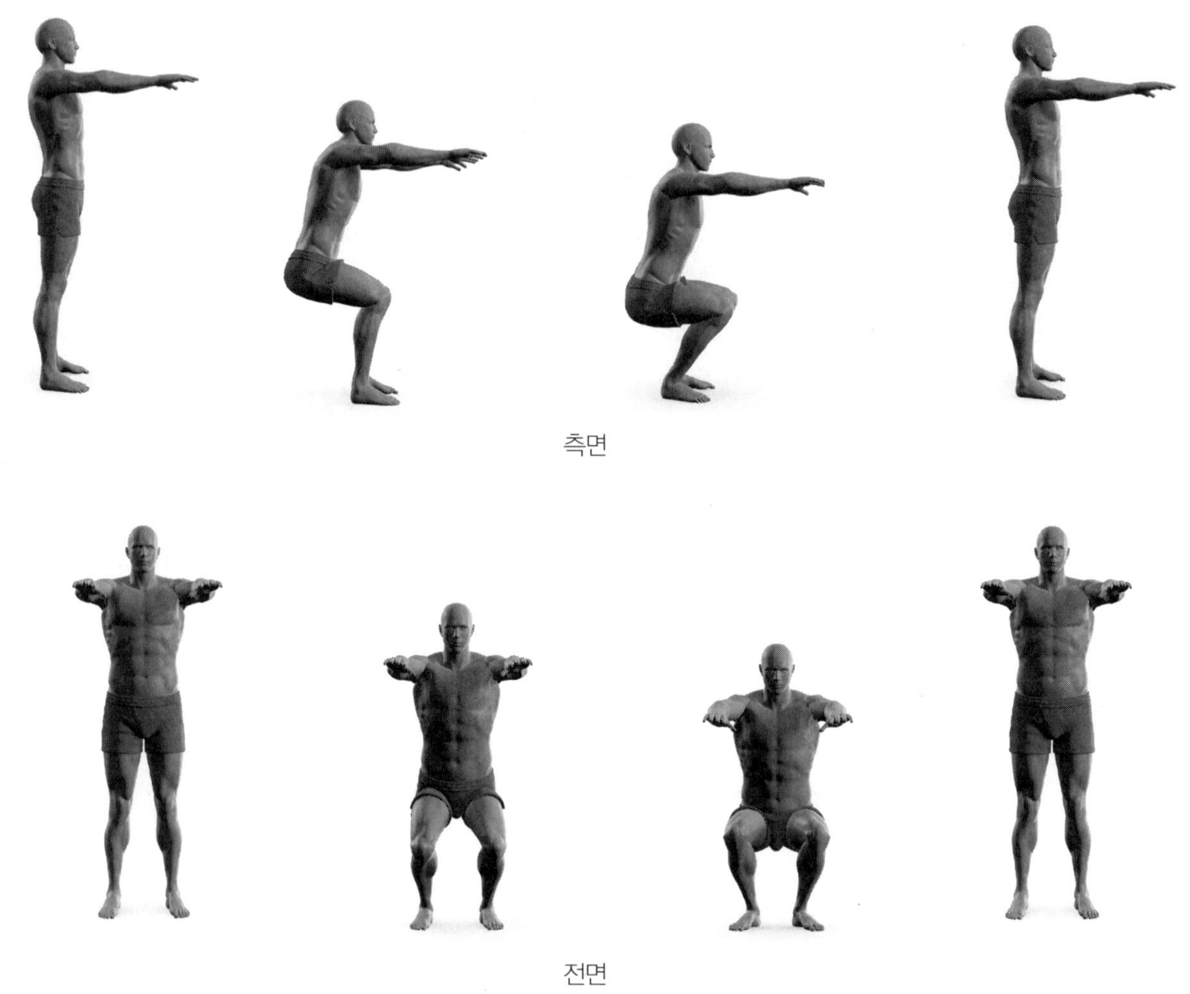

측면

전면

기법: 위 그림은 패러럴 스쿼트를 측면에서 보여 주는 것이며 아래 그림은 전면에서 보여 주는 것이다. 이것은 기본 동작이며 다리 근력에 중요하다. 발을 어깨너비 또는 그보다 약간 더 넓게 유지한다. 발끝을 0도에서 30도 사이로 돌린다(본인에게 가장 편한 각도로 돌리면 된다). 발의 중앙이나 그보다 약간 뒤에 체중을 실으면서 의자에 앉는 것처럼 동작을 개시한다. 등을 일직선으로 유지한 채 동작 하단으로 내려간다. 자세 하단에서 등이 굽지 않아야 한다. 스쿼트 가동성이 충분하면, 허벅지 뒷부분이 종아리에 닿아야 한다. 거기에서 등을 일직선으로 유지한 채 둔부와 무릎의 힘을 이용하여 내려갔던 것과 동일한 방식으로 위로 올라간다.

좌식 생활에 거의 모든 시간을 보낸다면, 이 동작을 수행하는 데 어려움이 있을 수도 있다. 이때 무릎이 발끝보다 더 앞으로 나와서 어려움을 보상할 가능성이 높다. 무릎이 발끝 바로 위에 정확하게 정렬되어야 하는 것은 물론, 둔부 근육도 충분히 사용해서 앉아야 한다.

동작을 수행하기 어려우면 가벼운 물건(예: 케틀벨, 책가방, 덤벨, 또는 약 10~20파운드 정도의 어떤 물건)을 앞에 들고 수행한다. 이것을 가블렛 스쿼트라 부르며, 대부분의 경우 올바른 동작을 찾는 데 도움이 된다. 그래도 여전히 어려우면, 유튜브에서 'So you think you can squat' 시리즈를 찾아보거나 누군가에게 자세 확인을 부탁한다.

풀 스쿼트Full Squat: 레벨 2

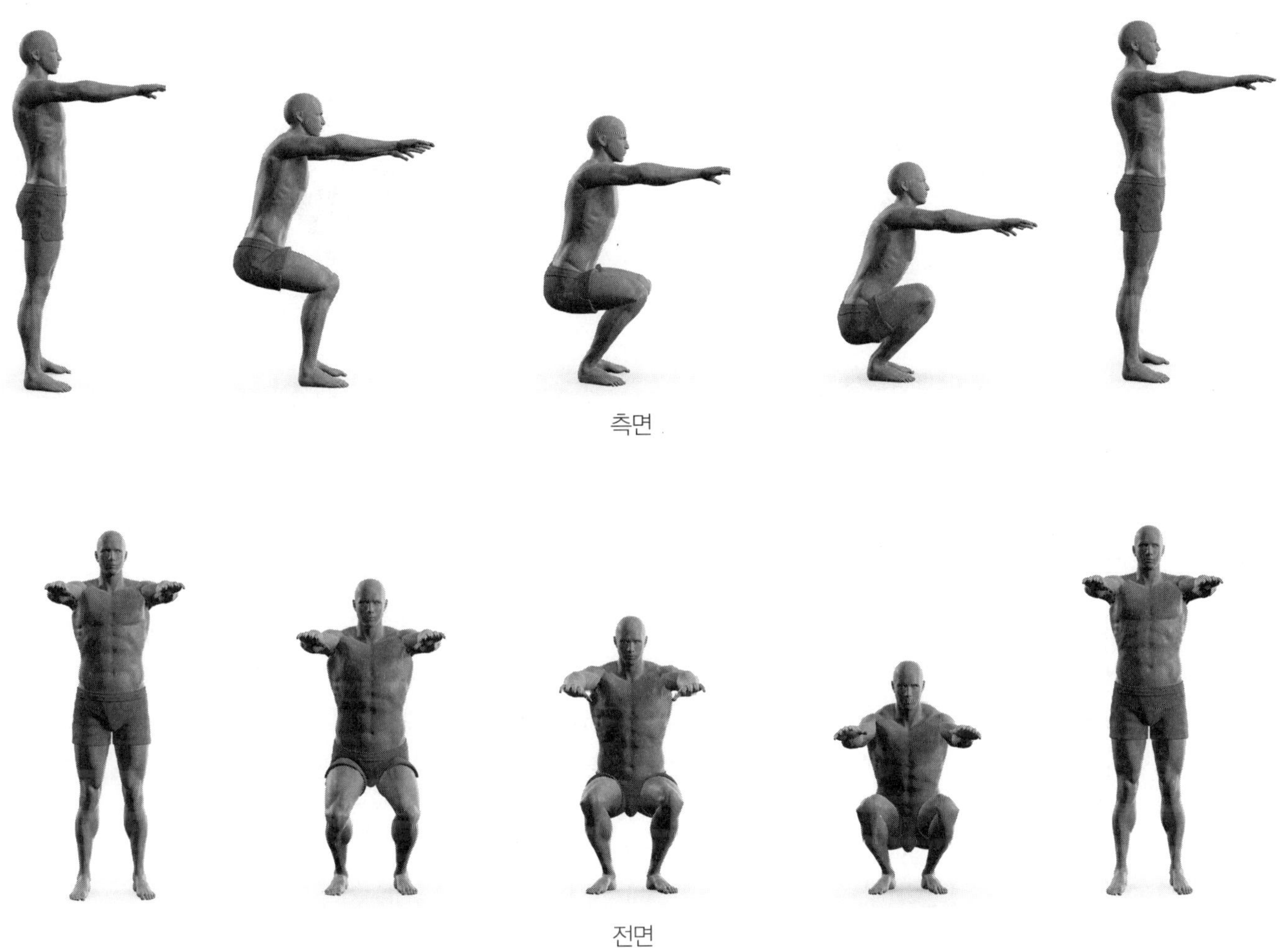

측면

전면

기법: 발을 어깨너비 또는 그보다 약간 넓게 벌린다. 0~30도 사이에서 자신이 편안하게 느끼는 각도로 발끝을 돌린다. 발의 중앙 또는 그보다 약간 뒤에 체중을 실으면서 의자에 앉는 것처럼 동작을 개시한다. 등을 일직선으로 유지한 채 허벅지 뒷부분이 종아리에 닿을 때까지 내려간다. 자세 하단에서 등이 굽지 않아야 한다. 스쿼트 가동성이 충분하면, 허벅지 뒷부분이 종아리에 닿아야 한다. 거기에서 등을 일직선으로 유지한 채 둔부와 무릎의 힘을 이용하여 내려왔던 것과 동일한 방식으로 위로 올라간다. 좌식 업무를 하는 사람이나 또는 많이 앉아 있는 사람이라면, 이 동작에 어려움을 겪을 수 있으며 무릎이 발끝보다 앞으로 나와서 동작을 보상할 수도 있다. 무릎이 발끝 바로 위에 정확하게 정렬되어야 하는 것은 물론, 둔부 근육도 충분히 사용해서 앉아야 한다.

패러럴 스쿼트와 풀 스쿼트의 주요 차이점은 동작 범위에 있다. 패러럴 스쿼트의 경우 허벅지가 지면과 평행이 될 때까지 내려가는 반면 풀 스쿼트의 경우는 허벅지가 종아리에 닿을 때까지 내려간다. 그렇게 하려면 더 많은 유연성과 가동성이 필요하며, 좌식 생활을 하는 사람들에게는 매우 어려울 수 있다. 유아들을 살펴보면 그들은 쉽게 완전히 쪼그려 앉을 수 있지만, 성인들은 쪼그려 앉는 생활을 하지 않고 오랫동안 앉아서 생활하면서 완전히 쪼그려 앉을 수 있는 능력을 상실했다. 우리 근육은 짧은 동작 범위에 익숙해져서 완전한 동작을 수행하는 데 제한이 있다.

측면-측면 스쿼트: 레벨 3

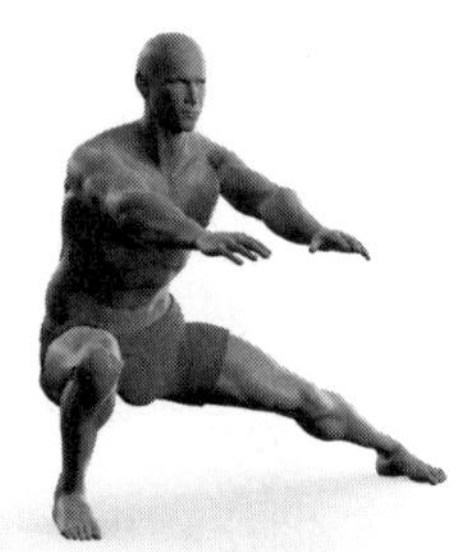

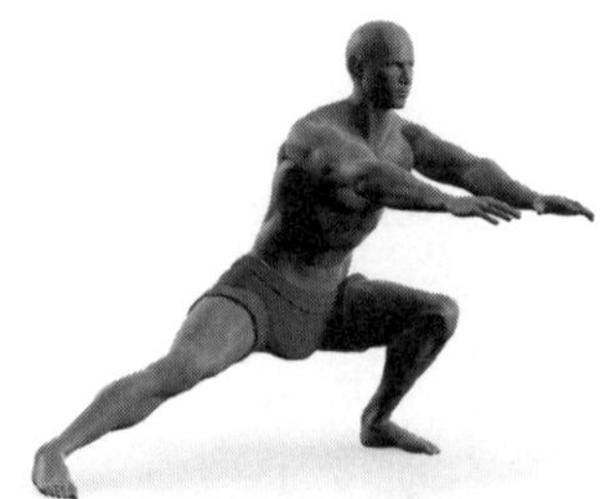

기법: 다리를 벌린 자세에서 시작한다. 체중을 왼쪽(또는 오른쪽)으로 천천히 이동시키면서 둔부가 한쪽 종아리에 닿을 때까지 천천히 내려간다. 그런 다음, 다리를 똑바로 세우면서 천천히 일어서서 반대편으로 천천히 내려간다. 필요한 만큼 반복한다.

이 운동은 코사크 스쿼트Cossack squats로도 알려져 있다. 이 운동은 측면에서 측면으로 체중을 이동시켜서 체중이 한쪽에 실리기 때문에 런지, 강한 스텝업, 그리고 피스톨에 유용하다. 이 운동의 목표는 허벅지가 종아리까지 내려가거나 둔부가 종아리까지 내려가는 것이다. 이 운동은 또한 일직선 자세로 들어갈 때 다른 다리를 스트레칭 할 수 있다. 이 운동은 피스톨이나 강한 스텝업 준비운동으로 매우 좋다.

풀 스쿼트로 이 운동을 수행하는 것이 너무 어려우면, 굽히기 쉽도록 매트나 다른 물건 위에 발을 올려 놓고 수행한다. 또는 문이나 테이블을 잡고 동작 하단 부분을 보조할 수 있다. 이 운동이 향상됨에 따라, 운동을 하지 않는 다리를 더 가까이 모아서 피스톨 스쿼트 진행을 모방할 수 있다.

피스톨(한 다리 스쿼트): 레벨 4

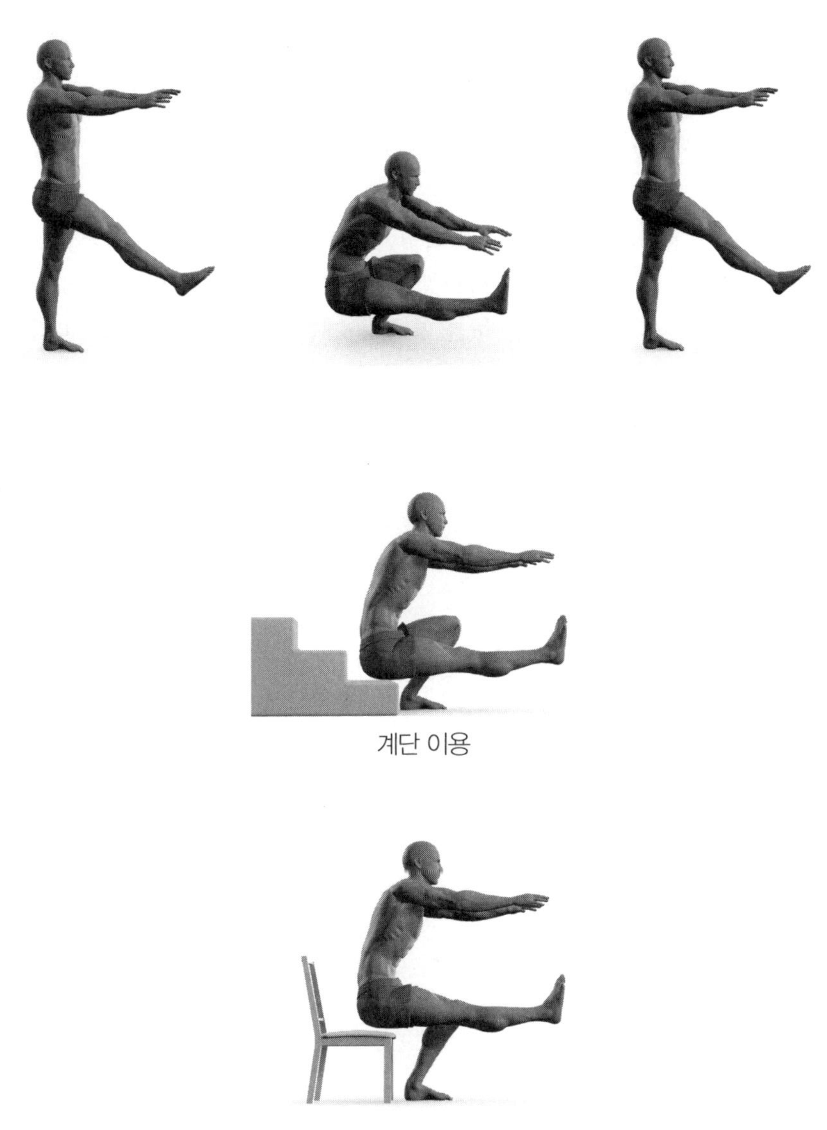
계단 이용

의자 이용

기법: 한쪽 다리로 선다. 천천히 앉아서 동작으로 들어간다. 무릎이 발끝보다 더 나올 수 있다. 계속해서 천천히 동작 하단으로 내려간다. 둔부가 종아리에 닿을 때 근육을 단단히 압착한다. 그런 다음 발로 밀어서 일어선다.

피스톨 또는 한 다리 스쿼트는 한쪽 다리 동작이다. 그래서 맨몸 운동을 하는 사람들은 근력과 근비대를 발달시키기 위해 사용한다. 진행이 됨에 따라, 계단 이용 및 의자 이용 방법(위 그림 두 번째와 세 번째)을 사용해서 완전한 동작 범위까지 수행할 수 있다. 물론 이 방법을 수행할 수 있는 다른 방법도 있다.

- 기둥이나 문을 이용할 수 있으면, 기둥이나 문 손잡이를 잡고 균형 요소, 근력 요소, 또는 두 가지 요소 모두를 운동할 수 있다.

- 균형을 잡기가 어려우면, 위에서 시작하는 다양하게 다리를 굽힌 자세와 여러 가지 각도에서 다리를 굽힌 자세로 한 다리 균형을 운동할 수 있다.
- 유연성과 가동성에 문제가 있으면, 측면-측면 런지 및/또는 아시안 스쿼트를 이용할 수 있다.
- 근력을 향상시킬 필요가 있으면, 운동량을 늘려서 균형 요소를 제거해야 한다. 벽, 기둥, 문, 또는 다른 것을 잡고 균형에 신경 쓰지 않고 양호한 자세로 반복한다.

무릎을 양호하게 제어해야 한다. 무릎은 항상 발끝과 정렬이 되어야 하며 발끝보다 더 나오면 안 된다. 발끝보다 더 나오면 둔부를 제대로 제어하지 못한다는 것을 의미한다. 그렇게 되면 무릎 통증을 유발할 수 있다. 무릎이 발끝보다 더 나오지 않게 잘 제어한다면 무릎 통증 문제는 발생되지 않는다. 따라서 기술이 숙달될 때까지 동작을 천천히 수행한다. 모르는 것이 있으면 망설이지 말고 경험이 많은 사람에게 조언을 구하는 것이 좋다. 일반적으로 피스톨 스쿼트는 전체 동작을 수행하는 동안 무릎 제어에 신경쓴다면 위험하지 않다.

어려움이 있으면, GMB의 피스톨 스쿼트 교육도 유용할 수 있다. https://gmb.io/pistol-squat/

가중 피스톨Weighted Pistols: 레벨 5+

맨몸 피스톨을 숙달했으면, 이 진행에 가중해서 난이도를 높일 수 있다. 피스톨 스쿼트에는 높이뛰기 또는 멀리뛰기와 같은 다른 옵션도 있다. 폭발적인 한 다리 정적 근력을 발달시키려면 높이뛰기 또는 멀리뛰기가 좋은 방법이다. 일반적으로 대부분의 점핑 운동이 한 다리 정적 운동이 아니기 때문에 표준 바벨 운동을 훈련하는 것이 훨씬 좋다. 점핑 운동은 두 다리 정적 운동이거나 한 다리 플라이오메트릭(콩콩 뛰기) 동작이다. 이것은 정적 요소와는 다르게 훈련되어야 한다.

가중 피스톨의 한 가지 부정적인 면은 많은 사람들이 피스톨 자세 하단에서 등을 둥글게 굽히는 데, 이것은 가중을 하지 않으면 괜찮지만 가중을 하면 부상 위험이 크다는 점이다. 그러나 천천히 수행하고 이전에 등 부상이 없었다면 위험하지 않다. 따라서 피스톨 스쿼트를 충분히 수행할 수 있다면, 바벨을 이용하는 다리 운동은 근력과 근비대 모두에 매우 좋은 옵션이다.

이러한 것들은 차트 진행 목록에 명시되어 있다.

- 레벨 5: 1.2×체중 피스톨
- 레벨 6: 1.35×체중 피스톨
- 레벨 7: 1.5×체중 피스톨
- 레벨 8: 1.65×체중 피스톨
- 레벨 9: 1.8×체중 피스톨
- 레벨 10: 1.9×체중 피스톨
- 레벨 11: 2×체중 피스톨

예를 들어 1.5×체중 피스톨은 체중이 150파운드이면 75파운드를 가중해서 피스톨을 수행한다는 것을 의미한다. 이것은 덤벨, 플레이트, 또는 케틀벨에서는 중량을 추가하기가 가장 쉽기 때문에 일반적이다.

일반적으로 맨몸 운동과 비교했을 때 1.5×체중 피스톨은 2×체중 백 스쿼트와 대등하다. 이것은 체중 150파운드에 75파운드를 가중한 피스톨은 약 300파운드 백 스쿼트와 대등하다는 것을 의미한다.

이것은 일반적인 비교이며 개인적인 결과는 특정한 연습 내용에 따라 달라질 수도 있다. 오직 가중 바벨 스쿼트만을 수행한 사람은 피스톨의 본질인 기술과 균형을 학습해야 하기 때문에 50%를 가중한 피스톨 스쿼트에 바로 들어가지 못할 수도 있다. 마찬가지로 오직 가중 피스톨만 수행한 사람은 2×체중 스쿼트에 바로 들어가지 못할 수도 있다. 그러나 동시에 두 가지를 연습했다면, 신경학적 적응 및 근비대 훈련에서 얻은 근력에 비교할 수 있다.

기타 다리 운동

런지Lunge

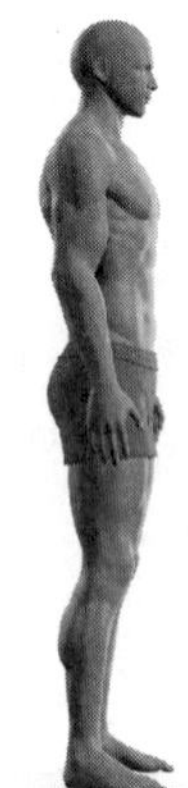
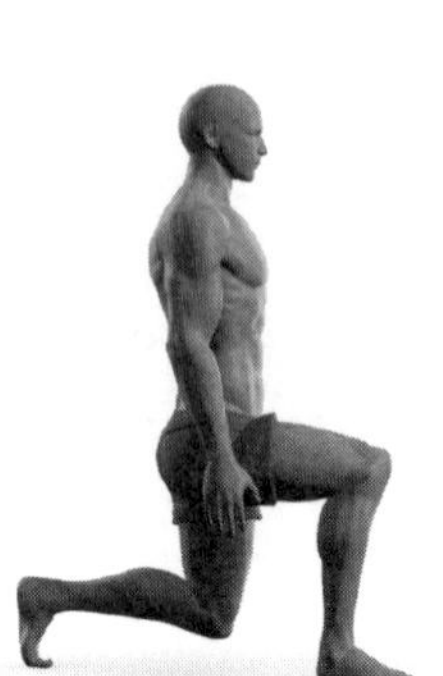

'런지'는 또 다른 기본 운동으로 다리 근력을 발달시키는 데 도움이 될 수 있다. 대부분의 사람들은 처음부터 이것을 잘 수행할 수 있다. 잘 수행할 수 없으면, 런지 업lunge up할 때, 뒷다리로 많이 지지하다가 차츰 줄여 나가는 데 집중한다.

의자 런지Chair Lunge

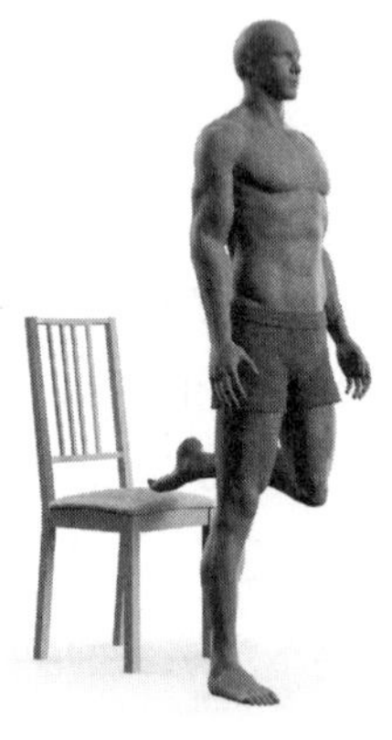
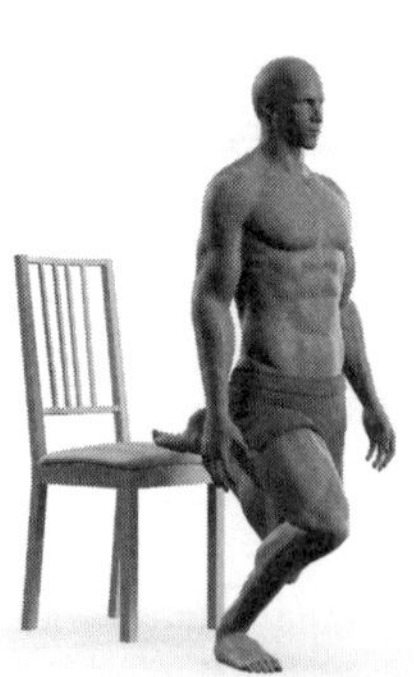

'의자 런지'는 뒷다리에 가해지는 체중을 줄여서 앞다리에 체중이 편향되게 하여 난이도를 높이는 것이다. 이 방법은 고관절 굴곡근과 대퇴사두근 유연성에 좋은 백 레그 업 스트레치로 런지 다운lunge down할 때도 사용될 수 있다.

계단 스텝업Stair Step-ups

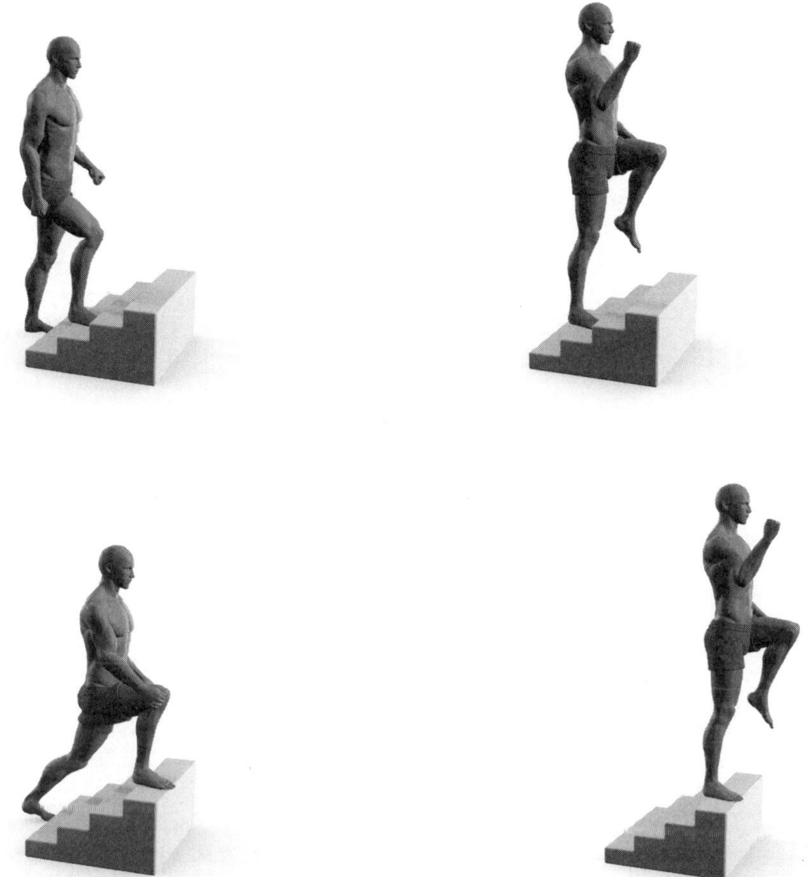

계단 스텝업은 의자나 선반으로 스텝업하는 사전 준비운동으로 좋다. 정적으로 런지해서 추진력을 사용하지 않고 스텝업해야 한다. 이것은 대퇴사두근, 햄스트링, 그리고 둔근 운동에 좋다. 우리는 성인이 되면 아동보다 커지기 때문에 계단을 오르기가 쉽다는 것을 종종 망각한다. 아이들은 걸음걸이에 능숙해지면 자신의 다리 길이에 비해 비교적 높은 계단을 올라가는데, 이것이 근력과 근육을 빠르게 발달시킨다.

의자 스텝업Stair Step-ups

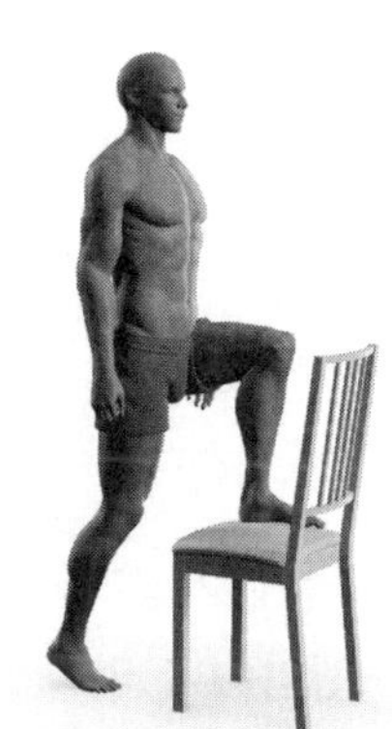

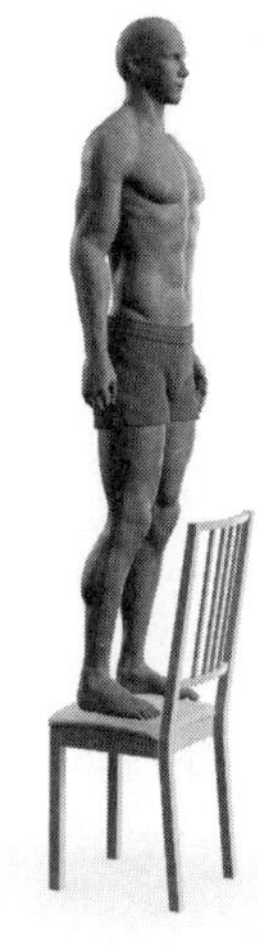

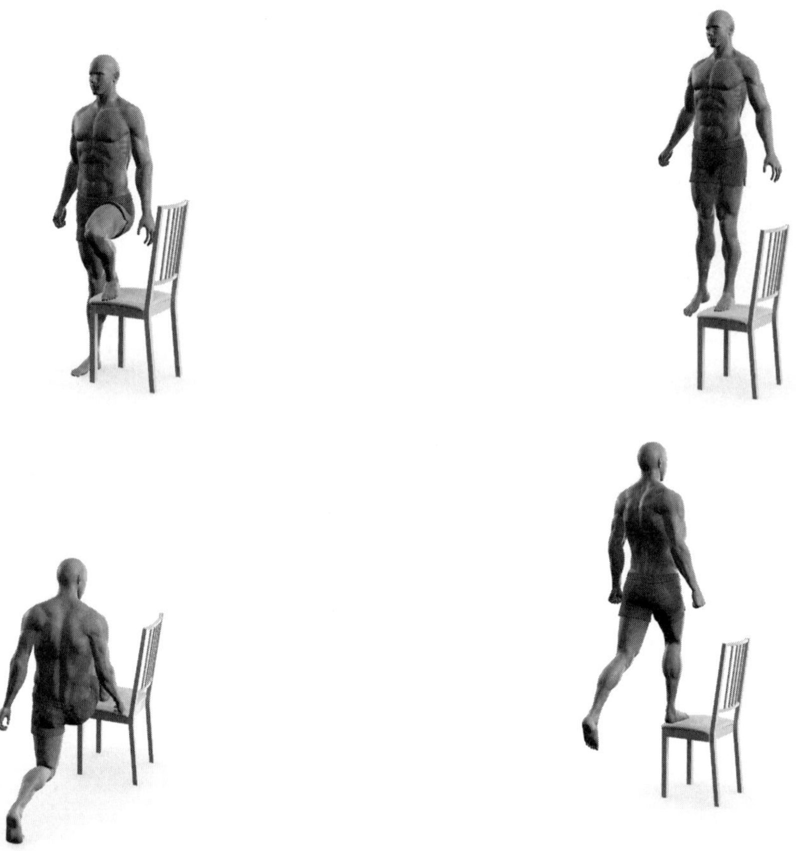

위 그림의 첫 번째 열은 똑바로 올라가는 모습, 두 번째 열은 측면 모습, 세 번째 열은 뒷모습을 보여 준다. 안정하게 체중을 지지하고 다리를 스텝업할 수 있는 테이블이나 상자 같은 높은 물건이 없으면, '의자 스텝업'은 강한 스텝업을 자극시키는 방법 중 하나이다. 강해질수록 이러한 운동에 가중할 수도 있다. 기술이 향상됨에 따라 추진력을 최소화시켜서 운동 효과를 극대화시킨다.

싱글 레그 런지Single-Leg Lunge

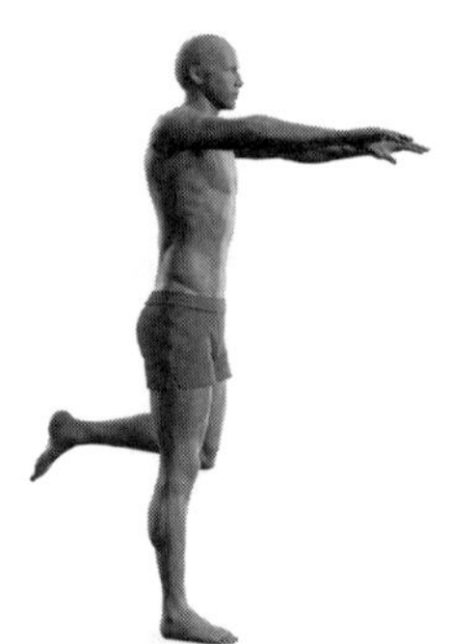

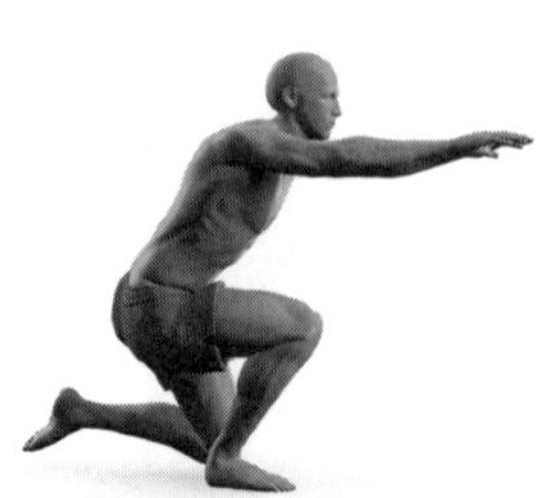

싱글 레그 런지(가끔 킹 데드리프트로 불린다)는 의자 스텝업보다 그렇게 어렵지 않다. 싱글 레그 런지를 수행하는 동안 뒷다리를 잡으면 쉬림프 스쿼트로 불린다. 이들은 강한 스텝업이나 의자 스텝업의 대안이다. 강해질수록 이러한 운동에 가중할 수도 있다.

기타 운동

이 책에서 맨몸 운동의 모든 유형을 다루는 것은 아니다. 이 책은 근력 발달에 중요한 운동에만 초점을 맞춘다. 공간 제약으로 인해 생략되어야 했던 몇 가지 유용한 운동으로는 일반적인 줄타기, 매달려서 다리 올리기hanging leg raises, 그리고 링 플라이rings flys, 또는 이들의 변형 등이 있다. 즉, 자신의 목표를 안전하게 달성하는 데 가장 도움이 되는 것을 사용하면 된다.

운동 진행이나 다양한 수준을 추가해서 차트를 자신에게 맞게 조정하거나 더욱 향상시키는 데 관심이 있다면, 얼마든지 무료로 그렇게 할 수 있다. 유용한 자원을 더욱 좋게 만드는 것은 항상 좋은 것이기 때문에, 『오버커밍 그라비티』를 더욱 발전시키고 개선시키는 모든 제안을 환영한다. 유용한 아이디어가 있으면, 인터넷이나 자신이 몸담고 있는 운동계에 전파하기 바란다. Steven Low의 웹사이트나 유용한 사이트를 통해 그의 수준에 도달할 수 있다.

www.stevenlow.org
www.reddit.com/r/overcominggravity

자원

트레이닝 관련 권장 도서

- 『스타팅 스트렝스Starting Strength』, 마크 리피토Mark Rippetoe
- 『스트렝스 트레이닝을 위한 현실적 프로그램』, 마크 리피토
- 『Essentials of Strength and Conditioning』, NSCA
- 『Stretching Scientifically』, Thomas Kurz
- 『Supertraining』, Mel Siff
- 『Science and Practice of Strength Training』, Vladimir Zatsiorsky, William Kraemer
- 『Periodization: Theory and Methodology of Training』, Tudor Bompa, Gregory Haff

프로그래밍 배경 이론 및 정보 대부분은 Madcow's old Yahoo GeoCities 사이트에서 인용되었으며, 현재는 사용되지 않는다. 그러나 StrongLifts는 전체 사이트를 백업한다. 필자는 아래 링크를 포함시켰다. 바벨에서 맨몸 운동까지 이 트레이닝 이론 대부분을 적용했다. 맨몸 운동에 적용된 DUP 훈련 방법과 기타 더 많은 고급 주기화 모델은 지금은 사용되지 않는 ABC Bodybuilding의 세 파트에서 얻은 것들이다.

http://stronglifts.com/madcow/index.htm

가동성, 사전 재활, 그리고 재활 운동 정보는 페어랜드 애슬레틱스, 짐카나의 코치 및 자원 봉사자, 로저 하렐의 훈련 및 기술 담당자와 게시판 기고자 로저 하렐, 발렌틴 우즈노프, 블레어 로위로부터 배운 이전 체조 경험과, 메릴랜드 대학 의과 대학에서 물리 치료 학위를 취득할 때 배운 것들이다. LYTPs는 데이브 드래퍼Dave Draper의 사이트에서 인용하였다. 손목 푸시업은 무술가의 도움을 받았다. 또한 뒤에서 과학적으로 검토해 주신 차드 킬리에게 감사드린다.

http://drillsandskills.com

운동 그림 묘사, 기법, 그리고 팁은 체조 점수표 및 설명을 참조했다. 이 근력 및 기술 동작을 이해하는 핵심은 로저 하렐, 발렌틴 우즈노프, 블레어 로위 같은 기여자들과 함께 이전 체조 코치, 짐카나, 로저 하렐의 훈

련과 기술에서 유래했다. 특정 기술에 대한 다른 사소한 세부 사항에 도움을 주신 분들은 짐 바써Jim Bathurst/잭 아르노Jack Arnow(원 암 친업), 이도 포탈Ido Portal(견갑골 위치 및 루틴 구성), 소머Sommer 코치(사이클 프론트 레버, 만나 진행, 몰티즈, 머슬업 진행 등) 등이 있다.

콜라겐과 연골 재활은 다음을 참조했다. Orthopaedic Manual Physical Therapy의 과학, 이론 및 임상 적용: 올라 그림스비Ola Grimsby와 짐 리바드Jim Rivard의 적용 과학과 이론; 50, 168, 326페이지.

단백질 섭취 시기Protein Timing: 단백질 섭취 시기가 근력 및 근비대에 미치는 영향: 메타 분석. Schoenfeld BJ, Aragon AA, Krieger JW. PUBMED ID:24299050

존 길John Gill의 웹 사이트에서 역사적인 맨몸 운동 업적; IWF에서 올림픽 역도 업적:

http://www128.pair.com/r3d4k7/Chinups.html

http://iwf.net/results/olympic-records/

프릴페핀 차트Prilepin Tables:

http://elitefts.com/education/training/sports-performance/prilepins-chart/

중추 신경계(CNS)의 피로감 검토:

http://mass-lift.com/2013/05/a-review-of-central-nervous-system-fatigue/

근비대:

http://strengthandconditioningresearch.com/hypertrophy/

http://lookgreatnaked.com/blog/how-long-should-you-rest-between-sets-for-hypertrophy/

http://strengtheory.com/the-new-approach-to-training-volume/

운동 속도 및 근비대:

http://strengthandconditioningresearch.com/2014/01/21/volume-hypertrophy/

http://strengthandconditioningresearch.com/2014/01/23/frequency-hypertrophy/

http://strengthandconditioningresearch.com/2014/01/30/repetition-speed-hypertrophy/

http://danogborn.com/training/slow-eccentrics-for-growth/

비기능적 근비대- 근형질 대 근원섬유 근비대:

http://higher-faster-sports.com/nonfunctionalmyth.html

http://baye.com/myth-of-sarcoplasmic-versus-myofibrillar-hypertrophy/

다양한 유형의 주기화 및 근력 효용:

http://strengtheory.com/complete-strength-training-guide/

http://ergo-log.com/differentweights.html

http://ncbi.nlm.nih.gov/pubmed/19528843

http://ncbi.nlm.nih.gov/pubmed/22516910

미훈련 집단에서 근력 및 근비대가 1RM의 65% 이상 우월하기는 했지만, 근력 및 근비대가 양호한 것은 집단의 60% 미만이었다. http://ncbi.nlm.nih.gov/pubmed/25530577

비활동적 휴식, 활동적 휴식, 그리고 활동적 회복 분석:

http://suppversity.blogspot.mx/2013/11/resting-done-right-passive-rest-or.html

부상 예방 방법: 근력 트레이닝, 스트레칭, 고유 수용성 감각, 그리고 조합-운동 중재 효과는 스포츠 부상을 예방하는 것이다. 무작위 통제 시험의 체계적인 검토 및 메타 분석.

http://bjsm.bmj.com/content/48/11/871.full

주기화 개요:

http://elitefts.com/education/training/powerlifting/overview-of-periodization-methods-for-resistance-training

선수 프로파일: 주기화 시스템을 선택해서 개별 성과 극대화

http://nsca.com/Videos/Conference_Lectures/Athlete_Profiling__Choosing_a_Periodization _System_to_Maximize_Individual_Performance/

무릎 부상이 스포츠 관련 무릎 골관절염 위험 증가의 대부분을 차지한다:

http://ncbi.nlm.nih.gov/pubmed/16978252

필자의 나머지 아이디어나 구현된 아이디어들은 짐카나에서 체조 코치를 하는 시간뿐 아니라 개인적인 트레이닝에서 얻은 것이다. 위에 링크된 선수 프로파일 비디오는 주기화를 적용하는 데 사용되는 가장 좋은 것 중 하나이다.

저자에 대하여

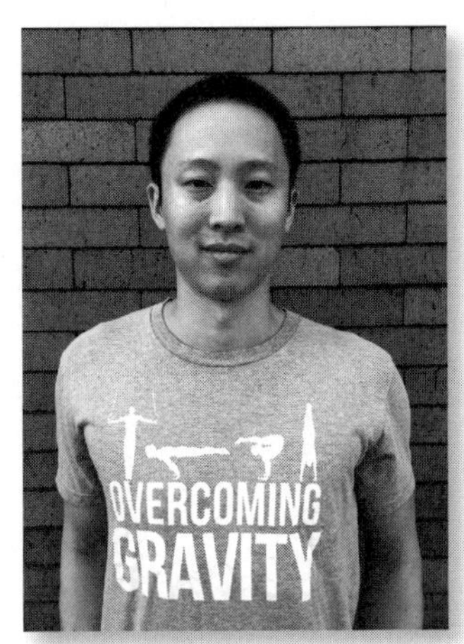

스티븐 로우는 전직 체조선수로서 수천 시간을 건강, 신체 단련, 그리고 영양의 과학적 기초를 연구하는 데 보냈다. 그는 자신의 독특한 지식 기반을 토대로 부상 치료에 대한 수많은 통찰력을 제공한다. 스티븐은 메릴랜드 대학 칼리지 파크에서 생화학 학사학위를 받았을 뿐 아니라, 볼티모어 매릴랜드 대학에서 물리치료 박사 학위를 받았다. UMCP에서 근무하는 동안, 스티븐은 전시회 체조 단체인 짐카나Gymkana와 함께 근무했다. 그 이후 그는 체조선수들을 지도해 왔으며 현재는 Dragon Door의 프로그레시브 캘러스서닉스 서티피케이션(PCCProgressive Calisthernics Certification)에서 수석 트레이너를 맡고 있다.

스티븐의 트레이닝은 체조, 파쿠르, 암벽 등반, 단거리 달리기에 중점을 두고 있다. 업적으로는 풀백 레버, 풀 프론트 레버, 양팔에서 원 암 친업 4회, 십자 버티기 10초, 링 위에서 스트래들 플렌체, 190파운느 이상 딥 5회 반복, 130파운드 이상 풀업, 링 위에서 70파운드 이상 진정한 머슬업, 패럴렛에서 프리스탠딩 핸드스탠드 푸시업 8회, 할로우 백 프레스 5회, 그리고 20도 각도의 풀 만나 등이 있다. 그는 현재 풀 플렌체 및 엘리베이터를 달성하는 데 주력하고 있다.

보다 자세한 내용은 다음을 참조하기 바란다. www.stevenlow.org
『오버커밍 그라비티』에 대한 궁금한 점은 사이트를 통해 직접 스티븐에게 질문할 수 있다.
www.reddit.com/r/overcominggravity

역자에 대하여

대표 역자 박주형

(주)BM company[바디메카닉] 대표이사
(주)BM Pilates & PT 대표이사
비영리법인 BM장학기부재단 회장
국민대 스포츠문화산업 재활 필라테스&요가 지도교수(학점)
중원대 의료뷰티케어학과 겸임교수
한양대 체육학과 겸임교수
경희대학교 체육대학원 스포츠의학 박사과정
前 아시아 사이클 선수권 대회 국가대표 선수트레이너

『소방관을 위한 셀프케어』 대표 저자
『부상예방을 위한 프리햅 운동법』, 『과학적인 근력운동과 보디빌딩』 공동 역자
『MPS 근육학 쉽게 공부하기』, 『해부학 쉽게 공부하기』 공동 저자
NASM - CES, GFS / KATA- ATC

공동 역자 (가나다 순)

김명건 아텍스 테이핑 마스터 트레이너
김보성 『MPS 근육학 쉽게 공부하기』 대표 저자
김성균 한의사, 안양한라아이스하키단 컨디셔닝 닥터
김성언 프리미엄 피트니스 펄스짐 대표
김성원 BM필라테스&PT 공덕/삼송점 대표
김세진 사단법인 두드림스포츠 사무국장
김주영 카이스트 인문사회과학부 대우교수
김지훈 BM필라테스&PT 서울대점 대표
노태영 바디코드 발산점 대표
문기범 PACE 트레이닝센터 대표
문성용 상주시청 사이클팀 의무트레이너
박성희 대한리드믹요가협회 회장
백형진 대한예방운동협회 회장
서다운 BM필라테스&PT 목동점 대표
양지혜 KBS 스포츠예술과학원 스포츠재활 외래교수
이서진 Own 프라이빗 스튜디오 대표
이준화 BM필라테스&PT 유성점 대표
임효빈 BM코퍼레이션 이사
차범걸 BM필라테스&PT 부산점 대표
최병우 전북 기계체조AT
최주완 BM필라테스&PT 청담점 대표
최희정 차의과학대학교 통합의학대학원 교수